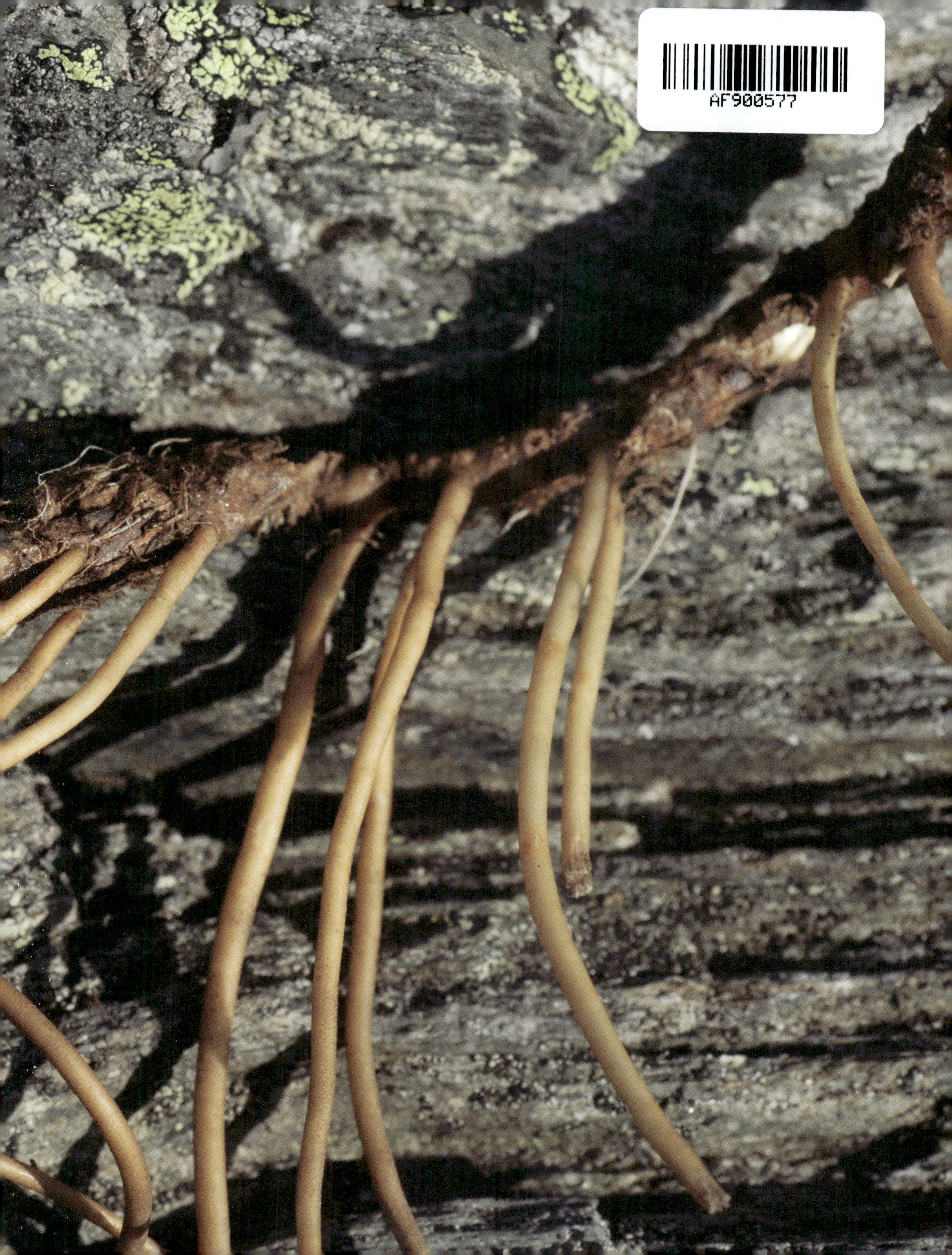

Eunike Grahofer

WURZELN – APOTHEKE AUS DER ERDE

Anwendungen • Botanik • Rezepte • Volksmedizin

FREYA APPT!

INTERAKTIVES LESEVERGNÜGEN MIT DER FREYA-BÜCHER-APP!

Ab sofort können Sie unsere Bücher mit der *kostenlosen* App interaktiv entdecken. Videos, Zusatzinhalte und mehr Informationen aus den Freya-Büchern steigern Ihr Lesevergnügen und bieten Ihnen faszinierende Einblicke.

So einfach geht's:

1. Laden Sie die ***kostenlose*** Freya-Bücher-App im Google Play Store oder im Apple App Store auf Ihr Smartphone oder Ihr Tablet.
2. Wählen Sie Ihr Buch aus der Liste in der Freya-Bücher-App aus und drücken Sie auf „Bild scannen". Automatisch wird Ihre Kamera aktiviert.
3. Halten Sie Ihr Smartphone oder Ihr Tablet jeweils über die Bilder in Ihrem Buch, die mit einem kleinen Handysymbol versehen sind.
4. Dann öffnen sich die zusätzlichen interaktiven Elemente von selbst. Schon haben Sie Zugang zu weiteren Informationen und Videos aus dem Buch.

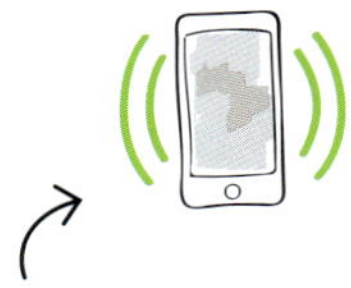

Bilder mit diesem Symbol scannen

Hinweise:

Sollten die Bilder von der App nicht erkannt werden, stellen Sie bitte sicher, dass das Buch ausreichend beleuchtet ist, und verringern Sie gegebenenfalls den Abstand zur Kamera.

Ihr elektronisches Gerät muss mit dem Internet verbunden sein.

Freya Verlag –
unabhängig, familiengeführt, subventionsfrei, werteorientiert, grundsatztreu

Seit über 30 Jahren veröffentlichen wir Bücher, die unseren Überzeugungen entsprechen und ausschließlich einen positiven Beitrag für Mensch, Tier und Umwelt leisten.

Werden Sie Teil unserer Verlagsfamilie – wir wünschen Ihnen viel Freude mit diesem Buch.

www.freya.at

READ GLOBAL BUY LOCAL

MIX
Papier | Fördert gute Waldnutzung
FSC® C118234
www.fsc.org

ISBN 978-3-99025-530-8

Layout: freya_art, Mag. Regina Raml-Moldovan
Lektorat: Siegrid Hirsch, Mag. Dorothea Forster
Fotos: Eunike Grahofer, Wolf Ruzicka, weitere siehe Seite 400
Videos: Denise Grahofer

printed by GPS-Group

Eunike Grahofer

Wurzeln

Apotheke aus der Erde

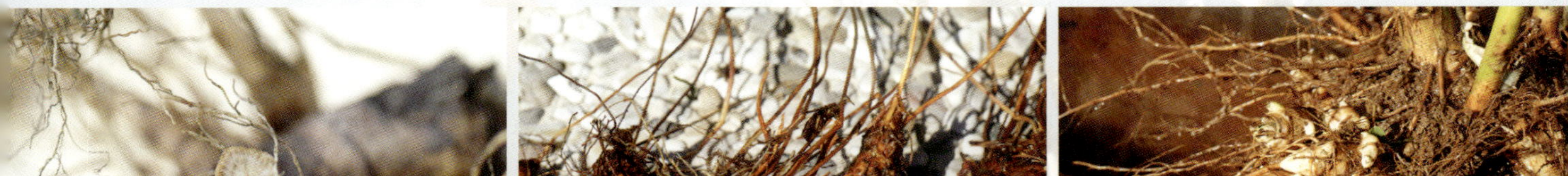

Anwendungen • Botanik • Rezepte • Volksmedizin

freya

Inhaltsverzeichnis

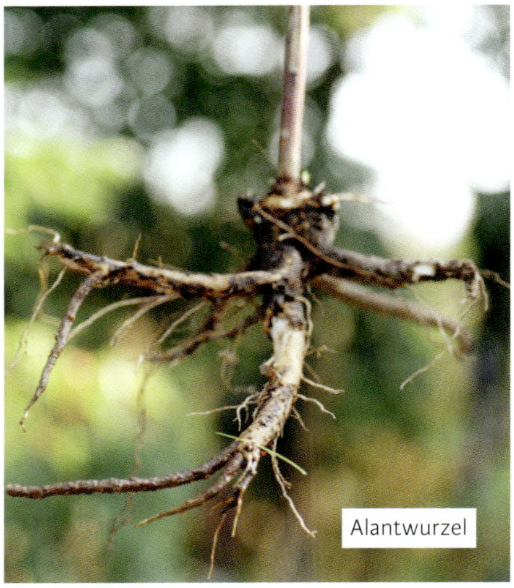
Alantwurzel

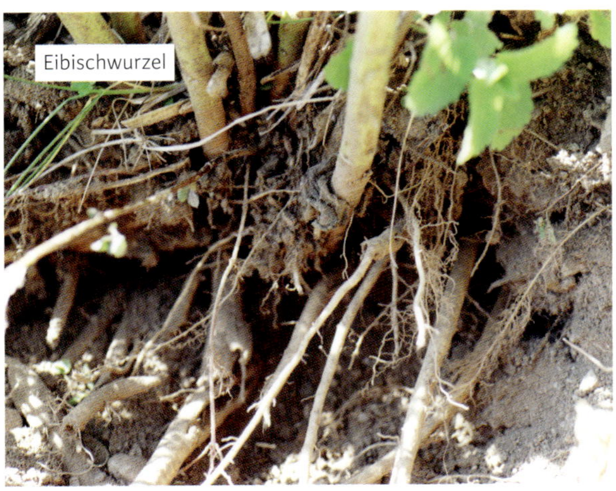
Eibischwurzel

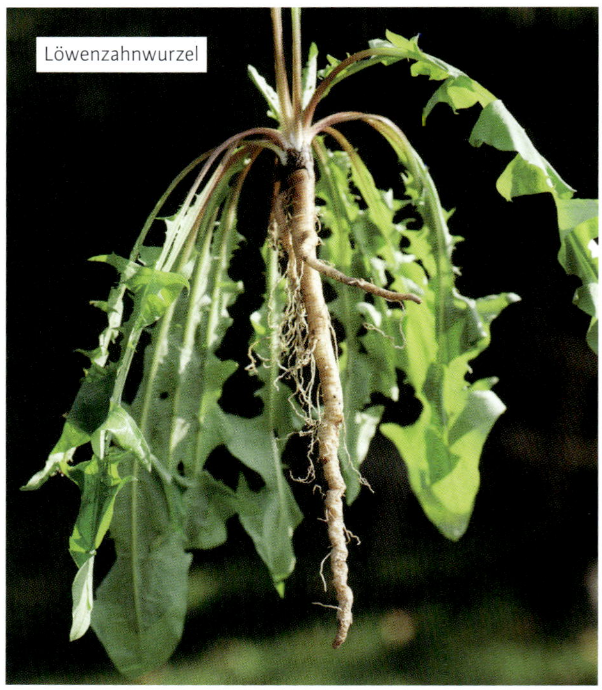
Löwenzahnwurzel

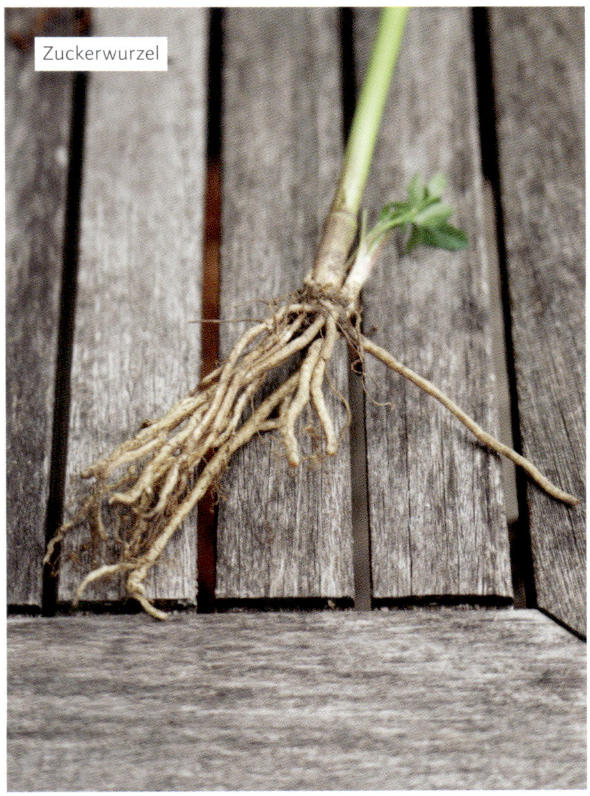

Zuckerwurzel

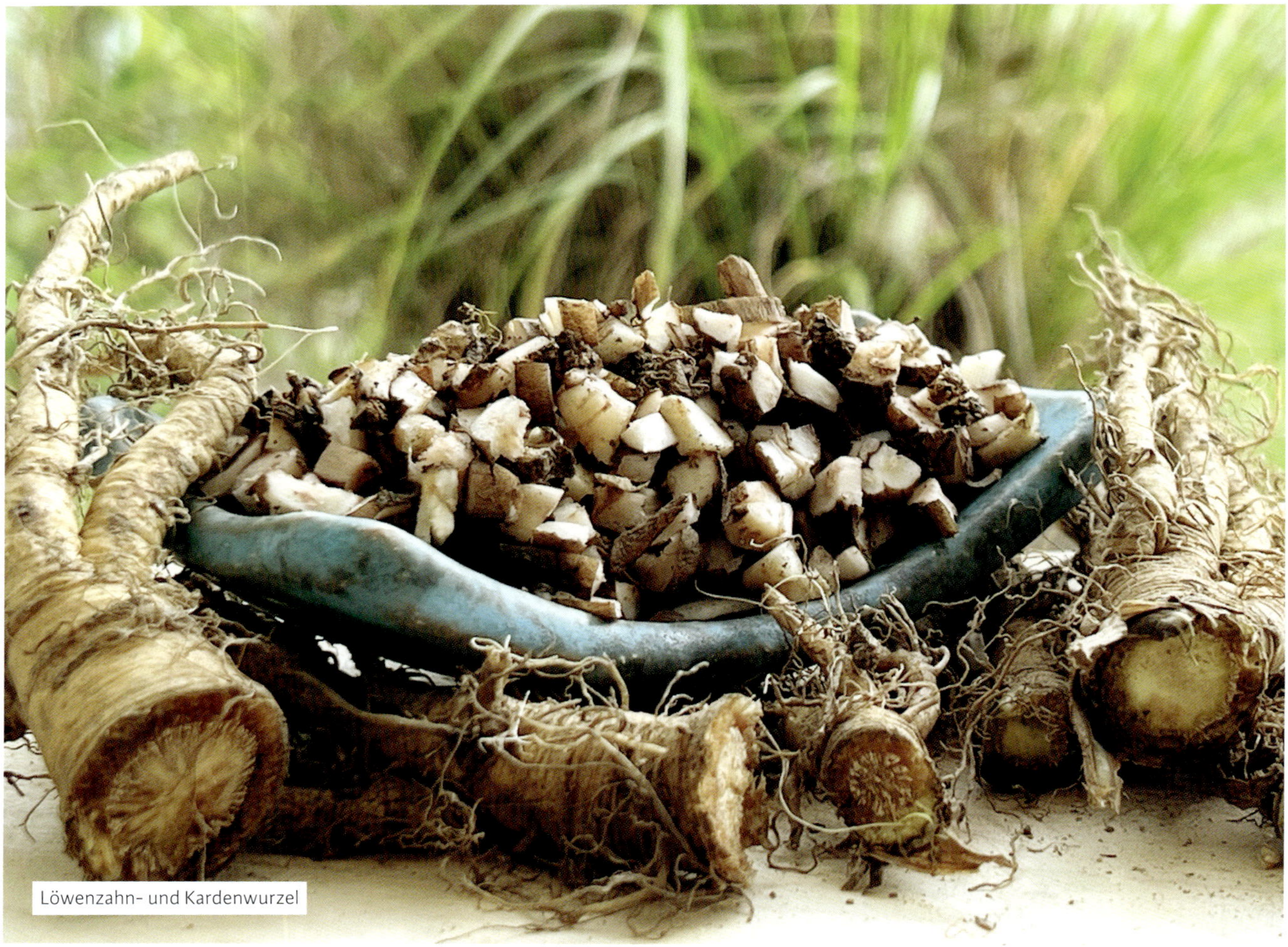
Löwenzahn- und Kardenwurzel

Eine Wurzelgeschichte

Wie wichtig sind Wurzeln? Oder besser: Was haben die Wurzeln unserer Heilpflanzen mit uns zu tun?

In unserer mitteleuropäischen Gesellschaft denken wir an unsere Wurzeln meist dann, wenn wir uns – oft schmerzvoll und selbstquälerisch – mit der eigenen Vergangenheit beschäftigen. Vielleicht liegt gerade darin der Grund, warum viele Menschen heute den Kontakt zu ihren Ursprüngen verlieren oder ihn gar nicht mehr positiv besetzen wollen. Doch unsere Wurzeln müssen angenommen werden – denn ohne sie fehlt es an Standfestigkeit. Das gilt für Pflanzen ebenso wie für Menschen.

Ganz gleich, wie sie beschaffen sind: Die Wurzeln verbinden uns mit der Erde – mit unserer Herkunft, unserem Körper, unserer Existenz. Alle alten Lehren betonen diese fundamentale Grundlage des Seins. Ohne Verankerung gibt es kein wirklich erfülltes Leben. Was für uns Menschen gilt, trifft auf Pflanzen in besonderem Maße zu.

In der modernen Welt leben viele von uns wie *wurzellose* Wesen – oft ohne es zu merken. Wurzeln haben keinen Platz mehr in unserem Alltag. Wir akzeptieren gerade noch die Petersilienwurzel wegen ihrer vitaminreichen Blätter, ein wenig Sellerie für die Suppe, Karotten als Gemüse, Spargel – nicht etwa wegen seines erdigen Charakters, sondern weil er kalorienarm ist (und nebenbei bemerkt gar keine Wurzel, sondern der Spross der Wurzel). Ein paar Rote Rüben oder Radieschen pro Jahr dürfen es auch noch sein.

Alles andere Wurzelwerk ist uns fremd – geschmacklich, kulturell oder schlichtweg unbekannt.

Doch gerade wenn der innere Halt fehlt, wenn wir unsere eigenen Wurzeln nicht spüren, kann der Genuss von Pflanzenwurzeln auf erstaunliche Weise etwas in Bewegung bringen. Zu weit hergeholt? Keineswegs! Wenn unsere Lebenskraft schwächelt – und das tut sie oft, wenn der geistige Urgrund nicht in Balance ist – dann vermag nichts so sehr zu stärken wie Wurzelwerk in all seinen Arten und Formen. Und je wilder und urwüchsiger die Wurzel ist, desto besser für uns.

Auch wenn wir uns täglich angepasst und zivilisiert zeigen – etwas Wildes lebt in uns fort. Unsere Wurzeln – ebenso wie die bewusste Zufuhr von Wurzeln – nähren diesen inneren Drang nach Entfaltung. Es ist unser Menschenrecht, uns zu entwickeln. Wir sind Geschöpfe der Natur, eingebunden in den Kreislauf des Lebens. Wir könnten zur Krone des Seins werden – aber die Voraussetzung dafür ist Freiheit und Absichtslosigkeit. Dann entfalten wir uns von innen heraus wie eine Blüte. Wir stehen fest mit beiden Beinen in unserer Mutter, der Erde, und tragen dennoch Flügel, mit denen wir uns erheben. Wurzelkraft stärkt uns von unten so sehr, dass wir das Licht von oben nicht nur ertragen, sondern es genießen – und an ihm wachsen.

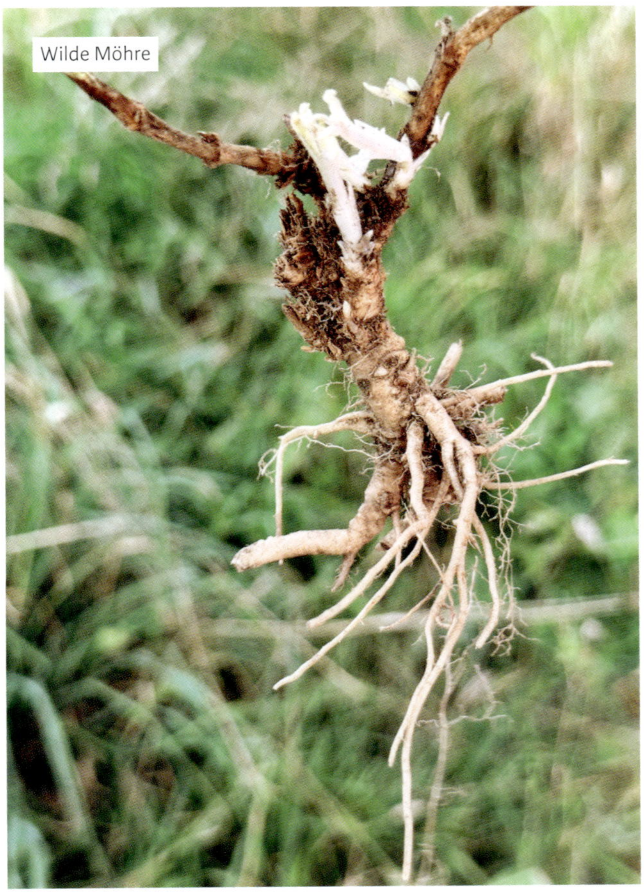
Wilde Möhre

DIE LANGEN WILDEN

Wurzelgräber könnten wir alle sein. Kaum jemand verschließt sich dem Geschmack von Möhren, Pastinaken, Topinambur, Schwarzwurzeln, Sellerie, Rüben oder Radieschen – unseren klassischen Wurzelgemüse-Sorten. Die Ernährungswissenschaft versichert uns: Sie sind gesund. Sie liefern Vitamine, Mineralstoffe und viele sekundäre Pflanzenstoffe, die uns vor Krebs und anderen Krankheiten schützen können.

Doch die *langen Wilden* enthalten noch etwas anderes – etwas, das sich weder messen noch wiegen lässt: die Qualität des Standortes, den sie sich selbst gewählt haben. Die Energie des Lichts genau an jener Stelle, an der ein Same keimt. Die Weisheit der Natur, die entscheidet, wann eine Pflanze wachsen darf. Für uns – und unsere Kinder – könnte die Devise daher lauten: Lieber ein Fingerhut voll Bibernelle als ein halbes Kilo Industriekarotten.

Natürlich gibt es nicht nur Industriegemüse. Es gibt auch Sorten aus wertvollem Saatgut, liebevoll gezüchtet, teilweise sogar rückgezüchtet. Und daneben gibt es viele andere Pflanzen, deren ganzer Wert in der Wurzel liegt! Gerade in jener Zeit, in der sich die oberirdische Natur bereits auf ihren großen Winterschlaf vorbereitet, erreichen diese Wurzeln ihre volle Kraft.

Von dem, was unsere Großmütter überlieferten, ist kaum mehr etwas geblieben. Auch kräuterkundige Onkel oder Väter sind selten geworden. Wir haben bei vielen Pflanzen nicht einmal mehr eine Ahnung, was man mit ihnen alles anfangen könnte. Doch es gibt sie noch, die wunderbaren Pflanzen, die nur darauf warten, wieder wahrgenommen zu werden. Sie machen durch eine Frau auf sich aufmerksam, die eine tiefe Leidenschaft für Wurzeln entwickelt hat. Sie sammelt altes Wissen, wo immer sie es bei ihren umfangreichen Recherchen entdeckt. Die Welt der Wurzeln hat sie begeistert – und nun trägt sie diese Begeisterung, ebenso wie ihr Wissen über die unterirdischen Pflanzenteile, in das Leben vieler Menschen. Sie berührt sie – tief, erdig, echt.

Eunike Grahofer ist zur *Wurzelfrau* geworden. Und sie erinnert uns daran, wie gut es tut, sich wieder an die eigenen Wurzeln zu erinnern.

Siegrid Hirsch

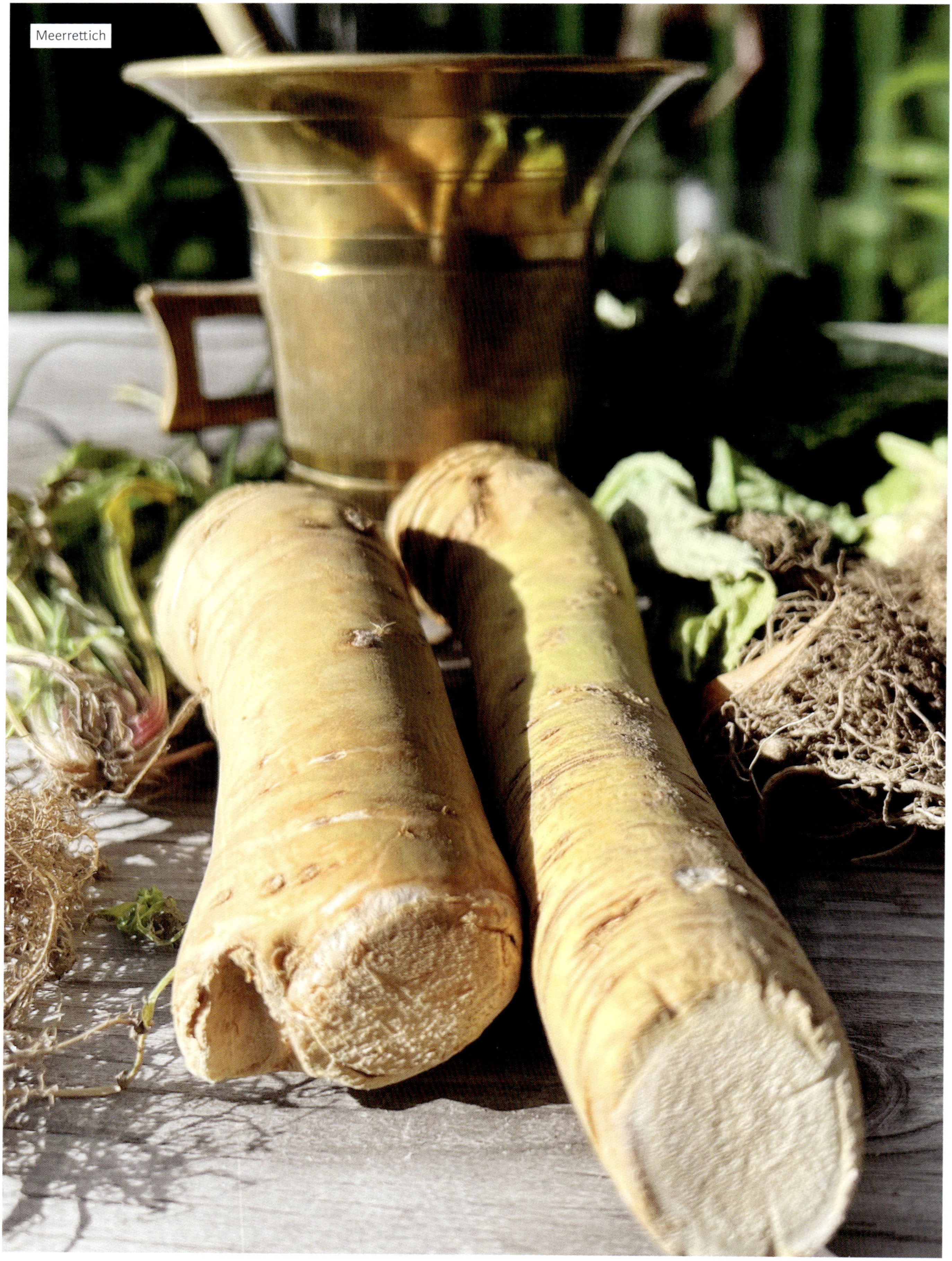
Meerrettich

In den Wurzeln lebt die Erdenkraft,
der Mond erhebt sie in des Blattes Saft,
im Stängel steigt sie Richtung Himmel empor,
bringt mit der Unterstützung der Sonne Blüten hervor.
Die geballten Kräfte sich in den reifen Samen ergießen,
bis mit der Hilfe der Erdenkraft wieder neue Wurzeln sprießen.

Gold der Erde

Wurzkrämer hießen die Pflanzenhändler des Mittelalters. Das Wort WURZ stand für eine ganze Pflanze. Der Kräutergarten war der Wurzgarten, die Kräutersammler waren die Wurzgräber. Das Wort *Gewürz* stammt aus derselben Quelle.

Wenn ein Samenkorn zu keimen beginnt, ist das Erste, was sich entwickelt, die Keimwurzel. Sie sorgt dafür, dass für die heranwachsende Pflanze die Ernährung sichergestellt ist und dass sie fest im Boden verankert wird. Die oberirdischen Teile vieler Pflanzen wachsen im Frühjahr und verwelken im Herbst. Die Wurzel ist immerdar – sie ist das Letzte, was von einer Pflanze stirbt. Ohne Wurzeln gibt es keine Pflanzen, daher wurde die ganze Pflanze WURZ genannt. Unsere Vorfahren schätzten ihren einzigartigen Wert. Es ging nie darum, Pflanzen einfach auszureißen, um an die Wurzeln zu kommen. Mit Hochachtung, Dankesgebeten und Lobessprüchen nähern sich die Wurzelgräber, die Wurzelklauber, der Pflanzenwelt, um dann höchstens ein Stück der benötigten Wurzel auszugraben. Es wurde nur bei wenigen Pflanzen die ganze Wurzel genommen, meist stach oder schnitt man einfach ein Stück davon ab. Die Pflanze sollte weiterwachsen können.

Wurzelgräber, Dürrkräutler, Hirten, Kräutersammler und Kräuterfrauen, Brunzdoktoren (Harnbeschauer), Knochenrichter, Buckeldoktoren, Landhebammen oder wie man sie alle genannt hat, wurden mit Achtung und Ehrfurcht betrachtet. Menschen, die so viel Gutes tun konnten, mussten aber auch fähig sein, einem etwas Böses anzuhängen, war die Betrachtungsweise unserer Vorfahren. Die Kräuterkundigen versorgten mit einem Teil der Wurzeln die Apotheken und erhielten im Gegenzug dafür Zutaten, zu welchen sie sonst keinen Zugang hatten.

Sie bereiteten ihre eigenen Brände, Salben und Wundermittelchen zu und sicherten sich damit ihr Überleben. Häufig boten sie ihre Dienste gegen Essen, Trinken und eine Schlafstätte an. Wurzelgräberinnen und Wurzelgräber gab es zumeist in den Gebirgsregionen, manchmal auch heute noch. Manche verbringen den Sommer auf Almen und verkaufen geerntete Wurzeln oder verarbeiten sie selbst weiter. Diese kundigen Menschen leben mit und von den Wurzeln, sie wissen genau, wie die Pflanzen selbst in verwelktem Zustand aussehen und erkennen Wurzeln nach ihrem Aussehen oder am Geruch.

Wurzeln begleiten uns seit Anbeginn der Menschheitsgeschichte als Medizin und als Grundnahrungsmittel. Wurzeln sind die *Speisekammer der Pflanzen*. Sie speichern Nährstoffe zur Versorgung der oberirdischen Pflanzenteile. Indem wir Menschen sie essen, gelangen wir an ihre wertvollen Mineralstoffe, antibiotischen Stoffe, Kohlenhydrate und vieles mehr. Dies sicherte uns über Jahrtausende das Überleben.

Mit der Sesshaftwerdung wollte der Mensch größere Knollen und Rüben, er wollte Wurzeln mit langer Lagerfähigkeit. Ab dem 18. Jahrhundert entwickelten sich durch Kreuzungen neue Geschmacksrichtungen und Wuchsformen. Es entstand unser heutiges Kulturgemüse.

Wild, urtümlich und ungestüm geblieben sind die Wurzeln der Wildpflanzen wie Gänseblümchen, Löwenzahn, Käsepappel oder Mädesüß, welche heute kaum mehr Verwendung finden. In ihnen lebt die einstige Robustheit, die Kraft der Natur mit all ihren vielfältigen Inhaltsstoffen, die unsere Gesundheit unterstützen.

Wurzeln sind auch in der Magie ein wichtiger Bestandteil, wenn wir an die geheimnisumwobene Alraune oder die Geschichten rund um die Irrwurz denken. Die Welt der Wurzel ist eine Welt voller Entdeckungen, Überraschungen und Aha-Erlebnisse.

WURZELARTEN

Manche Wurzeln wachsen tief in das Erdreich hinab, die Wurzel des Spargels beispielsweise, andere bilden einzelne, gerade wachsende Wurzeln wie die Quecke oder die Gundelrebe. Dann gibt es Pflanzen wie den Augentrost, die zu bequem sind, selbst Nährstoffe aus der Erde zu holen, sondern ihre Wurzeln an andere Pflanzen hängen, um ihnen Nährstoffe zu stehlen. Bei der Schwertlilie bilden sich keine Wurzeln, die nach unten streben, sondern nur Rhizome. Radieschen oder Zuckerrübe bilden knollenförmige Wurzeln, welche zur Hälfte in der Erde, zur anderen Hälfte oberhalb der Erde wachsen. Orchideen bilden Luftwurzeln, die ohne Substrat zurechtkommen.

Graben wir Wurzeln aus der Erde, hat die Hauptwurzel meist viele Verzweigungen oder zahlreiche kleine, dünne Nebenwurzeln. Bildet ein Pflanzenteil eine Verdickung, nennt man dies Knolle. Bei der Kartoffel bildet sich aus einer Sprosse eine Verdickung, sie wird dadurch zur Sprossenknolle. Bei der Topinambur entsteht durch die Wurzelverdickung eine Wurzelknolle.

Bilden mehrere Pflanzenteile einer Verdickung, nennt man dies Rübe. Bei der Karotte bilden die Wurzel und der Abschnitt zwischen Wurzel und Keimblatt eine Verdickung, somit ist sie eigentlich eine Rübe. Zwiebeln wiederum sind Blätter, welche zu Speicherorganen werden. Die botanischen Benennungen stimmen nicht immer mit unseren volksüblichen Bezeichnungen überein. Der Einfachheit halber bleibe ich im Buch bei den volkskundlichen Benennungen.

WORAUS WURZELN BESTEHEN

Eine Wurzel kann in die Länge oder in die Breite wachsen. Sie ist in verschiedenen Schichten aufgebaut. Sie besteht aus der Hauptwurzel, den Nebenwurzeln, der Wurzelspitze, der Wurzelhaube, dem Wurzelhals, den Wurzelhärchen und der Wurzelrinde. Der Wurzelhals ist das Bindeglied zwischen dem oberirdischen und dem unterirdischen Teil der Pflanze.

Aus der Hauptwurzel wachsen die Nebenwurzeln heraus, sie sorgen dafür, dass möglichst viel Wasser und Nährstoffe aus der Erde aufgenommen werden können. An jeder Verästelung zwischen der Hauptwurzel und den Nebenwurzeln wachsen Wurzelspitzen. Am unteren Ende der Wurzel schützt die Wurzelhaube – der Schutzhelm – die Wurzel beim Tiefenwachstum vor Beschädigungen durch das Erdreich. Die gesamte Wurzel wird von einer schützenden, meist harten und knorrigen Wurzelrinde umgeben. Bei manchen Palmenarten befinden sich auf der Wurzelrinde noch Wurzeldornen.

ERNTE DER WURZELN

Wurzeln werden nur geerntet, wenn genügend Pflanzen zur Verfügung stehen und die Population nicht gefährdet ist. Bei der Ernte der Wurzel geht es nicht darum, die Pflanze umzubringen, sondern sich ein Stück ihrer Wurzel zu nehmen. Viele Pflanzen können mittels Wurzelteilung vermehrt werden. Bei der Ernte der Wurzel sollten wir sichergehen, dass es sich dabei auch wirklich um die Wurzeln jener Pflanze handelt, die wir haben wollen.

Hier ist es hilfreich, sich an den oberirdischen Teilen zu orientieren, die zwar welk, jedoch noch eindeutig erkennbar sind. Nur Wurzeln von gesunden Pflanzen ernten. Ist eine Pflanze krank, braucht sie ihre Kräfte, um wieder gesund zu werden. Aus Respekt vor ihr ernten wir in diesem Falle nichts von ihr.

Die meisten Wurzeln werden zwischen Herbst und Frühling geerntet. Begonnen wird, sobald die oberirdischen Teile sich zurückziehen und welk werden. Über den Sommer wachsen sie heran und verdicken sich bis zum Herbst. Vor allem bei zweijährigen Pflanzen beginnen die Wurzeln im Frühling, sobald sich der Stängel zu zeigen beginnt, zu verholzen und dann sind sie ungenießbar.

Der optimale Erntezeitpunkt ist der abnehmende Mond in den Zeichen Jungfrau, Stier oder Steinbock, wobei es zwei bis drei Tage vorab nicht geregnet haben sollte.

Kleinere, flach wachsende Wurzeln können mit der Hand geholt werden. Früher wurden von den Wurzelklaubern *Krickerl*, das abgeworfene Geweih eines Hirsches, zum Graben verwendet.

Bei tiefer wachsenden Wurzeln eignen sich Schaufel, Grabegabel oder ein Wurzelmesser, mit denen man die Wurzel großzügig freilegt. Nun kann man entweder ein Stück der Wurzel herunterstechen und den Rest wieder mit Erde bedecken oder man hebt die Wurzel aus der Erde und teilt sie mit einem Schaufelhieb oder Messer auseinander.

Dann kann ein Teil verarbeitet, der andere wieder eingepflanzt werden.

Bei manchen Pflanzen werden kräftige Seitenwurzeln über den Winter in Sand eingelegt und im Frühjahr in den Garten gepflanzt.

REINIGEN DER WURZELN

Ein älterer Herr kam in mein Geschäft und fragte nach der Rezeptur für eine Kardenwurzel-Tinktur. Ich erklärte ihm, dass er die Wurzel *gut sauber machen* und mit einem hochprozentigen Alkohol übergießen solle. Einige Tage später besuchte er mich erneut und meinte, dass dies so viel Arbeit gewesen sei. Er hätte Unmengen an Wurzeln ausgraben und reinigen müssen. Ich verstand seinen Frust nicht ganz. Normalerweise reichen ein bis zwei Wurzeln. Er erzählte, er hätte die Wurzeln mit dem Hochdruckreiniger gesäubert. Danach wäre nur ein dünnes, weißes Wurzelstück übrig geblieben. Wir mussten beide lachen.

Zum Reinigen der Wurzeln reicht es, sie nach dem Ausgraben ein paar Mal gegen den Erdboden zu schütteln, damit der größte Anteil Erde herunterfällt. Danach nimmt man eine Wurzelbürste (Gemüsebürste) und bürstet den Rest ab. Sollte sich die Erde nicht lösen, empfiehlt es sich, sie mit dem Gartenschlauch auszuwaschen. In der Küche wird sie dann von den restlichen Erdstücken unter fließendem Wasser befreit oder mit einem kleinen Messer abgeschabt. Nach dem Waschen mit einem Tuch abtrocknen.

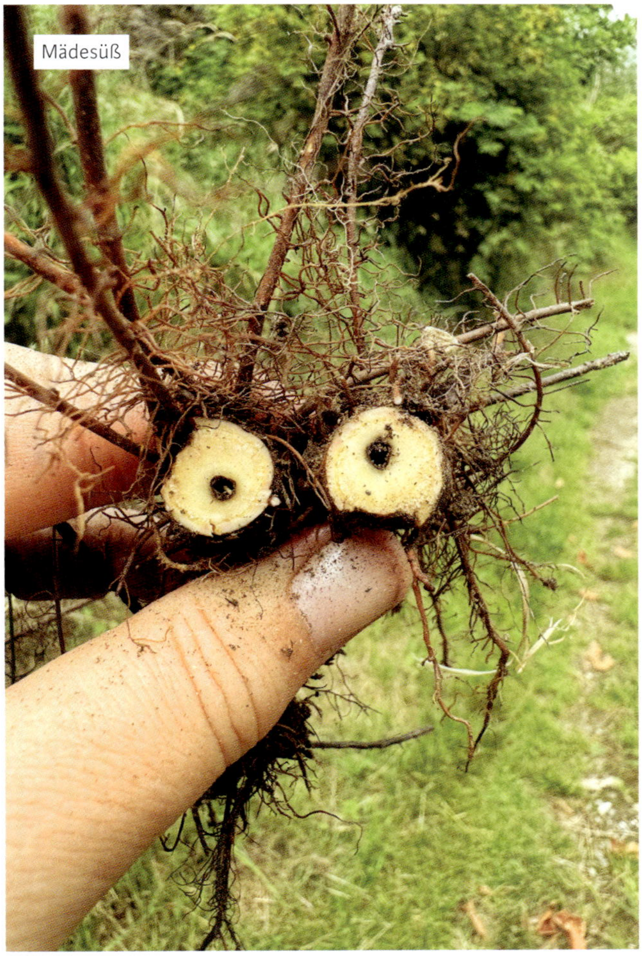
Mädesüß

VERARBEITUNG DER WURZELN

Schneiden: Von den gesäuberten Wurzeln werden mit einem scharfen Messer verletzte Stellen, Fraßstellen und dünne Seitenwurzeln weggeschnitten. Viele Wurzeln haben eine harte, knorrige Wurzelrinde. Wenn die Wurzel für den Verzehr gedacht ist, sollte sie mit einem Messer abgeschabt oder heruntergeschnitten werden. Das Innere der Wurzel ist meist weich und attraktiv zu essen.

Trocknen: Zum Trocknen kann man Wurzeln auf eine Schnur auffädeln und in einem gut gelüfteten Raum aufhängen. Oder man schneidet sie in kleine Stücke und legt sie auf Papier oder flache Schalen zum Trocknen auf. Möglich ist auch ein Dörrgerät oder der Herd. Man gibt die Wurzelteile auf ein Backblech und lässt sie bei 40 Grad für ca. 8 bis 10 Stunden im Backofen trocknen, wobei die Tür einen Spalt offengelassen werden sollte, damit die Feuchtigkeit entweichen kann. Die Trocknungsdauer ist von Wurzel zu Wurzel verschieden.

Stark schleimstoffhaltige Wurzeln, wie z. B. Eibisch, brauchen eine längere Trocknungszeit als dünne Spitzwegerichwurzeln. Nach dem Trocknen können sie in Papier oder Glas trocken aufbewahrt werden. Sie sind für mindestens ein bis zwei Jahre haltbar.

Verarbeiten: Für Salben, Alkoholauszüge, Essigauszüge, Bierauszüge oder Weinauszüge können problemlos frische Wurzeln genommen werden.

Bei Ölauszügen, für Wurzelsalz, Wurzelzucker oder Gewürzmischungen können bei feinen, dünnen Wurzeln auch frische verwendet werden. Sind es allerdings fleischige, dicke Wurzeln, empfiehlt es sich, diese ein paar Stunden antrocknen zu lassen, ehe sie verarbeitet werden.

Bei kalten Ölansätzen werden die Wurzeln mit Öl übergossen und für einen Mondzyklus rasten gelassen, hierbei ist bei fleischigen, frischen Wurzeln oft der Wasseranteil in den Wurzeln hoch und der Ansatz neigt dazu, schimmlig oder ranzig zu werden. Wird ein Warmauszug mit Öl gemacht, bei welchem die Wurzeln mit dem Öl am Herd bei niedriger Temperatur erwärmt werden, können auch frische Wurzeln gut verwendet werden. Die genauen Rezeptangaben gibt es direkt bei den einzelnen Pflanzen.

Zur Herstellung von Wurzelpulver verwendet man elektrische Kaffeemühlen oder Gewürzmühlen. Die getrockneten Wurzelstücke werden darin zu feinem Pulver gemahlen.

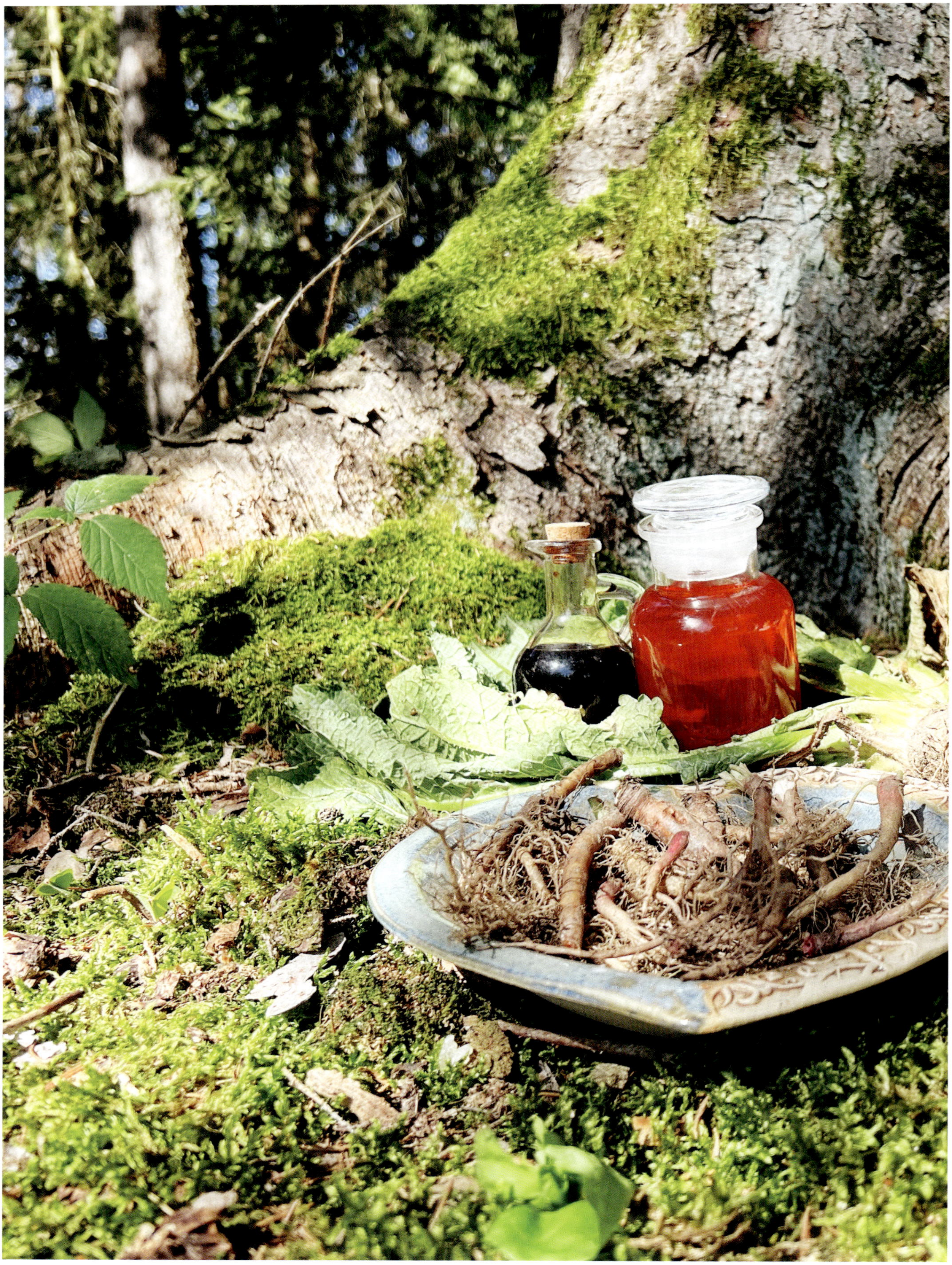

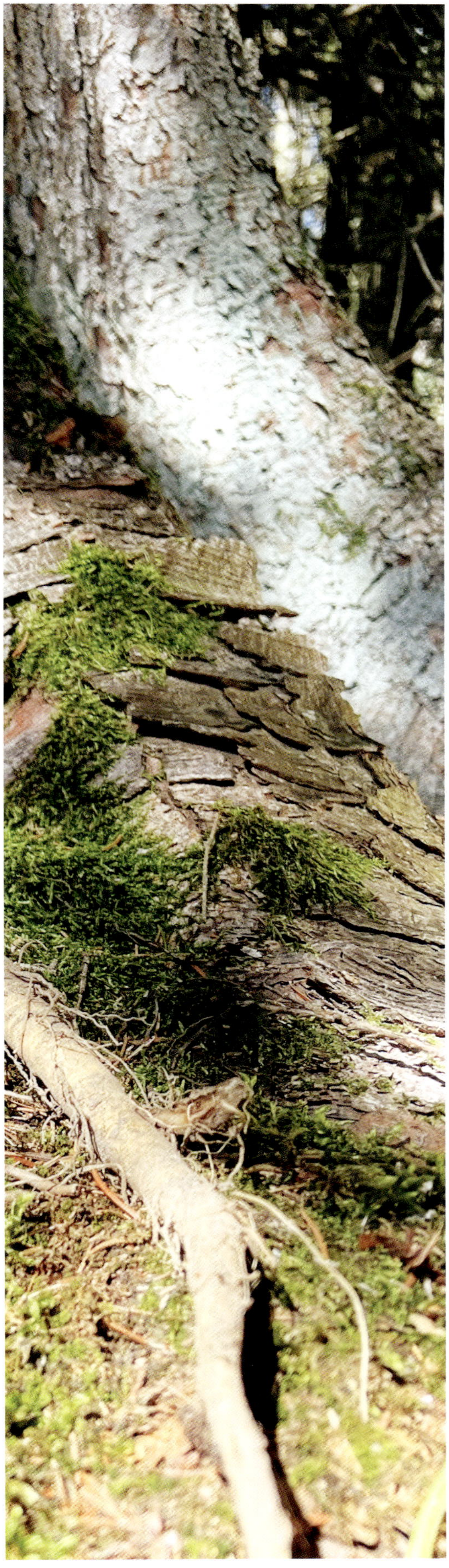

INHALTSSTOFFE – DIE MEDIZIN AUS DEM UNTERGRUND

Pflanzen können ebenso wenig von Luft und Liebe leben wie wir Menschen. Sie brauchen Nährstoffe und Wasser, das sind die primären Inhaltsstoffe. Sie bilden aber auch Stoffe zum Überleben, die sekundären Inhaltsstoffe. Haarwurzeln strecken sich im Wettkampf mit den Wurzeln der Nachbarspflanzen durch feinste Erdritzen. Die Pflanzen geben über die Wurzeln Wasserstoff- und Kohlensäureteilchen an die Erde ab und nehmen im Gegenzug Salze und Mineralstoffe auf. Darunter Kalium, Phosphor, Kalzium, Magnesium, Eisen, Chlor, Mangan, Zink, Silizium, Jod, Bor, Kupfer und viele weitere. Um vor Wühlmäusen, Insekten, Pilzen, Viren und Bakterien geschützt zu sein, bilden die Wurzeln Scharfstoffe und auch antibiotische Stoffe aus. Für den Nahrungsspeicher verdicken sich Wurzeln und lagern darin Nährstoffe wie Kohlenhydrate. Ein Beispiel dafür sind Kartoffeln oder Karotten. Manchmal bilden Wurzeln auch Sekrete, um das Wachstum der Nachbarwurzeln zum eigenen Vorteil zu bremsen. Giersch oder Maiglöckchen geben ein Sekret ab, um artfremde Nachbarpflanzen zu vergiften. Die Wurzeln des Klees geben Sekrete ab, die das Wurzelwachstum mancher Getreidearten fördern.

In Wurzeln werden Phytohormone gebildet und zu den oberirdischen Teilen transportiert. In den Wurzeln sind die Inhaltsstoffe geballter enthalten, als in den oberirdischen Pflanzenteilen. Somit sind die Wirkungsweisen der Wurzeln nicht immer ident mit der der oberirdischen Pflanzenteile.

Durch die Verwendung der Pflanzenwurzeln stellen wir unserem Körper in leicht verfügbarer Form Mineralstoffe, antibiotische Stoffe, Kohlenhydrate und Abwehrstoffe zur Verfügung. Darin befinden sich krebsvorbeugende, antibiotische, schmerzlindernde, beruhigende, entzündungshemmende, blutdrucksenkende, cholesterinsenkende, Abwehrkräfte stärkende und viele weitere wertvolle Stoffe.

Wurzeln der Knoblauchsrauke oder einer Nachtkerze schmecken als Wurzelgemüse. Mit Angelikawurzel-Pulver kann man das Essen würzen und mit Rohrkolbenwurzeln Soßen eindicken. Queckenwurzel (Beigras) nimmt man zum Süßen, Nelkenwurz wird anstatt Gewürznelke verwendet.

Dieses Buch soll keine wissenschaftliche Aufarbeitung, sondern ein Beitrag zum Erhalt unseres Kulturgutes, des Wissens unserer Vorfahren um die Wurzelverwendungen und ihrer Geschichten sein. Eine Wissenssammlung aus einer Zeit, in der Wurzeln, Knollen und Rüben wertvoller Bestandteil der Hausapotheke und Nahrung waren. Der Fokus liegt auf den heimischen Wildpflanzen, wobei auch von ein paar *fremden Pflanzen* erzählt wird, welche über die Handelsrouten bereits früh in Europa Verwendung fanden. Ich habe bewusst auch unter Naturschutz stehende Pflanzen beschrieben, um zu ermuntern, diese in Blumentöpfen, im Garten oder in der freien Natur wieder anzusiedeln und damit ihre Population zu erhöhen.

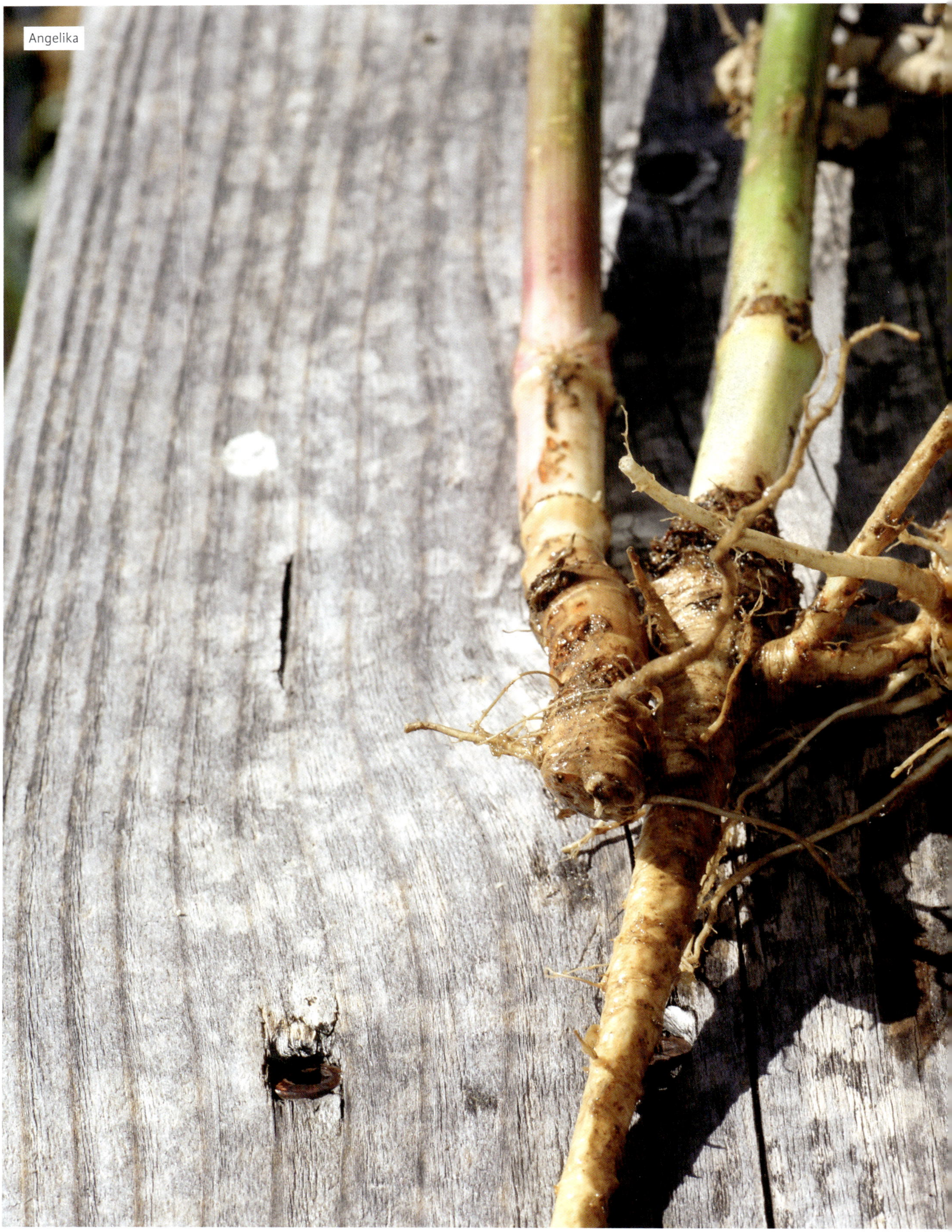
Angelika

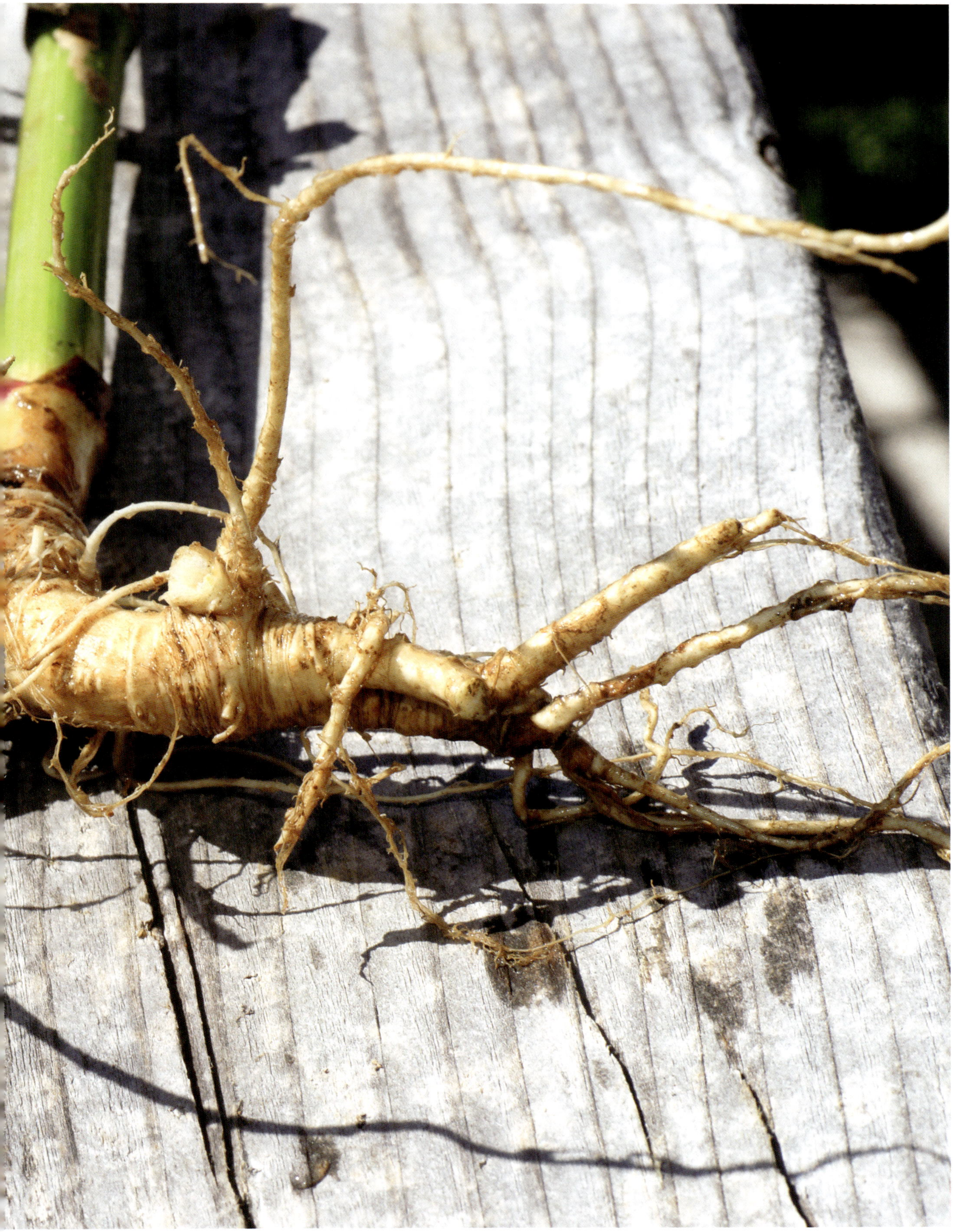

Alant, Echter *Inula helenium* – *Das alte Allroundmittel*

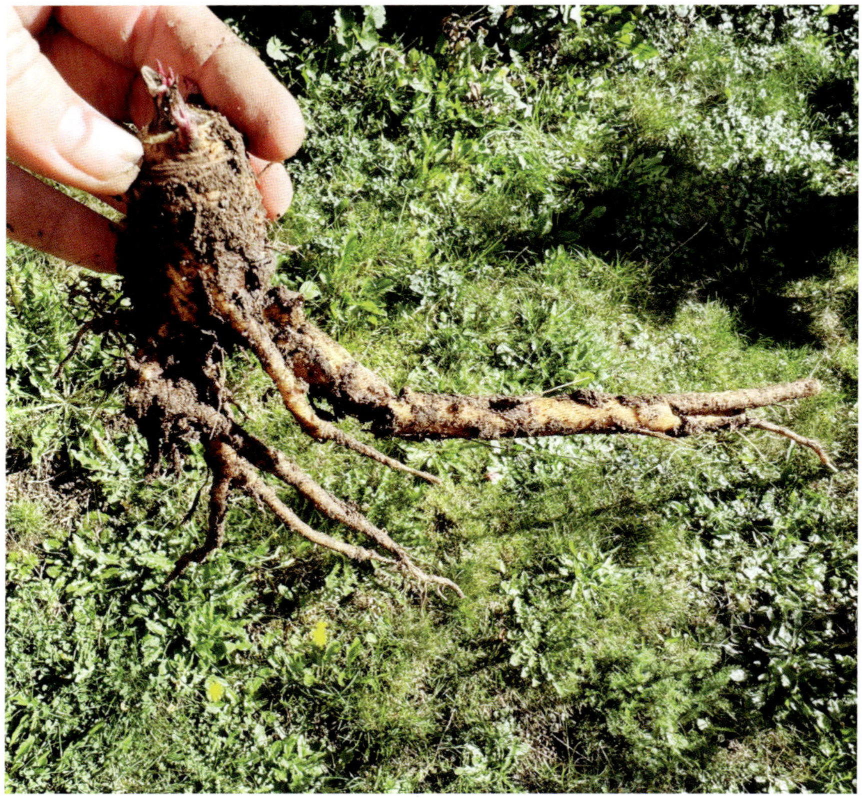

Kaue Darmwurz langsam zu einem Brei, trinke dies mit Wasser warm, dies tut gut dem Darm.

AUSSEHEN PFLANZE / WURZEL

Mehrjährige, bis 2 Meter hohe Pflanze mit ausladenden Blättern, blüht gelb von Juni bis August.

Die Wurzel ist länglich, fleischig, fasrig und knollenartig verdickt mit vielen Seitenverästelungen. Außen gelblich bis braun, innen schneeweiß bis gelblich und hart. Riecht frisch nach Kampfer, getrocknet erinnert es an Veilchen.

ERNTE

September bis März, nur die 2–3-jährige Wurzel, die Wurzelknolle, ist dann groß genug, um mit Spaten oder Keramikmesser längs geteilt zu werden. Verbleibende Wurzelteile wachsen weiter. In kleine Teile schneiden, auf eine Schnur auffädeln, trocknen. Weißes Wurzelfleisch wird bräunlich.

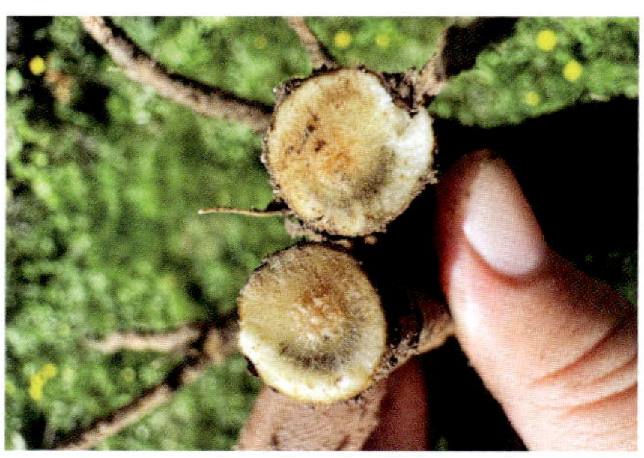

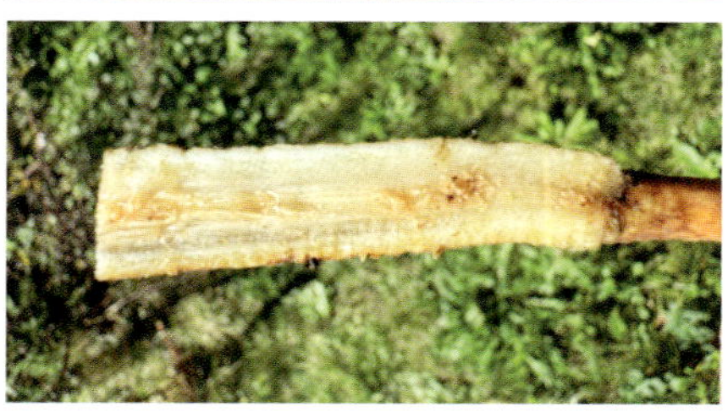

Volksnamen	Darmwurz, Edelwurz, Sonnenwurz, Heilwurz, Weihrauchwurz, Brustwurz
Pflanzenfamilie	Korbblütler (*Asteraceae*)
Standort	Gewässernähe, durchlässige, lehmige Böden, sonnig bis halbschattig, an Wegrändern, Wiesen oder lichten Wäldern
Inhaltsstoffe und Eigenschaften	Inulin (präbiotisch), Helenin (antibakteriell, krampflösend), Bitterstoffe, Harze (desinfizierend, schmerzstillend)
Geschmack	Harzig, süßlich, intensiv bitter. Für Speisen über Nacht in Wasser legen, dieses Wasser ist gut für die Atemwege. Getrocknet weihrauchartig
Verwechslungsmöglichkeiten	Große Telekie (*Telekia speciosa*) ist eine ungiftige Zierpflanze.
Interessantes	100 Arten, alle essbar, in Kräuterpotpourris ein Duftelixier. Für Schwangere nicht empfohlen.
Verwendungsart	Tee, Tinktur, Badezusatz, Kräuterbitter, im Kräuterpotpourri, Wurzelbrei, frische Wurzeln gerieben über Gemüse und Rohkost, Salbe, Kompott, Suppe, Sirup, Räucherwerk

Großmutters Alantwurzelbrei

Leopoldines Großmutter war eine zierliche Frau mit einem Zopf, den sie am Hinterkopf kreisförmig hochsteckte. Tagein, tagaus traf man sie beim Sammeln von Wurzeln und Kräutern, die sie an den Herrn Apotheker im Tal verkaufte. Einen Teil hielt sie sich selbst zurück und versorgte damit arme Leute, die sich die Medizin des Apothekers nicht leisten konnten. Ihnen half die Großmutter gegen eine Mahlzeit, etwas Holz zum Heizen oder Reparaturen an ihrem Haus. Leopoldine erinnert sich an ein kleines Mädchen aus dem Bergdorf, das schwer gestürzt war. Sie war über den Sommer bei der Großmutter und half dabei, ein Wurzelstück des Alants auszugraben. Großmutter zerkleinerte das frische Wurzelstück und stampfte es zu Brei, welchen sie direkt auf die offene Beinwunde des Mädchens legte und mit einem Alantblatt umwickelte.

Zu Hause angekommen, rieb die Großmutter etwas Alantwurzel, erwärmte am Herd Schweineschmalz, fügte die Alantraspeln hinzu und ließ dies am hinteren, kühleren Rand des Holzofens 20 bis 30 Minuten ziehen. Beim heutigen elektrischen Ofen würden wir sagen, bei mittlerer Hitze. Dann seihte sie dies durch ein Leinentuch, füllte es in einen Topf und ließ die entstandene Salbe fest werden. Die ersten paar Tage legte die Großmutter dem Mädchen täglich einen frischen Wurzelbrei auf das Bein und wickelte stets ein Alantblatt darüber, damit sich die Wunde nicht entzündete. Nach etwa einer Woche nässte die Wunde nicht mehr und die Großmutter trug nur mehr die Alantsalbe auf, wickelte auch darüber stets ein Alantblatt. Als Leopoldine ihre Großmutter in den nächsten Ferien wieder besuchte, zeugte nur mehr eine kleine Narbe von der schweren Verletzung des Mädchens.

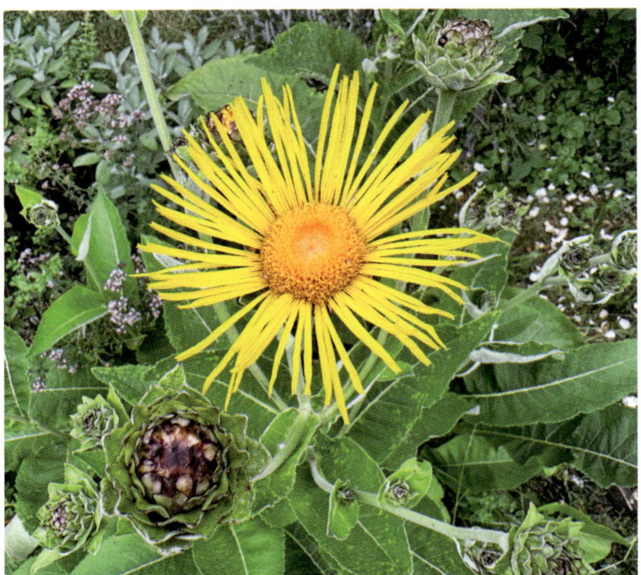

VOLKSHEILKUNDE

Der Alant war Kochzutat, Hausapotheke, Färbemittel und Räucherwurzel. Amulette aus seinen Wurzelstücken sollten vor Bösem und Krankheiten wie der Pest schützen. Bei Hautausschlägen, pubertären oder monatszyklusbedingten Hautunreinheiten oder Ekzemen wurden Wickel mit Alantwurzel-Tee oder Salben aufgetragen.

Alant kann äußerlich bei Hautproblemen unterstützen, innerlich die Verdauungsorgane bei Entzündungen, Krämpfen, Appetitlosigkeit und gilt als magenkräftigend.

Bei Diabetikern sind seine Bitterstoffe gut für Leber und Bauchspeicheldrüse.

Die Wurzel ist *Geheimzutat* zum Aromatisieren von Likören und Weinen.

Wurzeln wurden bei Verdauungsproblemen oder Blähungen gekaut, bis sich eine breiartige Konsistenz im Mundraum gebildet hatte, danach geschluckt oder ausgespuckt. Ebenso wurde die Wurzel zur Wundversorgung gekaut und die breiartige Masse zum Blutstillen und Desinfizieren direkt auf die Wunde gegeben.

Bei Parasitenbefall, als wurmtreibendes Mittel, trinkt man einen Tee.

Gegen Kleiderschädlinge und zum Beduften der Wäsche kommen Wurzelstücke zwischen die Kleidung.

Als Stärkungsmittel nach kräfteraubenden Tagen, Zeiten, Situationen oder nach schwerer Krankheit lutscht man ein kleines Stück Alantwurzel wie ein Zuckerl.

Hildegard empfahl, Alantwein täglich vor dem Essen zu trinken, *wenn wer in der Lunge Schmerzen hat*. Die schleimlösende, entzündungshemmende, krampflindernde Wirkung unterstützt bei Husten, Reizhusten, Bronchitis, Atemwegsproblemen, Entzündungen des Mund- und Rachenraumes und Erkältungen. Schleim wird abgehustet.

Eine Frau, die ihr Leben lang an Atemwegserkrankungen litt, erzählte, dass in den Zeiten, wo es ihr wieder schlechter geht, der Wurzeltee ihre liebste *Medizin* sei. Nach dem Trinken habe sie das Gefühl *wieder atmen* zu können, wieder besser *Luft zu bekommen*.

Hebammen gaben früher Frauen bei Wechseljahrbeschwerden, Gebärmuttersenkung, Kopfschmerzen, Blasenschwäche oder Stimmungsschwankungen einen Teeauszug.

Bei Stimmungsschwankungen oder negativer Lebenseinstellung hat eine Tinktur den Vorteil, dass sie in der Einnahme unproblematischer als andere stimmungsaufhellende Pflanzen und gut verträglich ist.

Alantwurzel-Tee

bei starkem Husten, Erkrankungen der Atemwege

ZUTATEN

- 1 TL Alantwurzel
- 1 l Wasser
- 1 TL Honig

ZUBEREITUNG

Wurzel mit dem Wasser aufkochen lassen, auf mittlere Herdstufe zurückschalten und 3 bis 4 Minuten am Herd belassen, danach abseihen und wenn gewünscht mit Honig süßen.

Die Alantwurzelstücke können ein zweites Mal verwendet werden.

Intensiver wird der Tee, wenn man nur 500 ml Wasser verwendet, aufkochen lässt und die Wurzelteile übergießt und so lange im Wasser belässt, bis der Tee abgekühlt ist, dann erst abseihen. Vor dem Trinken leicht erwärmen.

ANWENDUNG

Täglich 2 bis 3 Tassen trinken.

Alantwurzel-Teemischung mit Thymian

bei Asthma, Bronchialkatarrh

ZUTATEN

- 1 Stück Alantwurzel
- 1 EL Thymian
- 1 l Wasser

ZUBEREITUNG

Frische oder getrocknete Alantwurzel und den Thymian mit abgekochtem, heißem Wasser übergießen, 10 Minuten abgedeckt ziehen lassen, danach abseihen.

ANWENDUNG

Bei schweren Hustenerkrankungen mit ½ Teelöffel Honig gesüßt über den Tag verteilt trinken. Die letzte Tasse trinkt man vor dem Schlafengehen.

Alantwurzel-Honig

bei Husten

ZUTATEN

- 1 Stück Alantwurzel
- 500 g Honig

ZUBEREITUNG

Frische Alantwurzel in dünne Scheiben schneiden und mit dem Mörser quetschen. Danach in ein verschließbares Glas geben und Honig zufügen, bis die Wurzelstücke bedeckt sind.

Verschließen und dunkel für 4 Wochen rasten lassen.

ANWENDUNG

Bei schwerem Husten und Erkältungskrankheiten teelöffelweise mehrmals täglich einnehmen.

Alantwurzel-Wein

für den Magen

ZUTATEN

- 1 Stück Alantwurzel
- 500 ml lieblichen Rotwein
- 2 EL Honig

ZUBEREITUNG

Wurzel in Stücke schneiden, in eine weithalsige Flasche geben, den Honig und den Rotwein hinzufügen. Für 4 Wochen dunkel stellen, danach abseihen.

ANWENDUNG

Nach langen Krankheiten, bei Schwächezuständen, zur Stärkung von Magen und Lunge, zur Blutreinigung täglich 2 Esslöffel vor dem Zu-Bett-Gehen einnehmen.

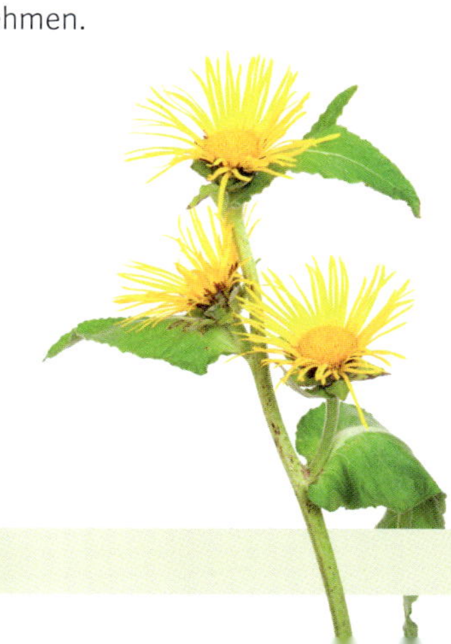

Alantwurzel-Likör

bei Verdauungsschwäche, Magenschwäche

ZUTATEN

- 30 g Alantwurzel
- 500 ml Wodka
- etwas Zimt
- 1 Sternanis
- etwas Orangenschale

ZUBEREITUNG

Alles in eine Flasche geben und dunkel 4 Wochen ziehen lassen, danach abseihen und in kleine Flaschen mit einem Tropfer füllen.

ANWENDUNG

Je nach Bedarf 10 Tropfen in 250 ml handwarmem Wasser trinken.

Alantwurzel-Bitter

bei Darmparasiten, Husten, für Verdauung

ZUTATEN

- 60 g Alantwurzel
- 500 ml Obstbrand

ZUBEREITUNG

Wurzelstücke mit dem Obstbrand übergießen, dunkel 4 Wochen ziehen lassen, danach abseihen und in kleine Flaschen füllen.

ANWENDUNG

Teelöffelweise einnehmen.

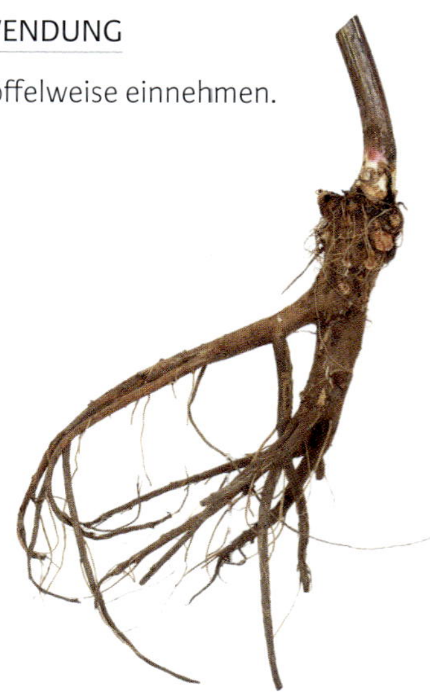

Alantwurzel mit Apfelkompott

zur Körperstärkung

ZUTATEN

- 400 g Äpfel
- 40 g frische Alantwurzel
- 120 g Zucker
- 1 l Wasser
- Saft ½ Zitrone

ZUBEREITUNG

Alantwurzel über Nacht in Wasser legen. Am nächsten Tag in kleine Stücke schneiden, die Äpfel in Scheiben schneiden.

Frisches Wasser am Herd zum Kochen bringen, den Zucker hinzugeben und rühren, bis er sich aufgelöst hat, danach Apfelscheiben, Alant und den Zitronensaft beifügen.

Kochen, bis die Äpfel weich sind.

ANWENDUNG

Zur Körperstärkung nach Operationen oder langen Krankheiten täglich 5 Esslöffel davon zu sich nehmen.

Alantwurzel-Diätsuppe

zur Körperstärkung, bei Verdauungsproblemen

ZUTATEN

- 150 g geschrotete Haferflocken
- 40 g frische Alantwurzel
- 1 Karotte
- 300 ml Suppenfond
- etwas Salz
- eventuell 1 Schluck Milch

ZUBEREITUNG

Die Karotte fein raspeln. Den Fond mit Karotte, den Haferflocken und etwas Salz aufkochen, wenn gewünscht etwas Milch zugeben. Die Alantwurzel fein raspeln. Sobald die Karotten weich sind, Alant zufügen.

ANWENDUNG

Lauwarm essen.

Alantwurzel-Salbe

bei Hautunreinheiten, Ekzemen, Schuppenflechte

ZUTATEN

- 15 g getrocknete Alantwurzel
- 100 ml Olivenöl (oder Mandelöl, Jojobaöl, Arganöl)
- 7 g Bienenwachs

ZUBEREITUNG

Wurzeln mit dem Öl übergießen, am Herd für 10 Minuten erwärmen, danach 1 Tag ziehen lassen. Erneut erwärmen und danach abseihen.

Öl und Bienenwachs am Herd erhitzen (ca. 40–45 Grad), bis das Bienenwachs geschmolzen ist, danach in Tiegel füllen.

ANWENDUNG

Auf betroffene Hautstellen 1 bis 2 Mal täglich einmassieren.

Alantwurzel-Sirup, Kaltansatz

bei Atemwegserkrankungen, chronischem Husten

ZUTATEN

- frische Alantwurzeln
- Zucker oder Honig

ZUBEREITUNG

In ein weithalsiges Glas eine 1 cm hohe Schicht Zucker geben, darüber eine 1 cm hohe Schicht geschnittene Alantwurzeln, darüber wieder Zucker und dies wiederholt man, bis die Wurzeln aufgebraucht sind. Die letzte Schicht soll Zucker sein. Das Glas mit einem Leinentuch und einem Gummiring verschließen und in die Sonne stellen, bis sich der Zucker verflüssigt hat. Danach abseihen. Statt des Zuckers kann ebenso Honig verwendet werden.

ANWENDUNG

Mehrmals täglich teelöffelweise einnehmen.

Alantwurzel-Sirup, gekocht

bei Atemwegserkrankungen, chronischem Husten

ZUTATEN

- 20 g getrocknete Alantwurzeln
- 400 ml Wasser
- 400 g Zucker

ZUBEREITUNG

Die Wurzeln mit dem Wasser am Herd aufkochen, danach den Herd abschalten und den Topf über Nacht stehen lassen. Am Folgetag erneut aufkochen, auf mittlere Herdstufe zurückschalten und für 15 bis 20 Minuten am Herd lassen, danach abseihen.

Das Wurzelwasser mit dem Zucker aufkochen, bis der Zucker sich aufgelöst hat. Weiterkochen, bis die Flüssigkeit etwas eindickt. Danach noch heiß in kleine Flaschen füllen.

ANWENDUNG

Bei Bedarf mehrmals täglich teelöffelweise einnehmen.

Alantwurzel-Räucherung

für Lebensfreude, bringt Sonne und Licht in den Alltag

ZUTATEN

- 1 TL getrocknete Alantwurzeln

ANWENDUNG

Wurzelstücke bei einem Räucherstövchen auf das Sieb legen und darunter ein angezündetes Teelicht stellen. Oder Räucherkohle anzünden, Wurzelstücke auf die heiße Räucherkohle legen und mit dem Gefäß durch die Wohnräume gehen.

Zur milden Räucherung kann ein Wurzelstück auf den Heizkörper oder den Kamin gelegt werden oder nach dem Kochen auf die auskühlende Herdplatte.

Alraune, Gemeine *Mandragora officinarum* – *Königin der Zauberwurzeln*

Die klügsten Waldgeister sind die Alräunchen, langbärtige Männlein mit kurzen Beinchen, ein fingerlanges Greisengeschlecht, woher sie stammen, man weiß es nicht recht.

Heinrich Heine, Waldeinsamkeit

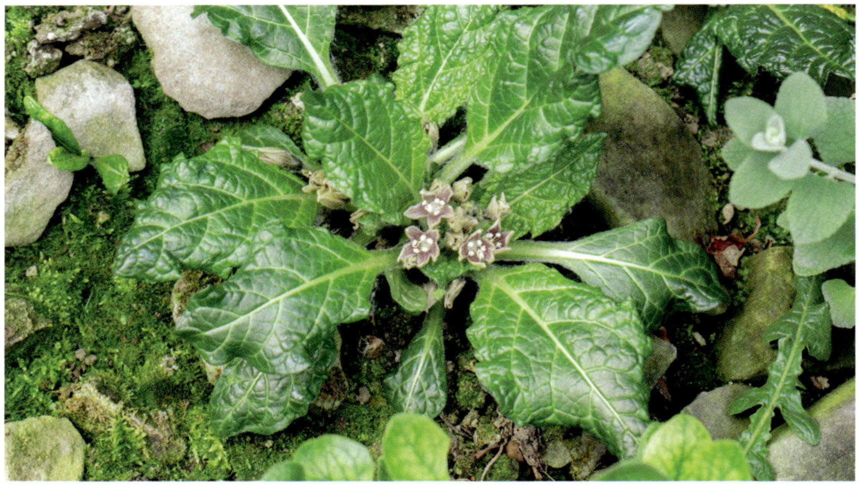

AUSSEHEN PFLANZE / WURZEL

Bodennahe Blattrosette mit eiförmigen, gezähnten, wulstig gewellten Blättern. Nach 4 Jahren weißlich-grüne, hellbraune oder violette, glockenförmige Blüten. Nach der Blüte ziehen die Blätter ein, nur mehr eine kleine, apfelförmige Frucht liegt auf der Erde. Wirkt wie Fallobst, ist aber durch einen Stiel im Boden verankert.

Hat eine kräftige, fleischige, äußerlich bräunliche und innenseitig gelbliche Pfahlwurzel, die bis zu 60 cm lang ist. Längsseits mehrmals gespalten, was ihr eine menschenähnliche Gestalt verleiht. Unangenehmer Geruch.

ERNTE

Ausschließlich am Sonnenwende-Vollmond, wenn er auf einen Freitag fällt, um 23:00 Uhr. Alraune blüht erstmals nach 4 Jahren, erst danach ist die Wurzel ausreichend groß.

Volksnamen	Galgenmännlein, Erdmännlein, Menschenwurzel, Zauberwurzel, Mandlwurzn
Pflanzenfamilie	Nachtschattengewächse (*Solanaceae*)
Standort	Mittelmeerraum im Ödland, an Wegen, in Olivenhainen. Sandige, trockene, halbschattige Standorte ohne Frost
Inhaltsstoffe und Eigenschaften	Hyoscyamin und Atropin, einst als *Mandragorin* bezeichnet (schmerzlindernd, beruhigend, berauschend bis zur Atemlähmung), Scopolamin (muskelentspannend, einschläfernd), wird in Lateinamerika als K.-o.-Tropfen und K.-o.-Zigarren verwendet, in der Palliativmedizin mildert es im Endstadium des Lebens die Rasselatmung
Geschmack	abscheulich bitter und erdig
Verwechslungsmöglichkeiten	Mit der Wurzel der Rotefrüchtigen und Weißbeerige Zaunrübe (*Bryonia dioica, Bryonia alba*), ebenfalls hochgiftig, eventuell auch Großes Hexenkraut (*Circaea lutetiana*)
Interessantes	Die ganze Pflanze mitsamt der Wurzel ist sehr giftig! Neben *Mandragora officinarum* gibt es noch die Herbst-Alraune, *Mandragora autumnalis*. Die amerikanische Alraune *Podophyllum peltatum* ist mit den beiden anderen Alraunen nicht verwandt.
Verwendungsart	Das homöopathische Mittel *Mandragora officinarum* gibt es in verschiedenen Potenzen für den Wirkungsbereich Atembeschwerden, Schlaflosigkeit oder Depressionen. In der Apotheke erhält man schmerzstillende Rheumasalben mit Alraunenauszügen. Die Wurzel wird heute selten verwendet und eignet sich aufgrund ihrer Giftigkeit nicht für Selbstherstellungen.

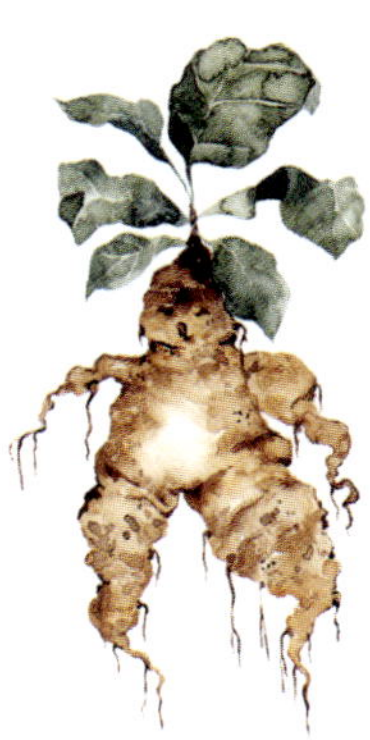

Wie die Wurzel ausgegraben wird

Der jüdisch-hellenistischer Historiker und Philosoph Flavius Josephus (40 n. Chr.) beschreibt das Ausgraben der Wurzel wie folgt. Man solle in einer Vollmondnacht zu Sonnenwende, die auf einen Freitag fällt, eine Stunde, bevor es Mitternacht schlägt, mit einem schwarzen oder weißen Hund zur Alraune gehen. Man stelle sich vor die Alraune hin, lockere danach die Erde um die Wurzel, sodass die sie frei liegt. Sie darf nicht mit den Händen berührt werden. Man soll sich die Ohren zustopfen, die Wurzel mit einer Schnur an den Schweif des Hundes binden und von diesem zu Mitternacht herausziehen lassen. Die Alraune würde dabei einen solch schrecklichen Schrei ausstoßen, dass jeder, der diesen hört, auf der Stelle tot umfällt. Manchmal überlebte dies der Hund und manchmal auch nicht. Sobald die Wurzel aus der Erde gezogen ist, droht keine Gefahr mehr. Um die Zauberkraft zu aktivieren, sollte man die Wurzel für drei Tage an einem heiligen Ort im Hause liegen lassen.

Die heilige Hildegard schreibt zur Ernte der Alraune, dass sie sowohl die guten als auch die schlechten Wünsche erfüllen würde. Daher solle die Wurzel nach dem Ausgraben für eine Nacht in eine Wasserquelle gelegt werden, damit das Wasser alles Übel der Wurzel wegspüle. So ist böse Zauberkraft aufgehoben.

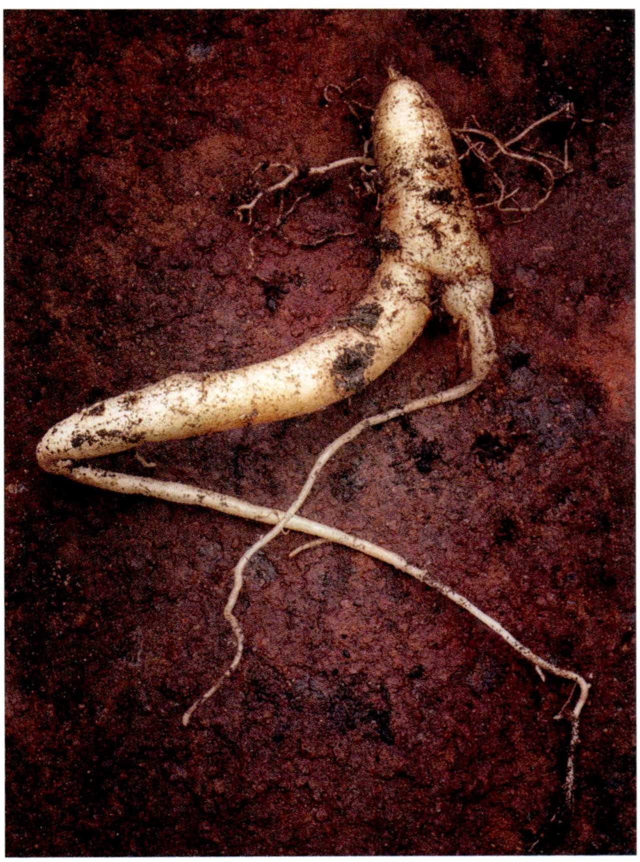

Hexensalbe und Betrügereien der Alraunen-Krämer

Aus einem Giftpflanzen-Cocktail von halluzinogenen Pflanzen soll einst die Hexensalbe hergestellt worden sein – mit Alraunenwurzel, Mutterkorn, Eisenhut, Tollkirsche, Bilsenkraut und einigen weiteren Zutaten. Ein wenig davon auf die Haut oder die Achselhöhlen aufgetragen, soll die jeweilige Person für Stunden in einem betäubenden Rauschzustand dem tristen Alltag enthoben haben.

Paracelsus und Hieronymus Bock beschwerten sich über die Betrügereien, welche die Landstreicher und die Alraunen-Krämer betrieben hätten. *Alruna* ist ein altes Wort für verschiedenste Naturgeister wie Elfen, Kobolde, Alben oder Gnome. Einst glaubten die Leute, dass die Wurzel zu ihnen sprechen könnte. Sie hielten die Alraune für die mächtigste Zauberwurzel, die ihnen alles bringen sollte, was sie und die Familie schützen würde – Gesundheit, Kindersegen, Schutz vor bösem Zauber und Verhexungen, Glück und Ehre sowie Reichtum. Geld, das über Nacht bei der Alraune liegt, sollte sich verdoppeln. Die Wurzel sollte Gerichtsprozesse beeinflussen. Die Nachfrage war so groß und kaum jemand wusste, wie sie wirklich aussah – so schnitzten die Gaukler Wurzeln der Zaunrübe (*Bryonia*), Blutwurz (*Tormentille*), der Knabenkräuter (*Orchis*) und anderer Pflanzen mit dem Messer zurecht, vergruben sie in warmer Erde oder Sand, damit sie *wilder* aussahen, und verkauften sie zu stolzen Preisen als Alraunen.

VOLKSHEILKUNDE

Gegen Schwermut, schlechte Träume und zum Schutz sollte die Wurzel nachts neben dem Bett liegen.

Zum Schutz vor Krankheiten und damit man für das andere Geschlecht unwiderstehlich sei, diente ein Amulett.

Um Haus und Hof vor Bösem zu bewahren und Wohlstand zu bringen, musste die Wurzel auf den Kaminsims gelegt werden.

Ihr übler Geruch soll Hexen und Dämonen fernhalten, ihre Verräucherung böse Dämonen und Geister vertreiben. Allerdings tritt dabei bei allen im Raum befindlichen Personen Benommenheit ein. Aber wehe, wenn die Alraunenwurzel zu wenig Beachtung erhält, sie nicht gehegt, gepflegt und geschätzt, in Wasser oder Wein gewaschen und mancherorts auch bekleidet wird, dann wird der Besitzer wahnsinnig oder ist des Todes. Wichtig sei es, die Wurzel vor dem eigenen Tod weiterzugeben, sonst würde einem die Hölle sicher sein. Sie sollte entweder vererbt, verschenkt oder zu einem billigeren Preis verkauft werden, als sie einst eingekauft worden war. Es gibt kaum etwas, was ihr nicht an *Können und Zauber* zugeschrieben wird.

Im alten Ägypten wurde sie vor über 4000 Jahren als Heil-, Schlaf-, Narkose- und Ritualwurzel verwendet, aus Alraune, Zimt und Datteln ein Bier gebraut oder schlaffördernder Alraunenwein hergestellt. In babylonischen Keilschriften ist sie als Mittel bei Zahnschmerzen erwähnt.

Hildegard von Bingen sah in ihr ein Mittel gegen sexuelle Begierde. Hierzu sollten Männer die weibliche Wurzel (*Mandragora autumnalis*) und weibliche Personen die männliche Wurzel (*Mandragora officinarum*) verzehren. Wobei in den alten Erzählungen manchmal auch *Mandragora autumnalis* als männlich und *Mandragora officinarum* als weiblich bezeichnet wird.

Albrecht von Haller schrieb in seinem Medizinischen Lexikon *Onomatologia medica completa* 1755, dass für den innerlichen Gebrauch vor allem die Rinde der Wurzel verwendet wurde. Droht die Liebeskraft zu verschwinden, sollte geschabte Wurzelrinde in Essig eingeweicht und dieser getrunken werden.

Dioskurides beschrieb ein Narkosemittel aus Mandragora – wobei nicht mit Sicherheit gesagt werden kann, ob es sich in den alten Schriften/Erzählungen bei Mandragora auch wirklich immer um Alraune gehandelt hat. Das Narkosemittel war ein Weinauszug aus Rinde der Alraunenwurzel, es wurde dem Patienten vor dem Eingriff verabreicht, was bei unsachgemäßer Dosierung tödlich enden konnte. So konnte an den Patienten schmerzfrei geschnitten und gebrannt werden.

Plinius der Ältere erzählt in seinem Buch *Naturalis Historia* von der betäubenden Wirkung der Wurzel in Wein. Für einen tiefen Schlaf würde das Einatmen des Weines reichen, für einen narkotischen Zustand sollte der Wein getrunken werden.

Später bereitete man einen Teeauszug aus Alraune, Maulbeersaft, Schlafmohn, Schierling und Bilsenkraut, welcher auf ein Tuch oder Schwämmchen geträufelt, dem Patienten vor die Nase zum Einatmen gehalten wurde. Baumwollzapfen in der Nase, getränkt in gequetschte Fenchelsamen in Essig und Olivenöl, dienten zum *Wiedererwecken* des Betäubten.

Bei Augenschmerzen sollten gequetschte Wurzeln und Rosenöl in Wein helfen, bei getrübten Stimmungen versuchte man mit der Wurzel Erbrechen herbeizuführen.

Als Abtreibungsmittel gab man ungewollt Schwangeren Zäpfchen aus Alraunenextrakten.

Bei Rheuma, Asthma, Keuchhusten, Magen-, Darmschmerzen und Schlangenbissen sollte ein Pulver aus der Wurzelrinde, in Wein, Milch oder Bier aufgelöst, helfen.

Milchauszüge der Wurzel konnten bei schmerzenden Wunden oder Geschwüren Linderung bringen.

Bei Gelenkentzündungen oder Schmerzen des Bewegungsapparates nahm man eine Wurzelsalbe zur Linderung, damit der Arbeitsalltag bewältigt werden konnte.

Die Grenze zwischen hilfreicher Anwendung und tödlichem Ausgang ist schmal, die Dosierung schwierig. Heutzutage wird Alraunenwurzel medizinisch kaum verwendet.

Wenn ein Mann gehängt wurde und sein Harn oder sein letzter *Same* auf die Erde trafen, sollte daraus eine Alraune bzw. der Alraun wachsen, daher wurde die Pflanzen im Volksmund auch *Galgenmännlein* genannt.

Der seit Jahrtausenden ungetrübte Mythos um die Alraune lebt in der modernen Harry-Potter-Geschichte weiter.

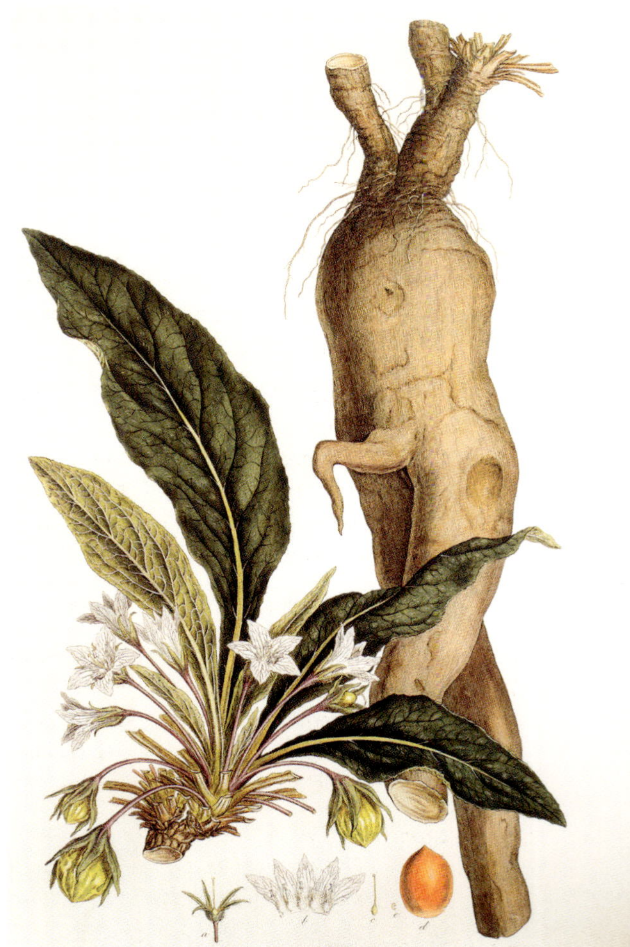

Alpen-Mutterwurz *Ligusticum mutellina* – *Gewürz der Alpen*

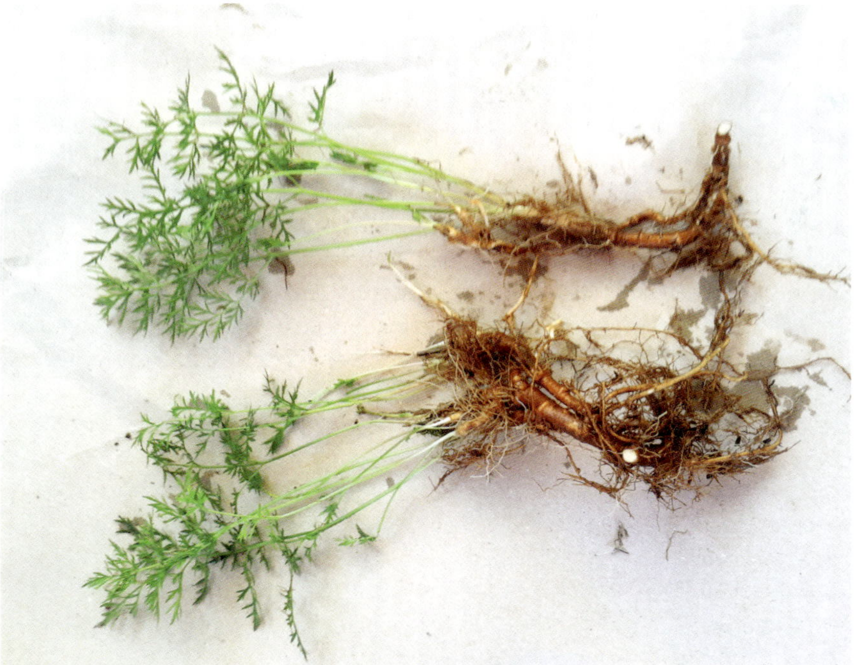

Rispe, Muttern und Adelgras (Wegerich) sind das Beste, was das Kühli fraß!

Berner Sennerspruch

Volksnamen	Mutterkraut, Gamskraut, Madaun, Rohmblume, Bärenfenchel, Gebirgsliebstöckl
Pflanzenfamilie	Doldenblütler (*Apiaceae*)
Standort	Alpenwiesen und Schneetäler, Seehöhe 1.100 bis 2.200 Meter, sonnig bis halbschattig. Gebirgslagen in Süd- und Mitteleuropa, Erzgebirge und Schwarzwald. Die Pflanze ist noch nicht gefährdet.
Inhaltsstoffe und Eigenschaften	Ligustilid (harnfördernd, krampflösend, appetitanregend), Flavonoide (für Immunabwehr, entzündungshemmend), Terpene (entspannend, beruhigend, stimmungsaufhellend), Kaffeesäure (entzündungshemmend, Immunsystem anregend, Schutz vor freien Radikalen)
Geschmack	aromatisch – nach Liebstöckel, Fenchel und Anis
Verwechslungsmöglichkeiten	Bärwurz (*Meum athamanticum*) essbar, Kümmel (*Carum carvi*) essbar, Fenchel (*Foeniculum vulgare*) essbar, Dill (*Anethum graveolens*) essbar, Hundspetersilie (*Aethusa cynapium*) giftig, Schierling (*Conium maculatum*) hochgiftig
Interessantes	Carl von Linné benannte die Alpen-Mutterwurz *Phellandrium mutellina* später wurde sie in *Ligusticum mutellina syn. Meum mutellina* umbenannt.
Verwendungsart	Tee, Tinktur, Wickel, Wurzellikör, Wurzelschnaps, Wurzelsuppe, Wurzelräucherung, Wurzelgemüse

AUSSEHEN PFLANZE / WURZEL

Der oberirdische Teil wird bis zu 60 cm hoch, mit 2–3-fach gefiederten, grundständigen Blättern mit hautartigen Blattscheiden. Laubblätter am Stiel, Doldenblüte weiß bis rosa.

Die Wurzel wächst bis zu 1 Meter tief und ist äußerlich dunkelbraun, innen hellbraun bis weißlich. 2 cm dicke, fleischige Pfahlwurzel mit vielen dünnen Nebenwurzeln. Markanter, aromatischer Duft wird von Blüten und Wurzeln verströmt.

ERNTE

Ab Oktober nach der Samenbildung. Muss mindestens 7 Jahre alt sein, da Wurzeln vorher zu dünn sind.

Um die dünne, lange Wurzel zu graben, ist Geduld nötig. Mit der Schaufel ein Wurzelstück abstechen, damit die Pflanze weiterwachsen kann. Mit einer Bürste reinigen. Zu Hause waschen, die harte Rinde schälen, in Teile schneiden und schattig auflegen. Im Glasgefäß kühl und dunkel aufbewahren, dann behält sie ihren Duft.

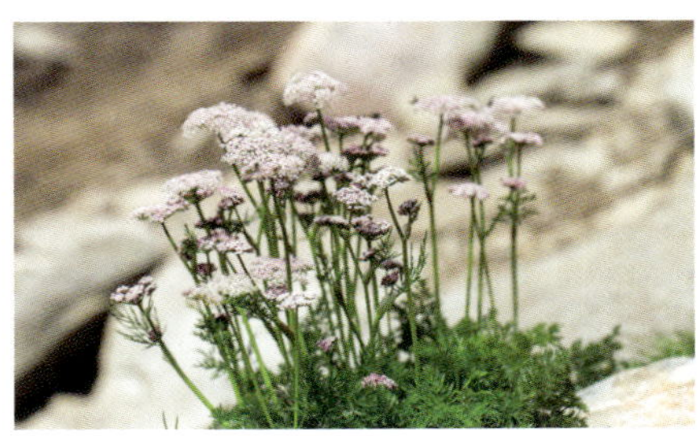

Ein Name für viele Pflanzen

In der Volksmedizin mit ihren volkstümlichen Pflanzennamen wird ein Name häufig für unterschiedliche Pflanzen verwendet. In jeder Region heißen sie anders. Der Weißdorn heißt in alten Schriften *Hagedornbirchen* oder *Heckenbirnchen*. Damit waren sowohl Hagebutten als auch Weißdornfrüchte gemeint. Beide sind rot, wachsen nebeneinander und sind zur gleichen Zeit reif.

So verhält es sich auch mit der Bärwurz. *Meum athamanticum* wächst im Gebirge neben eine Pflanze, die ihr ähnlich sieht, Alpen-Mutterwurz (*Ligusticum mutellina*). So verwundert es nicht, dass sie in Erzählungen ebenfalls *Bärwurz* genannt wurde. Die Leute im Gebirge wussten, an welcher Stelle sie wächst und wie sie verarbeitet wird. Der genaue Name war für sie nicht von Bedeutung. An die nächstfolgenden Generationen wurden der Wachstumsort und die genauen Rezepturen vererbt. Selbst hier war es unwichtig, welchen Namen sie hatte, wichtig war die richtige Verwendung. Mit der mündlichen Überlieferung erhielten sich Pflanzennamen, die oft nicht mit den botanischen Namen ident sind. In Bayern finden wir noch immer *Bärwurzereien*, hier wird Bärwurz-Schnaps hergestellt. Manche Bärwurz-Schnäpse enthalten die Echte Bärwurz, manche die Alpen-Mutterwurz. Bärwurz-Schnäpse mit der Alpen-Mutterwurz bieten ein noch würzigeres, aromatischeres Geschmackserlebnis.

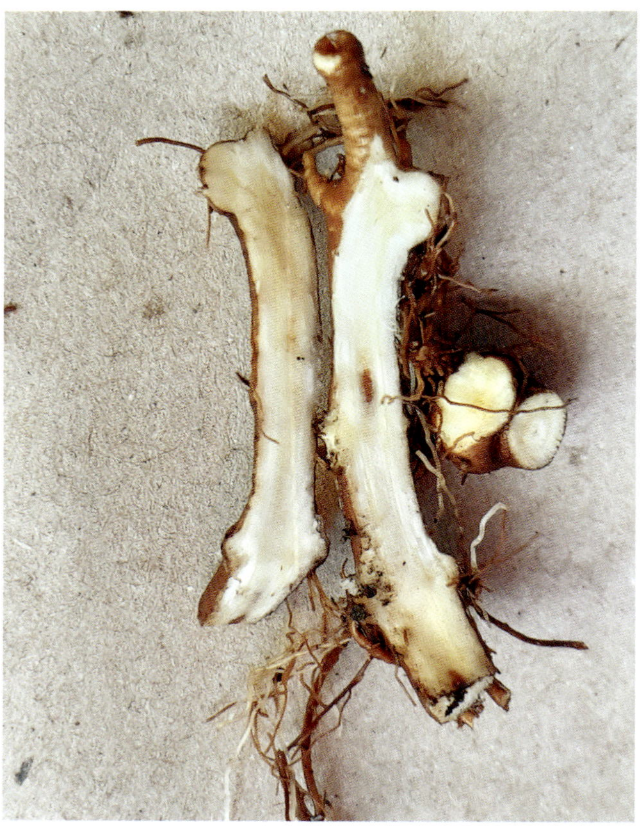

VOLKSHEILKUNDE

Die heilige Maria soll einst über die Alpen geflogen sein und dabei ein wenig Milch verschüttet haben. Jeder Tropfen Milch, der den Erdboden erreichte, wurde zu einer besonderen Schutzpflanze und Heilpflanze für Frauen, zur Alpen-Mutterwurz.

Ob bei Menstruationsproblemen, Schwangerschaftsbeschwerden bis hin zur Geburt nutzten Hebammen die Wurzel. Gab es nach der Geburt Probleme beim Ablösen der Plazenta, woran früher immer wieder Frauen starben, wurde die Alpen-Mutterwurz erfolgreich eingesetzt.

Hebammen verordneten sie bei Unterleibskrämpfen oder bei Übelkeit und Appetitlosigkeit in der Schwangerschaft oder den stillenden Müttern.

Zur Förderung der Menstruation leistet sie ebenfalls gute Dienste.

Zur Magenberuhigung, bei Blähungen, Verstopfung, Verdauungsproblemen, Nieren-, Blasenentzündungen oder Hautproblemen wurde ein Teeauszug getrunken. Bei Verstopfung schafft ein Auszug aus der Wurzel Abhilfe.

Kräuterliköre und Schnäpse verdanken der Wurzel ihren wundervoll aromatischen Geschmack.

Der außergewöhnlich gute Geruch macht sie zum wertvollen Küchengewürz und zum *Alpenliebstöckel*. In Notzeiten, wenn es wenige Zutaten gab, wurde durch die Wurzelbeigabe der Geschmack wundervoll. Man schälte sie, kochte sie in Wasser und hatte ein Wurzelgemüse.

Tiere erhielten die ganze Pflanze zur Förderung der Milchleistung oder bei Darmerkrankungen. Sie wurde stets als so wertvoll angesehen, dass Orte nach ihr benannt wurden wie z. B. Muttern, Madaun oder Madauntal.

In Graubünden fand sie im abendlichen Gebet Erwähnung. Albrecht von Haller schrieb in dem Buch *Die Alpen*: „Dort drängt ein träger Schwarm von schwer beleibten Kühen, mit freudigen Gebrüll, sich am betauten Steg. Sie irren langsam hin, wo Klee und Muttern blühen, und machn das zarte Gras mit scharfen Zungen weg."

Alpen-Mutterwurz-Tee

menstruationsfördernd, geburtsvorbereitend, Magenschleimhautentzündung, bei Nieren- oder Blasenleiden, Hautkrankheiten, bei Schwangerschaftsbeschwerden in Verbindung mit Krämpfen oder Verdauung, für stillende Mütter

ZUTATEN

- 2 EL Wurzeln
- 1 TL Alpen-Mutterwurz-Samen
- 500 ml Wasser

ZUBEREITUNG

Frische oder getrocknete Wurzelstücke und die Samen mit heißem Wasser übergießen und zugedeckt 20 Minuten ziehen lassen, danach abseihen.

ANWENDUNG

2 bis 3 Tassen, über den Tag verteilt, warm und schluckweise trinken.

Bei Hauterkrankungen zusätzlich äußerlich verwenden. Waschungen oder Wickel machen.

Alpen-Mutterwurz-Kräutersalz

bei Koliken, Altersschwäche, regt Verdauungssäfte an

ZUTATEN

- 4 EL Alpenwurzwurzeln
- 250 g Salz (grobes oder feines Salz, je nach Belieben)

ZUBEREITUNG

Bei frischen Wurzeln – die Wurzelstücke säubern und möglichst klein schneiden, im Mörser mit dem Salz quetschen. Danach in der Kaffeemühle (Gewürzmühle) fein mahlen.

Bei getrockneten Wurzeln, diese in der Kaffeemühle (Gewürzmühle) fein mahlen und mit dem Salz vermischen.

ANWENDUNG

Dieses aromatisch duftende Salz bei den genannten Beschwerden zum Würzen der täglichen Speisen verwenden.

Alpen-Mutterwurz-Schnaps

bei Magendrücken, Magenkrämpfen, Bauchschmerzen, Blähungen

ZUTATEN

- 1–2 frische Alpenwurzwurzeln
- 500 ml Wodka (Gin, Obstbrand, Korn)

ZUBEREITUNG

Die frischen Wurzeln säubern, in kleine Stücke schneiden und in eine Flasche oder in ein Glas geben, mit dem Alkohol übergießen, verschließen und bei ca. 20 Grad ohne direktes Sonnenlicht für 4 bis 6 Wochen rasten lassen, abseihen, in Flaschen füllen, kühl und dunkel aufbewahren.

ANWENDUNG

Bei Magendrücken, Magenkrämpfen, Bauchkrämpfen, Bauchschmerzen (durch Verdauung), Blähungen von diesem Schnaps 1 bis 2 Teelöffel entweder pur oder mit handwarmem Wasser verdünnt einnehmen.

Alpen-Mutterwurz-Pulver

Küchengewürz bei Koliken, Verdauungsproblemen, Altersschwäche

ZUTATEN

- frische Alpen-Mutterwurzwurzeln

ZUBEREITUNG

Die frischen Wurzeln möglichst klein schneiden und trocknen lassen. Die getrockneten Wurzelstücke mit der Kaffeemühle oder der Küchenmaschine zu feinem Pulver vermahlen.

ANWENDUNG

Das Pulver als Gewürz verwenden, es verleiht Suppen, Eintöpfen, Aufstrichen, Fisch, Fleisch oder Brot einen köstlichen, aromatischen Geschmack.

Bei fettigen Speisen oder Braten unterstützt es die Verdauung, die Darmflora und mindert die sogenannte *Essmüdigkeit*.

Alpen-Mutterwurz-Likör

appetitanregend, verdauungsfördernd, kräftigend

ZUTATEN

- 100 g frische Wurzeln
- 1 TL Anissamen (oder Fenchelsamen)
- 1–2 Kardamomkapseln
- 100 g Kandiszucker
- 750 ml Wodka oder Gin

ZUBEREITUNG

Wurzeln waschen, mit einem Tuch trocken tupfen und in kleine Stücke schneiden.

Die Samen im Mörser quetschen, den Kandiszucker hinzugeben und erneut quetschen. Die Wurzelstücke und die gequetschten Zucker und Samen in eine Flasche oder ein großes Glas geben, den Alkohol darüber gießen und für 28 Tage bei Zimmertemperatur reifen lassen.

Danach durch ein feines Sieb gießen, in Flaschen abfüllen. Für weitere 28 Tage rasten lassen.

ANWENDUNG

Vor dem Essen oder zur Verdauungsanregung nach dem Essen ein paar Schluck trinken.

Bei Kraftlosigkeit 1 Stamperl (2 cl) trinken.

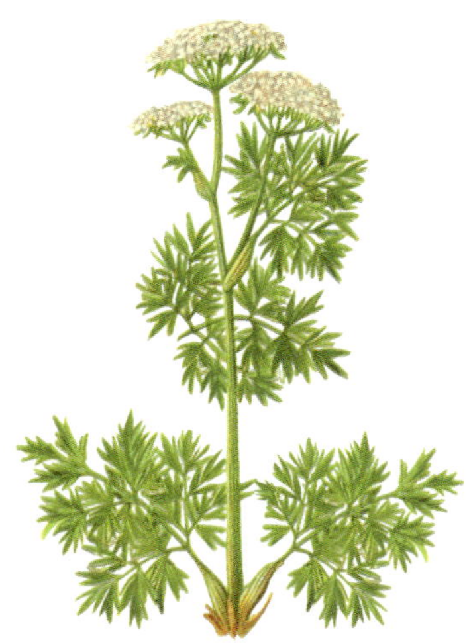

Alpen-Mutterwurz-Suppe

für Diäten bei Verdauungsproblemen

ZUTATEN

- 100 g Alpenwurzwurzelstücke
- 1 l Wasser
- 1 Karotte
- 1 Petersilienwurzel
- 1 Scheibe Selleriewurzel
- 500 g Kartoffeln
- 1 Lauch
- etwas Salz, Pfeffer, Kümmel gemahlen

ZUBEREITUNG

Die Kartoffeln schälen und in kleine Stücke schneiden, Karotten, Petersilienwurzel, Selleriewurzel, Alpenwurzwurzel schälen und in möglichst kleine Stücke schneiden, im Wasser weich kochen.

Den geschnittenen Lauch und die Gewürze hinzugeben, 2 bis 3 Minuten noch am Herd stehen lassen, danach mit dem Pürierstab oder dem Mixer fein pürieren, abschmecken und gegebenenfalls nachwürzen.

Nun ist die Suppe fertig. Wer möchte, kann sie durch ein feines Sieb passieren.

ANWENDUNG

Diese Suppe ist besonders nach Magen-Darm-Problemen sehr bekömmlich.

Wer möchte, kann auch Samen oder Blätter der Alpenwurzwurzel hinzugeben.

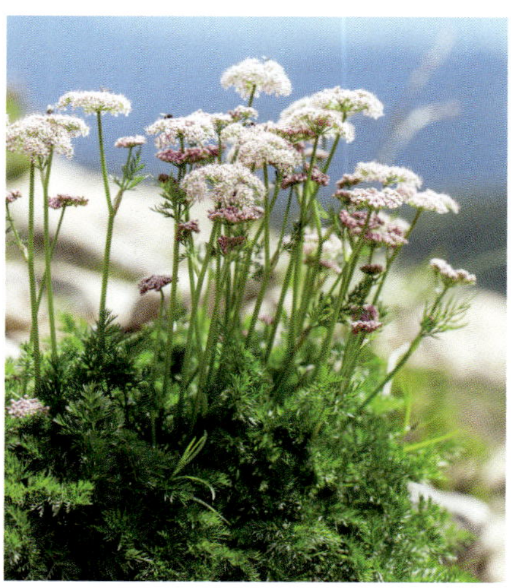

Alpen-Mutterwurz-Tinktur

regt Blase, Niere und Leber an, krampflösend, menstruationsfördernd

ZUTATEN

- 5 EL getrocknete oder frische Wurzeln
- 150 ml 70 %iger Alkohol (Brand, Weingeist, Rum)

ZUBEREITUNG

Wurzelstücke in ein Glas geben, mit dem Alkohol übergießen, das Glas verschließen und für 4 Wochen dunkel stellen – die Tinktur wird erst abgeseiht, wenn der Alkohol unter die Wurzelmenge sinkt. Bis dahin wird herausgenommen, was benötigt wird, während die Wurzelstücke noch weiterziehen dürfen.

ANWENDUNG

Bei kleinen Verletzungen oder Insektenstichen die Tinktur direkt auf die betroffene Stelle geben.

Bei Entzündungen, Krämpfen, Koliken, zur Anregung von Blase, Niere und Leber morgens, mittags und abends 10 bis 30 Tropfen in 250 ml lauwarmem Wasser trinken.

Alpen-Mutterwurz-Räucherung

reinigend, bei Krankheiten desinfizierend, anregend, für Lebensfreude- und Liebesräucherung

ZUTATEN

- 1 TL Alpenwurzwurzelstücke

ZUBEREITUNG

Die Wurzeln in kleine Stücke schneiden und trocknen lassen.

ANWENDUNG

Die Wurzelstücke nun entweder bei einem Räucherstövchen auf das Sieb legen und darunter ein angezündetes Teelicht stellen. Oder eine Räucherkohle anzünden, diese in ein Räuchergefäß mit Räuchersand legen, die Wurzelstücke auf die heiße Räucherkohle legen und mit dem Gefäß durch die Wohnräume gehen.

Zur milden Räucherung kann auch ein Wurzelstück auf den Heizkörper oder den Kamin gelegt werden oder nach dem Kochen auf die auskühlende Herdplatte.

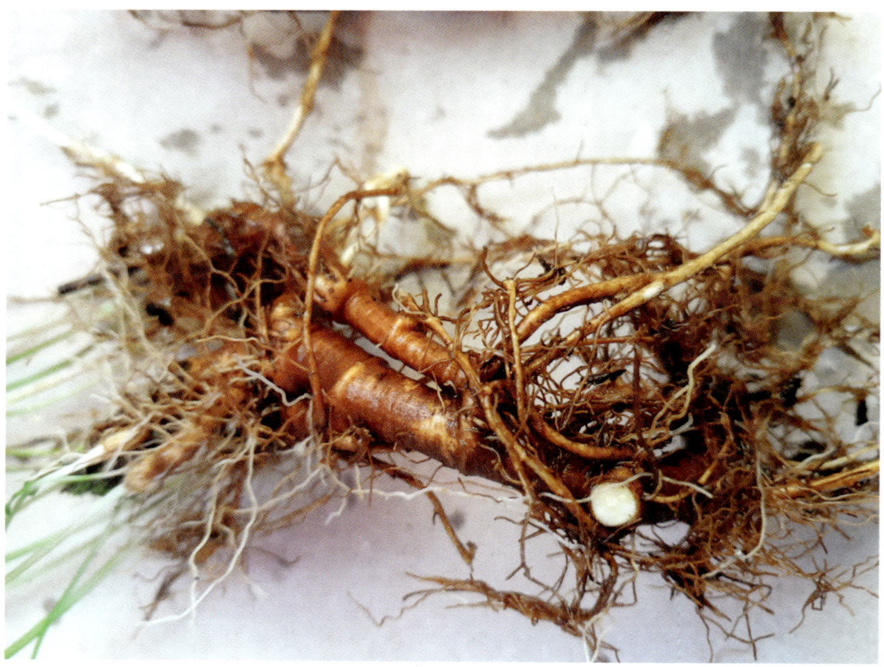

Angelika *Angelica archangelica* – *Geheimzutat des „Räuberessig“*

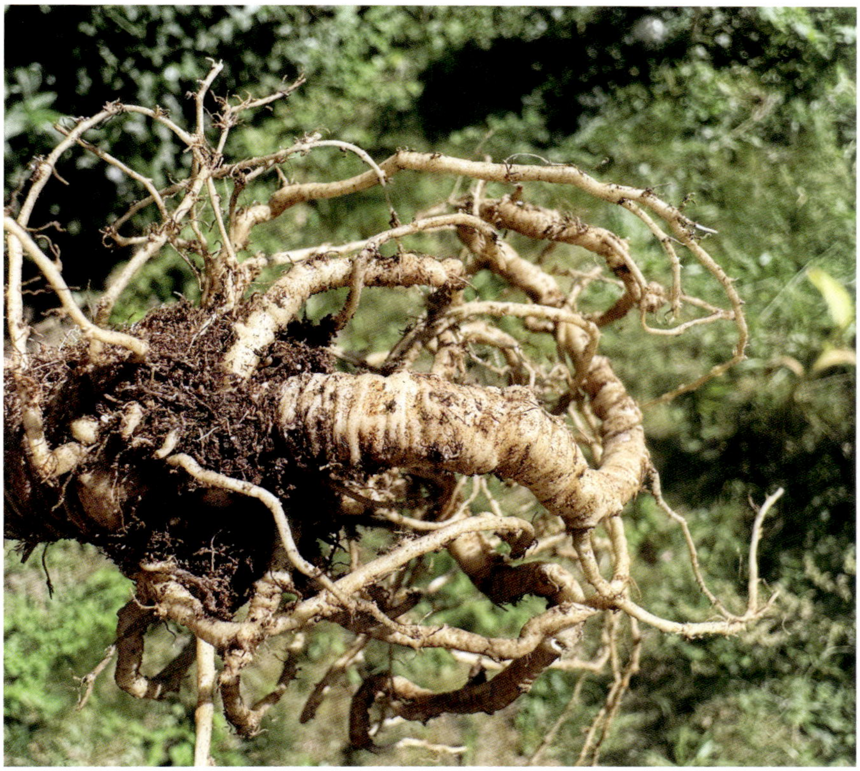

Der Pestwurzen-Saft bringt dir Kraft.

Engelwurz im Garten und der Teufel muss warten.

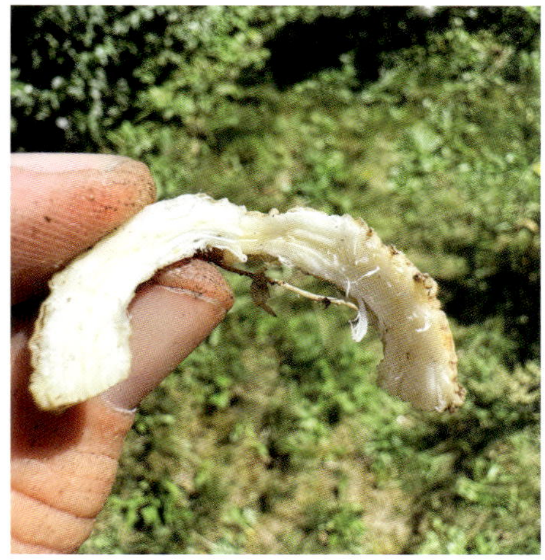

Volksnamen	Engelwurz, Erzengelwurz, Brustwurz, Pestwurz, Heiligengeistwurz, Theriakwurz
Pflanzenfamilie	Doldenblütler (*Apiaceae*)
Standort	Angelikawurz wächst in den kühleren Gebieten Europas und Asiens, und liebt nährstoffreiche, feuchte Böden, wo genug Licht vorhanden ist.
Inhaltsstoffe und Eigenschaften	Vitamin B12 (für Blutbildung), ätherische Öle (antimikrobiell, antifungal, krampflösend), Kalium (für Nerven, Herz, Blutdruck, Säure-Basen-Haushalt), Cumarine (fördern Durchblutung, blutverdünnend, beruhigend), Bitterstoffe (verdauungsfördernd, gallenflussanregend, bauchspeicheldrüsensekretanregend), Ferulasäure (entzündungshemmend), Furanocumarine (können Lichtempfindlichkeit beeinflussen)
Geschmack	Sie riecht wundervoll aromatisch und vereint eine Vielzahl an Geschmacksvariationen von angenehm würzig, süßlich bis gleich darauf bitter-scharf. Daher wird sie in der Küche, eher in Gewürzdosis, verwendet.
Verwechslungsmöglichkeiten	Wald-Engelwurz (*Angelica sylvestris*) wird statt echter Angelikawurzel verwendet, Inhaltsstoffe sind nicht so intensiv. Bärenklau (*Heracleum sphondylium*) phototoxisch – bei Berührung schmerzende Blasen, Wasserschierling (*Cicuta virosa*) giftig! Hundspetersilie (*Aethusa cynapium*) giftig!
Interessantes	Bei Angelikawurzel ist in der Schwangerschaft und Stillzeit Vorsicht geboten, da sie die Monatsblutung anregt und unterleibsentspannend wirkt, was Frühwehen auslösen könnte. Bei langfristiger innerlicher Einnahme sollten hautempfindliche Personen darauf achten, keine Sonnenbäder zu nehmen, da Angelikawurzel die Lichtempfindlichkeit heruntersetzen kann.
Verwendungsart	Salzersatz, Likör, Schnaps, Essig, Tee, Tinktur, Wickel, Öl, Badezusatz, Pulver, Küchengewürz, Wein, Räucherung, Salbe, Suppe, Brotgewürz

AUSSEHEN PFLANZE / WURZEL

Sie wird über 2 Meter hoch, bildet im ersten Jahr eine Blattrosette, im zweiten, manchmal auch erst im dritten, Jahr zeigen sich ihr Stängel und ihre große Doldenblüte. Der Stängel hat eine rötlich-braunviolette Farbe mit weißlichem *Überzug*, als wäre etwas Mehl darüber verstreut worden.

Die Pfahlwurzel zeichnet sich, ebenso wie die oberirdische Pflanze, durch einen wundervoll würzigen Duft aus. Sie hat einen kräftigen, fleischigen Wurzelstock mit einem gelblichen Wurzel-Milchsaft, am Wurzelstock meist verzweigte Faserwurzeln.

ERNTE

November bis März, bester Zeitpunkt ist März. Im ersten Jahr zeigt sich die Blattrosette und im März des Folgejahres gräbt man die Wurzel aus. Ist man beim Wurzelgraben und der Bestimmung der Pflanze unsicher, dann kann sie auch im Herbst geholt werden.

Den Wurzelstock mit einem Spaten ausgraben, sauber machen und entweder frisch verwenden oder in Stücke schneiden und zum Trocknen auflegen. Wichtig ist, die frische Wurzel im Schatten und nicht im direkten Sonnenlicht zu schneiden, da der Milchsaft (wie bei allen milchsafthaltigen Pflanzen) auf der Haut mit direkten Sonnenlicht Hautentzündungen auslösen kann.

Nach dem Trocknen die Wurzel in einem gut verschließbaren Behälter aufbewahren, da ihr lieblicher Geruch Insekten anlockt.

Holt Engelwurz in euren Garten

Im Oberösterreichischen gab es eine Frau, die von allen *Kräuter Gretl* gerufen wurde. Sie hatte keinerlei Dokumente, war Analphabetin und hatte keine Schulbildung. Sie ernährte sich, indem sie die Apotheker gegen minimalen Lohn oder gegen Naturalien mit verschiedensten Pflanzen und Wurzeln versorgte. Wie sie wirklich geheißen hat, woher sie eigentlich stammte oder wo sie genau wohnte, wusste niemand. Ihre Kleidung umgab ein geheimnisvoller Geruch, eine Mischung zwischen etwas modrig und verschiedensten Pflanzendüften. Sie hatte einen Rucksack dabei, stellte sie diesen ab, verströmte er einen einzigartigen Duft nach Natur. Die Leute schätzten ihr Naturwissen, gaben ihre zum Dank großzügig Speis und Trank. Doch war sie für die Leute etwas suspekt, sie hielten eine gewisse Distanz zur *Kräuter Gretl*.

Sie schien sich über die Jahre hinweg nie zu verändern, weder körperlich noch von der Kleidung her. Auch hatte nie jemand erlebt, dass sie krank gewesen wäre oder auch nur eine Erkältung gehabt hätte. Als Mumps durch die Lande zog, die Leute, vor allem die Kinder an Müdigkeit, Gliederschmerzen, begleitet von Fieber litten, die Drüsen am Hals geschwollen waren und jede Kopfbewegung schmerzte, versorgte die *Kräuter Gretl* die Leute mit Angelikawurzeln. Sie legte über den geschwollenen Drüsen einen Wurzelbrei oder rieb die Drüsen mit Wurzelsaft ein. War ihre Arbeit getan, verließ die *Kräuter Gretl* die Häuser mit den Worten: „Holt Engelwurz in euren Garten, so muss der Teufel warten!"

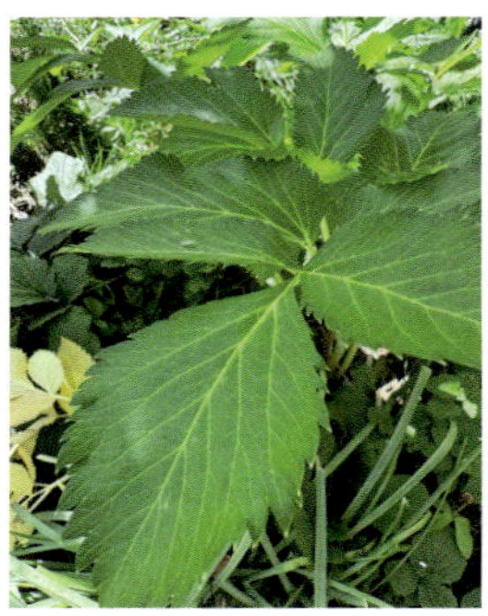

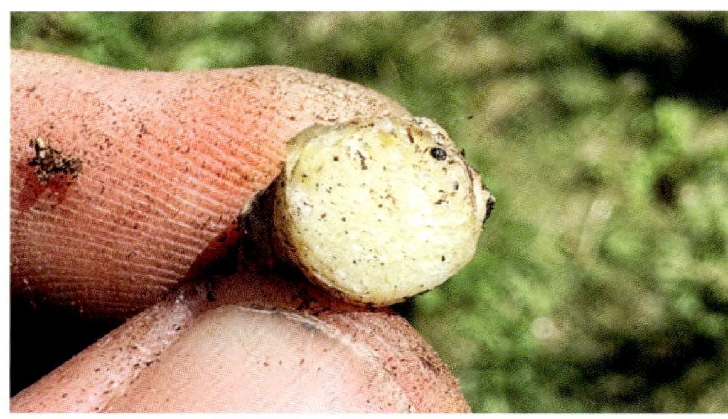

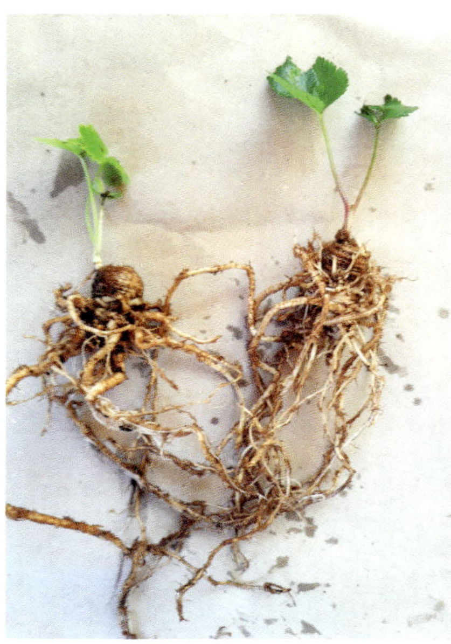

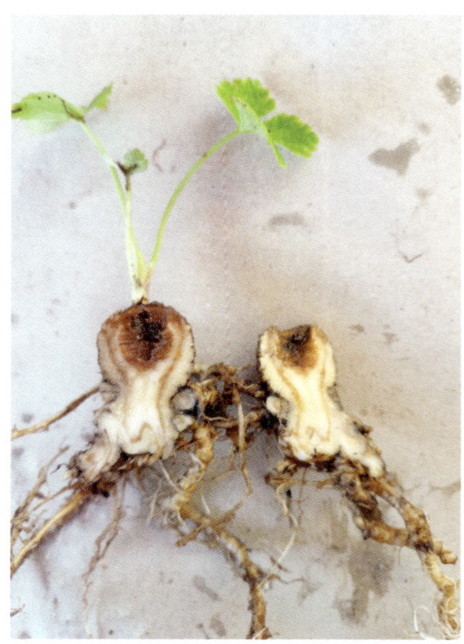

VOLKSHEILKUNDE

Wurzelstücke wurden traditionell als Schutzsymbol in Brusthöhe um den Hals getragen. Mit dem Spruch *Der Pestwurzen-Saft bringt dir Kraft*, ist nicht die echte Pestwurz (*Petasites*), sondern die Angelikawurz gemeint. Beide *Wurze*, wie Wurzeln umgangssprachlich genannt werden, waren in der Pestzeit wichtig. Bei der echten Pestwurz sollte der unangenehme Geruch ihrer ätherischen Öle gegen die Krankheit helfen.

Als *Angelikawurz-Saft* bezeichnete man einen Teeauszug zur Stärkung des Immunsystems. Der Legende nach beraubten Diebe einst die Gräber der Pesttoten, ohne selbst an der Pest zu erkranken. Man versprach ihnen ihre Freiheit, so sie das Geheimnis, warum sie nicht erkrankten, verraten. Es soll ein Essig versetzt mit Angelika- und Kalmuswurzel, Wermut, Weinraute, Pfefferminze, Rosmarin, Salbei und Nelken gewesen sein, mit welchem sich die Grabdiebe einrieben, die Kleidung beträufelten und etwas davon tranken. Über die Kräuterzusammensetzung gibt es verschiedene Rezepte, wobei Angelikawurzel immer dabei ist.

Laut Paracelsus ist die Angelikawurzel die *höchste Arznei gegen Infektionen*. Der Kräuterpfarrer Johann Künzle schätzte sie als Antidot – gegen giftige Pflanzen. Weiters hat er dazu geraten, *morgens vor dem Hinausgehen und abends vor dem Zu-Bett-Gehen einen Auszug aus Angelikawurzel zu trinken, um in Krankheitszeiten gesund zu bleiben*.

Heutzutage findet *die Wurzel des Engels in Pflanzengestalt* als Tinktur bei Borreliose Anwendung.

Hat man durch verdorbenes Essen die Verdauungsorgane beleidigt, kaut man Angelikawurzel. Ihre Scharf- und Bitterstoffe regen die Produktion des Magensaftes und der Bauchspeicheldrüsen-Sekrete an. Gleichzeitig enthält sie entspannende, krampflösende Stoffe, welche die Verdauung beruhigen, vor allem auch bei seelisch-, stress- und angstbedingten Verdauungsproblemen.

Die Wurzel ist wichtiger Bestandteil des Theriaks – der mittelalterlichen *Königin aller Arzneien*, auch *Mutter aller Gegengifte* genannt. Theriak enthielt bis zu 300 verschiedene Zutaten. Die Mixtur war ein *Antidot* gegen allerlei Krankheiten und Vergiftungen. Theriak ist eine der Zutaten des Schwedenbitter.

Dem Likör Cointreau schenkt die aromatisierende Angelikawurzel seine Geschmacksvielfalt.

Ihre krampflösende, entspannende, schmerzstillende Wirkung nutzten Hebammen bei Geburten sowie zur Behandlung von Menstruationsproblemen.

Bei Zahnschmerzen beträufelt man die betroffene Stelle zur Schmerzstillung mit dem Milchsaft der frischen Wurzel.

Bei schmerzenden, entzündeten Ohren träufelte man ein paar Tropfen Angelikawurzel-Tee in das Ohr oder taucht ein Tuch in den handwarmen Tee und legt dieses auf das Ohr, bis der Tee ausgekühlt ist. Dies wiederholt man mehrmals.

Die krampflösende, schleimlösende Wirkung ist eine wundervolle Hilfe bei Husten, Bronchitis, Erkältungen sowohl als Tee, Wickel oder als Salbe. Selbst Babys kann bei Erkältungen Angelikawurzel-Salbe in Brusthöhe einmassiert werden.

Angelikawurzel ist Bestandteil des tabakfreien *Schneeberger Kräuter-Schnupftabaks* aus dem Erzgebirge.

In Mitteleuropa wurde die Wald-Angelikawurz ebenso verwendet, zumal die Echte Angelikawurz hier nicht so häufig ist.

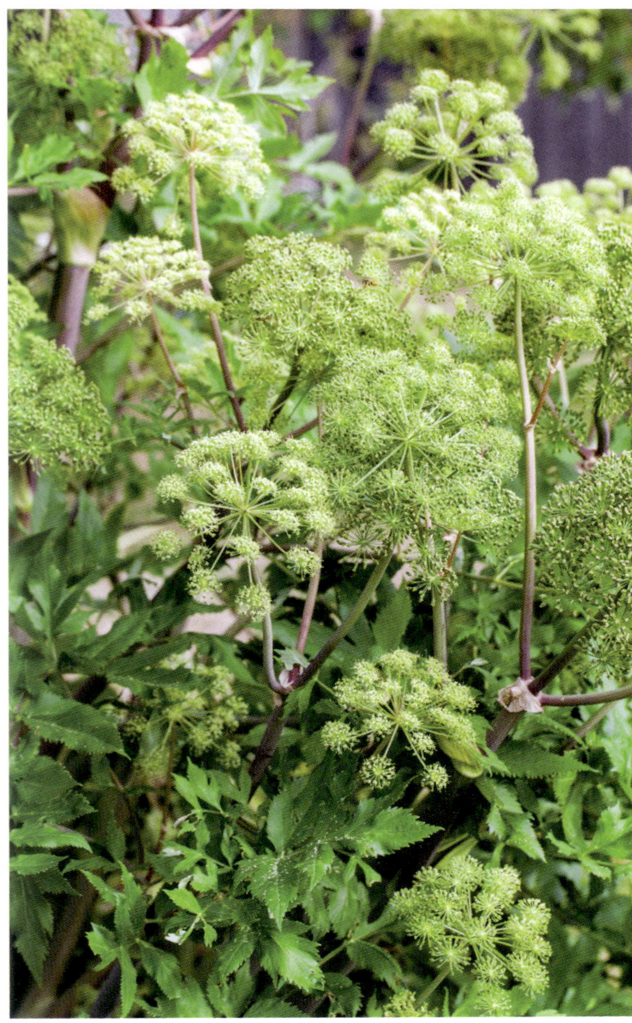

Angelikawurzel-Sirup

bei Husten und/oder Halsschmerzen

ZUTATEN

- 6 EL Angelikawurzel
- 1 l Wasser
- 1 kg Zucker

ZUBEREITUNG

Die frischen oder getrockneten Wurzelstücke mit dem Wasser am Herd aufkochen und bei mittlerer Hitze weitere 20 Minuten am Herd ziehen lassen, danach abseihen.

Das Angelikawasser mit dem Zucker erneut am Herd aufkochen und für 5 bis 8 Minuten köcheln lassen, danach heiß in saubere Flaschen füllen.

ANWENDUNG

Bei Bedarf 1 Teelöffel einnehmen oder mit heißem Wasser verdünnt trinken.

Angelikawurzel-Tee

bei Verdauungsbeschwerden, Stress, Angstzuständen

ZUTATEN

- 1 TL Angelikawurzel
- 250 ml Wasser

ZUBEREITUNG

Die in kleine Stücke geschnittenen und getrockneten Angelikawurzel-Stücke mit kochendem Wasser übergießen und zugedeckt 10 bis 15 Minuten ziehen lassen, danach abseihen.

ANWENDUNG

Bei Verdauungsbeschwerden 250 ml dieses Tees schluckweise über den Tag verteilt trinken.

Bei Stress und Angstzuständen möglichst warm genießen.

Der Tee hat einen ausgeprägt bitteren Geschmack, wer diesen mildern möchte, kann 1 Teelöffel Fenchelsamen hinzugeben.

Angelikawurzel-Tinktur

kreislaufstärkend, bei Atemwegsproblemen, Appetitlosigkeit

ZUTATEN

- 100 g Angelikawurzel
- 500 ml hochprozentiger Alkohol (Brand, Korn, Wodka)

ZUBEREITUNG

Frische oder getrocknete Wurzelstücke in ein Glas geben, mit dem Alkohol übergießen, das Glas verschließen und für 8 bis 10 Wochen dunkel stellen.

Danach durch ein feines Sieb laufen lassen oder in das Sieb ein Tuch legen und filtern. In Tropfflaschen füllen.

ANWENDUNG

Bei Kreislaufproblemen, Appetitlosigkeit, Atemwegsproblemen oder Magenverstimmung 15 Tropfen auf Zucker geben und einnehmen.

Angelikawurzel-Wein

nach Miriam Wiegele bei Magenkrämpfen

ZUTATEN

- 1 Stk. frische Angelikawurzel
- 1 Stk. frische Kalmuswurzel
- 1 Zimtstange
- 1 l Rotwein

ZUBEREITUNG

Die Wurzeln in grobe Stücke schneiden, mit dem Zimt in eine Flasche geben, mit Rotwein übergießen und für 2 Wochen dunkel ziehen lassen. Danach filtern und in Flaschen füllen.

ANWENDUNG

Bei Verdauungsbeschwerden, Blähungen oder Magenkrämpfen 1 Stamperl (2 cl) trinken.

Angelikawurzel-Schnaps

zur Verdauungsanregung

ZUTATEN

- 1 ganze frische Angelikawurzel
- 1 l Schnaps (Korn, Wodka, Whisky)

ZUBEREITUNG

Die frische Wurzel im Ganzen in ein weithalsiges Glas geben, mit dem Alkohol übergießen, abdecken und 6 bis 8 Wochen ziehen lassen. Danach abseihen und in eine saubere Flasche füllen.

ANWENDUNG

Nach Mahlzeiten einen Schluck nehmen, das unterstützt die Verdauungsorgane.

Angelikawurzel-Likör

bei Stress, Erkältung, zum Einschlafen

ZUTATEN

- 1 TL getrocknete oder frische Angelikawurzel
- 1 TL getrocknete oder frische Kalmuswurzel
- 1 TL Angelikasamen
- je 1 Zimtstange, Sternanis, Tonkabohne
- 350 g Zucker
- 1 l Wodka
- 350 ml Wasser

ZUBEREITUNG

Die zerkleinerten Wurzelstücke und Gewürze in ein Glas geben, den Alkohol darüber gießen, mit einem Tuch abdecken und 4 Wochen reifen lassen. Danach abseihen.

Wasser mit Zucker am Herd unter Umrühren erwärmen, bis sich der Zucker aufgelöst hat. Das heiße Zuckerwasser mit dem Wodka übergießen, gut vermischen und in Flaschen füllen.

ANWENDUNG

Zur Verdauungsanregung nach der Mahlzeit einen Schluck trinken.

Kleiner Schwedenbitter

nach Maria Treben – das Allroundmittel

ZUTATEN

- je 10 g Angelikawurzel, Enzianwurzel, Sennesblätter, Naturkampfer, Rhabarberwurzel, Zitwerwurzel, Manna (*Cassia fistula*), Theriak venezian (wobei Theriak venezian ein Gemisch aus Angelikawurzel, Schlangenwurzel, Baldrianwurzel, Zimtrinde, Zitwerwurzel *Curcuma zedoaria*, Kardamom, Myrrhe ist)
- 72,7 g Honig
- 0,2 g Safran
- 5 g Myrrhe
- 1 g Eisensulfat (giftig)
- 6,1 g Likörwein
- 5 g Eberwurz

  Die Zutaten sind in Apotheken erhältlich.

ZUBEREITUNG

Die Mischung wird in einer Flasche mit Korn (40 %) übergossen und für 2 bis 3 Wochen am Fensterbrett zugedeckt stehen gelassen. Täglich 1 bis 2 Mal schütteln.

Danach abseihen und in kleine Flaschen füllen.

ANWENDUNG

Schwedenbitter ist ein Allroundmittel, ob bei Völlegefühl, Unwohlsein nach dem Essen, zur Anregung der Fettverbrennung oder zur Schlafhilfe.

Ein Schluck, entweder pur getrunken, oder einem Tee beigegeben, ist hilfreich.

Bei Verbrennungen, Schürfwunden, Verletzungen, Prellungen, Muskelschmerzen, Krämpfen, Warzen wird Schwedenbitter äußerlich verwendet.

Angelikawurzel-Essig

für Verdauung, Bauchspeicheldrüse, bei Blähungen

ZUTATEN

- 1 Stk. frische Angelikawurzel
- 1 l naturtrüber, unpasteurisierter Apfelessig

ZUBEREITUNG

Die ganze Wurzel in ein weithalsiges Glas oder eine Flasche geben, mit dem Essig übergießen und verschlossen 4 Wochen dunkel stellen. Danach filtern und in Flaschen füllen.

ANWENDUNG

Bei Verdauungsbeschwerden, Bauchspeicheldrüsenschwäche oder Blähungen den Essig in der Küche verwenden: entweder zum Würzen der Speisen oder in Salaten.

Angelikawurzel-Pulver

Salzersatz und Brotzugabe

ZUTATEN

- getrocknete Angelikawurzel

ZUBEREITUNG

Die Wurzel möglichst klein schneiden und trocknen lassen. Die getrocknete Wurzel mit der Kaffeemühle oder der Küchenmaschine zu feinem Pulver vermahlen.

ANWENDUNG

Das Pulver ist ein Salzersatz bei allen Speisen, aber auch ein wertvolles Gewürz. Es schmeckt wundervoll im Brotteig.

Angelikawurzel-Balsam

bei Muskel- und Gelenkschmerzen, Hautirritationen

ZUTATEN

- 2 EL Angelikawurzel-Stücke
- 100 ml kalt gepresstes Öl (Mandelöl, Sesamöl, Olivenöl)
- 7 g Bienenwachs

ZUBEREITUNG

Öl am Herd auf ca. 60 Grad erwärmen, die frischen Angelikawurzel-Stücke hinzugeben, den Topf vom Herd nehmen, einen Deckel darauf geben und zumindest über Nacht ziehen lassen. Die Ziehdauer kann auch 2 bis 3 Tage betragen. Danach durch ein feines Sieb seihen.

Einen Topf mit Wasser am Herd auf ca. 40 Grad erwärmen. Das Gefäß mit dem bereits vorbereiteten Öl hineinstellen. Bienenwachs hinzugeben und so lange rühren, bis das Bienenwachs geschmolzen ist.

Danach die fertige Salbe in kleine Tiegel füllen. Wer möchte, kann vor dem Einfüllen in die Tiegel noch 15 Tropfen ätherisches Angelikawurzel-Öl hinzugeben.

ANWENDUNG

Den Balsam bei Muskel- oder Gelenkschmerzen auf die betroffenen Körperstellen auftragen.

Angelikasamen und -wurzel-Räucherung

bei dunklen Gedanken, Traurigkeit

ZUTATEN

- 2 frische, zeigefingerlange Wurzeln
- 1 TL Angelikasamen

ANWENDUNG

Siehe Räucheranleitung auf Seite 23.

Angelikawurzel-Wickel

zur Schmerzstillung, krampflösend, entspannend

ZUTATEN

- 50 g getrocknete Angelikawurzel
- 250 ml Wasser

ZUBEREITUNG

Wurzeln im Wasser aufkochen, den Herd abschalten und zugedeckt für 20 Minuten am Herd stehen lassen, danach abseihen.

ANWENDUNG

Ein Tuch in den noch warmen Auszug tauchen, sanft auswringen und auf die betroffene Körperstelle auflegen. Ein Handtuch darüber geben und liegen lassen, bis es abgekühlt ist. Bei Bedarf mehrmals wiederholen.

Angelikawurzel-Bad

bei Lähmungserscheinungen, Muskelverspannungen, Rückenschmerzen

ZUTATEN

- 150 g getrocknete Angelikawurzel
- 1 l Wasser

ZUBEREITUNG

Die Wurzeln im Wasser aufkochen, den Herd abschalten und zugedeckt für 20 Minuten am Herd stehen lassen, danach abseihen. Den Auszug dem Badewasser zugeben.

ANWENDUNG

Die Badedauer soll ca. 15 bis 20 Minuten betragen, danach gleich in das Bett gehen.

Angelikawurzel-Suppe

Omas Suppe zur Körperkräftigung

ZUTATEN

- 1 TL Angelikawurzel
- 2 Petersilienwurzeln
- 2 Karotten
- 1 Scheibe Knollensellerie
- 1 Zwiebel
- 1 TL Eibischwurzel
- 4 Wacholderbeeren
- 2 Lorbeerblätter
- Salz, Pfeffer
- 1 Suppenhuhn
- 2 bis 3 l Wasser

ZUBEREITUNG

Das Wasser mit dem Suppenhuhn zum Kochen bringen, aufkochen und bei mittlerer Hitze drei Stunden köcheln lassen. Danach die geputzten und klein geschnittenen Wurzeln, die Zwiebel mitsamt der Schale und Gewürze zufügen. Für eine weitere Stunde am Herd lassen, danach die klein geschnittene Angelikawurzel, Salz und Pfeffer hinzugeben und für weitere 10 bis 15 Minuten am Herd lassen.

Durch ein feines Sieb oder ein Tuch filtern. Diese Kraftsuppe ist für gut eine Woche im Kühlschrank haltbar. Die *ausgekochten* Teile, wie das Huhn oder das Wurzelwerk, kommen auf den Kompost, die Inhaltsstoffe sind nun in der Suppe.

ANWENDUNG

Täglich 1 bis 2 Mal eine Suppentasse voll genießen, gerne mit Suppeneinlagen.

Sie wird nach Geburten, nach langen Krankheitsphasen oder nach körperlich auslaugenden Situationen gegessen, damit man schnell wieder zu Kräften kommt.

Angelikawurzel-Öl

zur Hautpflege, für Massagen

ZUTATEN

- 1 frische Angelikawurzel
- 250 ml Mandelöl oder Olivenöl

ZUBEREITUNG

Die Wurzel in grobe Stücke schneiden, mit dem Öl am Herd für 10 Minuten erwärmen (höchstens 60 Grad).

Danach 2 bis 3 Tage kühl und dunkel stehen lassen.

Jetzt erneut erwärmen und abseihen.

Wer ein Teelichtstövchen für Ölauszüge hat, kann diesen Auszug auch darin machen, hierfür die Wurzel im Öl für einen Tag ausziehen lassen.

ANWENDUNG

Zur Hautpflege oder für Massagen die gewünschten Körperteile damit einreiben.

Angelikawurzel, kandiert

ZUTATEN

- 400 g frische Angelikawurzeln
- 500 ml Wasser
- 400 g Zucker

ZUBEREITUNG

In einer breiten Pfanne das Wasser mit dem Zucker aufkochen, bis sich der Zucker zur Gänze aufgelöst hat.

Danach die Wurzelstücke in das köchelnde Zuckerwasser legen und für 15 Minuten zugedeckt bei ca. 60 Grad am Herd garen lassen.

Vorsichtig herausnehmen und auf Butterbrot-Papier auflegen, bis die Wurzelteile trocken sind.

ANWENDUNG

Pur genießen oder zur Dekoration von Süßspeisen oder Getränken verwenden.

Arnika *Arnica montana*
– bei Bewegungssteifigkeit, Schnupftabak bei Husten

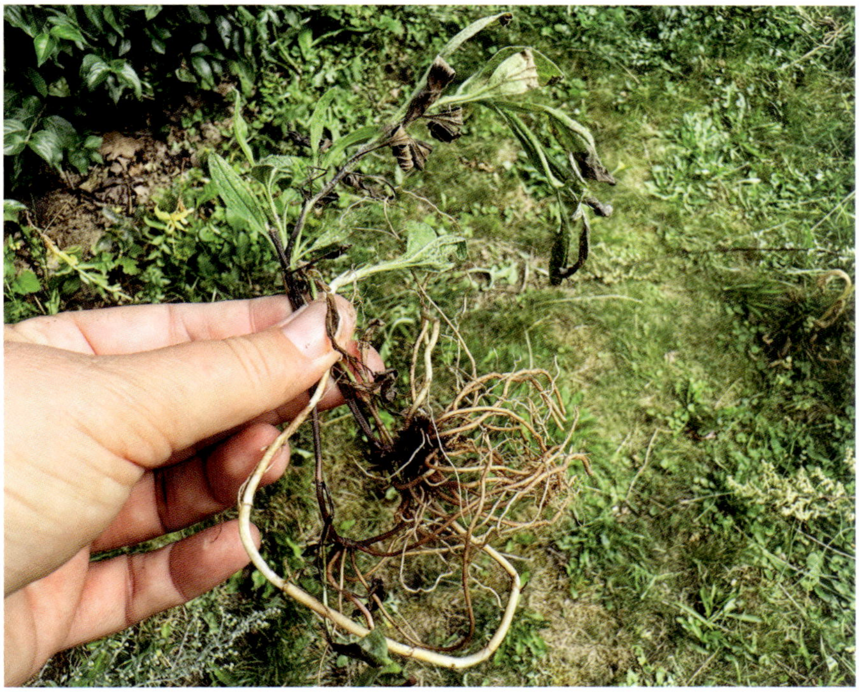

Geschützte Art – vom Aussterben bedroht, kann in Kulturen wachsen.

Schlag, Stoß oder Fall, Arnika hilft überall.

Volksnamen	Bergwohlverleih, Gemsblume, Ochsenwurz, Kraftwurz, Wolfsblume, Wundwurz
Pflanzenfamilie	Korbblütler (*Asteraceae*)
Standort	Sie liebt sonnige, ungedüngte Bergwiesen, lichte Wälder oder Heidegebiete, wächst bis auf 2.800 Meter Seehöhe in Europa, Asien und Nordamerika. Streng geschützte Art.
Inhaltsstoffe und Eigenschaften	Inulin (wirkt innerlich auf die Bauchspeicheldrüse, äußerlich feuchtigkeitsschützend für die Haut, hält Wirkstoffe auf der Hautoberfläche), Schleimstoffe (entzündungshemmend), ätherisches Öl (bakterizide, entzündungshemmende, wundheilende Wirkung)
Verwechslungsmöglichkeiten	Großblütige Gämswurz (*Doronicum grandiflorum*), Schwertblättriger Alant (*Inula ensifolia*), Weidenblättriger Alant (*Inula salicina*), Ochsenauge (*Maniola jurtina*), alle ungiftig.
Interessantes	Arnikawurzel wurde früher als Abtreibungsmittel verwendet, daher sollte sie von Schwangeren nicht verwendet werden. Heute wird Arnikawurzel generell nur mehr äußerlich oder homöopathisch verwendet!
Verwendungsart	Tinktur, Wasserauszug, Salbe, Ölauszug, ätherisches Öl. Die Wurzel wird nur äußerlich verwendet.

AUSSEHEN PFLANZE / WURZEL

Arnika ist eine mehrjährige, 20 bis 60 cm hohe, krautige Pflanze, sie blüht zwischen Ende Juni und Anfang September mit auffallend goldgelben Blüten.

Die Wurzel ist holzig und länglich mit einem angenehmen aromatischen Duft.

ERNTE

September bis Oktober, gleich nach der Samenreife, kann die Wurzel aus dem Boden. Allerdings nur dann, wenn man sie im eigenen Garten kultiviert hat. Entnahmen aus der Natur sind nicht erlaubt.

Arnika sollte mindestens ein Mal geblüht und ausgesamt haben, ehe man die Wurzel erntet. Durch die Wurzelernte ist diese Pflanze tot.

WICHTIG

Arnika steht unter NATURSCHUTZ, Wildsammlungen sind verboten!

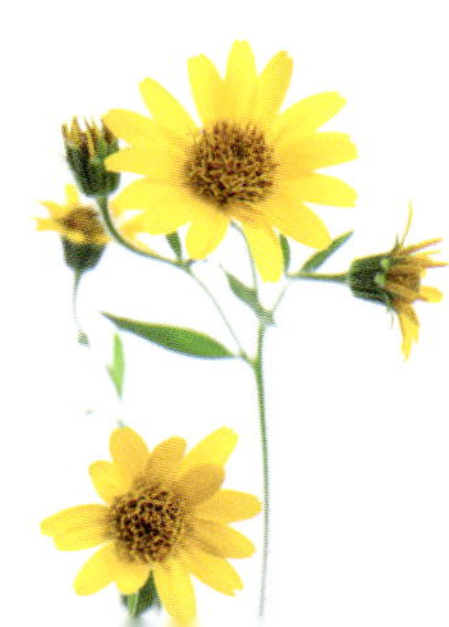

Wurzel zu Besänftigung des *Wolfs* (Wundgehen)

Johanns Großmutter war eine Kräutersammlerin und Hüterin der Natur, oder besser gesagt, Hüterin des *Arnika*. Nahe dem Haus, in welchem die Großeltern lebten, gab es eine Bergwiese mit hohem Gras. Im Sommer verwandelten Arnikapflanzen die Wiese in gelbe Teppiche. Dann schickten die Leute vom Dorf ihre Kinder um ein paar Blüten zur Wiese hinauf. Sie wollten für sich und die Tiere einen Arnikageist machen. Die Kinder verstanden den Umgang mit der Natur nicht immer, entnahmen der Wiese für Großmutters Naturverständnis unnötig viele Blütenköpfe und beschädigten die Pflanzen zu sehr. Schließlich verbrachte die Großmutter zur Blütezeit fast Tag und Nacht auf dieser Wiese, um die Arnika zu beschützen. Kamen Kinder um Blüten, durften sie nur unter Großmutters Aufsicht kleine Mengen nehmen und die Blütenblätter vorsichtig abzupfen. Die Blütenköpfe wurden stehen gelassen.

Gegen den *Wolf* – wie das schmerzhafte Wundreiben der Oberschenkel durch längeres Gehen genannt wird –, hatte Johanns Großmutter ein Spezialrezept. Sie grub hierzu von maximal zwei Pflanzen im Jahr die Wurzeln aus und übergoss sie mit Alkohol. Für normale Wehwehchen verwendete die Großmutter Arnikageist aus den Blüten. Bei offenen Wunden oder eben jenem *Wolf* war das stärkere Mittel der Arnikawurzel-Geist. Damit wurden betroffene Körperstellen eingerieben.

Johann erzählt: „Das hat höllisch gebrannt. In dem Moment, wo sie das über meine Oberschenkel gab, stiegen sehr negative Gedanken ihr gegenüber in mir auf. Doch nach ein paar Sekunden waren diese in Dankbarkeit verwandelt, dann hörte das Brennen, Ziehen und Jucken endlich auf."

Heute ist Arnika selten geworden. Johann neigt immer noch zum *Wolf*. Er hat sich Pflanzen im Garten angebaut und bereitet alle paar Jahre daraus einen Geist gegen seinen *Wolf*.

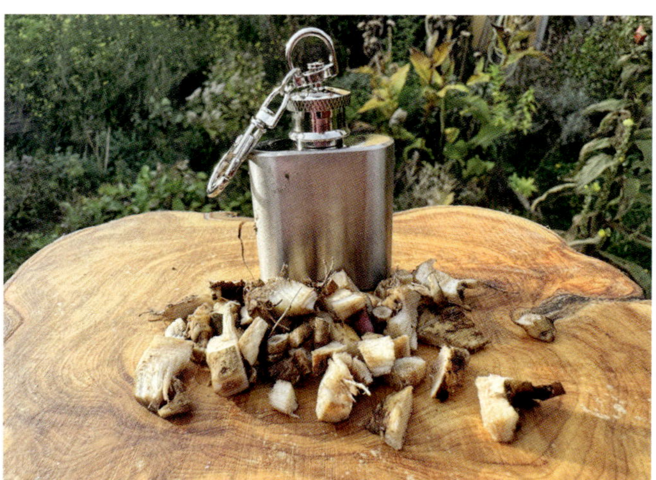

VOLKSHEILKUNDE

Die überlieferten Rezepte stammen aus einer Zeit, wo Arnika in großen Mengen zu finden war. Es galt als *selbstverständlich*, Arnika für jegliche Verletzung, Insektenstiche oder Schlangenbisse zu Hause zu haben. Arnika braucht ungedüngte, leicht bewachsene Böden, welche heute kaum mehr zu finden sind. Hinzu kommt, dass Arnikawurzel auch heutzutage in Arzneimitteln, Hygieneartikeln, Salben, Massageölen, Seifen, Fußpflege- oder Mundhygieneartikeln, Tinkturen oder Shampoos enthalten ist.

Die Pflanze lässt sich in größeren Mengen kaum kultivieren, so wurde ihr ohnehin schon minimaler Bestand durch Wildsammlungen massiv reduziert. Heute steht Arnika gänzlich unter Naturschutz. Wer die Möglichkeit hat, sollte Arnika im Garten oder auf Wiesenflächen kultivieren.

Verwendet wurden einst die Blütenblätter, Blätter und Wurzeln zur Wund- und Verletzungsbehandlung, bei Bewegungssteifigkeiten, Lähmungserscheinungen, Zahnfleischentzündungen, als Schnupftabak und bei Fersensporn.

Engelmacherinnen verabreichten Frauen, welche unerwünscht schwanger waren, Arnikawurzel zur Abtreibung. Gerade in der Kriegszeit mit ihren vielen Vergewaltigungen suchten die Frauen nach Abtreibungsmitteln. Die Wurzelgabe musste gekonnt dosiert werden, sonst verstarb die schwangere Frau, denn Arnika ist giftig.

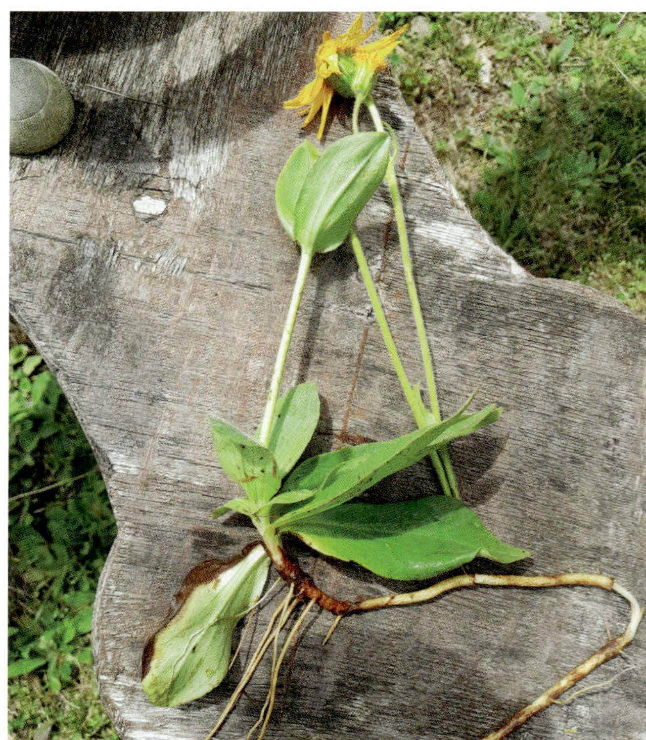

Arnikawurzel-Salbe

bei Prellungen, Verstauchungen, Verletzungen

ZUTATEN

- 1 EL Arnikawurzel
- 125 ml Obstbrand (Wodka, Cognac)
- 100 ml kalt gepresstes Öl (Olivenöl, Sonnenblumenöl, Mandelöl)
- 7–10 g Bienenwachs

ZUBEREITUNG

Frische oder getrocknete Wurzelstücke mit dem Alkohol übergießen und – bei frischen Wurzelstücken 24 Stunden, bei getrockneten eine Woche zugedeckt und dunkel stehen lassen.

Danach durch ein feines Sieb oder Tuch abseihen.

Öl in ein feuerfestes Gefäß geben und im Wasserbad erwärmen. Den Alkoholauszug kräftig einrühren, bis eine homogene Masse entsteht. Jetzt erst das Bienenwachs hinzugeben. Weiterrühren, bis es sich aufgelöst hat, danach in Tiegel füllen.

ANWENDUNG

Bei Muskel- oder Gliederschmerzen, Prellungen, Verstauchungen, kleinen Verletzungen die Salbe auf die betroffenen Körperstellen auftragen.

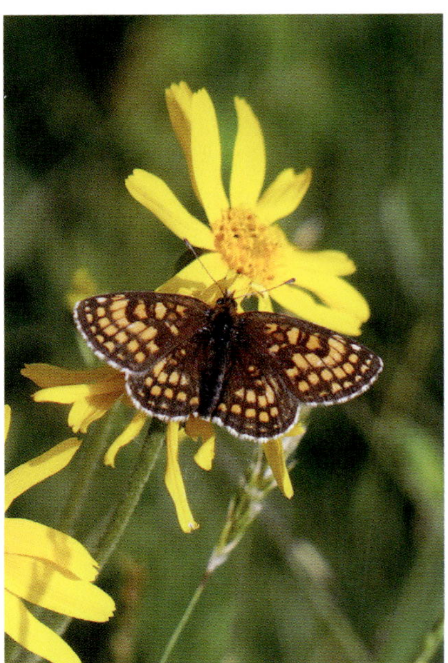

Arnikawurzel-Gurgellösung

bei Hals-, Mund- oder Zahnfleischentzündungen, Fieberblasen im Mundraum

ZUTATEN

- 2 EL Arnikawurzel
- 500 ml naturtrüber Apfelessig

ZUBEREITUNG

Frische oder getrocknete Wurzelstücke in eine Flasche geben, den Essig darüber gießen und dunkel 3 bis 4 Wochen ziehen lassen, danach abseihen und in kleine Flaschen mit einem Tropfer füllen.

ANWENDUNG

15 bis 20 Tropfen in den Becher für das Zahnputzwasser geben, mit Wasser auffüllen (250 ml) und damit bei Halsentzündungen gurgeln oder bei Zahnfleisch-Entzündungen oder Fieberblasen im Mundraum den Mund spülen. Danach ausspucken.

Dies für 3 bis 4 Wochen bei jedem Zähneputzen wiederholen.

Arnikawurzel-Tinktur

bei Prellungen, Verstauchungen, Schürfwunden

ZUTATEN

- 4 EL Arnikawurzel
- 150 ml Weingeist (mind. 75 %iger)

ZUBEREITUNG

Getrocknete oder frische Wurzelstücke in eine Flasche geben, den Alkohol darüber gießen, kühl und dunkel 4 Wochen ziehen lassen, danach abseihen und abfüllen. Weiter kühl und trocken lagern.

ANWENDUNG

Vor der Anwendung im Verhältnis 1:10 mit Wasser verdünnen. Bei Prellungen, Verstauchungen die betroffenen Körperteile mehrmals täglich einreiben.

Bei kleinen Verletzungen oder zur Wunddesinfektion von Schürfwunden ein wenig davon über die Wunde geben.

Arnikawurzel-Öl

bei Prellungen, Verstauchungen, Hexenschuss

ZUTATEN

- 3 EL Arnikawurzeln
- 150 ml kalt gepresstes Öl (Leinöl, Leindotteröl, Olivenöl)

ZUBEREITUNG

Getrocknete Wurzelstücke in einem verschließbaren Gefäß mit dem Öl übergießen und kühl und dunkel 4 bis 6 Wochen ziehen lassen, danach abseihen und in kleine Flaschen füllen.

Frische Wurzeln in grobe Stücke schneiden mit dem Öl am Herd für 10 Minuten erwärmen, einen Tag ziehen lassen, danach erneut erwärmen und abseihen.

ANWENDUNG

Bei Prellungen, Verstauchungen, Blutergüssen die betroffenen Körperstellen massieren.

Arnikawurzel-Bad

bei Bewegungssteifigkeit, schmerzstillend bei Gelenk- und Muskelschmerzen

ZUTATEN

- 2 EL Arnikawurzel
- 500 ml Wasser

ZUBEREITUNG

Frische oder getrocknete Wurzelstücke mit kochendem Wasser übergießen, kurz sieden, danach 10 bis 15 Minuten ziehen lassen und abseihen.

Die Wurzelstücke können wieder getrocknet und 2 bis 3 weitere Male übergossen werden.

ANWENDUNG

Für ein Vollbad dem Badewasser zufügen und 20 Minuten darin baden.

Nach dem Bad mindestens 20 Minuten mit einer warmen Decke zugedeckt in Ruhe verbringen. Früher sagte man *das Bad nachwirken lassen*.

Augentrost *Euphrasia officinalis* – *bei Heuschnupfen, Augenentzündungen*

Zuerst tust du dich an den Kirschen laben, danach Milchdiebkraut-Wurzel graben.

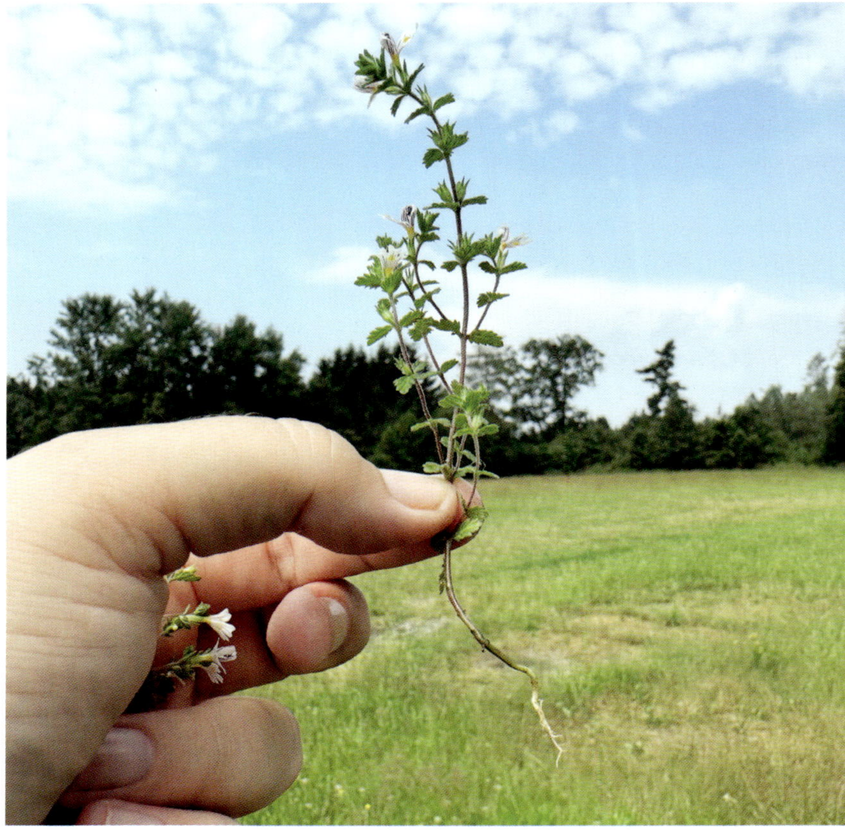

AUSSEHEN PFLANZE / WURZEL

Bei der zierlichen, meist einjährigen Pflanze mit einer Höhe von 10 bis 20 cm fallen vor allem die wunderschönen Blüten auf. Die weiße bis blasslila Blüte hat eine markante violette Oberlippe und leuchtend gelbe Flecken.

Die Wurzel ist oberflächennahe, fein, zart und fasrig.

ERNTE

Juni und Juli, sobald die Pflanze eindeutig zu erkennen ist, jedoch noch nicht blüht. Wenn die Kirschenernte vorbei ist, ist es Zeit, die Wurzeln zu graben.

Mit einer kleinen Schaufel oder einem Aststück gelingt dies meist problemlos, denn sie ist einfach zu entfernen. Nicht mehr als maximal 20 Prozent des Vorkommens entnehmen.

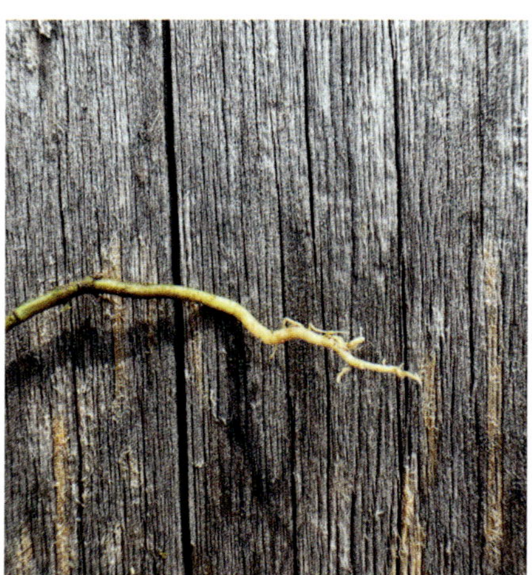

Volksnamen	Augendank, Augustinuskraut, Wegleuchte, Milchdieb
Pflanzenfamilie	Sommerwurzgewächse (*Orobanchaceae*)
Standort	Wächst auf nährstoffarmen, gut durchlässigen Wiesen, Weiden oder lichten Wäldern.
Inhaltsstoffe und Eigenschaften	Tannine (zusammenziehend, herb), Flavonoide (stärken Immunabwehr, entzündungshemmend), Aucubin (Schutz vor Bakterien und Pilzen), Gerbstoffe (blutstillend, entzündungshemmend), Euphrasia (bei eitrigen Wundabsonderungen), Cumarin (entzündungshemmend, blutdrucksenkend)
Geschmack	salzig, erdig, bitter
Verwechslungsmöglichkeiten	Mit andere Augentrostarten, die ebenso verwendbar sind.
Interessantes	Augentrost ist ein Halbschmarotzer. Mit seinen Saugwurzeln kann er seinen benachbarten Pflanzen, besonders den Gräsern, aus den Wurzeln Wasser, Mineralstoffe und Salze entziehen. Manchmal greift er darauf zurück und manchmal versorgt er sich selbst.
Verwendungsart	Tee, Tinktur, Essig, Wickel

Augentrostwurzel gegen das Wundliegen

Frieda kam als junge Magd auf einen Hof in der abgeschiedenen Einöde. Der Sohn des Hauses war jung, gerade zwei bis drei Jahre verheiratet, als seine Frau bei der Geburt des ersten Kindes starb. So kam es, dass der Sohn des Hauses Frieda, die fleißige, hübsche Magd, zu seiner zweiten Frau machte. Sie sollte sich um das neugeborene Kind kümmern und es wie ihr eigenes aufziehen. „Wir führten eine ruhige, glückliche Ehe und haben selbst auch drei Kinder bekommen", erzählt Frieda aus ihrem Leben. Sie hatte mit den Eltern ihres Mannes ein gutes Auskommen. Schließlich wohnten alle gemeinsam am Hof. Als die Schwiegereltern in die betagteren Lebensjahre kamen, war es für Frieda selbstverständlich, sich um sie ebenso liebevoll zu kümmern, wie die Schwiegereltern Frieda stets behandelt hatten. Die Schwiegermutter starb, als der Schwiegervater gerade bettlägerig wurde. Seine Haut war immer empfindlich gewesen. Das andauernde Liegen über den ganzen Tag schädigte seine Haut. Frieda probierte alles Mögliche aus, um die Hautrötungen und manchmal auch offenen Stellen am Rücken des betagten Mannes zu mildern.

Ein Mann, der von Haus zu Haus zog und seinen Kümmel zum Verkauf anbot, riet ihr, doch Augentrostwurzel-Waschungen zu machen. Auf dem Weg ins Dorf war eine Wiese, die zu Sommeranfang mit Augentrost übersät war. Dorthin solle sie gehen und die Pflänzchen aus dem Boden ziehen. Wichtig sei, dass sich die kleinen, kurzen Wurzeln des Augentrostes auf den Pflänzchen befinden. Die gesamte Pflanze solle sie in Wasser am Herd erwärmen und 12 Stunden ziehen lassen. Mit dem entstandenen Augentrostwurzel-Wasser solle sie den Rücken des Großvaters jeden Tag waschen. Frieda machte, wie der Mann ihr aufgetragen hatte, und der Rücken des Schwiegervaters erholte sich gut.

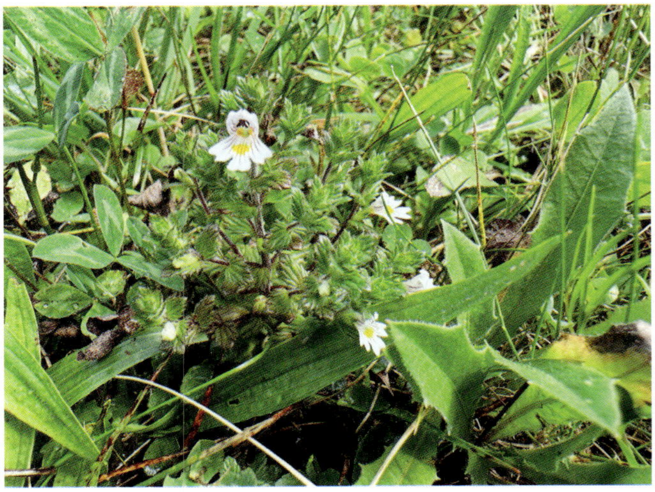

VOLKSHEILKUNDE

In der Viehhaltung wurde der Augentrost *Milchdieb-Kraut* genannt, weil sein Vorkommen in den Wiesen für schwächeres Graswachstum sorgte, was zu weniger Heu und schlussendlich zu weniger Milchertrag führte. Der Volksmund meint, dass die Wurzel kräftiger wirke als die oberirdischen Pflanzenteile.

Meist erfolgte die Verwendung in Form eines Teeauszuges, welcher bei allen entzündlichen Erkrankungen zum Einsatz kam. Von Augenerkrankungen bis Hautentzündungen, entzündeten Wunden, Ohrentzündung bis hin zur Gelbsucht.

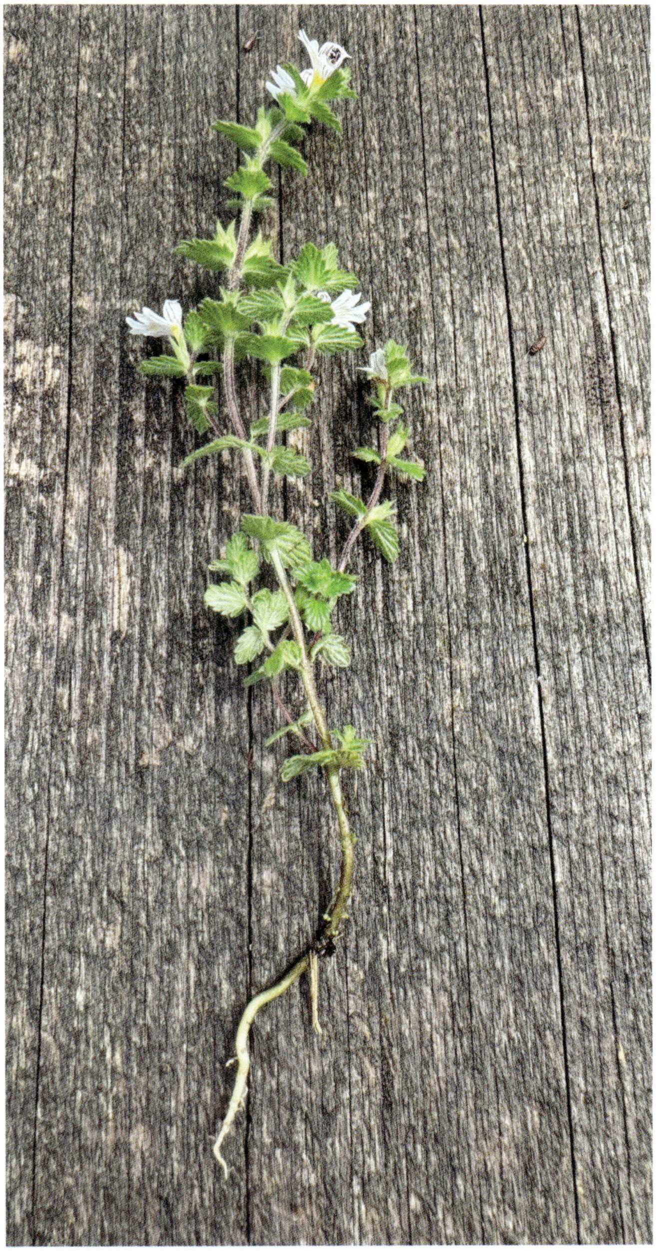

Augentrostwurzel-Tee

bei Augenerkrankungen, Bindehautentzündung, Ohrentzündung

ZUTATEN

- 1 TL Augentrostwurzeln
- 500 ml Wasser

ZUBEREITUNG

Frische oder getrocknete Wurzelstücke mit dem Wasser am Herd aufkochen. Bei mittlerer Hitze 15 bis 20 Minuten köcheln lassen, danach durch ein feines Teesieb seihen.

ANWENDUNG

Bei Augenerkrankungen für 4 bis 6 Wochen täglich eine Tasse schluckweise über den Tag verteilt trinken. In den Rest des täglich frisch zubereiteten Tees ein Tuch oder einen Wattebausch tauchen und handwarm für 15 bis 20 Minuten auf die geschlossenen Augen legen.

Bei Ohrentzündungen einen Wattebausch mit dem handwarmen Tee tränken, im Ohreingang platzieren und über Nacht wirken lassen.

Augentrostwurzel-Essig

für die Verdauung, bei Erkältungskrankheiten

ZUTATEN

- 3 ganze Augentrost-Pflanzen inklusive Wurzeln
- 250 ml milder biologischer Apfelessig

ZUBEREITUNG

Die frisch blühenden Pflanzen mitsamt der Wurzel in den späten Nachmittagsstunden eines sonnigen, trockenen Tages ausgraben.

Nach der Reinigung 1 Stunde im Schatten *antrocknen*, bis der honigartige Duft des Cumarins wahrzunehmen ist (duftet wie Waldmeister, der auch Cumarin enthält), er entfaltet sich erst im Verwelkungszustand.

Nun zerkleinert man sie etwas, gibt die Teile in ein verschließbares Glas und übergießt sie mit dem Essig.

In der Küche 4 bis 6 Wochen reifen lassen. Danach abseihen und in eine Flasche füllen.

ANWENDUNG

Bei Erkältungskrankheiten oder Verdauungsproblemen nimmt man 20 Tropfen dieses Essigs und trinkt 250 ml lauwarmes Wasser nach.

Augentrostwurzel-Urtinktur

bei Heu- und Erkältungsschnupfen

ZUTATEN

- 6 EL Augentrostwurzeln
- 100 ml hochprozentiger Alkohol (Brand, Korn, Wodka)

ZUBEREITUNG

Die frischen Wurzeln in ein Glas geben, mit dem Alkohol übergießen, das Glas verschließen und für 4 Wochen dunkel stellen, danach durch ein feines Sieb filtern und in eine Tropfflasche füllen.

ANWENDUNG

Morgens und abends 10 Tropfen auf etwas Zucker oder Honig einnehmen.

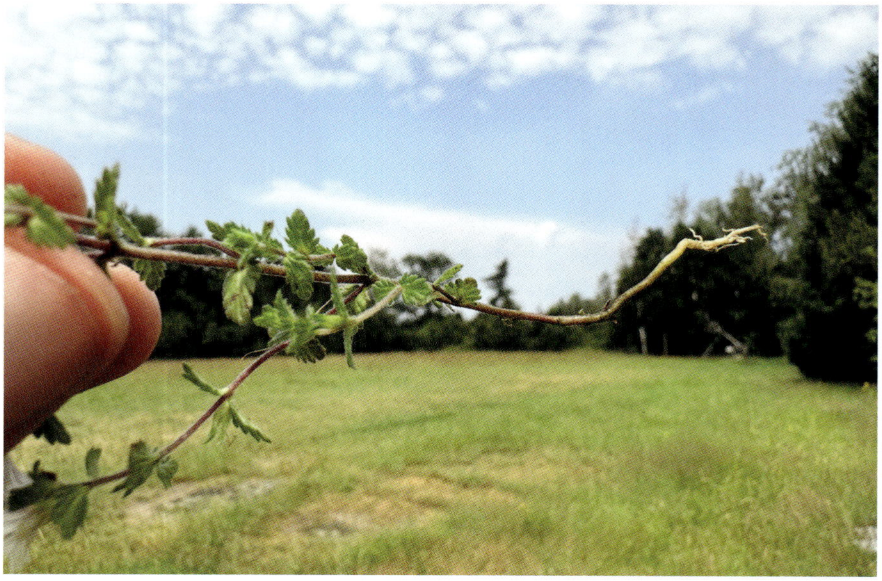

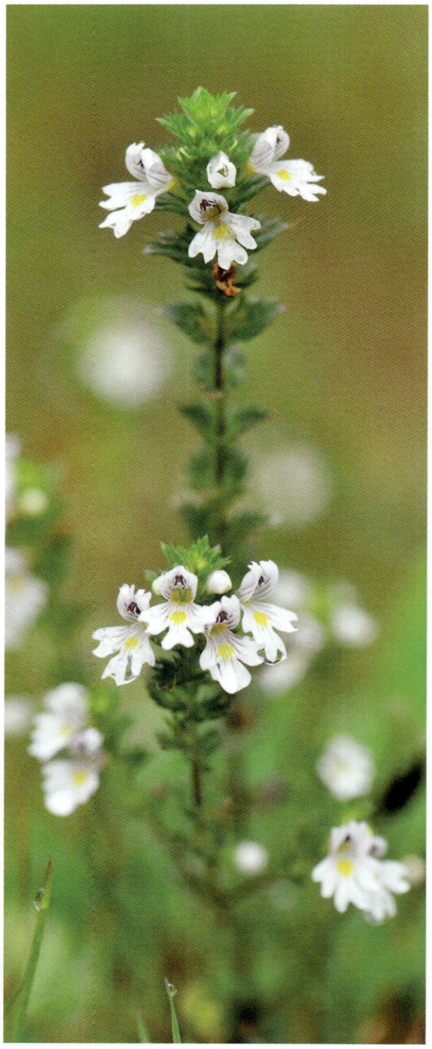

Baikal-Helmkraut *Scutellaria baicalensis*
– *bei Entzündungen, Bluthochdruck, viralen Infekten*

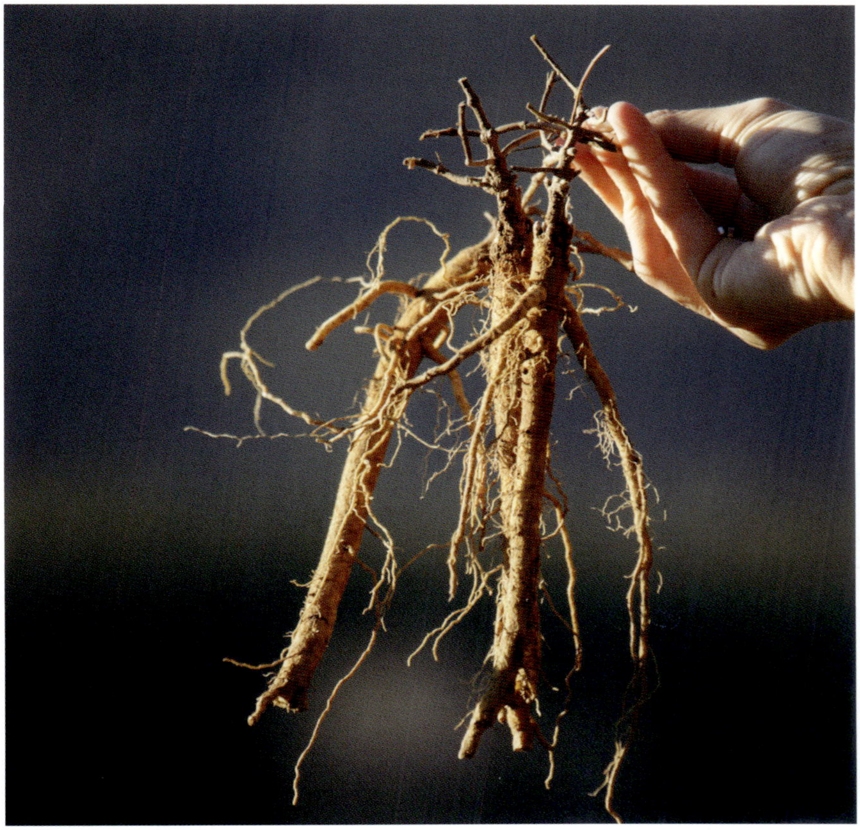

Die Pflanzen unserer Heimat sind treue Wesen, sind sie doch schon für unsere Vorfahren Helfer gewesen. Doch manchmal eilt auch eine Pflanze aus der Ferne herbei, damit sie in besonderen Situationen eine Hilfe sei.

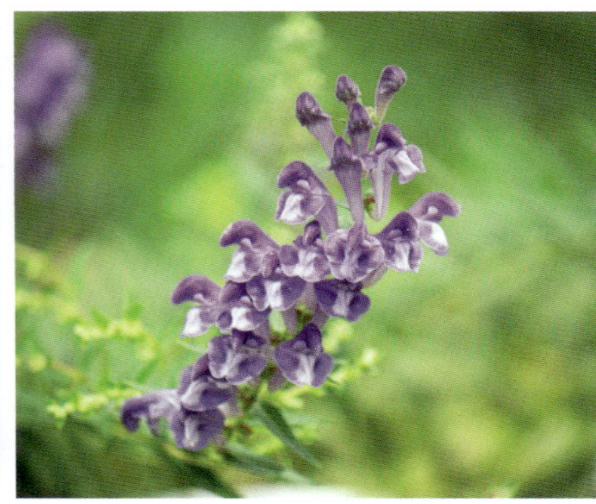

Volksnamen	Chinesisches Helmkraut, Chinesischer Baldrian, Huang Qin
Pflanzenfamilie	Lippenblütler (*Lamiaceae*)
Standort	Wächst wild nur in Russland, China, Korea und Japan. In Europa findet man Helmkraut in Gärten, Parkanlagen und Kräuterbeeten. Deutschland hat bereits einen feldmäßigen Anbau, wobei die gesamte Ernte an Apotheken verkauft wird. Es liebt lehmige bis sandige, durchlässige Böden und kann bis auf 2.000 Meter Meereshöhe gedeihen.
Inhaltsstoffe und Eigenschaften	Flavonoide (entzündungshemmend, leberanregend, stoffwechselanregend, antiallergen, hemmen Wachstum von Mikroorganismen), Biacalin (soll unterstützen, dass Schwangere das Kind austragen können), Wogonin (wird für Krebstherapie erforscht), Melatonin (schlaffördernd)
Geschmack	erdig mit einem leicht bitteren Nachgeschmack
Verwechslungsmöglichkeiten	Sumpfhelmkraut (*Scutellaria galericulata*), Seidenblütiges Helmkraut (*Scutellaria lateriflora*), Bärtiges Helmkraut (*Scutellaria barbata*), Hohes Helmkraut (*Scutellaria altissima*) – alle ebenfalls verwendbar und als Gartenpflanzen bereits üblich.
Interessantes	Forschungen der MedUni Wien aus 2011 deuten darauf hin, dass der Wirkstoff *Wogonin* den Selbstmord von Krebszellen auslösen kann, gesunde Zellen aber heil bleiben. Helmkräuter haben in Asien eine lange Tradition bei der Behandlung von Viruserkrankungen.
Verwendungsart	Tee, Tinktur, Wurzelpulver

AUSSEHEN PFLANZE / WURZEL

Dieses Helmkraut ist mehrjährig, hat einen aufrechten, verzweigten Wuchs und wird bis zu 80 cm hoch. Die Blätter sind lanzettlich und haben einen kurzen bis gar keinen Blattstiel. Die Blüten sind kräftig blau, bis zu 3 cm lang und zeigen sich über die Sommermonate.

Die Wurzel ragt weit in die Erde, sie ist äußerlich braun, innen aber kräftig gelb. Je nach Alter ist sie 2 bis 3 cm dick, gebogen, manchmal auch gedreht.

ERNTE

März bis Mai wären optimale Monate für eine Wurzelgrabung, alternativ September bis November. Die Pflanze sollte mindestens 2 Jahre alt sein, ehe Wurzeln von ihr verwendet werden.

Vorsichtig legt man das Erdreich frei, nimmt die ganze Pflanze heraus und holt sich entweder mit Stichschaufel oder einem scharfen Messer ein Wurzelstück. Den verbleibenden Wurzelteil wieder in die Erde eingraben. Das entnommene Wurzelstück reinigt man von den Seitenwurzeln, schneidet die braune Wurzelrinde herunter, dann verbleibt die gelbe Innenwurzel. Diese säubern, in Stücke schneiden und bei Zimmertemperatur schattig trocknen.

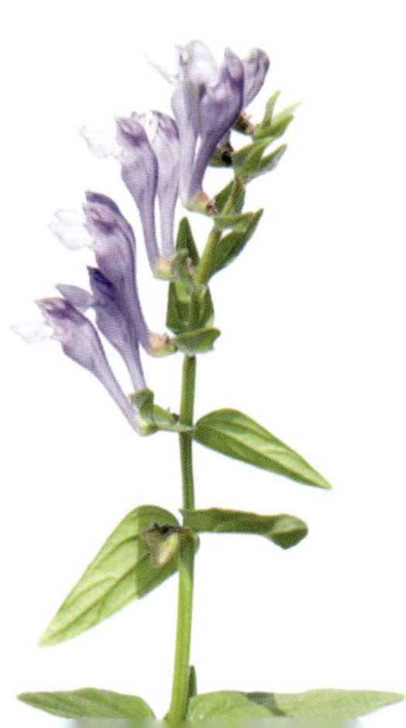

Apotheker Johann Gottlieb

Der berühmte Forscher, Arzt und Apotheker Johann Gottlieb Georgi erblickte im Dezember 1729 auf Gut Wachholzhagen in Stendal das Licht der Welt. Ihm haben wir die ersten deutschen Übersetzungen der Schriften von Carl von Linné zu verdanken. Getrieben von seinem Forscher- und Entdeckungsgeist zog es ihn nach einigen Jahren als Apotheker im Alter von 40 Jahren nach St. Petersburg. Von dort reiste er für Forschungsreisen weiter nach Sibirien. Er entdeckte seine Liebe zum Baikalsee, kartografierte ihn und dokumentierte die Botanik der Gegend. Er verfasste genaue Tagebücher mit ethnologischen, vegetativen und landeskundlichen Berichten dieser einzigartigen Kälteregion. Im Rahmen seiner Expedition entdeckte Johann Gottlieb Georgi das außergewöhnlich kälteresistente Baikal-Helmkraut und beschrieb es in seinem Werk von 1775 *Bemerkungen einer Reise im Russischen Reich*. Es sollte noch sehr lange dauern, bis dieser Pflanze in Mitteleuropa mehr Beachtung geschenkt wurde.

VOLKSHEILKUNDE

Baikal-Helmkraut ist in China und Russland eine der wichtigsten Heilpflanzen. Es wird bei Entzündungen, Bluthochdruck, Fieber, Atemwegsproblemen, als Beruhigungsmittel, bei Kopfschmerzen, Gereiztheit, Angstgefühlen, Durchfall, entzündlichen Hauterkrankungen, hohen Blutfettwerten, Cholesterinproblemen und Bronchitis eingesetzt.

Es gibt in der chinesischen Anwendung Berichte über den Einsatz bei Schwangeren, die Probleme haben, die Schwangerschaft auszutragen oder wenn das ungeborene Kind sehr unruhig ist.

In der TCM gibt es eine Beruhigungsrezeptur, wo die frische Wurzel in kochendes Wasser gelegt, danach sehr klein geschnitten und getrocknet, ohne Fett in einer Pfanne geröstet und mit gelbem Reiswein aufgegossen getrunken wird.

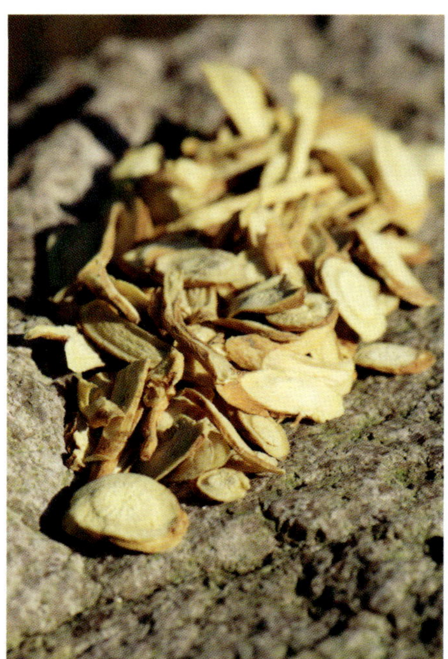

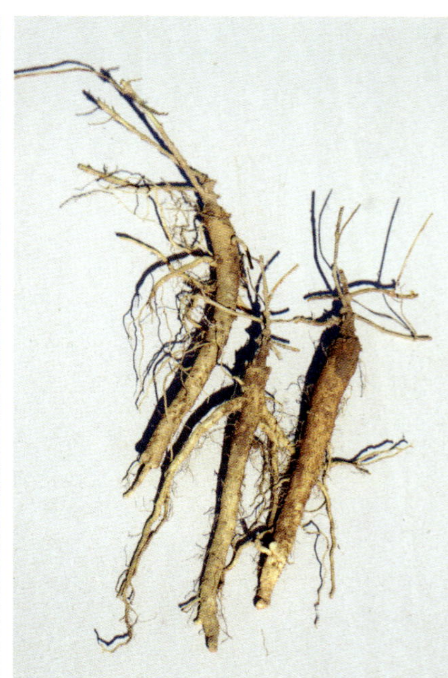

Baikal-Helmkraut-wurzel-Tee

bei Infektionskrankheiten, Rheuma, Bluthochdruck, Lungenerkrankungen, entzündlichen Hautausschlägen, zur Beruhigung, bei Schlafproblemen, zur Leberanregung, bei Parasiten, Borreliose

ZUTATEN

- 1 TL getrocknete Wurzelstücke
- 250 ml Wasser

ZUBEREITUNG

Die Wurzeln mit dem Wasser am Herd aufkochen und für 10 bis 15 Minuten auf kleiner Flamme ziehen lassen, danach abseihen.

ANWENDUNG

3 Mal täglich eine Tasse möglichst ungesüßt trinken.

Baikal-Helmkraut-wurzel-Tinktur

bei Bluthochdruck, Infektionen, Grippe, hohen Blutfettwerten, Anspannungen, Angstzuständen, Erkältungen, Borreliose

ZUTATEN

- 50 getrocknete oder frische Wurzel
- 250 ml 70 %iger Alkohol (Weingeist, Brand)

ZUBEREITUNG

Die frischen oder getrockneten Wurzelstücke mit dem Alkohol übergießen und 2 bis 3 Wochen an einem schattigen, kühlen Ort rasten lassen, danach abseihen und in kleine Tropffläschchen füllen.

ANWENDUNG

Bis zu 5 Mal täglich 30 Tropfen mit ein wenig Wasser oder auf einem Löffel Honig einnehmen.

Baikal-Helmkraut-wurzel-Pulver

bei Lungenentzündungen, zur Leberanregung, bei Gereiztheit, Schlafstörungen, nervlichen Anspannungen, Ängsten

ZUTATEN

- getrocknete Wurzel

ZUBEREITUNG

Wurzelteile mit der Kaffeemühle oder der Küchenmaschine zu feinem Pulver vermahlen und dieses in einem Behälter vor Feuchtigkeit geschützt aufbewahren.

ANWENDUNG

Vom Wurzelpulver nimmt man bis zu 3 Mal täglich 1 Messerspitze mit ein wenig Wasser ein, und dies vor einer Mahlzeit.

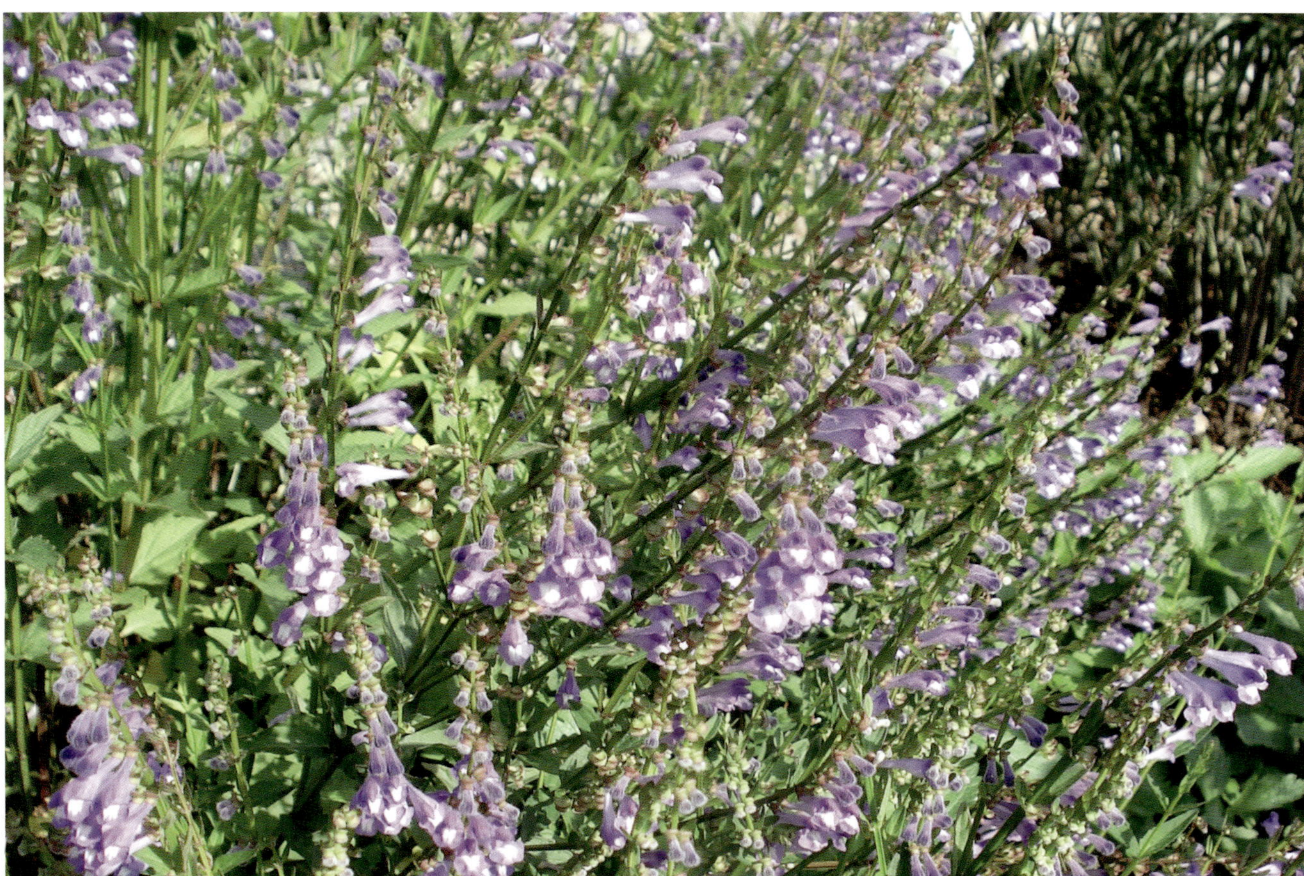

Baldrian *Valeriana officinalis*
– die „Wurz gegen Ängste" der Kriegszitterer

Für ein langes Leben höre darauf, der Tag hört auf – der Tag fängt an, mit einer Brise Baldrian.

Mondwurz – bring Krankheitssturz.

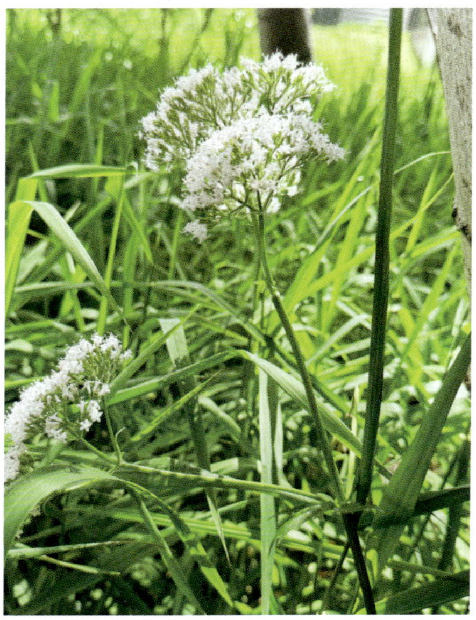

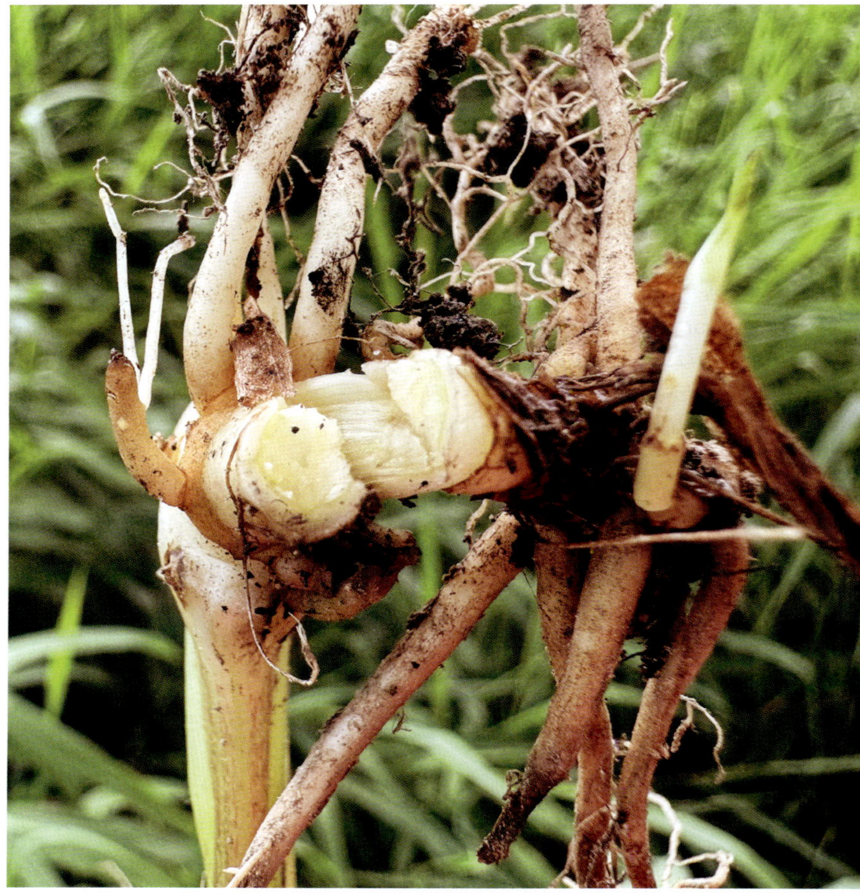

Volksnamen	Katzenkraut, Hexenkraut, Augenwurz, Krampfwurz, Marienwurz, Mondwurz, Hexenwurz
Pflanzenfamilie	Geißblattgewächse (*Caprifoliaceae*)
Standort	in feuchten Wiesen, entlang von Flussufern und Bachläufen, früher sehr verbreitet, heute nur noch regional zu finden
Inhaltsstoffe und Eigenschaften	Valeriansäure (krampflösend, entspannend), ätherische Öle (geben den typischen Geruch), Lignane (antioxidativ), Flavonoide (antioxidativ), Tannine (zusammenziehend, herbe Note)
Geschmack	Zuerst süßlich, danach bitter und herb, je kürzer die Wurzel bei der Verarbeitung Wärme ausgesetzt ist, desto geringer ist der bittere Geschmack.
Verwechslungs-möglichkeiten	Gefleckter Schierling (*Conium maculatum*) sehr giftig, Wasserschierling (*Cicuta virosa*) sehr giftig, Hundspetersilie (*Aethusa cynapium*) giftig
Interessantes	Man nennt Baldrian *die stinkende Wurz der Wandersleut*. Bei Speisen soll die Wurzel in kleinen Mengen (Messerspitze) wie ein Gewürz verwendet werden, da es bei intensiverem Wurzelkonsum zu Taubheitsgefühlen kommen kann. Baldrian ist die klassische Heilpflanze für einen guten Schlaf, soll allerdings nicht gleichzeitig mit anderen Schlafmitteln konsumiert werden.
Verwendungsart	Tee, Tinktur, Öl, Badezusatz, Pulver, Küchengewürz, Wein, Räucherung, Salbe

Angstwurz des Kriegsheimkehrers (Kriegszitterer)

Als Paula geboren wurde, war ihr Vater im Krieg. Im Alter von 4 Jahren wartete Paula auf den Herrn Postboten. Sie liebte es, die Post entgegenzunehmen. Doch an diesem Tag sah Paula einen fremden Mann auf ihr Haus zugehen. Eilig lief sie zur Mutter und berichtete ihr aufgeregt, dass heute ein *neuer* Briefträger kommen würde. Die Mutter ging mit Paula zur Eingangstür, hielt nach dem Öffnen kurz inne, fiel dann dem *neuen* Briefträger voller Freude um den Hals und hatte Tränen in den Augen. Die Mutter erklärte der irritierten Paula, dass dies ihr Vater sei. Für Paula war er ein fremder Mensch. Ihr Vater bemühte sich eine Beziehung aufzubauen, doch die traumatischen Kriegserlebnisse holten ihn immer wieder ein. Er litt an plötzlichen Angstattacken und seine Arme und Beine begannen unkontrolliert zu zittern, was ihn für die kleine Paula noch fremdartiger machte. Als *Kriegszitterer* wurden die traumatisierten Männer bezeichnet. Die Mutter bat den Herrn Doktor um Hilfe. Dieser riet zu viel Bettruhe, sehr viel Geduld und Tee aus der *Angstwurz*. Sie solle aus einem kleinen Löffel Baldrianwurzel und einem kleinen Teelöffel Melissenblättern einen Tee zubereiten. Beides mit 250 ml kaltem Wasser übergießen, über Nacht stehen lassen und ihrem Mann am nächsten Tag schluckweise zu trinken geben.

„Ich werde diese Angstattacken nie vergessen. Er war mit jeder Kleinigkeit überfordert, wie aus dem Nichts begann er am ganzen Körper zu zittern oder nach Luft zu ringen", erinnert sich Paula. Nach drei, unendlich langen Monaten wurden die Angstanfälle weniger, nach 6 Monaten besserte sich auch das Zittern. Erst dann verlor Paula die Scheu vor dem *fremden* Mann im Haus. Solange sie sich zurückerinnern könne, hat ihr Vater immer wieder diesen *Angstwurz-Tee* getrunken.

VOLKSHEILKUNDE

Zu Sankt Michael (29. September) gegraben, bis Heilige drei Könige (6. Januar) sie ruht, tu stets bei dir sie tragen, sie ist bei Krämpfen gut. Wie schon der Spruch sagt, wird die Wurzel nicht sofort nach dem Graben verwendet, sondern gesäubert, in Stücke geschnitten und für ca. 4 Monate zum Trocknen aufgelegt. Erst dadurch entfaltet sich ihr typischer Geruch. Vor Katzen geschützt auflegen!

Wenn die Sehkraft nachließ, legte man ein Tuch mit Baldrianwurzelstücken auf die Stirn. In Griechenland verabreichte man Baldrian bei Herzproblemen oder Schlaflosigkeit. Legt man eine Baldrianwurzel über Nacht in Wein, sollte derjenige, der davon trinkt, in *heiße Begierde* verfallen. Männern, welche Baldrianwurzel als Amulett um den Hals tragen, sollte jede Frau verfallen sein. Der Spruch: *Trinkt Baldrian, so kommt ihr alle davon*, stammt aus der Pestzeit.

Der Botaniker Otto Brunfels (1489–1534) schrieb: „Wenn Mann und Weib Baldrian in Wein trinken, so macht dies gute Freundschaft." Ein Bund Baldrian im Raum sollte alles Böse fernhalten. Baldrian galt in Teeform als Beruhigungs- und Schlafmittel, jedoch erhielt ich bei Gesprächen immer wieder Hinweise, dass der Tee auch bei zu starkem Schlafbedürfnis und andauerndem Gefühl von Müdigkeit erfolgreich eingesetzt wurde. Baldrian wirkt nicht einschläfernd, sondern entspannend und schlafregulierend. Auch bei Kopfschmerzen, Nervosität, Angstzuständen, Herzklopfen und Menstruationsbeschwerden wurde Baldrian verwendet. Ebenso genutzt wurde der Speik (*Valeriana celtica*), der Alpenbaldrian. Die Wurzel im Kleiderkasten aufgehängt, hält die Motten fern. Im Stall sollte sie die Tiere vor Krankheiten und *Verhexungen und bösem Zauber* schützen. Neugeborene wurden in Speikwasser gebadet, damit sie geschützt und kräftig seien.

AUSSEHEN PFLANZE / WURZEL

Baldrian ist mehrjährig und wird zwischen 50 cm und 1,5 Meter hoch. Er hat einen geraden, grünlich-bräunlichen, runden und hohlen Stängel, an dessen Ende sich die weißen bis leicht rosaroten Rispenblüten befinden. Seine Blätter sehen leicht gesägt aus.

Die Wurzel ist fleischig, verzweigt, auffallend weiß und aufgrund der geringen Wurzeltiefe leicht zu ernten. Markant ist der Geruch nach *Socken, die laaange nicht gewaschen wurden* und die modrig/erdige Note, die nach dem Trocknen noch intensiver wird. Viele Tiere, insbesondere Katzen und Ratten, lieben den Geruch.

ERNTE

Die richtige Zeit beginnt im September und endet im November. Man gräbt die Wurzel ab dem zweiten Wuchsjahr, indem man mit einem gut schneidenden Messer oder einem scharfkantigen Spaten ein Stück der Wurzel abtrennt. Den Rest der Wurzel bedeckt man mit Erde, damit die Pflanze im Frühling wieder wachsen kann.

Bei Erzählungen betonen die Leute stets, dass Baldrian, welcher auf Hügeln wächst, wirkungsvoller sei als Baldrian, der am Wasser wächst. Geerntet wird Echter Baldrian (*Valeriana officinalis*) und früher auch der Alpenbaldrian *Echter Speik (Valeriana celtica)*. Speik ist heute bereits streng geschützt. Während der Speik im April zu Mitternacht gegraben werden sollte, begann die Ernte des normalen Baldrians zu St. Michael am 29. September.

Baldrianwurzel-Honig

für einen ruhigen Schlaf

ZUTATEN

- 1 EL frische Baldrianwurzeln
- 250 g Honig

ZUBEREITUNG

Die Wurzeln nach dem Säubern in möglichst kleine Stücke schneiden, in ein Glas geben und mit flüssigem Honig übergießen.

Mindestens 14 Tage ziehen lassen.

ANWENDUNG

Zur Schlafunterstützung vor dem Schlafengehen 1 Esslöffel davon einnehmen.

Baldrianwurzel-Tee – Warmauszug

bei Schlafproblemen, Fieber, Wechseljahrbeschwerden

ZUTATEN

- 1 EL zerkleinerte Baldrianwurzel
- 1 l Wasser

ZUBEREITUNG

Die getrockneten oder frischen Wurzelstücke mit abgekochtem, noch heißem Wasser übergießen und 10 Minuten ziehen lassen, danach abseihen.

ANWENDUNG

Bei Einschlafproblemen sowie bei Fieber täglich 1 bis 2 Tassen trinken.

Bei Fieber soll der Tee auf Zimmertemperatur abkühlen, erst dann trinken.

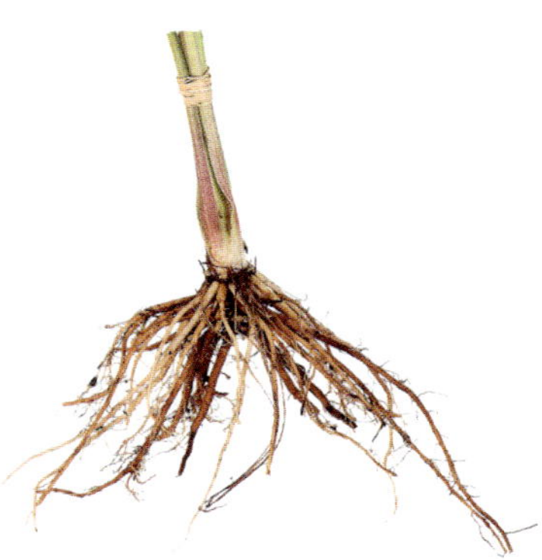

Baldrianwurzel-Tee – Kaltauszug

bei Angstzuständen, Prüfungsangst, Nervenüberlastung, Gedankenflucht

ZUTATEN

- 1 EL Baldrianwurzel
- 500 ml handwarmes Wasser

ZUBEREITUNG

Die getrockneten oder frischen Wurzelstücke mit dem Wasser übergießen und über Nacht stehen lassen.

Erst am Morgen abseihen.

ANWENDUNG

Bei Angstzuständen, Ängsten, nervlichen Überlastungen schluckweise von dem Tee trinken.

Vor dem Einschlafen nochmals trinken.

Baldrianwurzel-Teemischung

bei Magengeschwüren

ZUTATEN

- 1 TL getrocknete Baldrianwurzel
- 1 TL getrocknete Hopfensprossen (*Humulus*)
- 1 TL trockene Eichenrinde (*Quercus*)
- 1 TL getrockneter Quendel (*Thymus*)
- 1 TL getrocknete Blutwurz (*Potentilla erecta*)

ZUBEREITUNG

Alle Zutaten mischen.

1 Esslöffel der Mischung in eine Kanne geben und mit 500 ml kochendem Wasser übergießen.

10 bis 15 Minuten ziehen lassen, danach abseihen.

ANWENDUNG

Morgens, mittags und abends vor den Mahlzeiten 1 Tasse trinken.

Baldrianwurzel-Essig-Tinktur

bei Prüfungsangst und Kopfschmerzen

ZUTATEN

- 2 zeigefingerlange frische Baldrianwurzeln
- 250 ml Apfel- oder Weinessig

ZUBEREITUNG

Die Wurzel mit einer groben Bürste reinigen, waschen, abtrocknen und in Scheiben schneiden.

In ein verschließbares Glas gegeben, mit dem Essig übergießen und 2 Wochen reifen lassen, danach abseihen und in ein Tropffläschchen füllen.

ANWENDUNG

Bei Kopfschmerzen, Migräne, Prüfungsangst, Ängstlichkeit, innerlicher Unruhe nimmt man 15 Tropfen in 250 ml lauwarmem Wasser. Bei Bedarf wiederholen.

Baldrianwurzel-Tinktur

beruhigend, bei Überlastung, Nervosität, Migräne

ZUTATEN

- 100 g getrocknete Baldrianwurzeln
- 250 ml hochprozentiger Alkohol (Brand, Korn, Wodka)

ZUBEREITUNG

Die Wurzelstücke in ein Glas geben, mit dem Alkohol übergießen, das Glas verschließen und für 4 Wochen dunkel stellen, danach durch ein feines Sieb filtern und in Tropffläschchen füllen.

ANWENDUNG

Bei Bedarf morgens und abends 10 Tropfen in etwas Wasser einnehmen.

Baldrianwurzel-Wein

bei geistiger Überanstrengung, Einschlafhilfe

ZUTATEN

- 2 EL getrocknete oder frische Baldrianwurzeln
- 1 l süßer Rotwein
- 2 EL Honig

ZUBEREITUNG

Den Rotwein und die Baldrianwurzeln in einen Topf geben und über Nacht abgedeckt stehen lassen.

Am nächsten Tag erwärmen (max. 40 Grad). 10 Minuten bei kleiner Wärme *ziehen* lassen (damit er nicht bitter wird), danach durch ein feines Sieb filtern.

Den Honig unterrühren, bis sich dieser aufgelöst hat, und in Flaschen füllen.

ANWENDUNG

Vor dem Zu-Bett-Gehen davon 2 bis 3 Esslöffel handwarm trinken.

Baldrianwurzel-Anis-Fenchel-Pulver

bei Blähungen, Magen-, Darmbeschwerden

ZUTATEN

- 1 EL getrocknete Baldrianwurzel
- 1 EL Anissamen
- 2 EL Fenchelsamen

ZUBEREITUNG

Alle Zutaten in einer elektrischen Mühle oder der Küchenmaschine zu Pulver zerkleinern.

ANWENDUNG

1 Messerspitze der Pulvermischung entweder vor dem Mittagessen mit Wasser einnehmen oder das Essen mit der Pulvermischung würzen.

Baldrianwurzel-Aniswurzel-Pulver

zur allgemeinen Entspannung, bei Ängsten, Krämpfen

ZUTATEN

- 4 frische Baldrianwurzeln
- 4 frische Aniswurzeln

ZUBEREITUNG

Die Wurzeln an einem trockenen Herbsttag graben und in möglichst kleine Stücke schneiden. Wurzelstücke in die Küchenmaschine geben und zerkleinern, bis sie eine mehlartige Konsistenz haben.

ANWENDUNG

Das Mischpulver nimmt man bei Ängstlichkeit, bei Schreckhaftigkeit sowie zur Entspannung bei Überlastung oder Überreizung.

Täglich 1 Messerspitze dieses Pulvers in 250 ml heißes Wasser geben, ein paar Minuten ziehen lassen und dann warm trinken.

Bei Krämpfen ½ Teelöffel dieses Pulvers mit 250 ml handwarmem Wasser einnehmen. Die Einnahmedosis bei Krämpfen ist eine Akuteinnahme und keine Langzeiteinnahme!

So eine harntreibende Wirkung gewünscht ist, davon täglich vormittags und nachmittags 1 Messerspitze in 250 ml warmem Wasser trinken.

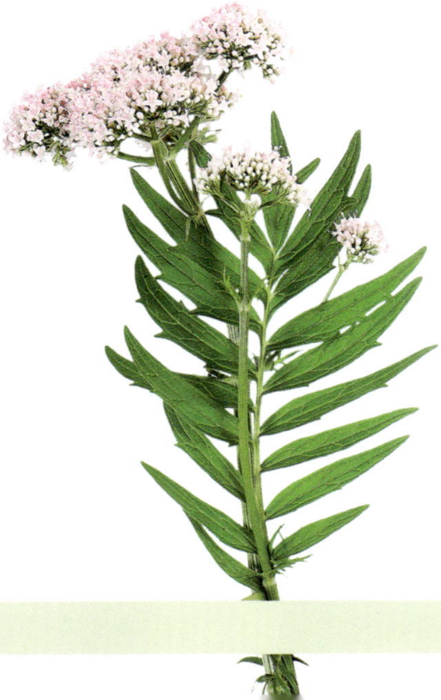

Baldrianwurzel-Öl

bei Gereiztheit, Wutausbrüchen, übermäßigem Stress

ZUTATEN

- 2 EL frische Baldrianwurzeln
- 500 ml Olivenöl (oder Sonnenblumenöl, Leinöl)

ZUBEREITUNG

Die Baldrianwurzeln nach dem Säubern zerkleinern und in ein verschließbares Gefäß geben.

Mit dem Öl übergießen. Verschlossen und dunkel mindestens einen Mondzyklus (28 Tage) reifen lassen. Danach abseihen und in kleinen Flaschen dunkel lagern.

ANWENDUNG

Mit diesem Öl Stirn und Schläfen einreiben oder im Akutfall das Öl mit ein wenig Honig in 250 ml Wasser verrühren und trinken.

Bei generell gereizten, grantigen Menschen kann dieses Öl für Salate oder Aufstriche verwendet werden.

Baldrianwurzel-Bad

zur Beruhigung, bei hektischen Zuständen, nach einem anstrengendem Tag

ZUTATEN

- 150 g getrocknete Baldrianwurzeln
- 2 l Wasser

ZUBEREITUNG

Wurzeln im kalten Wasser zustellen und aufkochen, den Herd abschalten und zugedeckt für 10 Minuten stehen lassen, danach abseihen. Diesen Auszug dem Badewasser zugeben.

ANWENDUNG

Die Badedauer soll ca. 15 bis 20 Minuten betragen, danach gleich in das Bett gehen.

Baldrianwurzel-Salbe

beruhigend, entspannend, bei rheumatischen Beschwerden

ZUTATEN

- 2 TL frische Baldrianwurzeln
- 100 ml Olivenöl (oder Mandelöl, Jojobaöl)
- 7 g Bienenwachs

ZUBEREITUNG

Die Baldrianwurzeln zerkleinern und in ein verschließbares Gefäß geben, mit dem Öl übergießen und abgedeckt dunkel mindestens einen Mondzyklus (28 Tage) reifen lassen.

Danach abseihen und das Öl am Herd auf ca. 40 bis 50 Grad erwärmen. Das Bienenwachs hinzugeben und rühren, bis es sich aufgelöst hat.

In einen Tiegel füllen und im Kühlschrank aufbewahren.

ANWENDUNG

Zur Entspannung die Stirn, Schläfen oder Brustbereich einreiben.

Bei rheumatischen Beschwerden die betroffenen Körperstellen damit massieren.

Baldrianwurzel-Kräuterpolster

als Einschlafhelfer

ZUTATEN

- 1 Handvoll zerkleinerte Baldrianwurzeln
- 2 Handvoll Melissenblätter und -blüten
- 1 Handvoll Quendel- oder Thymianpflanzenteile
- 1 Kissenbezug

ZUBEREITUNG

Die Pflanzenteile im Schatten trocknen, in einem Topf mit den Händen gut vermischen und mit den Fingern etwas zerreiben, danach in den Kissenbezug einfüllen.

Wer möchte, kann auch ein paar Dinkelkörner hinzugeben.

ANWENDUNG

Diesen Kräuterpolster ins Bett neben dem Kopfpolster hinlegen.

Baldrianwurzel-Räucherung

für eine beruhigende Atmosphäre

ZUTATEN

- 2 zeigefingerlange frische Wurzeln

ZUBEREITUNG

Wurzeln in kleine Stücke schneiden und trocknen lassen. Die ätherischen Öle wirken beruhigend.

ANWENDUNG

Entweder bei einem Räucherstövchen auf das Sieb legen und darunter ein angezündetes Teelicht stellen. Oder Räucherkohle anzünden, in ein Räuchergefäß mit Räuchersand legen, die Wurzelstücke auf die glühende Räucherkohle geben und mit dem Gefäß durch die Wohnräume gehen.

Zur milden Räucherung kann auch ein Wurzelstück auf den Heizkörper gelegt werden oder nach dem Kochen auf die auskühlende Herdplatte.

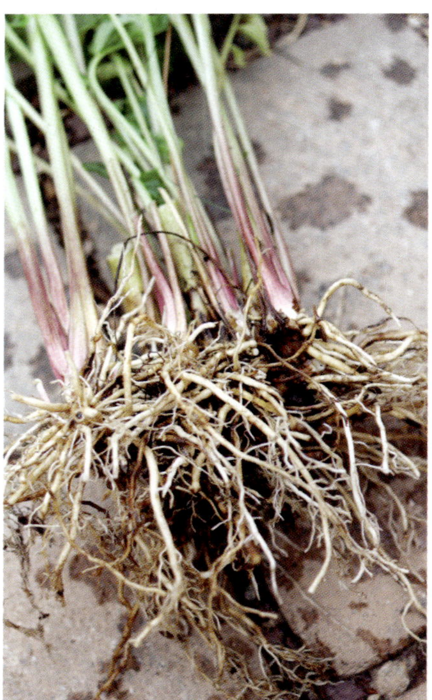

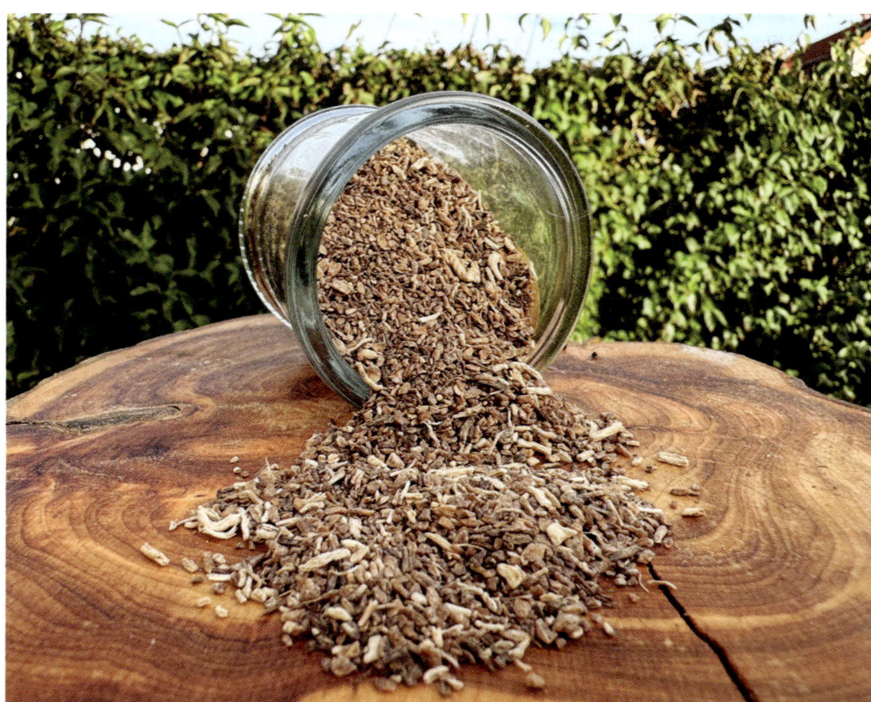

Bärenschote *Astragalus glycyphyllos* – *Staubzucker der einfachen Leut`*

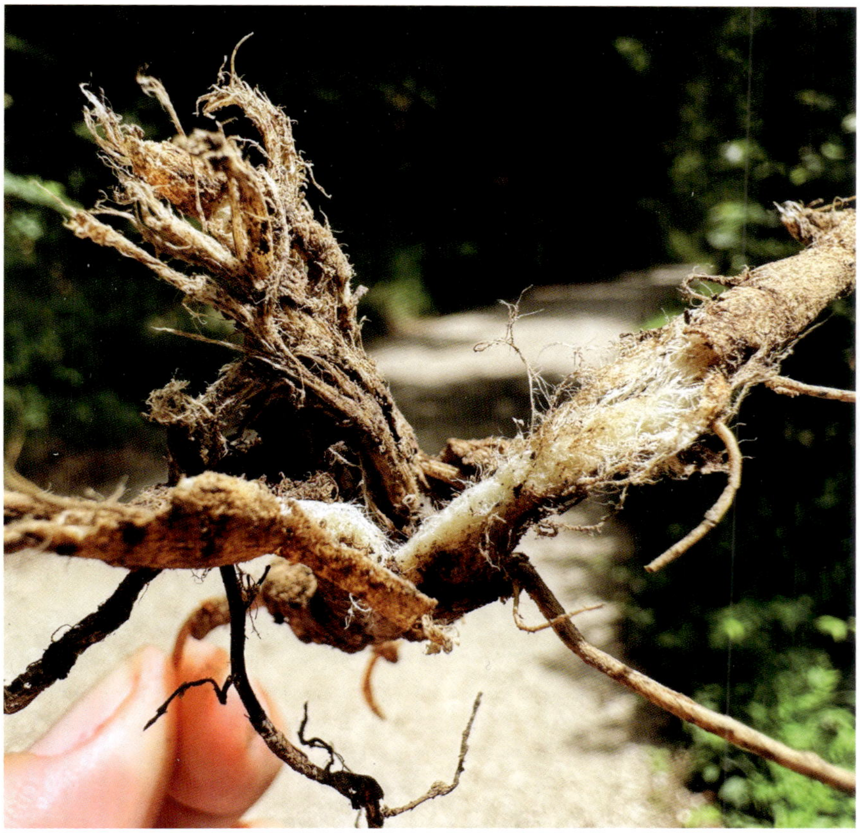

Süßwurzel kräftig und stark, lindert Husten, den nichts zu lindern vermag.

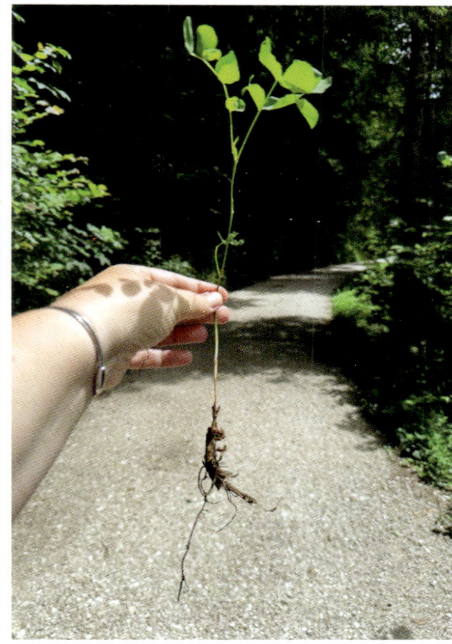

Volksnamen	Süßholz-Schote, Süßtragant, Tragant, Süßwurzel, Natternkraut
Pflanzenfamilie	Hülsenfrüchtler (*Fabaceae*)
Standort	Wächst in hellen Wäldern, an Wegrändern, Waldrändern, Waldlichtungen, Böschungen, unter Hecken und Gebüschen, in selten gemähten Wiesen mit Verbuschung. Sie wächst bis auf 1.200 Meter Meereshöhe. Sie liebt warme, lehmige, nährstoffarme Böden.
Inhaltsstoffe und Eigenschaften	Glycyrrhizin (entzündungshemmend, juckreizlindernd, wundheilungsfördernd, bindet freie Radikale), Schleimstoffe (entzündungshemmend, bronchienerweiternd, reizlindernd, schleimlösend), Flavonoide (antioxidativ, entzündungshemmend)
Geschmack	süß, nussig, leicht rauchig, vergleichbar mit dem Geschmack von Süßholzwurzel
Verwechslungsmöglichkeiten	Mongolischer Tragant (*Astragalus membranaceus*) unbedenklich, Echter Wundklee (*Anthyllis vulneraria*) nur äußerlich verwenden, Gewöhnlicher Hornklee (*Lotus corniculatus*) leicht giftig
Interessantes	Die Bärenschote, auch Süßwurzel genannt, sollte nicht mit der Echten Süßholzwurzel (*Glycyrrhiza glabra*) verwechselt werden. Enge Verwandte sind der mongolische Tragant (*Astragalus membranaceus*), der in der TCM besonders bei Husten und zur Anregung der Muttermilch verwendet wird, und *Astragalus gummifer*, ein Strauch, aus dessen Stamm eine geruchlose, klebrige Flüssigkeit (Gummi) austritt. Dieser wird als *Tragantpulver* als Haftmittel für Zahnprothesen und in der Industrie für Süßspeisen, Zahnpaste, Arzneimittel, Bindemittel für Tabletten und zum Herstellen von Räucherstäbchen oder Räucherkegeln verwendet.
Verwendungsart	Tee, Wurzelpulver, Tinktur, Bad, Wickel, Salbe, Kochzutat

AUSSEHEN PFLANZE / WURZEL

Die mehrjährige Bärenschote könnte bis zu 1 Meter hoch werden, ist aber meistens eine unauffällige, kriechende Pflanze mit bis zu 1,5 Meter langen Ausläufern. In seltenen Fällen wächst sie aufrecht. Ihre Blätter sind gefiedert und haben viele kleine ovale Blättchen, ihre Blüten sind grün-gelb in traubenförmigen Blütenständen. Die auffälligen Früchte sehen wie schotenförmige Bärentatzen aus.

Die kräftige Pfahlwurzel reicht tief ins Erdreich. Sie ist außen hellbraun und unterhalb der Wurzelrinde weißlich und fleischig.

ERNTE

September bis Dezember ist die beste Zeit, die Pflanze sollte mindestens 4 Jahre alt sein, damit die Wurzel kräftig genug ist. Im Herbst schmeckt die Wurzel süßer als im Frühling.

Bärenschote wurzelt sehr tief, daher empfiehlt es sich zum vorsichtigen Freilegen eine Schaufel zu verwenden. Nach dem Graben vom Erdreich befreien und in Stücke geschnitten zum Trocknen auflegen.

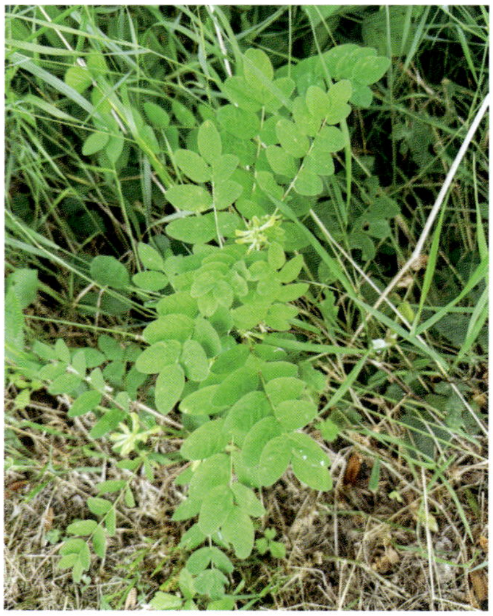

Staubzucker der einfachen Leut

Zucker gab es früher nur in pyramidenartiger, fester Form. Mit einer Zuckerhacke wurde die benötigte Menge heruntergeschabt. Er war ein kostbares Gut, das sich nicht jeder leisten konnte. Dort, wo Zuckerrüben vorhanden waren, wurde daraus ein Sirup gekocht und dieser zum Süßen und Backen verwendet. In anderen Regionen wurden die Wurzeln der Bärenschote wie Zucker genutzt. Eine Erntehelferin aus dem Allgäu erinnert sich, dass sie von der Bäuerin ausgeschickt wurde, diese Wurzel zu graben.

„Das war sehr mühsam“, erzählt Angelika. „Die Wurzeln waren sehr tief und für ein junges Mädchen anstrengend auszugraben.“ Danach musste sie die Wurzeln trocknen und mit einer Handmühle aus einer Platte und einem Reibstein zu Pulver vermahlen. Dieses Wurzelpulver nahm die Bäuerin zum Backen und wie Staubzucker zum Bestreuen von Süßspeisen.

„Es löst sich in Wasser nicht auf. Im Tee schwimmt der Wurzelzucker im Teewasser, das hatte ich nicht so gerne. Beim Backen war der Wurzelgeschmack für uns normal, wir kannten es damals nicht anders.“ Heute ist Zucker für uns selbstverständlich. Was früher aus der Not heraus verwendet wurde, entdecken wir heute wieder voller Neugier freiwillig.

VOLKSHEILKUNDE

Vorwiegend wurde die Wurzel zum Süßen von Speisen oder Getränken verwendet oder in kleinen Mengen einer Kräutertee-Mischung beigegeben. Menschen, die schwächlich, kränklich oder erschöpft waren, mussten die Wurzel essen, sie wurde in den Speisen mitgekocht. Man legte sie auch in Alkohol ein oder bereitete einen Teeauszug. Täglich 1 Messerspitze des Wurzelpulvers war eine verbreitete Dosis. Eine Altbäuerin gab den Männern, wenn die Kraft bei der Erntearbeit nachließ, einen Schnaps mit Bärenschotenwurzeln.

Bei Verdauungsschmerzen wurde die Wurzel in Stücke gebrochen, getrocknet, gekaut und nach dem Kauen ausgespuckt.

Babys und kleine Kinder mit Hautproblemen wusch man mit einem Wasserauszug.

Bei Erkältungskrankheiten, länger andauerndem Husten oder wenn das Immunsystem geschwächt war, bereitete man einen Kaltauszug.

Vorbeugend gegen Erkältungskrankheiten wurde ein warmer Tee gekocht oder eine alkoholische Tinktur eingenommen. Die Wurzel dämpft vor allem in der Hitze die Schweißbildung des Körpers.

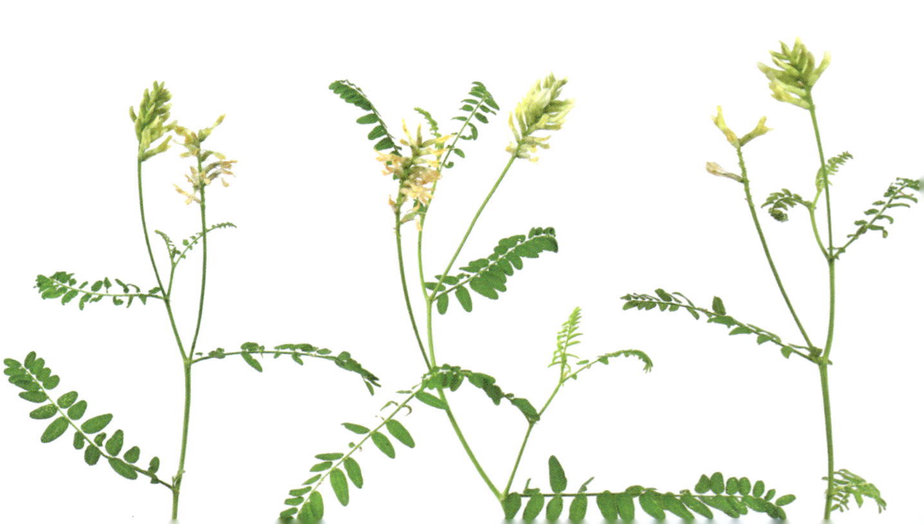

Bärenschotenwurzel – Warmauszug

bei Erschöpfungszuständen, für gestresste Personen, kräftigt das Immunsystem, zur Wundversorgung

ZUTATEN

- 1 TL getrocknete Wurzeln
- 250 ml Wasser

ZUBEREITUNG

Die in kleine Stücke geschnittenen und getrockneten Wurzeln mit kochendem Wasser übergießen, 15 Minuten zugedeckt rasten lassen und abseihen.

ANWENDUNG

Bei Erschöpfungszuständen oder für das Immunsystem 4 bis 6 Wochen lang täglich eine bis zwei Tassen Tee trinken.

Zur Wundversorgung ein sauberes Tuch in den handwarmen Tee eintauchen und damit die Wunde waschen oder bei schwer heilenden, geröteten Wunden das Tuch auf der Wunde liegen lassen und einen Verband darüber geben.

Bärenschotenwurzel – Kaltauszug

bei Husten, Bronchitis, Reizdarm, Magenreizung, Darmentzündung, Sodbrennen, Erkältungskrankheiten

ZUTATEN

- 1 TL getrocknete Wurzeln
- 250 ml Wasser

ZUBEREITUNG

Die in kleine Stücke geschnittenen und getrockneten Wurzeln mit zimmerwarmem Wasser übergießen und über Nacht zugedeckt rasten lassen. Am nächsten Tag am Herd erwärmen und abseihen.

ANWENDUNG

Von diesem Tee je nach Bedarf bis zu 3 Tassen täglich trinken.

Bärenschotenwurzel-Pulver

Staubzucker der einfachen Leut

ZUTATEN

- Bärenschotenwurzeln

ZUBEREITUNG

Die frischen oder getrockneten Wurzelstücke mit der elektrischen Gewürzmühle zu möglichst feinem Pulver vermahlen und zum Trocknen noch ein paar Tage auf einem Butterbrotpapier liegen lassen, danach in einem Behälter aufbewahren.

ANWENDUNG

Wie Zucker zum Süßen verwenden.

Wurzeleintopf mit Bärenschote

ZUTATEN

- 150 g Karotten (Möhren)
- je 50 g Petersilien- und Selleriewurzel
- 20 g Bärenschotenwurzeln
- 250 g mehlige Kartoffeln
- 1 mittelgroße Zwiebel
- 1 Knoblauchzehe
- 20 ml Öl und 15 g Butter
- 50 ml Weißwein
- 400 ml Wasser
- Gewürze: Lorbeerblatt, Petersiliengrün, 1 Prise Salz, Muskatnuss und weißer Pfeffer
- etwas Obers

ZUBEREITUNG

Die frischen Wurzeln schälen und in kleine Würfel schneiden. Zwiebel und Knoblauch schälen, klein schneiden und in Öl goldbraun anschwitzen, die Wurzelstücke hinzugeben, kurz weiterschwitzen lassen, danach mit dem Wein ablöschen, mit dem Wasser aufgießen und 20 bis 30 Minuten köcheln lassen. Gewürze zufügen und weitere 15 Minuten am Herd lassen. Obers hinzugeben, abschmecken, das feingehackte Petersiliengrün hinzugeben. Ein wohlschmeckendes basisches Gericht.

Bärenschotenwurzel-Salbe

Pflegesalbe bei sensibler, irritierter Haut

ZUTATEN

- 2 EL frische Wurzeln
- je 50 ml Mariendistel-Öl und Leinöl
- 100 g Sheabutter

ZUBEREITUNG

Wurzelstücke mit einem Mörser kräftig quetschen und in dem Mariendistel-Öl für 5 Minuten auf 40 bis 50 Grad am Herd erwärmen.

Vom Herd nehmen, 1 bis 2 Tage zugedeckt rasten lassen und durch ein feines Sieb oder Tuch seihen.

Wieder sanft erwärmen (40 Grad), mit dem Leinöl vermischen, die Sheabutter hinzugeben und mit dem Mixer schaumig aufschlagen. Sobald die Konsistenz wie *Schlagobers* (Sahne) aussieht, ist die Salbe fertig.

ANWENDUNG

Diese Salbe morgens und abends dünn auf die Haut auftragen.

Bärenschotenwurzel-Bad oder -Wickel

bei entzündeter, irritierter, sensibler Haut für kleine Kinder und Erwachsene

ZUTATEN

- 4 EL Wurzeln, frisch oder getrocknet
- 3 l Wasser

ZUBEREITUNG

Die Wurzeln mit kaltem Wasser übergießen, über Nacht abgedeckt stehen lassen, am nächsten Tag aufkochen und anschließend abseihen.

ANWENDUNG

Bei Hautproblemen gibt man diesen Absud in das Badewasser und bleibt für 20 Minuten in der Badewanne. Es können bei Hautausschlägen oder Hautproblemen Wickel gemacht werden.

Bärlauch *Allium ursinum* – *Hexenzwiebel als Knoblauchersatz*

Hexenzwiebel und Thymiankraut, nähst du zum Schutz ins Kleid der Braut.

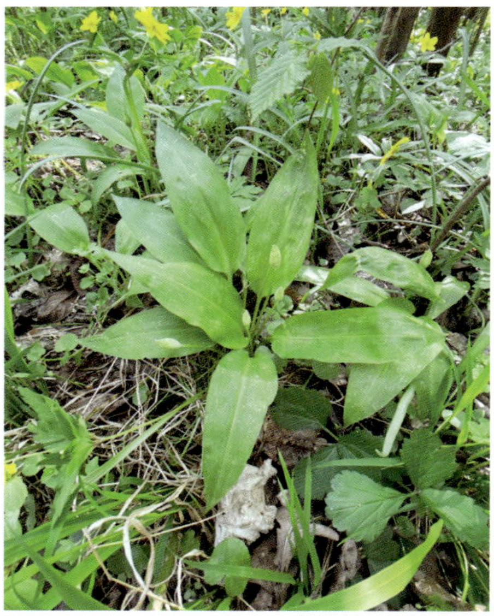

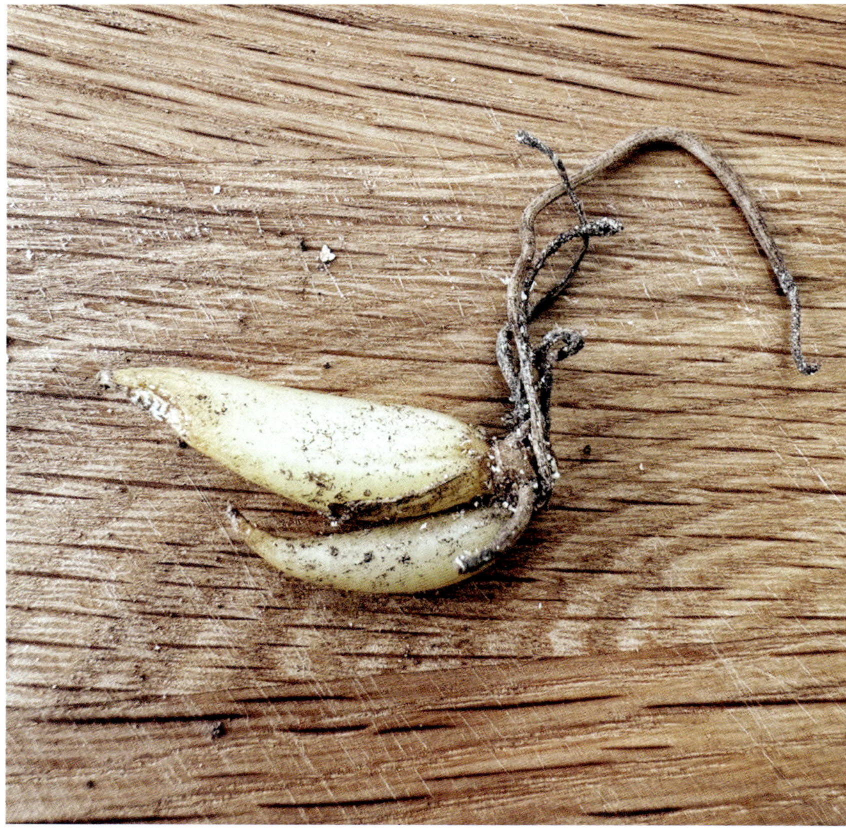

Volksnamen	Wilder Knoblauch, Waldknoblauch, Hexenzwiebel, Bärenzwiebel
Pflanzenfamilie	Amaryllisgewächse (*Amaryllidaceae*)
Standort	Bärlauch ist mehrjährig und wächst in größeren Gruppen in halbschattigen, feuchten Laubwäldern, auf Wiesen, Waldlichtungen, entlang von Bachläufen.
Inhaltsstoffe und Eigenschaften	Allicin (keim- und bakterientötend, blutdruck- und cholesterinsenkend, minimiert Knorpelabbau), Thiosulfinat (natürliches Antibiotikum), Alliin (entzündungshemmend, abschwellend, unterstützt Beweglichkeit der Gelenke), Magnesium (für Energiestoffwechsel, Reizübertragung von Nerven auf Muskeln), Kalium (Blutdruckregulierung, Herzfunktion), Eisen (Sauerstoffverteilung und Zellbildung)
Geschmack	Würzig, scharf, fruchtig – die Schärfe ist intensiver als bei Knoblauch, dazu eine Zwiebelnote.
Verwechslungsmöglichkeiten	Maiglöckchen (*Convallaria majalis*) giftig, Herbstzeitlose (*Colchicum autumnale*) giftig, Gefleckter Aronstab (*Arum maculatum*) giftig, Salomonssiegel (*Polygonatum odoratum*) giftig
Interessantes	Beim Ernten der Bärlauchzwiebel sollte man sich sicher sein, dass die Pflanze wirklich der Bärlauch ist. Auch die giftige Herbstzeitlose hat eine zwiebelartige Wurzelknolle. Alle Teile des Bärlauchs, auch die Wurzelknollen, haben den typischen, knoblauchartigen Geruch. Der Bärlauch bildet im Gegensatz zu allen anderen, ähnlich aussehenden Pflanzen nur einzelne Blätter an Stielen aus – Maiglöckchen hat keine Stängel. Bärlauchblätter sind an der Unterseite matt – Maiglöckchen und Herbstzeitlose glänzend. Blätter des Aronstabs sind braun gefleckt und eher dreieckig und Salomonssiegel hat an beiden Seiten des Stiels Blätter.
Verwendungsart	Wurzelbrei, Kochen, Tinktur, Öl

Die scharfe Wurzel aus dem Wald

In der Nähe des Wienerwaldes lebt eine hagere, vom fleißigen Arbeiten gezeichnete, ehemalige Bäuerin. Gern erinnert sie sich an ihre Kindheit. Wenn damals jemand eine schwere Erkrankung oder eine größere Verletzung hatte, holte man einen wortkargen, lumpig gekleideten Mann. Sie hat nie jemanden seinen richtigen Namen sagen gehört. Jeder sprach nur vom *Pilz*. Beim Spielen mit den anderen Kindern war sie gestürzt und dies so unglücklich, dass sie auf ihrer Unterhand eine große, offene Wunde hatte. Die Mutter begutachtete die stark blutende Wunde und meinte, hier müsste besser der *Pilz* gerufen werden.

Eigentlich hatten die Kinder vor ihm Angst. So war sie gar nicht begeistert, dass dieser *sonderbare* Mann, den sie im Wald, in der Nähe des Baches, beim Graben von kleinen weißen Knollen beobachtet hatte, jetzt ihre Wunde versorgen würde. Doch es gab gegen die Entscheidung der Mutter keinen Widerspruch. Rasch war er zugegen und holte jene kleinen, weißen Knollen aus seiner Jackentasche. Er zerdrückte die Knollen mit einem Messerrücken, fragte die Mutter um Honig und vermischte dies zu einer Paste. Rasch gab er den beißend-scharf riechenden Wurzelbrei direkt über die Verletzung. „Das hat sooo weh getan, ich spüre heute noch den Schmerz durch meinen Körper fahren", erzählt die Bäuerin. So heftig der Schmerz in diesem Schockmoment auch war, so schnell war er wieder vorüber.

Der Wurzelbrei blieb über Nacht mit einem Tuch umwickelt über der Hand und wurde am nächsten Tag gewechselt. Am nächsten Tag war der Schmerz beim Wechseln des Wundbreies nicht mehr so schlimm. Obwohl die Wunde tief in den Körper hineinging, ist nichts eitrig geworden und alles gut verheilt. Eine zarte Narbe erinnert sie heute noch an den sonderbaren Herrn *Pilz* und seine Bärlauchwurzeln.

VOLKSHEILKUNDE

Bärlauch hatte für die Menschen früher einen hohen Stellenwert und wurde als *Unheil abwehrende, vor Unholden schützende Pflanze* verehrt. Bärlauchreste fanden sich bereits in jungsteinzeitlichen Siedlungen. Germanen und Kelten verwendeten ihn als Heilpflanze, Nahrung und Schutzpflanze in Kriegen. Alle alten Kräuterärzte rühmten ihn. Kaiser Karl der Große erachtete ihn als derart wertvoll, dass er in seiner Landgüterverordnung dessen Anbau verordnete.

- Die zwiebelartige Wurzel direkt auf Wunden, Verletzungen oder Insektenstichen gegeben wirkt kühlend und desinfizierend.
- Bei Erkältungen, Halsschmerzen, Blutdruck- oder Cholesterinproblemen wird die Wurzel roh gegessen.
- Bärlauchzwiebeln können in der Küche und Ernährung wie Zwiebeln oder Knoblauch verwendet werden.

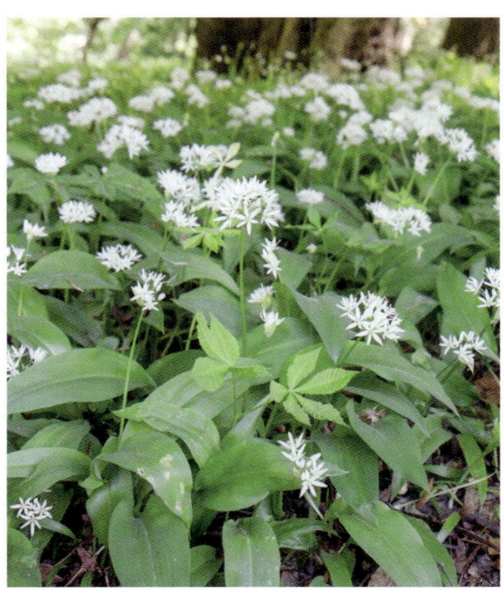

AUSSEHEN PFLANZE / WURZEL

Bärlauch wird zwischen 20 und 40 cm hoch, bildet einzelne, elliptisch-lanzettliche Blätter an einem Stängel, welche an der Blattoberseite ein dunkleres, glänzenderes Grün zeigen, die Blattunterseite ist matt (Vorsicht vor Verwechslungen). Seine sternförmigen Blüten sind schneeweiß. Die Wurzel ist eine saftige, zwiebelartige, äußerlich und innerlich weiße Knolle, die in ihrer Form einer Knoblauchzehe ähnelt.

ERNTE

Der Standort muss sicher sein, das heißt, keine Maiglöckchen, kleineren Wildtulpen und auch keine Herbstzeitlose darf am Standort auffallen. Ab Ende Mai kann man die Wurzel nehmen.

Am sichersten ist sie zu graben, sobald sich die Blätter gelb färben und die Samen abgefallen sind, hier kann man die Pflanze noch eindeutig erkennen. Im Herbst sieht man keine oberirdischen Teile der Pflanze und muss somit genau wissen, wo die Pflanze im Frühling gewachsen ist, um sie graben zu können. Die zwiebelartige Wurzel befindet sich nur wenige Zentimeter unter der Erde, sie kann auch mit den Händen oder einer kleinen Schaufel gegraben werden. Danach die zwiebelartige Knolle säubern und aufgrund der flüchtigen Inhaltsstoffe am besten frisch verwenden.

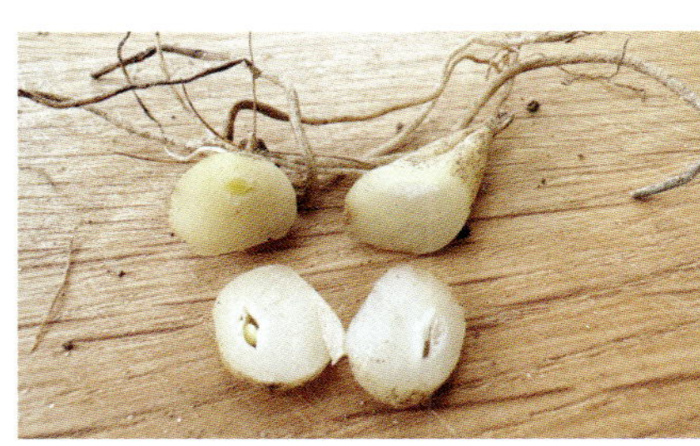

Bärlauchzwiebel-Oxymel

bei Erkältung, Halsschmerzen, Blutdruckschwankungen

ZUTATEN

- 3 bis 4 Bärlauchzwiebeln
- 80 ml Apfelessig
- 250 g Honig

ZUBEREITUNG

Die frischen Zwiebeln säubern und in kleine Stücke schneiden. Den Honig mit dem Essig in eine Schüssel geben und so lange rühren, bis sich der Honig im Essig zur Gänze aufgelöst hat.

Die Wurzelstücke in ein Glas geben, den Essighonig darüber gießen, das Glas verschließen und 3 bis 4 Wochen im Dunklen (Küchenschrank) reifen lassen.

Während der Reifezeit das Glas öfter schütteln, damit sich der Honig nicht absetzt. Nach der Reifezeit abseihen und in kleine Flaschen füllen.

ANWENDUNG

1 bis 2 Teelöffel mit 250 ml handwarmem Wasser verdünnen und morgens und abends schluckweise trinken.

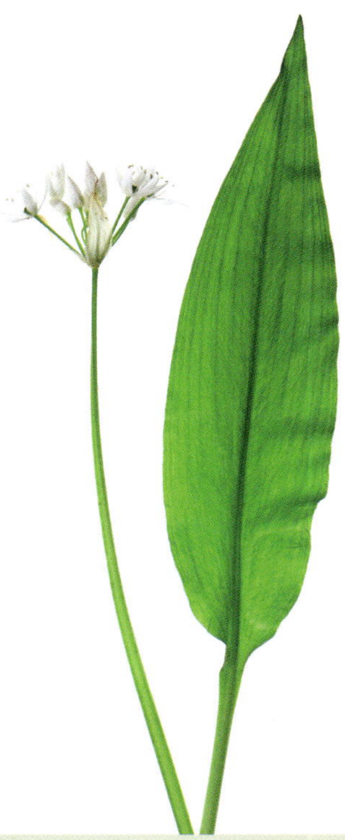

Bärlauchzwiebel-Butter

Speisezutat, kühlend, desinfizierend bei Insektenstichen

ZUTATEN

- 100 g weiche Butter
- 2 bis 3 Bärlauchzwiebeln
- etwas Salz

ZUBEREITUNG

Bärlauchzwiebeln reinigen und in möglichst kleine Stücke schneiden. Ein wenig der Butter am Herd erwärmen und die Hälfte der Zwiebelstücke goldbraun anschwitzen, vom Herd nehmen. Die übrig gebliebenen Zwiebelstücke durch die Knoblauchpresse quetschen und in die restliche Butter einrühren. Jetzt auch die angerösteten Teile mit Salz untermengen. Im Kühlschrank aufbewahren.

ANWENDUNG

Bei Insektenstichen direkt auf die Einstichstelle geben.

Diese Butter ist als Speisezutat sehr gut zu Grillgerichten, Fisch, Fleisch, Gemüse oder einfach pur auf einem Stück Brot.

Bärlauchzwiebel-Öl

entzündungshemmend, cholesterinsenkend, Speisezutat

ZUTATEN

- 6 Bärlauchzwiebeln
- 1 l Speiseöl (Olivenöl, Traubenkernöl)
- etwas Salz

ZUBEREITUNG

Frische Zwiebeln grob zerschneiden, in eine weithalsige Flasche geben, eine Messerspitze Salz hinzugeben und das Öl darüber gießen. Verschlossen mindestens 4 bis 6 Wochen ziehen lassen – ich lasse es oft bis zu 6 Monate ziehen, dann ist der Geschmack besonders intensiv, danach abseihen.

ANWENDUNG

Für Aufstriche, Salate oder Käse verwenden.

Bärlauchzwiebel-Tinktur

bei Entzündungen, zur Stärkung der Körperabwehr, antibakteriell, zur Wunddesinfektion

ZUTATEN

- 6 frische Bärlauchwiebeln
- 250 ml hochprozentiger Alkohol (Brand, Korn, Wodka)

ZUBEREITUNG

Die Zwiebeln säubern, in einem Mörser quetschen, in ein Glas geben und mit dem Alkohol übergießen. Das Glas verschließen und für 4 Wochen dunkel stellen, danach durch ein feines Sieb filtern.

ANWENDUNG

Bei Bedarf morgens und abends 10 Tropfen in 250 ml handwarmem Wasser einnehmen.

Zur Wunddesinfektion ein wenig davon über die Wunde geben – Vorsicht, es schmerzt kurz.

Bärlauchzwiebel-Extrakt

blutdrucksenkend, immunsystemstärkend

ZUTATEN

- 3 frische Bärlauchzwiebeln
- 500 ml Wasser

ZUBEREITUNG

Wurzeln in grobe Stücke schneiden oder quetschen und mit erhitztem Wasser (60 bis 80 Grad) übergießen. Zugedeckt mindestens 2 bis 3 Stunden ziehen lassen, danach durch ein feines Teesieb oder ein Tuch abfiltern, in eine Flasche füllen und im Kühlschrank aufbewahren.

ANWENDUNG

Täglich morgens und abends 1 Stamperl (2 cl) trinken.

Bärwurz *Meum athamanticum* – *die Wurzel bei Koliken*

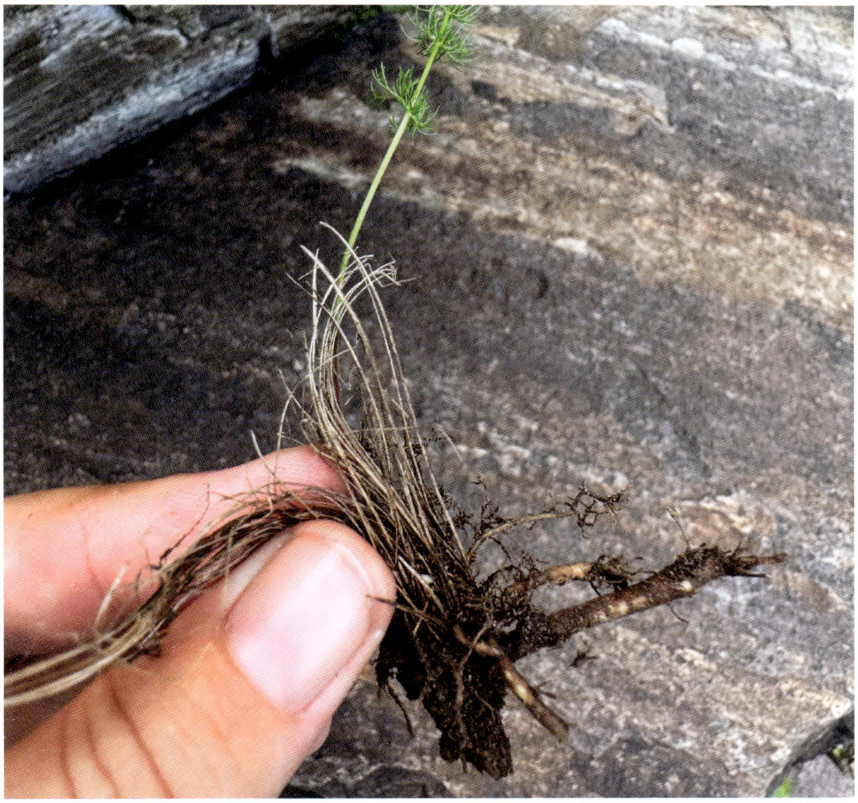

Bärmuttergrimmen lässt Bärwurztee verstummen.

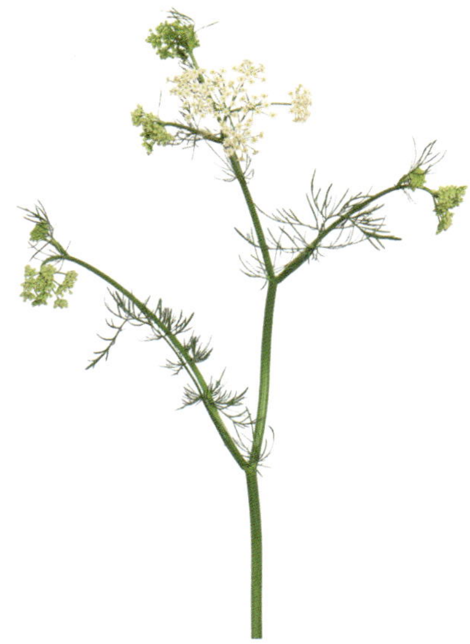

Volksnamen	Herzwurz, Bärkümmel, Bärendill, Kälberkümmel, Bärenfenchel, Dillblattwurz, Mutterwurz
Pflanzenfamilie	Doldenblütler (*Apiaceae*)
Standort	Wächst bereits selten auf mageren Wiesen vor allem in den Alpen, im Erzgebirge und im Schwarzwald. Bärwurz liebt durchlässige Böden und höhere, sonnige Lagen, 1.000 Meter über dem Meeresspiegel ist ideal.
Inhaltsstoffe und Eigenschaften	Ligustilid (harnfördernd, krampflösend, appetitanregend), Flavonoide (für Immunabwehr, entzündungshemmend), Terpene (entspannend, beruhigend, stimmungsaufhellend), Cumarin (entzündungshemmend, blutdrucksenkend), Bitterstoffe (verdauungsanregend, bauchspeicheldrüsenanregend), Kaffeesäure (entzündungshemmend, Immunsystem anregend, Schutz vor freien Radikalen)
Geschmack	Schmeckt lieblich und gleichzeitig würzig, ein wenig nach Fenchel, Liebstöckel und Anis. Der aromatische Duft bleibt selbst in getrocknetem Zustand erhalten.
Verwechslungsmöglichkeiten	Kümmel (*Carum carvi*) essbar, Fenchel (*Foeniculum vulgare*) essbar, Dill (*Anethum graveolens*) essbar, Hundspetersilie (*Aethusa cynapium*) giftig, Schierling (*Conium maculatum*) sehr giftig
Interessantes	Die Bärwurz steht unter Naturschutz und darf in der freien Natur nicht gesammelt werden. Bärwurzschnaps, welcher im Handel erhältlich ist, wird oft nicht aus der Echten Bärwurz, sondern aus der noch aromatischeren Alpen-Mutterwurz (*Ligusticum mutellina*) hergestellt. Daher beim Kauf genau auf das Etikett achten, die verwendete Pflanze muss angeführt sein. Aufgrund der menstruationsanregenden Wirkung soll Bärwurz nicht in der Schwangerschaft verwendet werden.
Verwendungsart	Tee, Tinktur, Essenz, Likör, Schnaps, Wickel, Bad, Mus, Salz, Salbe, Suppe, Wurzelpulver, kandierte Wurzel, Wurzelzucker, Räucherung

AUSSEHEN PFLANZE / WURZEL

Die mehrjährige Bärwurz wird bis zu 60 cm hoch, hat gefiederte, nach Anis duftende Blätter, einen kantigen Stängel und zeigt zwischen Mai und Juli weiße Doldenblüten. Die dicke und fleischige Pfahlwurzel ist äußerlich dunkelbraun und innen hellbraun bis weiß. Sie hat viele dünne Nebenwurzeln.

ERNTE

Wenn die Samen ausgebildet sind, kann die Wurzel geerntet werden, das ist ca. Oktober bis November der Fall. Eine Bärwurz sollte mindestens 5 Jahre alt sein, da ihre Wurzel langsam wächst und vorher zu klein ist.

Mit einer kleinen Schaufel oder anderen Grabhilfe ist es zu schaffen. Bärwurz wächst in Höhenlagen, wo sich die Wurzel durch Steine zu Wasser und Nährstoffen durcharbeiten muss. Somit ist für das Graben dieser eher dünnen und langen Pfahlwurzel Geduld und Feingefühl erforderlich. Am besten wird mit einer Schaufel ein Stück abgestochen, damit die Pflanze weiterwachsen kann.

Nach dem Graben wird die würzig duftende Wurzel mit einer Bürste gereinigt, gewaschen, geschnitten und im Haus zum Trocknen aufgelegt. Zum Aufheben in ein verschließbares Gefäß geben und kühl und dunkel stellen, damit sich ihr Duft länger hält.

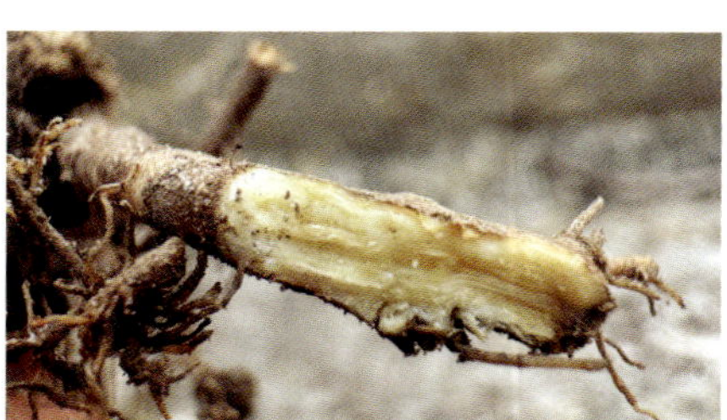

Das Potenzmittel für den Stier

„Unsere Stiere waren immer fleißig, uns hat es nicht an Nachwuchs gefehlt", erzählt der Altbauer mit einem schelmischen Zwinkern. Der Nachbarhof war nicht so gesegnet, dort war der Viehdoktor immer wieder zu Besuch, weil es mit dem Nachwuchs nicht klappen wollte. Tierhaltung war für die Familie eine wichtige Lebensgrundlage. Seine Mutter kannte sich gut mit Pflanzen aus. Sie half auch den Leuten im Ort, wenn sie Gesundheitsprobleme hatten.

Auf der Alm wuchs eine Pflanze mit dem Namen Kälberkümmel. Wenn der Stier seinen Verpflichtungen nicht so nachkam, wie es am Hof erwartet wurde, ging die Frau auf die Alm, grub die wundervoll duftende Wurzel des Kälberkümmels aus und gab dem Stier davon zu fressen. Es dauerte nicht lange und der Stier sorgte voller Elan für genügend Nachkommen. Der Altbauer hat das Geheimnis seiner Mutter übernommen und gibt seinen Stieren in zu ruhigen Fortpflanzungszeiten ein wenig der Wurzel zu fressen. Mittlerweile findet man sie in der freien Natur schon selten, so hat er die Pflanze in seinem Garten angesiedelt.

„Wer weiß", sagt er mit einem Lachen, „vielleicht hat sie die Wurzel meinem Vater auch verabreicht, schließlich waren wir 13 Kinder!"

VOLKSHEILKUNDE

In *Lonicerus Kreuterbuch* aus 1679 ist zu lesen: „Beerwurtz wird sie genannt / von des rauen Haares wegen oder als weil sie den Weibern zu der Heermutter (Gebärmutter) dienlich ist …"

Karl der Große verordnete den Anbau von Bärwurz. Hildegard verwendete Bärwurz bei Gicht und Fieber. Hieronymus Bock schreibt in seinem Kreuterbuch: „Die Bärwurz ist fürtrefflich gut wider die Gifft, eröffnet Nieren und Blasen, dempffet die Bläst, und stillet derhalben das Magen-, Leib- und Mutterweh, so von Winden entsprungen."

Den Grund ihres Namens können wir heute nicht mehr genau sagen. Bärwurz könnte auf die Verwendung in der Frauenheilkunde hinweisen. Sie wurde umgangssprachlich auch *Mutterwurz* genannt. Als Pulver wurde sie Frauen zur Libidoanregung verabreicht und Männern als *Durchhaltepulver in Liebesangelegenheiten.*

Die Wurzel wurde zur Geburt ebenso eingesetzt wie für Abtreibungen. Während des Stillens erhielt die junge Mutter einen Teeauszug zur Anregung der Milchbildung. Diese Anwendung finden wir in der Volksanwendung ebenso wie in der *Kuharznei* und *Rossarznei.*

Andererseits könnte der Name ein Hinweis auf eine körperkräftigende, stärkende Wirkung sein. Das Wort *Bär* weist in Pflanzennamen immer auf die *Stärke* und *Kraft* der Pflanze hin.

Ob bei Verdauungsproblemen, Atemwegsbeschwerden, als Kräftigungsmittel, als Schmerzlinderungsmittel, als Krampflöser, bei Hautkrankheiten oder bei Migräne, Bärwurz sollte immer helfen.

Sogar dem Schnupftabak wurde Bärwurz beigemischt. Bei Vergiftungen gab man der betroffenen Person Wurzelstücke zu kauen oder braute einen Tee daraus.

Bärwurz-Birnen-Honig

nach Hildegard von Bingen zur Darmreinigung, Anregung des Stoffwechsels, bei Migräne, Übersäuerung, Müdigkeit

ZUTATEN

- 8 EL Honig
- 1 kg frische, weiche Birnen
- **Gewürzmischung:** 36 g Bärwurz, 25 g Galgantwurzel, 20 g Süßholzwurzel und 15 g Pfefferkraut

ZUBEREITUNG

Trockene Wurzelstücke in einer elektrischen Mühle (Gewürzmühle) zu Pulver mahlen. Es gibt diese Mischung auch als fertiges Pulver zu kaufen. Die Birnen halbieren, das Kerngehäuse herausschneiden und die Birnenhälften in ein wenig Wasser weich kochen, danach abseihen und die Birnen pürieren.

In das Birnenmus die Wurzelmischung und den Honig hineingeben und am Herd erneut aufkochen lassen.

ANWENDUNG

Das Mus im Kühlschrank aufbewahren.

Jeweils 1 Teelöffel in der Früh auf nüchternen Magen, mittags nach dem Essen und abends vor dem Zu-Bett-Gehen einnehmen.

Das Mus immer so lange im Mundraum belassen, bis es Körpertemperatur hat, und erst danach hinunterschlucken.

Diese Kur wird für ca. 3 Wochen gemacht.

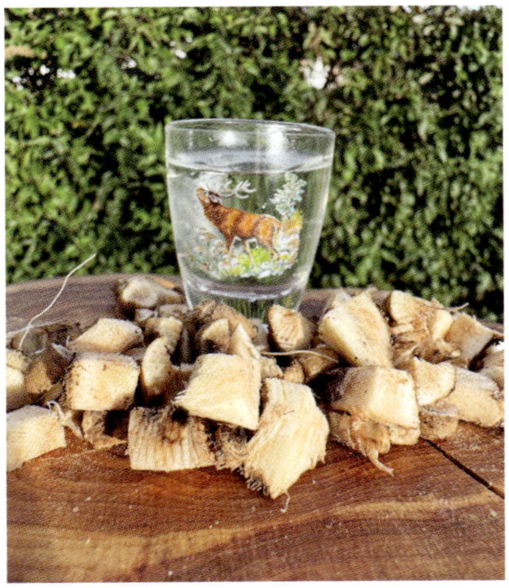

Bärwurzwurzel-Tee

bei Migräne, Gebärmutter-, Menstruationsbeschwerden, Prostatabeschwerden, zur Herzstärkung

ZUTATEN

- 1 TL frische oder getrocknete Wurzeln
- 250 ml Wasser

ZUBEREITUNG

Wurzelstücke mit kochendem Wasser übergießen und 15 Minuten (bei getrockneten Wurzeln 30 Minuten) zugedeckt ziehen lassen, danach abseihen.

ANWENDUNG

Bei Migräne, Krämpfen, Menstruationskrämpfen, Prostatabeschwerden oder zur Herzstärkung bis zu 3 Tassen täglich trinken.

Bärwurzwurzel-Likör

appetitanregend, verdauungsfördernd, kräftigend

ZUTATEN

- 100 g frische Wurzeln
- 1 TL Anissamen (oder Fenchelsamen)
- 1–2 Kardamomsamen
- 100 g Kandiszucker
- 750 ml Wodka oder Gin

ZUBEREITUNG

Wurzeln in kleine Stücke schneiden. Die Samen im Mörser quetschen, den Kandiszucker hinzugeben und erneut quetschen. Wurzelstücke, Zucker und Samen in eine Flasche oder ein großes Glas geben, den Alkohol darüber gießen und für 28 Tage bei Zimmertemperatur reifen lassen. Danach durch ein feines Sieb gießen, in Flaschen abfüllen und für weitere 28 Tage rasten lassen.

ANWENDUNG

Vor dem Essen oder zur Verdauungsanregung, bei Essmüdigkeit nach dem Essen ein paar Schluck trinken.

Bei Kraftlosigkeit nach Bedarf 1 Stamperl (2 cl) trinken.

Bärwurzwurzel-Schnaps

magenstärkend, bei Magendrücken, Magenkrämpfen, Bauchschmerzen, Blähungen

ZUTATEN

- 1–2 frische Wurzeln
- 500 ml Wodka, Gin, Obstbrand oder Korn

ZUBEREITUNG

Wurzeln in kleine Stücke schneiden und in eine Flasche oder in ein Glas geben, mit dem Alkohol übergießen, verschließen und bei ca. 20 Grad ohne direktes Sonnenlicht für 4 bis 6 Wochen rasten lassen, abseihen, in Flaschen füllen und kühl und dunkel aufbewahren.

ANWENDUNG

Bei Magendrücken, Magenkrämpfen, Bauchkrämpfen, Bauchschmerzen (durch Verdauung), Blähungen von diesem Schnaps 1 bis 2 Teelöffel entweder pur oder mit handwarmem Wasser verdünnt einnehmen.

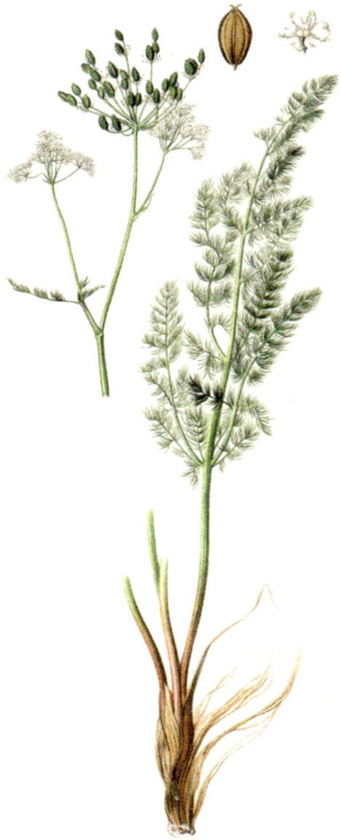

Bärwurzwurzel-Essenz (Urtinktur)

nach Maria Treben bei Magendrücken, Blähungen, Migräne, menstruationsfördernd

ZUTATEN

- frische Wurzeln, Bärwurzsamen
- Obstbranntwein oder Korn, 40 %

ZUBEREITUNG

In ein Glas Wurzeln und Samen hineingeben, den Branntwein darüber gießen bis alles vollständig bedeckt ist. Verschlossen und sonnengeschützt bei Zimmertemperatur für 2 bis 6 Wochen rasten lassen. Zwischendurch schütteln. Nach der Rastzeit durch ein Tuch seihen und in Flaschen füllen.

ANWENDUNG

Davon bei Verdauungsproblemen, Magendrücken oder Blähungen 10 Tropfen in 250 ml Wasser geben und trinken.

Die Essenz kann für Wickel und Einreibungen bei Krämpfen, Schmerzen oder Migräne verwendet werden.

Bärwurzwurzel-Zucker

nach Simone Schalk – wirkt schnell krampflösend

ZUTATEN

- 100 g frische Wurzeln
- 100 g Milchzucker

ZUBEREITUNG

Wurzeln in möglichst kleine Stücke schneiden. Im Mörser die Wurzelstücke mit dem Milchzucker verreiben, danach auf ein Butterbrot-Papier aufstreuen und ein paar Tage bei Zimmertemperatur trocknen lassen. Danach in der Kaffeemühle (Gewürzmühle) fein mahlen und in einem verschließbaren Gefäß vor Feuchtigkeit geschützt aufbewahren.

ANWENDUNG

Bei Krämpfen 1 Messerspitze im Mund zergehen lassen.

Bärwurzwurzel, kandiert

ZUTATEN

- 400 g frische Wurzeln
- 500 ml Wasser
- 400 g Zucker

ZUBEREITUNG

In einer breiten Pfanne das Wasser mit dem Zucker aufkochen, bis er sich gänzlich aufgelöst hat, die Wurzelstücke in das köchelnde Zuckerwasser legen und für 15 Minuten zugedeckt bei ca. 60 Grad am Herd lassen. Danach herausnehmen und auf Butterbrot-Papier trocknen lassen.

ANWENDUNG

Pur genießen oder zur Dekoration von Süßspeisen oder Getränken verwenden.

Bärwurzwurzel-Suppe

zur Darmunterstützung, bei Verdauungsproblemen

ZUTATEN

- 100 g frische Wurzelstücke
- 1 l Wasser
- **Suppengrün:** 1 Karotte, 1 Petersilienwurzel, 1 Scheibe Selleriewurzel, 1 kleiner Lauch
- 500 g Kartoffeln
- **Gewürze:** Salz, Pfeffer, Kümmel und Muskat

ZUBEREITUNG

Geschälte Kartoffeln, Karotten, Petersilien-, Sellerie- und Bärwurzwurzel in möglichst kleine Stücke schneiden und im Wasser weich kochen. Den geschnittenen Lauch und die Gewürze hinzugeben, 2 bis 3 Minuten am Herd stehen lassen, dann mit dem Pürierstab oder Mixer fein pürieren. Abschmecken und nachwürzen. Wer möchte, kann sie durch ein feines Sieb passieren.

ANWENDUNG

Diese Suppe ist besonders nach Magen-Darm-Problemen sehr bekömmlich.

Bärwurzwurzel-Salz

bei Koliken, Altersschwäche, anregend

ZUTATEN

- 4 EL Wurzeln
- 250 g Salz (grobes oder feines Salz, je nach Belieben)

ZUBEREITUNG

Frische Wurzeln möglichst klein schneiden, im Mörser mit dem Salz quetschen, danach in der Kaffeemühle (Gewürzmühle) fein mahlen.

Getrocknete Wurzeln sofort in einer elektrischen Mühle (Gewürzmühle) fein mahlen und mit dem Salz vermischen.

ANWENDUNG

Das aromatisch duftende Salz bei Neigung zu Koliken, bei Altersschwäche, anderen Schwächezuständen, zur Kräftigung und Anregung zum Würzen der täglichen Speisen verwenden.

Bärwurzwurzel-Bad

erfrischend, belebend, bei Unterleibskrämpfen, Weißfluss

ZUTATEN

- 4 EL frische Wurzeln (auch Blätter)
- 2–3 l Wasser

ZUBEREITUNG

Die Wurzelstücke mit dem Wasser am Herd aufkochen lassen, einen Deckel auf den Topf geben, den Herd abschalten, den Topf für 15 bis 20 Minuten auf der abkühlenden Herdplatte stehen lassen, danach durch ein Sieb seihen. Die Wurzelstücke können getrocknet und nochmals verwendet werden.

ANWENDUNG

Den Auszug dem Badewasser zugeben und die Kraft der Berge spüren! Dies ist ein duftendes, erfrischendes, belebendes Badevergnügen und wirkt sowohl auf Männer als auch auf Frauen unterleibsanregend – bei Männern gilt es als potenzsteigernd.

Bärwurzwurzel-Wickel

bei Krämpfen, Krampfadern, Hautausschlägen, Schmerzen (Unterleib, Gelenke)

ZUTATEN

- 2 TL Wurzeln
- 200 ml Wasser

ZUBEREITUNG

Frische oder getrocknete Wurzelstücke mit kochendem Wasser übergießen und mindestens 15 Minuten zugedeckt ziehen lassen. Danach durch ein Sieb oder Tuch seihen. Die Wurzelstücke kann man trocknen lassen und nochmals für 1 bis 2 Wasseraufgüsse verwenden.

ANWENDUNG

Bei Krämpfen und Schmerzen macht man einen **warmen Wickel**, dazu ein Tuch in den noch warmen Wurzelauszug tauchen, auspressen und um die betroffene Körperstelle legen, ein Handtuch darüber legen und für 20 Minuten liegen lassen.

Bei Hautausschlägen wird ein **kalter Wickel** gemacht. Hier sollte der Auszug Körpertemperatur haben. Bei Bedarf Wickel nach 20 Minuten erneuern. Bei Krampfadern kann auch ein Sitzbad aus dem Wasserauszug gemacht werden.

Bärwurzwurzel-Salbe

bei Hautausschlägen, Unterleibsschmerzen

ZUTATEN

- 3 bis 4 EL getrocknete Wurzeln
- 150 ml Öl (Leindotter-Öl, Mariendistel-Öl)
- 15 g Bienenwachs

ZUBEREITUNG

Die Wurzeln mit dem Öl übergießen und für 5 bis 7 Minuten am Herd auf ca. 40 Grad erwärmen, danach zugedeckt 1 Woche rasten lassen.

Erneut erwärmen und das Bienenwachs hinzufügen. Sobald es sich aufgelöst hat, abseihen.

Die fertige Salbe rasch in Tiegel füllen.

ANWENDUNG

Auf betroffenen Hautstellen oder auf dem Unterleib sanft einmassieren.

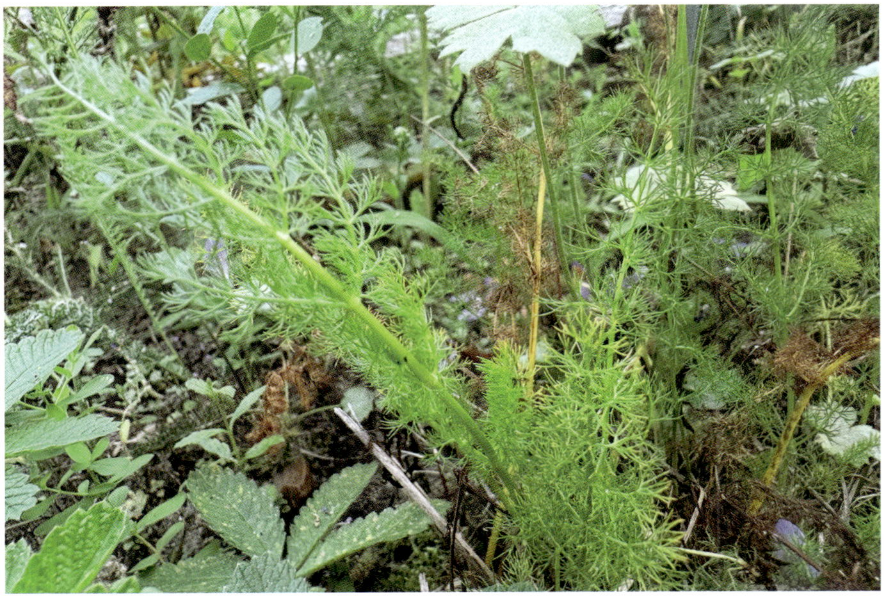

Bärwurzwurzel-Pulver

bei Koliken, Verdauungsproblemen, Altersschwäche

ZUTATEN

- frische Wurzel

ZUBEREITUNG

Wurzel möglichst klein schneiden und trocknen lassen. Die getrockneten Wurzelstücke mit einer Mühle oder der Küchenmaschine zu feinem Pulver vermahlen.

ANWENDUNG

Dieses Pulver als Gewürz beim Kochen verwenden, es verleiht Suppen, Eintöpfen, Aufstrichen, Fisch, Fleisch oder Brot einen köstlichen, aromatischen Geschmack.

Bei fettigen Speisen oder Braten unterstützt es die Verdauung. Es hilft bei der Sanierung der Darmflora.

Bärwurzwurzel-Räucherung

für Lebensfreude, Liebesräucherung, anregend

ZUTATEN

- 1 TL getrocknete Wurzel

ANWENDUNG

Siehe Räucheranleitung auf Seite 23.

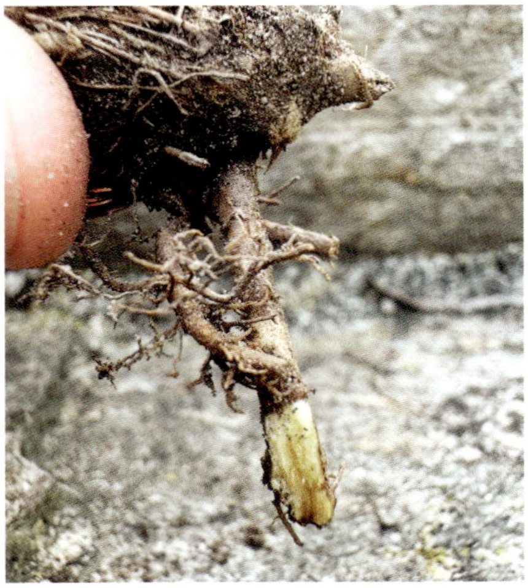

Beifuß *Artemisia vulgaris*
– Sonnwendwurzel für Schlafwandler, bei Krämpfen

Sonnwendwurz häng vor dein Haus, sie hält alles Böse raus.

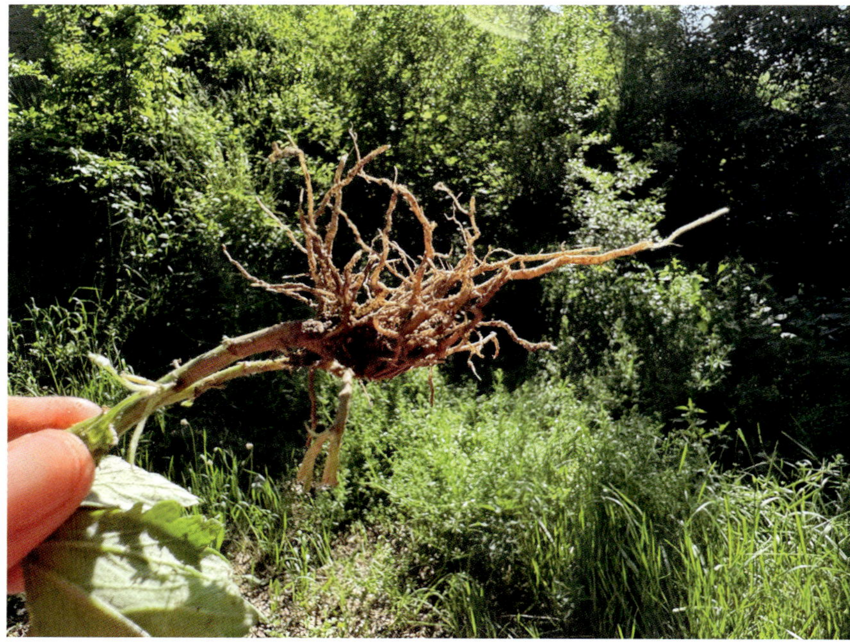

AUSSEHEN PFLANZE / WURZEL

Mehrjähriger Beifuß kann bis zu 2 Meter hoch werden, hat einen grün-rötlichen, mit zunehmenden Alter verholzten Stängel und grüne Blätter, die an der Unterseite silbrig filzig-behaart sind. Die kleinen rötlichbraunen Blüten im Sommer sind unauffällig.

Die holzartig aussehenden, braunen Wurzeln können fingerdick werden und bis zu 1,5 m tief in das Erdreich ragen. Sie sind verzweigt, faserig und knorrig.

ERNTE

Um die Sommersonnenwende und von Ende September bis Dezember wird die Wurzel gegraben.

Beifuß ist eine der Sonnwendpflanzen, daher hat sie zur Sommersonnenwende besondere Kräfte, gerade beim Räuchern.

Von der Wurzel ein Stück mit einem Spaten herunterstechen, so kann das verbleibende Wurzelstück weiterwachsen.

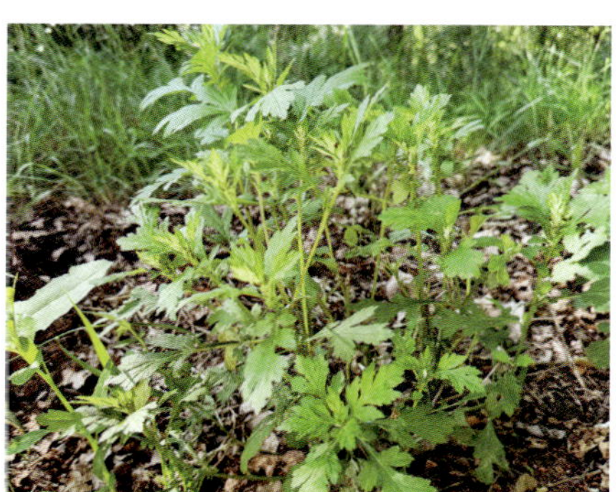

Volksnamen	Schoßwurz, Machtwurz, Weiberwurz, Weiberkraut, Sonnenwendkraut, Thorwurz
Pflanzenfamilie	Korbblütler (*Asteraceae*)
Standort	Brach- und Schuttflächen, Bahntrassen, Straßenränder, Waldränder und Gärten sind beliebte Flächen. Er liebt kalkhaltige, stickstoffreiche Böden.
Inhaltsstoffe und Eigenschaften	Inulin (zuckerähnliche Substanz), Bitterstoffe (leber-, galle-, bauchspeicheldrüsenanregend), Flavonoide (entzündungshemmend, stärken Immunabwehr), ätherische Öle (wärmend, entspannend), Hydroxycumarine (hemmen die Blutgerinnung)
Geschmack	Süßlich und würzig, aber auch scharf und leicht bitter, hat einen harzigen, aromatischen Geruch.
Verwechslungsmöglichkeiten	Wermut (*Artemisia absinthium*) eine alte Heilpflanze, Eisenhut (*Aconitum*) tödliche Giftpflanze
Interessantes	Beifuß wird in der Geburtshilfe zur Wehenförderung eingesetzt, daher sollten Schwangere die Wurzeln nicht verwenden. Personen, die Blutgerinnungsmittel einnehmen, sowie Allergiker sollten bei der Einnahme vorsichtig sein.
Verwendungsart	Wein, Öl, Tinktur, Tee, Gewürz, Wurzelpulver, Wickel, Räucherung, Potpourri, Amulett, Salbe, Wurzelbreiauflagen

Die Wurzel, welche die Monatsblutung zurückbrachte

Luise und ihr Mann wollten beide viele Kindern haben. Beide wuchsen in einer Großfamilie auf und liebten diese Art zu leben. Nach der Hochzeit wurde Luise schwanger und bekam eine gesunde, lebhafte Tochter. Die Tochter gedieh prächtig, nur die Monatsblutung wollte nicht und nicht zurückkommen. „Manchmal war ich verunsichert, ob ich vielleicht wieder schwanger bin", erzählt Luise. Dem war jedoch nicht so.

Ihre Mutter erhielt von einer Freundin ein Rezept:

- 60 g Beifußwurzeln, 60 g Liebstöckelwurzeln, 30 g Rosmarinblätter und 50 g Eberrautenblätter sollte der Apotheker mischen.

1 Teelöffel Pflanzenteile übergoss Luise mit 250 ml heißem Wasser und ließ sie 10 Minuten ziehen. Davon trank sie täglich 1 bis 2 Tassen.

Nach 2 Monaten hatte sie ihre Monatsblutung wieder und nach 6 Monaten konnten sie und ihr Mann sich über eine neuerliche Schwangerschaft freuen.

VOLKSHEILKUNDE

Beifußwurzeln, an die Haustüre gehängt oder genagelt, sollten böse Geister, den Teufel und Menschen mit bösen Absichten fernhalten und das Haus vor Feuerschäden schützen.

Wandersleute, Heimatlose und Reisende trugen zum Schutz vor Unheil und Überfällen entweder ein Amulett aus Beifußwurzel um den Hals oder nähten ein Stück Beifußwurzel in den Saum der Kleidung ein.

Die Wurzel soll gute Kräfte und lichtvolle Energien anziehen. Sie wurde zum Schutz vor Krankheiten geräuchert, bei Unterleibsproblemen, Entzündungen, Verdauungsproblemen oder körperlichen Krampf- oder Starrezuständen angewandt.

Beifußwurzel-Pulver

aromatisches Küchengewürz bei Verdauungs- oder Bauchspeicheldrüsen-Problemen

ZUTATEN

- getrocknete Beifußwurzeln

ZUBEREITUNG

Mit der Kaffeemühle oder der Küchenmaschine zu feinem Pulver vermahlen

ANWENDUNG

Das Gewürzpulver schmeckt köstlich in Fleischgerichten, Eintöpfen oder zu Fisch. Speisen werden aromatisch, würzig und etwas herb.

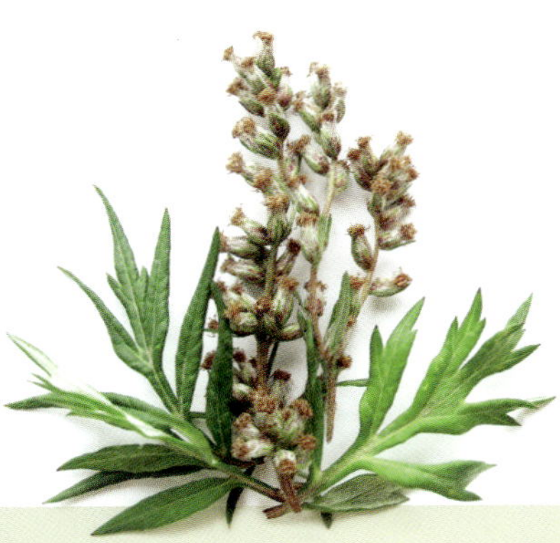

Beifußwurzel-Tinktur

für Schlafwandler, körperliche Starrezustände, Krämpfe, nach fettreichem, schwer verdaulichem Essen

ZUTATEN

- 6 EL frische Beifußwurzel
- 250 ml 70 %iger Alkohol (Brand, Weingeist)

ZUBEREITUNG

Wurzeln waschen, grob schneiden, mit einem Tuch trocken tupfen, mit dem Alkohol übergießen und für 4 Wochen kühl und dunkel rasten lassen. Danach abseihen und in kleine Fläschchen mit Tropfer füllen.

ANWENDUNG

Schlafwandler nehmen spätnachmittags und abends 10 bis 15 Tropfen in 250 ml handwarmem Wasser.

Ansonsten bis zu 30 Tropfen direkt einnehmen.

Beifußwurzel-Tee

wärmend, entspannend, beruhigend, bei Menstruationskrämpfen

ZUTATEN

- 2 TL frische oder getrocknete Beifußwurzeln
- 250 ml Wasser

ZUBEREITUNG

Wurzelstücke mit kaltem Wasser übergießen, über Nacht zugedeckt stehen lassen, am nächsten Tag aufkochen, vom Herd nehmen und zugedeckt 10 Minuten ziehen lassen, danach abseihen.

ANWENDUNG

Bei abendlichem Kältegefühl eine Stunde vor dem Zu-Bett-Gehen eine Tasse trinken.

Bei Menstruationskrämpfen nach Bedarf schluckweise zu sich nehmen.

Zur Entspannung und Beruhigung bis zu 3 Tassen am Tag trinken. Wichtig ist, dass der Tee ungesüßt bleibt.

Beifußwurzel-Wein

bei Unterleibskrämpfen, Menstruationsproblemen, Kinderwunsch

ZUTATEN

- 2 EL frische oder getrocknete Beifußwurzeln
- 5 Frauenmantelblätter (*Alchemilla*)
- 1 EL Schafgarbenblüten (*Achillea millefolium*)
- 1 l milder Rotwein
- 2 EL Honig

ZUBEREITUNG

In den Rotwein die Wurzeln und Kräuterblätter geben und am Herd 1 Mal aufkochen lassen. Vom Herd nehmen, den Honig einrühren und zugedeckt bei Zimmertemperatur 1 Woche rasten lassen, durch ein feines Sieb filtern und in Flaschen füllen.

ANWENDUNG

Bei Unterleibskrämpfen trinkt man morgens und abends einen größeren Schluck von diesem Wein.

Bei Menstruationsproblemen empfiehlt es sich, den Frauenwein bereits 1 bis 2 Tage vor der Menstruation jeweils in der Früh und am Abend schluckweise zu trinken.

Bei Problemen mit der Empfängnis trinkt man an den fruchtbaren Tagen täglich in der Früh und am Abend etwa 1 Stamperl (2 cl) voll.

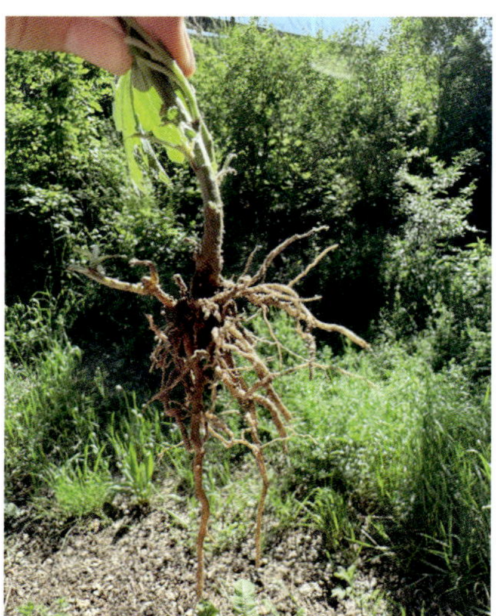

Beifußwurzel-Öl

für Verdauung, Bauchspeicheldrüse, entspannend

ZUTATEN

- 3 EL frische Beifußwurzeln
- 2 EL Beifußblätter
- 1 EL Beifußsamen
- 500 ml Olivenöl (oder Sonnenblumenöl, Leinöl, bio)

ZUBEREITUNG

Beifußwurzeln in grobe Stücke zerkleinern und einen Tag zum Antrocknen liegen lassen. Am nächsten Tag zusammen mit den Blättern und Samen in ein verschließbares Gefäß geben, mit dem Öl übergießen und dunkel mindestens einen Mondzyklus (28 Tage) reifen lassen. Danach abseihen und in Flaschen dunkel lagern.

ANWENDUNG

Bei Verdauungsproblemen und Bauchspeicheldrüsen-Schwäche das Öl für Salate, Aufstriche und zum Kochen verwenden.

Beifußwurzel-Wickel

bei Rheuma, schmerzenden Gelenken, Rückenschmerzen

ZUTATEN

- 3 EL frische oder getrocknete Beifußwurzelstücke
- 250 ml Wasser

ZUBEREITUNG

Wurzeln im Wasser aufkochen, den Herd abschalten und zugedeckt für 20 Minuten am Herd stehen lassen, danach abseihen.

ANWENDUNG

Ein Tuch in den noch warmen Auszug tauchen und auf die betroffene Körperstelle auflegen, ein Handtuch darüber legen und liegen lassen, bis es abgekühlt ist. Während dieser Zeit entspannt liegend rasten. Nach Bedarf wiederholen.

Beifußwurzel-Potpourri

für Schutz, Segen, beruhigendes Raumklima

ZUTATEN

- 3 EL getrocknete Wurzelstücke
- 3 EL Rosenblüten (*Rosa*)
- 3 EL Ringelblumenblüten (*Calendula officinalis*)

ZUBEREITUNG

Wurzelstücke mit den getrockneten Blüten in eine schöne Schüssel geben und im Wohnraum aufstellen.

ANWENDUNG

Durch die Raumtemperatur lösen sich die ätherischen Öle aus den Pflanzenteilen in die Raumluft. Sie wirken beruhigend, entspannend, sorgen für ein angenehmes Raumklima und sind desinfizierend in Krankheitszeiten.

Beifußwurzel-Räucherung

bei Winter-, Sommersonnenwende, Raunächten, Schutz

ZUTATEN

- 1 EL frische Wurzelstücke möglichst zur Abenddämmerung der Sommersonnenwende gegraben

ZUBEREITUNG

Wurzeln in Scheiben schneiden, auf eine Kette fädeln und zum Trocknen aufhängen, oder in kleine Stücke schneiden und trocknen lassen.

ANWENDUNG

Auf Stövchen oder Räucherkohle geben. Beifußwurzeln räuchert man als Schutz vor bösen Energien, um Räume, Häuser zu segnen, sowie bei Generationskonflikten, Todesfällen oder Ahnenthemen im Haus oder zum Schutz, wenn ein Kind geboren wird.

Beinwell *Symphytum officinale*
– bei Brüchen, Zerrungen, Sportverletzungen

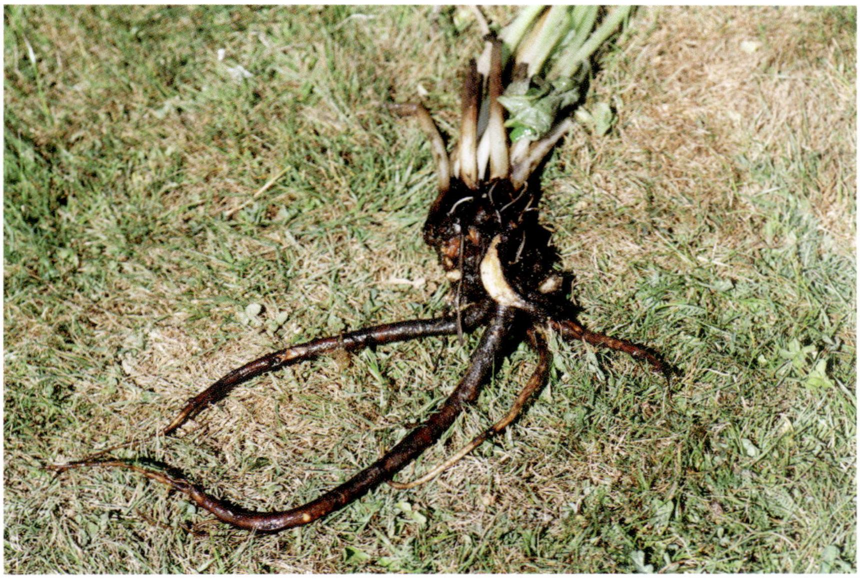

Wallwurz (wall = zusammenwachsen) schwarz und lang, heilt dir deine Boar (Knochen) zam.

Volksnamen	Schwarzwurzel, Schwarzes Heilkraut, Beinbrechwurz, Milchwurz, Schadheilwurzel
Pflanzenfamilie	Raublattgewächse (*Boraginaceae*)
Standort	Beinwell wächst in feuchten Wiesen, Flussufern, Teichrändern. Er liebt Staunässe und nährstoffreiche Böden.
Inhaltsstoffe und Eigenschaften	Allantoin (fördert Zellregeneration, beschleunigt die Wundheilung), Schleimstoffe (schützen Schleimhäute), Tannine (wirken zusammenziehend, Linderung von Entzündungen), Pyrrolizidinalkaloide (in geringer Dosis entzündungshemmend), Rosmarinsäure (entzündungshemmend), Kieselsäure (erhöht Feuchtigkeit, Elastizität von Blutgefäßen und Haut)
Geschmack	Die Wurzel wird nicht gegessen. Ihr Geruch ist süßlich und sie ist schleimig.
Verwechslungsmöglichkeiten	Fingerhut (*Digitalis purpurea*) giftig!
Interessantes	Beinwell nimmt man nur äußerlich, denn hier gelten die Pyrrolizidinalkaloide als unbedenklich. Die vorsichtige Anwendung hat ihren Grund in den Versuchen an Ratten. Ratten (bei Mäusen weniger Reaktionen) bekamen nach langer innerlicher Einnahme in großen Mengen Leberveränderungen. Hätte man ihnen Zucker in derselben Menge verabreicht, wären die Organe wahrscheinlich auch geschädigt worden.
Verwendungsart	Öl, Einreibung, Salbe, Wickel, Wurzelbrei

AUSSEHEN PFLANZE / WURZEL

Mehrjähriger Beinwell hat mächtige, raue, lanzettliche Blätter und einen rauen Stiel. Zu Sommerbeginn zeigen sich weiße, rosa oder lila glockenförmige Blüten.

Die fleischige, lange und spindelförmige Wurzel ist außen schwarz und innen weiß. Wird sie gelagert, verfärbt sie sich gelbbraun. Die Wurzeln von älteren Pflanzen reichen oft bis zu 1 Meter in die Tiefe.

ERNTE

März bis April, Oktober bis Dezember

Beinwell sollte an einem trockenen Tag, wobei es auch am Vortag trocken gewesen sein soll, geerntet werden. Ist seine schleimhaltige Wurzel beim Verarbeiten nass, neigen die Ölansätze zum Kippen. Beinwell wurzelt sehr tief, daher mit einem Spaten ein Wurzelstück abstechen und den Rest der Wurzel weiterwachsen lassen.

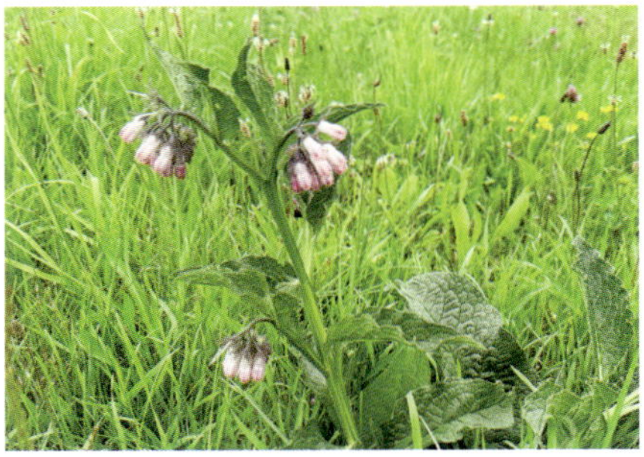

Das feststeckende Mauerstück

Alex, ein talentierter technischer Zeichner, beschloss eines Tages, seine Wohnung zu renovieren. Sein schmaler Balkon sollte weichen, um Platz für ein größeres Wohnzimmer zu schaffen. Dazu musste er ein kleines Stück Mauer wegstemmen. Die Wohnung befindet sich im oberen Stockwerk eines Mehrparteienhauses. Um den Schutt nicht über die vielen Stufen zur Eingangstür hinuntertragen zu müssen, bestellte er bei einer Baufirma eine Schuttrutsche, die in einen Container mündete.

Er stemmte und warf die Mauerteile in die Rutsche. Doch ein größeres Mauerstück schlug einen Salto und landete nicht wie geplant im Container, sondern blieb im Schlauch stecken. Alex lief zum Container, griff – ohne Schutzhandschuhe – in den Schlauch und versuchte, das widerspenstige Mauerstück zu lösen. Dabei gerieten alle darüber liegenden Ziegel ins Rutschen und donnerten über seine Hand in die Tiefe.

Von heftigen Schmerzen geplagt und voller Ärger über seine eigene Unachtsamkeit, fuhr er ins Krankenhaus. Noch während der Fahrt schwoll seine Hand stark an und verfärbte sich dunkelblau. Das Röntgenbild zeigte zwar keine Brüche, doch die Schmerzen waren trotzdem unerträglich.

Seine Freundin, eine Kräuterfrau, wusste sofort Rat. Sie hatte Beinwellsalbe zur Hand, die aus Schweineschmalz, etwas Nadelbaumharz und Beinwellwurzeln zubereitet war, und versorgte damit seine verletzte Hand. Darüber kam ein Verband. Zwei Tage lang wurde die Salbe immer wieder großzügig aufgetragen. Sie wirkte schmerzlindernd, kühlend und unterstützte die Auflösung des Blutergusses.

Schwellung und Schmerzen gingen rasch deutlich zurück, und schon nach kurzer Zeit waren die Blutergüsse verschwunden. Alex konnte sich wieder seiner Baustelle widmen.

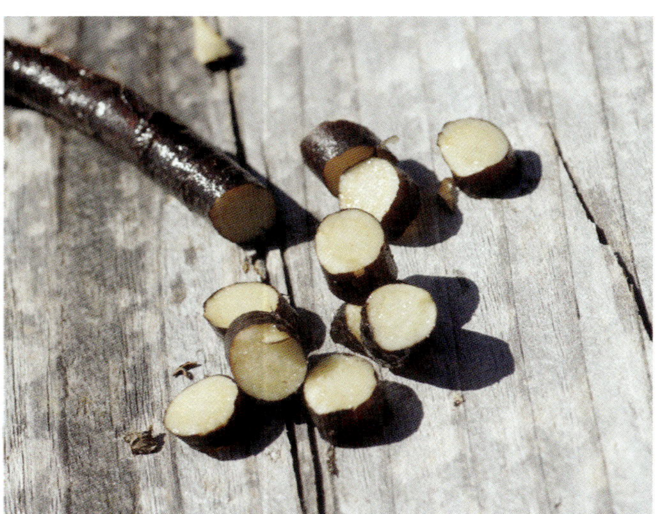

VOLKSHEILKUNDE

Beinwell enthält Allantoin, das Wundsekrete verflüssigt. Außerdem ist er reich an Kieselsäure. Die Kombination von Allantoin und Kieselsäure regt die Kallusbildung – also das Zusammenwachsen von Knochen – an. Dioskurides empfahl Beinwell als Wickel bei frischen, offenen Wunden, Knochenbrüchen sowie bei Abszessen.

Siegrid Hirsch beschreibt als magische Anwendung, dass Beinwellwurzel gemeinsam mit dem Kot des Erkrankten an der ostseitigen Ecke des Hauses vergraben werden soll. Dabei wird gebetet: „Im Namen des Vaters, des Sohnes und des Heiligen Geistes."

Gelb blühender Beinwell soll bei der Behandlung von Strahlenschäden helfen. Die Wurzel ist außen schwarz gefärbt. Öle und Tinkturen aus Beinwellwurzeln nehmen ebenfalls eine dunkle bis schwarze Farbe an. Daher wird Beinwell in alten Schriften auch als *Schwarzwurzel* oder *schwarzes Heilkraut* bezeichnet. Heute ist mit *Schwarzwurzel* ein spargelartiges Gemüse gemeint, das mit dem Beinwell jedoch nicht verwandt ist.

Die sogenannten Kochenrichter oder auch *Boarichter* stellten aus verschiedenen Tierschmalzen – je nachdem, welches gerade verfügbar war – eine *Boarschmier* oder auch *Knochensalbe* her. Ob Brüche, Amputationen, Zerrungen, Prellungen, blaue Flecken, Hautabschürfungen, Quetschungen oder Arthritisschmerzen – immer wenn es um die Geweberegeneration bei Mensch oder Tier ging, kam Beinwellsalbe zum Einsatz.

War gerade keine Salbe vorrätig, schnitt man ein Stück Wurzel in kleine Stücke, fügte ein wenig warmes Wasser hinzu und zerdrückte alles mit einem Löffel zu einem schleimigen Brei. Dieser Wurzelbrei wurde ebenso zur Versorgung frischer Wunden verwendet.

In Zeiten der Lebensmittelknappheit wurde die fleischige Wurzel, frisch oder in Wasser gekocht, auch als Wurzelgemüse gegessen.

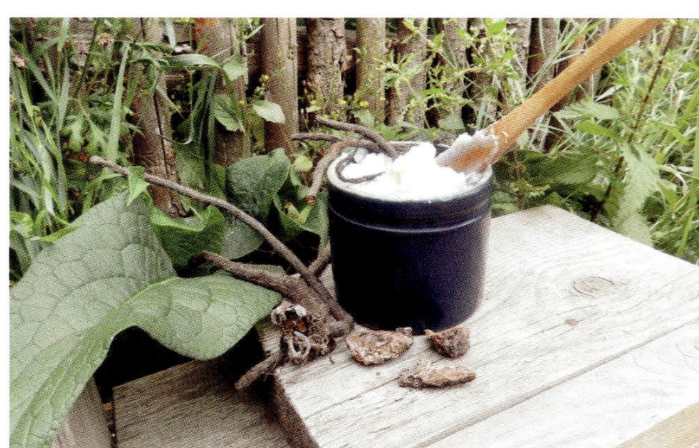

Beinwellwurzel-Wickel

nach Schwester Bernadine

ZUTATEN

- 10 g Arnikablüten (*Arnica montana*)
- 30 g Beinwellwurzel
- 20 g Thymianblätter (*Thymus vulgaris*)
- 500 ml Wasser

ZUBEREITUNG

Getrocknete oder frische Pflanzenteile mit kochendem Wasser übergießen, zugedeckt 10 Minuten ziehen lassen, danach abseihen.

ANWENDUNG

Für Blutergüsse, bei Muskel-, Gelenks-, Sehnen- oder Venenproblemen, für schlecht heilende Wunden oder Knochenverletzungen ein Tuch in den Wasserauszug tauchen, auspressen, auf die betroffene Körperstelle auflegen und für 15 bis 20 Minuten wirken lassen.

Bei Bedarf wiederholen.

Beinwell-Öl

für blaue Flecken

ZUTATEN

- 1 kleine Beinwellpflanze – Wurzeln und Blätter
- 500 ml Weizenkeimöl (Leinöl)

ZUBEREITUNG

Die Pflanzenteile in grobe Stücke schneiden, mit dem Öl übergießen, am Herd für 10 Minuten erwärmen, danach für 2 bis 3 Tage kühl und dunkel stehen lassen. Danach erneut erwärmen und abseihen.

Wer ein Stövchen für Ölauszüge hat, kann diesen Auszug auch hier machen, dafür die Wurzel im Öl für einen Tag ausziehen lassen.

ANWENDUNG

Das Öl auf die betroffenen Körperstellen geben und gefühlvoll einmassieren.

Beinwellwurzel-Wickel

bei Quetschungen und Wunden

ZUTATEN

- 2 Beinwellwurzeln
- 3–4 EL Wasser

ZUBEREITUNG

Frische Beinwellwurzeln in kleine Stücke schneiden und im Mörser quetschen, während laufend das Wasser zugegeben wird. Es entsteht eine schleimig-breiige Masse.

Die Wurzelstücke können auch in heißem Wasser quellen, dann fügt man ein paar Tropfen Speiseöl bei. Der Brei wird am Körper aufgelegt.

ANWENDUNG

Zur Anregung der Wundheilung, des Knochen- und Muskelwachstums, bei allen Arten von Verletzungen direkt auf die betroffene Körperstelle auflegen und ein Tuch darüber legen.

Bei Gelenkproblemen, Rücken- oder Schulterschmerzen den Brei auf ein Leinentuch auftragen und um die betroffene Körperstelle wickeln.

Früher wurde Beinwellbrei bei Brüchen oder auch bei inneren Blutungen verwendet und oft stündlich erneuert. Heute helfen die Krankenhäuser.

Beinwell-Tinktur

Einreibung bei Rheuma, Gliederschmerzen, Insektenstichen, zur Kühlung von Gelenken

ZUTATEN

- 1 lange, frische Beinwellwurzel (bei kleinen Wurzeln mehrere)
- 500 ml Alkohol, ca. 70 %iger (Brand, Weingeist)

ZUBEREITUNG

Die Wurzel in dünne Scheiben schneiden, in ein verschließbares Glas geben und mit dem Alkohol übergießen.

6 bis 8 Wochen reifen lassen, danach durch ein feines Sieb abseihen und in kleine Tropffläschchen füllen.

Die Großeltern verwendeten zum Abseihen gerne einen alten Strumpf, wir können einen Kaffee- oder Teefilter nehmen.

Die Tinktur hat eine dunkle, fast schwarze Farbe.

ANWENDUNG

Bei Prellungen, Blutergüssen, Rückenschmerzen, Gicht, Gliederschmerzen, Gelenkschmerzen u. v. m. ist die kühlende, durchblutungsanregende Einreibung mit der verdünnten Tinktur hilfreich.

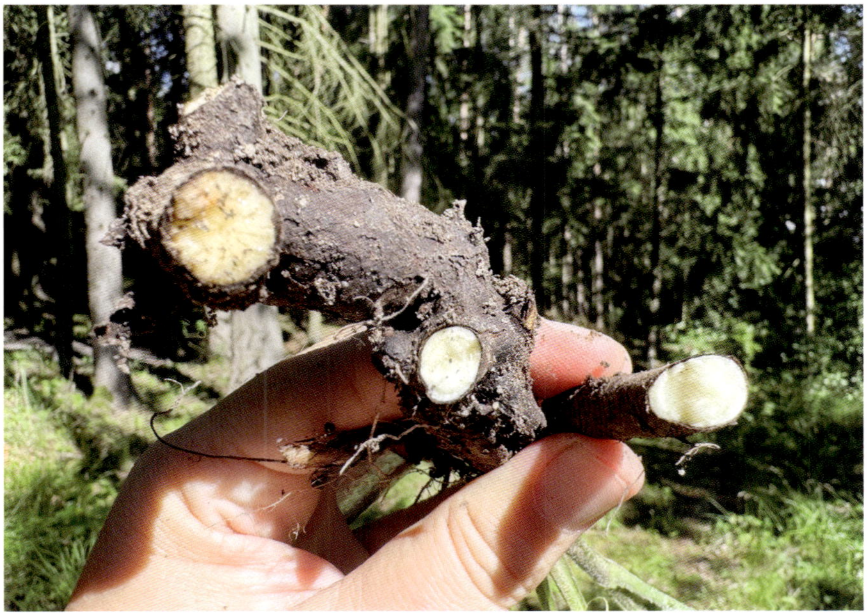

Beinwellwurzel-Absud

bei Prellungen, Verstauchungen

Zutaten
- 1–2 frische Beinwellwurzeln
- 1 l Wasser

ZUBEREITUNG

Die an einem trockenen Tag gegrabene Wurzel mit einer Bürste reinigen, in dünne Scheiben schneiden und mit dem Wasser aufkochen. Danach bei mittlerer Temperatur für 15 bis 20 Minuten köcheln lassen. Durch die Schleimstoffe des Beinwells dickt sich das Wasser breiartig ein.

ANWENDUNG

Ein Leinentuch in den Wurzelabsud geben. Ein wenig auspressen und auf gestauchte oder geprellte Stellen legen.

Im Akutfall stündlich wiederholen.

Beinwellwurzel, kauen

bei zu viel Speichel

Zutaten
- Wurzel einer jungen Beinwellpflanze

ZUBEREITUNG

In ca. 5 mm dicke Scheiben schneiden.

ANWENDUNG

Eine zu üppige Speichelproduktion kann lästig sein. Ein Hausmittel der Volksheilkunde sind frische oder getrocknete Wurzelstückchen, die man kauen und danach ausspucken soll.

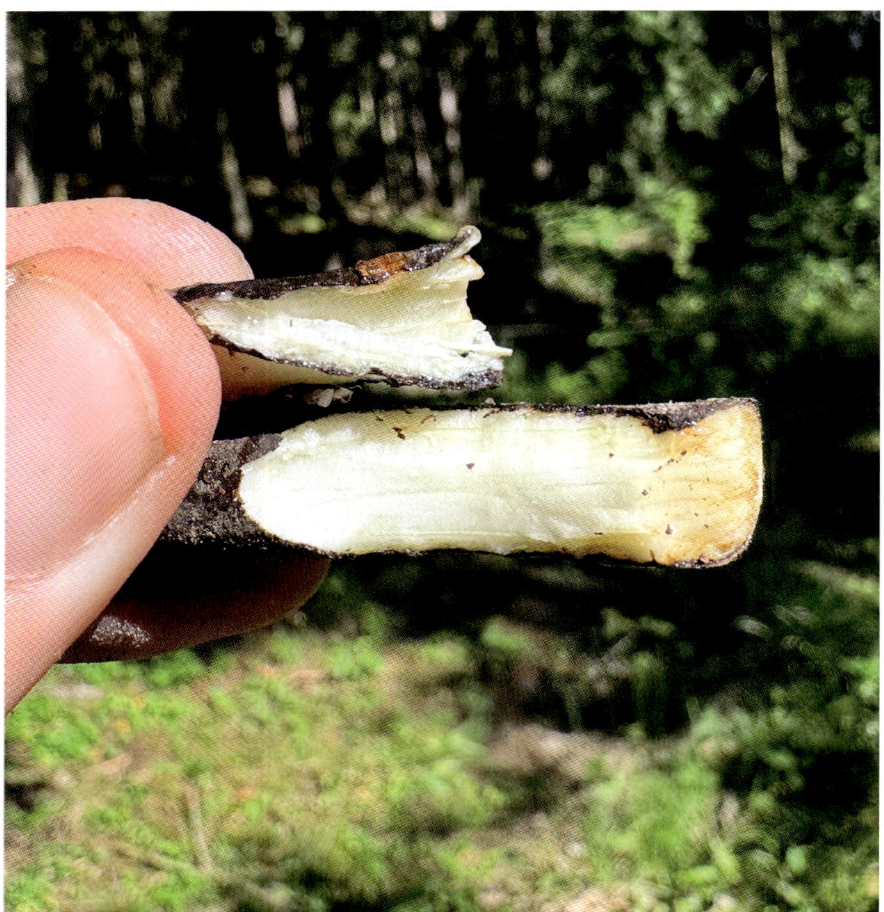

Beinwellwurzel-Salbe

für Muskeln, Sehnen und Knochen

ZUTATEN
- 2 frische Beinwellwurzeln
- 2 frische große Blätter
- 500 g Bio-Schweinschmalz
- 1 daumengroßes Stück Nadelbaumharz (Fichte, Tanne oder Kiefer)

ZUBEREITUNG

Wurzel und Blätter in grobe Stücke zerkleinern. Schweineschmalz mit dem Baumharz erwärmen. Sobald es flüssig ist, Wurzel- und Blattstücke zugeben und die Herdplatte ausschalten. Am nächsten Tag erwärmt man erneut, bis das Schweineschmalz wieder flüssig wird, seiht ab und füllt in Tiegel ein.

ANWENDUNG

Vor allem bei Verletzungen der Extremitäten, aber auch bei Verbrennungen, Verstauchungen, Prellungen, Zerrungen, Ausschlägen, eitrigen Wunden oder eingewachsenen, eitrigen Nägeln. Hat man sich einen Splitter eingezogen, muss die Salbe auf die betroffene Körperstelle.

Nach Amputationen hilft Beinwell zur besseren Wundheilung und bei Phantomschmerzen.

In der Nacht gibt man die Salbe etwas dicker auf ein Tuch und legt es über die betroffene Stelle, bevor man verbindet.

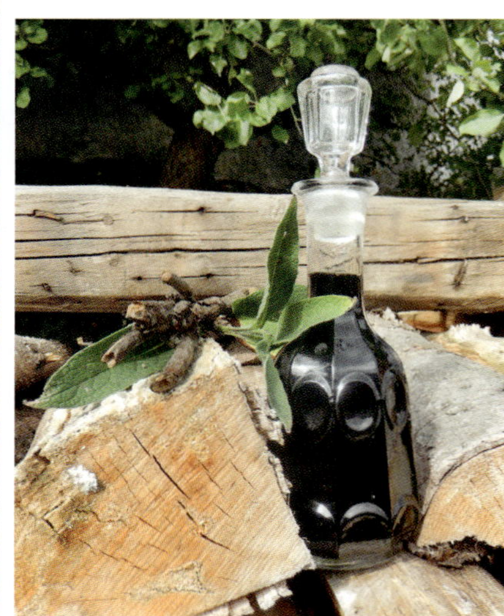

Bertram *Anacyclus pyrethrum*
– bei Lähmungserscheinungen und Kältegefühl

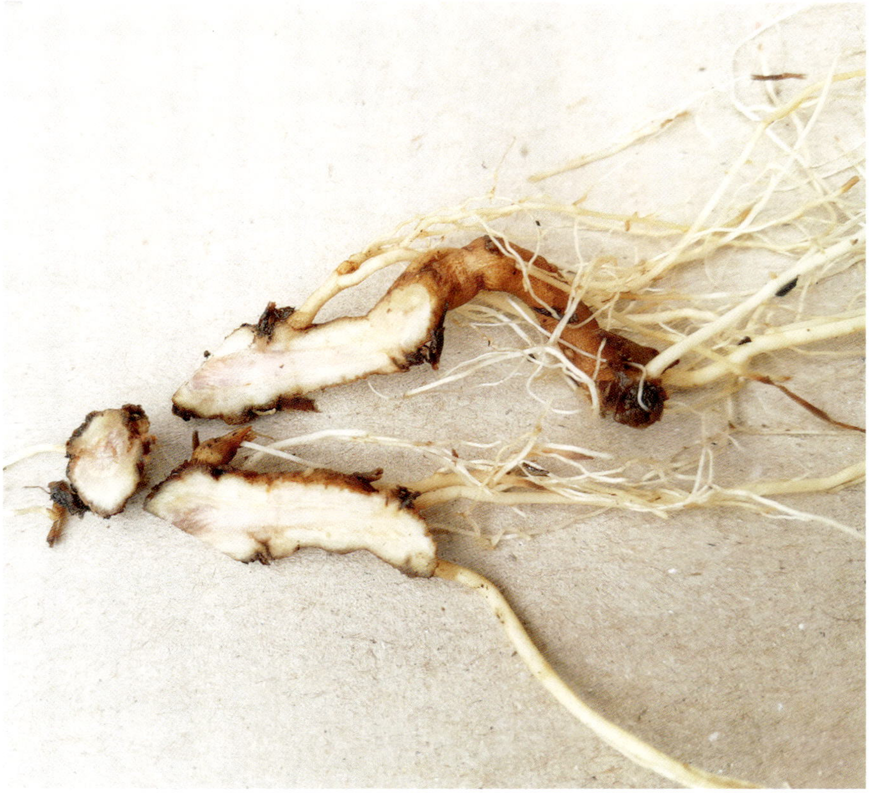

Nieskrautwurzel frisch gekaut, jegliches Gewürme davor graut.

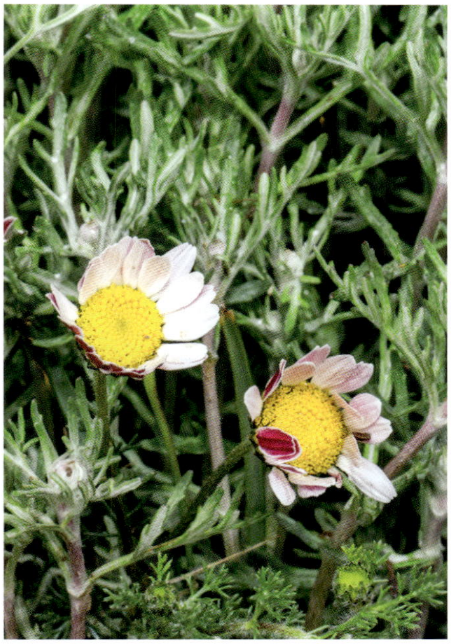

Volksnamen	Römische Ringblume, Ringkörbchen, Brecht, Geiferwurz, Nieskraut, Marokko Kamille
Pflanzenfamilie	Korbblütler (*Asteraceae*)
Standort	Wild vor allem in den Waldlichtungen Marokkos oder Südspaniens, in Kroatien, Nordafrika oder Asien. Er liebt sonnige, karge Standorte. Bei uns ist er seit etwa 100 Jahren als Gartenpflanze gebräuchlich.
Inhaltsstoffe und Eigenschaften	Pyrethrin (regt Speichel an, krampflösend, entzündungshemmend), Inulin (erhöht die Stuhlfrequenz, unterstützt Wachstum guter Darmkulturen, stärkt Immunsystem, blutzuckersenkend, Energielieferant), Campher (entzündungshemmend, dämpft Insulinresistenz, wundschützend, unterstützt gegen Atemwegserkrankungen), Anacylin (entzündungshemmend, regt Gehirnstoffwechsel an, unterstützt bei Infektionen), Harze (wundheilungsunterstützend, unterbricht Gärung und Fäulnis)
Geschmack	leicht würzig, erdig, ausgeprägt scharf und leicht bitter
Verwechslungsmöglichkeiten	Echte Kamille (*Matricaria chamomilla*) verwendbar, Sumpf-Schafgarbe (Bertram-Schafgarbe) (*Achillea ptarmica*) keine innere Anwendung bekannt, Estragon (*Artemisia dracunculus*) essbar, Baldrian (*Valeriana officinalis*) verwendbar
Interessantes	Bertram sollte nicht überdosiert werden. Sein krampflösender Inhaltsstoff Pyrethrin wird in hoher Dosis als Nervengift verwendet und ist im Handel als natürliches Schädlingsbekämpfungsmittel erhältlich. Eine Überdosierung zeigt sich an Magenschmerzen, Erbrechen und/oder Durchfall.
Verwendungsart	Tee, Tinktur, Essig, Wurzelpulver, Gewürz, Wickel, Räucherung

AUSSEHEN PFLANZE / WURZEL

Der mehrjährige Bertram wird zwischen 20 und 30 cm hoch, hat fiederartige, blaugrünliche Blätter und weiße, in der Mitte gelbliche Blüten, die der Kamillenblüte ähneln.

Die äußerlich braune und innenseitig weiß bis beigefarbige, spindelförmige Pfahlwurzel ist kurz, dicklich und fleischig.

ERNTE

September bis November

Die Wurzel des Bertram wird im Herbst des zweiten Wachstumsjahres der Pflanze gegraben. Bertram wurzelt nur 6 bis 12 cm tief. Die dicke Wurzel lässt sich gut ausgraben.

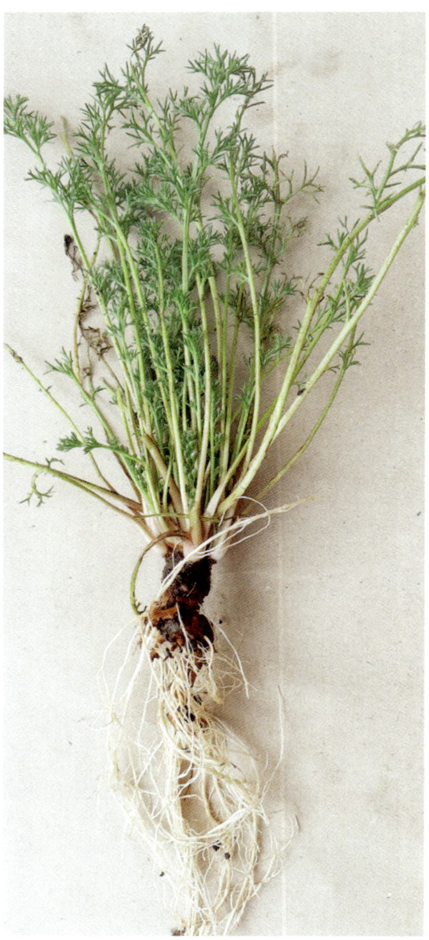

Römischer Bertram, Deutscher Bertram oder Sumpfhaarstrang?

Für uns ist es selbstverständlich, dass jede Person, jedes Tier und jede Pflanze einen eindeutigen Namen trägt. Doch bei den Pflanzen erfolgte die systematische Zuordnung erst Mitte des 18. Jahrhunderts durch Carl von Linné. Zuvor wurden regional unterschiedliche Namen verwendet, die sich meist am Aussehen oder am Vorkommen der Pflanze orientierten. Teilweise wurden dabei gar keine Unterscheidungen zwischen verschiedenen Pflanzenarten gemacht – so etwa bei Hagebutten und Weißdornfrüchten, die oft gemeinsam als Liebfrauenbirnchen oder Heckenbirnchen bezeichnet und dokumentiert wurden. Das erschwert es uns heute, aus alten Schriften eindeutig zu erkennen, welche Pflanze jeweils gemeint war.

Nicht selten führt dies zu Diskussionen unter Botanikern, da sie in historischen Beschreibungen unterschiedliche Pflanzen zu erkennen glauben. Ein Beispiel hierfür findet sich auch in den Schriften der heiligen Hildegard von Bingen über den Bertram. Zwar lobt sie diese Pflanze in höchsten Tönen, beschreibt sie jedoch als doldenblütig – was nicht auf die heute als Bertram bekannte Pflanze zutrifft. Womöglich meinte Hildegard von Bingen mit *Bertram* den *Sumpfhaarstrang* (*Peucedanum palustre*). Leider können wir sie dazu nicht mehr befragen – daher wird diese Frage wohl für immer ungelöst bleiben.

In Brandenburg und Thüringen wurde einst eine Zuchtform des *Römischen Bertram* kultiviert, die als *Deutscher Bertram* (*Pyrethrum germanicum* oder auch *Anacyclus officinarum*) bekannt war. Diese Bertram-Sorte soll in ihrer Wirkung schwächer gewesen sein als der *Römische Bertram* und gilt heute als ausgestorben.

Die Pflanze, die ursprünglich aus dem Mittelmeerraum stammt und heute unter den Namen *Echter Bertram* oder *Römischer Bertram* (*Anacyclus pyrethrum*) bekannt ist, ist diejenige, auf die sich heutige Schriftstücke und Rezepturen in der Regel beziehen, wenn von *Bertram* die Rede ist.

VOLKSHEILKUNDE

Die Bertramwurzel ist aufgrund ihres scharfen Geschmacks ein traditioneller Pfefferersatz in der Küche. Sie dient als Gewürz, das die Verdauung unterstützt, das Gemüt aufhellt sowie die Speichel- und Magensaftproduktion anregt. Gleichzeitig gilt sie als kräftigend – besonders für Menschen, die im Alltag oft über ihre Leistungsgrenzen hinausgehen.

Die Wurzel wird zudem als *Einschleuser* für Vitamine und Mineralstoffe beschrieben und kann insbesondere bei Eisenmangel hilfreich sein. Darüber hinaus wirkt die Bertramwurzel kreislaufanregend, schmerzlindernd bei Zahn- und Zahnfleischbeschwerden und unterstützt bei Lähmungserscheinungen oder Krämpfen.

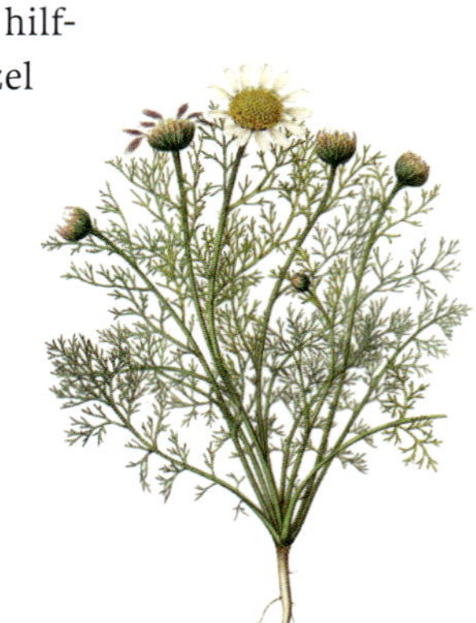

Bertramwurzel-Tee

zur Anregung der Verdauung, bei Zahnschmerzen, bei Kraftlosigkeit, für klaren Verstand, bei depressiven Verstimmungen

ZUTATEN

- 1 TL Bertramwurzeln
- 250 ml Wasser

ZUBEREITUNG

Die frische, in möglichst kleine Stücke geschnittene Wurzel mit kochendem Wasser übergießen, zugedeckt 10 Minuten rasten lassen, danach durch ein Tuch oder sehr feines Sieb seihen.

Ist keine frische Wurzel verfügbar, nimmt man das Wurzelpulver (Apotheke).

ANWENDUNG

1 bis 2 Tassen täglich trinken.

Bei Zahnschmerzen mit abgekühltem Tee den Mund spülen.

Bertramwurzel-Essig

bei Lähmungserscheinungen (nach Schlaganfall), Krämpfen

ZUTATEN

- 80 g Bertramwurzel
- 1 l unpasteurisierter Essig (Apfelessig, Traubenkernessig)

ZUBEREITUNG

Frische Wurzel waschen, mit einem Tuch trocken tupfen, in grobe Stücke schneiden. Essig mit den Wurzelstücken aufkochen lassen, auf halbe Temperatur zurückschalten und für 10 bis 15 Minuten unter oftmaligem Umrühren ziehen lassen. Danach abseihen und in Flaschen füllen.

ANWENDUNG

Vom Essig über den Tag verteilt 100 bis 150 ml mit Wasser verdünnt trinken oder dem Essen zufügen.

Bertramwurzel-Tinktur

Mundspülung, Verdauungsunterstützung, Krämpfe, Lähmungserscheinungen, Kältegefühl

ZUTATEN

- 80 g Bertramwurzel
- 750 ml Alkohol, ca. 70 %iger (Brand, Weinbrand)

ZUBEREITUNG

Die frische Wurzel waschen, mit einem Tuch trocken tupfen, klein schneiden und in eine weithalsige Flasche geben. Mit dem Alkohol übergießen und für 4 Wochen bei Zimmertemperatur rasten lassen, abseihen, in kleine Fläschchen füllen.

ANWENDUNG

2 Mal täglich 15 bis 20 Tropfen in 250 ml handwarmem Wasser einnehmen.

Zur Mundspülung 20 Tropfen in 250 ml Wasser geben und mehrmals täglich spülen.

Bertramwurzel-Pulver

Gewürz, Pfefferersatz, bei Diabetes, Entzündungen, zur Verdauungsanregung

ZUTATEN

- frische oder getrocknete Wurzel

ZUBEREITUNG

Wurzeln möglichst klein schneiden und trocknen lassen. Danach in der Kaffeemühle oder Küchenmaschine zu feinem Pulver vermahlen.

ANWENDUNG

Ein wunderbarer Pfefferersatz. Beim Kochen zum Würzen verwenden.

Zur Körperkräftigung täglich 1 Messerspitze im Essen einnehmen.

Bertramwurzel-Umschlag

bei Ischiasschmerzen, Muskelschmerzen, Nervenschmerzen, Rücken-, Schulterschmerzen

ZUTATEN

- 5 EL Bertramwurzeln
- 1 l Wasser

ZUBEREITUNG

Die frischen, in möglichst kleine Stücke geschnittenen Wurzeln mit dem Wasser aufkochen lassen, dann die Temperatur zurückschalten und zugedeckt weitere 20 Minuten ziehen lassen. Abseihen.

ANWENDUNG

Ein Tuch in den warmen Wasserauszug tauchen und auf die betroffene Körperstelle auflegen. Ein trockenes Tuch darüber legen und für 20 Minuten ruhig liegen bleiben.

Personen mit empfindlicher Haut sollten auf diese Anwendung verzichten, da sich die Haut röten könnte.

Bertramwurzel-Räucherung

für Lebensfreude, hebt die Stimmung

ZUTATEN

- 1 Stk. Bertramwurzel

ZUBEREITUNG

Die Wurzeln in kleine Stücke schneiden und trocknen lassen.

ANWENDUNG

Siehe Räucheranleitung auf Seite 23.

Bibernelle *Pimpinella major, Pimpinella saxifraga*
– Pfefferersatz, „heimischer Ingwer“

Iss Kranewitt und Bibernell, dann stirbst du nicht so schnell!

Nimm Bibernell und Tormentill (Blutwurz), wer sein Viehchen retten will.

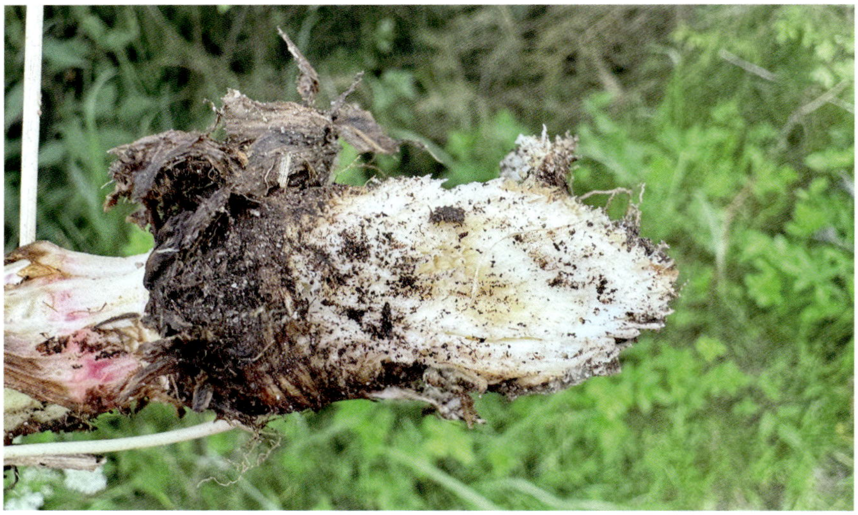

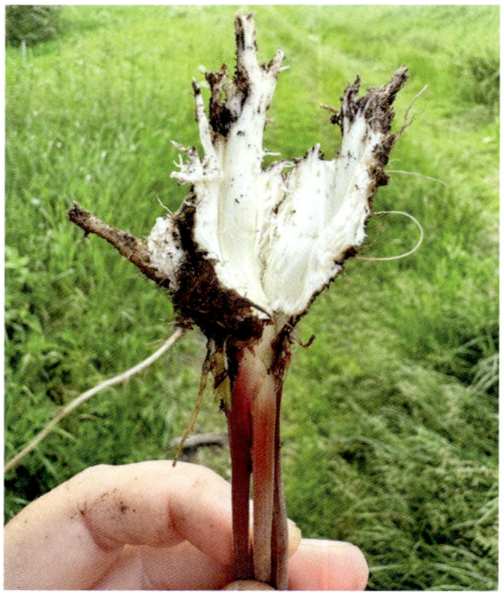

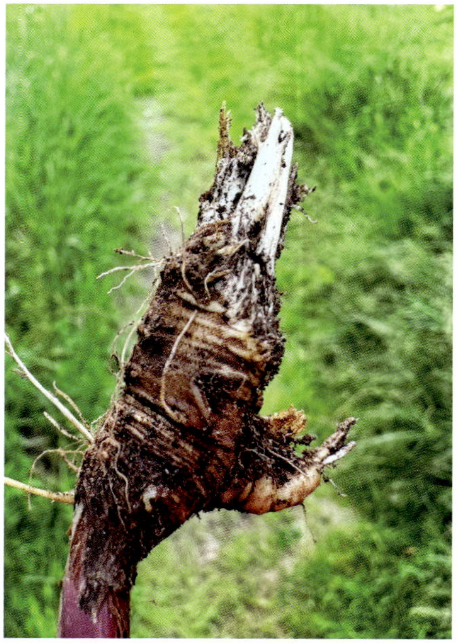

Volksnamen	Halswurz, Bockwurz, Pfefferwurz, Geißbockkraut, Steinpetersilie
Pflanzenfamilie	Doldenblütler (*Apiaceae*)
Standort	Die Pflanze wächst auf Wiesen oder in hellen Wäldern, in Waldlichtungen und an Ufern, in Tälern ebenso wie bis auf 2.000 Höhenmeter. Sie liebt sonnige Standorte und karge Böden ebenso wie nährstoffreiche.
Inhaltsstoffe und Eigenschaften	Phenole (entzündungshemmend, schleimlösend), Cumarin – Pimpillin (appetitanregend, blutverdünnend), Schleimstoffe (schleimlösend, entzündungshemmend), ätherisches Öl (verdauungsfördernd), Flavonoide (stärken Immunabwehr, entzündungshemmend)
Geschmack	zuerst würzig, danach scharf, manchmal auch intensiver scharfer Geschmack, sie riecht am Wurzelhals nach Ziegenbock, daher der Name *Bockwurz*
Verwechslungsmöglichkeiten	Bärenklau (*Heracleum sphondylium*) phototoxisch – wurde mancherorts Bibernelle genannt, ist essbar, Pastinak (*Pastinaca sativa*) essbar, Hundspetersilie (*Aethusa cynapium*) giftig, Schierling (*Conium maculatum*) giftig
Interessantes	Umgangssprachlich wird der Kleine Wiesenknopf (*Sanguisorba minor*) als Bibernelle oder Pimpernelle bezeichnet. Es ist jedoch eine gänzlich andere Pflanze als die Pimpinella. Kauft man im Handel Bibernellwurzeln, sind diese manchmal mit anderen Wurzeln vermischt, daher beim Kauf die Etiketten durchlesen.
Verwendungsart	Likör, Schnaps, Essig, Pulver, Wickel, Tee, Tinktur, Räucherung

Trinkt Ehrenpreis und Bibernelle, dann sterbt ihr nicht so schnell

Meine Volksschullehrerin erzählte die Geschichte dieser Pflanze so fesselnd, dass ich sie heute – über 40 Jahre später – noch immer sprechen höre, wenn ich der Pflanze bei meinen Aufenthalten in der Natur begegne und sie in Händen halte. Bei ihrer Erzählung hatte sie eine Bibernellpflanze samt Wurzel dabei und reichte sie uns Kindern herum. Über ihren speziellen Duft waren wir allerdings wenig erfreut.

Zur Zeit, als die Pest wütete und niemand wusste, ob es ihn nicht als Nächstes auf grausamste Weise treffen würde, suchte man verzweifelt nach einem Gegenmittel. Damals glaubte man, Krankheiten seien eine Strafe Gottes, die nur von ihm selbst genommen oder geheilt werden könnten. Doch gegen dieses furchtbare Leiden schienen selbst die Geistlichen machtlos zu sein.

Ein tiefgläubiger Pfarrer flehte inbrünstig zum Herrgott und bat ihn, den Menschen gnädig zu sein und ihnen ein Mittel gegen dieses Übel zu senden. Da kam plötzlich ein kleines Vögelchen geflogen, setzte sich auf einen Ast und zwitscherte: „Trinkt Ehrenpreis und Bibernell, dann sterbt ihr nit so schnell!"

Dann flog es weiter.

Sogleich eilte der Pfarrer ins Dorf zurück und erzählte jedem, dass ihm der Herrgott ein Vögelchen geschickt habe, das ihm ein Heilmittel gegen die Krankheit verraten hätte. Jeder Mann, jede Frau, jedes Kind und jeder Greis sollte so viel vom Ehrenpreis- und Bibernellwurzel-Tee trinken, wie sie nur vermochten. Die Leute folgten dem Rat des Pfarrers – und siehe da, es starben weniger Menschen, und die Krankheit zog sich langsam zurück. Fortan, wann immer eine Krankheit über das Dorf hereinbrach, erinnerten sich die Leute an den Pfarrer und das Vögelchen – und sie tranken Tee aus Ehrenpreis und Bibernellwurzeln.

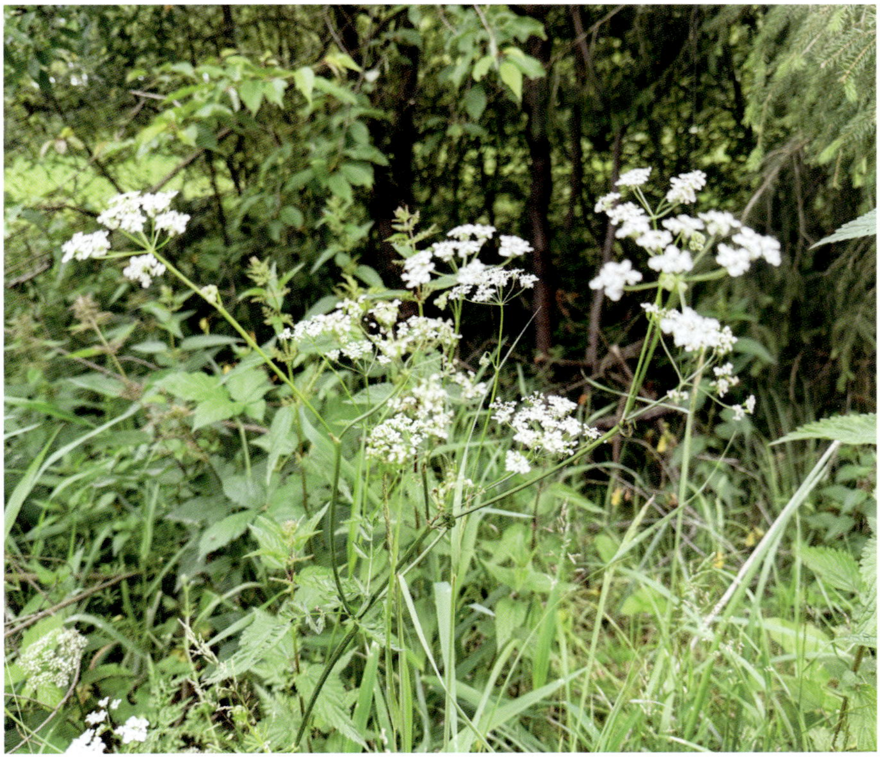

AUSSEHEN PFLANZE / WURZEL

Bibernelle hat einen kantigen Stängel mit rötlicher Färbung und auffällig gefiederte Blätter. Die Spitze der Stängel zieren weiß-rosa-farbige Doldenblüten. Sie blüht über die Sommermonate. Die Kleine Bibernelle (*saxifraga*) ist etwas kleiner als die Große Bibernelle (*major*).

Die Wurzeln sind äußerlich bräunlich und innen weißlich bis beige. Es sind tief in die Erde reichende spindelförmige Pfahlwurzeln mit vielen seitlichen Verzweigungen. Beide Bibernellen können verwendet werden.

ERNTE

März bis April und September bis November

Das Wurzelgraben erfordert durch die tiefgehenden Wurzeln mit den vielen Verzweigungen ein wenig Geduld.

Nach dem Reinigen sollte man die Wurzel der Länge nach durchschneiden und an einem schattigen Platz ein paar Tage zum Trocknen auflegen oder -hängen, damit sich die ätherischen Öle nicht verflüchtigen.

Möchte man kleinere Stücke haben, empfiehlt es sich, die Wurzel nach dem Trocknen in kleinere Stücke zu brechen und in verschließbaren Gläsern aufzubewahren, damit die Öle lange erhalten bleiben.

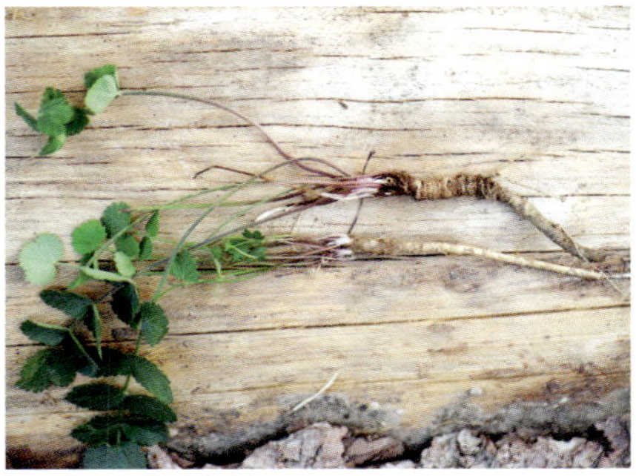

VOLKSHEILKUNDE

Hildegard von Bingen empfahl Bibernell traurigen Menschen zur Aufhellung der Stimmung sowie als Augenmittel für bessere Sicht. Hieronymus Bock schrieb in seinem Kräuterbuch: „Bibernell ist ein Steingewächs, denselbigen zermalen und auszutreiben."

Kräuterpfarrer Künzle empfahl 3 Mal täglich 1 Messerspitze Bibernellwurzel-Pulver gegen Magenbeschwerden.

Sebastian Kneipp setzte sie bei Rheuma und Nierenentzündungen ein, Hermann-Josef Weidinger bei Husten und Katarrhen.

In der Volksmedizin wurden Bibernellwurzeln besonders bei Husten, Bronchitis, Asthma, Kehlkopf-, Hals- und Rachenentzündungen, Keuchhusten, Heiserkeit sowie Magen- und Darmbeschwerden verwendet.

Hebammen schätzten die Wurzel zur Anregung der Menstruation und gaben sie stillenden Müttern zur Förderung des Milchflusses – besonders, wenn dieser durch schwere körperliche Arbeit gefährdet war.

Als Magen-Darm-Mittel findet sie sich oft in Kräuterschnäpsen und Likören. Sie ist eine Zutat des Schwedenbitters sowie eine der 13 Kräuter im Original Ricola Kräuterzuckerl. Mit ihrem blauen ätherischen Öl wurden einst Getränke und Alkoholika gefärbt.

Aufgrund ihres würzig-scharfen Geschmacks dient das Wurzelpulver auch als Pfefferersatz und gilt heute als *heimischer Ingwer.*

Bei Seuchen und schweren Krankheiten wurde sie mit dem Hinweis verabreicht, ihr Gestank sei selbst für Krankheiten zu viel – und vertreibe sie dadurch. Auch Tieren mischte man bei schweren Erkrankungen Wurzelstücke ins Futter.

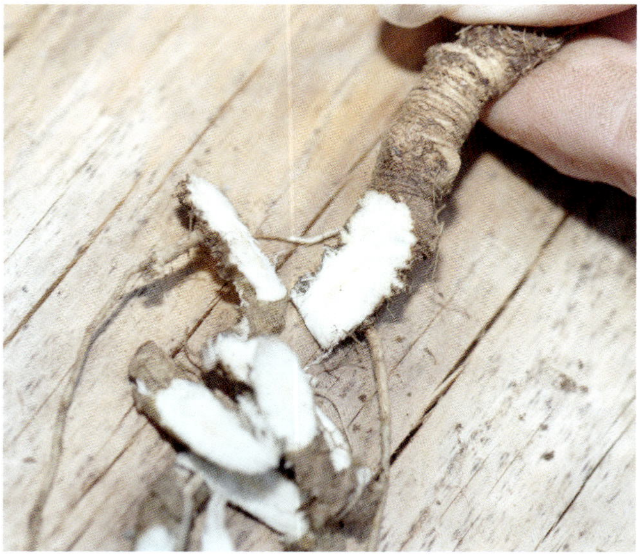

Bibernellwurzel-Likör

bei Husten, Bronchitis, Asthma, Heiserkeit

ZUTATEN

- 1 TL Bibernellwurzel
- 1 TL Thymiankraut (*Thymus vulgaris*)
- 1 TL Spitzwegerichkraut (*Plantago lanceolata*)
- ½ Zimtstange
- ½ Sternanis
- 350 g Zucker
- 1 l Wodka
- 350 ml Wasser

ZUBEREITUNG

Die zerkleinerte Bibernellwurzel (getrocknet oder frisch), Thymian- und Spitzwegerichblätter, Zimt und Sternanis in eine Flasche geben, den Wodka darüber gießen, mit einem Tuch abdecken und 4 Wochen reifen lassen, danach abseihen.

Das Wasser mit dem Zucker erwärmen, bis sich der Zucker auflöst. Das heiße Zuckerwasser mit dem Alkohol vermischen und in Flaschen füllen.

ANWENDUNG

Den Likör bei den oben angeführten Indikationen schluckweise trinken.

Bibernellwurzel-Tee

bei Heiserkeit, Halsentzündung, Bronchitis, Asthma, Verdauungsstörungen, Gurgelmittel, menstruationsfördernd

ZUTATEN

- 2 TL Bibernellwurzelstücke
- 500 ml Wasser

ZUBEREITUNG

Es kann die frische oder getrocknete Wurzel verwendet werden. Mit kaltem Wasser übergießen und über Nacht stehen lassen. Am nächsten Tag langsam aufkochen und durch ein Sieb abseihen.

ANWENDUNG

Bei Verdauungsstörungen oder zur Menstruationsförderung ungesüßt trinken.

Bei Erkrankungen der Atemwege mit Honig oder Kandiszucker gesüßt trinken.

Bei Entzündungen im Rachenraum mit dem überkühlten Tee gurgeln.

Bibernellwurzel-Essig

bei Verdauungsbeschwerden, gallenflussanregend

ZUTATEN

- 1 gehäufter EL frische Bibernellwurzel
- 1 l unpasteurisierter Apfelessig

ZUBEREITUNG

Wurzelstücke in ein Glas oder eine Flasche geben, mit dem Essig übergießen und verschlossen 4 Wochen dunkel stellen, danach filtern und in Flaschen füllen.

ANWENDUNG

Zur Anregung der Galle zum Würzen der Speisen und Salate verwenden.

Bibernellwurzel-Pulver

bei Magenbeschwerden, herzstärkend, Würzmittel

ZUTATEN

- frische oder getrocknete Bibernellwurzel

ZUBEREITUNG

Die Wurzel längsseitig halbieren und trocknen lassen. Die getrocknete Bibernellwurzel in Stücke brechen und mit der Kaffeemühle oder der Küchenmaschine zu feinem Pulver vermahlen, vor Feuchtigkeit geschützt aufbewahren.

ANWENDUNG

15 Minuten vor jeder Mahlzeit nimmt man 1 Messerspitze davon mit etwas Wasser ein.

Zur Herzstärkung nimmt man täglich 1 Mal ebenfalls 1 Messerspitze mit etwas Wasser ein.

Als Würzmittel bei Verdauungsbeschwerden gibt man eine Messerspitze in das Essen, es passt sehr gut zu Kartoffel- oder Gemüsespeisen.

Bibernellwurzel-Tinktur

bei Husten, Hals- und Rachenentzündungen, für Verdauung

ZUTATEN

- 100 g Bibernellwurzelstücke
- 500 ml Alkohol 70 % (Weingeist, Obstbrand)
- 80 ml destilliertes Wasser

ZUBEREITUNG

Die frischen Wurzelstücke mit dem Alkohol übergießen und 2 bis 3 Wochen an einem schattigen, kühlen Ort rasten lassen, danach abseihen, mit destilliertem Wasser verdünnen und in Flaschen füllen.

ANWENDUNG

Bei Husten 5 bis 10 Tropfen auf etwas Zucker nehmen und bei Bedarf wiederholen, bis zu 5 Mal täglich.

Bei Hals-Rachenentzündung gibt man 10 bis 15 Tropfen in 125 ml Wasser und gurgelt damit.

Bei Kindern unter 3 Jahren füllt man das Tinktur-Wasser-Gemisch in eine Sprühflasche und sprüht dies bei Husten über den Kopf des Kindes, damit dieses die Mischung einatmet.

Bei Verdauungsbeschwerden 15 Tropfen nach dem Essen einnehmen.

Bibernellwurzel-Räucherung

bei Schwierigkeiten mit Veränderungen, Traurigkeit, Stimmungsschwankungen, getrübter Stimmung

ZUTATEN

- 1 TL Bibernellwurzeln

ZUBEREITUNG

Die Wurzeln in kleine Stücke schneiden und trocknen lassen.

ANWENDUNG

Siehe Räucheranleitung auf Seite 23.

Bibernellwurzel-Wickel

zur Schmerzstillung, menstruationsfördernd

ZUTATEN

- 50 g Bibernellwurzelstücke
- 500 ml Wasser

ZUBEREITUNG

Die Wurzeln im Wasser aufkochen, den Herd abschalten und zugedeckt 20 Minuten am Herd stehen lassen, danach abseihen.

ANWENDUNG

Ein Tuch in den noch warmen Auszug tauchen und auf die betroffene Körperstelle auflegen, ein Handtuch darüber geben und liegen lassen, bis es abgekühlt ist.

Nach Bedarf wiederholen.

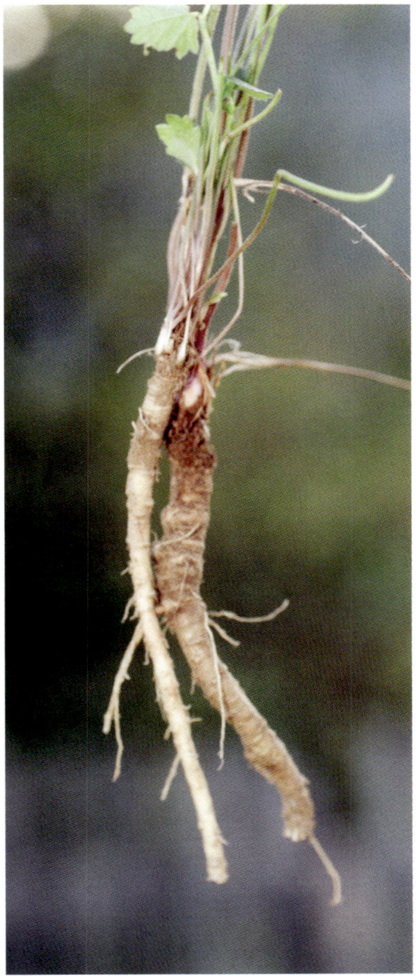

Blutwurz *Potentilla erecta*
– *Notwurz für den Mann, bei Druckstellen der Zahnprothese*

Es mag mir fehlen, was will,
ich trink mein Durmedill.

Kann Krankheit kommen, welche will,
ich trink dann halt mein Tormentill.

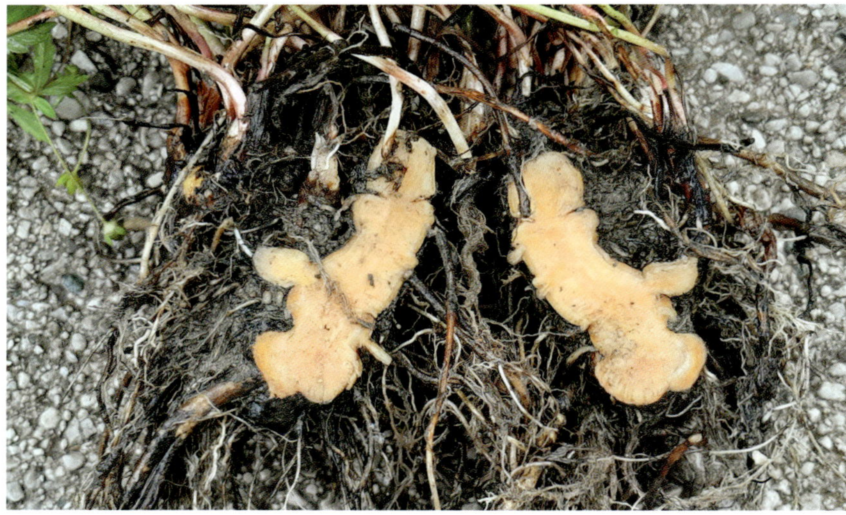

AUSSEHEN PFLANZE / WURZEL

Die sonst unscheinbare Blutwurz hat auffällige gelbe Blüten mit vier Blütenblättern. Ihre kleinen, dunkelgrünen Blätter sind gefiedert, sie wird zwischen 5 und 30 cm hoch und ihre Stängel sind manchmal behaart. Ihre Früchte sehen nussartig aus.

Blutwurz hat eine außen dunkelbraune und innen weißliche Wurzel, die sich nach dem Brechen oder Auseinanderschneiden blutrot verfärbt. Der kräftige, zumeist kriechende Wurzelstock kann bis zu 50 cm tief sein.

ERNTE

September bis November

Die Pflanze, die mindestens 2 Jahre alt sein sollte, vorsichtig ausgraben. Meist wurzelt sie flach und lässt sich leicht mit den Händen fassen. Manchmal kann sie tiefer wurzeln, dann ist eine kleine Schaufel zur Unterstützung notwendig. Nach dem Ausgraben entfernt man die dünnen Wurzeln vom Wurzelstock, säubert diesen, schneidet ihn in Stücke und trocknet ihn halbschattig oder bei niedriger Temperatur im Backofen, wobei man die Backofentür einen Spalt offenlässt, damit die Feuchtigkeit entweichen kann. Blutwurzwurzel soll vor der Verwendung immer getrocknet werden.

Volksnamen	Aufrechtes Fingerkraut, Tormentill, Durmentill, Natternwurz, Rotwurz, Ruhrwurz
Pflanzenfamilie	Rosengewächse *(Rosaceae)*
Standort	Die mehrjährige Blutwurz wächst gerne in hellen Wäldern, Waldrändern, Weiden und Moorflächen. Sie liebt trockene bis leicht feuchte, nährstoffarme Böden.
Inhaltsstoffe und Eigenschaften	Polyphenole (entzündungshemmend, zusammenziehend), Tormentol (die rote Farbe, hilft Schadstoffe im Körper zu binden und auszuscheiden), Catechin (blutstillend, zusammenziehend – reizt im Gegensatz zu anderen Gerbstoffen nicht die Magen-Darmwand, juckreizlindernd, antibakteriell), Agrimoniin (lokalanästhetisch, entzündungshemmend, pilz- und bakterientötend), Triterpene (cortisonähnlich, entzündungshemmend)
Geschmack	erst süß, danach bitter
Verwechslungsmöglichkeiten	andere Fingerkräuter – ungiftig, Ranunculusarten – giftig, Kanadische Blutwurz (*Sanguinaria canadensis*) unbekömmlich
Interessantes	Blutwurz kann die Wirkung von Medikamenten verzögern, daher sollte sie nur mindestens eine Stunde vor oder nach der Medikamenteneinnahme verwendet werden. Damit ein Topinamburbrand eine schöne rote Farbe und seine leicht bittere Geschmacksnote erhält, wird diesem häufig Blutwurz beigefügt.
Verwendungsart	Wurzelpulver, Tee, Tinktur, Likör, Schnaps, Wurzelwein, Gurgellösung, Hautpflege

Das Geheimnis der großen Kinderschar

Als Helga im Alter von 18 Jahren schwanger wurde, versprach ihr Freund, sie zu heiraten. Helga wohnte in einem abgelegenen, kleinen Tal in der Ötscherregion. Kurz vor der Hochzeit lernte ihr Freund jedoch eine wohlhabende Frau aus der Großstadt kennen und ließ Helga mit dem bald zur Welt kommenden Kindlein allein.

Das erste Jahr zog Helga das kleine Mädchen gemeinsam mit ihrer Mutter groß. Danach lernte sie einen Holzfäller kennen und heiratete ihn.

„In meiner Jugend galt es für eine Frau nach der Hochzeit als das Wichtigste, schnell Kinder zur Welt zu bringen", erzählt Helga. Doch auch nach drei Ehejahren wollte sich kein weiterer Nachwuchs einstellen. Helga hatte ja bereits eine Tochter – also konnte es nicht an ihr liegen.

Ihr Mann und sie suchten eine Hebamme auf und baten um Rat. Diese meinte, sie müssten nach Mariazell pilgern, in der Kirche eine Kerze anzünden und den Herrgott um Kindersegen bitten. Danach solle Helga Blutwurz ausgraben, klein schneiden, trocknen und ihrem Mann täglich eine Messerspitze davon ins Essen mischen.

Etwas über ein Jahr später hielten sie ihr erstes gemeinsames Kindlein – einen kleinen Jungen – in den Armen. Etwas mehr als ein Jahr danach gebar Helga einen zweiten Buben. So ging es weiter, bis ihr Mann und sie neun Kindern das Leben geschenkt hatten.

Ihr Mann meinte schließlich, dass sie nun keine Blutwurz mehr ins Essen mischen müsse – der Kinder seien es genug. Als sich jedoch Kind Nummer zehn ankündigte, suchte das Ehepaar erneut die Hebamme auf und bat um Rat, damit der Kindersegen nun ein Ende finde.

Diese antwortete: „Wenn ihr empfangen wollt, dann bittet darum. Wenn ihr nicht mehr empfangen wollt, dann dankt dafür!" Sie sollten erneut nach Mariazell pilgern, eine Kerze anzünden, dem Herrgott für den Kindersegen danken und die Kerze gemeinsam auslöschen.

Helga erzählt: „Es war eigenartig. Ich kann das nicht erklären. Aber wir haben alles gemacht, was uns die Frau aufgetragen hatte. Von diesem Tag an habe ich keine Kinder mehr bekommen."

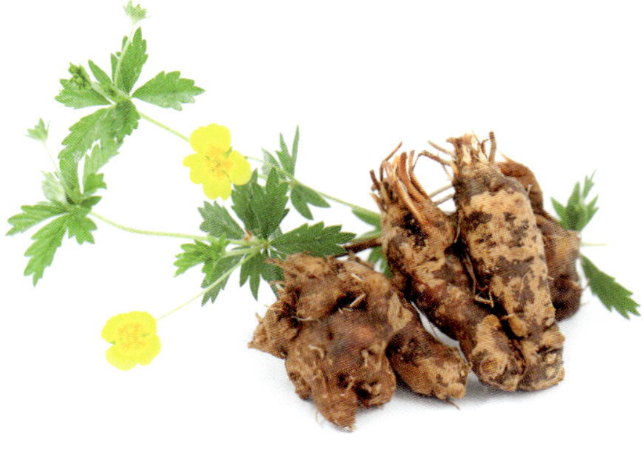

VOLKSHEILKUNDE

Ein Amulett aus Blutwurzwurzeln, um den Hals getragen, soll vor allem auf Wanderungen vor allem Bösen Schutz bieten. Wanderärzte, Wurzelklauber und Knochenrichter verwendeten die Wurzel gerne zur Behandlung von Wunden. Hierzu wurde die Wunde entweder mit einem Wasserauszug aus der Wurzel gereinigt oder zerkleinerte Wurzelstücke wurden zur schnelleren Wundheilung, Schmerzlinderung und Blutstillung direkt auf die offene Wunde gegeben.

Bei Nasenbluten wurde Blutwurztee oder ein kleines Wurzelstück in die Nase gegeben. Hebammen verwendeten Blutwurz als Tee oder Wickel bei Darmblutungen und Gebärmutterblutungen.

In alten Büchern wurde die Blutwurz den Fingerkräutern zugeordnet und entsprechend bezeichnet. Sowohl Blutwurz als auch das *Kriechende Fingerkraut* wurden in der Volksheilkunde bis in unsere Zeit sehr ähnlich verwendet. Sowohl bei Hildegard von Bingen als auch bei Leonhart Fuchs werden beide Pflanzen beschrieben. Hildegard empfahl Blutwurz gegen Fieber, Pfarrer Kneipp schätzte ihre Wirkung bei Verdauungsproblemen, und Hieronymus Bock verwendete sie gegen Ruhr und Cholera – *rote und weiße Bauchflüsse.*

In dem Werk *Leipziger Drogenkunde* findet sich folgender Text: „Gegen das Speien, das von einer Krankheit oder von der Hitze der Cholera kommt, bereite eine Mischung aus dem Pulver der Bistorta (Blutwurz) und dem Eiweiß eines Eies zu, koche das auf einem heißen Ziegelstein und gib das dem Kranken."

In der Tierheilkunde wurde Blutwurz früher bei Durchfall geschätzt. So erhielten Pferde, Schafe, Kühe und Hunde Wurzelpulver unter das Futter gemischt.

Siegrid Hirsch schreibt in ihrem Werk *Die Kräuter in meinem Garten* von der Überlieferung, dass *wenn die Jungfer ihre Zeit – Monatsblutung – nicht hat*, beim Ausbleiben der Menstruation zu gleichen Teilen Blutwurzwurzel-Pulver, Hauswurzwurzel-Pulver und Lilienöl eingenommen werden sollte.

Bei Fieber wurden Wickel aus Blutwurztee gemacht, bei Blähungen und Menstruationskrämpfen ein Tee getrunken.

Durch den hohen Gerbstoffgehalt war Blutwurz ein beliebtes Mittel zum Ledergerben – durch ihren roten Farbstoff auch zum Färben des Leders, zum Färben von Schnäpsen und Likören sowie zur Herstellung roter Tinte.

Blutwurzwurzel-Wein

Mittel gegen Fehlgeburten, für Männer bei frühzeitigem Samenerguss

ZUTATEN

- 4–5 getrocknete Wurzeln
- 1 l Rotwein (schwangere Frauen verwenden statt Wein roten Traubensaft)
- 3 EL Honig

ZUBEREITUNG

Wurzelstücke in den Rotwein geben und für 4 Wochen ziehen lassen, danach abseihen. Den Honig einrühren und in Flaschen füllen.

ANWENDUNG

Vom köstlichen Blutwurz-Wein 1/16 l (62,5 ml) täglich trinken.

Blutwurzwurzel-Tee

nach Schwester Bernadine
bei niedrigem Blutdruck

ZUTATEN

- 20 g Blutwurzwurzeln
- 20 g Hirtentäschelkraut (*Capsella bursa-pastoris*)
- 30 g Walnussblätter (*Juglans regia*)
- 10 g Koriandersamen (*Coriandrum sativum*)
- 20 g Melissenblätter (*Melissa officinalis*)
- 500 ml Wasser

ZUBEREITUNG

Alle Kräuter mischen. Von dieser Mischung pro Tag 2 Esslöffel mit 500 ml heißem Wasser übergießen und 6 bis 8 Minuten zugedeckt ziehen lassen, danach abseihen.

Die Kräuter können ein zweites Mal mit heißem Wasser übergossen werden.

ANWENDUNG

Vom Tee nach jeder Mahlzeit eine Tasse trinken.

Blutwurzwurzel-Tee

bei Darmentzündung, Durchfall, starker Monatsblutung, Waschung bei unreiner oder juckender Haut

ZUTATEN

- 2 TL Blutwurzwurzeln
- 500 ml Wasser

ZUBEREITUNG

Die getrockneten Wurzelstücke mit dem Wasser übergießen und 10 Minuten am Herd köcheln lassen, danach abseihen.

ANWENDUNG

2 bis 3 Tassen täglich zwischen den Mahlzeiten schluckweise trinken.

Bei Hautunreinheiten die Haut mit dem abgekühlten Tee waschen.

Blutwurzwurzel-Schnaps

verdauungsanregend, bei Reisedurchfall

ZUTATEN

- 2–3 Blutwurzwurzeln
- 1 l Korn oder Obstbrand
- 1 EL Honig

ZUBEREITUNG

Klein geschnittene Wurzeln mit dem Alkohol übergießen und kühl und schattig 4 Wochen rasten lassen, danach abseihen, den Honig einrühren und in Flaschen füllen.

ANWENDUNG

Bei Bedarf schluckweise trinken.

Bei Reisen vor jeder Mahlzeit einen kleinen Schluck nehmen.

Blutwurzwurzel-Likör

verdauungsanregend, nach schwer verdaulichem Essen

ZUTATEN

- 30 g Blutwurzwurzeln
- 1 l Wodka
- 100 g Kandiszucker
- 7 Wacholderbeeren
- ½ TL getrocknete Orangenschale

ZUBEREITUNG

Die klein geschnittenen, getrockneten Wurzelstücke mit dem Zucker und den Gewürzen in eine Flasche mit weiter Öffnung geben. Mit Alkohol übergießen, verschlossen kühl und schattig 6 bis 8 Wochen rasten lassen, danach abseihen und in Flaschen füllen.

Wer den Likör süßer möchte, kann 1 Teelöffel Rosinen hinzugeben.

ANWENDUNG

Bei Bedarf schluckweise trinken.

Blutwurzwurzel-Mundspülung

bei Mundfäule, Schleimhautentzündungen, Zahnfleischproblemen, Zahnfleischentzündungen, Fisteln oder Druckstellen von Prothesen

ZUTATEN

- 2 EL Blutwurzwurzeln
- 500 ml naturtrüber Apfelessig

ZUBEREITUNG

Die getrockneten Wurzelstücke in eine Flasche geben, Essig darüber gießen und dunkel 3 bis 4 Wochen ziehen lassen, danach abseihen und in kleine Flaschen mit einem Tropfer füllen.

ANWENDUNG

15 bis 20 Tropfen in 250 ml handwarmes Wasser geben und 2 bis 3 Mal täglich für 5 Minuten den Mund spülen bzw. gurgeln, danach ausspucken.

Blutwurzwurzel-Tinktur

für Entzündungen im Mund- und Rachenraum, Hämorrhoiden, bei Reisedurchfall

ZUTATEN

- 8 TL Blutwurzwurzeln
- 500 ml Alkohol bis ca. 70 % (Brand, Whisky, Wodka)

ZUBEREITUNG

Wurzelstücke mit dem Alkohol übergießen und für 4 Wochen kühl und dunkel reifen lassen.

Danach durch ein Leinentuch oder feines Teesieb filtern und in kleine Fläschchen mit Tropfer füllen.

ANWENDUNG

10 Tropfen in ein Glas handwarmes Wasser geben und bei Durchfall langsam trinken.

Bei Entzündungen die betroffenen Stellen mit der Tinktur alle 2 bis 3 Stunden bepinseln oder mit einem Wattebausch/Wattestäbchen betupfen.

Blutwurzwurzel-Pulver

zum Zähneputzen, bei Durchfall, Verstopfung oder Reisedurchfall

ZUTATEN

- getrocknete Blutwurzwurzeln

ZUBEREITUNG

Die Wurzelstücke mit der Kaffeemühle oder in der Küchenmaschine zu feinem Pulver vermahlen.

ANWENDUNG

Bei Durchfall 1 Messerspitze einnehmen und mit Wasser nachspülen.

Bei Verstopfung 1 Messerspitze in Wasser, Apfelmus oder Birnenmus einnehmen.

Zum Zähneputzen das Pulver in eine selbst gemachte Zahncreme (oder -öl) rühren oder direkt auf die nasse Zahnbürste geben.

Blutwurzwurzel-Salbe

bei wundem Babypopo, Ekzemen, Hautunreinheiten, juckreizlindernd, zur Narbenpflege, bei trockenen Lippen und Wunden

ZUTATEN

- 4 TL Blutwurzwurzel-Pulver
- 100 g Lanolin

ZUBEREITUNG

Lanolin am Herd schmelzen, 2Teelöffel Wurzelpulver hinzugeben und für 1 Stunde bei kleiner Hitze am Herd lassen, immer wieder umrühren.

Danach durch ein feines Sieb oder Tuch seihen. Die restlichen 2 Teelöffel Wurzelpulver hinzugeben, nochmals erwärmen, dann den Herd abschalten und das Ganze über Nacht ziehen lassen.

Nach dem neuerlichen Erwärmen durch Sieb oder Tuch abseihen. Rühren, bis die Salbe abgekühlt ist, und in kleine Tiegel füllen.

ANWENDUNG

Körperstellen mehrmals täglich damit versorgen und einmassieren.

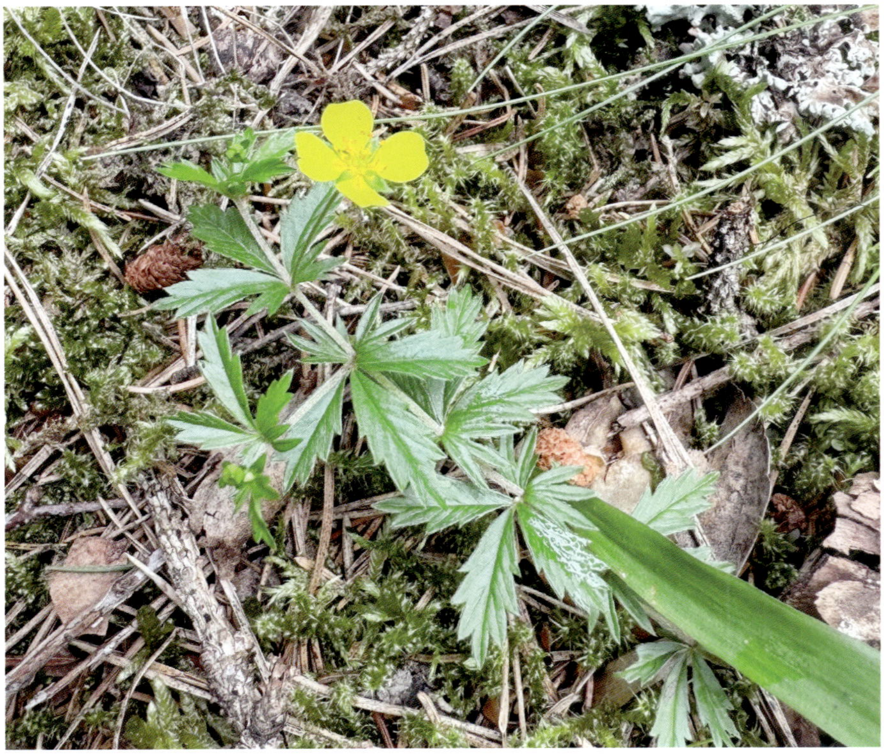

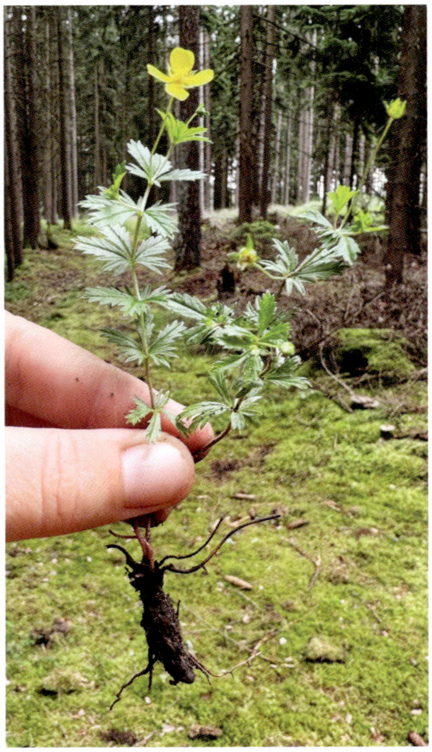

Braunwurz, Knotige *Scrophularia nodosa* – *für Lymphe, Schilddrüse, Reisekrankheit*

Hexenwurz buckelig und krumm, hänge dir am Halse zum Schutze um.

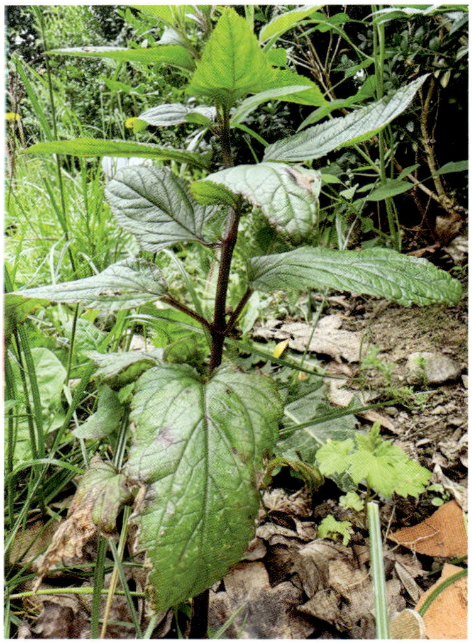

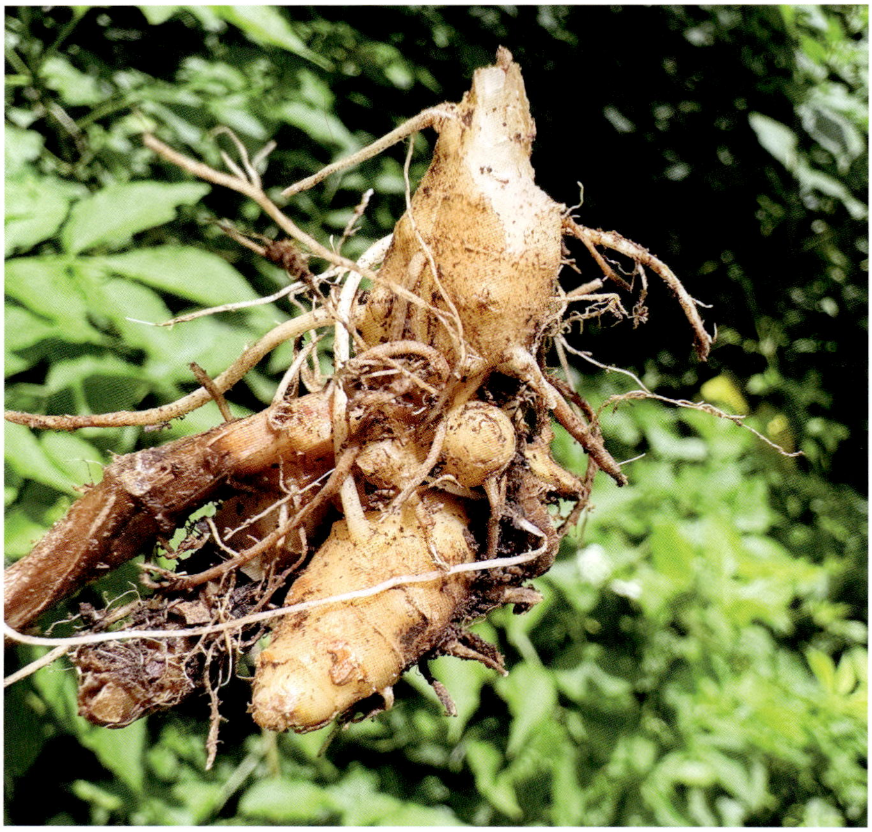

Volksnamen	Feigwurzel, Hexenwurz, Wurmkraut, Rauchwurzel, Skrofel, Rachenwurz
Pflanzenfamilie	Braunwurzgewächse *(Scrophulariaceae)*
Standort	Meist sind Gewässer in der Nähe, aber Braunwurz wächst auch entlang feuchter Wege, an Waldrändern und auf Waldlichtungen. Sie liebt ein nährstoffreiches, halbschattiges Umfeld.
Inhaltsstoffe und Eigenschaften	Saponine (fördern Harnbildung, wasserausleitend, schleimlösend), Scopolamin (hilft bei Schwindel, Übelkeit und Erbrechen), Aucubin (antibiotisch, entzündungshemmend, reizlindernd), Digitalis-Glykoside (milde herzstärkende Wirkung, darf nur in kleinen Mengen eingenommen werden, Vorsicht bei Menschen, die Herzmedikamente nehmen), Gerbstoffe (entzündungshemmend, blutstillend, zusammenziehend)
Geschmack	intensiv bitter, der modrig-erdige Geruch ist typisch
Verwechslungsmöglichkeiten	Gefüllte Braunwurz (*Scrophularia alata*) wird ebenso verwendet, Wasserbraunwurz (*Scrophularia aquatice*) wird nicht verwendet
Interessantes	Personen mit Herzmedikamenten oder Nierenproblemen sowie Kinder unter 12 Jahren sollten Braunwurz aufgrund der enthaltenen Herzglykoside nicht verwenden. Auch gesunde Erwachsene sollten Braunwurz nicht länger als sechs Wochen am Stück einnehmen. Danach ist eine Pause von mindestens drei bis vier Wochen empfehlenswert.
Verwendungsart	Tee, Tinktur, Wickel, Bad, Salbe, Balsam, Räucherung, Wurzelwein, Ölauszug, Wurzelpulver

Die Wurzel bei Altersdiabetes

Waltrauds Großmutter und auch ihre Mutter litten an *Alterszucker*, wie man früher Typ-2-Diabetes nannte. Zu Großmutters Zeiten gab es kaum wirksame Behandlungsmöglichkeiten – Waltraud erinnert sich, dass der Fuß der Oma aufgrund schlechter Durchblutung amputiert werden musste. Bei ihrer Mutter war der Verlauf nicht ganz so schwer.

Aus Sorge um ihre eigene Gesundheit beschloss Waltraud, ab ihrem 50. Lebensjahr keine Süßspeisen mehr zu essen, auf zuckerhaltige Getränke zu verzichten und nur noch ohne Zucker zu kochen.

Schon als Kind hatte sie unter hartnäckigem Husten gelitten. Tante und Onkel nahmen sie damals mit in die Berge, was ihr Linderung verschaffte. Diese Gegend besuchte sie später auch als Erwachsene immer wieder zur Erholung.

Bei einem ihrer Aufenthalte traf sie dort auf einen schlanken, älteren Mann beim Kräutersammeln. Spontan sprach sie ihn an, ob er ein passendes Kräutlein für sie wüsste. Der Mann war zwar wortkarg, antwortete aber. Er zeigte auf eine Pflanze und riet ihr, deren Wurzeln auszugraben und daraus drei Mal im Jahr eine dreiwöchige Kur zu machen. Die getrocknete Wurzel sollte zu Pulver zerstoßen und davon täglich eine Messerspitze eingenommen werden – das helfe gut bei *Zuckerproblemen*.

Waltraud grub einige Pflanzen aus und pflanzte sogar ein paar davon in ihren eigenen Garten. Heute ist sie 95 Jahre alt, macht die Kur seit 35 Jahren regelmäßig und achtet konsequent auf ihre Ernährung – insbesondere auf die Vermeidung von Zucker. Bis heute hat sie keine Beschwerden und ihr Blutbild zeigt keinerlei auffällige Werte.

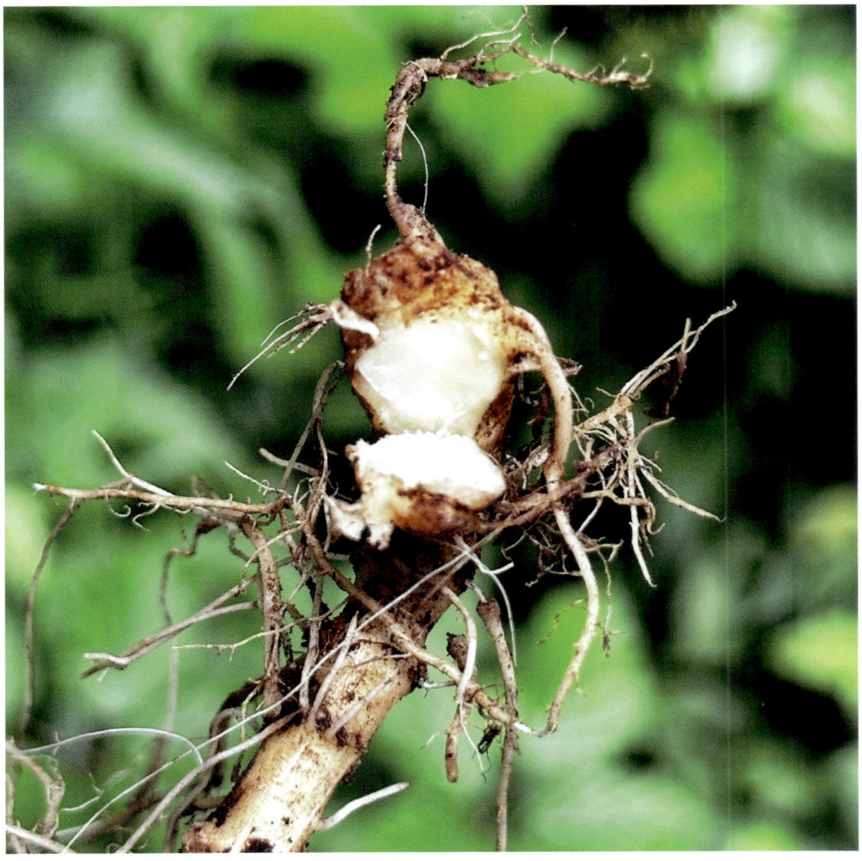

AUSSEHEN PFLANZE / WURZEL

Braunwurz wird zwischen 30 und 1,20 cm hoch, hat einen kahlen, quadratischen, hohlen Stängel und breite, herzförmige Blätter. Ihre kleinen bauchigen Blüten sind grünlich-braun bis purpurfarben und zeigen sich zwischen Juni und August. Im September kommen tropfenförmige Fruchtkapseln.

Braunwurz hat eine dicke, fleischige, außen braune und innen weißliche Wurzel mit auffallend verdickten Knollen. Sie riecht nach feuchter, modriger Erde und wächst waagrecht, nahe der Erdoberfläche.

ERNTE

Traditionell im Frauendreißiger von 15. August bis 8. September, es ist aber auch noch Oktober möglich.

Die Wurzel jener Pflanzen sammeln, die am Wegesrand oder Waldrand und nicht direkt an Gewässern wachsen. Im Volksmund wird die am Wegesrand wachsende Pflanze als *Braunwurz-Männchen* und die entlang von Gewässern wachsende als *Braunwurz-Weibchen* bezeichnet. Wertvoll sollen nur die sogenannten *Männchen* sein. Es wurzelt oberflächennahe, daher kann die Wurzel leicht mit der Hand ausgegraben werden. Danach säubern, in kleine Stücke schneiden und lichtgeschützt zum Trocknen auflegen.

VOLKSHEILKUNDE

Früher wurde Personen mit Kropf ein Stück Braunwurz um den Hals gehängt – ebenso Kühen, wenn sich Blut im Urin zeigte.

Im Mittelalter wurde Braunwurz vor allem bei Lymphdrüseninfektionen, den sogenannten *Skrofeln*, eingesetzt. Diese waren oft begleitet von heftigen Hautausschlägen, insbesondere im Gesicht und am Hals sowie von bronchialen Infekten oder Mittelohrentzündungen.

Bis heute wird Braunwurz volksheilkundlich bei Lymphproblemen, chronisch geschwollenen Lymphknoten, Brustdrüsenschwellungen und -entzündungen verwendet. Auch bei chronischer Mandelentzündung, Erkältungsanfälligkeit, Störungen der Schilddrüsen- und Bauchspeicheldrüsenfunktion sowie bei Diabetes und Parasitenbefall kommt ein Tee aus Braunwurzwurzeln zum Einsatz.

Der englische Kräuterkundige Nicholas Culpeper empfahl Braunwurz bei Hautrötungen, Flecken, Schorf, *Missbildungen im Gesicht* sowie gegen Sommersprossen.

Bei Hautproblemen wie Entzündungen, Schuppenflechte und Ekzemen wird Braunwurz-Tee nicht nur getrunken, sondern auch für Waschungen und Wickel verwendet. Salben mit Braunwurz können die Anwendung zusätzlich unterstützen. Auch bei Augenreizungen oder zur allgemeinen Wundreinigung wurde der Tee für Auflagen genutzt. Früher verabreichte man bei Magen- und Darmentzündungen, Neuralgien und Rheuma einen Weinauszug der Pflanze.

Die traditionelle Anwendung von Braunwurz bei schwacher Herzleistung ist heute nicht mehr gebräuchlich – ebenso wenig ihre Verwendung als Nahrungsmittel. In Notzeiten jedoch wurde die Wurzel, trotz ihres modrigen Geruchs und bitteren Geschmacks, als Wurzelgemüse gekocht und gegessen, um den Hunger zu stillen.

Eine enge Verwandte unserer heimischen Braunwurz, die in China und Japan bekannte Xuan Shen (*Scrophularia buergeriana*), wird in der traditionellen asiatischen Medizin bei Malaria, Fieber, Bluthochdruck und sogar bei Krebsleiden angewendet.

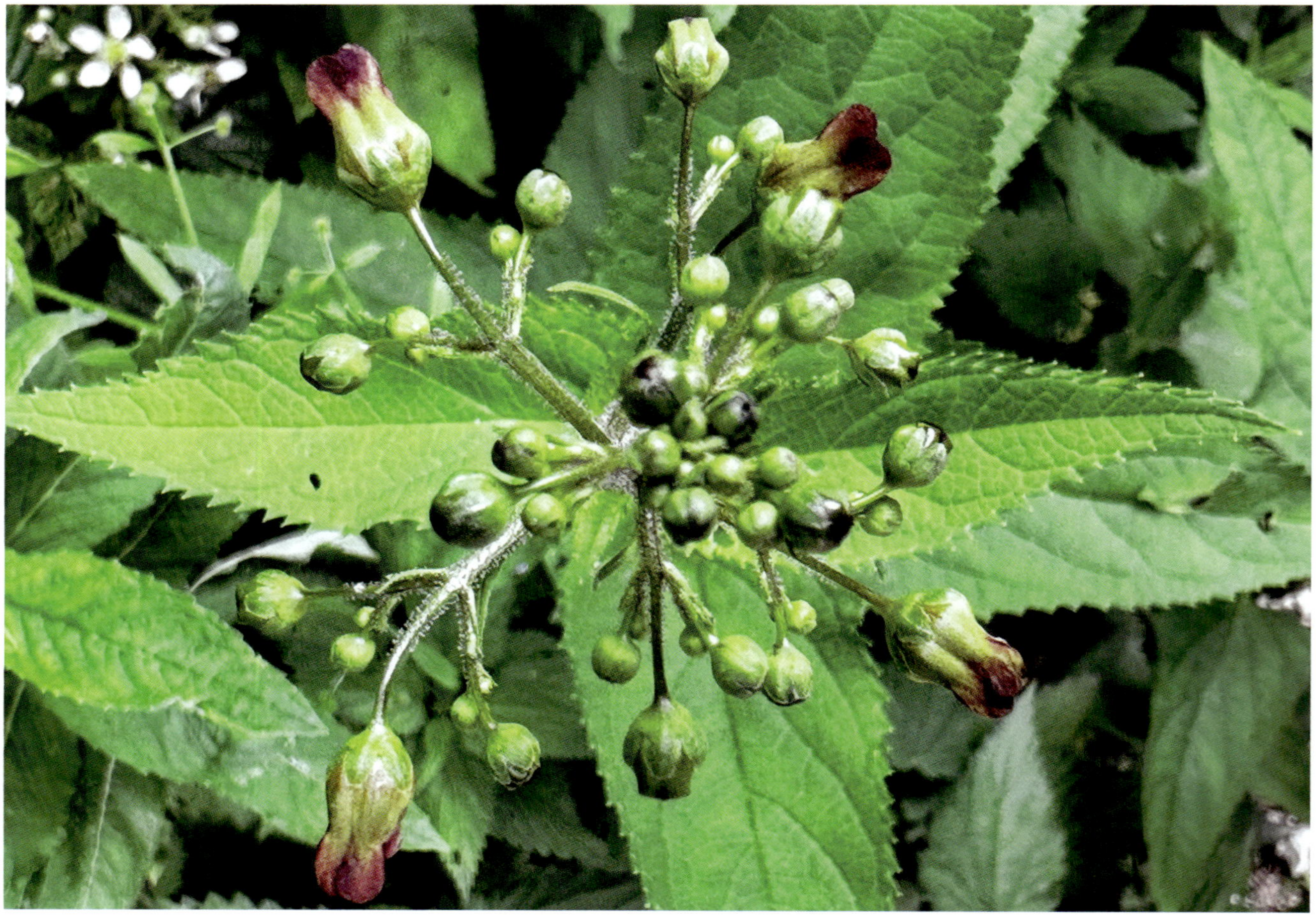

Braunwurz-Tee – Heißauszug

bei Verdauungsbeschwerden, wurmtreibend

ZUTATEN

- 1 TL Braunwurzwurzeln
- 250 ml Wasser

ZUBEREITUNG

Wurzelstücke oder Wurzelpulver mit heißem Wasser übergießen und 10 Minuten zugedeckt ziehen lassen, danach abseihen.

ANWENDUNG

Pro Tag 1 Tasse schluckweise trinken und dies für maximal 4 Wochen, danach eine Pause von 3 Wochen machen.

Braunwurz-Tee – Kaltauszug

bei chronischem Schnupfen, Mandelentzündung, Schilddrüsenschwellung, Lymphknotenschwellung, Hautentzündung, Brustdrüsenentzündung, Brustdrüsenschwellung, zur Kräftigung der Körperabwehr

ZUTATEN

- 1 TL Braunwurzwurzeln
- 250 ml Wasser

ZUBEREITUNG

Die getrockneten Wurzelstücke mit handwarmem Wasser übergießen und zugedeckt bei Zimmertemperatur 8 bis 10 Stunden ziehen lassen, danach abseihen.

ANWENDUNG

Der Tee kann kühl getrunken werden oder man wärmt ihn leicht auf.

Täglich eine Tasse für 3 Wochen trinken, danach 3 bis 4 Wochen Pause machen. Bei Anfälligkeit zu Entzündungen kann der Tee zu Beginn jeder Jahreszeit für 3 Wochen getrunken werden.

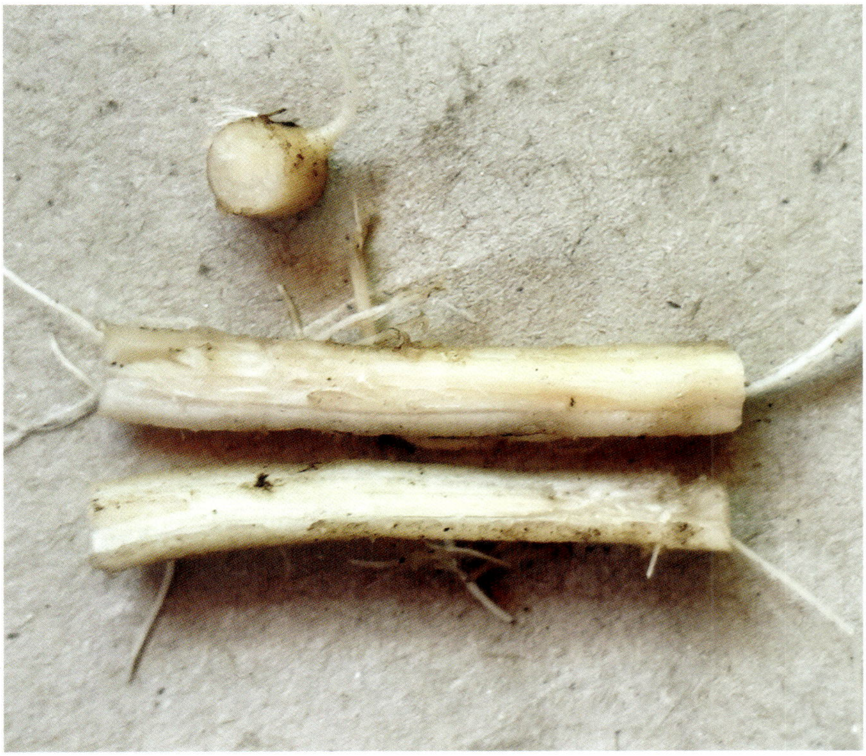

Braunwurzwurzel-Wein

bei Rheuma, Gicht, Gelenkentzündungen

ZUTATEN

- 4 frische Braunwurzwurzeln
- 1 l Rotwein
- 1 EL Honig

ZUBEREITUNG

Die gereinigten und grob geschnittenen Wurzeln in den Rotwein geben und für 4 Wochen ziehen lassen, danach abseihen. Den Honig einrühren und in Flaschen füllen.

ANWENDUNG

Täglich einen kleinen Schluck trinken (2 bis 4 cl).

Braunwurz-Tinktur

bei Schilddrüsenproblemen, Reisekrankheit, Erbrechen, Schwindel

ZUTATEN

- 6 TL Braunwurzwurzeln
- 250 ml Alkohol ca. 70 %iger (Brand, Korn, Whisky)

ZUBEREITUNG

Die frischen oder getrockneten Wurzelstücke mit dem Alkohol übergießen und für 4 Wochen kühl und dunkel reifen lassen.

Danach durch ein Leinentuch oder feines Teesieb abseihen und in kleine Fläschchen mit Tropfer füllen.

ANWENDUNG

5 Tropfen in ein wenig handwarmes Wasser geben und langsam trinken.

Die Tinktur kann auch direkt auf die Zunge gegeben oder mit einem Würfelzucker eingenommen werden.

Bis zu 3 Mal täglich verwenden.

Braunwurzwurzel-Lippenbalsam

bei Herpes

ZUTATEN

- 1 TL Braunwurzwurzelstücke
- 1 TL Braunelle (*Prunella vulgaris*)
- 100 ml Mariendistelöl (Lein-, Olivenöl)
- 8–10 g Bienenwachs

ZUBEREITUNG

Die frischen oder getrockneten Wurzelstücke mit der zerkleinerten frischen Braunelle im Öl auf 60 Grad erwärmen und für 20 Minuten am Herd ziehen lassen – es soll nicht köcheln, sondern nur so warm sein, dass es dem Zeigefinger nicht zu heiß ist. Danach abseihen und das Bienenwachs in das Kräuteröl geben. Rühren, bis das Bienenwachs geschmolzen ist, danach rasch in kleine Tiegel füllen.

ANWENDUNG

Bei Neigung zu Fieberblasen kann der Balsam bereits vorab verwendet werden oder sobald die ersten Anzeichen sich zeigen.

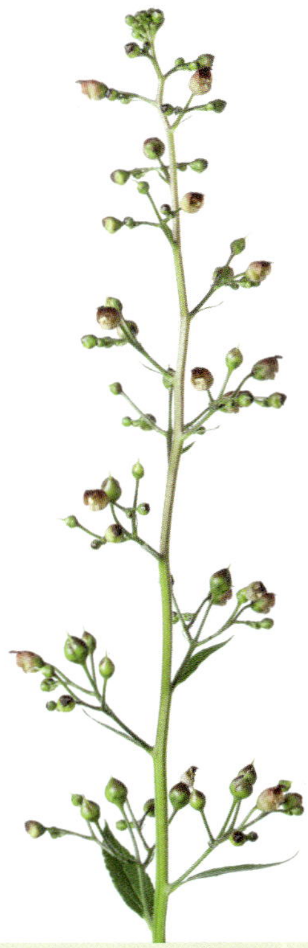

Braunwurzwurzel-Salbe

bei Hautentzündungen, geschwollenen Lymphknoten, Gelenkschmerzen, Hautflechten, Ekzemen, Hämorrhoiden

ZUTATEN

- 1 ganze Braunwurzpflanze
- 100 g Lanolin

ZUBEREITUNG

Die frische Braunwurz-Pflanze ist grobe Stücke schneiden und im Mörser etwas quetschen. Gemeinsam mit dem Lanolin am Herd auf etwa 60 Grad erhitzen. Unter Rühren für 10 bis 15 Minuten bei mittlerer Hitze am Herd lassen, danach beiseitestellen und über Nacht ziehen lassen. Am nächsten Tag erneut erwärmen, abseihen, das Lanolin unter Rühren abkühlen lassen und die nun fertige Salbe in Tiegel füllen.

ANWENDUNG

Bei Bedarf die betroffenen Körperstellen mehrmals täglich sanft einmassieren.

Braunwurzwurzel-Bad oder -Wickel

bei Hauterkrankungen, Gelenkentzündungen, Brustdrüsenentzündungen, Lymphknotenentzündungen, Lymphknotenschwellungen

ZUTATEN

- 1 EL Braunwurzwurzeln
- 500 ml Wasser

ZUBEREITUNG

Getrocknete Wurzelstücke oder ein Wurzelpulver mit dem heißen Wasser übergießen und 10 Minuten zugedeckt ziehen lassen, danach abseihen.

ANWENDUNG

Dem Badewasser hinzufügen und für 30 Minuten im Wasser bleiben oder ein Tuch darin eintauchen, auspressen und als Wickel auf die betroffene Körperstelle auflegen, ein Handtuch darüber wickeln und für 20 Minuten liegen lassen.

Braunwurzwurzel-Öl

bei Hautentzündungen, Lymphknotenschwellungen, Brustdrüsenentzündung, Brustdrüsenverhärtungen, für Problemhaut

ZUTATEN

- 1 Braunwurzpflanze samt Wurzel
- 100 ml Hanföl

ZUBEREITUNG

Die frische Pflanze in grobe Stücke schneiden und im Mörser mit 1 Esslöffel Öl quetschen. Gemeinsam mit dem restlichen Öl am Herd auf 40 bis 45 Grad erwärmen (Thermometer!) und für 20 bis 30 Minuten warm ziehen lassen, danach abseihen und in eine Flasche füllen.

ANWENDUNG

Die betroffenen Körperstellen mehrmals täglich sanft einmassieren.

Braunwurzwurzel-Räucherung

vertreibt alles Böse, unterstützt Gefühl von Ruhe, Geborgenheit und Erdung, fördert das Träumen

ZUTATEN

- 1 TL Braunwurzwurzelstücke

ZUBEREITUNG

Die Wurzeln in kleine Stücke schneiden und trocknen lassen.

ANWENDUNG

Die Wurzelstücke nun entweder bei einem Räucherstövchen auf das Sieb legen und darunter ein angezündetes Teelicht stellen. Oder eine Räucherkohle anzünden, diese in ein Räuchergefäß mit Räuchersand legen und die Wurzelstücke auf die heiße Räucherkohle legen, mit dem Gefäß durch die Wohnräume gehen.

Zur milden Räucherung kann auch ein Wurzelstück auf den Heizkörper oder den Kamin gelegt werden oder nach dem Kochen auf die auskühlende Herdplatte.

Breitwegerich *Plantago major*
– *bei Magenproblemen, Ohrentzündung, Bettnässen*

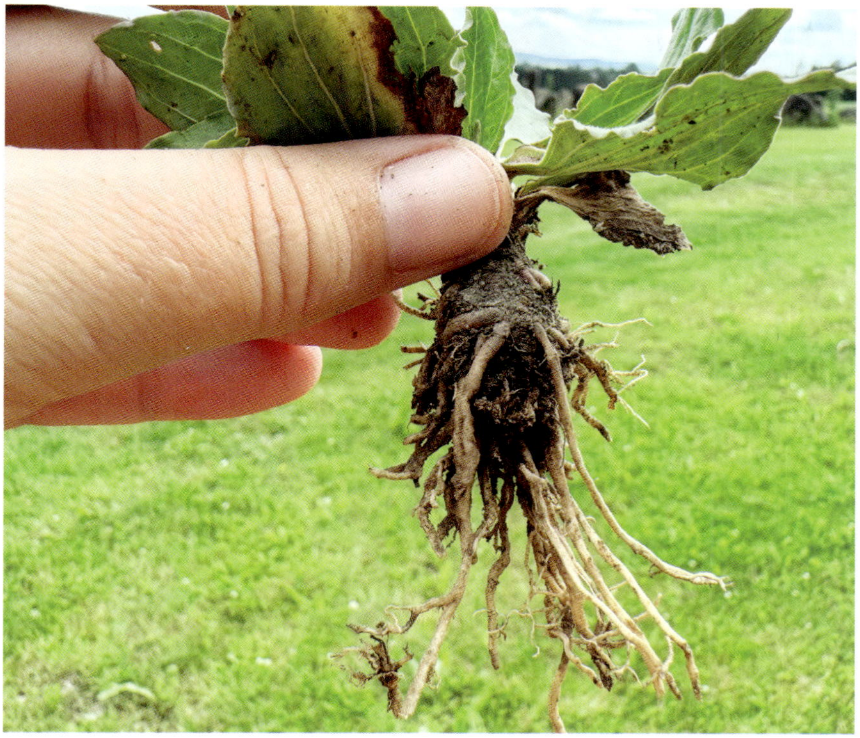

Der Wandersleut Wurz schützt den Darm und heilt nach Sturz.

AUSSEHEN PFLANZE / WURZEL

Der mehrjährige Breitwegerich hat eine Blattrosette mit breiten Blättern, die auffallend starke Blattvenen haben. Seine weiß-bräunlichen Blüten befinden sich an langen, schmalen Stielen.

Die Pfahlwurzel ist beige bis weißlich und bei jungen Pflanzen kurz, bei älteren bis zu 80 cm lang. So übersteht die Pflanze kalte Winter sehr gut. Die Pfahlwurzel hat feine, dünne, seitliche Verästelungen

ERNTE

Wenn der Boden frostfrei ist von Februar bis April und September bis November.

Eigentlich den ganzen Winter hindurch bis zur Stielbildung im Frühling. Ältere Pflanzen wurzeln sehr tief, daher braucht man einen langen Spaten zum Ausgraben. Gräbt man die Wurzel nicht ganz aus, sondern sticht sie ab, kann die Pflanze weiterwachsen.

Volksnamen	Wegblatt, Wegtritt, Saurüssel, Mausöhrle, Wundblattl, Fußtritt der Muttergottes
Pflanzenfamilie	Wegerichgewächse (*Plantaginaceae*)
Standort	Breitwegerich wächst in Gärten, auf und neben Wegen, Feldern und in Wiesen. Er liebt verdichtete, nährstoffreiche Böden.
Inhaltsstoffe und Eigenschaften	Aucubin (wirkt antibiotisch, entzündungshemmend), Flavonoide (entzündungshemmend, stärken Immunabwehr), Schleimstoffe (entzündungshemmend, bronchienerweiternd, reizlindernd, schleimlösend), Tannine (zusammenziehend), Phenolsäuren (antioxidativ)
Geschmack	Fleischig, saftig, leicht herb im Frühling, ab Spätsommer leicht bitter
Verwechslungsmöglichkeiten	Mittelwegerich (*Plantago media*), ebenso verwendbar
Interessantes	Wenn auf Wanderungen das Wasser zur Neige ging, kaute man früher die Wurzel des Breitwegerichs, um den Durst zu stillen.
Verwendungsart	Tinktur, Tee, Balsam, Salbe, Öl, Wickel, Wurzelpulver, Wurzelbrei, Bäder, als Nahrung

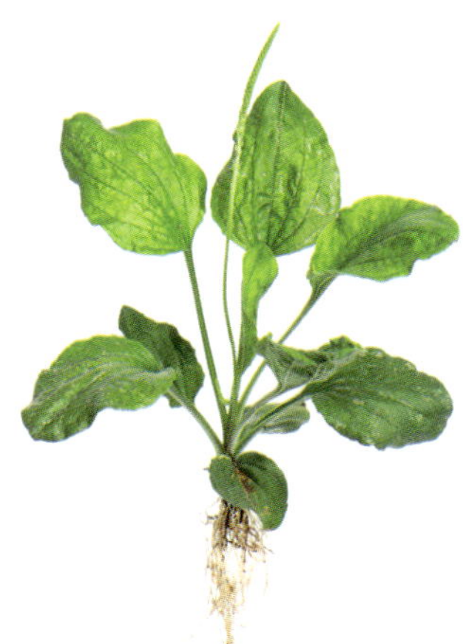

Ein Brei für die eitrige Wunde

„Die Pflanzenmittel sind in den Hintergrund getreten – und das, obwohl es wirklich schade ist. Früher haben wir uns damit geholfen, meist mit großem Erfolg. Und heute soll das alles nichts mehr wert sein? Das macht mich traurig", sagt Johanna.

An einem Wintertag hatte sich ihr Mann bei Holzarbeiten verletzt. Nach einigen Tagen sah die Wunde eitrig aus und Johanna fürchtete, er könne eine Blutvergiftung bekommen. Es regnete und die steile Straße vom Dorf hinauf zu ihrem Hof hatte sich in eine einzige Eisfläche verwandelt. Ein Hinunterkommen war unmöglich – ebenso ein Heraufkommen für den Arzt.

Am Berg lagen noch zwei weitere Höfe. Auf einem davon lebte ein sehr zurückgezogener Mann. Man grüßte sich gelegentlich, wechselte vielleicht ein paar Worte – mehr nicht. Als Johanna vor ihrem Haus stand und hoffte, dass das Eis vielleicht bald schmelzen würde, bemerkte sie, dass der Nachbar ebenfalls vor seinem Haus stand. Sie erzählte ihm ihr Leid.

Wenig später stapfte er über die vereiste Wiese zu ihr hinüber und kam mit in die Stube, in der ihr Mann lag. Der Nachbar hatte Breitwegerichwurzel mitgebracht. Er übergoss sie mit heißem Wasser und ließ sie kurz quellen. Währenddessen reinigte er die Wunde – sehr zum Leidwesen des Mannes – mit Arnikageist (Arnika in Alkohol). Danach trug er den noch warmen Wurzelbrei direkt auf die Wunde auf. Diese Behandlung – Arnikageist und Wurzelbrei – wiederholte er zunächst stündlich.

Am nächsten Tag verlängerte er die Abstände zwischen den Anwendungen, bis kein Eiter mehr zu sehen war. „Die Wunde ist wunderschön verheilt", erinnert sich Johanna bis heute.

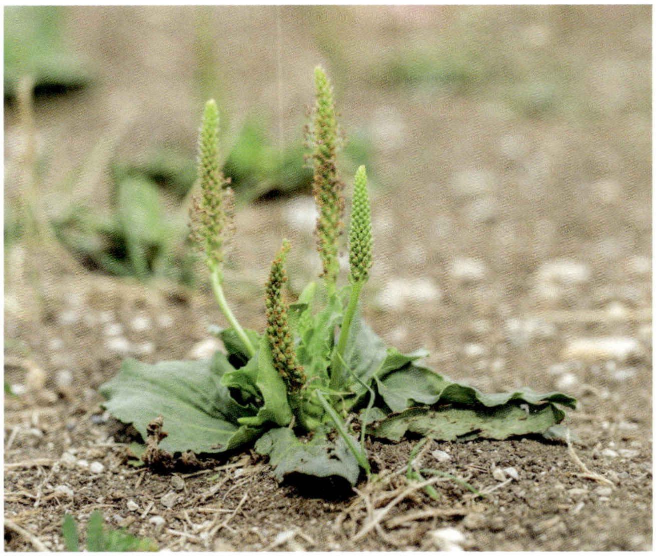

VOLKSHEILKUNDE

Ein Amulett aus der Wurzel des Breitwegerichs, um den Hals getragen, sollte Pilger, Wanderer oder heimatlose Menschen vor allem Bösen, Unheil und allem, *was angreifen könnte*, schützen.

Der Breitwegerich ist weit verbreitet, leicht zu finden und einfach zu verarbeiten. Deshalb fand er sowohl in der Haus- als auch in der Reiseapotheke Verwendung – und diente obendrein als Nahrungsmittel. Besonders geschätzt wurde er von Menschen, die viel unterwegs waren oder kein festes Zuhause hatten.

Die Wurzel kam bei Erkältungskrankheiten, zur Wundversorgung und bei Magen- oder Darmverstimmungen – etwa nach verdorbenem Essen – zum Einsatz. Man schwitzte sie dafür leicht in einer Pfanne über dem Feuer an.

Bei Zahnschmerzen oder Entzündungen im Mund- und Rachenraum wurde die Wurzel einfach gekaut.

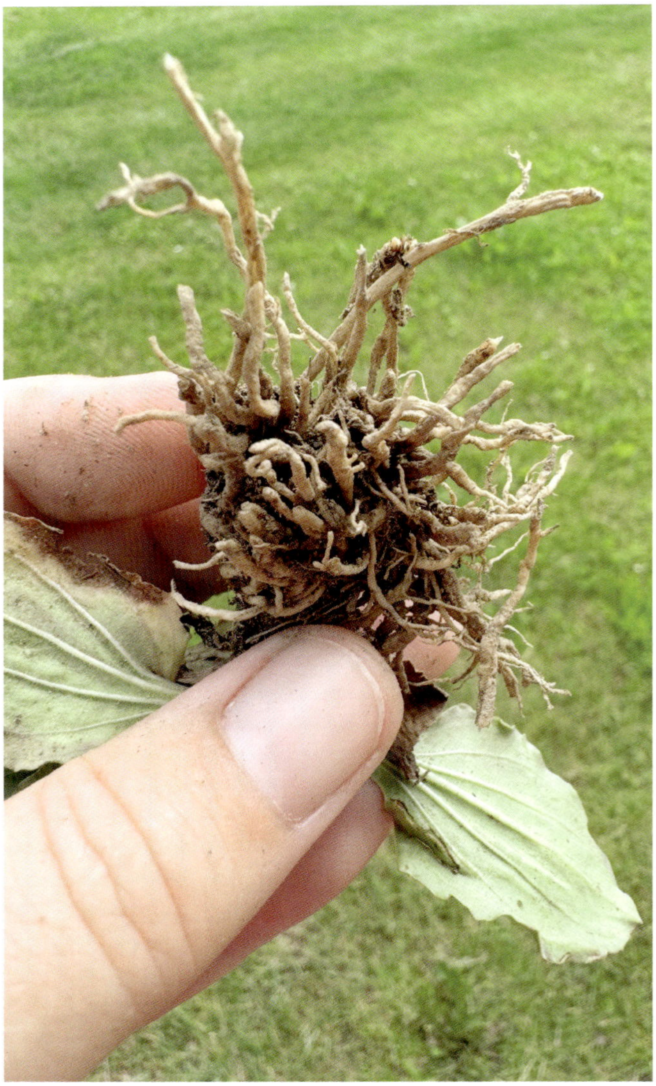

Breitwegerichwurzel-Gemüse

wertvolle Nahrung

ZUTATEN

- frische Wurzeln

ZUBEREITUNG

Mit einer Gemüsebürste reinigen und waschen. Danach mit einem Messer die äußerste Schicht leicht abschaben – wie beim Verarbeiten von Karotten oder Petersilienwurzeln – und in Salzwasser weich kochen. Würzen und mit etwas Butter oder anderen Wurzelgemüse-Sorten verfeinern.

ANWENDUNG

Dieses Wurzelgemüse schmeckt köstlich, soll sofort gegessen oder wie Schwarzwurzelsalat zubereitet oder mit anderem Wurzelgemüse gemischt verarbeitet werden.

Breitwegerichwurzel-Tee

stärkt das Immunsystem, bei Asthma, Bronchitis, Harnwegsentzündung, Magenschleimhautentzündung

ZUTATEN

- 2 EL Breitwegerichwurzeln
- 500 ml Wasser

ZUBEREITUNG

Frische oder getrocknete Wurzelstücke mit fast kochendem Wasser übergießen und zugedeckt 10 Minuten ziehen lassen, danach abseihen.

ANWENDUNG

Morgens 1 Tasse schluckweise trinken.

Bei Magenproblemen 30 Minuten vor dem Essen jeweils 1 Tasse ungesüßt trinken.

Ansonsten 2 bis 3 Tassen über den Tag verteilt schluckweise trinken.

Breitwegerichwurzel-Tinktur

bei Ohrentzündungen, Verletzungen, Insektenstichen

ZUTATEN

- 5 EL Breitwegerichwurzeln
- 150 ml Alkohol ca. 70 %iger (Brand, Korn, Wodka)

ZUBEREITUNG

Die frischen oder getrockneten Wurzelstücke in ein Glas geben, mit dem Alkohol übergießen, das Glas verschließen und für 4 Wochen dunkel stellen. Danach durch ein möglichst feines Sieb filtern oder in das Sieb ein Tuch legen und hier durchseihen.

ANWENDUNG

Wattebausch mit handwarmem Wasser tränken, auspressen und 10 Tropfen der Tinktur darauf träufeln. In den Ohreingang stecken und über Nacht drinnen lassen. Laufend erneuern.

Ansonsten die Tinktur direkt auf verletzte Stellen geben. Bei Entzündungen morgens und abends 10 Tropfen in 250 ml lauwarmem Wasser einnehmen.

Breitwegerichwurzel-Pulver

bei Entzündungen im Körper

ZUTATEN

- Wurzeln von 4 bis 5 jungen Pflanzen

ZUBEREITUNG

Die Wurzeln waschen oder mit der Gemüsebürste reinigen, in grobe Stücke schneiden und entweder vorerst trocknen oder gleich in der Küchenmaschine zu Pulver reiben und noch 1 bis 2 Tage zum Trocknen liegen lassen. Dunkel und kühl aufbewahren.

ANWENDUNG

Vom Wurzelpulver täglich 1 Messerspitze einnehmen.

Breitwegerichwurzel-Balsam

bei Druckstellen, Blasen, empfindlichen Hautstellen

ZUTATEN

- 2 EL Breitwegerichwurzel, frisch oder getrocknet
- 100 g kalt gepresstes Öl (Mandelöl, Sesamöl, Olivenöl)
- 7 g Bienenwachs

ZUBEREITUNG

Öl am Herd auf 40 bis 50 Grad erwärmen und über die Wurzeln gießen. Abgedeckt mindestens eine Woche kühl und dunkel stehen lassen, dann durch ein feines Sieb seihen. Das Wurzelöl im Wasserbad auf ca. 40 Grad erwärmen und das Bienenwachs darin schmelzen lassen. Gut verrühren und in kleine Tiegel füllen.

ANWENDUNG

Sanft auftragen, nicht einmassieren.

Breitwegerichwurzel-Bad

bei Bettnässen, Blasenentzündungen, Nierenentzündungen

ZUTATEN

- mindestens 3 EL Wurzelstücke
- 1 l Wasser

ZUBEREITUNG

Frische oder getrocknete Wurzeln mit kochendem Wasser übergießen, zugedeckt 15 Minuten ziehen lassen und danach abseihen.

Die Wurzelstücke nicht wegwerfen, sondern 2 bis 3 weitere Male verwenden.

ANWENDUNG

Das Wurzelwasser für ein Sitzbad einsetzen. Nach dem Bad mindestens 20 Minuten mit einer warmen Decke zugedeckt ruhen.

Der Wasserauszug kann als Wickel oder Umschlag dienen.

Brennnessel *Urtica dioica und Urtica urens – die Wurz für den Mann*

Die Haarnesselpflanze
tut der Mutter gut,
die Wurzel gibt
dem Vater Mut.

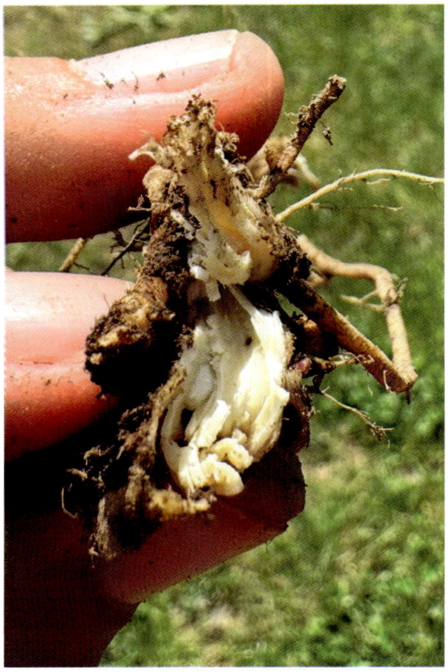

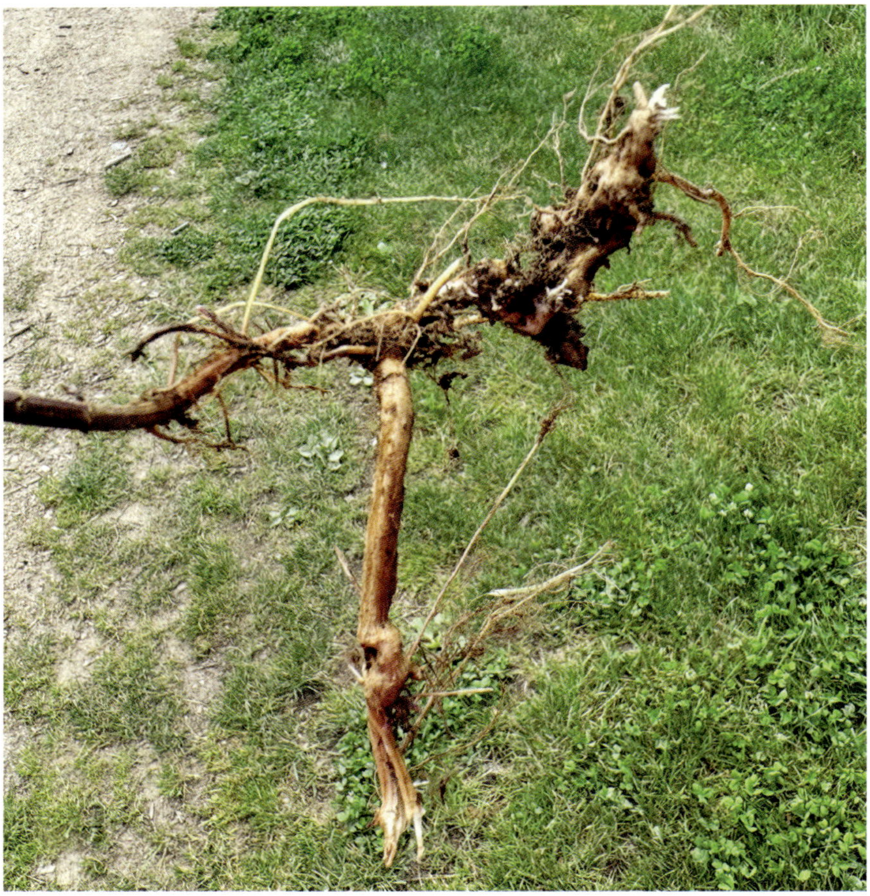

Volksnamen	Haarnessel, Hanfnessel, Scharfnessel, Nesselwurzel
Pflanzenfamilie	Brennnesselgewächse *(Urticaceae)*
Standort	Brennnesseln wachsen in Wiesen, Auen, Feuchtgebieten, Waldrändern, Lichtungen, Parks. Sie lieben sonnige bis halbschattige, feuchte und humusreiche Böden.
Inhaltsstoffe und Eigenschaften	Phytosterole (cholesterinsenkend), Lignane (hemmen Wachstum von Pilzen und Bakterien), Kieselsäure (unterstützt Elastizität von Blutgefäßen und Haut), Silizium (Stabilität für Haut, Knochen, Knorpel, Sehnen, Bänder, fördert Kollagenbildung), Flavonoide (stärken Immunabwehr, entzündungshemmend), Lectin, Urtica-dioica-Agglutinin (entzündungshemmend, hemmt Wachstum der Prostata), Carotinoide (krebshemmend, antioxidativ)
Geschmack	Sie hat einen nussig würzigen, leicht herben, erdigen Geschmack. Der Geruch erinnert an Erde.
Verwechslungsmöglichkeiten	Nesselblättrige Glockenblume (*Campanula trachelium*) wird nicht verwendet, jedoch auch keine Giftigkeit bekannt, Taubnesselarten (*Lamium*) ebenso verwendbar
Interessantes	Die Wurzeln sind nicht nur für uns Menschen wichtiges Heil- und Nahrungsmittel, sondern auch überlebenswichtige Nahrung für den *Große-Hopfen-Wurzelbohrer* und die *Geistermotte* und für viele Schmetterlingsarten. Personen, die Wassereinlagerungen durch Herz oder Nierenschwäche oder Nierensteine haben, sollten mit Brennnesselwurzeln vorsichtig sein.
Verwendungsart	Tee, Wurzelpulver, Tinktur, Spülung, Räucherung, Gewürz

Geschwollene Beine

Ein arbeitsreiches Leben hatte sie hinter sich. Sie stemmte alles, so gut sie konnte. Als ihr Mann im Kriegseinsatz war, kümmerte sie sich gemeinsam mit ihrer Schwiegermutter um die Kinder, das Feld, die Ernte, Haus und Hof.

Auch im hohen Alter blieb sie geistig wach – doch ihr Körper war müde, gezeichnet von den Strapazen der Jahre. Die vielen Geburten hatten ihre Spuren hinterlassen. Als ihr Sohn schließlich den Hof übernahm, half sie dennoch weiterhin bei der Feldarbeit mit.

Im Sommer jedoch litten ihre Beine: Ab den frühen Nachmittagsstunden waren sie schmerzhaft geschwollen. An einem Sonntag, als sie zum Kirchgang ging und die Beine bereits am Vormittag ungewöhnlich dick waren, sprach sie eine Frau aus dem Ort an. Ihr Rat: Brennnesseltee. Doch nicht aus den Blättern, sondern aus den Wurzeln solle er zubereitet werden. Zusätzlich empfahl sie, abends Wickel mit dem Brennnesseltee auf die Beine zu legen.

Nach dem Mittagessen ging die betagte Bäuerin hinter den Hof, wo die alten Geräte standen, grub einige Brennnesselwurzeln aus und bereitete daraus, wie empfohlen, einen Tee.

Tagsüber trank sie davon in kleinen Schlucken, abends tränkte sie ein Tuch im übrigen Tee, wickelte es um ihre Beine, legte ein Handtuch darüber und ließ die Wickel über Nacht wirken.

Tatsächlich besserten sich die Beschwerden. Die Beine blieben zwar noch geschwollen, doch nicht mehr so stark wie zuvor. Die Haut spannte nicht mehr so schmerzhaft und selbst offene Schuhe bereiteten weniger Probleme.

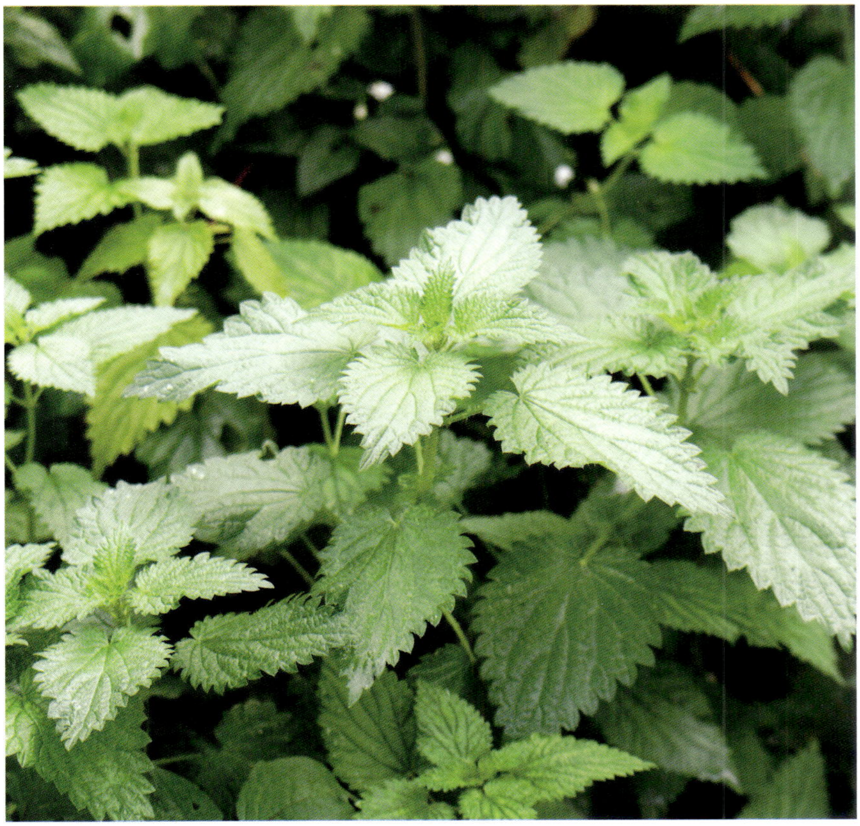

AUSSEHEN PFLANZE / WURZEL

Die Brennnessel besitzt vierkantige Stängel und gegenständig angeordnete, eiförmige Blätter mit gesägtem Rand. Die Blattoberseite ist dunkelgrün, während die Unterseite heller erscheint und mit feinen Brennhaaren bedeckt ist.

Im Frühsommer blüht die Pflanze grünlich-weiß; es gibt männliche und weibliche Blüten. Im Frühherbst bildet sie dunkelbraune Samen aus, sogenannte Nüsschen.

Die Große Brennnessel (*Urtica dioica*) ist mehrjährig und meist zweihäusig – das bedeutet, männliche und weibliche Blüten wachsen auf getrennten Pflanzen. Sie kann bis zu 1,5 Meter hoch werden. Die Kleine Brennnessel (*Urtica urens*) hingegen ist einjährig und meist einhäusig, das heißt, beide Blütentypen finden sich an einer Pflanze. Sie erreicht eine Höhe von etwa 30 Zentimetern.

Im Frühjahr sind die Wurzeln zierlich und gelblich-braun gefärbt. Im Herbst hingegen werden sie kräftiger, dunkler oder gelblich und reichen bis zu 60 bis 70 Zentimeter tief in den Boden.

ERNTE

Von Ende September bis November oder solange der Boden frostfrei ist.

Die Kleine Brennnessel gräbt man mit dem Spaten aus. Die Große Brennnessel schafft es aufgrund ihrer tiefen Wurzeln den Winter zu *überleben*, hier brauchen wir einen großen Spaten zum Ausgraben. Mit dem Spaten die Wurzel abstechen, sodass der tiefer sitzende Wurzelteil in der Erde verbleibt. So kann die Große Brennnessel im nächsten Frühling wieder wachsen.

Gerlinde, eine erfahrene Pflanzenkennerin und Botanikerin aus dem Burgenland, beschreibt die Brennnesselwurzel als *männliche Kriegerpflanze*, die besonders Frauen unterstützt, wenn sie unter *kriegerischen* Erkrankungen im Unterleib leiden.

Der Tee aus der Wurzel kann sowohl Männern mit gutartiger Prostatavergrößerung als auch Frauen mit Myomen helfen. Die Einnahme sollte über einen Zeitraum von mindestens sechs Wochen erfolgen.

Bereits Sebastian Kneipp schätzte die Wirkung der Brennnesselwurzel sehr – sie helfe, wie er sagte, *faule* Säfte aus dem Körper zu entfernen. Auch Paracelsus lobte ihre Kraft: „Der Saft von der Wurzel und dem Kraut soll mit Ziegenmolken gemischt werden. Jeden Morgen und jede Nacht soll man einen Trunk davon nehmen. Wenn einer den Saft trinkt, so lockt dies das Blut hervor, so dass man fest schwitzt."

Heute wird die Wurzel vor allem bei Harnwegs-, Nieren- und Prostatabeschwerden eingesetzt. Sie fördert die Harnproduktion, verringert die Restharnmenge und hilft dem Körper dadurch beim *Ausschwemmen*. Besonders Menschen mit rheumatischen Erkrankungen können durch sie Erleichterung erfahren.

Auch bei entzündlichen Prozessen im Unterleib wirkt sie unterstützend.

Äußerlich angewendet kann die Brennnesselwurzel – als Tinktur oder Haarspülung – das Haarwachstum anregen, solange sich zumindest noch ein Flaum auf dem Kopf zeigt. Sie verbessert die Durchblutung der Kopfhaut, bringt sie ins Gleichgewicht und reguliert den Talgfluss, wodurch die Haare weniger schnell nachfetten.

Die enthaltenen Gerbstoffe, Mineralien und das Silizium stärken die Haarfollikel. Darüber hinaus wirkt die Brennnesselwurzel auch lindernd bei Sonnenbrand oder Hautrötungen. In Kroatien wird sie sogar verräuchert – zum Schutz von Haus, Mensch und Tier.

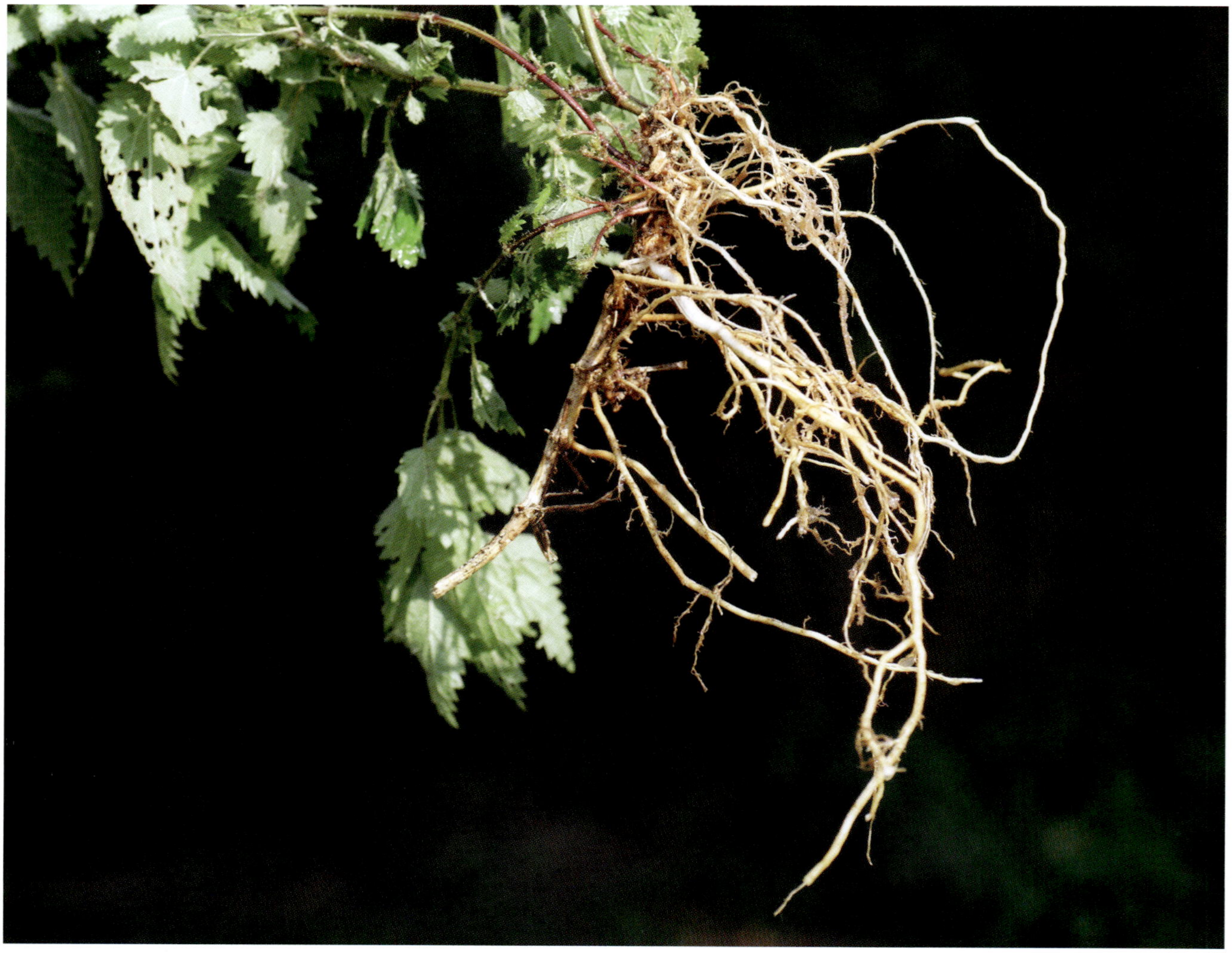

Brennnesselwurzel-Tinktur – innerlich

bei nächtlichem Harndrang, Entzündungen, Gelenkschmerzen, bei Haarwuchsproblemen

ZUTATEN

- 6 EL Brennnesselwurzeln
- 100 ml hochprozentiger Alkohol (Brand, Korn, Wodka)

ZUBEREITUNG

Die frischen oder getrockneten Wurzelstücke in ein Glas geben, mit dem Alkohol übergießen, das Glas verschließen und für 4 Wochen dunkel stellen, danach durch ein feines Sieb filtern.

ANWENDUNG

Morgens und abends 10 bis 30 Tropfen (ungefähr 1 Teelöffel voll) auf etwas Zucker, 1 Teelöffel Honig oder in 250 ml warmem Wasser einnehmen.

Bei Haarwuchsproblemen ein paar Tropfen in die Handinnenfläche geben, ein wenig Wasser dazu und mit den Fingerspitzen in die Kopfhaut einmassieren.

Brennnesselwurzel-Tee

bei Prostata-, Blasen-, Nierenproblemen, Myomen, Ödemen, Nierengrieß

ZUTATEN

- 2 TL Brennnesselwurzeln
- 250 ml Wasser

ZUBEREITUNG

Die frischen oder getrockneten Wurzelstücke mit dem Wasser kurz aufkochen, den Herd abschalten und zugedeckt 8 bis 10 Minuten ziehen lassen und abseihen.

ANWENDUNG

2 bis 3 Tassen täglich trinken.

Brennnesselwurzel-Tinktur – äußerlich

für Haare, bei Sonnenbrand, bei Hautrötungen

ZUTATEN

- 2 EL Brennnesselwurzeln
- 70 ml Glycerin (erhältlich in Apotheke oder Kosmetikfachhandel)
- 30 ml abgekochtes Wasser

ZUBEREITUNG

Die getrockneten Wurzelstücke in ein Glas geben, mit dem abgekochten Wasser übergießen und das Glycerin hinzumischen. 14 Tage unter täglichem Schütteln am Fensterbrett rasten lassen, danach durch ein feines Sieb filtern.

ANWENDUNG

Glycerin ist für die Haut nicht so scharf wie Alkohol und trocknet sie nicht aus.

Für kräftige Haare die Tinktur täglich in die Kopfhaut einmassieren.

Bei Sonnenbrand abends vorsichtig auftragen.

Brennnesselwurzel-Gewürz

gedächtnisstärkend, gemütsaufhellend, stoffwechselanregend, cholesterinsenkend

ZUTATEN

- Brennnesselwurzeln

ZUBEREITUNG

Die frischen Wurzeln möglichst klein schneiden und mit der elektrischen Kaffeemühle zu Pulver vermahlen. Zum Trocknen auf Butterbrotpapier auflegen, danach in Gläser füllen.

ANWENDUNG

Täglich 1 Messerspitze einnehmen.

Brennnesselwurzel ist ein wundervoll aromatisches Gewürz, das sowohl in Suppen, Aufstrichen, Fischgerichten, Kartoffeln, Gemüse als auch in Wokgerichte passt.

Brennnesselwurzel-Essig

bei Haarausfall, Schuppen, als Haarwuchsmittel

ZUTATEN

- 3 EL Brennnesselwurzeln
- 500 ml naturtrüber Apfelessig
- 100 ml 40 %iger Alkohol

ZUBEREITUNG

Die getrockneten Wurzelstücke mit dem Apfelessig am Herd ca. 2 bis 3 Minuten kochen lassen, den Herd abschalten und 2 Stunden stehen lassen.

Am nächsten Tag nochmals kurz aufkochen und zugedeckt 20 bis 25 Minuten ziehen lassen.

Abseihen, den Alkohol hinzufügen und in Flaschen füllen.

ANWENDUNG

Als Spülung nach der Haarwäsche über die Kopfhaut und das Haar gießen. Nach jeder Haarwäsche, wenn die Kopfhaut noch feucht ist, mit den Fingerspitzen einmassieren – kann auch täglich gemacht werden. Es ist nur wichtig, dass die Kopfhaut dabei feucht ist.

Brennnesselwurzel-Räucherung

Schutz, hilft abzugrenzen

ZUTATEN

- 1 TL Brennnesselwurzeln

ZUBEREITUNG

Die Wurzeln in kleine Stücke schneiden und trocknen lassen.

ANWENDUNG

Siehe Räucheranleitung auf Seite 23.

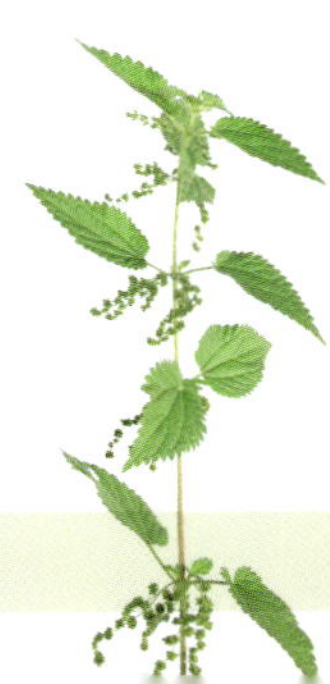

Brombeere *Rubus sect. Rubus* – *bei Gedankenstarre, Diabetes, Gastritis*

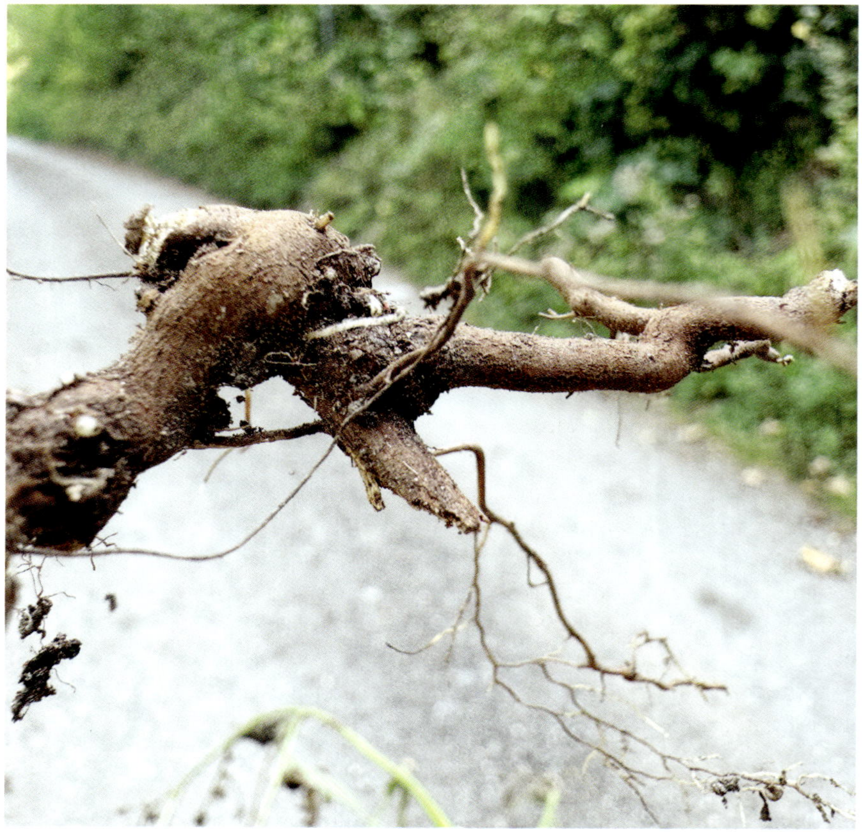

Der schwarzen Stachelbeere erweise stets die höchste Ehre,
ob Rinde, Beere, Blatt, Wurzel oder Blüte,
vor vielerlei Unheil sie dich behüte.

AUSSEHEN PFLANZE / WURZEL

Die zweijährigen, dornigen Zweige der Brombeersträucher werden bis zu 3 Meter lang und sind wahre Kletterkünstler. Zu Sommerbeginn hat sie auffallende, weiße bis rosa Blüten, später schwarzblaue Sammelfrüchte.

Der holzige Wurzelballen ist äußerlich rau und dunkelbraun, liegt nahe der Oberfläche und ist sehr verzweigt. Die Brombeere bildet unterirdische Ausläufer, die mehrere Meter lang werden können und flach unter der Erde wachsen.

ERNTE

Die Wurzeln und Ausläufer entweder Februar und März oder Mitte September bis Ende Oktober graben.

Zum Ausgraben sind Körperschutz und feste Handschuhe nötig, da die Dornen unangenehm werden können. Knapp unter der Erde liegend lassen sich die Wurzeln leicht herausziehen. Die dicke Wurzelrinde wird oft gesondert verwendet. Die Pflanze ist unverwüstlich, bildet sie doch sowohl aus den Wurzelausläufern als auch aus den Zweigen, die den Boden berühren, neue Pflanzen.

Volksnamen	Schwarze Stachelbeere, Dornenstrauch, Brämberi, Dorngebüschbeere
Pflanzenfamilie	Rosengewächse *(Rosaceae)*
Standort	Man findet die Beerensträucher in lichten Wäldern, an Wegrändern, auf Brachflächen und in Gärten. Brombeeren brauchen viel Licht und guten Boden.
Inhaltsstoffe und Eigenschaften	Tannine (zusammenziehend, herbe Note), Flavonoide (regulieren Blutdruck, stärken Immunabwehr), Anthocyane (entzündungshemmend, gefäßschützend), Ellagsäure (antioxidative Wirkung)
Geschmack	holzig, leicht herb
Verwechslungsmöglichkeiten	Kratzbeere (*Rubus caesius*) essbar
Interessantes	Die Wurzeln von Brombeere, Himbeere und Erdbeere wurden auf sehr ähnliche Weise verwendet. Je nachdem, welche dieser Wurzeln gerade verfügbar war, wurde eine der drei in das jeweilige Rezept gegeben.
Verwendungsart	Wurzel kauen, Tinktur, Tee (aus Wurzel und Wurzelrinde), Öl, Maske, Most, Umschläge

Der Wanderdoktor

Brombeeren waren Nahrungs- und Hausmittel für Tagelöhnerinnen, Wandersleute, Bettler und das umherziehende Volk. Besonders in Kriegs-, Zwischenkriegs- und Nachkriegszeiten wurden alle Teile der Brombeere als mineralstoffreiche Notnahrung in Wasser oder Milch gekocht.

Im Mostviertel gab es einst einen Wanderdoktor – keinen studierten Arzt, sondern einen, der von den Menschen so genannt wurde. Der charismatische Mann zog von Haus zu Haus und bot im Austausch gegen eine Mahlzeit und eine Übernachtungsmöglichkeit seine Hilfe an.

Litt jemand im Haus an Verdauungsbeschwerden oder Magen-Darm-Problemen, ging er zum Waldrand und grub Brombeerwurzeln aus. Anschließend bat er die Bäuerin um eine Flasche ihres besten Mostes, nahm zuerst einen kräftigen Schluck und erwärmte den Rest am Herd. Sobald der Most handwarm war, gab er die klein geschnittenen Wurzeln hinzu und schob den Topf in einen kühleren Bereich des Herdes.

Dann sprach er langsam fünf *Vater unser* hintereinander, während er den Topf intensiv fixierte. Danach war sein Gebräu fertig. War Honig im Haus, fügte er etwas davon hinzu. Anschließend nahm er erneut einen großen Schluck, ehe die erkrankte Person davon trinken durfte. Diese sollte zunächst nur einen Mundvoll nehmen, etwas warten, dann wieder einen kleinen Schluck – über den ganzen Tag verteilt. Meist wirkte die Rezeptur sehr gut. Bei Entzündungen im Mund oder Hals gab er den Menschen das wohlschmeckende Getränk zum Spülen und Gurgeln.

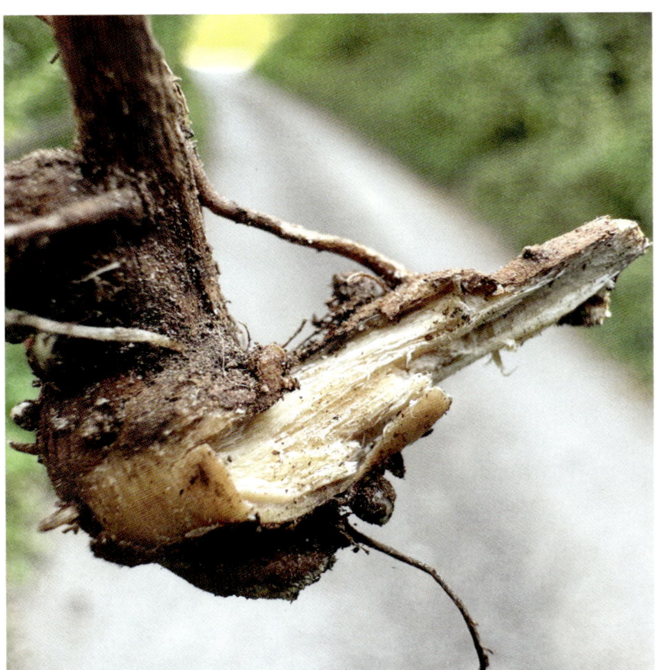

VOLKSHEILKUNDE

Die Brombeerwurzel ist leicht verfügbar, lässt sich gut trocknen, aufbewahren und transportieren. Für die Anwendung wird sie einfach mit heißem Wasser übergossen. Ihre blutstillende, entzündungshemmende und zusammenziehende Wirkung ist besonders hilfreich bei Hautproblemen, Magen-Darm-Beschwerden, Durchfallerkrankungen sowie zur Wundheilung.

Abgeschabte Wurzelrinde verwendete man früher bei Entzündungen der Verdauungsorgane oder bei krampfartigen Zuständen als Teeauszug – sowohl innerlich als auch äußerlich anwendbar.

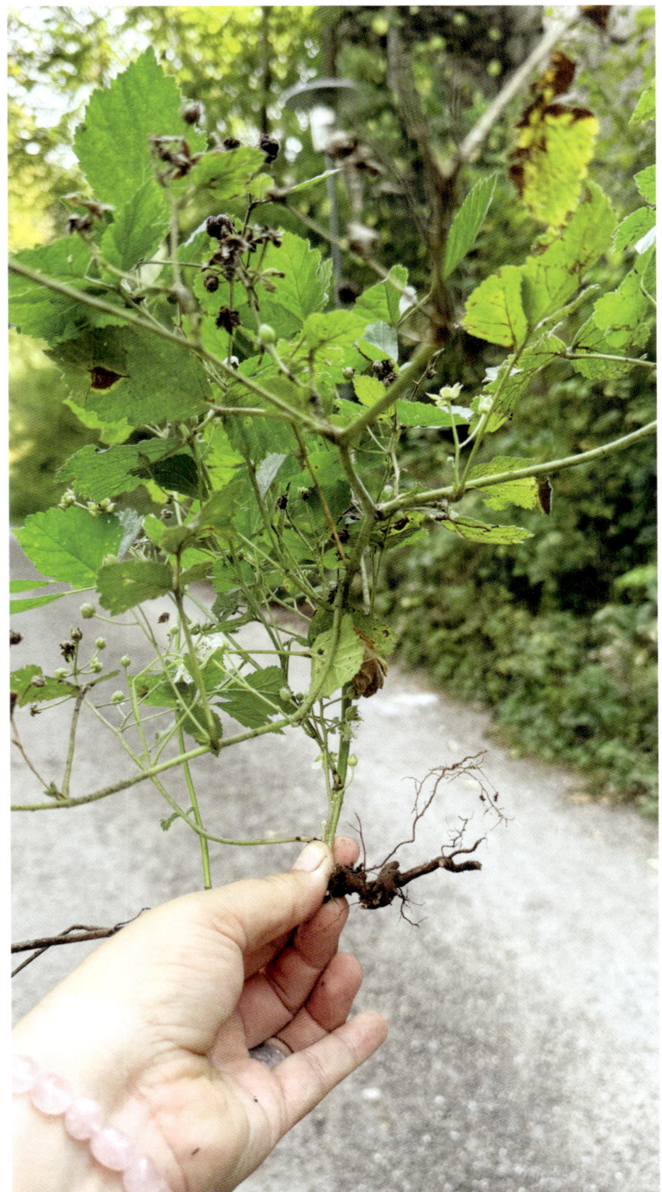

Brombeerwurzel, kauen

bei Mundgeruch und Halsschmerzen

ZUTATEN

- 1 Teil einer Brombeerwurzel

ZUBEREITUNG

Die Wurzel sollte von einer jungen Pflanze stammen. Man reinigt sie mit einer groben Bürste, spült sie unter kaltem Wasser ab und schneidet sie in 1 cm lange Stücke.

ANWENDUNG

Leidet jemand unter Mundgeruch oder Halsschmerzen, steckt er sich die Wurzelstückchen als Vorrat in die Tasche und kaut immer wieder daran.

Hat man ein Date und möchte auf keinen Fall Mundgeruch haben, kaut man 2 Stunden davor, jede halbe Stunde einen Teil Brombeerwurzel.

Brombeerwurzel-Most

bei Entzündungen im Mund- und Halsbereich, bei kratzender Stimme

ZUTATEN

- 2 EL Brombeerwurzelstücke (dieser Ansatz kann auch aus ½ Handvoll Blättern gemacht werden)
- 1 l Apfelmost

ZUBEREITUNG

Den Most erwärmen und sobald er handwarm ist, die Wurzelstücke zugeben. 10 Minuten bei mittlerer Hitze am Herd stehen lassen, danach abseihen.

ANWENDUNG

Es ist hilfreich damit zu gurgeln oder den Mund zu spülen.

Bei kratzender Stimme oder Verdauungsproblemen alle 10 Minuten einen Schluck langsam trinken.

Brombeerwurzel-Tee

zur Nierenanregung, bei Nierengrieß, Diabetes, schwacher Monatsblutung, Blasenproblemen, Hämorrhoiden, Krampfadern, Weißfluss

ZUTATEN

- 2 EL frische Brombeerwurzel
- 1 l Wasser

ZUBEREITUNG

Wurzel mit dem Wasser am Herd aufkochen, die Herdplatte auf mittlere Hitze zurückschalten und für weitere 10 Minuten köcheln lassen, danach abseihen.

ANWENDUNG

Bei Diabetes vor jedem Essen 1 Schnapsgläschen des Tees langsam und lauwarm einnehmen. Bei allen anderen Indikationen jeweils ein kleines Tässchen morgens, mittags und abends trinken.

Hämorrhoiden äußerlich mit einem in den Tee getauchten Wattebausch betupfen, bei Weißfluss Waschungen durchführen.

Bei zu schwacher Menstruation eine Woche vor der Regel täglich 1 bis 2 Tassen trinken.

Brombeerwurzel-Maske

bei unreiner Haut, Entzündungen

ZUTATEN

- 1 TL Brombeerwurzel-Pulver
- 1 TL Leinöl (oder Jojobaöl, Mandelöl)

ZUBEREITUNG

Wurzel nach dem Trocknen zu Pulver vermahlen, das geht in der elektrischen Kaffeemühle oder in einem Mixer. Das Wurzelpulver mit dem Öl vermischen, bis sich eine streichfähige Masse ergibt.

ANWENDUNG

Diese Gesichtsmaske auf das gereinigte Gesicht auftragen und so lange einwirken lassen, bis sie fest geworden ist. Danach mit lauwarmem Wasser abwaschen.

Brombeerwurzel-Tinktur

bei Gedankenstarre, Unruhe, Erkältung, Ein- und Durchschlafproblemen

ZUTATEN

- 1 daumengroßes Stück Wurzel
- ½ Tasse Brombeerblätter
- 1 TL Brombeerknospen
- ¼ Tasse Brombeerblüten
- 1 daumengroßes Stück Astholz
- 1 Tasse reife Brombeeren
- 1 l Alkohol ca. 30 % (oder Essig)

ZUBEREITUNG

Im Februar nimmt man ein großes, verschließbares Glasgefäß und gibt Brombeerknospen und den Alkohol (oder Essig) hinein. Sobald die Blüten und die jungen Blätter im Frühling zu sehen sind, werden diese geerntet und zu den Knospen in den Alkohol gegeben. Zeitgleich mit den Blättern nimmt man auch das Holz (Aststück) vom Strauch und gibt es dazu. Das Gefäß täglich schütteln.

Im Sommer die reifen Beeren pflücken, auch sie gehören in den Ansatz.

Im September das Wurzelstück ausgraben, reinigen und ebenfalls in den Alkohol (oder Essig) geben.

Nun für weitere 4 bis 6 Wochen stehen lassen, danach abseihen, die Tinktur ist fertig.

ANWENDUNG

2 bis 3 Mal am Tag 10 Tropfen in 250 ml lauwarmem Wasser einnehmen.

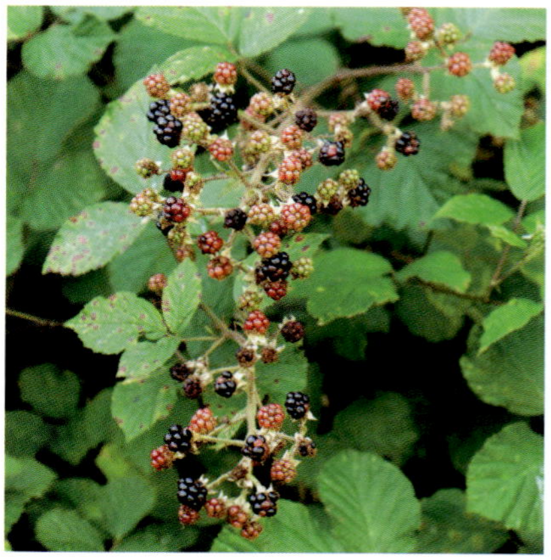

Ehrenpreis *Veronica officinalis*
– mildes Besänftigungsmittel, stimmungsaufhellend

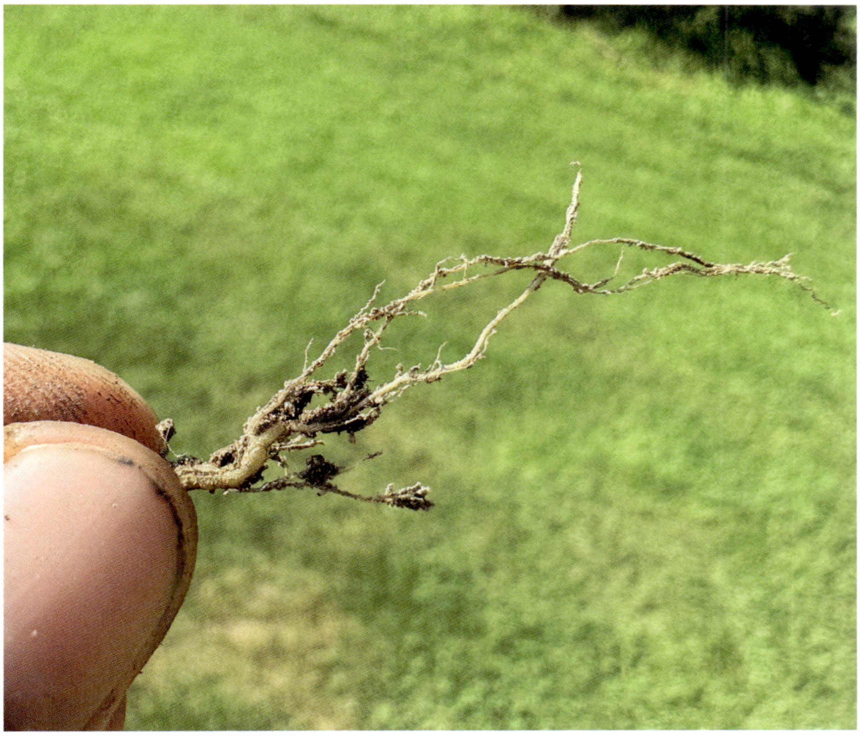

Ist die Regenblume verblüht, gräbst ihre Wurzel fürs Gemüt.

AUSSEHEN PFLANZE / WURZEL

Die Blätter des mehrjährigen Ehrenpreises haben einen leichten grau/silbernen Schimmer. Er wird zwischen 10 und 20 cm hoch und hat hellblaue, manchmal weißliche oder zartviolette Blüten.

Die Wurzeln sind dünn und wachsen oberflächennah. Sie sind feinfaserig, verzweigt und haben eine hellbraune bis weißliche Farbe.

ERNTE

Die klassischen Wurzelgräber-Zeiten März bis April oder Oktober und November sind geeignet.

Die Pflanze mit einer kleinen Schaufel oder einem Stück Holz samt den Wurzeln aus der Erde heben und mit einer Gemüsebürste die Erde von den zarten Wurzeln entfernen.

Volksnamen	Regenblume, Säuferblume, Wetterblume, Wundkraut, Männertreu, Allerweltsheil
Pflanzenfamilie	Wegerichgewächse (*Plantaginaceae*), früher war Ehrenpreis ein Braunwurzgewächs
Standort	Veronica wächst auf sonnigen, trockenen Waldböden, Trockenrasen, Schlägerungsstellen, Waldlichtungen, oder in hellen Eichen- oder Birkenwäldern. Er bildet schöne Blütenteppiche.
Inhaltsstoffe und Eigenschaften	Iridoide wie Aucubin (Schutz vor Bakterien und Pilzen), Tannine (zusammenziehend, herbe Note), Flavonoide (regulieren Blutdruck, stärken Immunabwehr), Phenolsäure (antioxidative Wirkung)
Geschmack	Süßlich und erdig sind die Hauptrichtungen, danach folgt eine milde Schärfe. Auch die Bitterstoffe kommen durch.
Verwechslungsmöglichkeiten	Mit anderen Ehrenpreisarten, diese sind unbedenklich.
Interessantes	Das Wurzelpulver, als Küchengewürz unter das Essen gemischt, soll die Treue des Mannes sichern.
Verwendungsart	Tee, Wein, Tinktur, Waschungen, Wurzelpulver, Most

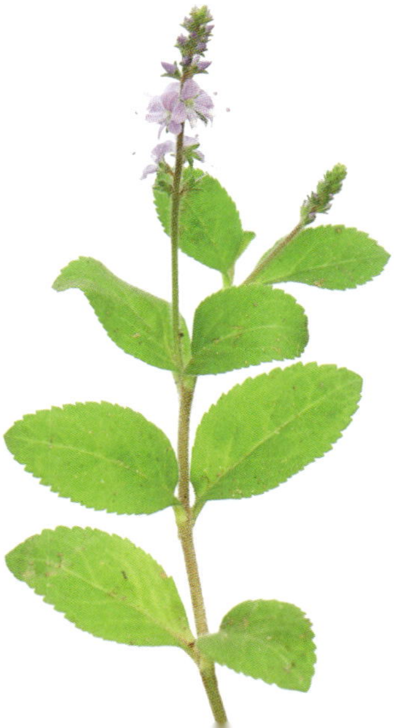

Trübe Gedanken

„Bei einer Bekannten meiner Mutter ist ganz viel Ehrenpreis gewachsen", erzählt Wilhelm. Seine Mutter hat dem Vater zur Aufhellung seines Gemütes, wenn Lustlosigkeit, Schwermut und trübe Gedanken ihn heimsuchten, die Wurzeln des Ehrenpreises verabreicht. Sie schickte den gemütlichen Wilhelm und seine quirlige Schwester mit einem Papiersackerl, in dem vier Stück kostbarer Würfelzucker war, zur *Leitner Mutter* um Ehrenpreiswurzeln. Würfelzucker war früher nur über Lebensmittelkarten erhältlich. Am Schwarzmarkt war er kaum zu bekommen.

Nach einem halben Tag Fußmarsch über den Berg erreichten die Kinder die *Leitner Mutter*, eine liebenswerte, ältere Frau. Sie klopften an und reichten ihr das Sackerl mit dem Würfelzucker, dann baten sie um Regenblumenwurzeln, wie Ehrenpreiswurzeln im Volksmund genannt wurden.

„Des wär doch nicht nötig, die Regenblume lässt der Herrgott doch für alle wachsen", meinte die zierliche Frau und bereitete den Kindern ein Mittagsmahl, ehe sie ein paar Pflanzen ausgrub. Mit den frischen Wurzeln eilten die Kinder zurück auf den elterlichen Hof.

Die Mutter bereitete daraus einen Wasserauszug, den sie über Nacht ziehen ließ. Mit diesem Wasserauszug *wässerte*, streckte die Mutter den Most des Vaters, damit sich seine Stimmung wieder verbesserte. An solchen Tagen erhielt der Vater reichlich Most vorgesetzt, während die Mutter an anderen Tagen weniger spendabel war.

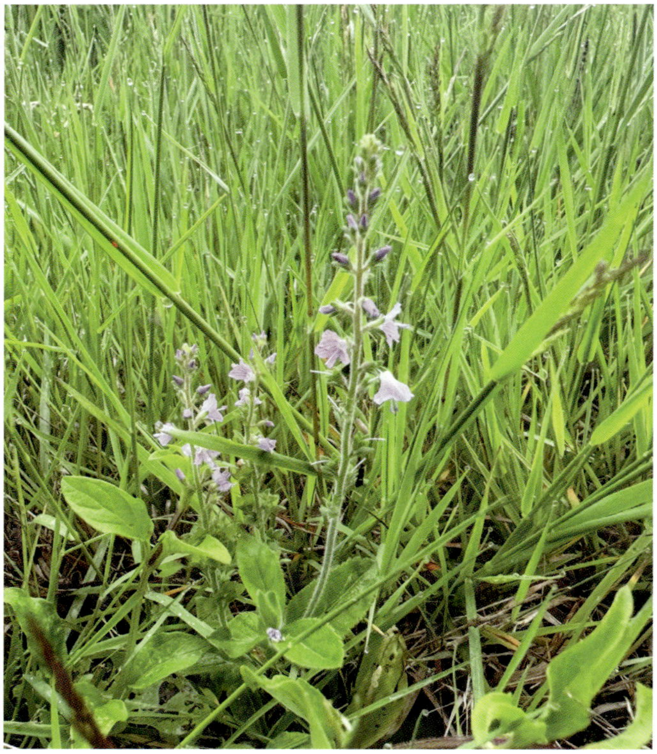

VOLKSHEILKUNDE

Obwohl der Ehrenpreis früher in größeren Mengen verfügbar war, sind nur wenige Wurzelanwendungen überliefert.

Ehrenpreis galt als Symbol für Weiblichkeit, ihre Reize und Schönheit. Liebestränken beigemischt, sollte die Wurzel den zu *Betörenden* wohlwollend stimmen.

Er ist so manchen Wurzellikören oder Schnäpsen, wenn es sich um Verdauungsansätze oder stimmungsaufhellende Ansätze handelt, beigemischt.

Als Tee wurde die Wurzel bei Verdauungsproblemen, Entzündungen, Erkältungskrankheiten oder Hautproblemen getrunken.

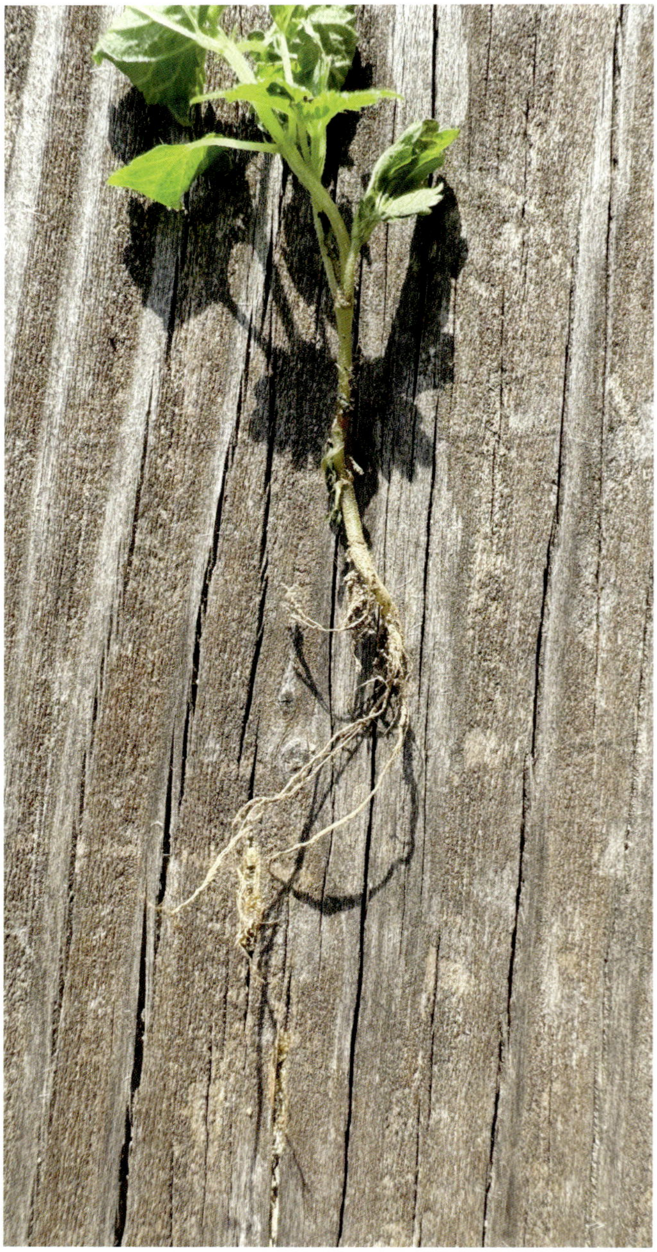

Ehrenpreiswurzel-Tee

bei Verdauungsbeschwerden, mildes Besänftigungsmittel

ZUTATEN

- 2 TL Ehrenpreiswurzel
- 500 ml Wasser

ZUBEREITUNG

Frische oder getrocknete Ehrenpreiswurzel mit kochendem Wasser übergießen, 10 bis 15 Minuten zugedeckt ziehen lassen, danach abseihen und wenn gewünscht mit Honig süßen.

ANWENDUNG

Den Tee handwarm schluckweise trinken.

1 bis 2 Tassen über den Tag verteilt sind ausreichend.

Ehrenpreiswurzel-Wein

beruhigend, für das Gemüt

ZUTATEN

- Wurzeln von 3 Ehrenpreispflanzen
- 500 ml lieblicher Rotwein
- 2 EL Honig

ZUBEREITUNG

Die frischen Wurzeln in grobe Stücke schneiden, mit dem Wein am Herd ein Mal aufkochen lassen, nach 5 Minuten vom Herd nehmen, den Honig einrühren und zugedeckt, dunkel und kühl eine Woche rasten lassen.

Danach abseihen und in kleine Flaschen füllen.

ANWENDUNG

Zur Stimmungsaufhellung esslöffelweise einnehmen.

Ehrenpreiswurzel-Most

für die Verdauung

ZUTATEN

- 6 EL frische oder getrocknete Ehrenpreiswurzeln
- 1 l Most

ZUBEREITUNG

Den Most mit den frischen Wurzelstücken am Herd erwärmen, 10 Minuten bei mittlerer Hitze stehen lassen, danach abseihen und abfüllen. Bei getrockneten Wurzelstücken, diese über Nacht im Most rasten lassen, am nächsten Tag am Herd erwärmen und wie oben beschrieben zubereiten.

ANWENDUNG

Bei aktuellen Verdauungsproblemen 1 kleines Glas trinken.

Bei generellen Verdauungsproblemen jeweils 20 Minuten vor dem Essen ein kleines Gläschen nehmen.

Ehrenpreiswurzel-Tinktur

bei Entzündungen, Atemwegserkrankungen, Hautirritationen

ZUTATEN

- 6 EL getrocknete Ehrenpreiswurzeln
- 250 ml hochprozentiger Alkohol (Brand, Korn, Wodka)

ZUBEREITUNG

Die Wurzelstücke in ein Glas geben, mit dem Alkohol übergießen, das Glas verschließen und für 4 Wochen dunkel stellen. Danach durch ein feines Sieb filtern.

ANWENDUNG

Bei Bedarf morgens und abends 10 Tropfen entweder in 250 ml lauwarmem Wasser, auf einem Stück Würfelzucker oder 1 Teelöffel Honig einnehmen.

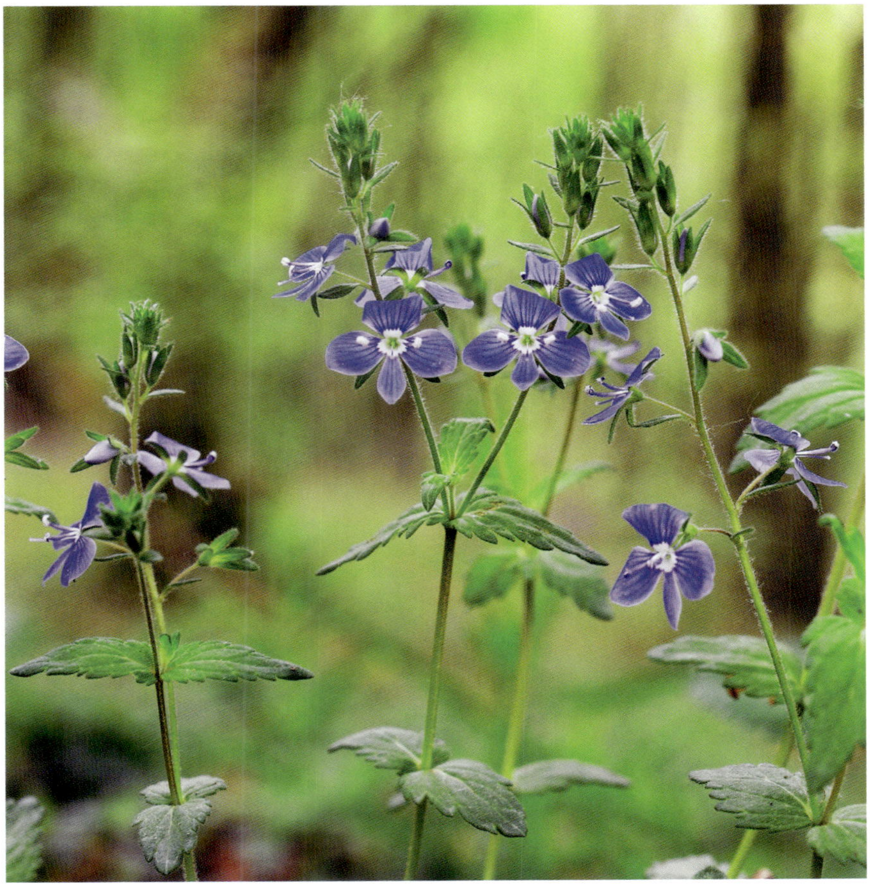

Eibisch, Echter *Althaea officinalis* – *die Marshmallow-Wurzel*

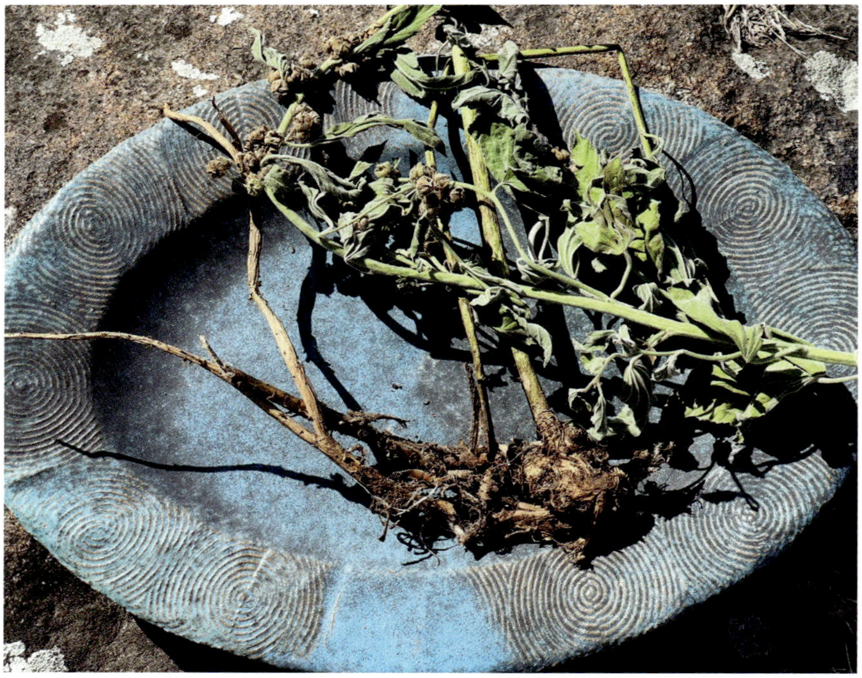

Schleimwurz im Lenzmond in Wasser gequillt, deinen Hunger stillt.

AUSSEHEN PFLANZE / WURZEL

Eibisch ist mehrjährig, wird bis zu 1,5 Meter hoch und sieht wie ein Miniaturbusch aus. Er hat samtige, eiförmige Blätter mit gezähnten Blatträndern. Seine großen, auffälligen Blüten sind weiß bis rosafarben und haben einen blumigen Duft. Die Samen sehen aus wie kleine Käselaibe.

Die Wurzel ist außen dunkelbraun, innenseitig weißlich bis gelblich-beige. Es ist eine fleischige, tiefwachsende, kräftige Pfahlwurzel mit vielen verzweigten Seitenwurzeln.

ERNTE

Man gräbt die Wurzel entweder zeitig im Frühling, wenn erste Anzeichen von frischen Trieben sichtbar werden, oder im Spätherbst, wenn die Samen abgefallen sind. Solange der Boden frostfrei ist.

Die Wurzel wird erst ab dem zweiten Jahr wertvoll, da sich erst dann ihre Inhaltsstoffe kräftig entwickelt haben. Durch den hohen Schleimgehalt der Wurzel neigt diese beim Trocknen zu Schimmel. Am besten wird die frische Wurzel mit einer Bürste gereinigt, gewaschen, mit einem Tuch trocken getupft, in kleine Stücke geschnitten und bei 30 bis 40 Grad im Backrohr für mehrere Stunden getrocknet. Das Rohr einen Spalt offenlassen, damit die Feuchtigkeit entweicht. Danach trocken aufbewahren.

Volksnamen	Ibischwurz, Heilwurz, Weiße Malve, Sumpfmalve, Adewurz, Schleimwurzel
Pflanzenfamilie	Malvengewächse *(Malvaceae)*
Standort	Eibisch findet man kaum in der freien Natur, sondern eher in Gärten, Klostergärten, Bauerngärten und Wiesen, also dort, wo er gesetzt worden ist. Er liebt leicht feuchte, sonnige, nährstoffreiche Böden und windgeschützte Plätze.
Inhaltsstoffe und Eigenschaften	Schleimstoffe (reizlindernd, entzündungshemmend, schleimlösend), ätherische Öle (entspannend, entzündungshemmend), Flavonoide (zellschützend, regulieren Blutdruck, stärken Immunabwehr), Pektine (Ballaststoff, cholesterinsenkend), Polysaccharide (antiviral, antibakteriell, antientzündlich)
Geschmack	Süß, schleimig, manchmal eine dezent fruchtige Nuance, ihr Geruch ist mehlig.
Verwechslungsmöglichkeiten	Stockrose (*Alcea rosea*) nur Blüten genießbar, Wilde Malve (*Malva sylvestris*) verwendbar, Hibiskus (*Hibiscus*) verwendbar
Interessantes	Personen mit starken Durchfallerkrankungen sollten Eibischwurzel mit Vorsicht verwenden, da sie leicht weichmachend und abführend wirken kann.
Verwendungsart	Marshmallow, Tee, Tinktur, Wurzelpulver, Zuckerl, Wurzelhonig, Sirup, Oxymel, Gesichtswasser

Die Hebammenwurzel

Vor allem in abgelegenen ländlichen Regionen waren es häufig erfahrene Frauen, die als Hebammen tätig waren. Viele von ihnen hatten selbst zahlreiche Kinder geboren und verfügten über umfangreiches Wissen rund um Heilpflanzen. Dieses Wissen wurde von Generation zu Generation weitergegeben und durch persönliche Erfahrungen stetig erweitert oder neu definiert.

Die Hebamme Katharina aus dem Mariazellerland hatte eine besondere Vorliebe für den Eibisch. Die Pflanze wuchs üppig in ihrem kleinen Garten, und so konnte sie stets auf einen reichlichen Vorrat an Eibischwurzeln zurückgreifen.

Litt eine junge Mutter beim Stillen unter schmerzenden oder sogar blutenden Brustwarzen – oder kam es beim Abstillen zu einer schmerzhaften Verhärtung der Brust – bereitete Katharina aus den Wurzeln einen Brei zu. Diesen legte sie mehrmals auf die betroffenen Stellen.

Eines Tages kam eine sechsfache Mutter zu ihr, geplagt von einer schmerzhaft verhärteten Brust. Auch ihr rührte Katharina einen Eibischbrei an, legte ihn auf, wickelte ein Tuch um den Oberkörper und erneuerte den Umschlag alle zwei Tage. Bereits nach wenigen Tagen ließen die Schmerzen nach – und nach einer Woche war die Verhärtung vollständig verschwunden.

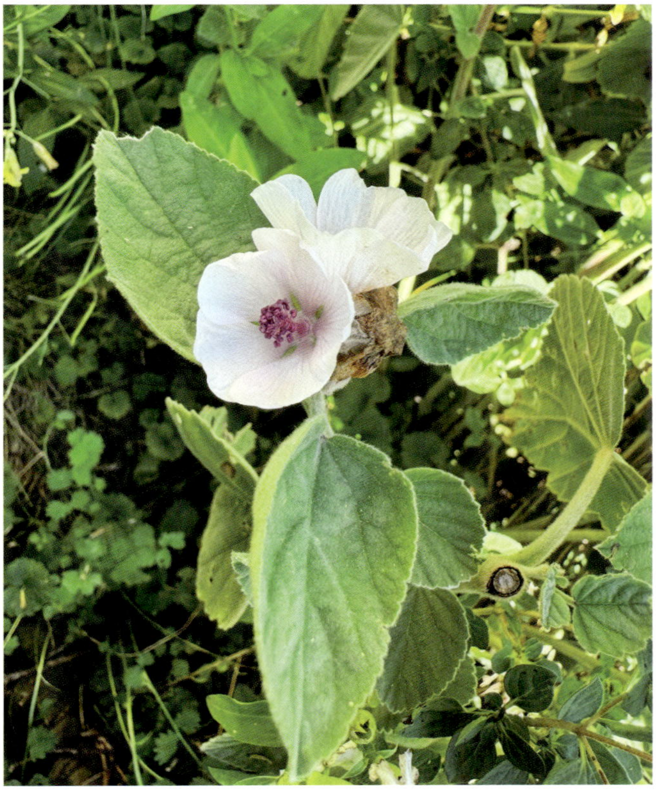

VOLKSHEILKUNDE

Die Frühlingswurzel des Eibischs kann, in Wasser gekocht, wie ein saftiges, fleischiges Wurzelgemüse gegessen werden.

Äußerlich kommt die Eibischwurzel als kühlende, schützende Schicht bei Brandwunden, Insektenstichen oder anderen Verletzungen zum Einsatz – entweder als frisches Wurzelstück oder als Pulver, angerührt mit etwas Wasser zu einem Brei.

Auch verhärtete Körperstellen können mit diesem Brei aufgeweicht werden. Zur Hautpflege mischt man ihn mit etwas Honig und nutzt ihn als Maske für Gesicht oder Dekolleté. Seine reizlindernden und entzündungshemmenden Eigenschaften sind zudem bei Abszessen, Hautirritationen oder Unreinheiten hilfreich. Noch heute findet sich Eibischwurzel in zahlreichen Hautpflegeprodukten.

Zahnenden Kindern wurde früher ein Stück der Wurzel zum Kauen gegeben. Bei Sodbrennen, Durchfall, Verstopfung, Magen-Darm-Entzündungen oder zur Anregung von Niere und Blase wird bis heute ein handwarmer Eibischtee verabreicht.

Bei Entzündungen im Mund- und Rachenraum, Eiterungen, Halsschmerzen oder Zahnfleischproblemen half entweder das Kauen eines Wurzelstücks oder das Gurgeln mit Eibischtee. Die schleimlösenden, entzündungshemmenden und entspannenden Eigenschaften der Wurzel waren schon im alten Ägypten bekannt – und sind bis heute bewährt bei Atemwegserkrankungen wie Bronchitis, Husten und Erkältungen. Bei Erkältungskrankheiten wurde Eibischwurzel wegen ihrer klebrigen Konsistenz zu einem Teig verarbeitet, getrocknet und bei Bedarf gekaut. Aus dieser Anwendung entwickelten sich schließlich die Marshmallows: Die älteste bekannte Rezeptur, *Pâte de guimauve*, stammt aus dem Jahr 1779. Französische Köche stellten daraus eine süß schmeckende, schaumige Delikatesse aus Eibischwurzel, Eischnee und Honig her. Ab dem 19. Jahrhundert verwendete man für die Herstellung dieses Eibischteigs statt Wurzelmasse zunehmend Gelatine – später auch Agar-Agar oder *Gummi Arabicum*. Heute wird meist kein Wurzelpulver mehr verwendet, sondern wässrige Auszüge aus der Eibischwurzel.

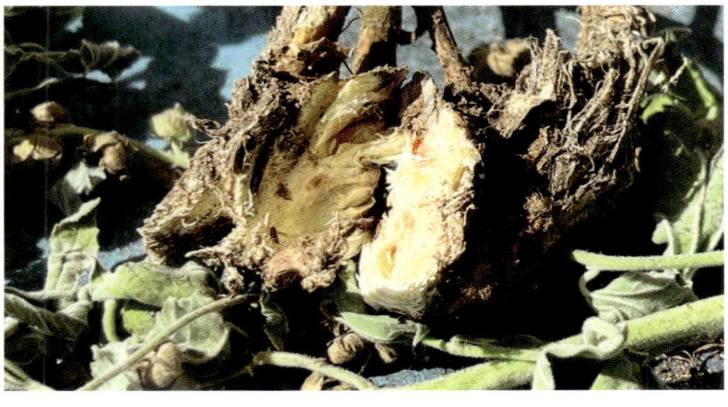

Eibischwurzel-Marshmallows mit Wurzelsud

bei Husten, Grippe, Halsentzündungen

ZUTATEN

- 3 EL Eibischwurzelstücke
- 1 EL Süßholzwurzel (*Glycyrrhiza glabra*)
- 1 EL unbehandelte Rosenblüten (*Rosa*)
- 500 g Staubzucker
- 2 EL Speisestärke
- 400 ml Wasser
- 2 EL Rapsöl
- 4 EL Agar Agar oder 4 Blatt Gelatine

ZUBEREITUNG

Die Süßholzwurzel und die Rosenblüten mit 200 ml heißem Wasser übergießen und etwa 15 Minuten ziehen lassen, danach abseihen.

Die Eibischwurzelstücke mit 200 ml kaltem Wasser übergießen und zugedeckt 12 Stunden rasten lassen, danach abseihen.

Nun das Süßholz-Rosenwasser mit dem Eibischwasser vermischen.

Staubzucker durch ein feines Sieb sieben und 480 g in eine Schüssel geben. Agar Agar oder die Gelatine in dem kalten Eibisch-Rosenwasser auflösen, erwärmen und über den Staubzucker gießen, während man mit dem Handmixer die Masse schaumig verrührt.

Eine niedrige, lange Form mit dem Öl bestreichen und den restlichen Staubzucker darüber streuen.

Die Eibischmasse hineingießen und mindestens 3 Stunden härten lassen, danach in Stücke schneiden.

ANWENDUNG

Diese köstlichen Marshmallows langsam kauen.

Eibischwurzel-Marshmallows mit Wurzelpulver

bei Husten, Grippe, Halsentzündungen

ZUTATEN

- 20 g Eibischwurzelpulver
- 350 g Staubzucker
- 70 g Speisestärke
- 75 ml Wasser
- 45 g Honig
- 3 Eiweiß

ZUBEREITUNG

Staubzucker durch ein feines Sieb sieben. 50 g Staubzucker und die Speisestärke vermischen. Das Eiweiß mit dem Handmixer zu Schnee schlagen.

Wasser am Herd aufkochen lassen, vom Herd nehmen und zügig 300 g Staubzucker und den Honig unterrühren, danach in die noch heiße Masse das Eibischwurzelpulver einrühren, bis eine Art Teig entsteht.

Während man den Teig mit dem Handmixer rührt, langsam den Eischnee hinzugeben, bis der Teig auskühlt.

Diesen Teig nun zum Trocknen auflegen oder mit einer Spritztüte in 2 cm dicke Rollen aufspritzen.

Einen Tag bei Raumtemperatur lufttrocknen lassen, danach die Teigrollen in dem Staubzucker-Speisestärke-Gemisch wälzen und mit einem Messer in Stücke schneiden.

ANWENDUNG

Diese köstlichen Marshmallows langsam kauen.

Sie schmecken auch köstlich, wenn man sie auf einem Grillspieß aufspießt und über die Feuerglut hält.

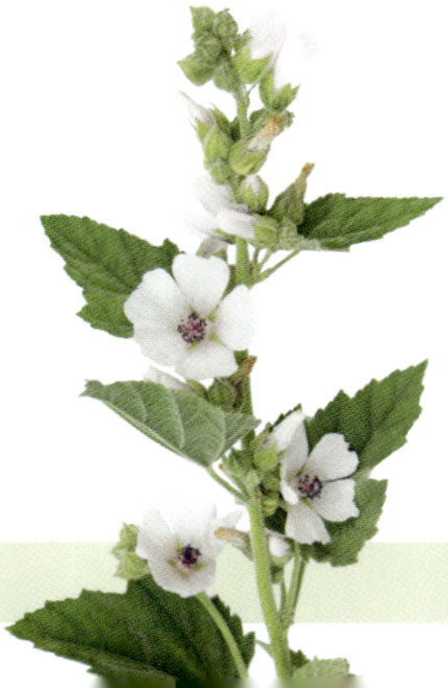

Eibischwurzel-Zuckerl

bei Husten, Hals-, Mund- oder Rachenentzündungen

ZUTATEN

- 8 EL Eibischwurzelstücke
- 2 EL Rosenblüten (*Rosa*) (die Blüten können von jeder Rose genommen werden, die nicht mit Spritz- oder Düngemittel behandelt wurde)
- 750 ml Wasser
- 1 kg brauner Zucker

ZUBEREITUNG

Die getrockneten oder frischen Eibischwurzelstücke und die Rosenblüten mit kaltem Wasser übergießen und über Nacht abgedeckt stehen lassen, am nächsten Tag abseihen.

Das Kräuterwasser in eine breite und hohe Pfanne gießen, den Zucker einrühren, aufkochen lassen und auf der vorletzten Herdstufe unter ständigem Rühren weiterköcheln lassen, bis eine dickliche Masse entsteht. Die Masse ist perfekt, wenn man ein wenig davon in kaltes Wasser tropft und dieser Tropfen hart wird.

Nun auf ein Backblech Backpapier mit Antihaftbeschichtung legen und mit einem Löffel kleine Kügelchen auf das Backpapier tropfen und trocknen lassen.

Wer möchte, kann die Zuckerl nach dem Aushärten in Puderzucker wälzen. Danach werden sie in luftdichten Gefäßen aufbewahrt.

ANWENDUNG

Bei Bedarf die Zuckerl lutschen.

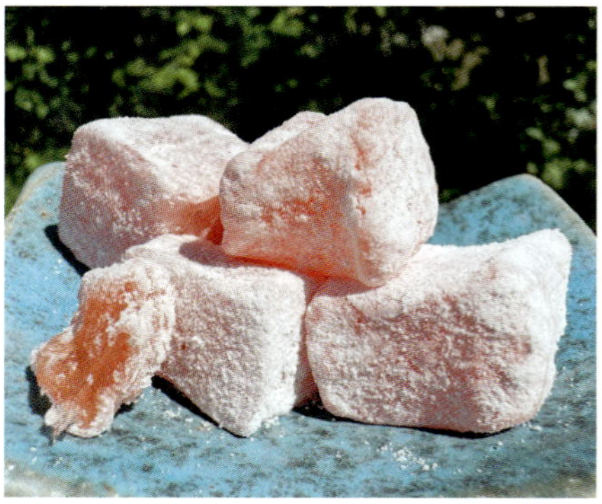

Eibischwurzel-Oxymel

bei Husten, Bronchitis, Magen-Darm-Entzündungen

ZUTATEN

- 3 EL Eibischwurzelstücke
- 80 ml Apfelessig
- 250 g Honig

ZUBEREITUNG

Die frischen Wurzelstücke säubern und in kleine Stücke schneiden. Es können auch getrocknete Wurzelstücke verwendet werden.

Den Honig mit dem Essig in eine Schüssel geben und so lange rühren, bis sich der Honig im Essig zur Gänze aufgelöst hat.

Die Wurzelstücke in ein verschließbares Glas geben, den Essighonig darüber gießen und das Glas verschließen, 3 bis 4 Wochen reifen lassen. Während der Reifezeit das Glas öfter schütteln, damit sich der Honig nicht absetzt. Dann abseihen und in Flaschen füllen.

ANWENDUNG

3 Teelöffel mit 250 ml warmem Wasser verdünnen und bei den oben angeführten Indikationen morgens und abends trinken.

In Akutfällen auch mehrmals am Tag.

Eibischwurzel-Räucherung

Schutz, erhellt und besänftigt das Gemüt

ZUTATEN

getrocknete Eibischwurzeln

ANWENDUNG

Siehe Räucheranleitung auf Seite 23.

Eibischwurzel verströmt einen lieblich angenehmen, erdigen Duft.

Eibischwurzel-Honig

bei Husten

ZUTATEN

- 3 EL Eibischwurzelstücke
- 500 g Honig

ZUBEREITUNG

Frische Eibischwurzel säubern, in dünne Scheiben schneiden und mit dem Mörser quetschen. Danach gibt man sie in ein verschließbares Glas, gießt den Honig darüber, bis alle Wurzelstücke mit Honig bedeckt sind, verschließt das Glas und lässt es dunkel für 4 Wochen rasten.

ANWENDUNG

Der Honig wird bei schweren Husten- und Erkältungskrankheiten teelöffelweise eingenommen.

Eibischwurzel-Gesichtswasser

bei fettiger, schuppiger Haut, Badewasser bei Neurodermitis

ZUTATEN

- 2 frische Eibischwurzeln
- ½ Biozitrone
- 500 ml abgekochtes Wasser

ZUBEREITUNG

Die frischen Wurzeln säubern, in grobe Stücke schneiden und in eine Schüssel geben. Den Zitronensaft und das ausgekühlte Wasser hinzugeben. Über Nacht ziehen lassen, am nächsten Tag abseihen.

ANWENDUNG

Ein hervorragendes Waschwasser für geschädigte oder problematische Haut. Vor allen Dingen das Gesicht profitiert. Bei Neurodermitis in das Badewasser geben.

Eibischwurzel-Sirup

bei Husten, Grippe, Halsentzündungen

ZUTATEN

- 6 EL Eibischwurzel
- 1 l Wasser
- 1 kg Zucker

ZUBEREITUNG

Die frischen oder getrockneten Wurzelstücke mit dem Wasser übergießen und über Nacht stehen lassen.

Am nächsten Tag abseihen und das Wurzelwasser aufkochen, den Zucker zugeben und für 5 bis 8 Minuten köcheln lassen, danach heiß in saubere Flaschen füllen.

ANWENDUNG

Bei Bedarf teelöffelweise einnehmen oder mit heißem Wasser verdünnt trinken.

Eibischwurzel-Tee

bei Verdauungsbeschwerden, Husten, Erkältung, zur Beruhigung der Schleimhäute, Sodbrennen, Magen-Darm-Entzündungen, Zahnfleischentzündungen

ZUTATEN

- 1 TL Eibischwurzel
- 250 ml Wasser

ZUBEREITUNG

Die in kleine Stücke geschnittenen frischen oder getrockneten Wurzelstücke mit kaltem Wasser übergießen, zugedeckt über Nacht rasten lassen, am nächsten Tag abseihen und zum Trinken leicht erwärmen. Wenn der Tee schneller gebraucht wird und die Ziehzeit über Nacht zu lange wäre, dann sollen die Wurzelstücke mindestens 30 Minuten im kalten Wasser ziehen.

ANWENDUNG

Bei Bedarf leicht erwärmt, langsam trinken. Bei Zahnfleischentzündungen den Mund spülen und danach den Tee ausspucken.

Enzian, Gelber *Gentiana lutea* – *Verdauungstonikum, Heißhungerdämpfer*

Bitterwurz in süßem Wein,
lässt den Liebsten Dein sein.

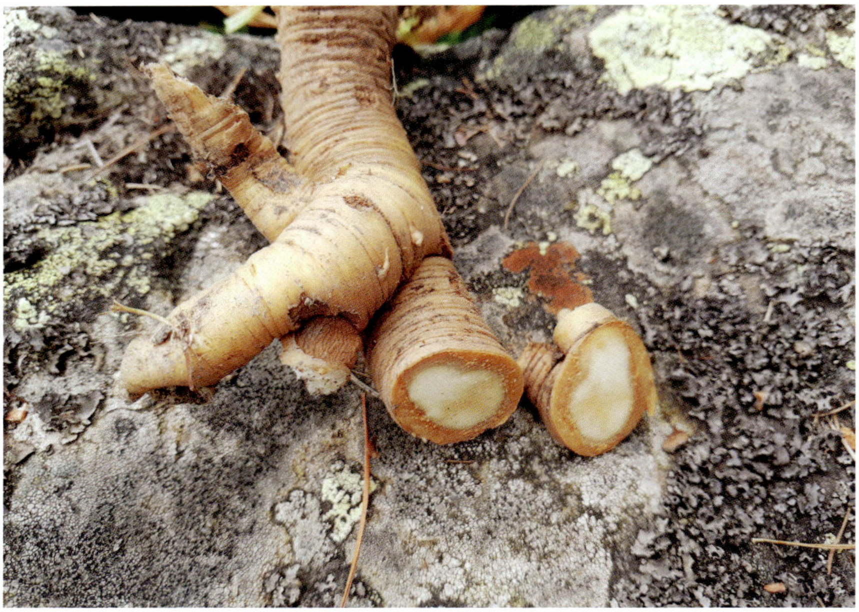

AUSSEHEN PFLANZE / WURZEL

Der Gelbe Enzian hat einen kräftigen Stiel und wird bis zu 1,5 Meter hoch, besitzt eine Blattrosette und große, lanzettliche Blätter, seine leuchtend gelben, trompetenförmigen Blüten haben 5 Blütenblätter. Er blüht über die Sommermonate und ist streng geschützt.

Die kräftige, fleischige, außen gelbbraune und innen gelblichweiße Pfahlwurzel kann einen Durchmesser von bis zu 5 cm haben und 1 Meter tief in das Erdreich hinabragen. Sie hat meist auch horizontale Verzweigungen.

ERNTE

Geerntet wird nur Enzian, der in Kulturen gezogen wird, alles andere ist streng verboten. Die Ernte beginnt im August und endet im September. Ein sehr guter Erntezeitpunkt ist die Johannisnacht.

Wer die Wurzel nicht im eigenen Garten ansiedeln kann, bestellt sie in der Apotheke. Die Pflanze sollte mindestens fünf bis sechs Jahre alt sein. Man gräbt um die Pflanze vorsichtig die Erde weg und legt die Wurzel frei, dann sticht man entweder eine Seitenwurzel ab oder ein Stück der Hauptwurzel, damit das verbleibende Wurzelstück wieder zu einer Pflanze wachsen kann. Sind mehrere Seitenwurzeln vorhanden, können diese mit dem Spaten oder einem scharfen Messer abgetrennt und in die Erde eingesetzt werden. Dann wächst daraus eine Pflanze.

Volksnamen	Bitterwurz, Darmwurz, Fieberwurz, Ritterwurz, Königswurz, Magenwurz
Pflanzenfamilie	Enziangewächse *(Gentianaceae)*
Standort	Enzian ist eine Gebirgspflanze, er wächst auf kühlen Bergwiesen in bis zu 2.500 Meter Höhe. Er liebt kühle, feuchte, lockere, kalkhaltige Böden.
Inhaltsstoffe und Eigenschaften	verschiedene Bitterstoffe wie das Amarogentin (verdünnt man 1 Liter davon mit 20.000 Liter Wasser, schmeckt man den Bitterstoff noch deutlich aus dem Wasser heraus), regen Geschmacksnerven im Mundraum an, erhöhen den Speichelfluss, Magensäure und Verdauungshormon des Magens, Xanthone (entzündungshemmend, schützen den Körper vor freien Radikalen, geben der Wurzel die gelbe Farbe)
Geschmack	sehr bitter
Verwechslungsmöglichkeiten	Weißer Germer (*Veratrum album*) giftig
Interessantes	Enziane stehen unter Naturschutz. Für die beliebten Enzianschnäpse wird meist der Gelbe Enzian (*Gentiana lutea*) verwendet, da er kultiviert werden kann. Seltener findet man die wild wachsenden Wurzeln des Purpur-Enzians (*Gentiana purpurea*), des Pannonischen Enzians (*Gentiana pannonica*) oder des Getüpfelten Enzians (*Gentiana punctata*) – allesamt Arten, die nur im Hochgebirge gedeihen.
Verwendungsart	Tinktur, Schnaps, Wurzelpulver, Tee, Umschläge

Wurzelgräber und Bergbrenner

Im Jahr 2013 wurde das *Wissen um die Standorte, das Ernten und das Verarbeiten* des Enzians in Tirol von der UNESCO zum Immateriellen Kulturerbe erklärt. Schon vor fast 400 Jahren erhielt die Familie Grassl vom Berchtesgadener Fürstpropst Josef Clemens von Bayern das Recht, Enzianwurzeln auszugraben und Wacholderbeeren zu sammeln. Die heutige Brennerei Grassl ist die älteste Enzianbrennerei Deutschlands und stellt noch immer die traditionelle Klosterrezeptur her.

Hauptberufliche Wurzelgräber verbringen den Sommer auf Enzianhütten am Roßfeld, am Priesberg oder im Pinzgau. Dort graben sie wie einst mit der Hacke die Wurzeln des Pannonischen, Purpurnen oder Gelben Enzians an steilen Hängen und Almwiesen aus. Dabei sind sie äußerst achtsam: Statt die Pflanze vollständig zu entnehmen, schneiden sie nur ein Stück der Wurzel ab. Das verbleibende Wurzelstück kann weiterwachsen – sieben bis 15 Jahre lang, bevor es erneut geerntet wird.

„Die Wurzeln werden im klaren Gebirgswasser gewaschen, damit keine Erdreste eine Fehlgärung verursachen", erklärt Herr Bachmaier von der Brennerei Grassl. In der Almhütte werden die Wurzeln in kleine Stücke geschnitten, mit Wasser und Hefe vermischt und anschließend fünf bis sechs Wochen lang vergoren – das *Gold der Berge* beginnt zu arbeiten. Die frische Wurzel enthält 7–18 % Zucker, getrocknet sogar 30–55 % – genug für eine natürliche Gärung.

Nach der Gärzeit wird die Maische zwei Mal gebrannt. Früher trugen Esel den Enzianbrand ins Tal, heute erledigt das ein Hubschrauber – dann endet der Almsommer für die Wurzelgräber.

Der Gelbe Enzian enthält einen der stärksten natürlich vorkommenden Bitterstoffe: das Amarogentin. Bei herkömmlichen Methoden (z. B. 10 g zerstoßene Wurzel auf 1 Liter Alkohol) wird die Wurzel lediglich eingelegt oder einer Obstmaische beigemischt. Solche Produkte schmecken meist sehr bitter.

Bei der ursprünglichen *Wurzelgräber-Methode* hingegen wird die Wurzel selbst vergoren. Dabei gehen vor allem die ätherischen Öle in das Destillat über, während die Bitterstoffe nur in geringer Menge enthalten sind. Das Ergebnis ist ein aromatisch-würziger Schnaps mit feiner Bitternote – milder und besser verträglich für die Verdauung. Solche Brände sind die besondere Zutat vieler Magenliköre und Verdauungsschnäpse.

Früher verwendete man den Vorlauf aus der Schnapsbrennerei zur Herstellung von Arnikatinkturen – heute ist diese Praxis unüblich.

Die „Wurz" der Gebirgsleute

Hildegard wuchs in den Bergen der Grenzregion auf. Ihr Vater schwor zeitlebens auf ein einziges Hausmittel: seinen selbst angesetzten Enzianschnaps. Ohne eine Portion davon verließ er nie das Haus.

Fühlte er sich unwohl, verweigerte er Tees oder Salben – er trank einen Schluck seines Schnapses. Bei Verdauungsbeschwerden, Kälte, Hitze, Erschöpfung, Konzentrationsproblemen, Halsschmerzen, Erkältungen, Husten, Bauchschmerzen, Verstauchungen oder Wunden – stets war der Enzianschnaps seine erste Wahl. Er rieb sich damit ein, gurgelte, legte Umschläge auf oder trank schluckweise. So wurde der Schnaps zur inneren und äußeren Medizin – seine *Medizin für alle Fälle*.

Mit dieser Lebensweise erreichte er ein stolzes Alter von über 90 Jahren.

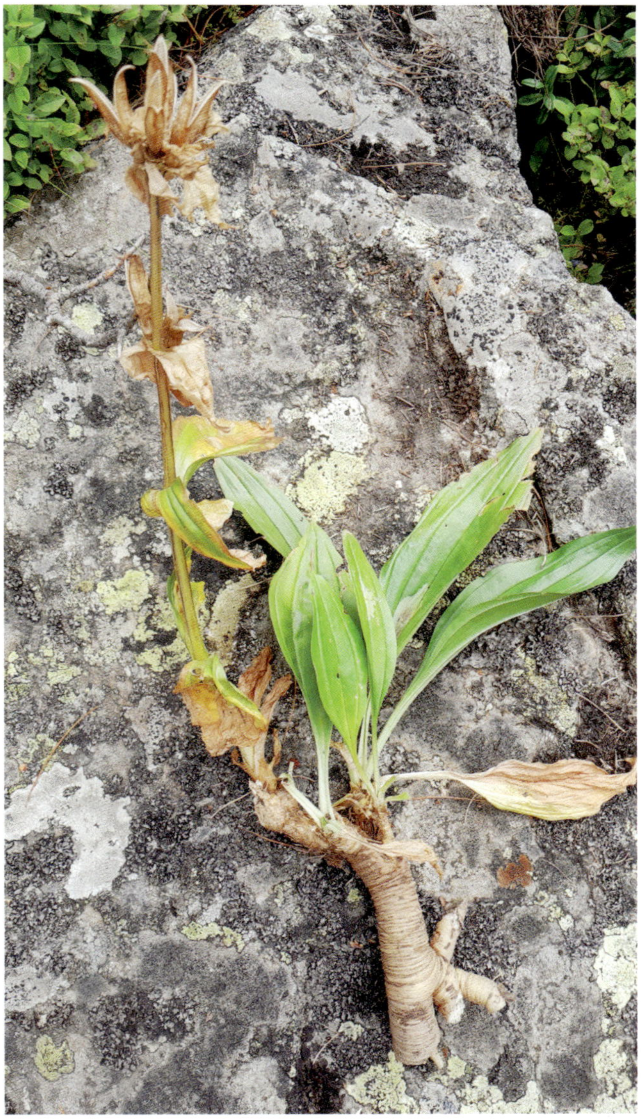

VOLKSHEILKUNDE

Für Liebestränke grub man traditionell in der Johannisnacht ein Stück der Enzianwurzel aus. Dieses wurde als Pulver in ein Getränk gemischt, zu Enzianwein verarbeitet oder einfach über mehrere Stunden in Flüssigkeit eingelegt, die dann der oder die Angebetete trank.

Als Amulett getragen, sollte die Wurzel des Gelben Enzians Mut, Stärke, Ausdauer und Entschlossenheit verleihen. Der illyrische König Gentius soll die Wurzel gegen die Pest verwendet haben; Dioskurides, Plinius und Pythagoras schätzten sie bei Vergiftungen.

Seit dem Mittelalter gilt der Gelbe Enzian als *Mittel gegen alles*. Besonders bei Verdauungsproblemen, Sodbrennen, Lebererkrankungen, starken Blähungen, zur Appetitanregung (oder Appetitminderung) und als stärkendes Tonikum wurde die bittere Wurzel eingesetzt. Auch bei Fieber, Hautproblemen, Wunden oder als Badezusatz fand sie Anwendung.

Noch heute ist sie ein geschätzter Bestandteil vieler Magen- und Verdauungsschnäpse.

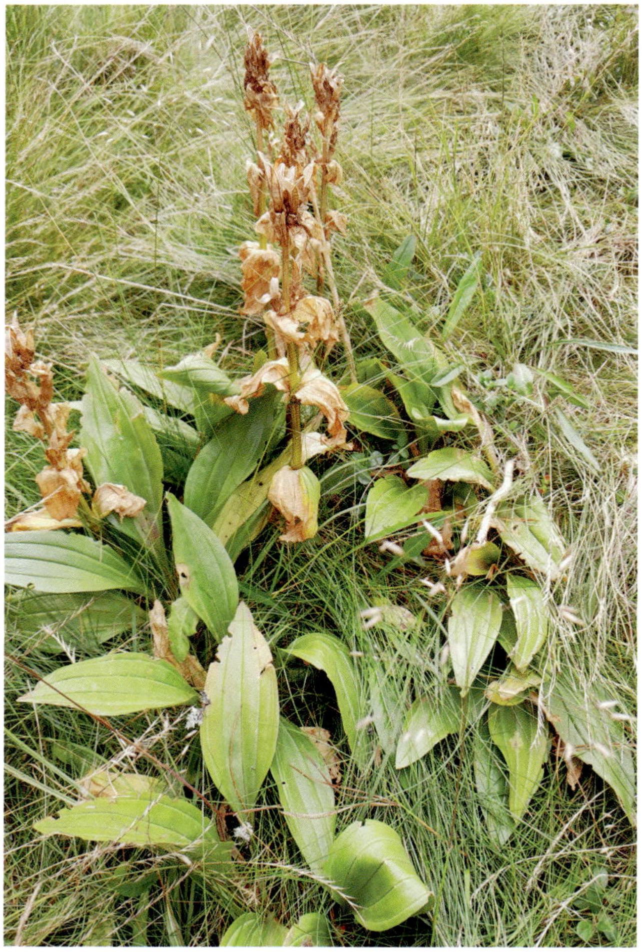

Enzianwurzel-Tee

verdauungsunterstützend, für Bauchspeicheldrüse, Leber, bei Magensaftproblemen, bei Wunden, körperkräftigender Badezusatz

ZUTATEN

- 1 TL Enzianwurzel
- 250 ml Wasser

ZUBEREITUNG

Die frischen oder getrockneten Wurzelstücke mit lauwarmem Wasser übergießen und 12 Stunden (über Nacht) zugedeckt rasten lassen, danach abseihen und zum Trinken etwas anwärmen.

Es gibt auch Rezepturen, bei denen die Wurzel mit heißem Wasser übergossen und nach 5 bis 10 Minuten Ziehzeit und dem Abseihen getrunken wird. Dieser Tee wird allerdings ausgeprägt bitter.

ANWENDUNG

Vor allem wenn Beschwerden nach den Mahlzeiten auftreten, eine Tasse vor dem Essen langsam trinken.

Bei äußerlichen Anwendungen ein Tuch mit dem Tee tränken und auf die betroffene Körperstelle legen, bis es trocken geworden ist.

Für ein Bad den gesamten Teeauszug in ein Vollbad geben.

Enzianwurzel-Magenbitter

verdauungsanregend, gegen Blähungen, libidoanregend, leberanregend, bauchspeicheldrüsenanregend, magensaftanregend

ZUTATEN

- 5 g Enzianwurzel
- 2 g Alantwurzel (*Inula helenium*)
- 2 Sternanis
- 1 Zimtstange
- 4 g Gewürznelken
- 1 Messerspitze geriebene Orangenschalen
- 250 g Zucker
- 1 l Rum (Brand, Wodka, Korn)

ZUBEREITUNG

Die getrockneten Wurzeln mit den Gewürzen in den Alkohol geben und bis zu 5 Wochen rasten lassen, danach abseihen.

Den Zucker in wenig Wasser auflösen und dem Enzianansatz beifügen.

ANWENDUNG

Bei Bedarf 1 Stamperl (2 cl) davon trinken.

Enzianwurzel-Schnaps – äußerlich

bei Krampfadern und beginnender Venenentzündung

ZUTATEN

- 1 TL Enzianwurzel
- 3 TL Angelikawurzel (*Angelica archangelica*)
- 2 TL Faulbaumrinde (*Frangula alnus*)
- 2 TL Steinklee (*Melilotus officinalis*)
- 1 l Obstbrand

ZUBEREITUNG

Frische Wurzel sehr klein schneiden und zerstampfen. Getrocknete Wurzel ebenfalls zerkleinern. Die Zutaten in ein verschließbares Glas geben, mit dem Alkohol übergießen und verschlossen, kühl und dunkel für 4 Wochen stehen lassen, danach abseihen und in Fläschchen mit einem Sprüher füllen.

ANWENDUNG

Beine mehrmals täglich besprühen.

Enzianwurzel-Pulver

libidoanregend, körperkräftigend, muskelkräftigend, nervenkräftigend, bei wiederkehrenden Krämpfen

ZUTATEN

- frische Enzianwurzeln

ZUBEREITUNG

Die Wurzeln zuerst mit einer groben Bürste reinigen, danach in kleine Stücke schneiden und über Nacht zum Trocknen auflegen. Am nächsten Tag werden die angetrockneten Wurzelstücke mit der Küchenmaschine zu feinem Pulver vermahlen. Das Pulver ebenfalls trocknen lassen. Danach in ein sauberes dunkles Glas füllen und beschriften.

ANWENDUNG

Eine Messerspitze mit wenig Wasser einnehmen. Mit dem Pulver kann man das Essen würzen, allerdings nur über fertige Speisen streuen, beim Erwärmen würde es sehr, sehr bitter werden.

Enzianwurzel-Schnaps

bei Überanstrengungen der Füße, Verdauungsbeschwerden, bei Heißhungerattacken, im Winter wärmend, im Sommer kühlend

ZUTATEN

- 5 g Enzianwurzel
- 3 bis 4 ganze Walnüsse (*Juglans*)
- 1 l 70 %iger Alkohol (Obstbrand, Korn, Weingeist)

ZUBEREITUNG

Die Wurzeln getrocknet oder frisch mit den Walnüssen im Alkohol für 3 Wochen dunkel bei Zimmertemperatur ziehen lassen, täglich schütteln, abseihen.

ANWENDUNG

20 Tropfen davon vor jeder Mahlzeit nehmen. Bei Überanstrengung, gerade wenn man im Gebirge unterwegs ist, die Beine mit dem Enzianschnaps großzügig einreiben und ein paar Minuten einwirken lassen.

Im Winter Füße und Hände damit einreiben. Im Sommer die Stirn, den Nacken und die Waden damit massieren.

Enzianwurzel-Kräftigungsansatz

ZUTATEN

- 1 EL Enzianwurzel
- 500 ml Rotwein
- bis zu 1 EL Honig

ZUBEREITUNG

Getrocknet oder frisch in den Alkohol geben und etwa 1 bis 2 Wochen ziehen lassen.

Nach dem Abseihen den Honig einrühren und den Ansatz in Tropffläschchen füllen.

ANWENDUNG

Dient der Körperkräftigung älterer oder nervenschwacher Personen. Man nimmt 20 Tropfen vor jeder Mahlzeit.

Enzianwurzel-Tinktur

verdauungsunterstützend, für Bauchspeicheldrüse, Leber, bei Magensaftproblemen, Fieber

ZUTATEN

- 5 EL Enzianwurzel
- 400 ml 70 %iger Alkohol (Obstbrand, Korn)

ZUBEREITUNG

Die Wurzeln, getrocknet oder frisch, grob schneiden, mit dem Alkohol übergießen und zugedeckt für 4 Wochen kühl und dunkel rasten lassen, täglich 1 Mal schütteln. Danach abseihen und in kleine Fläschchen mit Tropfer füllen.

ANWENDUNG

Bei Bedarf 15 Tropfen mit ein wenig Wasser verdünnt einnehmen.

Bei Fieber 40 Tropfen in 250 ml warmes Wasser geben, ein Tuch eintauchen und um die Waden wickeln, sobald es trocken wird, erneuern.

Bei Insektenstichen direkt auftragen.

Enzianwurzel-Wein

nach Schwester Bernadine – bei Blutarmut, Stoffwechselproblemen

ZUTATEN

- 60 g Enzianwurzel
- 20 g Weidenrinde (*Salix*)
- 20 g Brennnesselblätter (*Urtica*)
- 1 l Rotwein

ZUBEREITUNG

Die Zutaten können frisch oder getrocknet sein. Alles in ein weithalsiges Gefäß füllen und abgedeckt für 1 Woche bei Zimmertemperatur ziehen lassen. Danach abseihen und in eine verschließbare Flasche füllen.

ANWENDUNG

Vor jeder Mahlzeit ein Likörglas (2 cl) trinken.

Personen, die Blutverdünnungsmittel einnehmen, dürfen diesen Wein nicht zu sich nehmen.

Erdmandel – Zyperngras *Cyperus esculentus*
– *Mehlersatz bei Getreideunverträglichkeit*

Misch Tigernuss mit Honig fein, wenn die Nerven scheinen müde zu sein.

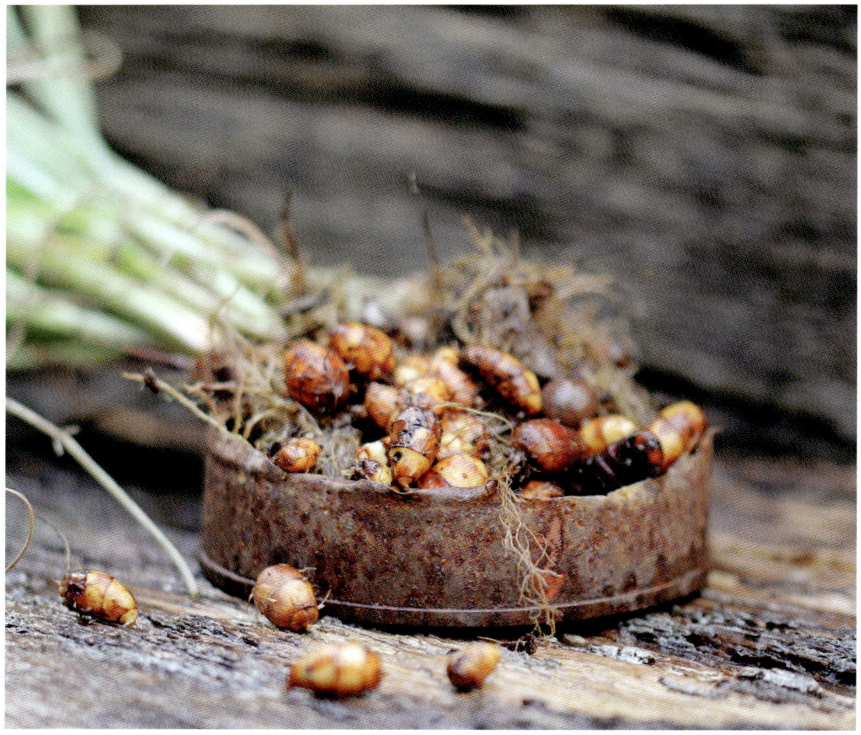

AUSSEHEN PFLANZE / WURZEL

Die Pflanze ist eine Grasart und sieht oberirdisch wie ein Ziergrasbüschel aus, das 30 bis 60 cm hoch wird. Im Spätsommer oder Herbst bilden sich oberflächlich unter der Erde die begehrten Erdmandeln.

Es sind braune, erbsengroße Knöllchen von 1 bis 2 cm Durchmesser, die sich nach der Blüte des Zyperngrases bilden. Erdmandeln wachsen nicht an den Wurzeln, sondern an unterirdischen Sprossen, sogenannten Rhizomen. Deshalb nennt man sie Sprossknollen, nicht Wurzelknollen wie z. B. bei Topinambur oder der Dahlie.

ERNTE

Im Herbst, nach dem ersten Frost, wird die ganze Pflanze aus der Erde gezogen und die Knollen von den Rhizomen heruntergenommen. Mit einer Bürste oder unter Wasser reinigen.

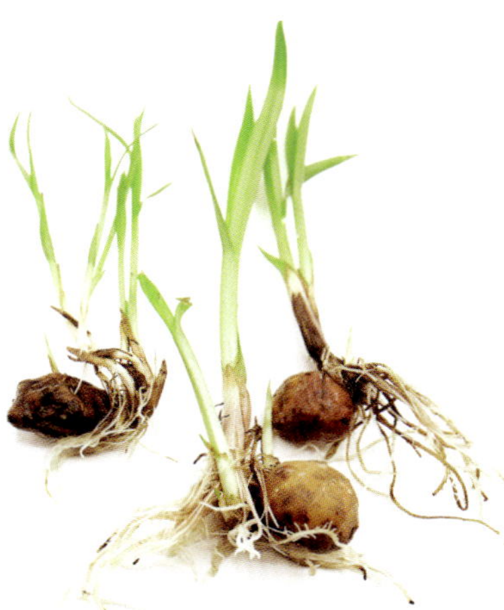

Volksnamen	Tigernüsse, Chufa
Pflanzenfamilie	Sauergrasgewächse *(Cyperaceae)*
Standort	Zyperngras stammt aus Afrika, kultiviert angebaut werden Erdmandeln in Spanien, Ungarn, Nordafrika, Brasilien, Ostindien. Man kann sie an sonnigen Stellen auch im eigenen Garten kultivieren
Inhaltsstoffe und Eigenschaften	Rutin (verlangsamt Alterungsprozess), Biotin (ist wichtig für gesunde Haut und Haare), Vitamin E (zellschützend), Omega-3-Fettsäuren (entzündungshemmend, bei Bluthochdruck, Herzerkrankungen), Omega-6-Fettsäuren (unterstützen bei Fettstoffwechselstörungen)
Geschmack	angenehm süßlich-nussiger, vanilleartiger Geschmack, er erinnert an Mandeln oder Haselnüsse
Verwechslungsmöglichkeiten	Seggengräser (*Carex*) unbedenklich – bilden keine Knöllchen
Interessantes	Wurzelknollen sind selten fettreich. Im Gegensatz dazu enthält die Erdmandel einen außergewöhnlich hohen Fettanteil.
Verwendungsart	als Nahrung, roh oder gekocht, Mehl, Flocken, Mus, Öl

Horchata – Spaniens *flüssiges Gold*

Im 8. Jahrhundert brachten die Mauren während der Zeit von Al-Andalus die Erdmandel nach Spanien – zunächst nach Andalusien. Doch das trockene Klima der Region erwies sich als ungeeignet für den Anbau. Erst als man die Pflanze in der Gegend um Valencia kultivierte, insbesondere in Alboraya, begann ihr Siegeszug auf der Iberischen Halbinsel. Dort fand sie ideale Bedingungen vor – warme Temperaturen und durch Bewässerung ausreichend Feuchtigkeit.

Die Mauren, bekannt für ihre Vorliebe für süße Getränke, gelten auch als Erfinder eines der beliebtesten Erfrischungsgetränke Spaniens: der *Horchata de Chufa*, einem Aufguss aus gemahlenen, eingeweichten und gesüßten Erdmandeln. Der Legende nach soll im 13. Jahrhundert ein junges Mädchen dem aragonesischen König Jaume I. eine Tasse dieses Getränks gereicht haben. Begeistert fragte er: „Was ist das für eine köstliche Milch?" Das Mädchen antwortete schlicht: *Milch*. Der König jedoch entgegnete: „Açò no és llet, açò és or, xata!" – „Das ist keine Milch, das ist Gold, Mädchen!" Aus diesem Ausruf soll sich der heutige Name *Horchata* entwickelt haben.

Im Laufe der Jahrhunderte wurde *Horchata* besonders in den heißen Sommermonaten zum Nationalgetränk. In den sogenannten *Horchaterías*, den *Milchbars*, wird sie frisch zubereitet und eisgekühlt serviert – eine süße, milchfreie Erfrischung mit Geschichte.

VOLKSHEILKUNDE

Bereits im alten Ägypten wurden Erdmandeln geschätzt – man fand sie als Grabbeigaben in über 6000 Jahre alten Pharaonengräbern. Die alten Ägypter verarbeiteten sie in Bier oder aßen sie mit Honig als Süßspeise. In arabischen und persischen Quellen sind sie unter den Namen *Hab-el-Aziz* oder *Zalam* überliefert.

Der griechische Historiker Herodot erwähnte sie im 4. Jh. v. Chr. unter dem Namen *Kyperos*. Später lobte der berühmte Kräuterkundige Tabernaemontanus in seinem Werk *Neuw vollkommen Kreuterbuch* von 1613 die gesundheitsfördernde Wirkung der Pflanze. Auch Mattioli, ein bedeutender Mediziner der Renaissance, empfahl sie bei verschiedenen Beschwerden.

In Ungarn ist es üblich, aus gerösteten Erdmandeln einen kaffeeähnlichen Aufguss zu bereiten. Generell gelten sie als nahrhaft, wohlschmeckend und vielseitig heilkräftig: Sie werden bei Blähungen, Magenverstimmungen, Durchfall, Ruhr, starkem Durst und allgemeiner Schwäche verabreicht.

Aufgrund ihres Nährstoffreichtums sind Erdmandeln geschätzt. Sie können unterstützend wirken bei: hohen Cholesterinwerten, Prostatabeschwerden, Hautirritationen, Kopfschmerzen, Schwindel, Konzentrationsschwäche sowie bei nervöser Erschöpfung oder Blasenproblemen.

Ältere Menschen schätzen sie zur Vorbeugung gegen Blutverdickung. Für Menschen mit Glutenunverträglichkeit sind Erdmandelmehl und -flocken ein wertvoller Ersatz für Getreideprodukte. Und für Nussallergiker bieten sie eine köstliche Alternative mit nussigem Geschmack – ganz ohne Nuss.

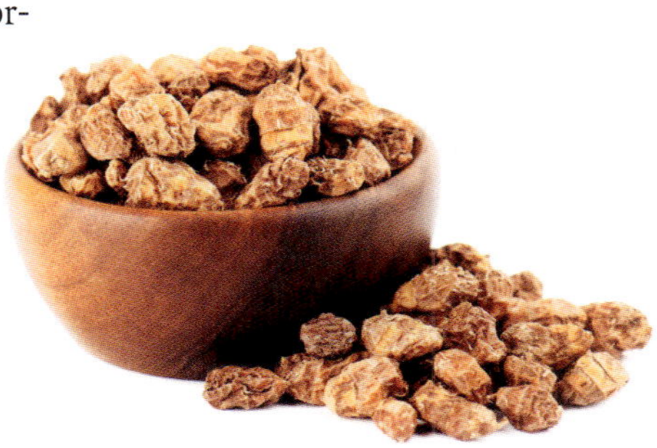

Erdmandel-Milch

konzentrationsstärkend, cholesterinsenkend, kreislaufstärkend

ZUTATE

- 100 g Erdmandeln
- 400 ml Wasser
- 8 Datteln
- 1 Zitrone
- ½ TL Zimt

ZUBEREITUNG

Die kleinen Knöllchen 6 bis 8 Stunden in Wasser einweichen, danach im Standmixer mit 100 ml Wasser mixen, durch ein feines Sieb seihen und gut auspressen.

Die entstehende Milch mit dem restlichen Wasser, den entkernten Datteln, dem Saft der Zitrone und dem Zimt im Mixer mixen.

Danach im Kühlschrank kalt stellen.

ANWENDUNG

Kann kalt oder warm getrunken werden.

Erdmandel-Mus

nervenstärkend

ZUTATEN

- 250 g Erdmandeln
- 4 EL Sonnenblumenöl (Erdmandelöl)

ZUBEREITUNG

Die Knollen m Standmixer vermahlen und langsam das Öl hinzugeben. Mit einem Löffel oder einer Spatel vom Mixerrand die Masse immer wieder in die Mitte geben, bis eine cremige Masse entstanden ist.

In verschließbare Gläser füllen.

Das Mus ist auch ohne Kühlschrank gut haltbar.

ANWENDUNG

Köstliche Süßspeise oder mit Schokolade vermischt ein tolles Dessert.

Frauenmantel *Alchemilla vulgaris*
– unterleibstärkend nach Geburt, bei Nachwehen

Die Mutterkraut-Wurz
gib der Mutter nur kurz.

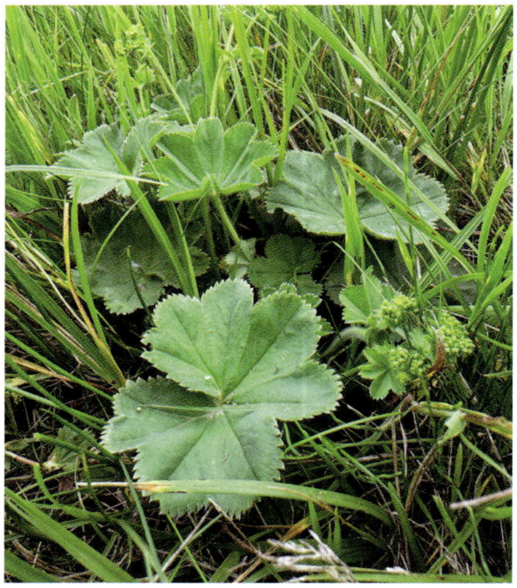

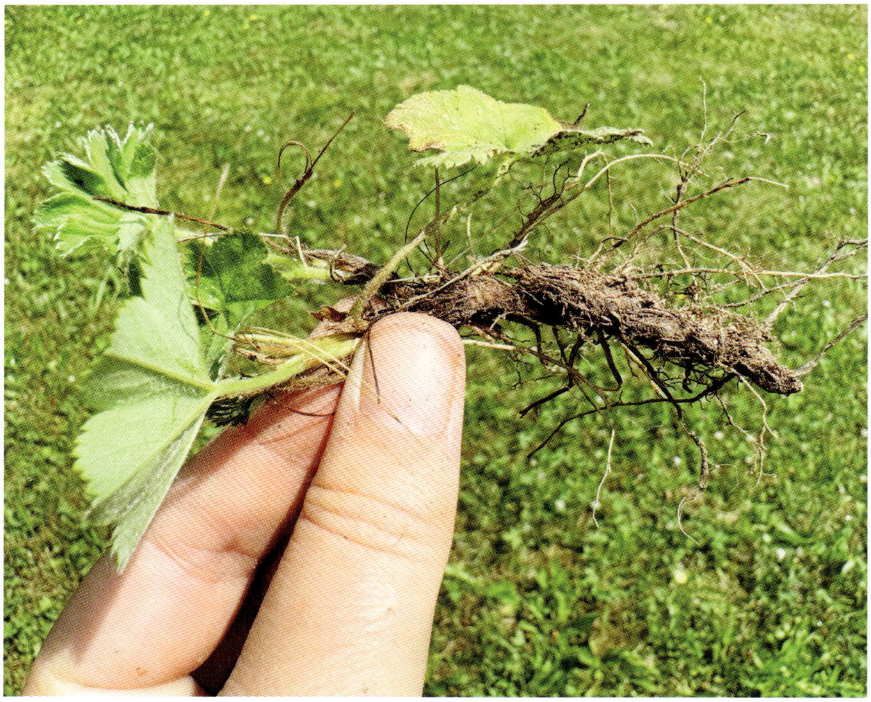

Volksnamen	Wundkraut, Mutterkraut, Frauentrost, Allerfrauenheil
Pflanzenfamilie	Rosengewächse *(Rosaceae)*
Standort	Wächst gerne in Wiesen oder an Waldrändern mit Staunässe im Boden.
Inhaltsstoffe und Eigenschaften	Tannine (zusammenziehend, herbe Note), Gerbstoffe (zusammenziehend, blutstillend, antibakteriell, antiviral), Salicylsäure (entzündungshemmend), Bitterstoffe (leberanregend, gallenflussanregend, bauchspeicheldrüsenanregend), Flavonoide (entzündungshemmend, stärken Immunabwehr), Progesteron (unterdrückt Entzündungsprozesse, schwangerschaftserhaltende Wirkung)
Geschmack	leicht süß, säuerlich, leicht herb
Verwechslungsmöglichkeiten	mit anderen Frauenmantelarten – alle verwendbar
Interessantes	Die Blätter des Frauenmantels scheinen oft von kleinen Tautropfen geschmückt zu sein – doch diese Tropfen stammen nicht vom Regen oder Tau, sondern von der Pflanze selbst. Frauenmantel gibt über seine Blattränder überschüssiges Wasser ab – ein Vorgang, den man Guttation nennt. Dabei *atmet* das Blatt gewissermaßen Wasser aus. Durch dieses Ausscheiden von Wasser entsteht in der Pflanze ein leichter Unterdruck – wie beim Saugen durch einen Strohhalm. Dieser Unterdruck sorgt dafür, dass frisches, nährstoffreiches Wasser aus den Wurzeln nach oben gezogen wird. Besonders in der Nacht, wenn die Luftfeuchtigkeit hoch ist und die Verdunstung über die Blattoberfläche kaum stattfindet, kommt es vermehrt zur Guttation. Dann presst das Blatt aktiv mehr Wassertropfen heraus, um den Wasserstrom aus den Wurzeln aufrechtzuerhalten und die Nährstoffversorgung der Pflanze sicherzustellen.
Verwendungsart	Tee, Tinktur, Wurzelpulver, Wickel, Sitzbäder

Die Wurzel für das ungeborene Baby

Johannas Mutter hatte bereits elf Kinder. Das letzte war bei der Geburt sehr klein gewesen und blieb zeitlebens kränklich. Als sie erneut ein Kind erwartete, machte sie sich große Sorgen um die Gesundheit des Ungeborenen. „Ich fühlte mich müde und schwach, der neuen Schwangerschaft nicht gewachsen", erinnert sich Johanna, die heute selbst schon in die Jahre gekommen ist.

In seiner Sorge wandte sich Johannas Vater an ein Kräuterweiblein. Die erfahrene Frau empfahl eine Mischung aus Schafgarbenblüten, Frauenmantelblättern und der Wurzel des Frauenmantels. Aus den Blättern sollte täglich ein Liter Tee zubereitet und über den Tag verteilt in kleinen Schlucken getrunken werden. Die Frauenmantelwurzel hingegen sollte fein geschnitten und täglich in der Menge einer Messerspitze mit dem Essen eingenommen werden.

Johannas Mutter befolgte den Rat während der gesamten Schwangerschaft. Schon bald kehrten ihre Kräfte zurück und die Schwangerschaft verlief ruhig und stabil. Johanna wurde als kräftiges, gesundes Baby geboren.

„Meine Mutter hat mir diese Geschichte oft erzählt", sagt Johanna. „Sie war der Kräuterfrau sehr dankbar für ihren Rat. Sie meinte immer: Wenn du einmal Kinder bekommst, dann merk dir dieses Rezept gut. Hätte ich es schon bei deinem Bruder gekannt, wäre er vielleicht nicht so kränklich geworden."

VOLKSHEILKUNDE

Überlieferungen zur Verwendung der Frauenmantelwurzel und bewährte Rezepturen erhielt ich von Frauen, in deren Familien es Hebammen gibt – Kräuterkundige, deren Wissen über Generationen weitergegeben wurde. Die Wurzel des Frauenmantels, getrocknet und meist grob, manchmal auch fein zu Pulver vermahlen, hatten diese Frauen stets vorrätig.

Ein Sitzbad mit Frauenmantelwurzel wird bei Unterleibsschmerzen durch Überlastung oder Gebärmuttersenkung empfohlen. Teeauszüge aus dem Wurzelpulver kamen bei Menstruationsbeschwerden, zur Geburtsvorbereitung, bei Nachwehen, zur Kräftigung des Unterleibs oder bei Beschwerden in den Wechseljahren zum Einsatz.

Die Wurzel galt dabei nicht als Mittel für eine Langzeitanwendung, sondern eher für akute Phasen. Für längere Anwendungen wurden bevorzugt die oberirdischen Pflanzenteile – das sogenannte Kraut – verwendet, und das ist bis heute so.

Bei Durchfall oder Entzündungen des Magen-Darm-Trakts wird das Wurzelpulver messerspitzenweise eingenommen oder unter das Essen gemischt.

Bei äußeren Verletzungen kann die betroffene Stelle mit einem Sud aus Frauenmantelwurzel gereinigt werden.

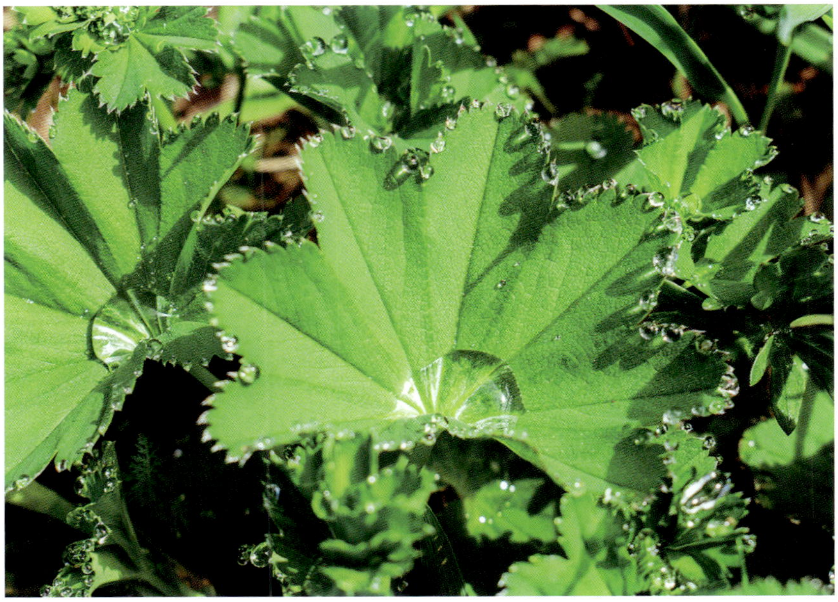

AUSSEHEN PFLANZE / WURZEL

Die Pflanze ist eine mehrjährige und wird 15 bis 20 cm hoch. Sie hat fächerförmige, rundliche Blätter mit winzigen perlenartigen Wassertropfen. Die unauffälligen Blüten sind hellgrüne lockere Dolden.

Der Frauenmantel hat eine gelblich-braune, kurze Wurzel mit vielen feinen Verzweigungen.

ERNTE

März bis Mai, Ende August bis Oktober.

Möchte man ein Pulver aus der Wurzel herstellen, empfiehlt es sich, sie im Frühling vor der Blüte zu graben, da die Wurzel zu diesem Zeitpunkt noch nicht so verholzt ist, wie im Herbst.

Für alle anderen Zubereitungen kann sie vor oder nach der Blüte mit einem kleinen Spaten gegraben werden. Frauenmantel ist durch Wurzelteilung zu vermehren – zum Erhalt der Pflanze sticht man ein Stück der Wurzel mit dem Spaten herunter und setzt den Rest wieder in die Erde ein.

Frauenmantelwurzel-Tee

für den Unterleib, nach einer Geburt, bei Nachwehen, schmerzstillend

ZUTATEN

- 1 TL Wurzel
- 250 ml Wasser

ZUBEREITUNG

Wasser am Herd aufkochen, die frischen oder getrockneten Wurzelstücke hinzufügen, den Herd abschalten und zugedeckt 5 oder 10 Minuten ziehen lassen – frische Wurzeln 5 Minuten, getrocknete Wurzeln 10 Minuten, danach abseihen.

ANWENDUNG

1 bis 3 Tassen schluckweise über den Tag verteilt trinken.

Auch ein Sitzbad ist möglich und wirkungsvoll.

Frauenmantel-Geburtsvorbereitungstee

ZUTATEN

- 1 TL Frauenmantelwurzel
- 1 TL Frauenmantelkraut
- 1 TL Himbeerblätter (*Rubus idaeus*)
- 500 ml Wasser

ZUBEREITUNG

Die frischen oder getrockneten Pflanzenteile in grobe Stücke zerkleinern, mit dem heißen Wasser übergießen und zugedeckt bei frischen Zutaten 5 Minuten, bei getrockneten Zutaten 10 Minuten ziehen lassen, danach abseihen.

ANWENDUNG

4 Wochen vor der Geburt täglich 1 Tasse trinken.

2 Wochen vor der Geburt täglich 2 Tassen trinken.

1 Woche vor der Geburt täglich 3 Tassen trinken.

Frauenmantelwurzel-Pulver

bei Harnproblemen und Durchfall

ZUTATEN

- Frauenmantelwurzeln

ZUBEREITUNG

Frische Wurzeln mit einer groben Bürste reinigen, danach in kleine Stücke schneiden und zum Trocknen auflegen. In einer Küchenmaschine zu feinem Pulver mahlen, welches erneut zum Trocknen aufgelegt wird. In saubere Gläser füllen.

ANWENDUNG

Täglich 1 Messerspitze einnehmen und 250 ml lauwarmes Wasser nachtrinken.

Frauenmantelwurzel-Tinktur

bei Menstruationsproblemen, menstruationsregulierend

ZUTATEN

- 5 EL Frauenmantelwurzelstücke
- 500 ml Alkohol, mindestens 40 % (Obstbrand, Whisky, Wodka)

ZUBEREITUNG

Frische oder getrocknete Wurzeln mit dem Alkohol übergießen und zugedeckt für 4 Wochen kühl und dunkel rasten lassen. Täglich schütteln. Danach abseihen und in kleine Fläschchen mit Tropfer füllen.

ANWENDUNG

Morgens 15 Tropfen auf Zucker oder einem Teelöffel mit Honig einnehmen.

Es können bis zu 3 Mal am Tag 15 Tropfen eingenommen werden.

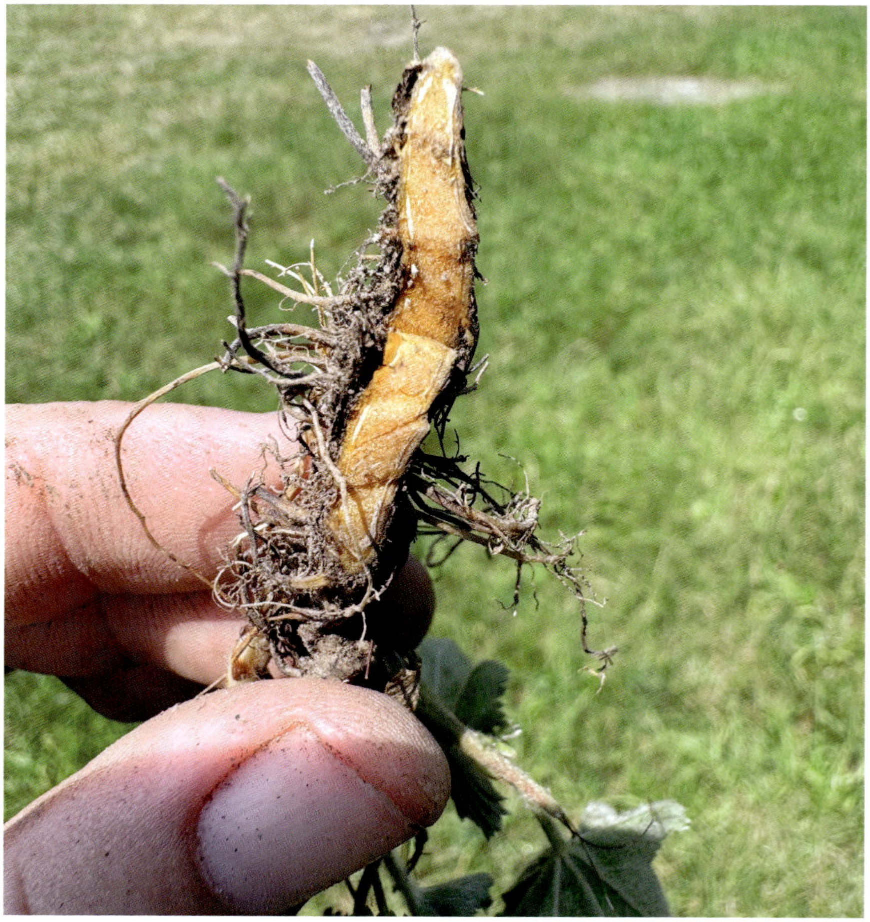

Galgant *Alpinia officinarum* – *Hildegards „Gewürz des Lebens"*

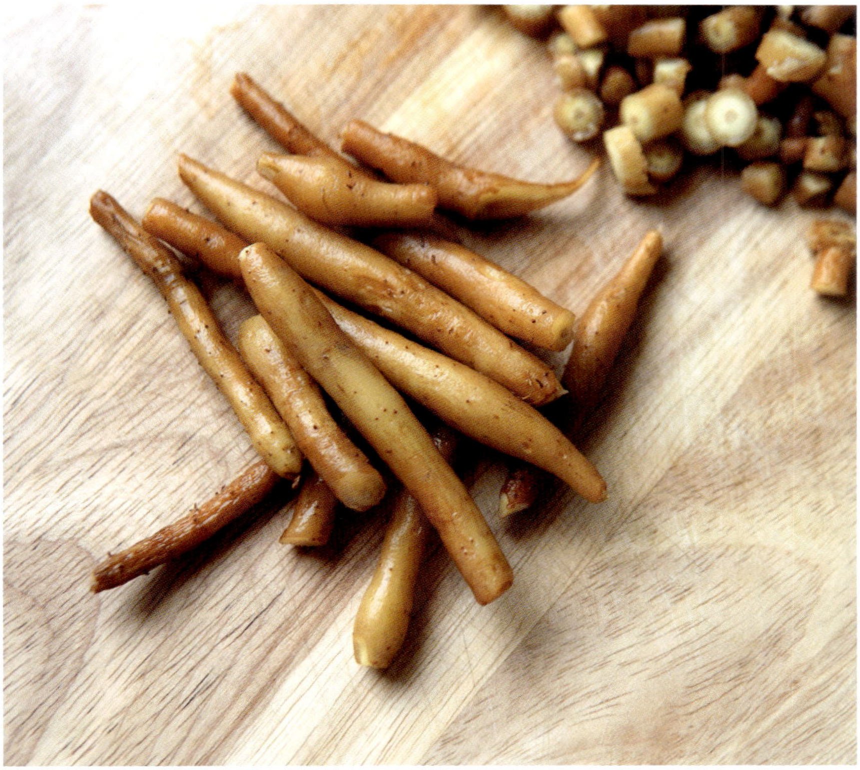

Wer im Herzen Schmerzen leidet und wem ein Schwächeanfall droht, der esse sogleich eine hinreichende Menge Galgant – und es wird ihm besser gehen.

Hildegard von Bingen

AUSSEHEN PFLANZE / WURZEL

Galgant ist eine bis zu 1,5 m hohe Pflanze mit langen, ungestielten, dunkelgrünen Blättern und traubenförmig angeordneten weißrötlichen Blüten.

Galgant bildet ein zylinderförmiges, bis zu 1 Meter langes Wurzelrhizom mit aufrechten Trieben. Die äußere Rinde ist weißlichbräunlich, das Innere orange-rötlich. Der Geruch erinnert an Ingwer, jedoch harziger und würziger.

Volksnamen	Thai-Ingwer, Galgantwurzel, Siam-Galgant
Pflanzenfamilie	Ingwergewächse (*Zingiberaceae*)
Standort	Die Pflanze stammt aus den tropischen Regionen Südostasiens, Chinas und Thailands und wird von dort nach Europa importiert.
Inhaltsstoffe und Eigenschaften	Gingerole (entzündungshemmend, zellschützend, schmerzstillend, helfen bei Übelkeit und Verdauungsbeschwerden), Galangol (verdauungsfördernd, krampflösend, entzündungshemmend), Flavonoide (stärken Herz-Kreislauf, wirken antioxidativ), Gerbstoffe (blutstillend, adstringierend, hilfreich bei Hautproblemen)
Geschmack	Süß-würzig-scharf mit leichter Bitterkeit, ein komplexes Aroma von Zitrone, Pfeffer, Ingwer und Kiefernharz
Verwechslungsmöglichkeiten	Ingwer (*Zingiber officinale*), Großer Galgant (*Alpinia galanga*), Gewürzlilie (*Kaempferia galanga*), alle sind essbar, aber geschmacklich unterschiedlich
Interessantes	In der Schwangerschaft oder bei Magen- und Zwölffingerdarmgeschwüren sollte Galgant nicht verwendet werden.
Verwendungsart	Wurzelpulver, Tabletten, Honigzubereitungen, Wein, Tinkturen, ätherisches Öl

ERNTE

In tropischen Regionen wird Galgant bereits 3 Monate nach dem Setzen geerntet. In Europa ist eine Kultivierung schwierig, da unser Klima zu kühl ist – hier bräuchte er mehrere Jahre zur Reifung.

Bei der Ernte wird die gesamte Pflanze ausgegraben, die ganze Wurzel wird verwendet und nach Europa geliefert.

Für die Lagerung empfiehlt es sich, die frische Wurzel in ein feuchtes Tuch zu wickeln und im Kühlschrank aufzubewahren – oder sie zu trocknen, um Inhaltsstoffe zu schonen.

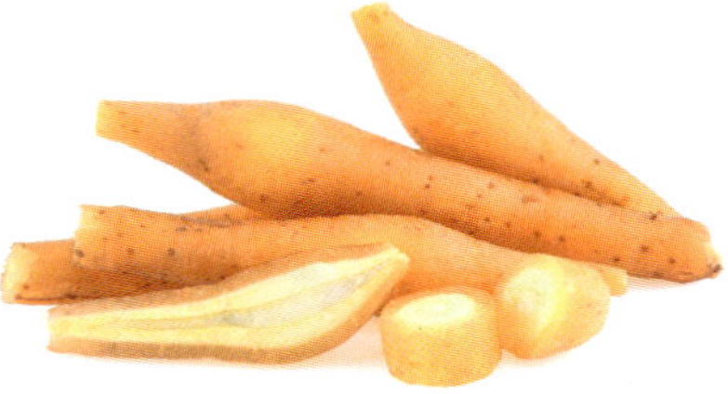

Bewahrer des alten Wissens

Hildegard von Bingen (1098–1179) hinterließ in ihren Schriften viel über den Galgant. Der taoistische Arzt Táo Hóng Jǐng lebte sogar noch früher (452–536 n. Chr.) und schrieb das Werk *Sammlungen von Rezepten berühmter Ärzte*. Doch wie konnten sich solche alten Texte über Jahrhunderte erhalten, obwohl es Kopierer erst seit 1938 gibt?

Klöster waren Orte des Wissens, der Bildung und Wissenschaft. In ihnen arbeiteten Mönche oder Nonnen als *Schreiber*, deren Aufgabe es war, Texte abzuschreiben, zu bewahren – und oft auch künstlerisch zu gestalten. Häufig passten sie die Sprache dem Zeitgeist an, entfernten überholtes Wissen oder ergänzten neue Erkenntnisse. So wurden Texte wie die von Hildegard von Bingen lebendig gehalten – allerdings mit vielen stilistischen und inhaltlichen Überarbeitungen über die Jahrhunderte hinweg.

Wenn wir heute solche Schriften in Händen halten, wissen wir selten, wie der ursprüngliche Wortlaut wirklich war – aber der Geist des Wissens blieb erhalten.

VOLKSHEILKUNDE

Der taoistische Arzt Táo Hóng Jǐng (5. Jh.) empfahl Galgant bei Erbrechen, Sodbrennen, Magenkälte und kühlen Schmerzen im Bauch. Ibn Ǧulǧul, ein Arzt und Gelehrter, ergänzte im 10. Jahrhundert in der *Materia medica* des Dioskurides, dass Galgant *warm und feucht* sei, die Potenz stärke, den Magen kräftige und der kalten Leber sowie den inneren Organen zuträglich sei. Der Pharmazeut Karl Friedrich Mohr (1806–1879) empfahl in seinem *Commentar zur Preußischen Pharmacopoe* eine Mischung aus Zimtkassie, Kardamom, Gewürznelken, Galgant- und Ingwerwurzel, mit Weingeist angesetzt – als kräftigendes Elixier.

Hildegard von Bingen nannte Galgant das *Gewürz des Lebens*. Sie schrieb: „Der Galgant ist ganz warm und hat keine Kälte in sich. Und wer im Rücken oder in der Leiste Schmerzen hat, der siede Galgantwein und trinke ihn oft warm – und der Schmerz wird aufhören. Und wer Herzweh hat und im Herzen schwach ist, der esse genügend Galgant – und es wird ihm bald besser gehen." Sie empfahl Galgant zur Anregung der Verdauung, bei Verdauungsbeschwerden, zur Herz- und Kreislaufstärkung, bei Atemwegserkrankungen, bei Schmerzen, Krämpfen und als wärmendes Küchengewürz.

Galgant ist Bestandteil der ayurvedischen und chinesischen Naturheilkunde. Man sagt ihm nach, verklumpte Blutplättchen aufzulösen – eine Erklärung für seine herzstärkende Wirkung. Er findet Verwendung als Aromageber in Limonaden, Cola, Kräuterlikören und ist Zutat in vielen Currys (z. B. Thai-Curry). Im Handel kommt man das Galgantpulver auch unter dem Namen *Laospulver* vor.

Galganthonig nach Hildegard

bei Schwindel, Schwäche, Müdigkeit, Herzbeschwerden

ZUTATEN

- 40 g Galgantwurzelpulver
- 360 g Honig

ZUBEREITUNG

Das Pulver in ein Glas geben, mit Honig übergießen, gut verrühren und dunkel lagern.

ANWENDUNG

Bei Herz- und Magenbeschwerden sowie Gallenkoliken 2 Messerspitzen sofort einnehmen.

Bei Müdigkeit: 1 Teelöffel in 250 ml warmem Wasser auflösen und schluckweise trinken.

Galgantwein nach Hildegard

bei Ischias, Rheuma und Bandscheibenproblemen

ZUTATEN

- 20 g getrockneter Galgant
- 500 ml lieblicher Weißwein

ZUBEREITUNG

Die Galgantstücke mit dem Wein aufkochen, 5 Minuten köcheln, abseihen.

ANWENDUNG

3 bis 4 Mal täglich 1 Stamperl (2 cl) warm trinken – kurmäßig

Galgant-Latwerge nach Hildegard

für Milz, Herzschwäche, Altersherz, Atemnot, Gastritis

ZUTATEN

- 6 g Wurzelpulver, 12 g Majoran, 12 g Selleriesamen, 4 g weißer Pfeffer, 400 g Honig

ZUBEREITUNG

Kräuter und Pfeffer mahlen, mit dem Galgantpulver und Honig in ein hitzebeständiges Glas geben. In einem Wasserbad bei schwacher Hitze unter ständigem Rühren einkochen, bis ein dickes Mus entsteht. In ein Glas füllen.

ANWENDUNG

In der 1. Woche 2 Mal täglich 1 TL einnehmen. In der 2. Woche 3 Mal täglich 1 TL nehmen. Ab der 3. Woche 4 bis 6 Mal täglich 1 TL einnehmen. Dazu täglich 1 Likörglas (2 cl) Wein trinken.

Bei Durchfall Dosis halbieren.

Gänseblümchen *Bellis perennis*
– *für sensible Kinder, „Arnika des Unterleibs"*

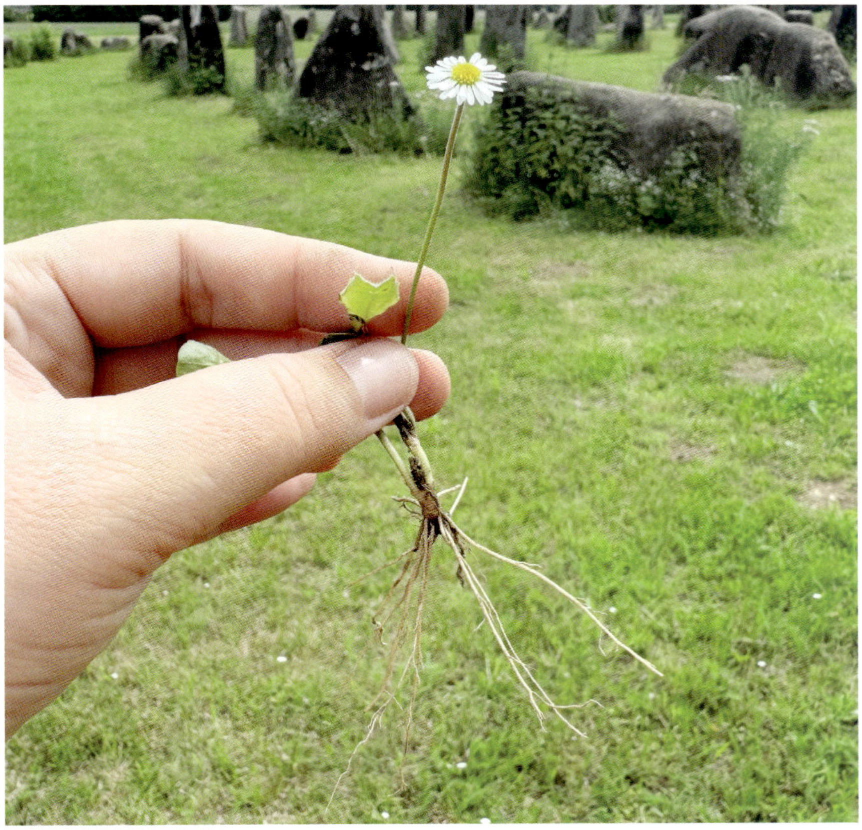

Eins, zwei, drei, vier,
fünf, sechs, sieben,
Himmelsblumenwurzel
fein gerieben, dies geb' dem
schwachen Kindlein ein,
bald wird es wohl und
kräftig sein.

AUSSEHEN PFLANZE / WURZEL

Das mehrjährige Gänseblümchen bildet am Boden eine Blattrosette mit leicht gezähnten Blättern. Es ist ca. 15 cm hoch und hat weißgelbe Körbchenblüten.

Die meist beige, manchmal auch bräunliche Wurzel wächst oberflächennah. Sie ist kurz und führt senkrecht nach unten, mit vielen faserigen, verzweigten, sehr feinen Nebenwurzeln.

ERNTE

Februar bis März und Oktober bis November, also Zeiten, in denen die Pflanze entweder noch nicht blüht oder bereits verblüht ist, sind ideal.

Die Wurzeln lassen sich mit einer kleinen Schaufel ohne viel Aufwand ausgraben.

Volksnamen	Tausendschön, Marienblümchen, Himmelsblume, Grasblume, Sonnenblümchen
Pflanzenfamilie	Korbblütler (*Asteraceae*)
Standort	Nährstoffarme, sonnige, halbschattige, durchlässige, offene Wiesen oder Rasenflächen sind ideale Lebensräume, es kommt jedoch auch mit anderen Bodenbeschaffenheiten gut zurecht.
Inhaltsstoffe und Eigenschaften	Flavonoide (regulieren Blutdruck, stärken Immunabwehr), Saponine (entzündungshemmend, harntreibend), Tannine (zusammenziehend, herb)
Geschmack	leicht bitter
Verwechslungsmöglichkeiten	Alpenmaßlieb (*Aster bellidiastrum*) minimal giftig, in der Volksmedizin verwendet
Interessantes	Die geöffnete Blüte des Gänseblümchens wandert tagsüber mit der Sonne mit, sie dreht sich immer der Sonne zu.
Verwendungsart	Tinktur, Essig, Salbe, Wurzelpulver, Wurzelbrei

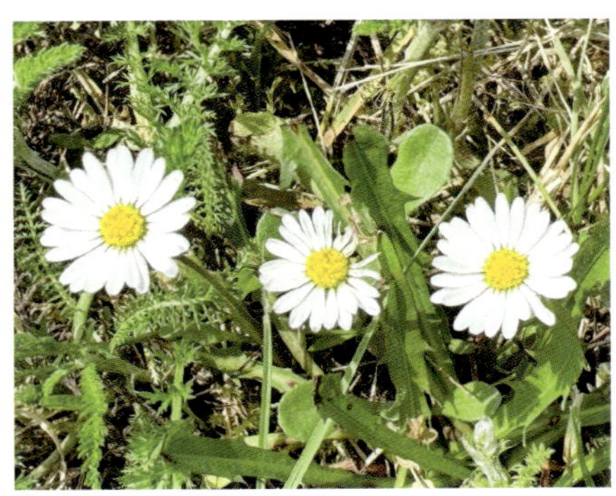

Auf der Pferdewiese

Angelika aus dem Burgenland erinnert sich, dass ihre Mutter immer wieder unter Darmkrämpfen litt. In solchen Zeiten sammelte sie ganz bestimmte Gänseblümchenpflanzen. Das Burgenland war früher bekannt für seine Pferde, die auf dem Pferdemarkt in Wien zum Verkauf angeboten wurden. Am Ortsrand, in Richtung Neusiedlersee, gab es in Angelikas Kindheit eine Pferdewiese, auf der die Tiere frei herumlaufen konnten. Früh im Jahr ging die Mutter auf genau diese Wiese und füllte einen kleinen Korb mit Pflanzen – sie nahm die oberirdischen Teile samt Wurzeln mit.

„Meine Mama hat immer gesagt, dass nur die Gänseblümchen von den Pferdewiesen die richtige Wirkung haben." Über den Winter, so erklärte sie, habe die Wiese durch die Feuchtigkeit den Pferdemist *verarbeitet*, und die Gänseblümchen hätten dadurch alles aufgenommen, was bei Darmproblemen hilft.

Im Frühling, noch bevor die Pferde wieder auf die Weide gelassen wurden und sobald sich die ersten Blüten zeigten, wurden die Pflänzchen geerntet. Die Mutter reinigte das Gänseblümchen, schnitt es in kleine Stücke und legte alles zum Trocknen aus. Sobald die Darmprobleme sie wieder heimsuchten, bereitete sie sich daraus einen Tee zu.

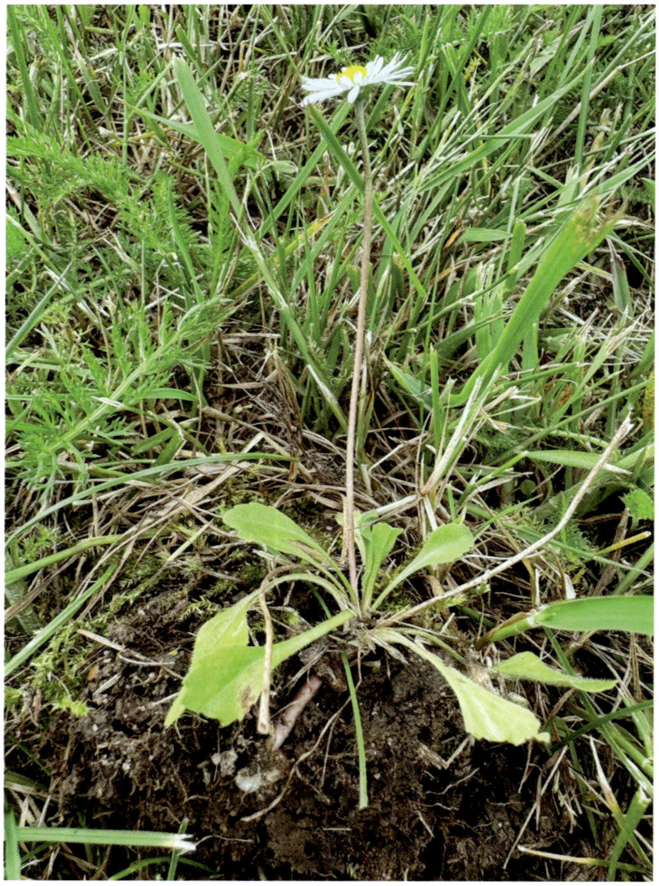

VOLKSHEILKUNDE

Das Gänseblümchen gilt als Schutzpflanze. Seine Wurzel wurde als Glücksbringer getragen – man glaubte, sie fördere kluges Denken und umsichtiges Handeln.

Als *Arnika des Unterleibs* ist bis heute eine Salbe bekannt, die aus Tierschmalz (meist Schweineschmalz), Gänseblümchenwurzel und dem Harz eines Nadelbaumes (Tanne, Fichte oder Kiefer) besteht. Diese Salbe wurde besonders bei Verletzungen im Unterleib oder Bauchraum verwendet.

Die sogenannten Knochenrichter bereiteten aus zerstoßenen oder zu Pulver gemahlenen Gänseblümchenwurzeln und Wasser eine Paste, die sie auf Knochenbrüche auftrugen – insbesondere dann, wenn Knochen zersplittert waren oder sogar aus dem Körper ragten.

Auch bei Abszessen, Hauterkrankungen und Entzündungen der Haut wurden Auflagen mit dem Wurzelpulver verwendet.

Bei Verdauungsproblemen, Atemwegserkrankungen oder Beschwerden beim Wasserlassen nahm man entweder das Wurzelpulver mit Speisen oder Getränken zu sich oder bereitete daraus einen Teeauszug.

Menschen mit seelischen Leiden gab man früher ebenfalls einen Tee aus Gänseblümchenwurzeln.

Das Gänseblümchen ist eine Pflanze, die immer wieder aufzustehen vermag – ganz gleich, wie oft man auf sie tritt. Sie richtet sich auf und erblüht erneut in voller Schönheit. Diese Eigenschaft, so heißt es, überträgt sich auch auf den Menschen.

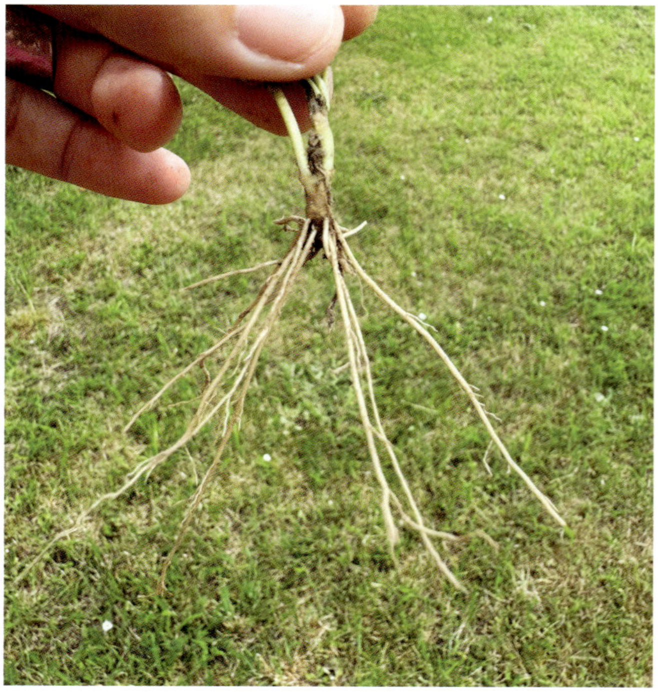

Gänseblümchenwurzel-Tinktur

zur Aufhellung der Psyche

ZUTATEN

- 5 Gänseblümchen – Wurzeln, Blätter und Blüten
- 500 ml Alkohol mit mindestens 40 % (Obstbrand, Whisky, Wodka)

ZUBEREITUNG

Die ganzen Pflanzen waschen, grob schneiden, mit einem Tuch trocken tupfen, mit dem Alkohol übergießen und für 4 Wochen kühl und dunkel rasten lassen. Danach abseihen und in kleine Fläschchen mit Tropfer füllen.

ANWENDUNG

Morgens und abends 15 Tropfen auf etwas Zucker oder Honig einnehmen oder in 250 ml warmes Wasser geben und trinken.

Gänseblümchenwurzel-Essig

bei Verstopfung

ZUTATEN

- 5 Gänseblümchen – Wurzeln, Blätter und Blüten
- Apfelessig

ZUBEREITUNG

Ein verschließbares Glas nehmen, zwei Drittel der Glashöhe mit den gereinigten und grob geschnittenen Gänseblümchenteilen anfüllen, Apfelessig darüber gießen, bis das Glas voll ist, und verschließen. 4 Wochen reifen lassen, abseihen und in kleine Flaschen füllen.

ANWENDUNG

Morgens und abends 1 Esslöffel Essig in 250 ml warmes Wasser geben und zügig trinken.

Gänseblümchenwurzel-Salbe

bei Brüchen, Muskelrissen

ZUTATEN

- 3 bis 4 Gänseblümchen samt den Wurzeln
- 5 g Bienenwachs
- 150 g Bio-Schweineschmalz

ZUBEREITUNG

Schweineschmalz in einen Kochtopf geben, erwärmen und sobald es flüssig ist, die grob geschnittenen Gänseblümchenteile hinzugeben.

Etwa 20 Minuten bei handwarmer Temperatur am Herd ziehen lassen. Dann abseihen und danach erneut erwärmen.

Das Bienenwachs hinzugeben, alles gut verrühren und rasch in Tiegel füllen.

Wer kein Schmalz verwenden möchte, kann dies durch Öl ersetzen, erhöht dann jedoch die Bienenwachsmenge auf 7 g.

Mit dem Schmalz kommen die Inhaltsstoffe des Gänseblümchens besser und schneller zu den Knochen, daher bewährt sich diese Rezeptur auch heute noch.

ANWENDUNG

Auf die betroffenen Körperstellen sanft einmassieren.

Vor dem Zu-Bett-Gehen etwas dicker auftragen und ein Tu

Gänseblümchenwurzel-Brei

bei Verletzungen, Wunden

ZUTATEN

- 1 EL Gänseblümchenwurzel
- etwas Wasser

ZUBEREITUNG

Die möglichst frischen Wurzeln klein schneiden, mit etwas Wasser im Mörser verreiben, bis eine breiartige Masse entsteht.

Wer keine frischen Gänseblümchen hat, kann auch Wurzelpulver mit ein wenig Wasser zu einem Brei vermischen.

ANWENDUNG

Direkt auf die Verletzung oder die Wunde, gerade wenn sie eitern, geben.

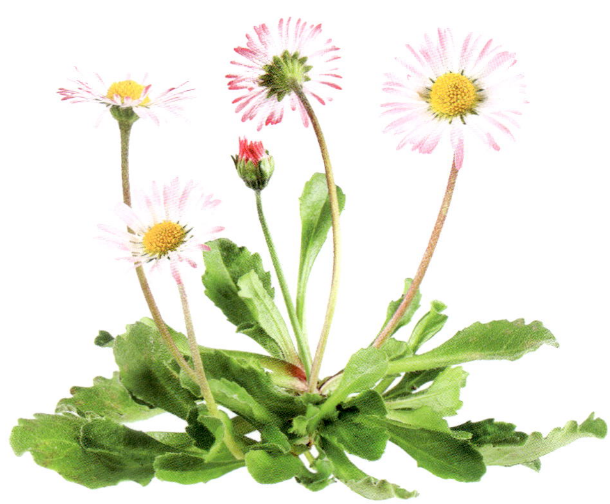

Ginseng *Panax ginseng* – *die Meisterin der „ewigen Jugend"*

Gingsengwurzel,
kraftvoll und stark,
schenkt Vitalität –
Tag für Tag.

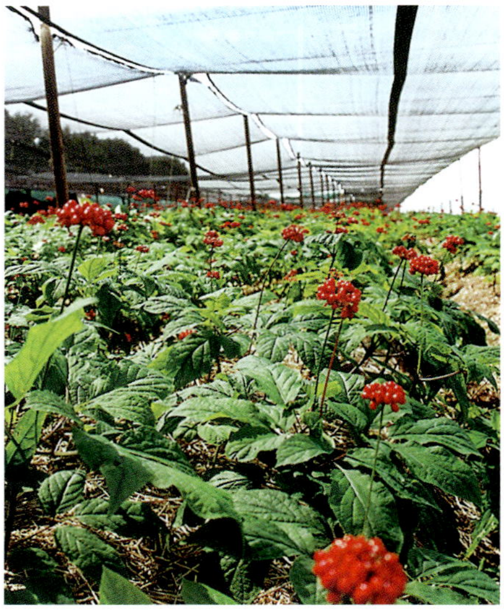

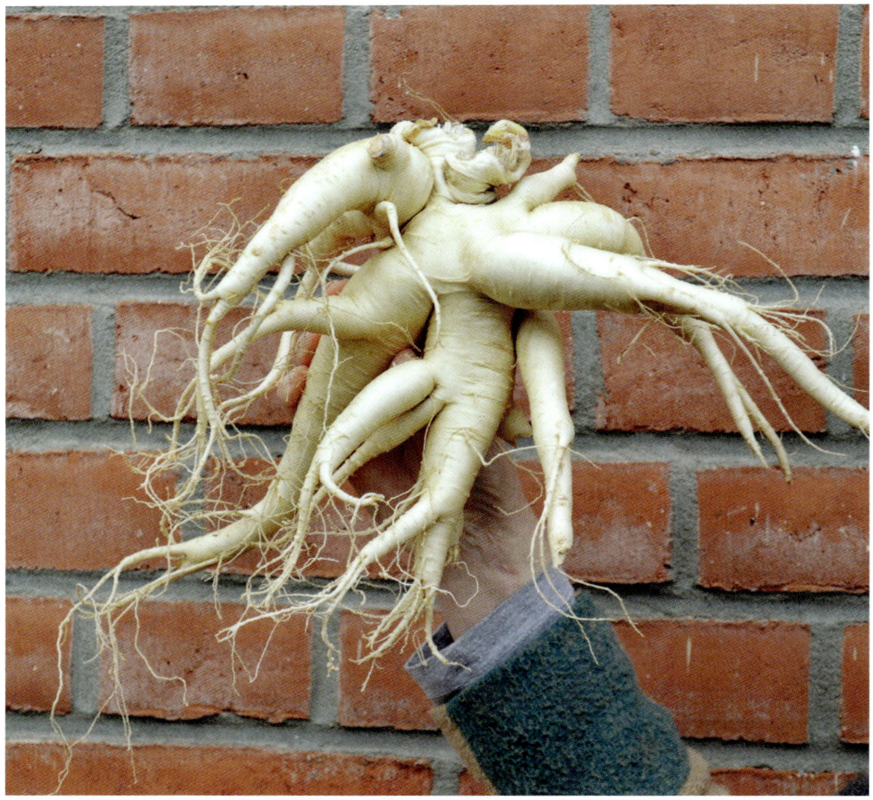

Volksnamen	Kraftwurzel, Jin-seng, Menschenwurz
Pflanzenfamilie	Araliengewächse *(Araliaceae)*
Standort	Ginseng wächst in den Bergregionen Chinas und wird mittlerweile vereinzelt auch in Mitteleuropa angebaut. Er liebt saure, schattige, kühle Standorte, am liebsten unter Bäumen mit dichtem Blattwerk.
Inhaltsstoffe und Eigenschaften	Ginsenoside (kreislaufregulierend, nervenregulierend, blutdruckregulierend, immunstimulierend), Polyacetylene (gerinnungshemmend, blutverdünnend), Peptide (blutzuckerregulierend), Phenole (beruhigend), Flavonoide (entzündungshemmend, stärken Immunabwehr)
Geschmack	süßlich, würzig, danach bitter, der Bittergeschmack kann von leicht bis intensiv reichen
Verwechslungs-möglichkeiten	Bonsai Ginseng (*Ficus microcarpa ‚Ginseng'*) giftig
Interessantes	Während der Einnahme von Ginseng ist es wichtig, auf weitere *aufputschende* oder anregende Substanzen wie Grüntee, Kaffee, Nikotin oder Alkohol zu verzichten. In der Schwangerschaft sollte die Wurzel grundsätzlich gemieden werden. Weißer Ginseng wurde früher geschält, gebleicht und getrocknet. Heute gibt es spezielle Züchtungen, deren Wurzelfleisch von Natur aus hell ist. Für die Herstellung von rotem Ginseng wird die frische Wurzel vor dem Trocknen mit Wasserdampf behandelt – dadurch verändert sich nicht nur die Farbe, sondern auch die Zusammensetzung der Inhaltsstoffe.
Verwendungsart	Tee, Tinktur, Wurzelpulver, kandiert, Kochzutat, Salben, Kosmetikzutat

Ein wichtiges Detail

Nach dem Siegeszug der Ginsengwurzel in Asien – der so weit ging, dass die Pflanze beinahe ausgerottet wurde – gelangte sie im 17. Jahrhundert über Seefahrer nach Europa und schließlich an den Hof von König Ludwig XIV. Dort wurde sie als *heilige Wurzel* verehrt und zu Goldpreisen gehandelt.

Wie wir es auch heute kennen, werden manche Waren überschwänglich gelobt und als Wundermittel angepriesen – so war es damals mit dem Ginseng. In China galt die Wurzel als lebensverlängernd und potenzsteigernd, zwei Wirkungen, die man auch am französischen Königshof begeistert aufgriff.

Was bis heute zu Irrtümern führt, ist der Glaube, dass eine stärkere Wirkung durch eine höhere Dosis erzielt wird. In Asien, wo Ginseng seit Jahrhunderten heimisch ist, wusste man um die richtige Anwendung. In Europa hingegen war die Wurzel zunächst dem Adel vorbehalten – vor allem wegen ihrer angeblich lebensverlängernden Wirkung.

Für die potenzsteigernde Wirkung wäre jedoch das Wissen um die korrekte Dosierung hilfreich gewesen. Stattdessen konsumierte man große Mengen in der Hoffnung auf mehr Effekt – mit unerwünschten Nebenwirkungen: Nervosität, Zittern, Schlaflosigkeit und, nicht zu vergessen, heftiger Durchfall. So war die Potenz zwar gesteigert, die praktische Umsetzung jedoch ... sagen wir: erschwert.

VOLKSHEILKUNDE

In China gilt die Ginsengwurzel als Symbol für ein langes Leben. Ein kleines Stück frischer Wurzel, langsam gekaut, soll bei Schwäche, Erschöpfung und Müdigkeit helfen – die Inhaltsstoffe werden dabei direkt über die Mundschleimhaut aufgenommen.

Auch heute noch wird Ginseng bei Konzentrationsproblemen, zur Steigerung der Stressresistenz, für eine bessere Durchblutung, zur Senkung des Blutzuckerspiegels und als potenzförderndes Mittel eingesetzt.

Besonders Frauen in den Wechseljahren, die unter Erschöpfung und depressiven Verstimmungen leiden, wird empfohlen, Ginseng als Tee zu trinken.

In Europa neigen wir dazu, erst bei Krankheit einen Arzt oder ein Krankenhaus aufzusuchen. In China dagegen liegt der Fokus auf der Vorbeugung: Mit richtiger Ernährung und Kräutern soll die Gesundheit erhalten bleiben, damit man gar nicht erst krank wird. Ein chinesischer Arzt wird traditionell nicht dann bezahlt, wenn er Kranke behandelt, sondern dann, wenn seine Patienten gesund bleiben.

Für viele Asiaten ist Ginseng mehr als nur Medizin – die Wurzel ist auch ein geschätztes Nahrungsmittel. Sie wird kandiert, frittiert, in Soßen eingearbeitet oder als Getränk konsumiert. Besonders bekannt ist die koreanische Hühner-Kraft-Suppe mit Ginseng.

Auch in der Kosmetik spielt die Wurzel eine Rolle: Sie spendet Feuchtigkeit, regt die Durchblutung an und soll helfen, die Hautalterung zu verzögern.

Dank an *FloraFarm* für die Bilder. *FloraFarm* kultiviert in Deutschland koreanischen Ginseng – seit über 40 Jahren – professionell und erfolgreich – *www.florafarm.de*.

AUSSEHEN PFLANZE / WURZEL

Ginseng wird bis zu 60 cm hoch, hat einen runden, kahlen Stängel, glänzende, dunkelgrüne, in 5 bis 7 Blattsegmente unterteilte Blätter, kleine grünlich-weiße Blüten und im Herbst leuchtend rote Beeren.

Die Pflanze hat eine hellbraungelbliche und innenseitig gelblich-weiße fleischige, verzweigte Pfahlwurzel, deren Form oftmals an den menschlichen Körper erinnert – der längliche Teil gleicht dem Rumpf, die zarteren Seitenwurzeln den Armen und Beinen.

ERNTE

Oktober, November – sobald sich oberirdische Teile zurückgezogen haben.

Beim Kultur-Ginseng gräbt man die Wurzel, wenn die Pflanze mindestens 4 bis 6 Jahre alt ist, beim wild wachsenden Ginseng soll die Pflanze mindestens 7 bis 8 Jahre alt sein, um eine optimale Wurzeldicke und Inhaltsstoff-Konzentration erreicht zu haben. Sobald die Blätter absterben, kann die Wurzel mit einer Schaufel oder Grabegabel vorsichtig aus dem Erdreich gehoben werden.

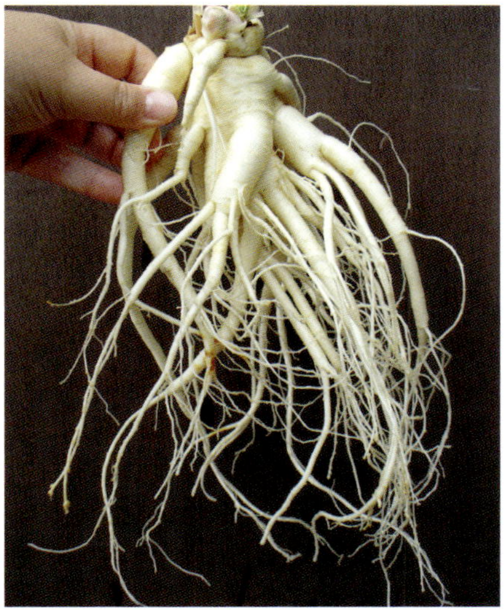

Ginsengwurzel-Pulver

körperkräftigend, potenzsteigernd, Steigerung der Stressresistenz, bei belastenden Ausnahmesituationen, Heißgetränk

ZUTATEN

- Ginsengwurzeln aus der Apotheke

ZUBEREITUNG

Die getrockneten Wurzelstücke mit der Kaffeemühle oder der Küchenmaschine zu feinem Pulver vermahlen.

ANWENDUNG

Nicht mehr als 2 bis 3 g täglich einnehmen, eine Messerspitze voll täglich für maximal 3 Monate. Dann eine Pause von einigen Wochen machen.

Geschwächten, kranken Personen oder wenn das Leben besonders stressig ist, mischt man eine Messerspitze unter das Essen.

Ginsengwurzel-Tee

zur Körperkräftigung, blutzuckersenkend, konzentrationssteigernd, leistungssteigernd, Abgeschlagenheit auch in den Wechseljahren

ZUTATEN

- 5 g Ginsengwurzel
- 500 ml Wasser

ZUBEREITUNG

Die Wurzelteile mit heißem Wasser übergießen, 10 bis 15 Minuten zugedeckt stehen lassen, abseihen.

Wer bereits Pulver zubereitet hat, kann auch daraus ein Heißgetränk zubereiten. Man gibt 1 Messerspitze des Pulvers in ein Glas, gießt mit 250 ml heißem Wasser auf, lässt es 10 Minuten stehen, bis sich das Wurzelpulver am Glasboden absetzt, danach wird der Wasseraufguss getrunken, der Satz wird weggegeben oder getrocknet und zum Räuchern verwendet.

ANWENDUNG

2 bis 3 Tassen täglich trinken.

Ginsengwurzel-Hühnersuppe

körperkräftigend

ZUTATEN

- 30 g Ginsengwurzel
- ca. 1 kg Huhn (ganz)
- 3,3 l Wasser
- 60 g klebriger Reis
- 3 Knoblauchzehen
- 4 entkernte Datteln
- 4 geschälte Maroni
- 4 Ginkgonüsse (*Ginkgo biloba*) (Samen des Ginkgobaumes, schmecken wie Nüsse)
- ½ Apfel
- 1 kleiner Porree
- Salz, Pfeffer

ZUBEREITUNG

Den Reis in 1,8 l Wasser 3 bis 4 Stunden einweichen, danach abseihen.

Knoblauch schälen, klein schneiden, Datteln und Ginkgonüsse in Stücke schneiden und alles unter den Reis mischen.

Das Huhn unter fließendem Wasser reinigen und abtropfen lassen. Die Reisfüllung in den Hühnerbauch füllen. Als Abschluss den Apfel zur Gänze hineinschieben, damit die Füllung nicht herausläuft. Das Huhn mit dem restlichen Wasser in einen Kochtopf geben.

Grob geschnittenen Porree und Ginsengteile in das Kochwasser geben, aufkochen lassen und bei mittlerer Hitze 50 Minuten garen, danach mit geringer Hitze weitere 50 Minuten stehen lassen. Den entstehenden Schaum mit einem Löffel abschöpfen.

Das Huhn aus dem Topf nehmen, in Stücke zerteilen und in tiefen Tellern anrichten. Die Suppe mit Salz und Pfeffer abschmecken, dazugießen und servieren.

ANWENDUNG

In Krankheits- oder Schwächephasen wirkt diese Suppe wahre Wunder.

Ginsengwurzel-Schnaps

blutzuckersenkend, durchblutungsanregend, Verdauung

ZUTATEN

- 1 größere Ginsengwurzel (oder Stücke davon)
- 1 l Alkohol (Wodka, Gin, Weinbrand)

ZUBEREITUNG

Die Wurzel in eine weithalsige Flasche geben, mit dem Alkohol übergießen und für 4 bis 8 Wochen kühl und dunkel rasten lassen. Dieser Wurzelschnaps wird NICHT abgeseiht.

Sobald der Alkohol so weit entnommen ist, dass die Wurzel frei liegen würde, gießt man wieder Alkohol nach.

ANWENDUNG

Vor oder nach den Hauptmahlzeiten 1 Stamperl (2 cl) trinken.

Ginsengwurzel-Tinktur

Anregung des Immunsystems, zur Vitalisierung und Konzentration

ZUTATEN

- 50 g Ginsengwurzel
- 200 ml hochprozentiger Alkohol (Obstbrand, Weingeist)

ZUBEREITUNG

Ginsengwurzel zerkleinern, mit dem Alkohol übergießen und für 4 Wochen kühl und dunkel rasten lassen. Danach abseihen und in kleine Fläschchen mit Tropfer füllen.

ANWENDUNG

Täglich 2 Mal 20 bis 30 Tropfen in 250 ml warmem Wasser zu den Mahlzeiten einnehmen.

Goldnessel *Lamium galeobdolon*
– „Ingwerersatz", anregend für Niere und Blase

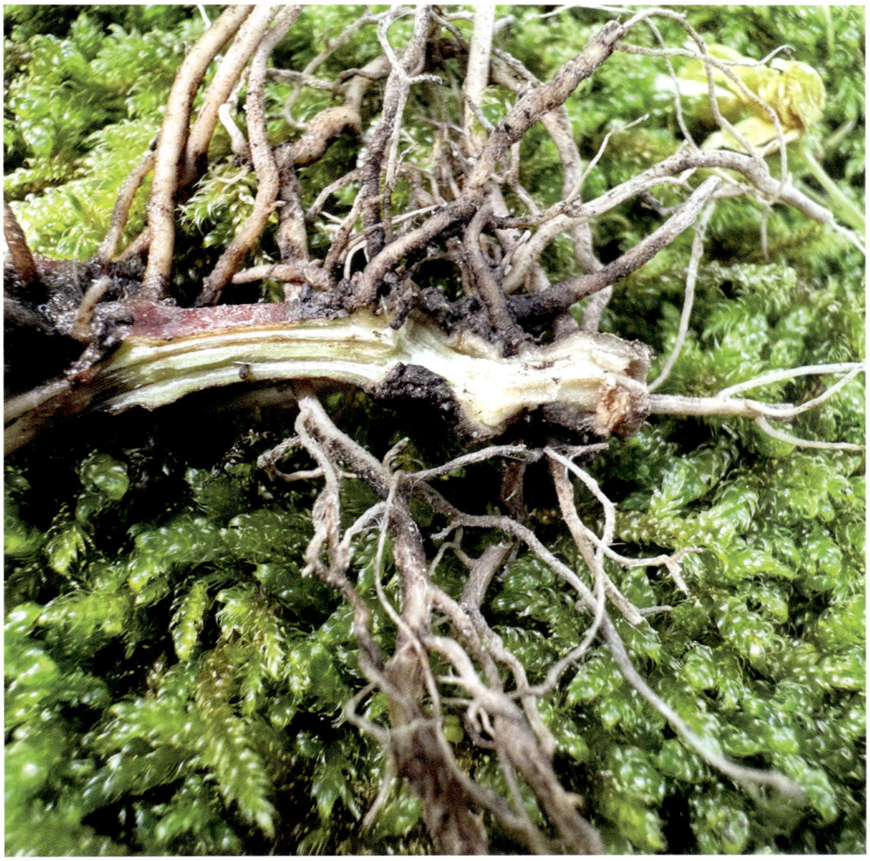

Wenn der Ruf des Kuckucks im Frühling hallt, hol die Dotterwurz aus dem Wald.

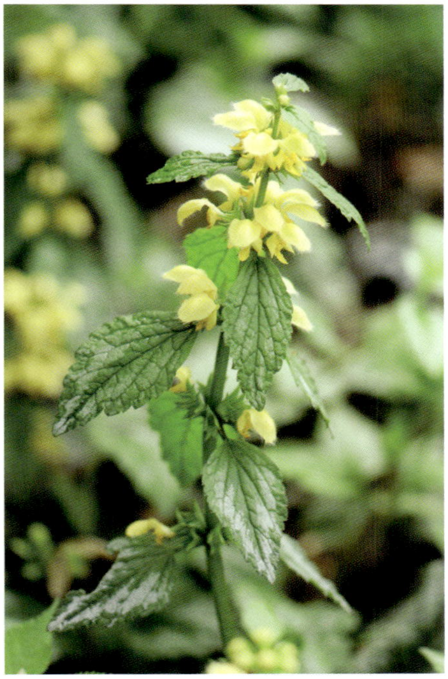

Volksnamen	Dotternessel, Kuckucksnessel, Bienensaug, Blumennessel
Pflanzenfamilie	Lippenblütler (*Lamiaceae*)
Standort	Goldnessel wächst in hellen Laub-, Au- und Mischwäldern, an Waldrändern, in Waldlichtungen und unter Gehölzen. Sie liebt lockere, nährstoffreiche, leicht kalkhaltige Böden in halbschattigen Lagen.
Inhaltsstoffe und Eigenschaften	Tannine (zusammenziehend), Flavonoide (stärken Immunabwehr, entzündungshemmend), Iridoide (antimikrobielle Wirkung, Schutz vor Bakterien und Pilzen), Schleimstoffe (entzündungshemmend, bronchienerweiternd, reizlindernd, schleimlösend)
Geschmack	Würzig-scharf, sie schmeckt ähnlich wie Ingwerwurzel, manchmal schmeckt sie etwas nach Pilzen.
Verwechslungsmöglichkeiten	Brennnessel (*Urtica dioica* und *Urtica urens*) unbedenklich verwendbar, alle Taubnesselarten (*Lamium album*, *Lamium purpureum*, *Lamium maculatum*) alle verwendbar, Hohlzähne (*Galeopsis*) essbar, Wald-Ziest (*Stachys sylvatica*) essbar
Interessantes	Die Goldnessel gilt als eine der ersten Sommeranzeigerinnen. Sie beginnt zu blühen, wenn die Frühlingspflanzen ihre Blütezeit bereits beendet haben. So kann sie ihre Energie auf die Ausbildung ihrer Wurzeln richten – und diese lassen sich im Frühling gut ausgraben. Die Pflanze vermehrt sich vor allem über ihre verzweigten Wurzelausläufer.
Verwendungsart	Tee, Salbe, Wurzelgemüse, Wickel, Wurzelpulver

AUSSEHEN PFLANZE / WURZEL

Die mehrjährige Goldnessel wird zwischen 15 und 60 cm hoch und hat einen vierkantigen Stängel und längliche Blätter. Sie sieht der Brennnessel sehr ähnlich, jedoch zeigt sich die Goldnessel mit wundervoll goldgelben Lippenblüten.

Das Wurzelsystem ist weit verzweigt und wächst oberflächlich. Es besteht aus vielen feinen Wurzelausläufern und langen, niederliegenden Wurzeltrieben.

ERNTE

Die Wurzel gräbt man entweder zeitig im Frühling oder im Herbst, sobald sich die oberirdischen Teile zurückziehen.

Wegen der oberflächennahen Wurzeln kann man sie vorsichtig mit der Hand ausgegraben, eventuell mit einer kleinen Schaufel.

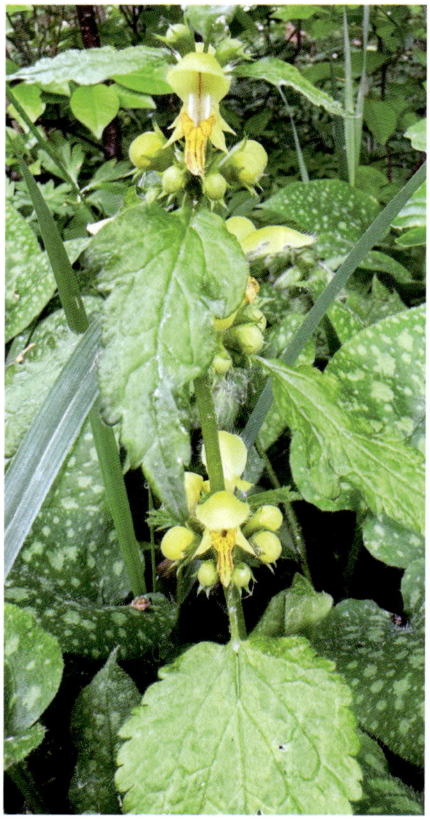

Wurzel bei Beulen

Als Kind verletzte sich Josef bei der Ernte so schwer, dass er fortan sichtbar hinkte. Doch trotz seines Handicaps war er bei jeder Arbeit mit ganzem Einsatz dabei – so gut es ihm eben möglich war.

Oft kam es vor, dass sein Kopf schneller war als sein Körper, was dazu führte, dass er stolperte. Manchmal verlief das glimpflich, manchmal fiel er dabei. Blaue Flecken, Prellungen und Beulen gehörten zu seinem Alltag.

Wenn die Verletzungen schmerzten, grub seine fürsorgliche Frau ein Stück Goldnesselwurzel aus, reinigte sie gründlich, schnitt sie klein und kaute die Stücke im Mund zu einem weichen Brei. Diesen legte sie direkt auf die betroffene Stelle. Der Wurzelbrei kühlte angenehm und half dabei, die Schwellung schneller zurückgehen zu lassen.

Während der sommerlichen Erntezeit ging sie oft schon frühmorgens an den nahen Waldrand, um Wurzeln zu sammeln. Sie wusste: Es würde sicher nicht lange dauern, bis sie wieder gebraucht wurden – und so konnte sie im Fall des Falles sofort handeln.

VOLKSHEILKUNDE

Die Goldnessel ist erstaunlich robust – kleinere Fröste oder eine dünne Schneedecke können ihr kaum etwas anhaben. Deshalb lässt sich ihre Wurzel oft bis weit in den Winter hinein ausgraben, solange der Boden nicht völlig gefroren ist.

Früher galt sie als schmackhaftes Wurzelgemüse für die kalte Jahreszeit – so wie für uns heute vielleicht Karotten oder Petersilienwurzel. Im Frühling schmeckt die Wurzel mild, zart und kann sogar roh verzehrt werden. Nach der Blüte wird sie härter; dann empfiehlt es sich, sie in Salzwasser weich zu kochen.

Will man die Goldnesselwurzel als Tee gegen hartnäckigen Husten verwenden, ist die Herbstwurzel am wirkungsvollsten.

Früher war sie eine geschätzte *Reisewurzel*: Fein geschnitten oder pulverisiert und getrocknet ließ sie sich problemlos transportieren und bei Bedarf sofort einsetzen.

Bei Harnwegsbeschwerden, Entzündungen oder Husten wurde ein Tee aus dem Wurzelpulver aufgegossen.

Bei Krämpfen kaute man etwas Pulver, vermischte es mit Speichel und legte es auf die schmerzende Stelle – oder trank es als Tee.

Bei Durchfall wurde ein wenig vom Pulver direkt eingenommen.

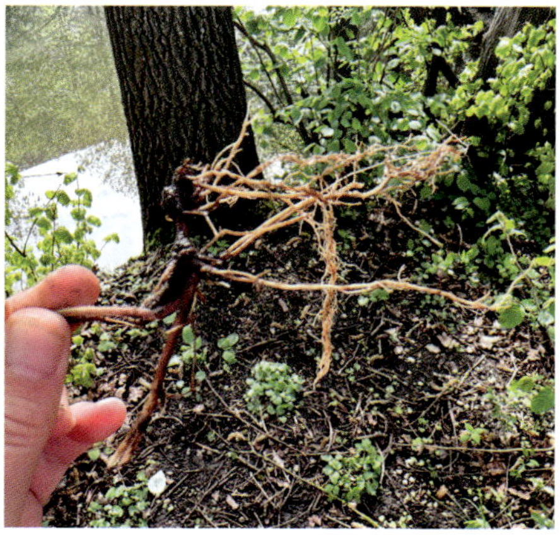

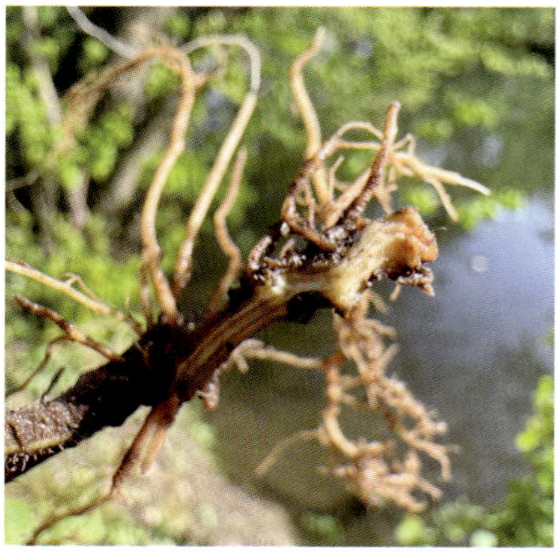

Goldnesselwurzel-Tee

bei Blähungen, Problemen beim Wasserlassen, Nieren- und Blasenentzündungen, Magen-Darm-Krämpfen, trockenem Husten

ZUTATEN

- 1 EL Goldnesselwurzel
- 250 ml Wasser

ZUBEREITUNG

Frische oder getrocknete Wurzel mit dem Wasser übergießen und über Nacht stehen lassen. Am nächsten Tag aufkochen, den Herd abschalten, 10 bis 15 Minuten ziehen lassen und abseihen.

ANWENDUNG

Mit ein wenig Honig gesüßt, möglichst warm und schluckweise trinken.

Bis zu 3 Tassen am Tag sind möglich.

Goldnesselwurzel-Zitronen-Tee

bei Erkältungskrankheiten, Halsentzündungen

ZUTATEN

- 2 frische Goldnesselwurzeln
- 250 ml Wasser
- 1 Zitrone
- 1 EL Honig

ZUBEREITUNG

Die Wurzel entweder mit der Küchenreibe in kleine Stücke reiben oder mit dem Messer in möglichst kleine Stücke schneiden.

Die Zitrone auspressen und den Zitronensaft mit den Wurzelstücken und dem Wasser am Herd ein Mal kurz aufkochen lassen.

Auf niedere Temperatur zurückschalten und für weitere 10 Minuten stehen lassen. Danach abseihen und den Honig einrühren.

ANWENDUNG

Warm und schluckweise mehrere Tassen pro Tag trinken.

Goldnesselwurzel-Gemüse

ZUTATEN

- 2 bis 3 Goldnesselwurzeln

ZUBEREITUNG

Die frischen Wurzeln säubern, waschen und trocken tupfen.

Die Herbstwurzel ist härter als die Frühlingswurzel. Es ist ratsam sie in etwas Wasser mit einer Prise Salz ein Mal aufkochen und bei mittlerer Hitze so lange köcheln zu lassen, bis man sie mit einer Gabel durchstechen kann.

ANWENDUNG

Die Wurzeln sind im Frühling roh ein gesunder Genuss, aber auch in der Gemüsesuppe oder als Wurzelgemüse. Gekocht sind sie eine gute Beilage, wie Schwarzwurzelgemüse gegessen, in Soßen oder Aufstrichen weiterverarbeitet, oder als essbare Deko bei Käseplatten ein Hit. Sie schmecken auch in Wurzelrahmsoßen wunderbar.

Goldnesselwurzel-Salbe

für trockene Haut, bei Hautflecken, Hautausschlägen

ZUTATEN

- 4 EL Goldnesselwurzeln
- 150 ml Öl (Leindotter-, Mariendistelöl)
- 15 g Bienenwachs

ZUBEREITUNG

Die frischen oder getrockneten Wurzeln mit Öl übergießen und zugedeckt, unter täglichem Schütteln, 4 Wochen dunkel und kühl ziehen lassen, danach abseihen. Das Wurzelöl auf etwas über 40 Grad erwärmen (Thermometer verwenden), das Bienenwachs hinzufügen und sobald es sich aufgelöst hat, die Salbe rasch in Tiegel füllen.

ANWENDUNG

Auf betroffene Körperstellen sanft einmassieren.

Goldnesselwurzel-Umschlag oder Sitzbad

bei Fieber, Krämpfen, Blasen- oder Nagelbettentzündungen

ZUTATEN

- 2 EL Goldnesselwurzeln
- 500 ml Wasser
- 1 Schuss Essig

ZUBEREITUNG

Die frisch gegrabene Goldnesselwurzel mit einer Gemüsebürste vom Erdreich befreien, in Stücke schneiden, mit kochend heißem Wasser und einem Schuss Essig übergießen. Zugedeckt 15 Minuten ziehen lassen, abseihen.

ANWENDUNG

Bei Krämpfen macht man einen warmen Wickel – ein Tuch in den noch warmen Wurzelauszug tauchen, auspressen und um die betroffene Körperstelle legen, ein Handtuch darüber geben und für 20 Minuten liegen lassen.

Bei Entzündungen oder Fieber wird ein *kalter* Wickel gemacht. Hier sollte das Wasser etwas weniger als Raumtemperatur haben. Darin wird ein Tuch eingetaucht, ausgepresst und um die betroffene Körperstelle gelegt, ein Handtuch darüber gegeben und für 20 Minuten liegen gelassen. Bei Bedarf den Wickel nach 20 Minuten erneuern.

Auch ein Sitzbad ist möglich.

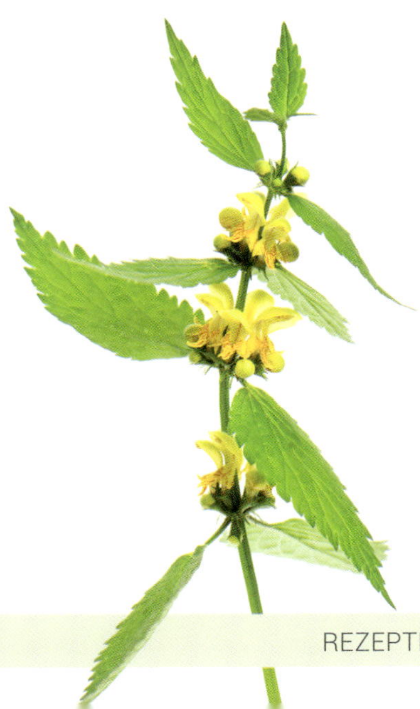

Granatapfelbaum *Punica granatum und Punica protopunica – gegen „Schlangen im Bauch"*

Grenadinwurzelrinden lassen Würmer verschwinden.

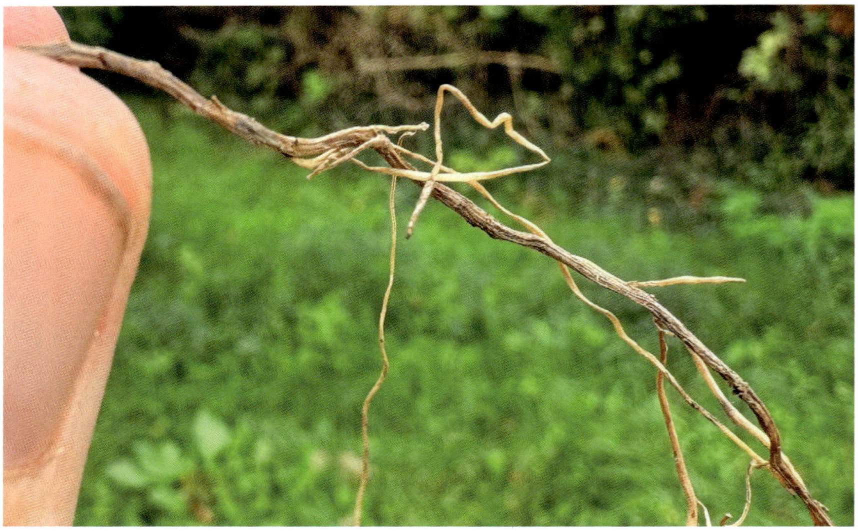

AUSSEHEN PFLANZE / WURZEL

Der Granatapfelbaum ist ein Laubbaum, der eine Höhe von ca. 5 Metern erreichen kann. Er hat lanzettliche, glänzende Blätter und leuchtende, rote Blüten. Seine gelblich-rosa bis dunkelroten Früchte haben eine lederartige Schale und enthalten viele rubinrote, saftige Samen. Er kann Hunderte Jahre alt werden.

Der Baum hat eine tiefes, stark wachsendes Wurzelsystem, wodurch er Trockenzeiten gut überstehen kann. Seine kräftige, dunkelbraune Hauptwurzel hat viele kleine Seitenwurzeln. Die vielen Wurzelausläufer können zur Vermehrung genutzt werden.

ERNTE

In der ersten Jahreshälfte, vor der Blüte, kann man mit einer Stichschaufel von einem oberirdischen Wurzelausläufer ein kleines Stück wegstechen oder man nimmt beim Umtopfen des Baumes in einen größeren Topf ein kleines Stück Wurzel weg.

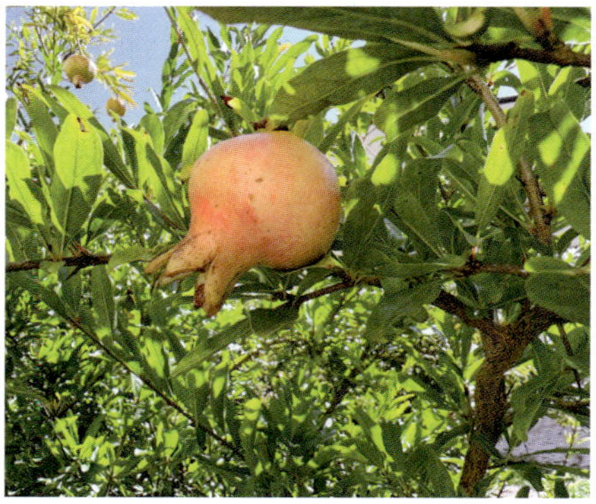

Volksnamen	Granatbaum, Granatapfel, Granatwurzel, Grenadine
Pflanzenfamilie	Weiderichgewächse *(Lythraceae)*
Standort	Granatapfelbäume wachsen in Zeiten des Klimawandels bereits in Mitteleuropa, allerdings nur an geschützten Stellen (wie der Feigenbaum). Direkte Sonne und guter Boden sind Voraussetzung, außerdem in jungen Jahren Winterschutz. In den ersten Jahren sind es klassische Kübelpflanzen.
Inhaltsstoffe und Eigenschaften	Piperidinalkaloid Pelletierin (Bandwurmgift, kann bei Überdosierung beim Menschen Übelkeit und Schwindel auslösen), Vitamin C (stärkt Abwehrkräfte, Leber, fördert Eisenaufnahme), Bitterstoffe (verdauungsfördernd, gallenflussanregend, bauchspeicheldrüsenanregend), Flavonoide (stärken Immunabwehr, entzündungshemmend), Tannine (gegen Wurminfektionen, hemmen Wachstum von Mikroorganismen)
Geschmack	Bitter und etwas scharf – die Wurzel wird nicht gegessen!
Interessantes	Der Granatapfel stammt ursprünglich aus Zentralasien, fand aber bereits zur Zeit der Römer seinen Weg bis nach Südtirol. Besonders bekannt ist die spanische Region rund um Granada – deren Name sogar vom Granatapfel (*granada*) abgeleitet ist – als wichtiges Anbaugebiet. Heute gedeihen Granatapfelbäume auch in mitteleuropäischen Weinbauklimazonen, sofern sie in besonders geschützten, warmen Lagen stehen.
Verwendungsart	Wasserauszug, Alkoholauszug

Die *punische Kernige*

Die auffälligen Früchte des Granatapfels sind hierzulande deutlich bekannter als seine Wurzeln. Sein botanischer Name *Punica granatum* verrät jedoch schon einiges über seine Herkunft und Bedeutung: *Punica* bezieht sich auf die antike Region Punien (im heutigen Tunesien), die den Römern während der Punischen Kriege bekannt wurde. *Granatum* stammt vom lateinischen *granum* für Korn – eine Anspielung auf die Vielzahl der saftigen, kernhaltigen Samen im Inneren der Frucht.

Die unzähligen rubinroten Samen gelten in vielen Kulturen als Symbol für Fruchtbarkeit, Überfluss und Reichtum – ein wahrhaft königliches Gewächs.

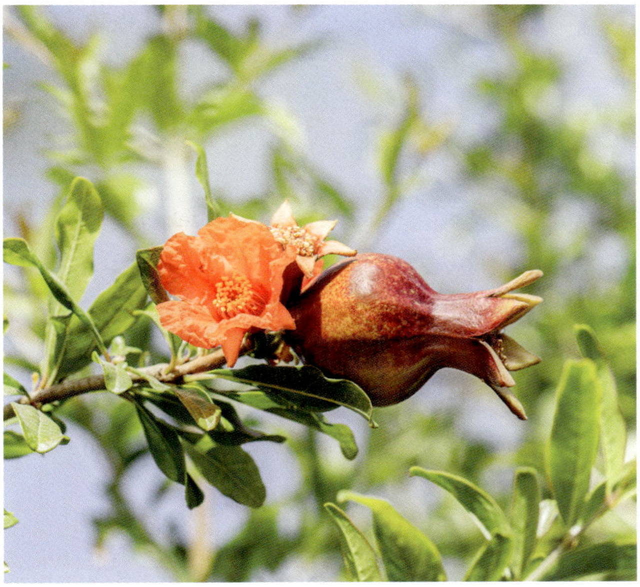

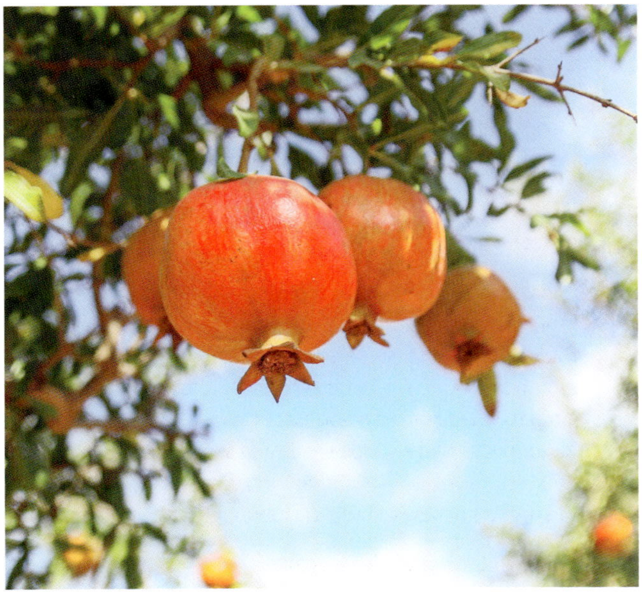

VOLKSHEILKUNDE

Weniger bekannt, aber medizinisch hochinteressant, ist die Wurzel des Granatapfelbaumes. In der traditionellen Heilkunde wurde die Rinde der Wurzel vor allem gegen Parasiten – insbesondere Bandwürmer – eingesetzt. Bereits auf ägyptischen Papyrusschriften 1500 v. Chr. wird diese Anwendung erwähnt. In einer Zeit, in der das Trinken von Nilwasser, der enge Kontakt zu Tieren und mangelnde Hygiene Wurmerkrankungen förderten, war die Wirkung der Granatapfelwurzel ein geschätztes Heilmittel.

Der Trick: Die Rinde enthält natürliche Alkaloide, die das Nervensystem der Würmer lähmen. Gelähmt können sich die Parasiten nicht mehr an der Darmwand halten und werden – unterstützt durch ein Abführmittel – ausgeschieden. Bei richtiger Dosierung wurden sie sogar vollständig abgetötet. Die Zubereitung erfolgte je nach Region unterschiedlich: Man kochte die getrocknete Rinde in Wasser aus, ließ frische Rinde über Nacht in Wasser einweichen oder stellte einen alkoholischen Auszug her. Im Ayurveda wird bis heute ein gekochter Tee aus der Wurzel zur Entwurmung genutzt.

Doch Vorsicht war stets geboten: Bei unsachgemäßer Anwendung konnten erhebliche Nebenwirkungen auftreten – von Übelkeit und Schwindel über Magenschleimhautblutungen bis hin zu schweren Kreislaufstörungen oder sogar Todesfällen. Aus diesem Grund wurde die Wurzelrinde im 20. Jahrhundert zunehmend durch schonendere Mittel ersetzt.

Eine weitere Anwendung fand die Wurzel als Färbemittel – sie konnte Stoffe in tiefe, dunkle Blautöne tauchen. Und Hirten auf der Insel Sokotra, südlich der arabischen Halbinsel, nutzten den Brei aus der Wurzelrinde des dort heimischen *Punica protopunica* zur Behandlung von Wunden und Geschwüren.

Hinweis

Es empfiehlt sich, diese Auszüge aus dem qualifizierten Fachhandel zu beziehen und unter fachkundiger Anleitung eines Apothekers oder Arztes zu verwenden, da unsachgemäße Herstellung und Anwendung körperliche Schäden verursachen können.

Haferwurzel *Tragopogon porrifolius* – *die „Gemüseauster"*

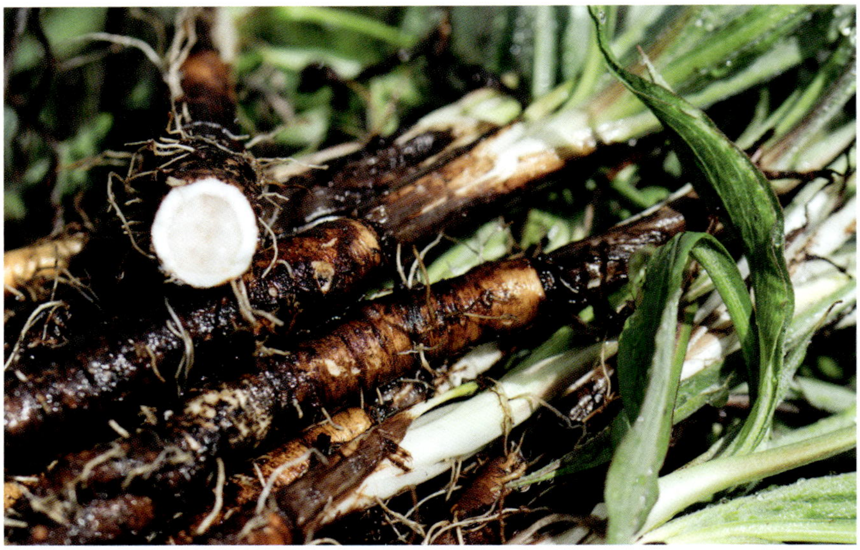

Habermark macht d' Bube stark.

AUSSEHEN PFLANZE / WURZEL

Haferwurzel ist eine 60 bis 120 cm hohe Pflanze mit schmalen, grasähnlichen Blättern. An ihrem aufrechten Stängel zeigt sie eine purpurfarbene bis violette Korbblüte mit langen Zungenblüten. Sie hat löwenzahnartige Samenstände.

Die Wurzel ist ähnlich der Pastinake, die Wurzelrinde ist hell- bis dunkelbraun, geschält ist die Wurzel weißlich. Die etwa 30 cm lange, fleischige, dicke Pfahlwurzel enthält einen weißlichen Milchsaft.

ERNTE

Von Oktober bis März, nach den ersten Frostnächten oder nach Kunibert (12. November) wird die Wurzel aus dem Garten geholt.

Sie schmeckt am lieblichsten, wenn sie Herbstfrost erwischt hat, und wird auch erst spät kräftig und fleischig. Bedeckt man die ganze Pflanze Ende Oktober mit Laub oder Stroh, kann lange in den Winter hinein gegraben werden. Wegen der tiefen, weichen Pfahlwurzel empfiehlt sich zur Ernte eine Stichschaufel. Bricht die Wurzel ab, tritt klebriger Milchsaft aus, der an Händen und Kleidung braune Flecken hinterlässt.

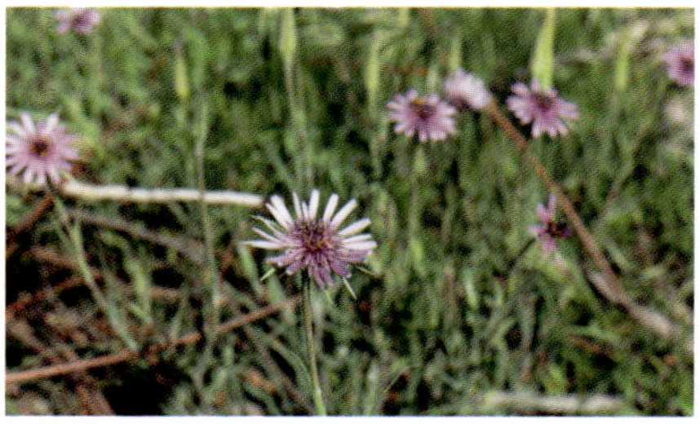

Volksnamen	Purpur-Bocksbart, Habermark, Austernwurzel, Weißwurzel, Milchwurzel, weiße Schwarzwurz
Pflanzenfamilie	Korbblütler (*Asteraceae*)
Standort	Haferwurzel wächst als Feldfrucht oder in Gärten. Sie liebt sonnige bis halbschattige, lockere, gut durchlässige Böden ohne Staunässe.
Inhaltsstoffe und Eigenschaften	Inulin (erhöht die Stuhlfrequenz, unterstützt Wachstum guter Darmkulturen, stärkt Immunsystem, blutzuckersenkend, Energielieferant, für Diabetiker bekömmlich), Kalium (wichtig für Blutdruckregulierung, Herzfunktion, Transport Nervenimpulse, Säure-Basen-Haushalt), Carotinoide (krebshemmend, immunsystemstärkend, Schutz vor freien Radikalen), Magnesium (für Aufbau und Funktion der Nerven, Muskeln, Zähne, Knochen, entzündungshemmend)
Geschmack	aromatisch, lieblich, nussig, süß, riecht beim Kochen und schmeckt nach dem Kochen nach Austern
Verwechslungsmöglichkeiten	Schwarzwurzel (*Scorzonera hispanica*) essbar
Interessantes	Für den Wintervorrat lässt sich die Haferwurzel hervorragend in feuchtem Sand einlagern. Dazu werden die Wurzeln in Kübeln mit leicht angefeuchtetem Sand in einem kühlen, frostfreien Raum aufbewahrt. So bleiben sie bis ins Frühjahr frisch und knackig. Beim Schälen oxidiert die Wurzel rasch und verfärbt sich bräunlich – ein Spritzer Zitronensaft verhindert dies und bewahrt ihre helle Farbe.
Verwendungsart	Wurzelgemüse

Schwarzwurzel verdrängt Haferwurzel

Die Wildform der Haferwurzel (*Tragopogon porrifolius*) stammt ursprünglich aus dem Mittelmeerraum. Schon im 13. Jahrhundert erwähnte Albertus Magnus diese Pflanze in seinen Schriften. Über römische Handelswege gelangte sie schließlich nach Mitteleuropa. Im 16. und 17. Jahrhundert war sie aufgrund ihrer guten Sättigungskraft ein beliebtes und alltägliches Wurzelgemüse in vielen Küchen.

Die heute bekanntere Schwarzwurzel (*Scorzonera hispanica*) hingegen war zunächst nur als Wildpflanze in Gebrauch und wurde vor allem als Heilmittel gegen verschiedenste Vergiftungen geschätzt. Doch wie so oft übte das Neue eine besondere Faszination aus: Über Spanien fand die Schwarzwurzel den Weg nach Mitteleuropa – nicht nur als Heilpflanze, sondern zunehmend auch als Nahrungsmittel.

Dank ihres höheren Ertrags, ihres kräftigeren Aromas und der fleischigeren Wurzeln konnte sie sich rasch als Gemüsepflanze durchsetzen. So verdrängte sie die Haferwurzel nach und nach aus den Gärten und Kochtöpfen, bis diese schließlich beinahe in Vergessenheit geriet. Heute ist sie nur noch selten erhältlich. Die wenigen Sorten, die man findet, sind meist Züchtungen aus der alten Wildform (*Tragopogon porrifolius subsp. eriospermus*).

VOLKSHEILKUNDE

In Belgien und Frankreich wird die Haferwurzel liebevoll als *weiße Schwarzwurzel* bezeichnet. Alte Sprichwörter bieten Hinweise auf ihre kräftigende und sättigende Wirkung. Schon der griechische Arzt Dioskurides empfahl die Wurzel als nahrhaftes Heilmittel für Leber und Galle.

In der Volksheilkunde gilt sie darüber hinaus als unterstützend bei Erkrankungen der Bauchspeicheldrüse und wird auch bei Diabetes als wohltuendes Nahrungsmittel geschätzt.

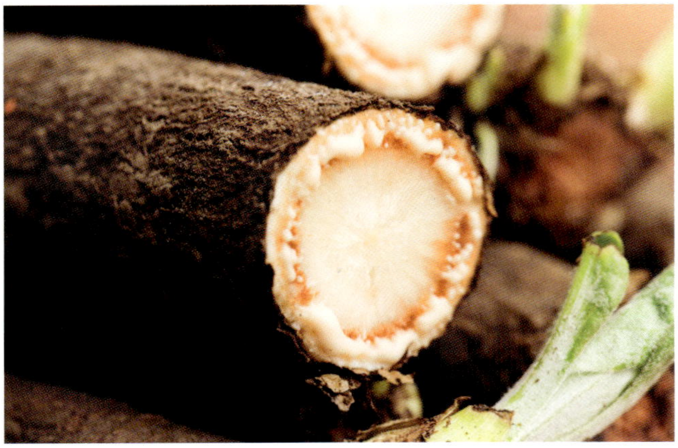

Haferwurzeln, geschmort

ZUTATEN

- Haferwurzeln
- etwas Butter
- Salz, eventuell etwas Muskat
- 1 Bio-Zitrone
- Weißwein

ZUBEREITUNG

Geschälte und in lange Streifen geschnittene Wurzelstücke in einen Topf mit Wasser geben. Salz und den Saft der Zitrone hinzufügen und kochen, bis die Wurzeln weich sind, danach abseihen. In einer Pfanne Butter zergehen lassen, die Wurzelstücke darin kurz schwenken, mit einem Schluck Weißwein ablöschen, mit Salz abschmecken und servieren.

Haferwurzel-Püree

ZUTATEN

- 250 g Haferwurzeln
- Salz, Muskat
- 1 Bio-Zitrone
- 1/16 l (62,5 ml) Milch (kann auch Mandelmilch sein)
- 1 TL Butter

ZUBEREITUNG

Nach dem Reinigen und Abschaben die Wurzel in kleine Stücke schneiden. In einen Topf mit Wasser, Gewürzen und Zitronensaft geben und kochen, bis die Wurzeln weich sind, danach abseihen, dabei die Flüssigkeit in einer Schüssel auffangen. Die Wurzeln passieren (Mixstab). Milch und Butter einrühren und mit dem Schneebesen oder Handrührgerät kräftig aufschlagen. Sollte die Masse zu fest sein, etwas der abgeseihten Flüssigkeit zugeben, bis ein cremiges Püree entsteht. Passt gut zu Fisch und Fleisch.

Haferwurzel-Chips oder -Pommes

ZUTATEN

- 250 g Haferwurzeln
- Zitronensaft
- Salz, Fett zum Frittieren

ZUBEREITUNG

Wurzeln in Zitronenwasser weich kochen, abseihen und in Chips oder Stäbchen schneiden. Mit einem Tuch abtrocknen. Das Fett in einer breiten Pfanne erhitzen und die Wurzelstücke darin knusprig frittieren, auf einer Küchenrolle abtropfen und mit Salz bestreut servieren. Ein gesunder Snack.

Haselwurz *Asarum europaeum* – *die Wurzel gegen Alkoholkonsum*

Die Hexenwurz holt dir heraus, die Übelkeit von Saus und Braus.

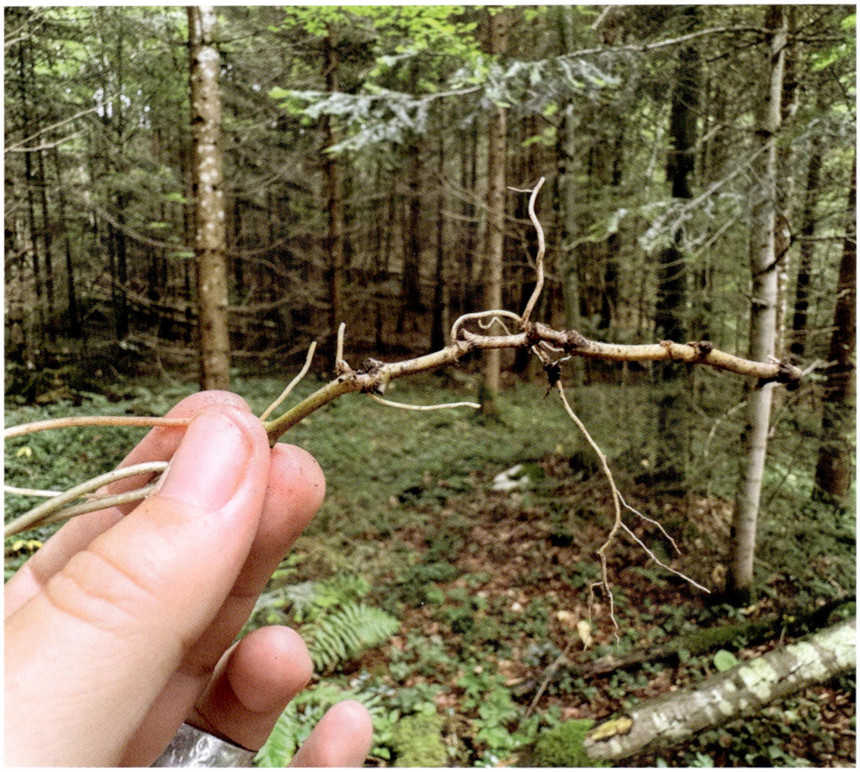

AUSSEHEN PFLANZE / WURZEL

Die flach am Boden wachsende Haselwurz hat herzförmige, dunkelgrüne, glänzende Blätter. Sie wird 5 bis 10 cm hoch. Sie hat purpur-braunfarbige Blüten, welche sich meist unter den Blättern befinden und daher auf den ersten Blick nicht sichtbar sind.

Die gelblich-braunen Wurzeln sind zart, verzweigt und wachsen nahe an der Erdoberfläche.

ERNTE

Wichtigster Sammeltag ist der 15. August. Die restlichen Augusttage, die Zeit des *Frauendreißigers*, sind Kräutersammeltage der Frauen und die traditionellen Erntetage für Haselwurzwurzeln.

Die Wurzeln wachsen sehr erdoberflächennah und sind klein und zart, so können sie problemlos aus der Erde gezogen werden.

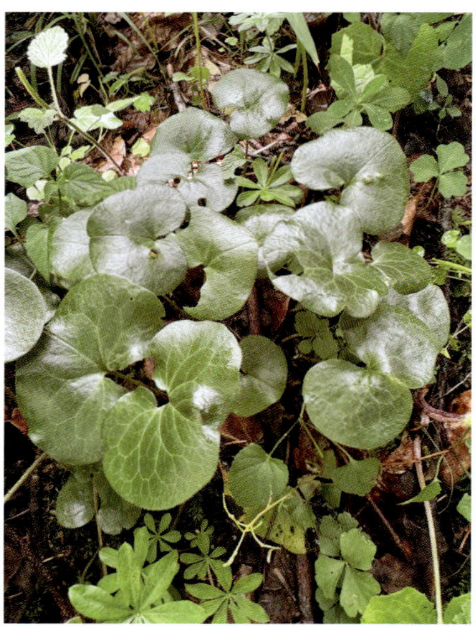

Volksnamen	Brechwurz, Schwarzwurz, Kampferwurz, Nierenkraut, Hexenrauch, Leberkraut, wilder Ingwer
Pflanzenfamilie	Osterluzeigewächse (*Aristolochiaceae*)
Standort	Die mehrjährige Haselwurz findet man in lichtdurchfluteten Laubwäldern oder an Waldrändern. Sie liebt nährstoffreiche, durchlässige und doch leicht feuchte Böden.
Inhaltsstoffe und Eigenschaften	ätherisches Öl Asaron (riecht und schmeckt kampferpfefferartig, antibakteriell, gegen Pilzerkrankungen, leicht giftig, kann Niesreiz, Brennen in Zunge und Hals auslösen, bei zu starker Dosierung kann es zu Atemlähmung kommen), Tannine (zusammenziehend), Flavonoide (entzündungshemmend, stärken Immunabwehr)
Geschmack	Pfeffrig, scharf – sie hat einen würzigen Kampfer-Pfeffer-Geruch.
Verwechslungsmöglichkeiten	Wald-Veilchen (*Viola reichenbachiana*)
Interessantes	Die Wurzel ist schwach giftig. Schwangere oder stillende Frauen und Kinder sollten die Haselwurz nicht verwenden.
Verwendungsart	Tee, Wurzelpulver, Räuchern

Der Wurzelklauber

Aus dem Salzburgischen stammt die Erzählung eines geschäftstüchtigen Wurzelklaubers, dessen Name der betagten Erzählerin leider entfallen ist. Was ihr jedoch noch ganz klar in Erinnerung geblieben ist, war seine Vorliebe für Alkohol – den er, neben seinen selbst gemachten Mittelchen, auch großzügig an seine Besucher ausschenkte, ganz ohne behördliche Genehmigung. So geriet er nicht nur wegen seiner fragwürdigen Behandlungen ins Visier der Behörden, sondern auch durch nächtliche Eskapaden im alkoholisierten Zustand.

Doch eines Tages, von einem Moment auf den anderen, trank er keinen Tropfen Alkohol mehr. Die Leute waren verblüfft und fragten, wie ihm das gelungen sei. Der Wurzelklauber lächelte nur geheimnisvoll und sagte, er habe ein besonderes Rezept – ein Zaubermittel. An seiner eigenen Abstinenz könne man sehen, dass es funktioniere. Wer ebenfalls aufhören wolle, solle zu ihm kommen, er gebe das Mittel gern weiter.

Frühmorgens, im Schutz der Dämmerung, machte er sich auf ins Gebirge. Dort grub er die Wurzeln der Haselwurz aus, säuberte, zerkleinerte und trocknete sie sorgfältig. Aus einer kleinen Menge des nun nicht mehr erkennbaren Wurzelpulvers stellte er einen Wasserauszug her. Sobald man nach dessen Einnahme auch nur einen Schluck Alkohol trank, stellte sich ein heftiges Gefühl der Übelkeit ein – so stark, dass jegliches Verlangen nach weiterem Alkohol verschwand.

Er hatte diese Wirkung durch Zufall entdeckt: Beim Herstellen von Haselwurzwurzelpulver steckte er sich gedankenverloren den Finger – mit etwas Pulver daran – in den Mund. Kurz darauf trank er wie gewohnt einen Schluck Alkohol. Die Folge: Ihm wurde *kotzübel*.

Die Erzählerin berichtete, dass auch ihr Mann in geselliger Runde gerne tief ins Glas schaute. Also beschloss sie, das Rezept des Wurzelklaubers auszuprobieren. Hatte er einmal zu viel getrunken oder wollte sie einfach nach Hause, rührte sie ihm heimlich eine Prise Haselwurzwurzelpulver ins Getränk. Bald schon stellte sich die Übelkeit ein – und er trat freiwillig und wortlos den Heimweg an.

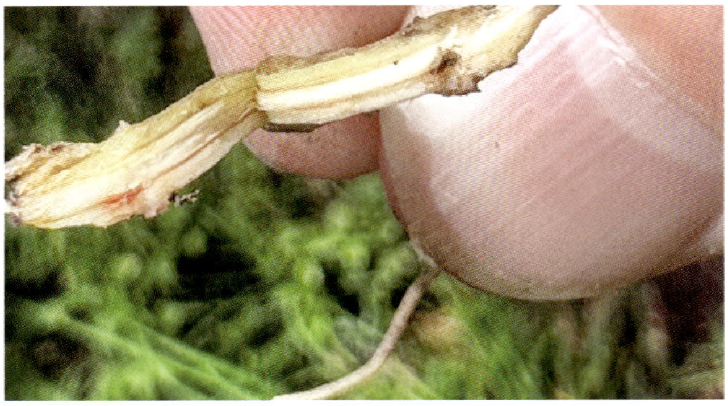

VOLKSHEILKUNDE

Die Haselwurz galt früher als geschätzte Heilpflanze, ist jedoch aufgrund ihrer leichten Giftigkeit in Vergessenheit geraten. In kleinen Mengen und mit Bedacht verwendet, wurde sie vor allem bei schweren Husten- und Lungenbeschwerden eingesetzt.

Dioskurides schrieb: „Sie habe wärmende und harntreibende Kraft und sei gut wider die Wassersucht und die langwehrende Wehthumb der Hüfft. Sieben Quintlein der Wurzeln mit Methe oder Honigwasser getrunken treiben die monatliche Zeit der Frauen samt den bösen Feuchtigkeiten durch den Stuhlgang."

Hieronymus Bock lobte ihre Wirkung bei Lungenkrankheiten, Wassersucht, Gelbsucht sowie bei Leber- und Milzleiden.

Umschläge und Wickel mit einem Auszug aus der Haselwurzwurzel verwendete man bei Muskelverspannungen, Überanstrengungen oder Rheuma.

Als Teeauszug fand sie Anwendung bei Leber- und Lungenproblemen, Atemwegserkrankungen durch Erkältung, schwerem Husten, zur Schleimlösung, gegen Blähungen und Verdauungsbeschwerden – sowie insbesondere als Brechmittel. Ein stärkerer Wasserauszug diente früher sogar als Abtreibungsmittel.

Die Haselwurz ist meist braun, selten findet man eine weiße Variante. Diese weiße Wurzel wurde als Amulett um den Hals getragen und sollte Frauen vor ungewollten Schwangerschaften schützen.

Auch im Stall war die Haselwurz bekannt: Kühen und Pferden wurde sie ins Futter gemischt, um Kraft zu spenden. Pferden verhalf sie angeblich zu einem schönen, dichten und glänzenden Fell.

Haselwurzwurzel-Pulver

bei zähflüssigem Schleim, Asthma, krampflösend

ZUTATEN

- Haselwurzwurzeln

ZUBEREITUNG

Die Wurzeln reinigen, in kleine Stücke schneiden und über Nacht zum Trocknen auflegen. Am nächsten Tag die angetrockneten Wurzelstücke in der Küchenmaschine zu feinem Pulver mahlen, erneut zum Trocknen auflegen. Danach in Gläschen füllen und beschriften, das Pulver ist leicht giftig.

ANWENDUNG

1 leichte Messerspitze in 250 ml warmem Wasser einnehmen – dies maximal 3 Mal am Tag und für 10 Tage.

Hauhechel *Onosis spinosa*
– *für Schlankheitskuren und belebt „Stubenhocker"*

Hauhechelwurzel birgt
Kraft und Heil,
hilft Blase und Niere
auf sanfte Weil.

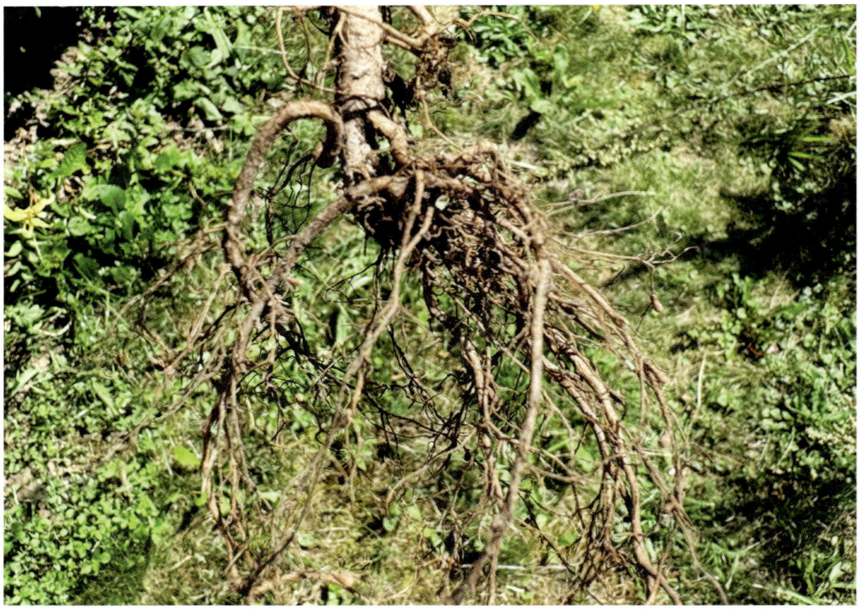

AUSSEHEN PFLANZE / WURZEL

Mehrjähriger Hauhechel wird 30 bis 60 cm hoch und ist ein strauchartiges Gewächs mit Dornen an seinen rötlichen Zweigen. Er hat eiförmige Blätter, rosa bis purpurfarbige Blüten und längliche Hülsenfrüchte.

Die kräftige rötlichbraune Pfahlwurzel wird fast 50 cm lang und wächst oft in mehreren Schichten übereinander. Sie ist fleischig und hat viele Seitenwurzeln. Die Wurzel riecht beim Ausgraben nach Ziegenbock.

ERNTE

Von Oktober bis März sollten die Pfahlwurzeln mit ihren zahlreichen Seitenwurzeln aus dem Boden.

Die Wurzeln verankern die Pflanze sehr gut, was das Graben der Wurzel etwas erschwert. Daher auch ihr Name Hauhechel, der an die Bauernhaue erinnert, welche benötigt wurde, um die Wurzel aus dem Boden zu bekommen. Die Wurzel wird nach dem Graben mit einer Bürste gereinigt und danach zum Trocknen halbschattig aufgehängt oder in Stücke geschnitten und zum Trocknen aufgelegt.

Volksnamen	Weiberkrieg, Stachelkraut, Hechelkraut, Ochsenbrech, Achafhechel, Pflugsterz
Pflanzenfamilie	Schmetterlingsblütler (*Fabaceae*)
Standort	Man findet die Pflanze auf Schafweiden, Trockenwiesen, in Waldlichtungen, an Waldrändern oder Brachland auf kalkhaltigen, durchlässigen Böden.
Inhaltsstoffe und Eigenschaften	Ononin (entzündungshemmend, erhöht die Wasserausscheidung), Spinonin (harntreibend, hemmt Bakterienwachstum, entzündungshemmend), Saponine (schleimlösend, entzündungshemmend, blutzuckersenkend, immunsystemstärkend)
Geschmack	Zuerst süß, danach herb, frisch ein Geruch nach Ziegenbock, – die getrocknete Wurzel hat diesen Geruch nicht mehr.
Verwechslungsmöglichkeiten	Kriechender Hauhechel (*Ononis repens L.*) wird nicht verwendet.
Interessantes	Personen mit Herzproblemen oder Nierenschwäche, Schwangere und stillende Frauen sowie Kinder unter 12 Jahren sollten Hauhechelwurzel nicht innerlich verwenden. Personen mit Blasenschwäche sollten Hauhechelwurzel innerlich nicht länger als 2 Wochen einnehmen.
Verwendungsart	Tee, Wurzelpulver, Wurzelhonig, Tinktur, Wurzelwein, Salbe

Großvaters „Schussbad“

Das sogenannte *Schussbad*, wie Hertas Oma die besondere Bademischung für Großvaters Rückenprobleme liebevoll nannte, durfte im Haus niemals fehlen. Herta half ihrer Großmutter manchmal dabei, den Hauhechel am Feld zu ernten. Diese stachelige, knorrige Pflanze wuchs dort so üppig, dass sie dem Großvater beim Pflügen regelmäßig den letzten Nerv raubte. In solchen Momenten fluchte der sonst so beherrschte Mann in einer Weise, dass selbst der Wind errötete. Anschließend verrichtete er seine Arbeit in so zornigen, ruckartigen Bewegungen, dass es nicht lange dauerte, bis ihn ein stechender Schmerz – ein Hexenschuss – abrupt ausbremste. Fluchend schleppte er sich dann ins Haus, wo ihm die Großmutter wortlos einen warmen Wickel mit ihrer bewährten *Schussbad-Kräutermischung* auflegte.

Meist war er schon am Abend oder spätestens am nächsten Tag wieder so weit hergestellt, dass er ein Bad nehmen konnte. Dafür kochte die Großmutter eine ordentliche Handvoll ihrer Kräutermischung in zwei bis drei Litern Wasser auf und gab den Sud dem Badewasser bei. Danach war der Großvater wieder bereit für seine tägliche Arbeit.

Für die Mischung sammelte sie eine gute Handvoll Wacholderbeeren und zerdrückte jede einzelne mit Geduld und Sorgfalt. Dazu kamen anderthalb Hände voll getrockneter Kamillenblüten, eine Handvoll getrocknete Hauhechelwurzeln und zwei Hände voll Heublumen.

Herta schmunzelte verschmitzt, als sie ihre Geschichte fortsetzte: „Meine Großmutter hat meinem Großvater nie erzählt, dass ausgerechnet die Pflanze, die ihm den Hexenschuss eingebrockt hatte, auch die wichtigste Zutat seiner Heilung war.“

VOLKSHEILKUNDE

In der Volksmedizin wurden der Pflanze viele Wirkungen nachgesagt – auch jenseits der Badewanne. Legte man Hauhechel unter die Sitzpolster, mit der Wurzel oder dem Stiel zur Tür gerichtet, sollte das die Verweildauer ungebetener Gäste oder fauler Hausangestellter erheblich verkürzen.

Getrocknet und zu feinem Pulver vermahlen, wurde Hauhechelwurzel sogar zum Süßen verwendet – ähnlich wie Staubzucker. Auch zum Schärfen der Sense nutzte man die Wurzel: Man *strich* das Sensenblatt damit ein.

Der berühmte Mattioli schrieb in seinem Kräuterbuch: „Rinde und Wurzel in Wein gesotten oder in Wein gelegt und getrunken, treiben den Stein mit Gewalt. Treiben auch die verborgenen Feigwarzen heraus und heilen dieselbigen. Den Wein im Mund gehalten, stillet das Zahnwehe.“

Auch Dioskurides lobte die harntreibende Wirkung der Wurzel. In Essig gekocht, sollte sie Zahnschmerzen lindern; als Abkochung sollte sie helfen, Nierensteine zu *vertreiben*.

Lonicerus schrieb in seinem Buch: „Dieses Kraut ist der fürnehmsten Steinkräuter eines, so den Stein und Harn in Menschen und Viehe austreiben, daher es auch Steinwurtzel genennet wird.“

Bei Hexenschuss, *verrutschten* Bewegungen, Rheuma, Gicht oder schmerzenden Gelenken wurden traditionell Wickel und Einreibungen mit der Wurzel gemacht. Auch bei Nierengrieß, Blasenleiden, Harnwegsproblemen oder Durchfallerkrankungen wurde die Wurzel innerlich angewendet – zur Unterstützung von Niere und Blase. Wichtig dabei: Die Wurzel sollte für ihre harntreibende Wirkung nicht zu stark erhitzt werden.

Auch in der Tiermedizin hatte Hauhechel einen festen Platz: Bei Pferden und Kühen wurde sie bei Erkrankungen der Nieren und Harnwege eingesetzt.

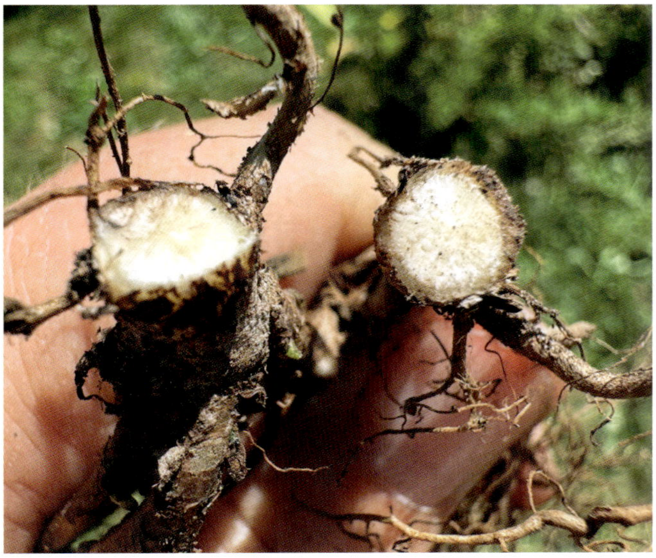

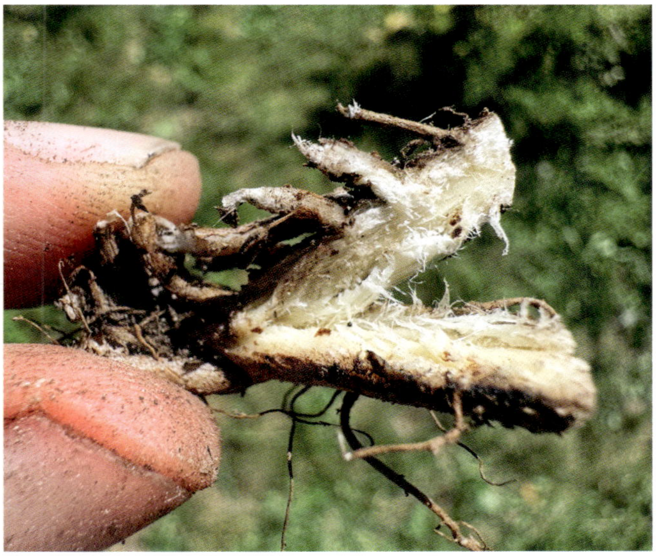

Hauhechelwurzel-Honig

bei Blasen- und Nierensteinleiden

ZUTATEN

- 250 g Hauhechelwurzel
- 1 l Wasser
- 1 kg Zucker

ZUBEREITUNG

Die frischen, in Stücke geschnittenen Wurzeln mit heißem Wasser übergießen und zugedeckt über Nacht rasten lassen. Am nächsten Tag abseihen, den Zucker hinzufügen, am Herd köcheln lassen, bis sich die Flüssigkeitsmenge ungefähr halbiert hat und eine honigartige Konsistenz besitzt. Einen Teelöffel der Flüssigkeit auf einen kleinen Teller geben, um im Erkalten die Festigkeit des *Honigs* zu bestimmen. Wenn die Konsistenz passt, noch heiß in Gläser füllen.

ANWENDUNG

Den *Honig* teelöffelweise mehrmals am Tag einnehmen.

Hauhechelwurzel-Tee

entwässernd, harntreibend, Nieren- und Blasenentzündungen, Bronchitis, Husten, Erkältungen

ZUTATEN

- 4 g Hauhechelwurzel (etwa 2 TL)
- 250 ml Wasser

ZUBEREITUNG

Die getrockneten Wurzelstücke mit Wasser übergießen, bis zum Siedepunkt erwärmen (nicht aufkochen), den Herd abschalten, 10 Minuten ziehen lassen, abseihen.

ANWENDUNG

3 Tage lang täglich eine Tasse schluckweise trinken, danach 3 Tage Pause machen und wieder 3 Tage eine Tasse täglich trinken, dies wiederholt man 3 Mal. Wichtig ist, dem Körper zusätzlich reichlich Flüssigkeit zuzuführen.

Hauhechelwurzelrinden-Wein

bei Nierengrieß, bei Feigwarzen, Zahnschmerzen, für die Milz

ZUTATEN

- 2 EL Wurzelrinde der Hauhechelwurzel
- 500 ml Rotwein

ZUBEREITUNG

Von den frischen Wurzeln die Wurzelrinde herunternehmen und diese mit dem Rotwein bis zum Siedepunkt aufkochen. Auf mittlere Temperatur zurückschalten und 10 Minuten ziehen lassen. Vom Herd nehmen, durch ein feines Sieb filtern und in eine Flasche füllen.

Die Wurzelrinde kann auch mit dem Wein übergossen werden, den man zugedeckt und kühl 4 Wochen stehen lässt. Danach abfiltern.

ANWENDUNG

Täglich 1 bis 2 Stamperl (2–4 cl) trinken.

Bei Zahnschmerzen spült man den Mundraum damit.

Hauhechelwurzel-Pulver

als Blasen-Nieren-Tee, bei Nierengrieß

ZUTATEN

- getrocknete Hauhechelwurzeln

ZUBEREITUNG

In der Kaffeemühle oder einer Küchenmaschine zu feinem Pulver vermahlen und trocken lagern.

ANWENDUNG

3 g Pulver mit 150 ml heißem Wasser übergießen und zugedeckt für 20 Minuten ziehen lassen, abseihen und trinken.

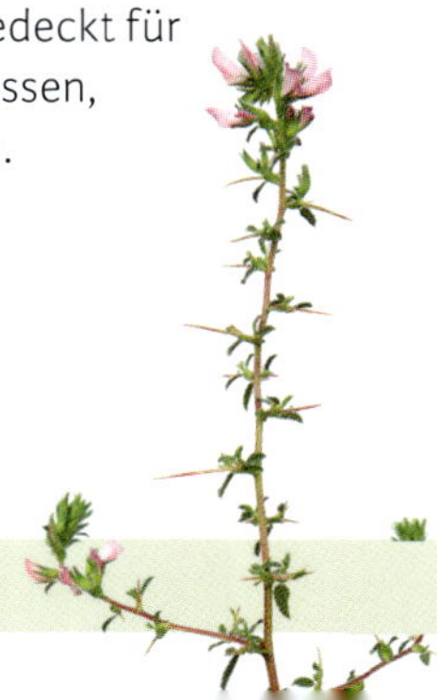

Hauhechelwurzel-Tinktur

für Frühlingskur, bei Wasseransammlungen, Nierengrieß, bakterieller Harnwegsinfektion, zur Anregung der Niere, Hexenschuss

ZUTATEN

- 50 g Hauhechelwurzeln
- 250 ml Alkohol mindestens 70 %iger (Obstbrand, Weingeist)

ZUBEREITUNG

Frische oder getrocknete Wurzel waschen, grob schneiden, mit einem Tuch trocken tupfen, mit dem Alkohol übergießen und für 4 Wochen kühl und dunkel stehen lassen. Danach abseihen und in Fläschchen mit Tropfer füllen.

ANWENDUNG

3 Mal täglich 10 Tropfen einnehmen für maximal 3 Wochen. Bei Hexenschuss die betroffenen Körperstellen mit der Tinktur einreiben.

Hauhechelwurzel-Salbe

bei Feigwarzen, Hexenschuss

ZUTATEN

- 1 TL Hauhechelwurzel, getrocknet
- 100 ml Olivenöl
- 8 g Bienenwachs

ZUBEREITUNG

Die Wurzeln mit dem Öl auf ca. 60 Grad erwärmen, nicht kochen. Nach 5 Minuten vom Herd nehmen und zugedeckt 2 Tage ziehen lassen. Danach erneut auf 60 Grad erwärmen, nochmals 10 Minuten ziehen lassen und durch ein feines Sieb filtern. Das Öl nochmals erhitzen, das Bienenwachs hinzufügen, sobald dieses geschmolzen ist, die fertige Salbe in Tiegel füllen.

ANWENDUNG

Auf betroffene Körperstellen auftragen, gleichzeitig einen Tee aus Hauhechelwurzel trinken. Bei Schmerzen die Salbe mehrmals täglich einmassieren.

Holunder *Sambucus nigra* – *die Wurz gegen Gifte, bei Fettleibigkeit*

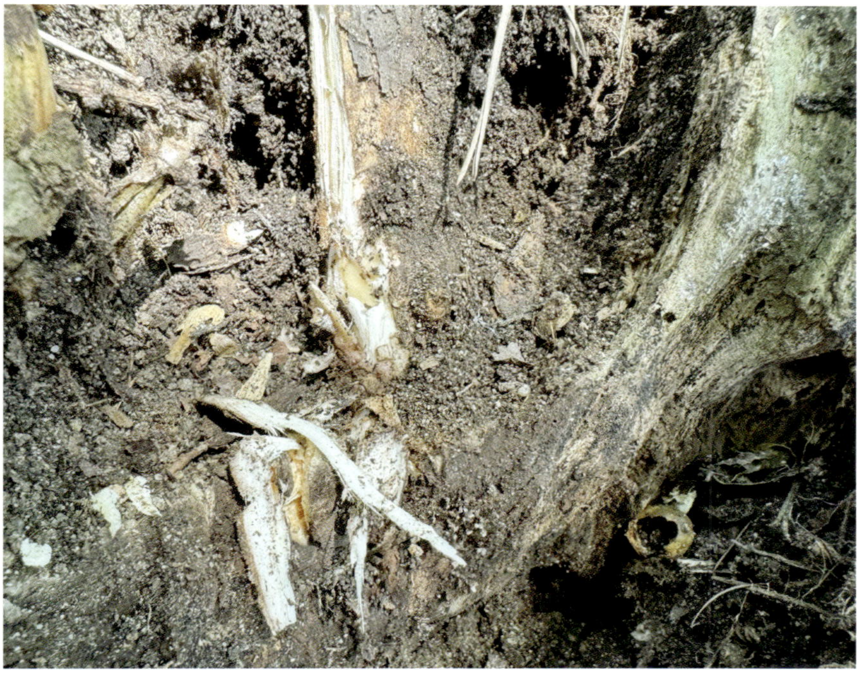

Rinde, Beere, Blatt und Blüte, jeder Teil ist Kraft und Güte …

AUSSEHEN PFLANZE / WURZEL

Der mehrjährige Holunder ist ein bis zu 10 m hoher Strauch oder Baum. Seine Triebe sind mit einem weißen Mark gefüllt. Die Laubblätter sind gefiedert mit gesägtem Rand. Im Mai hat er doldenartige Blüten, im Frühherbst hat er unzählige kugelige, schwarze Beeren.

Der Strauch hat dunkelbraune, fasrige, fleischige Wurzeln, welche sich flach unter der Erdoberfläche strahlenförmig verzweigen.

Volksnamen	Fliederbusch, Fliederbeere, Fledderbusch, Holler, Holder, Hollerbusch
Pflanzenfamilie	Moschuskrautgewächse (*Adoxaceae*)
Standort	Wächst in Auwäldern, an Flussufern, in Kiesgruben, in Entwässerungsgräben, in Heckenlandschaften, neben Häusern, Mauern und alten Gehöften. Er liebt nährstoffreiche, stickstoffhaltige Böden mit hohem Lehmanteil.
Inhaltsstoffe und Eigenschaften	Triterpenoide (wirken stimulierend auf das Nervenwachstum, antimikrobiell, Schutz vor Stress), Sterole (cholesterinsenkend, entzündungshemmend), Saponine (entzündungshemmend, harntreibend), Flavonoide (regulieren Blutdruck, stärken Immunabwehr), Cyanogene (Durchfall, Erbrechen, Verdauungsstörungen – daher immer kochen!)
Geschmack	leicht herber Geschmack
Verwechslungsmöglichkeiten	Zwergholunder (*Sambucus ebulus*) giftig!
Interessantes	Holunder enthält den bedenklichen Inhaltsstoff *Sambunigrin*, weshalb Früchte, Rinde und Wurzel vor einer innerlichen Verwendung gekocht werden müssen. Beim Kochen das Fenster öffnen, dann kann das entweichende Toxin ins Freie wandern.
Verwendungsart	Tee, Wurzelwein, Amulett

ERNTE

Von September bis Mitte Oktober kann man nach Wurzelteilen graben.

„Holunder ist ein heiliger Strauch, man stellt sich vor ihn und bittet um ein Stück seiner Wurzel und sagt ihm, wofür man dies braucht, dann wird sich ein geeignetes Wurzelstück zeigen", haben mir meine Eltern erklärt. Er wurzelt sehr flach, daher ist es einfach, mit einem Spaten ein Wurzelstück herunterzustechen. Der Strauch kann weiterwachsen.

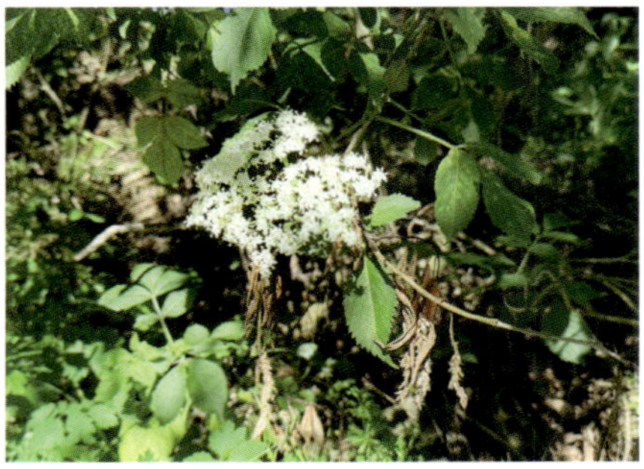

Giftwurz der Pilgersleut

„Bei den Pilgern kam es immer wieder zu Schlangenbissen", erzählt Hans, ein Halter aus der Gegend um Mariazell. *Halter* ist ein Ausdruck aus dem Volksmund für Hirten, die durch ihr abgeschiedenes Leben in den Bergen ein tiefes Wissen über Heilpflanzen und natürliche Heilmittel besaßen. Sie wussten genau, wie sie sich selbst und ihre Tiere im Krankheitsfall mit der Kraft der Natur helfen konnten.

Hans lebte in einer kleinen Almhütte und bewirtete hin und wieder Pilger, die auf ihrem Weg zur Basilika Mariazell bei ihm einkehrten. In der Region rund um Mariazell gibt es viele Schlangen. Besonders gern sonnen sie sich auf warmen Steinen, die entlang der Wege zu finden sind. Erschöpft von der langen Wanderung ließen sich die Pilger gerne auf diesen Steinen nieder, nichts ahnend, dass sich vielleicht gerade darunter eine Schlange aufhielt. Viele Pilger stammten aus Gegenden, in denen Schlangen kaum vorkommen. Sie waren sich nicht bewusst, dass sie kurz vor ihrem Ziel durch ein Gebiet mit vermehrtem Vorkommen – auch giftiger – Schlangen wanderten. So geschah es immer wieder, dass sie beim Ausruhen ihre Schuhe auszogen, den Rucksack ablegten, die Füße ausstreckten – und genau in diesem Moment fühlte sich eine Schlange bedroht und biss zu.

„Dabei sind auch Menschen ums Leben gekommen. Es gab tragische Geschichten", berichtet Hans weiter. Heute würde man einen Rettungshubschrauber rufen – damals gab es weder Telefone noch eine organisierte Rettung. Für den Notfall hatte Hans immer ein paar Stücke Holunderwurzel bei sich. Er kaute die Wurzel zu einem Brei und legte diesen direkt auf die Bisswunde. Zusätzlich bereitete er einen stark entwässernden Tee aus Holunderwurzel zu, den der oder die Gebissene möglichst rasch trinken sollte.

Den vorbeiziehenden Pilgern bot Hans ein wenig von dieser Holunderwurzel zum Kauf an, damit sie im Fall eines Schlangenbisses selbst handeln konnten.

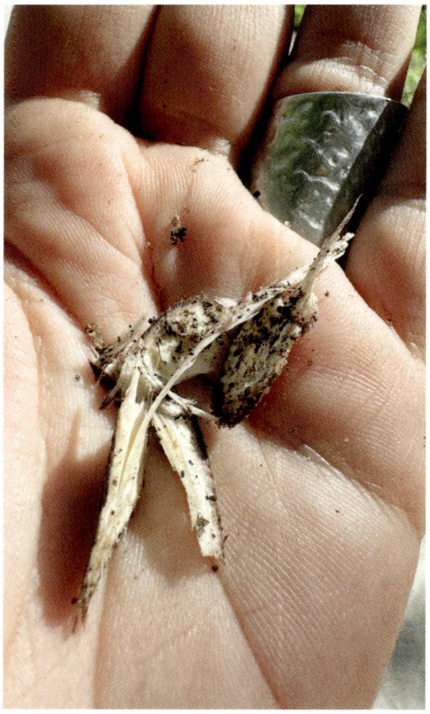

VOLKSHEILKUNDE

Der Holunder galt seit jeher als mächtiges Schutzsymbol – gegen Krankheiten ebenso wie gegen das Böse. Um diesen Schutz auch unterwegs bei sich zu tragen, grub man ein Stück Wurzel von jenem Holunderstrauch aus, der möglichst nahe beim Haus wuchs. In diese bohrte man ein kleines Loch, ließ sie trocknen und trug sie als Amulett um den Hals. Mancherorts gab man Familienmitgliedern, die das Haus verließen, ein solches Amulett mit auf den Weg – als Schutz und Segen zugleich.

Innerlich wird die getrocknete Holunderwurzel als Tee zubereitet, der vor allem eine entwässernde Wirkung hat und zur Reinigung dient.

Holunderwurzel-Tee

entwässernd, bei Fettleibigkeit, zum *Ausleiten* von Giftstoffen

ZUTATEN

- 2 EL getrocknete Holunderwurzeln
- 1 l Wasser

ZUBEREITUNG

Einige kleine Seitenwurzeln des Holunders in Stückchen schneiden und trocknen lassen. Mit dem Wasser übergießen, über Nacht ziehen lassen. Am nächsten Tag am Herd aufkochen und für 20 Minuten sieden lassen. Abseihen und in Flaschen füllen.

ANWENDUNG

2 Wochen lang täglich 250 ml trinken.

Die Teemenge für die gesamte Kur kann man nicht auf Vorrat zubereiten, sondern immer nur für 4 Tage – ergibt 1 l Tee.

Die Wurzeln sollte man natürlich auf einmal graben und trocknen lassen, ca. 8 Esslöffel.

Holunderwurzel-Trunk

entwässernd

ZUTATEN

- 3 EL getrocknete Wurzeln
- 1 l Weißwein

ZUBEREITUNG

Die jungen Seitenwurzeln in kleine Stücke schneiden, eine Woche trocknen lassen, in den Wein geben und über Nacht ziehen lassen. Am nächsten Tag am Herd aufkochen und für 20 Minuten mit geringer Temperatur sieden lassen. Abseihen und in eine Flasche füllen.

ANWENDUNG

Zur Entwässerung 2 Wochen täglich 1/16 l (62,5 ml) des Weins mit 250 ml warmem Wasser verdünnen und ungesüßt trinken.

Huflattich *Tussilago farfara*
– *nach auszehrenden Ausnahmezuständen, Wildgemüse*

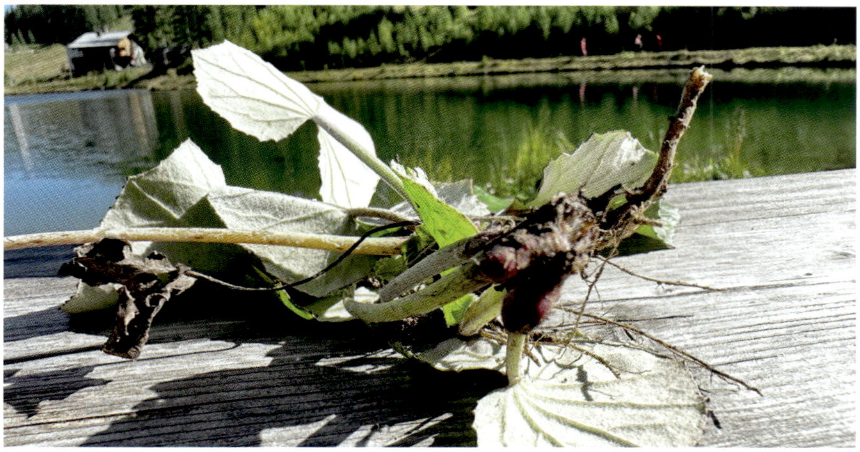

Hufblattwurz vertreibt Leiden der Brust.

AUSSEHEN PFLANZE / WURZEL

Zeitig im Frühling erscheinen strahlend gelben Korbblüten auf einem schuppigen, fleischigen Stiel. Erst nach der Blüte wachsen hufeisenförmige, an der Unterseite filzige Blätter.

Die Pflanze ist mehrjährig und hat dunkelbraune, fleischige Wurzeln, die sich horizontal ausbreiten. Von der Hauptwurzel zweigen seitlich viele feine, dünne Wurzelverästelungen ab.

ERNTE

Die Wurzeln erntet man nach dem Rückzug der Blätter ab September bis Februar, es ist darauf zu achten, dass man den Platz bereits vorher genau bestimmt hat, denn man sieht nichts mehr von der Pflanze, wenn man die Wurzel holt.

Man braucht einen kleinen Spaten und sticht den Wurzelstock aus, nimmt sich, wenn reichlich Pflanzen wachsen, den ganzen Wurzelstock oder sticht ein Stück des Wurzelstocks herunter und setzt den verbleibenden Wurzelteil wieder in die Erde, damit die Pflanze weiterwachsen kann.

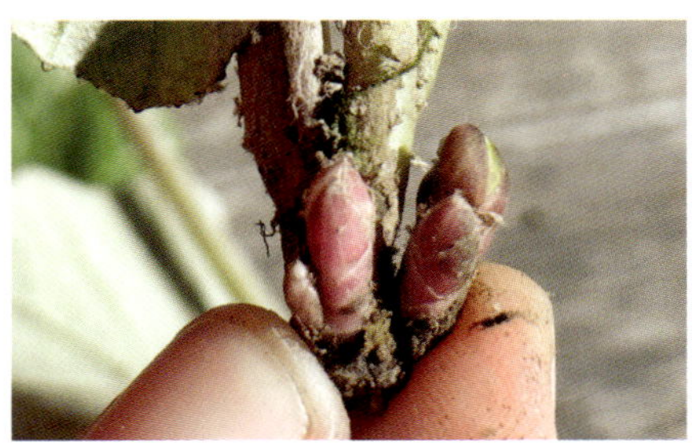

Volksnamen	Breitlattich, Brustlattich, Kuhfladen, Hufblatt, Bachblümlein, Sandblume, Rossfuß
Pflanzenfamilie	Korbblütler (*Asteraceae*)
Standort	Huflattich wächst an Wegrändern, auf Äckern, Schuttplätzen, in Steinbrüchen, neben Forststraßen, an Waldrändern und Bachufern dort, wo es feucht, sandig oder auch lehmig ist.
Inhaltsstoffe und Eigenschaften	Schleimstoffe (entzündungshemmend, bronchienerweiternd, reizlindernd, schleimlösend), Tannine (zusammenziehend), Inulin (zuckerähnliche Substanz), Magnesium (für Psyche, Nerven, Muskulatur), Kieselsäure (für Elastizität von Haut, Blutgefäßen, Haaren, Nägel), Zink (für den Stoffwechsel), Kalium (Säure-Basen-Haushalt, Nerven, Muskeln), Pyrrolizidinalkaloiden (bei Langzeiteinnahme potenziell leberschädigend)
Geschmack	würzig, leicht pfeffrig und etwas herb
Verwechslungsmöglichkeiten	Pestwurz (*Petasites hybridus*) schwach giftig
Interessantes	Huflattich enthält – wie auch der Beinwell – Pyrrolizidinalkaloide. Beim Verzehr sehr großer Mengen, wie sie allenfalls in Laborversuchen mit Tieren auftreten, kann es zu Leberschädigungen kommen. Schwangere und sehr kleine Kinder sollten Huflattich daher vorsichtshalber nicht einnehmen. Wird Huflattich an schattigen Plätzen geerntet, enthält er weniger von diesen Inhaltsstoffen. Generell gilt: Huflattich sollte man nur über einen kurzen Zeitraum anwenden.
Verwendungsart	Tee, Salbe, Wurzelpulver, Tinktur, Absud, Zuckerl, Wickel, Inhalationen

Die Wurzel des Fahrenden Volkes

Hubert war in seinen besten Mannesjahren – ein hochgewachsener, stattlicher Mann mit kräftigem Körperbau, gestählt durch harte körperliche Arbeit, und einem temperamentvollen Wesen. Schon in der Schulzeit wollte sich niemand mit ihm anlegen – wer es dennoch wagte, bereute es spätestens auf dem Heimweg.

So kam, was kommen musste: Einige Burschen taten sich zusammen, um Hubert in seiner Überheblichkeit eine Lektion zu erteilen. Sie lauerten ihm an einer großen Wiese am Waldrand auf. Von den sechs, die den Plan geschmiedet hatten, erschienen letztlich nur drei. Als Hubert von der Arbeit heimkehrte, fielen sie über ihn her. Der aufgestaute Zorn entlud sich ungehemmt und Hubert blieb – im Gesicht stark blutend, übersät mit blauen Flecken und geschwollenen Gliedmaßen – zusammengekauert am Boden liegen.

Nicht weit entfernt kampierte das Fahrende Volk. Sie fanden den übel zugerichteten Hubert und nahmen ihn mit in ihr Wagenlager. Die Frauen zerquetschten Huflattichblätter und -wurzeln, mischten sie mit Honig zu einem heilenden Brei und legten diesen auf seine Wunden. Täglich wurden die Verletzungen mit dem Brei versorgt – und schon nach kurzer Zeit war von den Spuren der Prügel kaum noch etwas zu sehen. Die Burschen staunten nicht schlecht, als Hubert nur wenige Tage später nahezu unverletzt vor ihnen stand.

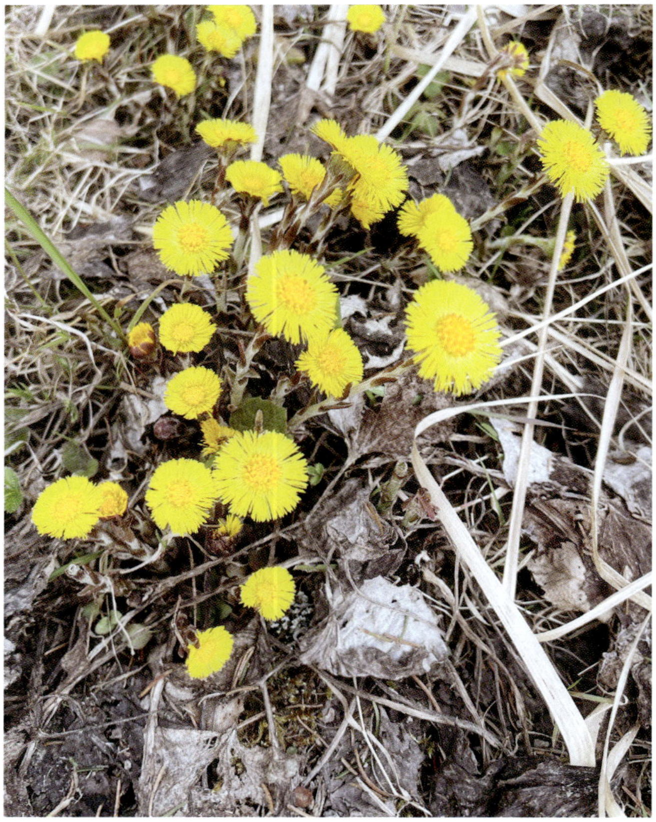

VOLKSHEILKUNDE

Früher galt die Huflattichwurzel als wertvolles Winternahrungsmittel – ein nahrhaftes Wildgemüse. Die Wurzeln wurden im Spätherbst, noch vor dem ersten Frost, ausgegraben. Dabei sollte man sie nicht reinigen, sondern lediglich aus der Erde holen. Im sogenannten *Erdkeller* unter dem Haus – ein Sandhügel aus ein bis zwei Kübeln Sand – wurden die Wurzeln dann vergraben. So blieben sie bis in den Januar oder Februar saftig und jederzeit verfügbar. Heute wird diese Methode manchmal noch bei Karotten, Pastinaken oder Petersilienwurzeln angewendet. Zum Verzehr wurden die Wurzeln dann gereinigt und entweder in Salzwasser gekocht oder in Fett gebraten.

In der Volksmedizin verwendet man die Huflattichwurzel bis heute in Tees, Inhalationen oder Wickeln bei Erkrankungen der Atemwege mit Schleimbildung – etwa bei Bronchitis, Asthma oder zur Stärkung der Lunge. Auch zur allgemeinen Kräftigung nach Zeiten der Schwäche hat sich das Pulver der Wurzel bewährt.

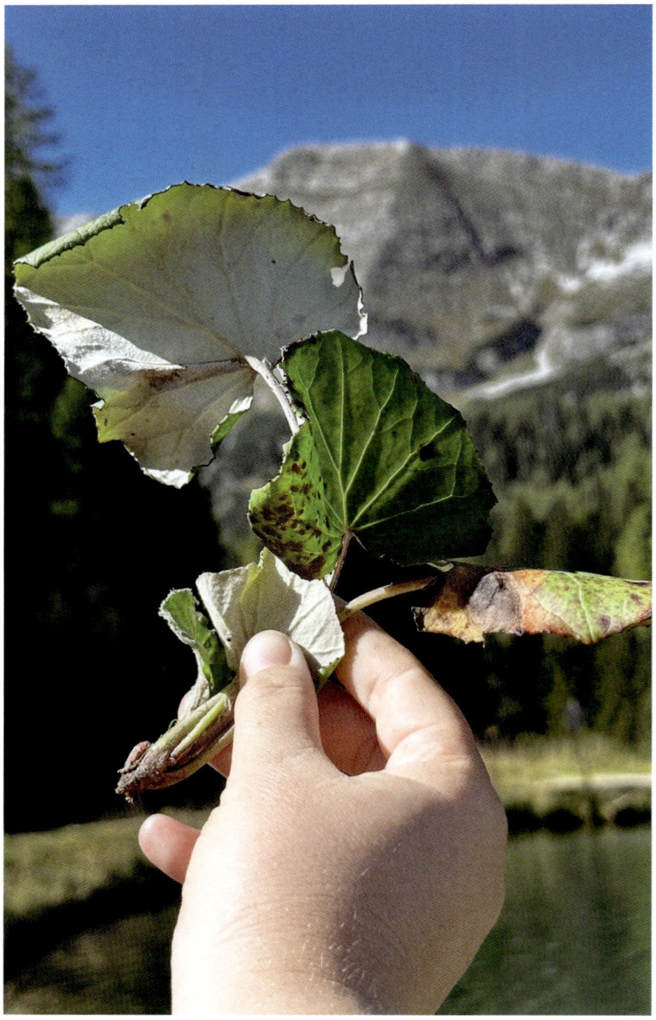

Huflattichwurzel-Zuckerl

bei Hals-Mund-Rachen-Entzündungen

ZUTATEN

- 8 EL Wurzelstücke
- 2 EL Thymiankraut (*Thymus vulgaris*)
- 1 l Wasser
- 1 kg brauner Zucker

ZUBEREITUNG

Frische, zerkleinerte Wurzelteile und das grob geschnittene frische Thymiankraut mit dem Wasser in einer hohen, breiten Pfanne (wer keine Pfanne mit hohem Rand hat, verwendet einen Kochtopf mit großer Fläche) zum Kochen bringen. Temperatur zurückschalten und das Ganze köcheln lassen, bis das Wasser um die Hälfte einreduziert ist, danach abseihen.

Das Kräuterwasser erneut in der Pfanne auf den Herd stellen, den Zucker einrühren, aufkochen und unter ständigem Rühren bei geringer Hitze köcheln lassen, bis eine dickliche Masse entsteht. Die Masse ist perfekt, wenn man ein wenig davon in kaltes Wasser tropft und dieser Tropfen aushärtet.

Nun auf ein mit Backpapier belegtes Backblech mit einem Löffel kleine Kügelchen tropfen und trocknen lassen. Wer möchte, kann die Zuckerl nach dem Aushärten in Puderzucker wälzen.

Danach werden sie in luftdichten Gefäßen aufbewahrt.

ANWENDUNG

Einige Zuckerl pro Tag lutschen.

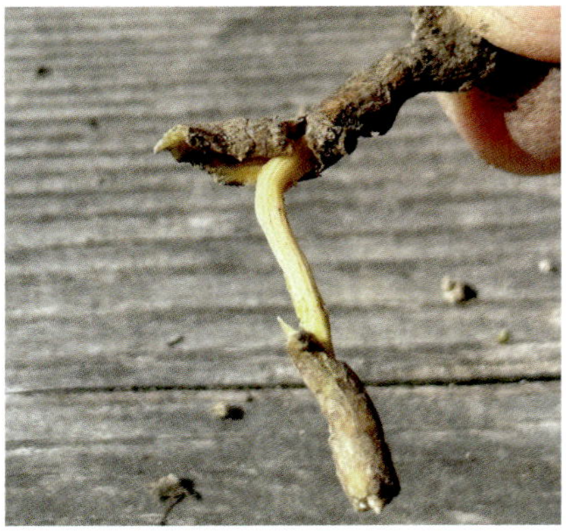

Huflattichwurzel-Gemüselaibchen

gut für die Atemwege

ZUTATEN

- 150 g Haferflocken
- 30 g Gouda (oder Parmesan)
- 1 Karotte
- 2 Huflattichwurzeln, frisch
- 1 Ei
- 40 g Semmelbrösel
- 10 g Leinsamen
- 2 EL Öl (Raps, Olive, Sonnenblume)
- 150 g Joghurt
- Petersiliengrün
- Salz

ZUBEREITUNG

Käse und Wurzeln fein schneiden oder mit der Gemüsereibe hacheln. Mitsamt den anderen Zutaten in einer Schüssel vermischen, durchkneten und 10 Minuten zugedeckt rasten lassen. Sollte die Masse zu fest sein, etwas Öl dazugeben. Aus der Masse flache Laibchen formen und in Fett goldgelb backen (ca. 4 Minuten pro Seite).

ANWENDUNG

Köstliche Hauptspeise, mit Püree oder Joghurtsauce servieren.

Huflattichwurzel-Tee

Husten, Asthma, Lungenerkrankungen, schleimlösend

ZUTATEN

- 1 EL Wurzelstücke, getrocknet
- 250 ml Wasser

ZUBEREITUNG

Huflattich mit kochendem Wasser übergießen, 10 bis 15 Minuten ziehen lassen und abseihen.

ANWENDUNG

Mit ein wenig Honig süßen und möglichst warm und schluckweise trinken. Nicht länger als 2 Wochen durchgehend verwenden, dann eine längere Pause einlegen.

Huflattichwurzel-Pulver

bei auszehrenden Krankheiten, körperstärkend

ZUTATEN

- 5 bis 6 ganze, frische Wurzeln

ZUBEREITUNG

Im Schatten wachsende Pflanzen bevorzugen. Nach dem Waschen mit einem Tuch trocken tupfen. Danach in kleine Stücke schneiden, diese in die elektrische Küchenreibe (oder elektrische Kaffeemühle) geben und fein mahlen. Danach das Pulver auf Papier zum Trocknen auflegen.

ANWENDUNG

Zur Körperkräftigung nach langen Krankheiten oder sonstigen Ausnahmezuständen für 2 Wochen morgens und abends eine Messerspitze entweder unter das Essen mischen oder mit 250 ml Wasser einnehmen.

Huflattichwurzel-Hautwasser

bei fettiger, schuppiger Haut

ZUTATEN

- 2 frische Wurzeln
- ½ Biozitrone
- 500 ml abgekochtes Wasser

ZUBEREITUNG

Wurzeln säubern, in grobe Stücke schneiden und in eine Schüssel geben. Den Zitronensaft und das ausgekühlte Wasser hinzufügen.

Über Nacht ziehen lassen, am nächsten Tag abseihen.

ANWENDUNG

Bei juckender oder geröteter Haut die Haut waschen.

Nicht nur für den Körper, sondern auch für das Gesicht verwenden.

Ingwer *Zingiber officinale* – *Glückswurzel, „goldene Wurzel" der Seefahrer*

*Ingwer, gemahlen fein,
wird eine Wohltat für
deinen Magen sein.*

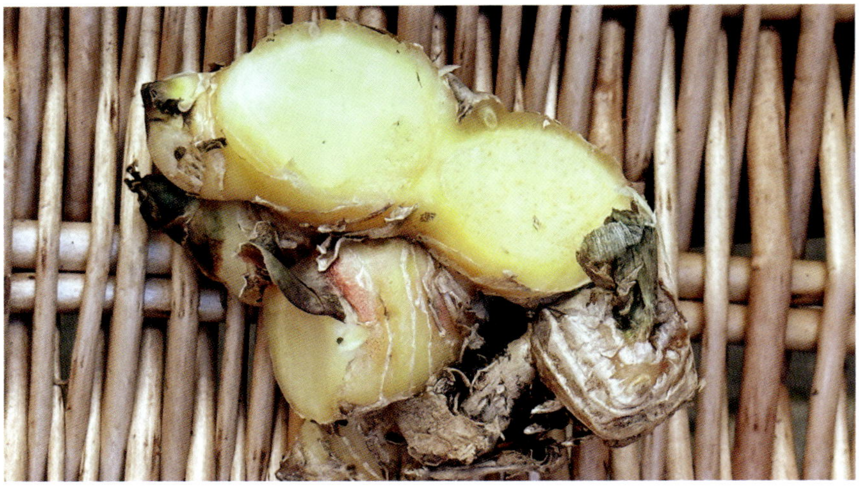

AUSSEHEN PFLANZE / WURZEL

Ingwer ist eine mehrjährige Pflanze, die bis zu 120 cm hoch wird. Die aus dem Boden wachsenden schilfartigen Blätter sind schmal, länglich und groß, die Blüten violett mit zapfenartigen Blütenständen. Der Duft ist süßlich.

Die äußerlich hellbraunen und innerlich hellgelben fleischigen Rhizome sind saftig. Sie haben längliche bis knollenartige Formen und verzweigen sich gerne.

ERNTE

Frische Rhizome bekommt man in Bioqualität im Handel. Eigene Wurzeln aus einer Kultivierung im Haus kann man frühestens ca. 8 Monate nach der Pflanzung mit der Hand ernten.

Die Seitenwurzeln werden behutsam entfernt, über Nacht in Wasser gegeben und am nächsten Tag wiederum eingesetzt. So kann eine neue Pflanze wachsen. Für Wurzeln, die getrocknet oder zu Pulver vermahlen werden, lässt man die Pflanze wachsen, bis sich ihre Blätter gelblich verfärben. Zu diesem Zeitpunkt schmeckt die Wurzel intensiver und behält selbst nach dem Trocknen und Vermahlen genügend von ihrem typischen Geschmack.

Volksnamen	Ingber, Imber
Pflanzenfamilie	Ingwergewächse (*Zingiberaceae*)
Standort	Ingwer kommt ursprünglich aus Südostasien und wird vereinzelt in Europa in Gewächshäusern kultiviert. Er liebt halbschattige, lockere Böden und warmes, feuchtes Klima. Er braucht einen Boden mit pH-Wert von 5,5 bis 6,5. Er ist eine mögliche Zimmerpflanze.
Inhaltsstoffe und Eigenschaften	Gingerole (entzündungshemmend, schmerzlindernd, regen Fettverbrennung an, scharfer Geschmack), Zingiberen (entzündungshemmend), Vitamin C (schützt Zellen, wichtig für Knochen, Haut, Bindegewebe, Zähne), Phosphor (wichtig für Niere, Herz und Nerven, verbessert Ausdauer), Kalzium (wichtig für Knochen, Zähne, Haare und Nägel), Eisen (wichtig für Sauerstoffverteilung und Zellbildung), Natrium (wichtig für Funktion von Nerven und Muskeln)
Geschmack	fruchtig, zitrusartig, erfrischend, süß, scharf
Verwechslungsmöglichkeiten	Thai-Ingwer (*Alpinia galanga*) essbar
Interessantes	Personen, die blutverdünnende Medikamente einnehmen oder unter Gallenproblemen leiden, sollten bei der Anwendung vorsichtig sein. Beim Kauf ist es wichtig, auf Frische und Qualität zu achten: Die Wurzel sollte möglichst jung sein, eine dünne, glatte Schale (die braune Außenschicht) und ein saftiges, gelbliches Inneres besitzen. Um Ingwer länger frisch zu halten, wickelt man ihn in ein leicht feuchtes Tuch und lagert ihn im Kühlschrank.
Verwendungsart	Tee, Tinktur, Wickel, Pulver, Küchengewürz, Zuckerl, kandiert, Öl, ätherisches Öl, Salbe, Likör, Brand

Unrühmliche Rosskuren

Wenn wir heute von einer *Rosskur* sprechen, meinen wir eine drastische Behandlung mit kräftigen Mitteln – oft abgeleitet aus der Tiermedizin. Früher bedienten sich betrügerische Pferdehändler spezieller Tricks, um ein Tier jünger, kräftiger und temperamentvoller erscheinen zu lassen: Sie rieben dem Pferd gemahlenen Pfeffer in den After, was zu Unruhe und einem aufgeregten Verhalten führte – ideal, um das Tier für einen besseren Preis zu verkaufen.

Auch Ingwer kam dabei zum Einsatz: Eigenwillige, widerspenstige Pferde bekamen eine Pille aus Ingwerwurzel in den After eingeführt. Dadurch standen sie – scheinbar stolz und gehorsam – mit erhobenem Schweif und ohne auszuschlagen vor dem potenziellen Käufer.

Auch im Pferderennsport, wo hohe Summen auf dem Spiel standen, wurde zu solchen Methoden gegriffen: Eine Portion Pfeffer oder Ingwer im After des Tieres sollte es *anfeuern* und zu besonders feurigen Leistungen anspornen – eine Art tierisches Doping, das man als weniger brutal empfand als den Einsatz der Peitsche.

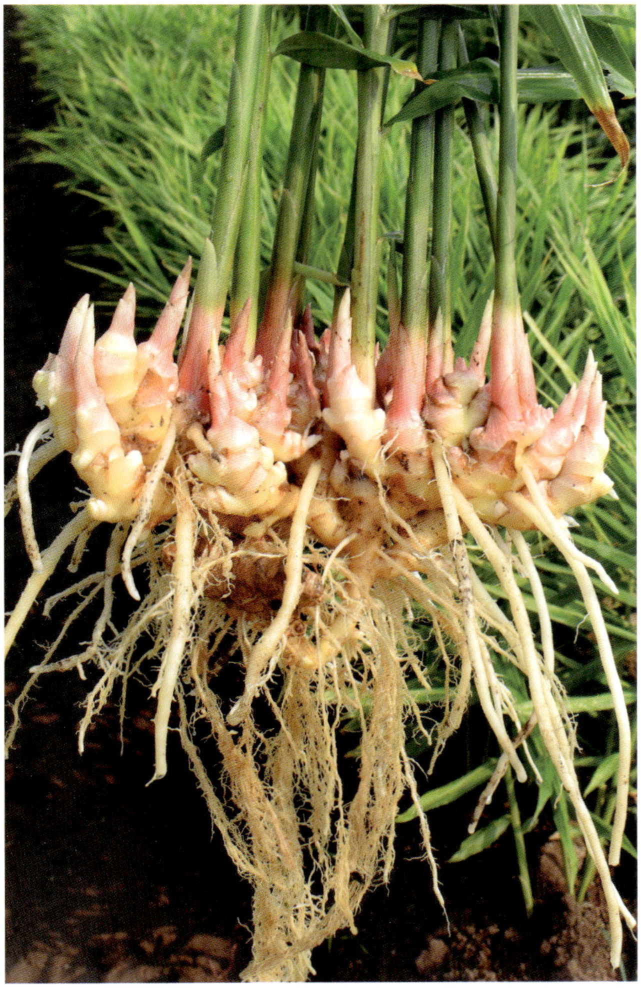

VOLKSHEILKUNDE

In der Volksüberlieferung bringt eine getrocknete Ingwerscheibe, in der Hosentasche getragen oder um den Hals gehängt, Glück. In der Geldbörse soll sie für Wohlstand sorgen, im Haus aufgehängt das Böse fernhalten.

Woher der Ingwer ursprünglich stammt, ist umstritten. Erste schriftliche Quellen verweisen auf Indien und China. Von dort brachten ihn geschäftstüchtige arabische Gewürzhändler nach Europa – doch die genaue Herkunft hielten sie geheim, um den Preis der begehrten Wurzel hochzuhalten. Ein halbes Kilo Ingwer kostete einst so viel wie ein fettes Schaf! Heute ist Ingwer glücklicherweise in fast jedem Geschäft zu erschwinglichen Preisen erhältlich.

Obwohl die Pflanze in Mitteleuropa nicht wild wächst, ist sie aus Küche und Hausapotheke nicht mehr wegzudenken. Für Seefahrer galt Ingwer einst als *Goldene Wurzel* – gekaut half er gegen Übelkeit und Seekrankheit.

Ingwer beruhigt den Magen. Auch heute wird er bei Reiseübelkeit, Schwangerschaftsübelkeit oder nach Narkosen – als Tee oder frisch gekaut – eingesetzt. Schon Dioskurides lobte ihn als Mittel gegen die *Verdunkelung der Augen*, zur Stärkung des Magens und als allgemeines Gegengift.

Im Mittelalter versuchte man sogar, die Pest mit Ingwer zu bekämpfen. Ob als Wasserauszug, heißes Getränk oder gekaut – Ingwer kam bei Infektionskrankheiten, Entzündungen, Schmerzen, Gelenkbeschwerden, Migräne, Darmparasiten, zur Blutzuckersenkung, Beruhigung der Nerven und zur Förderung der Durchblutung zum Einsatz.

Ab dem 14. Jahrhundert finden sich in England Speisen wie *Ingwerbrot* oder *Ingwerkekse*. Ingwerpulver stand – wie Salz und Pfeffer – als Standardgewürz auf dem Esstisch.

Im 19. Jahrhundert entwickelten die Engländer das erste *Ingwerbier*, indem sie Pulver auf den Bierschaum streuten und einrührten. Es folgten *Ginger Ale*, Ingwerlikör, Ingwergin und vieles mehr.

In der asiatischen Küche ist Ingwerpulver weit verbreitet. Heute finden wir fertige Ingwerpasten im Supermarkt. In Indien wird frischer Ingwer klein geschnitten, gemeinsam mit Knoblauch in heißem Fett angebraten, dann Fleisch und Gemüse hinzugegeben und nach Belieben gewürzt.

Eingelegter Ingwer, zwischen den Gängen gekaut, neutralisiert den Geschmackssinn und regt die Verdauung an. Bei schweren, fettigen oder scharfen Speisen hilft Ingwer zuverlässig, die Verdauung zu verbessern.

Ingwerwurzel, kandiert

Halsschmerzen, Husten oder Erkältungen

ZUTATEN

- 400 g frische Ingwerwurzeln
- 500 ml Wasser
- 400 g Zucker

ZUBEREITUNG

Wie Pommes in längliche Streifen schneiden. In einer breiten Pfanne Wasser mit dem Zucker aufkochen, bis sich der Zucker zur Gänze aufgelöst hat.

Danach die geschnittene Wurzel in das köchelnde Zuckerwasser legen und für 15 Minuten zugedeckt bei ca. 60 Grad am Herd lassen.

Danach herausnehmen und auf Butterbrotpapier trocknen lassen.

ANWENDUNG

Bei Bedarf langsam kauen.

Sie sind einerseits Hustenzuckerl, andererseits aber auch Dekoration von Süßspeisen und Getränken.

Ingwerwurzel-Milch

bei Erkältungskrankheiten, Grippe, Halsschmerzen, Magenbeschwerden

ZUTATEN

- 20 g frische Ingwerwurzel
- 500 ml Wasser
- 250 ml Milch (Mandel-, Hafermilch)
- 1 Kardamomkapsel
- 1 kleine Zimtstange
- 1 EL Honig

ZUBEREITUNG

Den gelben Innenteil mit der Küchenreibe fein raspeln. Gewürze in einem Mörser grob quetschen. Ingwer und Gewürze in eine Kanne geben, das heiße Wasser darüber gießen und 15 Minuten ziehen lassen, danach abseihen. Milch hinzugeben und den Honig einrühren.

ANWENDUNG

Nach Bedarf trinken.

Ingwerwurzel-Tee

bei Grippe, Husten, Erkältungen, Entzündungen, Übelkeit, blutverdünnend, Migräne, Darmparasiten

ZUTATEN

- 1 frische Wurzel, etwa so lange wie der Daumen
- 1 l Wasser
- 1 Zitrone
- 4 EL Honig

ZUBEREITUNG

Das gelbe Innere mit einer Küchenreibe möglichst fein reiben. Mit dem Wasser aufkochen, dann Temperatur zurückschalten und für 10 bis 15 Minuten am Herd lassen, danach abseihen. Zitrone auspressen und mit dem Honig in den Tee rühren.

ANWENDUNG

Gerade wenn erste Erkältungsanzeichen wahrgenommen werden, ist dieser Tee hilfreich. 1 Liter ist eine Tagesportion. Je nach Bedarf schluckweise trinken, danach ruhig hinlegen und gut zudecken.

Ingwerwurzel-Wasser

bei Grippe, Husten, Erkältungen, Entzündungen, blutverdünnend

ZUTATEN

- 1 frische Wurzel, etwa so lange wie ein kleiner Finger
- 500 ml Wasser

ZUBEREITUNG

In dünne Scheiben schneiden. Das Wasser aufkochen lassen, über die Wurzeln gießen, zugedeckt 15 Minuten ziehen lassen, abseihen.

ANWENDUNG

Nach Bedarf 1 bis 2 Tassen trinken. Ingwer begünstigt das Schwitzen, daher sollte der Tee nicht getrunken werden, wenn man danach im Winter in die Kälte hinausgeht. Das wäre, als würde man ein Haus heizen und gleichzeitig die Fenster aufmachen.

Ingwerwurzel-Pulver

grippevorbeugend, fördert Schweißbildung

ZUTATEN

- frische Ingwerwurzel

ZUBEREITUNG

Den gelben Innenteil möglichst klein schneiden und trocknen lassen. Die getrockneten Wurzelstücke mit der Kaffeemühle oder der Küchenmaschine zu feinem Pulver vermahlen

ANWENDUNG

Das Pulver wird in der Küche zum Würzen verwendet. Ob für Aufstriche, Suppen, Soßen, Aufläufe – wer den Geschmack von Ingwer liebt, kann in seine Speisen jeweils eine Prise davon hineingeben. Das Wurzelpulver eignet sich sehr gut als Zugabe in Kaffee oder in Tee.

Ingwerwurzel-Badezusatz oder -Wickel

belebend, entzündungshemmend, krampflösend, durchblutungsanregend

ZUTATEN

- 100 g Ingwerwurzelstücke
- 250 ml Wasser

ZUBEREITUNG

Mit der Küchenreibe grob raspeln und im Wasser 6 Minuten kochen lassen. Den Herd abschalten und zugedeckt für weitere 20 Minuten stehen lassen, danach abseihen.

ANWENDUNG

Dem Badewasser als Erkältungsbad zugeben.

Als Wickel ein Tuch in den warmen Auszug tauchen und auf betroffene Körperstellen auflegen, ein Handtuch darüber legen und liegen lassen, bis es abgekühlt ist. Nach Bedarf wiederholen. Wer die durchblutungsfördernde Wirkung noch verstärken möchte, kann ein wenig Chilipulver hinzugeben.

Kalmus *Acorus calamus* – *Raucherentwöhnung*

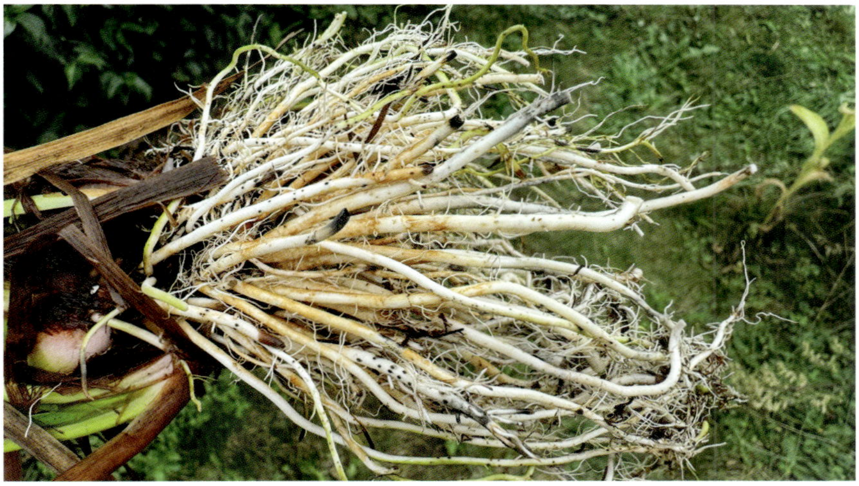

Volksnamen	Pfingstwurz, Brustwurz, Kaninchenwurz, Magenwurz, Nagenwurz, Ackerwurz
Pflanzenfamilie	Kalmusgewächse (*Acoraceae*)
Standort	Kalmus wächst in den Uferzonen stehender Gewässer und sumpfigen Landschaften. Er wird in belasteten Feuchtzonen eingesetzt, da er zu den Wasseraufbereitungspflanzen gehört. Er filtert Schadstoffe heraus.
Inhaltsstoffe und Eigenschaften	Gastrin (regt Magensäure an, ebenso das Bauchspeicheldrüsensekret, Muskelbewegung im Darm und die Lebertätigkeit), Acorin (entzündungshemmend, verdauungsanregend), Asarone (in kleinen Mengen beruhigend, verdauungsfördernd, in größeren Mengen toxisch), Gerbstoffe (zusammenziehend, blutstillend), Schleimstoffe (entzündungshemmend, blutzuckersenkend, abwehrkräfteanregend)
Geschmack	Süß, danach würzig mit einer Note von Ingwer und Zimt, später hat man einen bitteren Nachgeschmack.
Verwechslungsmöglichkeiten	Sumpf-Schwertlilie (*Iris pseudacorus*) frisch giftig, getrocknet nur mehr schwach giftig
Interessantes	Kalmuswurzel sollte wegen der leicht euphorisierenden Wirkung weder in großen Mengen noch über längere Zeiträume eingenommen werden. Als Repositionspflanze wurde sie bereits im 13. Jahrhundert von den Tataren zur Gewässerreinigung eingesetzt. Sie verbessert die Wasserqualität, indem sie den Sauerstoffgehalt erhöht und das Algenwachstum vermindert. Heute wird Kalmus als Filterpflanze für Teiche und in Kläranlagen verwendet.
Verwendungsart	Tee, Tinktur, Bad, kandiert, Räucherung, Wein, Schnaps, Wurzelpulver

Fehlt es an der Manneskraft, die Pfingstwurz wieder Kraft verschafft.

AUSSEHEN PFLANZE / WURZEL

Kalmus ist eine bis zu 1 Meter hohe Sumpfpflanze mit hellgrünen, schilfartigen Blättern, die direkt aus den Uferzonen eines Gewässers wächst. Der zylindrische Blütenstand ist gelblichbraun.

Typisch sind die langen, horizontal kriechenden, fleischigen und braunen Wurzeln. Reibt man an der Wurzel oder sticht ein Stück der Wurzel ab, verströmt sie einen kräftigen, würzigen Geruch.

ERNTE

Zu Fronleichnam gesammelte Wurzeln sollen besonders heilkräftig sein. Ansonsten holt man sie von März bis April oder September bis November.

Um Wurzeln zu holen, nimmt man einen Spaten und zieht sich Gummistiefel an. Die Wurzeln befinden sich im Sumpf oder im stehenden Wasser. Durch den flachen Wuchs der Wurzeln sind sie leicht zu ernten. Am besten sticht man ein Stück Wurzel ab, so kann die Pflanze weiterwachsen. Die kleinen feinen Wurzeln werden vom Wurzelstock entfernt, dann schneidet man ihn in möglichst kleine Stücke und legt diese zum Trocknen auf.

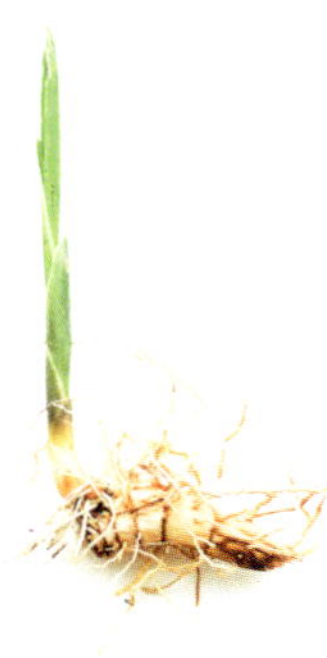

Kauwurz bei Magen- und Darmproblemen

Das Waldviertel wird von einem idyllischen Fluss namens Thaya durchzogen. Entlang seiner Ufer wuchsen in Hertas Kindheit Kalmuspflanzen. Mit Gummistiefeln und einem geflochtenen Korb machten sich Herta und ihre Mutter auf den Weg zu einer Flussbiegung, wo das Wasser besonders ruhig stand. In der seichten Uferzone, direkt im Wasser, fanden sie den Kalmus. Hertas Mutter stieg ins Wasser und stach mit einer kleinen Schaufel einige Wurzelstücke ab. Die lehmigen, klebrigen Erdreste wurden im Flusswasser abgewaschen, bevor sie Herta die gesäuberten Wurzeln in den Korb legte. „Durch das stehende Wasser hatten die frisch gestochenen Wurzeln für mich einen modrigen Geruch", erinnert sich Herta.

Zu Hause angekommen, wusch die Mutter die Wurzelstücke erneut mit klarem Wasser, trocknete sie mit einem Tuch ab und entfernte anschließend mit einem Messer die äußere Schicht – die Rinde der Wurzel. Sofort verflog der unangenehme Geruch. Den weichen, weißen inneren Wurzelteil schnitt sie in etwa 5 mm große Stücke und legte diese zum Trocknen aus.

Wurde Hertas Mutter – wie so oft – von Magen- oder Darmbeschwerden geplagt, nahm sie ein Stück der getrockneten Kalmuswurzel in den Mund und kaute *gefühlt ewig lang* darauf herum.

„Seit meinem 40. Lebensjahr habe auch ich immer wieder mit Magen- und Darmbeschwerden zu tun", erzählt Herta. Immer wieder zieht es sie an die Thaya, um nach Kalmuspflanzen zu suchen. Zwar gibt es einige ähnliche Pflanzen, doch Herta ist unsicher, ob es wirklich Kalmus ist – der Flusslauf hat sich durch menschliche Eingriffe verändert, und die früher typischen stillen Uferzonen gibt es kaum noch.

Heute geht Herta deshalb lieber auf Nummer sicher: Sie kauft getrocknete Kalmuswurzel in der Apotheke – und kaut sie genauso, wie es ihre Mutter einst tat.

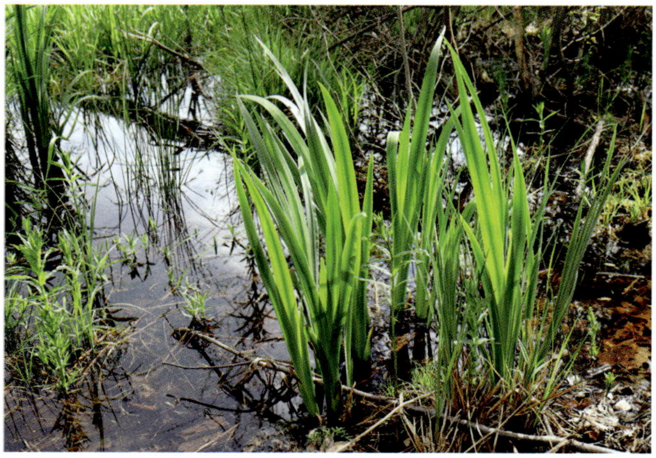

VOLKSHEILKUNDE

„Narde und Safran, Kalmus und Zimt, mit allerlei Bäumen des Weihrauchs, Myrrhen und Aloe mit allen besten Würzen." – so heißt es schon in der Bibel, im Hohelied 4,14.

Den türkischen Sultanen soll die Kalmuswurzel geholfen haben, ihre Manneskraft bei ihren zahlreichen Frauen zu erhalten. Kaiser Ferdinand ließ Kalmuswurzeln importieren, um für Nachkommen im Herrscherhaus zu sorgen.

Kleinen Kindern wurde ein Bad in Kalmuswasser zur Förderung von Gesundheit und Körperkraft verabreicht.

Ein Stück Wurzel, direkt am Körper getragen, sollte vor Gicht, Rheuma und Ischias schützen – ebenso Konzentration und Mut stärken.

Wurzelklauber versorgten ältere, schwächere Menschen mit Kalmus, um den Alterungsprozess hinauszuzögern.

Auf die Frage, wie sie Kalmus verwenden, antworten viele Menschen, dass sie getrocknete Wurzelstücke in der Hosen- oder Rocktasche mit sich führen. Bei Schmerzen, Krämpfen oder Magen-Darm-Beschwerden wird ein Stück langsam gekaut – manchmal auch mehrere –, und anschließend ausgespuckt. Kauen Raucher auf Kalmuswurzel, wird ihnen übel. Deshalb wird sie auch zur Raucherentwöhnung eingesetzt.

Kalmus wirkt nervenberuhigend und stimmungsaufhellend. Ein Wasserauszug wird traditionell verwendet bei Verdauungsproblemen, Magen-Darm-Beschwerden, Schmerzen im Verdauungstrakt, zur Gedächtnis- und Konzentrationsförderung, bei Krämpfen, zur Beruhigung, als Schlafmittel, bei Zahnfleischproblemen, als Tonikum, bei Husten- und Lungenleiden sowie zur Aufhellung des Gemüts.

Das Wurzelpulver dient auch als aromatisches Gewürz. Die Parfüm- und Kosmetikindustrie schätzt bis heute das süßlich-aromatisch duftende ätherische Öl der Pflanze.

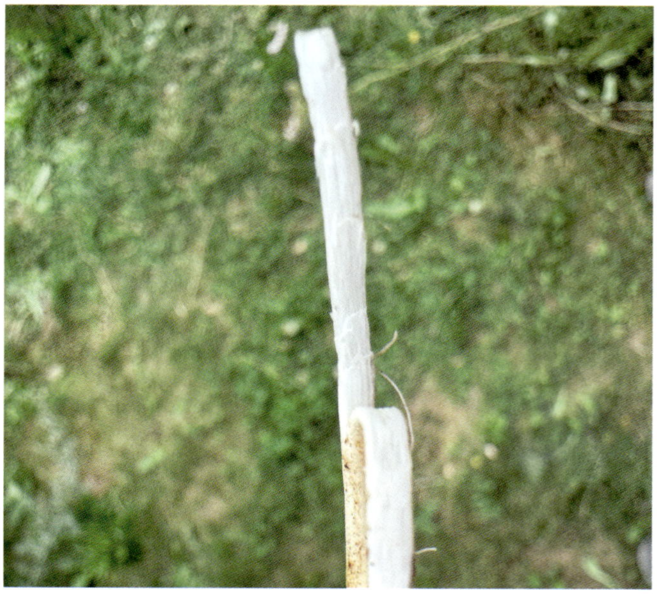

Kalmuswurzel-Tee – Warmauszug

zur Körperstärkung, bei schwächlichen Kindern, Appetitanregung, verdauungsanregend, bei Blähungen, schmerzstillend, gallenflussanregend, bauchspeicheldrüsenanregend, Gurgelwasser, körperkräftigender Badezusatz

ZUTATEN

- 1 TL getrocknete Kalmuswurzel
- 250 ml Wasser

ZUBEREITUNG

Mit heißem (mindestens 60 Grad) Wasser übergießen und zugedeckt 15 Minuten ziehen lassen, danach abseihen.

ANWENDUNG

Nur bei Bedarf trinken, ist keine Daueranwendung.

Bei allen Indikationen und zur Potenzsteigerung morgens, mittags und abends jeweils vor dem Essen 1 Esslöffel des Tees einnehmen.

Bei Verdauungsproblemen, zur Galle- und Bauchspeicheldrüsen-Anregung 15 bis 20 Minuten vor dem Essen eine kleine Tasse (125 ml) trinken.

Bei Zahnfleischbluten oder als Mundspülung mit einem Schluck gurgeln, danach ausspucken.

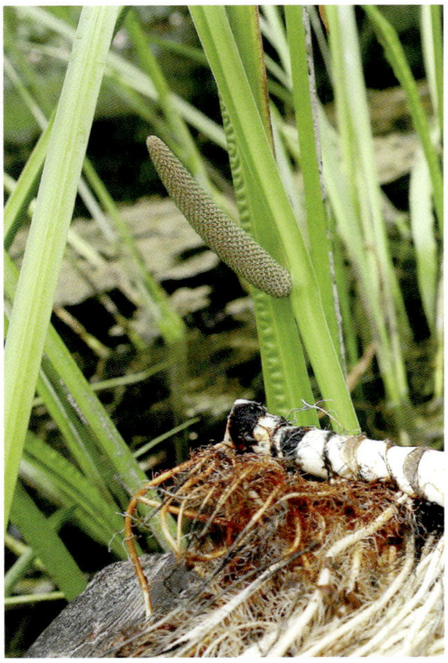

Kalmuswurzel-Tee – Kaltauszug

bei Husten, Lungenproblemen, Raucherhusten, Magen-Darm-Entzündungen, Bronchitis, Halsschmerzen

ZUTATEN

- 1 TL getrocknete Wurzel
- 250 ml Wasser

ZUBEREITUNG

Wurzelstücke mit dem zimmerwarmen Wasser übergießen, zugedeckt über Nacht (etwa 12 Stunden) ziehen lassen, damit sich die Schleimstoffe herauslösen, danach abseihen. Wer möchte, kann den Tee zum Trinken etwas erwärmen.

ANWENDUNG

Langsam und schluckweise trinken.

Kalmus-Gundelreben-Aufguss

bei Lungen- und Magenschwäche

ZUTATEN

- 2 TL getrocknete Kalmuswurzel
- 2 EL Gundelrebenblätter (*Glechoma hederacea*)
- 500 ml Wasser

ZUBEREITUNG

Wasser mit der Wurzel aufkochen, vom Herd nehmen, etwas abkühlen lassen und über die Gundelrebe gießen. 5 Minuten ziehen lassen, abseihen.

ANWENDUNG

Nach längeren Erkrankungen morgens und abends je 1 Tasse trinken.

Kalmuswurzel-Wein

allgemeines Kräftigungsmittel

ZUTATEN

- ½ TL frische Kalmuswurzel
- 250 ml süßer Weißwein

ZUBEREITUNG

Frische Wurzel mit einer Reibe fein raspeln, mit dem Wein aufgießen.

ANWENDUNG

Vormittags frisch zubereitet trinken oder eine Dessertschüssel mit ein paar Biskotten auslegen, den Kalmuswein darüber gießen und dies als Vormittagsstärkung essen.

Kalmuswurzel, kandiert

zur Körperstärkung, verdauungsunterstützend, konzentrationssteigernd, nervenberuhigend, Raucherentwöhnung

ZUTATEN

- 400 g frische Kalmuswurzeln
- 500 ml Wasser
- 400 g Zucker

ZUBEREITUNG

Siehe kandierte Ingwerwurzel auf Seite 138.

ANWENDUNG

Kandierte Wurzeln in kleine Stücke brechen und langsam kauen.

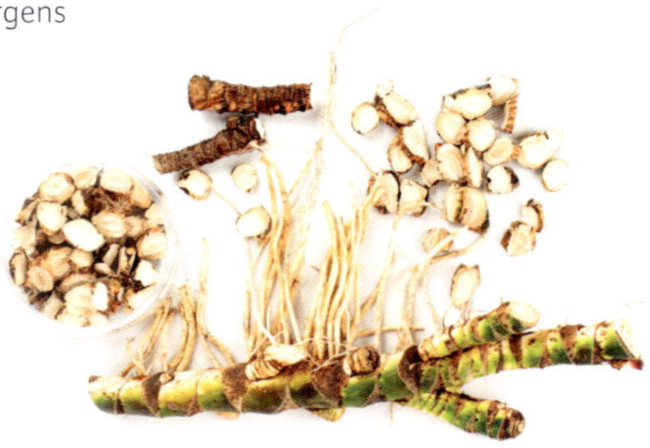

Kalmuswurzel-Tinktur

bei Schlafproblemen, Magenkrämpfen, Übelkeit, Husten, zur Konzentrationsstärkung, als Gurgelwasser bei Zahnschmerzen, Anregung der Männlichkeit, bei Reiseübelkeit und Reiseangst

ZUTATEN

- 5 EL Kalmuswurzeln
- 150 ml Alkohol (Brand, Korn, Weingeist)

ZUBEREITUNG

Wurzelstücke in ein Glas geben, mit dem Alkohol übergießen, verschließen und für 4 Wochen dunkel stellen, danach durch ein möglichst feines Sieb filtern oder in das Sieb ein Tuch legen und hier durchseihen.

ANWENDUNG

2 bis 3 Mal täglich 30 Tropfen entweder pur oder in 250 ml Wasser einnehmen.

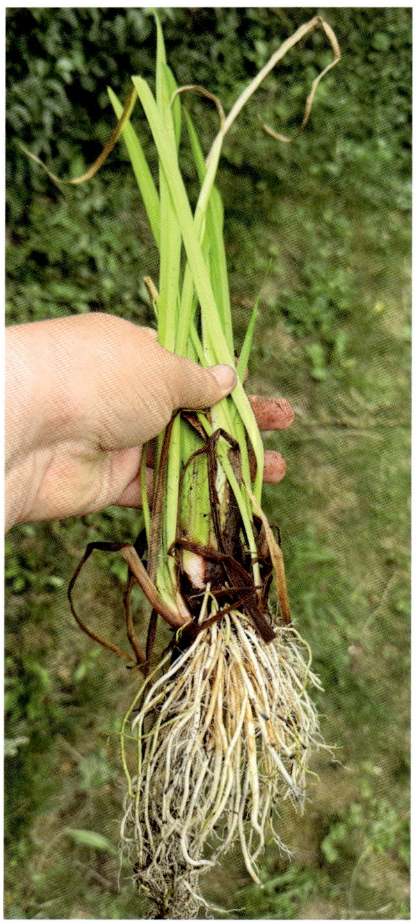

Kalmuswurzel-Schnaps

magenstärkend, verdauungsanregend, körperkräftigend, als Einreibung bei Knochen-, Muskelschmerzen, bei Wundliegen, bei Gelenkmüdigkeit, Morgensteifheit

ZUTATEN

- 4 EL Kalmuswurzeln
- 1 l Weinbrand (Korn, Obstbrand)
- 100 ml Wasser

ZUBEREITUNG

Wurzel mit dem Weinbrand übergießen und 6 bis 8 Wochen an einem hellen Platz abgedeckt stehen lassen. Den Ansatz in den ersten Tagen schütteln, damit die kleinen Wurzelteile nicht aufschwimmen und zu schimmeln beginnen. Nach der Reifezeit durch ein feines Tuch seihen, mit 100 ml abgekochtem, ausgekühltem Wasser verdünnen und in Flaschen füllen.

Wird der Schnaps nur äußerlich verwendet, braucht er nicht mit Wasser verdünnt zu werden. Dieser Ansatz sollte nicht gezuckert werden.

ANWENDUNG

Als verdauungsanregendes Mittel 1 Stamperl (2 cl) davon trinken.

Bei äußerlicher Anwendung die betroffenen Körperstellen mit dem Schnaps einreiben.

Bei bettlägerigen Menschen unterstützt eine Einreibung vorbeugend gegen Wundliegen, man massiert 2 Mal täglich den Rücken.

Kalmuswurzel-Räucherung

konzentrationsstärkend, nervenberuhigend, zur Meditation

ZUTATEN

- 1 TL getrocknete Kalmuswurzeln

ANWENDUNG

Siehe Räucheranleitung auf Seite 23.

Kalmuswurzel-Pulver

bei Übelkeit, verdauungsanregend, bauchspeicheldrüsenanregend, Magen-Darm-Entzündungen, Rheuma, schmerzstillend

ZUTATEN

- getrocknete Wurzel

ZUBEREITUNG

Mit der Kaffeemühle oder der Küchenmaschine zu feinem Pulver vermahlen und dieses in einem Behälter vor Feuchtigkeit geschützt aufbewahren.

ANWENDUNG

2 Mal täglich 1 Messerspitze mit etwas Wasser ist ausreichend.

Bei Verdauungsbeschwerden 15 Minuten vor jeder Mahlzeit 1 Messerspitze mit etwas Wasser einnehmen oder die Speisen mit dem Wurzelpulver würzen.

Kalmuswurzel-Bad

bei schwächlichen Personen, Durchblutungsstörungen, Frostbeulen

ZUTATEN

- 50 g Kalmuswurzeln
- 1 l Wasser

ZUBEREITUNG

Die getrockneten Wurzelstücke mit Wasser übergießen und zugedeckt mindestens 8 bis 10 Stunden rasten lassen. Danach erwärmen, abseihen und den Wurzelabsud dem Vollbad zugeben. Die Wurzeln können nochmals (für ein zweites Bad) verwendet werden.

ANWENDUNG

Schwächlichen Kindern bereitet man ein Kalmusbad, indem man 500 ml Kalmustee in ein Vollbad gibt und die Kinder darin für 15 Minuten badet.

Schwächliche Erwachsene nehmen täglich 1 Esslöffel Kalmuswurzel-Tee zu sich, geben 2 Mal in der Woche 1 Liter Kalmustee in ein Vollbad und baden für 15 bis 20 Minuten darin.

Karde, Wilde *Dipsacus fullonum*
– die Wurzel bei Warzen, Gerstenkörnern, Infektionen und Borreliose

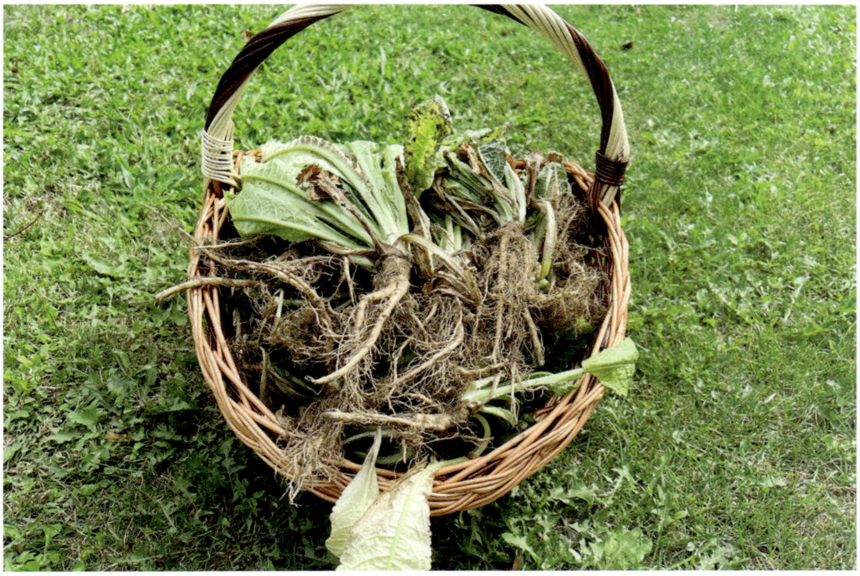

Hirtenstab Wurzel regt das Haarwachstum an, Hirtenstab Kopf nimmst` wie einen Kamm.

Volksnamen	Hirtenstab, Distel
Pflanzenfamilie	Geißblattgewächse (*Caprifoliaceae*)
Standort	Karde wächst manchmal an Straßenrändern, in Gärten, bei Ruinen und in Brachlagen. Sie braucht einen eher sandigen Boden zum Keimen.
Inhaltsstoffe und Eigenschaften	Inulin (unterstützt die guten Darmbakterien und die Aufnahme von Mineralien, vor allem Kalzium), Flavonoide (verdauungsanregend, entzündungshemmend), Bitterstoffe (verdauungsfördernd, gallenflussanregend, bauchspeicheldrüsenanregend), Saponine (entzündungshemmend, bronchienerweiternd, reizlindernd, schleimlösend)
Geschmack	erdig, herb, bitter
Verwechslungsmöglichkeiten	Weberkarde (*Dipsacus sativus*) wird ebenso verwendet
Interessantes	Die Karde wird umgangssprachlich oft als Distel bezeichnet. Obwohl sie so aussieht und das lateinische Wort für Distel *carduus*, dem Namen *Karde* sehr ähnlich klingt, ist sie keine Distel. In der Volksanwendung wurden sowohl Wilde Karde (*Dipsacus fullonum*) als auch Weberkarde (*Dipsacus sativus*), die kleine botanische Unterschiede aufweisen, verwendet. In älterer Literatur findet man die Wilde Karde noch unter dem alten lateinischen Artennamen *Dipsacus sylvestris*.
Verwendungsart	Tee, Tinktur, Salben, Wickel, Waschung

AUSSEHEN PFLANZE / WURZEL

Durch ihre majestätische Erscheinung und einer Höhe bis zu 2 Meter ist die zweijährige Pflanze auffallend. Im ersten Jahr zeigt sie nur eine Blattrosette, im zweiten Jahr bildet sie einen knorrigen, dornenbesetzten Stiel mit den Blüten. Sie hat große, längliche Blätter, die an der Unterseite einen stacheligen Streifen zeigen. Sie blüht lila.

Die Pfahlwurzel ragt oft bis zu 60 cm tief in das Erdreich, sie ist kräftig und fleischig, manchmal spindelförmig. Die Wurzelrinde ist braun, das Wurzelfleisch hellbraun bis weißlich.

ERNTE

Geerntet wird von September bis November, zu diesem Zeitpunkt erkennt man die Blattrosette, die im nächsten Jahr zur ausgewachsenen Pflanze wird.

Sobald sich im Frühling der Stängel bildet, verholzt die Wurzel. Zum Ausgraben der langen Pfahlwurzel braucht man eine Schaufel oder Grabegabel.

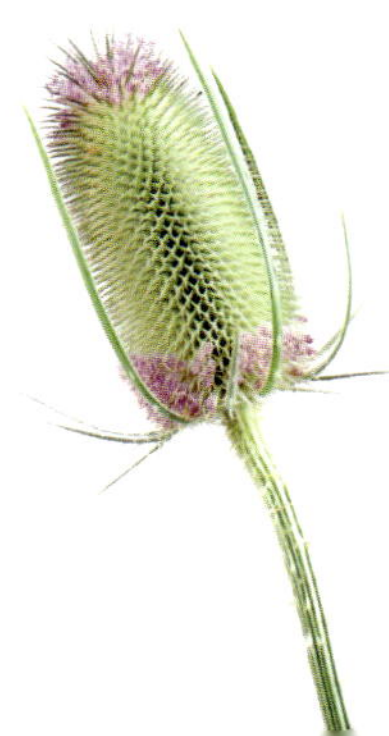

Kardenwurzel bei schuppiger Haut

Hebammen waren früher nicht nur für Frauen- und Kinderthemen zuständig, sondern galten allgemein als Ansprechpartnerinnen bei Gesundheitsproblemen. Adelheid hatte das Glück, dass ihre Großmutter väterlicherseits als Hebamme tätig war.

Adelheids Mutter lebte mit ihr in der Großstadt und hatte weder Bezug zu Hausmitteln noch zur Natur. Während der Sommerferien brachte sie Adelheid zu ihrer Großmutter aufs Land und holte sie erst am Ferienende wieder ab. Mit dem Landleben konnte die Mutter wenig anfangen: Sie empfand alles als schmutzig und hatte auch keinen Geschmack an Großmutters einfacher Küche. Adelheids Vater hingegen war ganz in seinem Beruf aufgegangen.

Adelheid selbst genoss die Zeit auf dem Land sehr. Sie durfte den ganzen Tag durch Wiesen und Felder streifen, sich schmutzig machen und so lange wach bleiben, wie es draußen hell war – und war zudem Großmutters Liebling.

Wasser war kostbar, daher gab es ein Vollbad nur ein Mal in der Woche, immer freitags. Nach einem dieser Bäder trocknete die Großmutter Adelheid sorgfältig ab und bemerkte dabei die schuppige Haut an ihrem Unterarm. Mit wachsamen Augen untersuchte sie daraufhin Adelheids gesamte Haut. Sie entschied, dass das Mädchen die nächsten Wochen zwei bis drei Mal pro Woche baden sollte.

Am nächsten Tag brachen beide mit einem geflochtenen Körbchen und einer kleinen Schaufel auf, um Kardenwurzeln zu graben. „Ich weiß noch, wie schrecklich die gestochen haben. Mir haben beide Hände weh getan", erinnerte sich Adelheid später.

Die Großmutter wusch die Wurzeln gründlich, schnitt sie in grobe Stücke und setzte einen Wasserauszug an, den sie dem Badewasser beifügte. Zusätzlich legte sie täglich einen Wickel mit dem Wurzelwasser auf Adelheids Unterarm.

„Ob es die Karde war, die mir geholfen hat, oder die Liebe meiner Großmutter, kann ich nicht sagen – genossen habe ich es auf jeden Fall", erzählte Adelheid.

Bis zum Ende der Ferien war ihre schuppige Haut vollständig verschwunden. Der Mutter fiel die Veränderung zwar auf, aber sie hinterfragte sie nicht weiter. Als die Hautprobleme im nächsten Jahr kurz vor den Sommerferien erneut auftraten, wünschte sich Adelheid wieder Großmutters Kräuterbad. Doch inzwischen war die Großmutter verstorben.

Adelheid zeigte ihrer Mutter den Ort, an dem sie im vergangenen Sommer die Wurzeln gegraben hatten. Gemeinsam stachen sie neue Wurzeln aus, und die Mutter bereitete ihrer Tochter liebevoll das Wurzelbad zu.

„Auch wenn meine Mutter sonst keinen großen Bezug zu Pflanzen hatte – dieses Wurzelbad haben wir immer wieder gemacht. Das hat sie sehr geschätzt", sagte Adelheid später.

VOLKSHEILKUNDE

Kardenwurzel wurde traditionell vielseitig eingesetzt. Mit Essig übergossen, galt sie als bewährtes Mittel zum Bleichen von Sommersprossen und Altersflecken sowie als Einreibung bei rheumatischen Schmerzen.

Zur Behandlung von Warzen quetschte man die frische Wurzel im Mörser und legte den Brei auf die betroffenen Stellen.

Dioskurides empfahl, die Wurzel in Wein oder Essig einzuweichen, anschließend zu zerstoßen, bis eine dicke, wachsähnliche Paste entstand. Diese Paste wurde auf Schrunden, Fisteln, Ekzeme oder Hautrisse, auch am Allerwertesten, aufgetragen. Bewahrte man die Paste in einem Kupfergefäß auf, sollte sie auch gegen Warzen wirksam sein.

Der Pharmazeut Madaus empfahl die Kardenwurzel in seinem *Lehrbuch der biologischen Heilmittel* als Einreibung bei rheumatischen Beschwerden und Gicht sowie innerlich bei Schwindsucht.

Ein Wasserauszug der Wurzel wurde traditionell zur Stärkung der Verdauung, bei Leber- und Gallenbeschwerden, Magenerkrankungen, Gelbsucht, unregelmäßiger Körpertemperatur und Infektionskrankheiten getrunken.

Bei Hauterkrankungen nahm man innerlich einen Teeauszug zu sich und wusch gleichzeitig die Haut damit oder badete darin. Bei Wunden, Gerstenkörnern, Fisteln, Flechten, Nagelgeschwüren und Hautrissen nutzte man die Kardenwurzel äußerlich in Form von Salben, Brei oder Wasserauszügen.

Wolf-Dieter Storl empfiehlt die Karde außerdem als Tee oder Tinktur bei Borreliose.

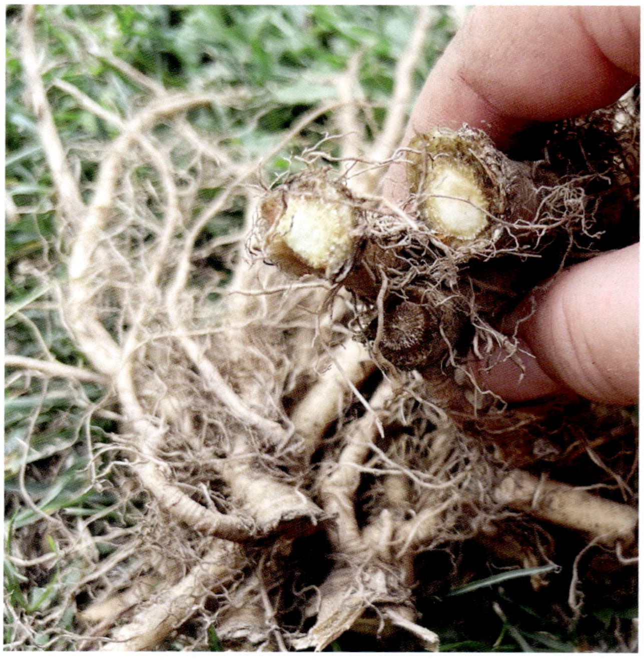

Kardenwurzel-Tee

bei Entzündungen, bei Verdauungsbeschwerden, Leberproblemen, Magenentzündungen, harntreibend, schweißtreibend

ZUTATEN

- 2 TL Wurzelstücke
- 250 ml Wasser

ZUBEREITUNG

Die frischen oder getrockneten Wurzelstücke mit dem Wasser am Herd aufkochen, bei mittlerer Temperatur 10 Minuten kochen lassen und durch ein feines Teesieb oder ein Tuch abseihen.

Anwendung

1 bis 2 Tassen täglich schluckweise trinken.

Kardenwurzel-Tee

bei Wunden, entzündungshemmend, als Wickel bei Ekzemen, Akne oder Waschung bei Problemhaut, Hautflechten

ZUTATEN

- 2 TL Wurzelstücke
- 250 ml Wasser

ZUBEREITUNG

Die frischen oder getrockneten Wurzelstücke mit dem Wasser am Herd aufkochen, 10 Minuten kochen lassen, durch ein feines Teesieb oder ein Tuch abseihen.

ANWENDUNG

Bei Wunden ein Tuch eintauchen, auspressen, auf die Wunde legen und mit einem Verband befestigen. Ansonsten täglich betroffene Stellen (auch im Gesicht) mit dem Kardenwasser waschen.

Als Wickel ein Tuch in den Wasserauszug eintauchen, auspressen, auf die betroffene Körperstelle legen und mit einem trockenen Tuch umwickeln, für 20 Minuten liegen lassen.

Kardenwurzel-Tinktur

bei viralen Erkrankungen, Infektionen, Fieberblasen, schweißtreibend und harntreibend, appetitanregend, bei Borrelien, Warzen

ZUTATEN

- 1 bis 4 Kardenwurzeln (es kommt darauf an, wie groß sie sind, manchmal genügt bereits eine einzige!)
- 500 ml hochprozentiger Alkohol (oder Apfelessig)

ZUBEREITUNG

Die gesäuberte frische Kardenwurzel schneidet man in grobe Stücke und quetscht sie im Mörser. Wenn man getrocknete Wurzel verwendet, muss diese ebenfalls zerkleinert werden.

Danach in eine weithalsige Flasche geben und mit Alkohol übergießen.
8 bis 10 Wochen ziehen lassen. Danach in eine Flasche mit Tropfer füllen.

ANWENDUNG

3 Mal am Tag 15 Tropfen mit etwas Wasser verdünnt und VOR dem Essen trinken. Nach Wolf Dieter Storl soll man eine Kur bei Borrelien über mehrere Monate durchführen. Ansonsten nach einer Anwendungsdauer von ca. 3 bis 4 Wochen eine Pause einlegen.

Warzen mehrmals täglich mit der Tinktur betupfen.

Kardenwurzel-Salbe

bei Schuppen, Flechten, oberflächlichen Wunden, vorbeugend gegen Wundliegen

ZUTATEN

- 3–4 EL Wurzeln
- 150 ml Öl (Leindotteröl, Mariendistelöl)
- 15 g Bienenwachs

ZUBEREITUNG

Die frischen oder getrockneten Wurzeln mit dem Öl übergießen und zugedeckt, unter täglichem Schütteln 4 Wochen dunkel und kühl rasten lassen. Danach abseihen.

Das Wurzelöl am Herd auf ca. 40 Grad erwärmen, Bienenwachs hinzufügen und sobald es sich aufgelöst hat, die fertige Salbe in Tiegel füllen.

ANWENDUNG

Auf betroffene Körperstellen einmassieren.

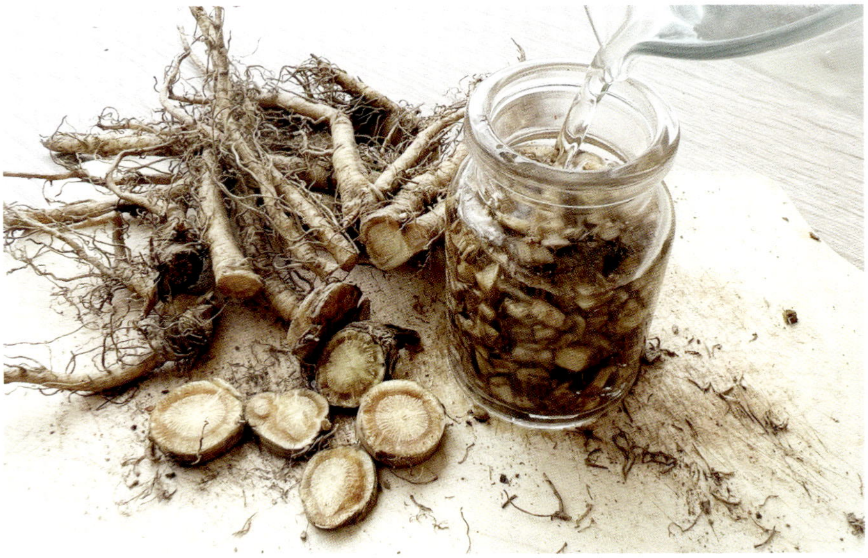

Karotte *Daucus carota subsp. sativus* – *die berühmteste aller Wurzeln*

Die Mohrrübe füllt den Bauch und gesund ist sie auch.

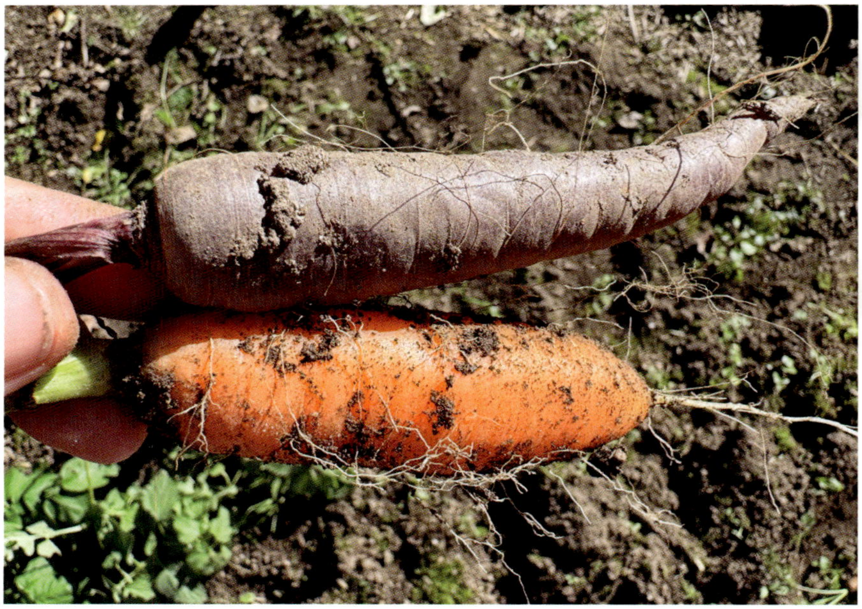

AUSSEHEN PFLANZE / WURZEL

Karotten zeigen im ersten Jahr eine Rosette aus zart gefiederten, grünen Blättern. Im zweiten Jahr wird ihr Stängel mit einer weißen Doldenblüte bis zu 1 Meter hoch.

Die fleischige, saftige Pfahlwurzel kennen wir aus der Gemüseabteilung. Sie ist, je nach Sorte, außen orange oder gelb, heute manchmal auch violett, rot oder weiß. Innen ist sie aber immer orange.

ERNTE

Von August bis November des ersten Anbaujahres, je nach gewünschter Größe, werden Karotten im Garten geerntet.

Möchte man eher kleinere Wurzeln, kommen sie bereits 3 Monate nach dem Anbau aus dem Boden. Für kräftigere, größere Wurzeln einfach länger wachsen lassen. Sie können als Wintervorrat in einem kühlen Raum in einen Kübel mit Sand gelegt werden. Ist der Boden locker und gut bearbeitet, kann man sie am Kraut mit den Händen herausziehen.

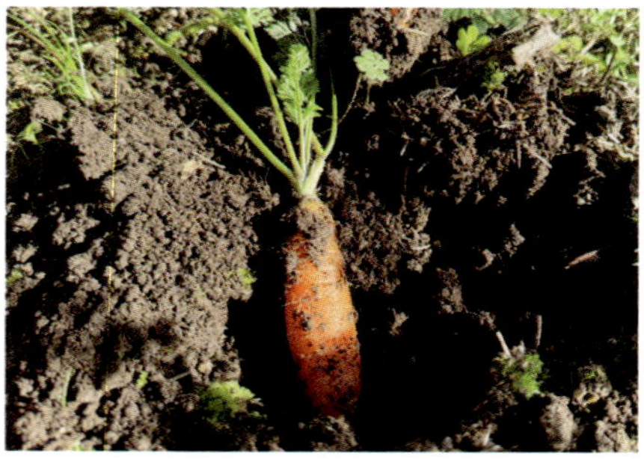

Volksnamen	Möhre, Mohrrübe, Gelbrübe, Gelbe Rübe, Rüebli, Riebli
Pflanzenfamilie	Doldenblütler (*Apiaceae*)
Standort	Karotten gibt es in Gärten und im Feldanbau. In freier Natur wächst die *Wilde Möhre*, deren Ernte aber schwierig ist. Sie liebt lockere Böden, sie können auch steinig sein und bevorzugt Sonne bis Halbschatten.
Inhaltsstoffe und Eigenschaften	Carotinoide (Krebsschutz, regulieren Körpertemperatur, UV-Schutz, schützen Prostata), Flavonoide (unterstützen Zellatmung, krebsvorbeugend), Selen (stärkt die Abwehrkräfte), Vitamin A (unterstützt Abwehrkräfte, Produktion von Sexualhormon, Nachtsichtigkeit, Dämmerungssehen, Sehkraft und Hautwachstum), Polyine (schützen gegen Pilze), Folsäure (unterstützt Bildung von Glückshormon, verbessert Aufnahme von Vitamin C, B12, Eisen), Pektine (regen Verdauung an, helfen gegen hohen Cholesterinspiegel und Spulwürmer)
Geschmack	knackig, süß, saftig
Verwechslungsmöglichkeiten	Wiesenkümmel (*Carum carvi*) unbedenklich, Anis (*Pimpinella anisum*) unbedenklich
Interessantes	Die Wurzeln der Kulturkarotte enthalten deutlich mehr Carotin als die Wilde Möhre. In der äußeren Schicht befinden sich wertvolle Flavonoide, daher sollte man die Wurzel nicht schälen, sondern höchstens mit einer Gemüsebürste reinigen. Für eine bessere gesundheitliche Wirkung gehört zur Karotte ein wenig Öl.
Verwendungsart	Speisewurzeln, Öl, Creme

Die Moro'sche Karottensuppe

Prof. Dr. Ernst Moro wurde 1874 in Laibach, das zur Österreichisch-Ungarischen Monarchie gehörte, geboren. Er wuchs bei seiner Schwester in Triest auf. Sein Leben widmete er der Kinderheilkunde und gründete in Wien ein Säuglingsheim und Kindersanatorium. Schließlich wurde er Ordinarius an der Ruprecht-Karls-Universität in Heidelberg.

Die Bedürfnisse *seiner* Kinder vertretend, nahm er sich gegenüber der Obrigkeit kein Blatt vor den Mund. Während des Ersten Weltkriegs beschwerte er sich nachdrücklich beim Reichsgesundheitsamt, dass er für seine über 40 Kinder im Krankenhaus zu wenig Milch, Butter und Fleisch zur Verfügung hätte. Tuberkulose und Durchfall sorgten damals für viele Todesfälle unter den Kleinsten. Gegen Durchfall verabreichte Dr. Moro eine Suppe aus geschälten Karotten, die in Salzwasser gekocht, danach püriert und mit ein wenig Butter verfeinert wurden.

Erst viel später fanden Wissenschaftler heraus, dass Karotten Darmbakterien hindern können, sich an der Darmwand festzusetzen. Mit dieser einfachen Suppe konnte derart vielen Kindern das Leben gerettet werden, dass sie bis heute zu Ehren des engagierten Arztes *Moro'sche Karottensuppe* heißt.

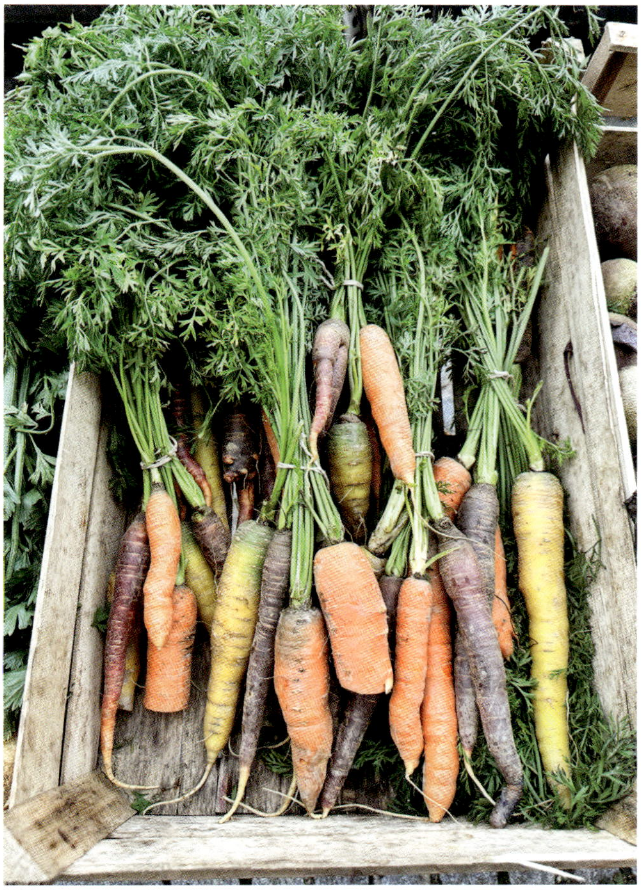

VOLKSHEILKUNDE

Wenn in der Silvesternacht als erste Speise Karotten gegessen werden, soll das ganze folgende Jahr über der Geldfluss aufrechterhalten bleiben, meint die Überlieferung.

Gegen Gelbsucht gab es den Brauch, eine Karottenwurzel der Länge nach auszuhöhlen, den Urin des Kranken einzufüllen und die Wurzel in den Rauchfang zu hängen. Sobald der Urin vertrocknet war, sollte der Kranke wieder gesund sein.

Das Erste, was Babys als feste Nahrung erhalten, ist ein Brei aus gekochten Karotten. Bei Darmproblemen, Sodbrennen, Erbrechen, Durchfall, Wurmbefall im Darm sowie Asthma und Bronchitis wird ebenfalls ein Wurzelbrei verabreicht. In einem solchen Fall wird über 3 bis 4 Tage von Erwachsenen oder 1 bis 2 Tage von Kindern nur dieser Brei gegessen.

Der Saft der Karotten wird zur Darm- und Herzgesundheit, für Leber, Galle, Bauchspeicheldrüse, Magen und zur Verbesserung der Sehkraft, insbesondere der Dämmerungs-, Nachtsichtigkeit und bei Gliederschmerzen getrunken.

In Persien wird aus Karottenwurzel, Rose und Kardamom eine Marmelade namens *Moraha Havij* gemacht. Durch das tägliche Essen von Karottenwurzel wird die Sehkraft unterstützt, die Haut wirkt strahlend und bekommt eine schöne Farbe. Bei Verbrennungen, Sonnenbrand, Hautverletzungen, Wunden oder Hautschäden aufgrund von Erfrierungen hilft aufgelegter Wurzelbrei.

Gegen trockene, rissige, spröde oder schuppende Haut wird aus der Wurzel ein Öl oder eine Salbe zubereitet und diese aufgetragen.

Aus der Ernährung ist Karotte nicht wegzudenken. Sie schmeckt gut, ist wertvoll für die Gesundheit und kann roh, gekocht, gedünstet, gegrillt, gebraten, gepresst oder frittiert zubereitet werden.

Die Wilde Karotte wurde früher eher als Hausmittel und Tierfutter und weniger als Nahrung betrachtet. In Europa wächst diese Wilde Karotte mit einer weißen Wurzel, im afghanischen Gebiet eine Art mit violett-, schwarz- oder gelbfarbigen Wurzeln. Dort dürfte sie auch bereits im 10. Jahrhundert kultiviert angebaut worden sein und gelangte mit den Arabern nach Spanien. Im 17. Jahrhundert versuchten Bauern in den Niederlanden aus den wilden Arten eine attraktive Karotte zu züchten, sie sollte größer, saftiger und von schillernder Wurzelfarbe sein. Das Ergebnis, die Kulturkarotte, trat sofort ihren Triumphzug an. Die *feine Gesellschaft* vor allem Frankreichs, war so beeindruckt von dem neuen Gemüse, dass sie ihre Hüte mit den Blättern und Blüten schmückten. Heute sucht man wieder nach den alten, wilden Ursprungskarotten.

Karotten-Ingwer-Suppe

verdauungsregulierend, bei Sodbrennen, Darmentzündungen, insgesamt entzündungshemmend

ZUTATEN

- 400 g Karotten
- 40 g Ingwer (*Zingiber officinale*)
- 3 EL Olivenöl
- 250 g Obers
- 1 Zwiebel
- Salz, Pfeffer
- etwas Petersiliengrün
- ½ Zitrone
- 1 Messerspitze Muskat gerieben
- 1 l Wasser

ZUBEREITUNG

Zwiebel schälen und fein hacken, Karottenwurzeln bürsten und kleinwürfelig schneiden.

Öl in einem Topf erwärmen, Zwiebel darin goldgelb anrösten, die Karottenstücke hinzugeben und mit dem Saft einer halben Zitrone löschen. Mit Wasser aufgießen und mit Salz und Pfeffer würzen. 15 Minuten bei mittlerer Hitze kochen lassen, bis die Karotten weich sind.

Die Ingwerwurzel schälen, kleinwürfelig schneiden, mit dem geriebenen Muskat hinzugeben und weitere 10 Minuten bei geringer Hitze ziehen lassen.

Obers einrühren und mit dem Pürierstab fein pürieren. Mit Petersilie verfeinern.

ANWENDUNG

Als Kur 3 bis 4 Tage lang nur diese Suppe essen. Statt Obers kann auch Kokosmilch verwendet werden.

Karottensaft

verdauungsregulierend, stoffwechselanregend, entzündungshemmend, bei Parasiten im Körper

ZUTATEN

- 10 Wurzeln
- etwas Ingwerwurzel
- eventuell Öl

ZUBEREITUNG

Wurzeln säubern, in grobe Stücke schneiden und im Entsafter (Zentrifuge) entsaften.

ANWENDUNG

Zum Saft ein paar Tropfen Öl hinzufügen und schluckweise trinken.

Karotten-Öl

hautpflegend, leichter Sonnenschutz

ZUTATEN

- 2 Karotten
- 250 ml Olivenöl
- 10 Tropfen ätherisches Karottensamenöl

ZUBEREITUNG

Gereinigte Wurzeln fein raspeln und mit dem Öl bei geringer Hitze erwärmen (höchstens 60 Grad, Thermometer nehmen). Für 30 Minuten am Herd lassen.

Danach zugedeckt weitere 30 Minuten ziehen lassen. Abseihen und das Karottensamenöl hinzufügen, in eine Flasche füllen.

ANWENDUNG

Auf die angefeuchtete Haut auftragen.

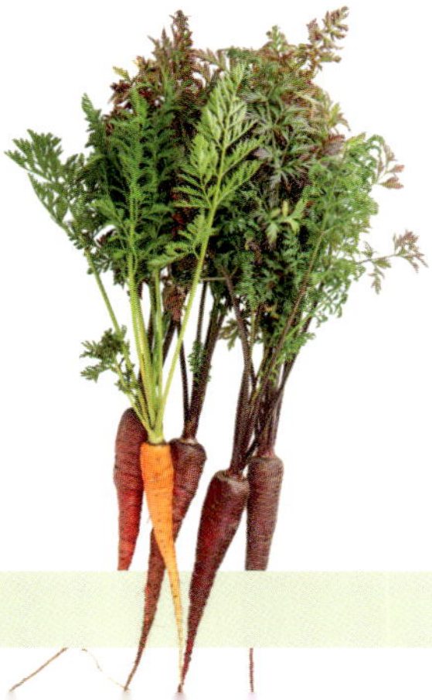

Karotten-Haarmaske

bei trockenem, sprödem Haar und empfindlicher Kopfhaut

ZUTATEN

- 1 EL Karottensaft
- 1 EL Zitronensaft
- 1 EL Honig
- 2 EL Leinöl
- 1 Avocado

ZUBEREITUNG

Reife Avocado mit einer Gabel zum Brei zerdrücken, Säfte, Honig und Leinöl einrühren.

ANWENDUNG

Auf Kopfhaut und Haare auftragen, mit einem feuchten Handtuch abdecken und 20 Minuten einwirken lassen, danach gut ausspülen.

Karotten-Gesichtsmaske

hautpflegend, regenerierend nach Hitze oder Kälte

ZUTATEN

- 1 EL Karottensaft (oder Karottenraspeln)
- 1 EL Olivenöl (Mandelöl)
- 1 Eigelb

ZUBEREITUNG

Alles zu einem Brei verrühren.

ANWENDUNG

Großzügig auf die Haut auftragen und für 30 Minuten einwirken lassen, danach mit warmem Wasser abnehmen.

Kartoffel / Erdäpfel *Solanum tuberosum* – *Nahrungsmittel, Reinigungsknolle*

Schön rötlich die Kartoffeln
sind und weiß wie Alabaster,
und sind für Frauen, Mann und
Kind ein rechtes Magenpflaster.
Matthias Claudius

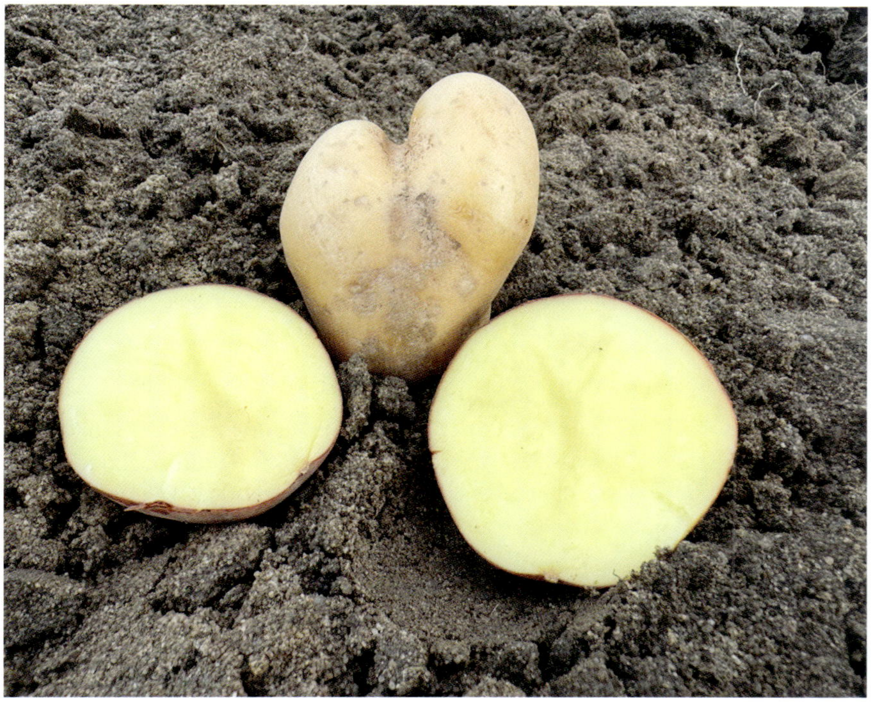

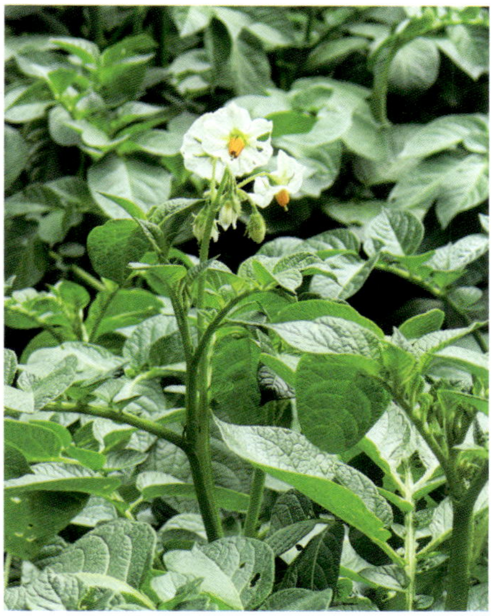

Volksnamen	Grundbirnen, Krumpan, Erdäpfel, Erdapfel, Erdbirne, Potaten
Pflanzenfamilie	Nachtschattengewächse (*Solanaceae*)
Standort	Die Kulturfrüchte findet man in Gärten oder auf Feldern, sie lieben sonnige, warme Standorte.
Inhaltsstoffe und Eigenschaften	Kalium (entwässernd, wichtig für Blutdruckregulierung, Herzfunktion, Transport von Nervenimpulsen, Säure-Basen-Haushalt), Thiamin (Vitamin B1, ist Kohlenhydrattransporter für Nerven- und Gehirnzellen), Magnesium (für Nerven-, Muskelfunktionen, Knochen, Zähne), Vitamin C (wichtig für Körperabwehr, schützt Zellen), Eisen (wichtig für Energiestoffwechsel, Sauerstofftransport, Körperabwehr), Solanin (Fraßschutz der Pflanze, Übelkeit, Durchfall, Krämpfe, Fieber, bei hoher Dosis Tod)
Geschmack	Erdig, dezente Maroninote – es gibt viele Sorten und jede Sorte hat ihre Geschmackskomposition.
Verwechslungsmöglichkeiten	Topinambur (*Helianthus tuberosus*) unbedenklich
Interessantes	Kartoffeln sind gekocht ein wahres Geschenk der Natur – nahrhaft, gesund und bekömmlich. Im rohen Zustand hingegen sind sie schwer verdaulich. Besondere Vorsicht ist geboten bei den sogenannten *Augen*, den Keimen, bei grüner Schale und bei allen grünen Pflanzenteilen. Dort lagern sich die giftigen Stoffe Solanin und Chaconin an, die Magen- und Darmbeschwerden, Krämpfe oder sogar Durchfall auslösen können – in größeren Mengen sind sie lebensgefährlich. Keimende Kartoffeln dürfen nur gegessen werden, wenn die Keime großzügig entfernt werden und sich das Gift noch nicht in der gesamten Knolle ausgebreitet hat. Beim Kochen wird die in der Kartoffel enthaltene Stärke übrigens leichter verdaulich – doch Vorsicht: Das eventuell vorhandene Solanin geht ins Kochwasser, das Wasser sollte daher weggeschüttet werden.
Verwendungsart	Wickel, Kochzutat, Auflagen, Salbe

AUSSEHEN PFLANZE / WURZEL

Die Kartoffel ist einjährig und frostempfindlich, wird 60 bis 100 cm hoch, hat saftig grüne Blätter und weiße, rosa oder lila glockenförmige Blüten, mit strahlend gelben Staubblättern in der Mitte.

Das, was wir als Knolle bezeichnen, ist keine Wurzel, sondern das dicke Ende eines Triebs, der unter der Erde wächst. Das Wurzelsystem dieser Pflanze besteht aus Fasern, an denen Knollen anschwellen. Das was wir als Kartoffel kennen, ist in Wirklichkeit also ein unterirdischer Trieb, der sich zu einem runden, dicken Nährstoffspeicher ausgewachsen hat.

Die Knollen gibt es in unterschiedlichsten Formen. Sie können oval, länglich oder auch rund sein. Die Schale ist braun, gelblich, rötlich oder sogar violett, je nach Sorte. Das Knolleninnere ist weiß, gelb, rötlich bis violett. Kartoffeln sind zwischen 3 und 10 cm groß und wachsen 20 bis 30 cm unter der Erde.

ERNTE

Frühe Sorten kommen ab Ende Juni – Anfang Juli aus der Erde, die klassische Kartoffelernte beginnt Ende August – Anfang September. Geerntet wird, sobald die oberirdischen Teile verwelken. Dann gräbt man bei jeder Pflanze die Knollen aus.

Für die Knollenernte nimmt man eine Grabegabel oder eine Kartoffelhacke. Die Knollen sollen nicht verletzt werden. Verletzte Kartoffeln halten nicht. Ungewaschen, kühl und trocken lagert man sie, gereinigt wird erst vor dem Verwenden.

Die lange Reise der Kartoffel nach Europa

In den Hochebenen Boliviens, Perus und Nordchiles wird die Kartoffel seit über 5000 Jahren als *Pacha mama*, die Erdmutter, verehrt. Die indigene Bevölkerung lebte in Höhen von bis zu 3.000 Metern und entwickelte Methoden, die Knollen haltbar zu machen: Sie legten sie über Nacht in die frostige Gebirgsluft, pressten am nächsten Tag das Wasser heraus und trockneten sie weiter – ein unverzichtbares Grundnahrungsmittel.

Nach Europa gelangte die Kartoffel durch die spanischen Eroberer. Francisco Pizarro brachte sie 1532 auf die Kanarischen Inseln, später kam sie über Antwerpen und durch Sir Walter Raleigh nach Irland. Doch der Anfang war holprig: Als man Königin Elisabeth I. eine Suppe aus dem Kartoffelkraut servierte, kam es zu Krämpfen und Durchfall – man hatte schlicht das falsche Pflanzenteil verkocht! So galt die Kartoffel in Europa lange Zeit als exotisches Ziergewächs, das für den Verzehr ungeeignet schien. Viele Menschen wussten nicht, dass nur die unterirdische Knolle essbar ist – mit teilweise schweren gesundheitlichen Folgen.

Erst im 17. Jahrhundert begann man in Irland damit, die Knollen zu kochen und zu genießen. In Deutschland erkannte Friedrich der Große von Preußen das Potenzial der Pflanze. Um seine Bevölkerung vor Hungersnöten zu schützen, wollte er die Kartoffel einführen – doch die Bauern verweigerten sich. Mit einem klugen Trick ließ Friedrich Versuchsfelder anlegen und militärisch bewachen. Die Neugier war geweckt – und der Anbau begann. Im darauffolgenden Siebenjährigen Krieg half die Kartoffel, die Bevölkerung zu ernähren.

Auch Maria Theresia erkannte die Bedeutung der Knolle. In Wien wurde sie zunächst nur als Zierpflanze geschätzt, doch die Kaiserin setzte auf Aufklärung und Anreize: Bauern im Waldviertel erhielten Prämien für den Anbau. Heute ist die Kartoffel weltweit verbreitet – mit über 5000 Sorten in mehr als 130 Ländern. Selbst in China hat sie dem Reis in Sachen Beliebtheit den Rang abgelaufen.

VOLKSHEILKUNDE

Die Kartoffel ist nicht nur Nahrungsmittel, sondern auch eine kleine Hausapotheke. Wer früher schlecht einschlief, bekam abends ein warmes Kartoffelgericht serviert. Bei Herzproblemen wurden stärkende Kartoffelsuppen gekocht.

Versalzenes Essen lässt sich durch das Mitkochen einer Kartoffel oft retten. Bei Magenkrämpfen, Sodbrennen oder Verstopfung hilft roher Kartoffelsaft: Dafür wird eine rohe Kartoffel geschält, fein gerieben und der Saft aufgefangen – täglich etwa 125 ml für maximal eine Woche.

Bei Verbrennungen, Insektenstichen, Schürf- oder Schnittwunden, blauen Flecken oder sogar Augenringen wirken rohe Kartoffelscheiben beruhigend, wenn man sie direkt auflegt. Gegen Kopfschmerzen kann man rohe Kartoffelstücke in ein Tuch wickeln und dieses über die Stirn binden. Bei Durchfallerkrankungen ist Kartoffelpüree eine sanfte Heilnahrung, denn die Kartoffelstärke bindet Giftstoffe im Darm.

Auch im Haushalt zeigt sich die Kartoffel als kleines Multitalent: Eine rohe Kartoffelscheibe neben dem Brot macht es länger haltbar. Silberbesteck oder Schmuck wird durch Reiben mit einer Kartoffelscheibe wieder glänzend. Und bei Flecken auf Kleidung hilft oft: rohe Kartoffel drauf, einwirken lassen, mit warmem Wasser ausspülen.

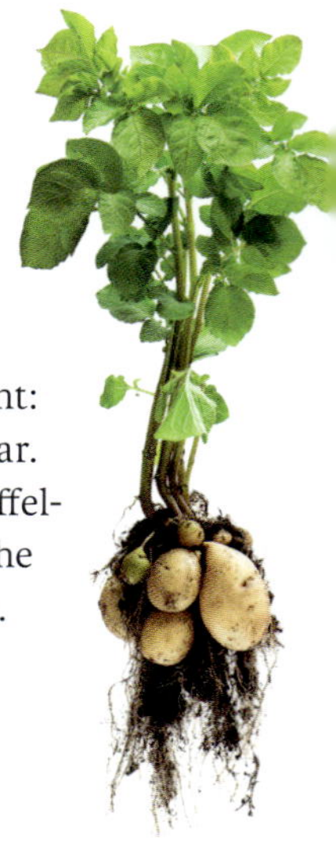

Kartoffelwickel – warm und kalt

warmer Wickel bei Verspannungen, Schmerzen aller Art, Blähungen, Halsentzündungen, Bronchitis, Lungenproblemen

kalter Wickel bei Entzündungen

ZUTATEN

- 3 mittelgroße Kartoffeln
- Wasser

ZUBEREITUNG

Geschälte Kartoffeln weich kochen, abgießen und mit einer Gabel zerdrücken.

Für einen kalten Wickel die rohen Kartoffeln reiben und in ein Tuch packen.

ANWENDUNG

Für den warmen Wickel die Masse möglichst warm in ein Tuch geben und auf die gewünschten Körperstellen auflegen. Liegen lassen, bis es ausgekühlt ist. Danach weitere 20 Minuten in Ruheposition verbringen.

Der kalte Wickel wird aufgelegt, bis er warm geworden ist.

Kartoffelmaske

für zarte, straffe Haut, bei Hautrissen

ZUTATEN

- 3 mittelgroße Kartoffeln
- 1 EL Leinöl

ZUBEREITUNG

Geschält in Wasser weich kochen. Zerdrücken und das Öl hinzumischen.

ANWENDUNG

Aufs Gesicht oder verletzte Haut auftragen und 20 Minuten einwirken lassen, danach abspülen.

Kartoffelbalsam

hautpflegend, hautstraffend

ZUTATEN

- 4 mittelgroße Kartoffeln
- 1 EL Ringelblumenblüten (*Calendula officinalis*)
- 100 ml Olivenöl
- 10 g Bienenwachs

ZUBEREITUNG

Kartoffeln schälen und nur die Schalen mit den Ringelblumenblüten und dem Öl auf ca. 60 Grad erwärmen. 30 Minuten warm ziehen lassen, dann 3 bis 4 Tage zugedeckt stehen lassen.

Erneut erwärmen, 1 Stunde bei niedriger Wärme ziehen lassen, abseihen.

Das Bienenwachs in das warme Öl hineingeben, rühren, bis es sich aufgelöst hat, und rasch in Tiegel füllen.

ANWENDUNG

Diesen Balsam auf die gewünschten Körperstellen auftragen und gut einmassieren.

Kartoffelaufstrich

beruhigendes Essen

ZUTATEN

- 300 g Kartoffeln
- 300 g Topfen (Quark)
- 1 EL Leinöl
- Salz

ZUBEREITUNG

Geschälte Kartoffeln weich kochen und durch die Kartoffelpresse drücken.

Mit den übrigen Zutaten vermischen und vor dem Schlafengehen mit oder ohne Gebäck essen.

Kartoffelknödel

sättigendes, beruhigendes Essen

ZUTATEN

- 1 kg Kartoffeln
- 2 EL Grieß
- 3 EL Kartoffelstärke (Maisstärke)
- Salz

ZUBEREITUNG

Die Hälfte der Kartoffeln schälen und weich kochen. Die andere Hälfte ebenfalls schälen, mit der Küchenreibe fein reiben und in kaltes Wasser geben.

Gekochte Kartoffeln abseihen, sofort durch die Kartoffelpresse drücken und salzen. Geriebene Knollen kräftig auspressen, dazugeben und mitsamt Stärke und Grieß zu einem geschmeidigen Teig kneten. Mit nassen Händen Knödel formen und in siedendem Salzwasser kochen. Die Knödel sind fertig, wenn sie sich im Wasser um die eigene Achse drehen.

Diese Knödel wurden früher mittags warm serviert und am Abend oder nächsten Tag klein geschnitten, in Fett knusprig angebraten und ein Ei darüber gegeben, mit Salz, Pfeffer gewürzt gegessen.

Kartoffelpüree

Diätnahrung, verdauungsregulierend, bei Durchfällen, Schonkost

ZUTATEN

- 500 g Kartoffeln
- 60 g Butter
- 60 ml Milch
- Salz, Pfeffer
- etwas Muskat

ZUBEREITUNG

Knollen schälen, klein schneiden und in Salzwasser weich kochen, danach abseihen. Milch am Herd erwärmen, Gewürze und Butter zugeben. Kartoffeln durch die Kartoffelpresse drücken und in die Gewürzmilch rühren.

Käsepappel / Wegmalve *Malva sylvestris*
– *die Wurzel zum Soßeneindicken*

Der Brotlaibchenwurz gestoßen zu Brei, hilft bei Hautgrind (Hautausschläge) allerlei.

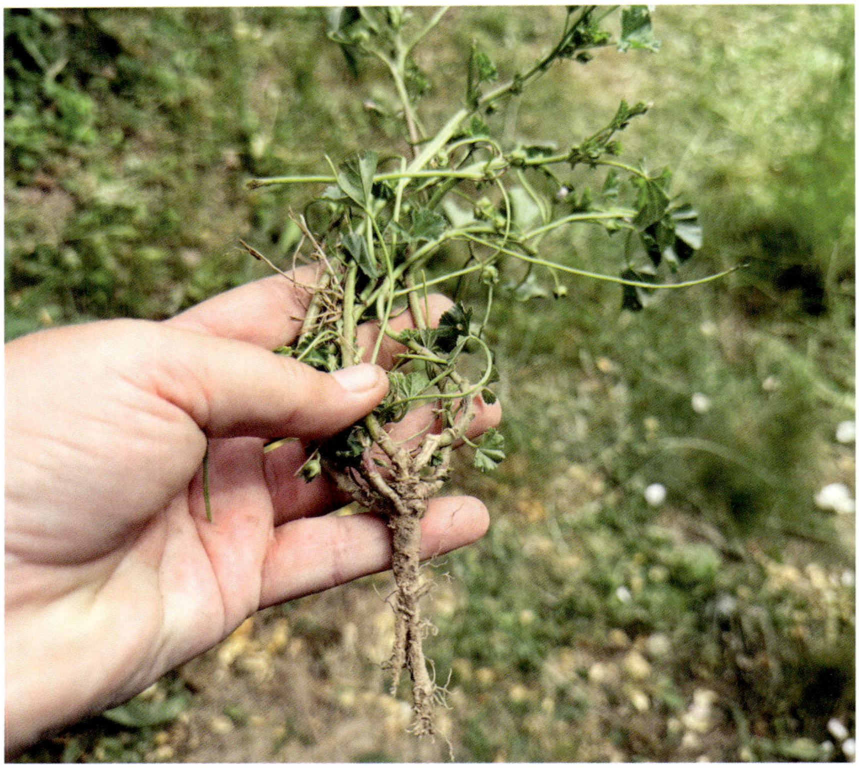

AUSSEHEN PFLANZE / WURZEL

Die mehrjährige Käsepappel wird etwa 25 cm hoch, hat herzförmige Blätter mit gekerbten Blatträndern und rosa bis rosaviolette Blüten. Im Spätsommer bildet sie Früchte, die wie kleine Brotlaibe aussehen.

Die Pfahlwurzel ist spindelförmig und verzweigt. Sie ist hellbraun und fleischig, manchmal gibt es einige Nebenwurzeln.

ERNTE

Im zeitigen Frühjahr (März bis April) oder ab September bis November sollte nach der Wurzel gegraben werden.

Damit sie nicht zu klein ist, nur von Pflanzen ab dem zweiten Wachstumsjahr nehmen. Bei älteren Pflanzen braucht man eine kleine Schaufel, da sie tief wurzeln können. Käsepappel lässt sich durch Wurzelteilung kaum vermehren, daher bitte immer darauf achten, dass auch genügend Pflanzen am Standort verbleiben.

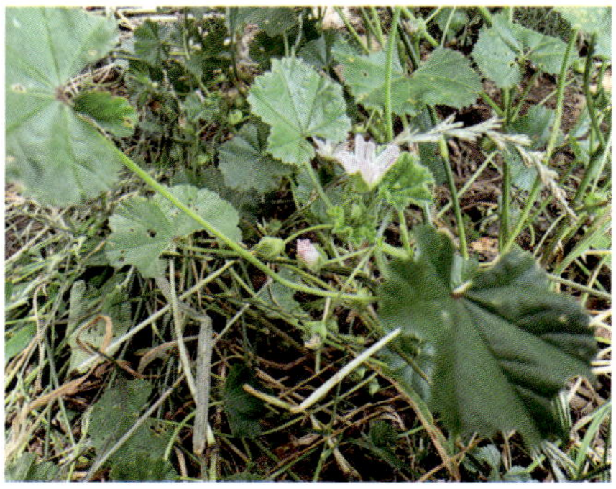

Volksnamen	Kaspappl, Brotlaibchen
Pflanzenfamilie	Malvengewächse (*Malvaceae*)
Standort	An Weg- oder Ackerrändern, in Wiesen, auf Böschungen oder in den Gemüsegärten ist Käsepappel häufig zu finden. Sie liebt leichte, nährstoffhaltige Böden.
Inhaltsstoffe und Eigenschaften	Schleimstoffe (entzündungshemmend, bronchienerweiternd, reizlindernd, schleimlösend), Tannine (zusammenziehend), Flavonoide (antioxidativ, entzündungshemmend)
Geschmack	süß, leicht schleimig
Verwechslungsmöglichkeiten	Rosenmalve (*Malva alcea*) essbar
Interessantes	Die Wurzel der Käsepappel (*Malva*) enthält reichlich Schleimstoffe. Gibt man sie fein gemahlen in Suppen oder Soßen, sorgen diese Schleimstoffe dafür, dass die Speisen sanft eingedickt werden – ganz ohne künstliche Zusatzstoffe.
Verwendungsart	Tee, Wurzelpulver, Wurzelbrei, Bad, Gesichtsmaske, Wickel

Die kluge Köchin

„Gegessen wurde, was auf den Tisch kam – und das war, was gerade verfügbar war", erzählte Gerlinde rückblickend. In ihrer Küche herrschte Pragmatismus: Es fehlte sowohl an Zeit als auch an Zutaten, um auf individuelle Essenswünsche einzugehen.

Ihr Mann liebte kräftig gewürzte Speisen, am liebsten mit einem Hauch Meerrettich (Kren). Ihr mittlerer Sohn hingegen hatte eine empfindliche Verdauung – schon leicht schärfer gewürzte Gerichte bereiteten ihm Schmerzen. Doch Gerlindes Mann war ein dominanter Mensch, nicht nur in der Familie, sondern im ganzen Dorf. Wenn sie milder kochte, beschwerte er sich lautstark und wenig höflich. Kochte sie würziger, litt ihr Sohn. Manchmal bereitete sie für ihn ein eigenes, mildes Gericht zu – aber das kostete Kraft, besonders im hektischen Alltag.

Eines Tages, während eines Gottesdienstes, lauschte Gerlinde zufällig einem Gespräch zweier Frauen in der Kirchenbank hinter ihr. Eine der Damen schwärmte davon, dass sie beim Kochen ein kleines Stück Käsepappelwurzel als Gewürz verwendet – besonders in Kombination mit Meerrettich. Sie meinte, die Wurzel wirke wohltuend auf den Verdauungstrakt und könne empfindlichen Essern Beschwerden ersparen.

„Welch himmlisches Geschenk dieses Gespräch doch für mich war", erinnerte sich Gerlinde. Kaum zu Hause, lief sie in ihren Gemüsegarten, grub eine Wurzel aus, zerkleinerte sie und gab sie am nächsten Tag dem Essen bei. Der Geschmack war ganz nach den Vorlieben ihres Mannes – würzig, mit feiner Meerrettichnote. Doch das Erstaunliche: Ihr Sohn aß beschwerdefrei mit. „Vor lauter Freude über dieses göttliche Geschenk habe ich in der Kirche eine Dankeskerze entzündet", erzählte sie mit leuchtenden Augen.

Seitdem hat Gerlinde stets getrocknete Käsepappelwurzel im Haus. Meist nutzt sie die fein zerkleinerten Wurzelstücke wie ein Gewürz. Wenn sie weiß, dass das Essen besonders scharf wird, weicht sie die Wurzel über Nacht in Wasser ein und gibt später einen Schluck dieses Wassers der fertigen Speise bei – so verbindet sie Geschmack mit bekömmlicher Wirkung.

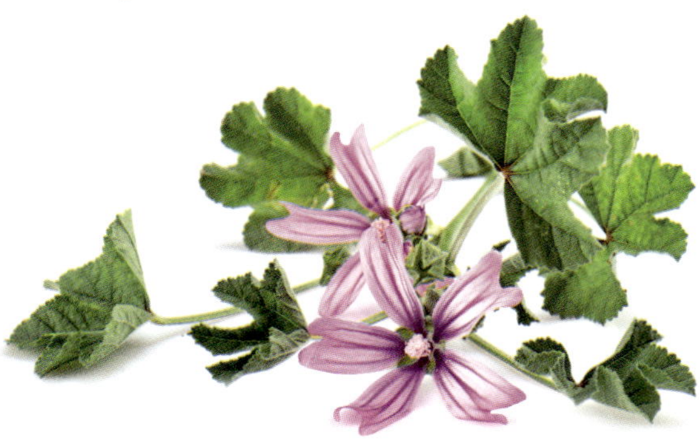

VOLKSHEILKUNDE

„Wenn ich kleine Bläschen im Mund habe – mal nur harmlose, manchmal auch eitrige –, dann kaue ich auf einem Stück Käsepappelwurzel", erzählt Waltraud, eine warmherzige Frau aus dem Burgenland. Auch bei Zahnschmerzen, wenn kein Zahnarzt erreichbar war, griff sie zu diesem natürlichen Mittel. Die Wurzel stärkt das Zahnfleisch und lindert Entzündungen im Mundraum.

Sie schmeckt leicht süßlich – früher wurde sie daher sogar zu Pulver gemahlen und als Zuckerersatz verwendet.

Größere, ältere Wurzeln kann man in Salzwasser weich kochen – als schmackhaftes Wurzelgemüse, das sich wunderbar in herzhafte Gerichte einfügt.

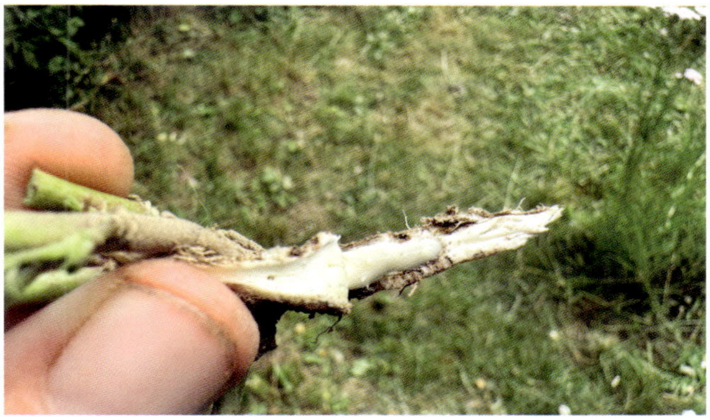

Schwarze Malve und Karkadeh

Ebenso wie die bekannte Käsepappel (*Malva sylvestris*) gehören auch die Schwarze Malve (*Alcea rosea var. nigra*) und die Karkadeh-Pflanze (*Hibiscus sabdariffa*) zur Familie der Malvengewächse (Malvaceae). Sie sind zwar unterschiedliche Arten, werden aber beide in der traditionellen Pflanzenheilkunde geschätzt – vor allem wegen ihres Gehalts an Schleimstoffen und anthocyanhaltigen Blüten.

Schwarze Malve (*Alcea rosea var. nigra*)

Diese auffällige Gartenpflanze wird im Volksmund auch Stockrose, Bauern-Eibisch, Herbstrose, Pappelrose oder einfach *Schwarze Malve* genannt. Botanisch betrachtet handelt es sich um eine Varietät der Garten-Stockrose, bei der die Blüten tief dunkelrot bis fast schwarz gefärbt sind. Der Begriff *Schwarze Malve* kann allerdings mehrere dunkelblütige Formen der *Alcea rosea* umfassen – sie sind alle verwendbar.

Die zweijährige Pflanze bildet im ersten Jahr eine Blattrosette, im zweiten Jahr dann einen kräftigen, bis zu zwei Meter hohen Blütenstiel. Geerntet wird die Wurzel entweder im Herbst des ersten Jahres oder im Frühjahr des zweiten Jahres, bevor der Stängeltrieb einsetzt – dann ist der Wirkstoffgehalt am höchsten.

Inhaltsstoffe und Wirkung

Die tief reichende Pfahlwurzel enthält vor allem Schleimstoffe (Polysaccharide), sie bilden einen schützenden Film auf Schleimhäuten, Gerbstoffe (leicht adstringierend), Pektine und Stärke. Stockrose oder Schwarze Malve wirkt hustenstillend und reizlindernd bei trockenem Reizhusten, beruhigend bei Magen-Darm-Beschwerden und hautberuhigend bei äußerlicher Anwendung (z. B. bei Ekzemen, Insektenstichen, leichten Verbrennungen).

Schwarze-Malve-Tee wird wie der der Käsepappel (*Malve*) zubereitet. 1 Teelöffel fein geschnittene getrocknete Wurzel mit 250 ml kaltes Wasser mehrere Stunden ziehen lassen, dann abseihen und leicht erwärmen, aber nicht kochen. Täglich 2 bis 3 Tassen davon trinken.

Der Kaltauszug ist besonders wichtig, da Schleimstoffe hitzeempfindlich sind.

Roselle – Karkadeh (*Hibiscus sabdariffa*)

Die Roselle ist eine tropische Pflanze aus der Familie der Malvengewächse mit auffällig dunkelroten Blütenkelchen. Sie stammt ursprünglich aus Afrika und Südasien. Der Begriff *Karkadeh* bezeichnet vor allem den daraus hergestellten säuerlich-fruchtigen Blütentee, der in Ägypten, im Sudan und in vielen arabischen Ländern beliebt ist – kalt oder heiß getrunken.

Die Wurzel war früher in Afrika als Notnahrung geschätzt und wird roh oder gekocht gegessen oder zur Herstellung von Brei verwendet. Bei Magen-Darm-Beschwerden wurde sie traditionell gekaut. Heute nur noch selten genutzt, ist sie aber doch teils noch Bestandteil afrikanischer Gerichte.

Obwohl Roselle ein Hibiskus ist und eng verwandt mit den Hibiskusarten, die in unseren Gärten wachsen, kann man sie nicht vergleichen. Wichtig: Nicht alle Hibiskusarten sind unbedenklich genießbar – bei Gartenhibiskus (*Hibiscus syriacus*) fehlen Studien zur innerlichen Anwendung, daher besser nicht verwenden.

Getrocknete Blütenkelche von *Hibiscus sabdariffa* werden in Teemischungen, Reformhäusern, Apotheken, Weltläden, orientalischen und afrikanischen Geschäften angeboten. Die Wurzel von *Hibiscus sabdariffa* ist in Europa praktisch nicht im Handel – auch nicht in Apotheken. Der Anbau in Mitteleuropa ist zwar möglich, eine Wurzelernte aber bei uns kaum realistisch.

Käsepappelwurzel-Tee

bei Reizdarm, Husten, Bronchitis, Magen-, Darmentzündungen, Entzündungen im Rachenraum

ZUTATEN

- 1 TL Käsepappelwurzeln
- 250 ml Wasser

ZUBEREITUNG

Frische oder getrocknete Wurzeln mit dem Wasser übergießen und über Nacht abgedeckt stehen lassen. Am nächsten Tag erhitzen und nach kurzer Ziehzeit abseihen.

ANWENDUNG

Bei Lungenproblemen warm und mit Honig gesüßt trinken.

Bei anderen Symptomen Tee auf Zimmertemperatur abkühlen lassen und vor jeder Mahlzeit trinken.

Mundspülungen für den Rachenraum sind ebenfalls mehrmals täglich sinnvoll.

Käsepappelwurzel-Bad

bei Hautproblemen auch für kleine Kinder

ZUTATEN

- 1 EL frische oder getrocknete Wurzeln
- 1 l Wasser

ZUBEREITUNG

Mit kaltem Wasser übergießen und über Nacht abgedeckt stehen lassen, am nächsten Tag abseihen.

ANWENDUNG

Wurzelauszug in das Badewasser geben, 20 Minuten baden. Man kann mit der Flüssigkeit auch Wickel machen.

Käsepappelwurzel-Maske

bei Entzündungen, Rötungen der Haut

ZUTATEN

- 1 TL Wurzelpulver
- 1 TL Leinöl (oder Jojobaöl, Mandelöl)

ZUBEREITUNG

Beide Zutaten vermischen, bis eine streichfähige Masse entsteht.

ANWENDUNG

Auf das Gesicht auftragen, einwirken lassen, bis alles fest geworden ist, danach mit handwarmem Wasser abwaschen.

Kava-Kava *Piper methysticum* – *heilige Wurzel der Südsee*

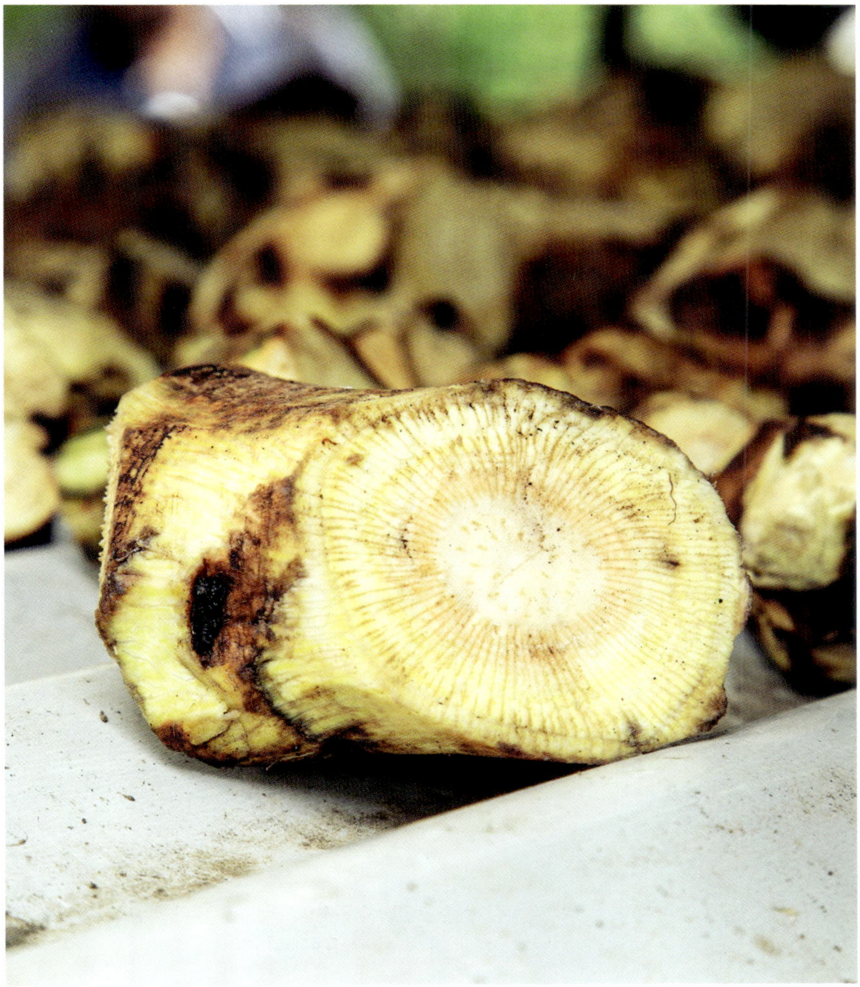

Kava-Wurzel entspannt, beruhigt, bringt Besänftigung, wo Unruhe blüht.

AUSSEHEN PFLANZE / WURZEL

Rauschpfeffer ist ein immergrüner Busch mit einer Höhe von bis zu 4 Metern. Seine Stängel sind knorrig und verholzt. Die herzförmigen, glänzenden Blätter können sehr groß werden. Die seltenen Blüten sind kleine weiß/gelbliche Ähren.

Die Wurzel ist außen braun und innen weiß. Sie besteht aus einer dicken, großen, sehr saftigen Hauptwurzel mit vielen verzweigten, fasrigen Wurzelsträngen.

ERNTE

Die Pflanze muss mindestens 3 bis 4 Jahre alt sein, damit die Konzentration der Inhaltsstoffe in den Wurzeln gut entwickelt ist. Die Ernte erfolgt durch Einheimische. Sie entfernen die braune Wurzelrinde und trocknen den weißen Innenteil.

Volksnamen	Rauschpfeffer, Kava
Pflanzenfamilie	Pfeffergewächse (*Piperaceae*)
Standort	Rauschpfeffer wächst ausschließlich auf den südpazifischen Inseln und ist dort wild an Waldrändern oder Flussufern zu finden, meist aber in eigenen Plantagen.
Inhaltsstoffe und Eigenschaften	Kavapyrone (verstärken Narkosen, schlafbegünstigende Wirkung, beeinflussen Nervensystem)
Geschmack	erdig, scharf, bitter, betäubend, durch die enge Verwandtschaft mit Pfeffer auch Pfeffernote
Verwechslungsmöglichkeiten	–
Interessantes	Häufiger Konsum der Wurzel verändert die Hautfarbe ins Gelbliche.
Verwendungsart	Wasserauszug, Räucherung, Wurzelkauen

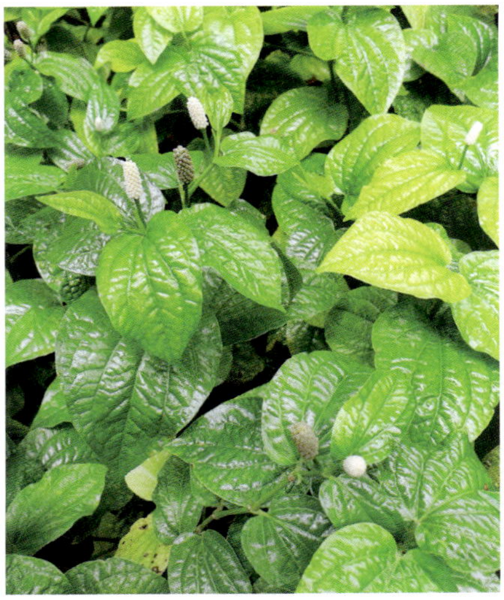

Hochachtung vor Zeremonienpflanzen – Kava: giftig oder heilsam?

In Europa kam es nach der Einnahme von Rauschpfeffer (Kava-Kava) zu Fällen schwerer Leberschäden. Deshalb wurde die Wurzel 2019 als gesundheitlich zu riskant eingestuft und verboten – in einigen Ländern gilt das Verbot sogar für homöopathische Zubereitungen. Ganz anders sieht es in Amerika, Afrika, Australien und Asien aus: Dort ist die Kava-Wurzel in Naturkostläden und Supermärkten frei erhältlich. Auf den südpazifischen Inseln wird sie seit über 3000 Jahren ohne bekannte Langzeitfolgen verwendet.

In Vanuatu entwickelten sich sogenannte Kava-Bars – vergleichbar mit unseren Kaffeehäusern –, in denen man Getränke auf Basis der Rauschpfefferwurzel erhält. Inzwischen gibt es allein in den USA über 250 solcher Bars. Obwohl der Geschmack des Getränks als erdig, bitter und scharf beschrieben wird und es ein Taubheitsgefühl auf der Zunge hinterlässt, hat es sich dort zum Massenprodukt entwickelt. Der ursprüngliche Zauber der rituellen Anwendung ist dabei weitgehend verloren gegangen.

Zeremonielle Pflanzen wie Kava-Kava erforderten traditionell tiefes Wissen: über den richtigen Erntezeitpunkt, den Standort, die Tages- und Jahreszeit sowie über die sorgfältige Verarbeitung. Solche Pflanzen waren nicht für den Alltagsgebrauch gedacht, sondern wurden zu besonderen Anlässen und mit gebotener Ehrfurcht eingenommen. Das Ritual selbst diente auch dazu, Respekt vor der Pflanze auszudrücken – als Erinnerung daran, dass es sich um eine besondere, kraftvolle Pflanze handelt. Bei Kava gibt es zudem verschiedene Sorten, etwa die milde *Noble*-Variante oder die Sorte *Tudei*, deren Wirkung über mehrere Tage anhalten kann. Wenn wir solch bedeutungsvolle Pflanzen aus anderen Kulturen übernehmen, ist eine Massenverarbeitung kaum angemessen – zumal unsere Körper die enthaltenen Wirkstoffe oft nicht gewöhnt sind.

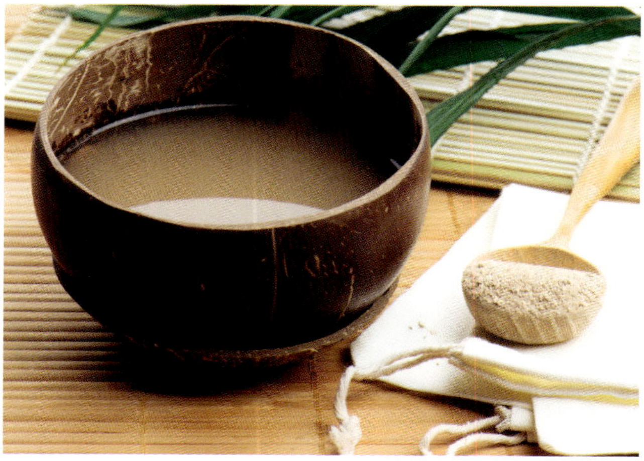

VOLKSHEILKUNDE

Kava-Kava wird auf den südpazifischen Inseln als *Gotteskind* verehrt. Sie gilt als Opfergabe in Tempeln und wird Verstorbenen als Grabbeigabe mitgegeben. Auf Hawaii dient sie dem Schutz vor Schadenzauber, während sie auf benachbarten Inseln selbst für Rituale zur Schadensübertragung verwendet wird: Dabei wird die Wurzel mit dem Namen der betreffenden Person besprochen und an einem Ort vergraben, den diese Person überqueren muss – so soll sich der Zauber übertragen.

Auch medizinisch findet die Wurzel Anwendung etwa zur lokalen Betäubung des Mundraums bei Zahnproblemen.

Als heilige Pflanze ist sie fester Bestandteil spiritueller Zeremonien. Bei Hochzeiten, wichtigen Besuchern oder zur Lösung schwerer Konflikte versammeln sich junge Frauen und Männer im Kreis, kauen ein Stück der Wurzel und geben es anschließend in einen Topf mit kaltem Wasser. Nach mehreren Stunden Ruhezeit wird das Getränk – nun ein *heiliger Trunk* – in speziellen Schalen ausgeschenkt. Ein Teil davon wird den Göttern geopfert. Es wird gemeinsam getrunken, gefeiert und getanzt.

Die Kava-Wurzel wirkt entspannend, angstlösend und muskelrelaxierend. Sie fördert zwischenmenschliche Bindungen und soziale Harmonie. Auf den Fidschi-Inseln existiert ein traditionelles Fest namens *Sevusevu*. Gäste bringen dem Gastgeber eine Kava-Wurzel als Geschenk, die dieser schält, zerstampft und in einen Stoffbeutel füllt. Dieser wird in Wasser gelegt, später kräftig ausgepresst, und die erdig-herbe Flüssigkeit wird in halben Kokosnussschalen ausgeschenkt. Die Reihenfolge des Trinkens richtet sich nach dem sozialen Rang. Das Ritual drückt Respekt, Achtung und kulturelles Verständnis aus.

Mancherorts wird das Pulver auch in Wasser oder Alkohol eingerührt. In anderen Regionen wird das Wurzelwasser mit Kokosmilch gemischt. In Vanuatu gibt es zu Ehren des englischen Königshauses sogar eine besondere Variante: den *Royal Kava*.

Die ersten Europäer, die mit der Pflanze in Kontakt kamen, waren die Niederländer Jacob Le Maire und Willem Cornelisz Schouten sowie der Naturforscher Georg Forster, der James Cook auf seiner Seereise begleitete.

In Europa wurde Kava später als Beruhigungsmittel bei Angstzuständen, insbesondere für ältere und kranke Menschen eingesetzt. Nach mehreren Fällen schwerwiegender Leberschäden wurde die Anwendung jedoch verboten.

Rauschpfefferwurzel-Tee

bei Schmerzen im Mundraum

ZUTATEN

- ½ TL getrocknete Wurzeln
- 250 ml Wasser

ZUBEREITUNG

Die Wurzelstücke mit kaltem Wasser übergießen und 30 Minuten ziehen lassen. NICHT UMRÜHREN!

ANWENDUNG

Beim Trinken muss der Wurzelsatz, der sich durch die Rastzeit auf dem Boden abgesetzt hat, dort bleiben. Es darf nicht umgerührt werden.

Das Wurzelwasser schluckweise trinken.

Rauschpfefferwurzel-Räucherung

bei Ängsten, beruhigend, friedenfördernd

ZUTATEN

- 1 EL getrocknete Wurzel

ANWENDUNG

Siehe Räucheranleitung auf Seite 23.

Die Diskussion um Kava-Kava wurde in Europa vor allem durch Berichte über mögliche Leberschäden geprägt. Diese traten jedoch überwiegend bei unsachgemäßer Herstellung oder Überdosierung auf. Neuere Studien legen nahe, dass hochwertige, standardisierte Extrakte in korrekter Dosierung sicher sind.

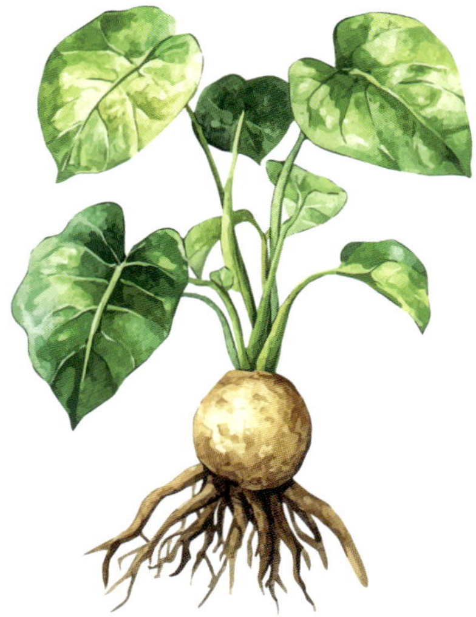

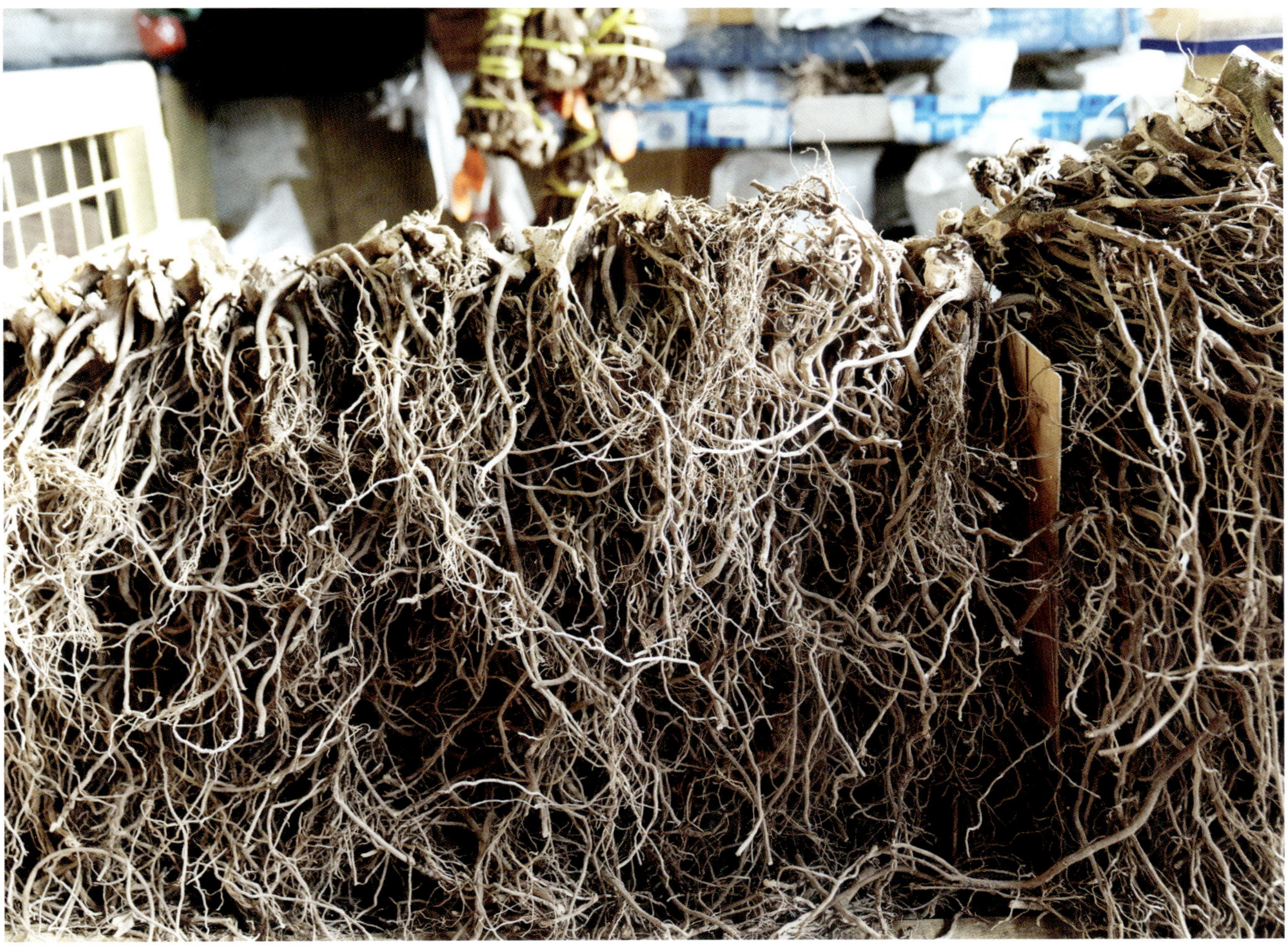

Klette, Große *Arctium lappa* – *die Wurzel der Vogelfänger*

Mische Grindwurz mit Brot und streue dies auf einen Stein, bald wird's das Vöglein fressen und benommen sein.

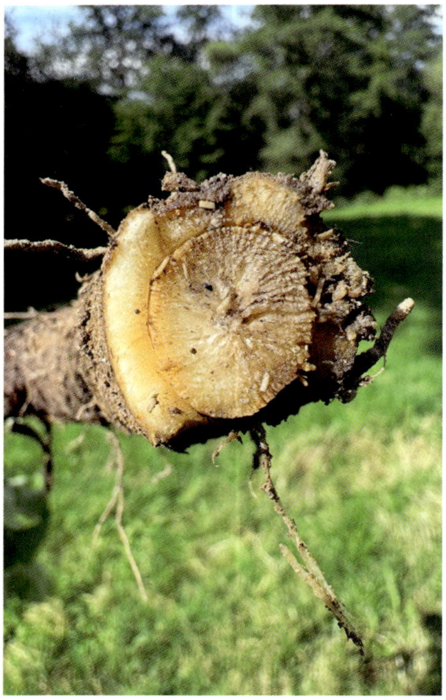

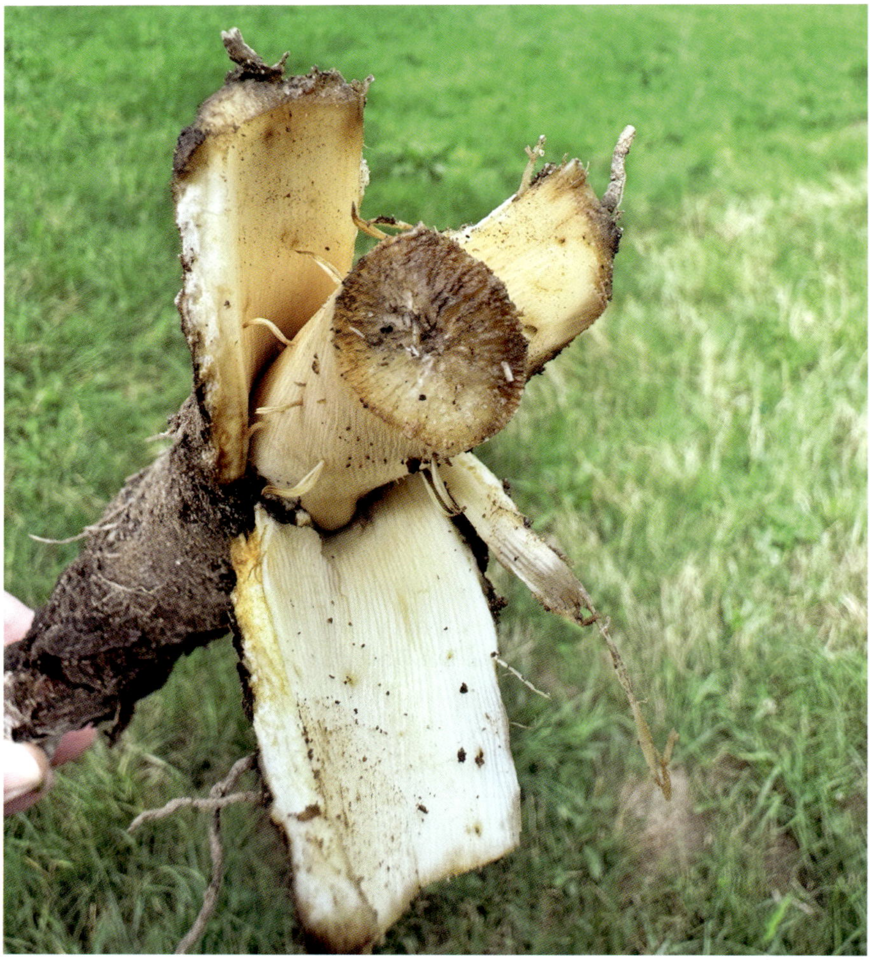

Volksnamen	Grindwurz, Klettenwurz, Haarwuchswurz, Igelklette
Pflanzenfamilie	Korbblütler (*Asteraceae*)
Standort	Wächst gerne entlang von Dämmen, an Bachufern, Straßenrändern, Schuttplätzen, Böschungen und Wegrändern. Sie liebt nährstoffreichen, durchlässigen Boden.
Inhaltsstoffe und Eigenschaften	Tannine (zusammenziehend, entzündungshemmend, blutstillend), Phytosterole (entzündungshemmend), Schleimstoffe (schleimlösend, entzündungshemmend), Inulin (reguliert Darmflora und Blutzucker, entzündungshemmend, stärkt Immunsystem)
Geschmack	süß, fleischig und etwas schleimig, ähnlich wie Schwarzwurzeln
Verwechslungsmöglichkeiten	Kleine Klette (*Arcticum minus*) ebenso verwendbar, Filzige Klette (*Arctium tomentosum*) ebenso verwendbar, vor der Blüte besteht Verwechslungsgefahr mit der Tollkirsche (*Atropa belladonna*) giftig, Gewöhnliche Pestwurz (*Petasites hybridus*) verwendbar
Interessantes	Personen mit Herz- oder Nierenerkrankungen sollten mit Klettenwurzel vorsichtig sein. Die Wurzel regt die Harnausscheidung an, daher sollte während ihrer Anwendung darauf geachtet werden, reichlich Wasser zu trinken.
Verwendungsart	Öl, Tinktur, Balsam, Salbe, Wickel, Wurzelpulver, Räucherung, Wurzelbrei, Wein, Tee, kandiert

Die Wurzel der Vogelfänger

Bis ins 19. Jahrhundert war der Vogelfang in Mitteleuropa weit verbreitet – für arme Leute eine lebensnotwendige Einnahmequelle, für Adelige ein Zeitvertreib. Jeder Vogelfänger entwickelte eigene Tricks, um die scheuen Singvögel zu fangen. Dabei war die Auswahl des Köders entscheidend – und ein gut gehütetes Familiengeheimnis.

Neben zuckerhaltigen Beeren setzten besonders gewiefte Vogelfänger auch auf die Wurzel der Großen Klette. Diese enthält Inulin, schmeckt süßlich und wirkt leicht narkotisierend. Die frische Wurzel wurde geschält, in kleine Stücke geschnitten und als Lockfutter ausgelegt. Nach dem Verzehr waren die Vögel kurzzeitig benommen und flugunfähig – so konnten sie leichter mit dem Netz gefangen werden.

VOLKSHEILKUNDE

In der Volksheilkunde galt die Klettenwurzel als Symbol für Ausdauer, Durchhaltevermögen und Überlebenskraft. Ein getrocknetes Stück der Wurzel wurde als Amulett um den Hals getragen – als Glücksbringer oder zum Schutz vor *bösen Geistern* und missgünstigen Menschen.

Zerstoßen zu einem Brei, ausgepresst und mit Fett vermischt, wird die Wurzel äußerlich bei Brandwunden, eitrigen Entzündungen, Pilz- und Bakterieninfektionen, Abszessen, Geschwüren oder Furunkeln angewendet. Bei Hautproblemen nutzt man einen Teeaufguss für Wickel oder gibt ihn dem Badewasser zu. Gleichzeitig wird der Tee innerlich bei Hauterkrankungen getrunken.

Auch bei Erkältungen, Halsschmerzen und Gelenkschmerzen kommt Klettenwurzel-Tee zum Einsatz – er gilt als entzündungshemmend und schmerzlindernd. Bei Schleimbeutel- oder Sehnenscheidenentzündungen werden Umschläge mit Klettenwurzelauszug gemacht.

Kaiser Karl der Große soll die Klettenwurzel sowohl als Heilmittel wie auch als Nahrungsmittel geschätzt haben. Die fleischige Wurzel der jungen Pflanze kann roh verzehrt oder wie Wurzelgemüse in Salzwasser gekocht werden. Ihr Geschmack erinnert an Schwarzwurzel, sie ist ballaststoffreich, sättigend und aufgrund ihrer leicht blutzuckersenkenden Wirkung besonders für Diabetiker interessant.

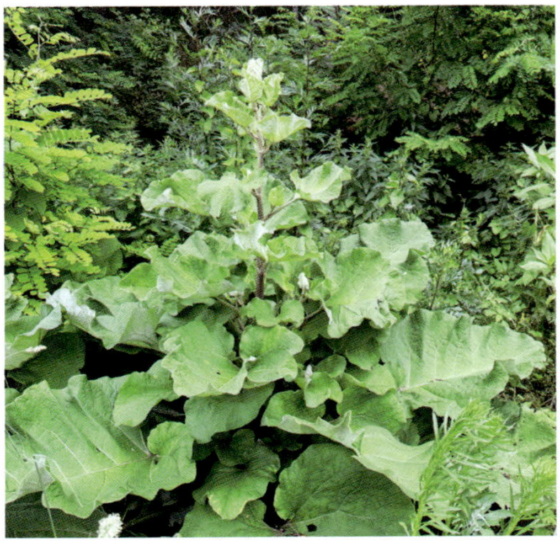

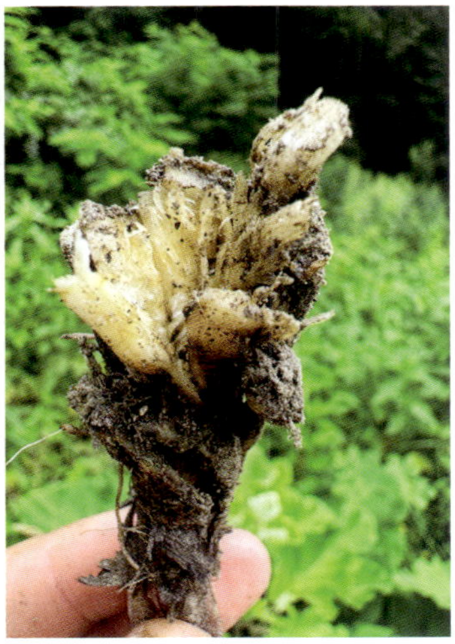

AUSSEHEN PFLANZE / WURZEL

Die zwei- bis mehrjährige Klette bildet im ersten Jahr eine Blattrosette aus großen, breiten, elliptischen, vorne zugespitzten Blättern. Im zweiten Jahr bildet sie einen hohen Stängel und kugelförmige Blütenköpfe mit auffallend purpurfarbigen Röhrenblüten.

Die Klette hat eine fleischige, schleimige, äußerlich schwarze und innenseitig weißlich bis gelbliche Pfahlwurzel. Sie reicht in eine Tiefe bis zu 60 cm und kann einen Durchmesser von mehr als 3 cm erreichen.

ERNTE

Von Ende September bis Anfang März wird die Wurzel der einjährigen Pflanze im Herbst oder zeitig im Frühjahr gegraben, noch ehe sich einen Stängel bildet.

Sie kann sehr tief wachsen, daher empfiehlt es sich, zum Ausgraben einen Spaten zu verwenden und sich eine Pflanze zu suchen, die nicht auf einem allzu steinigen Boden wächst, was das Ausgraben erschwert. Gräbt man nicht die gesamte Wurzel aus und nimmt nur ein Stück, kann die Pflanze weiterwachsen. Beim Ausgraben ist ein scharfer Geruch wahrnehmbar, der sich beim Trocknen verflüchtigt. Man entfernt die Rinde der Wurzel und verwendet den inneren, weißlichen Wurzelteil. Die Wurzeln sind sehr schleimig und neigen zu *Schimmelbefall*. Daher rasch in Stücke schneiden und sofort ansetzen, zum Trocknen auflegen oder bei niedriger Temperatur im Backrohr trocknen. Die Wurzeln mehrmals wenden.

Klettenwurzel-Tee

nach Schwester Bernadine – stoffwechselanregend, bei Arthrose

ZUTATEN

- jeweils 5 g von Klettenwurzel, Primelblüten (*Primula veris*), Eschenblättern (*Fraxinus excelsior*), Zinnkraut (*Equisetum arvense*), Baldrianwurzeln (*Valeriana officinalis*)
- 1 l Wasser

ZUBEREITUNG

Die getrockneten Pflanzenteile vermischen und mit kaltem Wasser übergießen, zugedeckt 12 Stunden ziehen lassen.

Danach 5 Minuten am Herd aufkochen, weitere 15 Minuten ziehen lassen und abseihen.

ANWENDUNG

Vor jeder Mahlzeit 125 ml trinken. Wer möchte, kann den Tee mit Honig süßen.

Klettenwurzel-Wein

nach Schwester Bernadine – bei Ekzemen und Flechten

ZUTATEN

- 40 g frische Klettenwurzeln
- 30 g Sandseggenblätter (*Carex arenaria*)
- 20 g Walnussblätter (*Juglans regia*)
- 1 l Weißwein
- 200 ml Korn (Brand 45 %)

ZUBEREITUNG

Die Pflanzenteile säubern, klein schneiden und mit dem Wein und dem Korn übergießen, 24 Stunden ziehen lassen.

Danach abseihen und in Flaschen füllen.

ANWENDUNG

Vor jeder Mahlzeit 1/16 l (62,5 ml) trinken.

Klettenwurzel, kandiert

bei Husten, Halsschmerzen

ZUTATEN

- 400 g Wurzeln
- 500 ml Wasser
- 400 g Zucker

ZUBEREITUNG

In einer tiefen Pfanne das Wasser mit dem Zucker aufkochen, bis sich der Zucker zur Gänze aufgelöst hat.

Die frischen Wurzeln säubern, schälen und in mundgerechte Teile schneiden.

Danach in das köchelnde Zuckerwasser legen und für 15 Minuten zugedeckt bei ca. 60 Grad am Herd lassen.

Danach herausnehmen und auf Butterbrotpapier trocknen lassen.

ANWENDUNG

Bei Heiserkeit, Halsentzündungen oder zur Raucherentwöhnung die kandierten Wurzeln kauen.

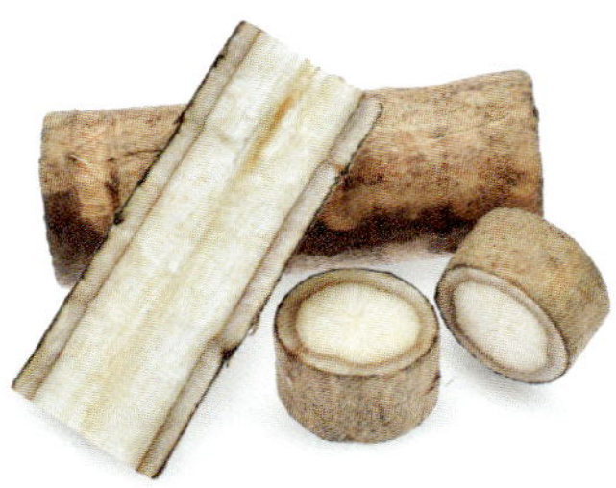

Klettenwurzel-Tinktur

stoffwechselanregend, schmerzstillend, menstruationsanregend, bei Hämorrhoiden, zur Anregung des Haarwachstums

ZUTATEN

- 4 EL frische Wurzeln
- 1 EL Klettenblätter
- 1 EL Klettenblüten
- 150 ml Weinbrand (Wodka, Gin)

ZUBEREITUNG

Frische Blüten und Blätter mit einem Messer grob schneiden und mit dem Mörser quetschen. In ein Glas geben und mit Alkohol übergießen.

Wenn im Herbst die Wurzel gegraben werden kann, diese reinigen, klein schneiden, ebenfalls im Mörser quetschen und in das Glas zu den Blüten und Blättern geben. Ab jetzt noch weitere 4 Wochen verschlossen rasten lassen.

Danach abseihen und in Tropffläschchen füllen.

ANWENDUNG

Bis zu 3 Mal täglich 5 bis 20 Tropfen in etwas Wasser oder auf einem Löffel Honig einnehmen.

Zur äußerlichen Anwendung auf einen Wattebausch geben und damit die betroffene Körperstelle mehrmals täglich betupfen.

Als haarstärkendes Mittel in die Kopfhaut einmassieren.

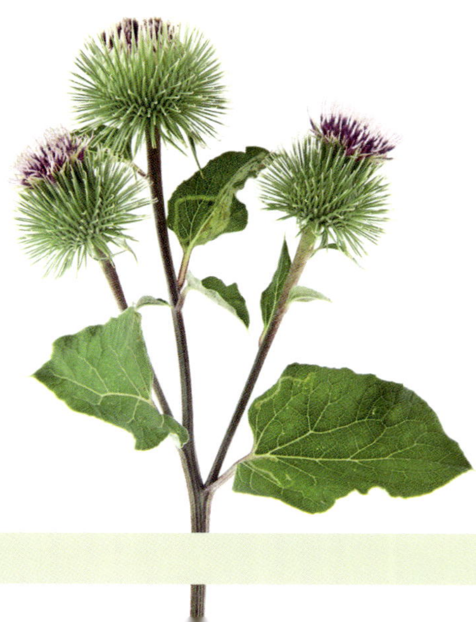

Klettenwurzel-Öl

bei Hautproblemen, Schuppen, Ekzemen, Flechten, Kopfhautöl

ZUTATEN

- 2 EL Wurzeln
- 250 ml Leinöl

ZUBEREITUNG

Die getrockneten Wurzelstücke mit dem Öl übergießen und dunkel bei Zimmertemperatur für 6 bis 8 Wochen rasten lassen, danach abseihen.

ANWENDUNG

Das Öl kann direkt auf betroffene Hautstellen gegeben oder als Salbengrundlage verwendet werden.

Zur Anregung des Haarwachstums nimmt man ein wenig dieses Öles und massiert es täglich morgens auf die Kopfhaut ein.

Klettenwurzel-Balsam

bei Hexenschuss, Hautirritationen, Verrenkungen, Zerrung

ZUTATEN

- 2 EL Wurzeln
- 100 ml kalt gepresstes Öl (Mandelöl, Sesamöl, Olivenöl)
- 7 g Bienenwachs

ZUBEREITUNG

Das Öl auf ca. 60 Grad erwärmen, die getrockneten Wurzelstücke hinzugeben, den Topf vom Herd nehmen, einen Deckel darauf geben und mindestens über Nacht ziehen lassen – die Wurzeln können auch 2 bis 3 Tage im Öl ziehen.

Durch ein feines Sieb seihen. Das Wurzelöl im Wasserbad auf ca. 40 Grad erwärmen, das Bienenwachs zugeben und rühren, bis das Wachs geschmolzen ist.

Den fertigen Balsam in kleine Tiegel füllen.

ANWENDUNG

Mehrmals täglich sanft einmassieren.

Klettenwurzel-Brei-Umschlag

bei Verrenkungen, Hexenschuss, schmerzlindernd bei Verletzungen, Hautentzündungen, eitrigen Wunden

ZUTATEN

- frische Klettenwurzel
- ein wenig Wasser

ZUBEREITUNG

Die Wurzel möglichst klein schneiden und mit ein wenig Wasser im Mörser (Mixer) zu einem Brei vermischen.

ANWENDUNG

Den Brei auf die gewünschten Körperstellen auftragen, ein Tuch darüber geben und so lange einwirken lassen, bis der Brei trocken geworden ist.

Klettenwurzel-Räucherung

bei Unruhe, unruhigem Schlaf, unangenehmen Träumen

ZUTATEN

- 1 TL getrocknete Klettenwurzeln

ANWENDUNG

Siehe Räucheranleitung auf Seite 23.

Klettenwurzel-Pulver

Wundpulver, Gewürz bei Magen-Darm-Entzündungen

ZUTATEN

- getrocknete Klettenwurzeln

ZUBEREITUNG

Die Wurzeln möglichst klein schneiden und trocknen lassen.

Die getrockneten Wurzelstücke mit der Kaffeemühle oder der Küchenmaschine zu feinem Pulver vermahlen.

ANWENDUNG

Zur Wundversorgung von eitrigen, entzündeten Wunden das Pulver direkt auf die Wunde geben oder mit ein wenig Wasser vermischt als Brei auf die Wunde geben.

Als Gewürz messerspitzenweise verwenden.

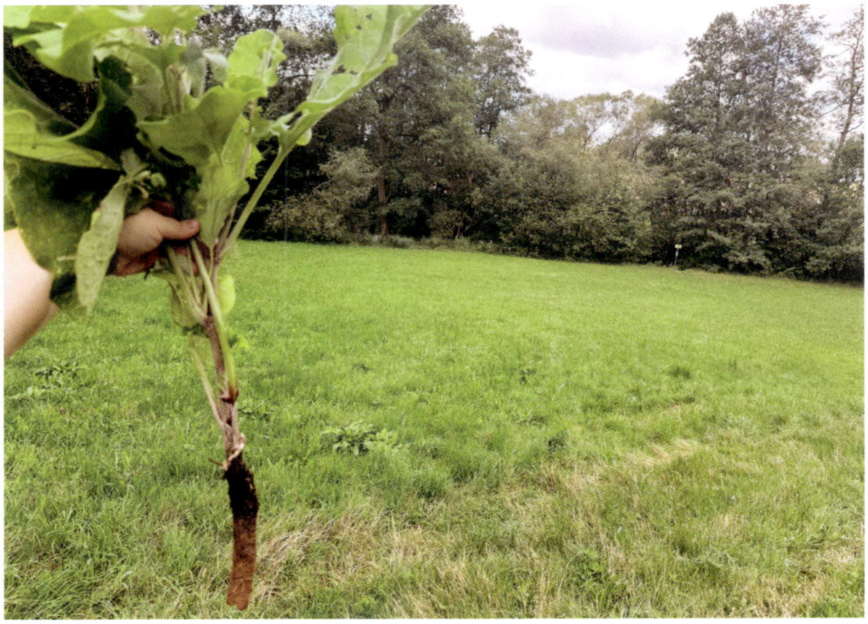

Knoblauch *Allium sativum*
– *Bauerntheriak, bei Altersbeschwerden, Abnutzungserscheinungen*

Der Knoblauch (Winterknoblauch) soll das Dreschen nicht hören.

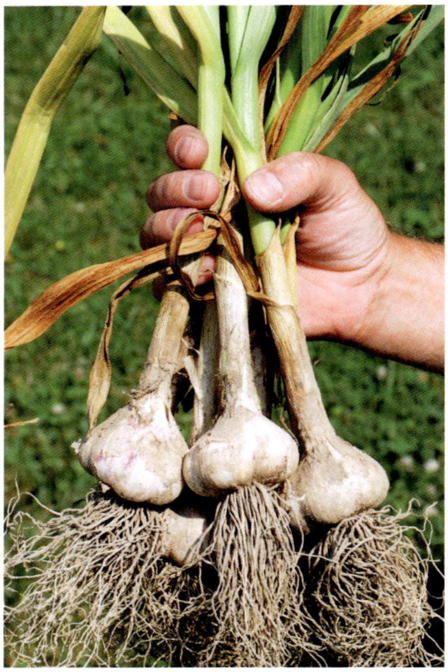

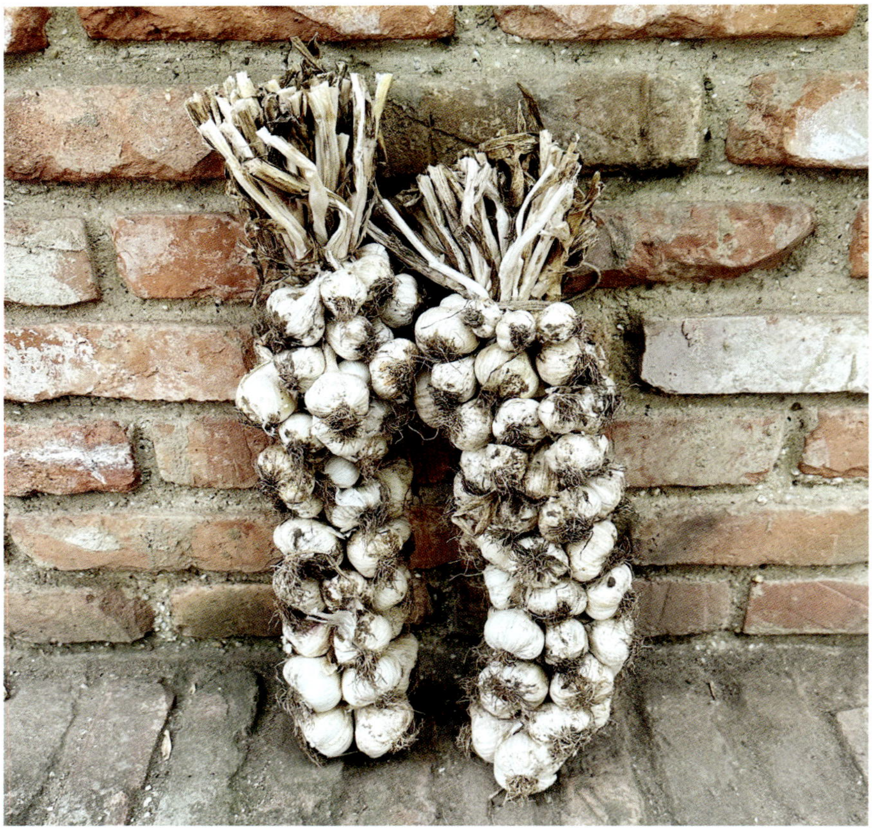

Volksnamen	Knofel, Alterswurzel, Stinkzwiebel, Windwurz
Pflanzenfamilie	Amaryllisgewächse (*Amaryllidaceae*), früher Lauchgewächse (*Alliaceae*)
Standort	Unser heutiger Knoblauch ist eine Kulturpflanze. Wir finden ihn in Gärten, Beeten oder als Feldfrucht. Als Steppenpflanze liebt er sandige, sonnige, warme Standorte.
Inhaltsstoffe und Eigenschaften	Allicin (unterstützt gegen Viren, Bakterien, Pilze und Parasiten, cholesterinsenkend, macht Blut fließfähiger), Niacin (senkt Blutfettwerte, cholesterinsenkend, nervenunterstützend), Thiamin (wichtig für Nerven und Energiestoffwechsel), Vitamin E (schützt vor Arteriosklerose), Vitamin A (unterstützt Augen, Nachtsichtigkeit, wichtig für gesunde Haut)
Geschmack	würzig, scharf, süßlich, leicht nach Schwefel, klebrig, wenn er älter ist, auch bitter
Verwechslungsmöglichkeiten	Schnittlauch (*Allium schoenoprasum*) unbedenklich, Zierlauch (*Allium giganteum*) unbedenklich
Interessantes	Personen, die Blutverdünnungsmittel einnehmen oder stillende Mütter sollten mit Knoblauch vorsichtig sein. Ebenso sollte man wegen der blutverdünnenden Wirkung vor Geburten oder Operationen mit Knoblauch aufpassen. Knoblauch sollte stets möglichst frisch gegessen werden. Seine Schwefelverbindungen, deren gesundheitsunterstützende Wirkung wir haben möchten, wandeln sich nach dem Schälen um.
Verwendungsart	Tinktur, Wasserauszug, Wickel, Honigauszug, Milchauszug, Öl, Wurzelpulver, Speisezutat

Knoblauchwickel bei steifem Nacken

Wer kennt es nicht: Man wird morgens wach, möchte den Kopf wie gewohnt drehen – und plötzlich durchzuckt einen ein stechender Schmerz im Nacken, als würde jemand mit Nadeln hineinstechen. Im Volksmund sagt man dann, man habe sich *verlegen*. Herta litt während ihrer Schulzeit immer wieder unter solchen Nackensteifigkeiten.

„Ich bin in der Früh aufgewacht und konnte vor lauter Schmerzen meinen Kopf nicht mehr bewegen", erzählt sie. „Nicht einmal das Gewicht der Schultasche am Rücken habe ich ausgehalten." Doch ihre Mutter wusste Rat: ein Knoblauchwickel.

Sie schälte und zerdrückte einige Knoblauchzehen, legte die Masse auf ein Tuch und dieses – mit der Knoblauchseite zur Haut – auf Hertas Nacken. Der Wickel blieb so lange liegen, bis der Knoblauch vollständig getrocknet war. „Am Anfang hat es etwas gebrannt, vor allem wenn ich eine kleine Kratzerstelle am Hals hatte. Aber nach ein paar Minuten hat es richtig gutgetan", erinnert sich Herta.

Nachdem der Wickel entfernt wurde, war die Haut meist leicht gerötet – ein Zeichen für die angeregte Durchblutung. In der Regel ging es Herta danach deutlich besser. Am Abend legte die Mutter erneut einen Wickel auf, manchmal auch am nächsten Tag. Danach war Herta meist wieder schmerzfrei.

„In der Schule haben sie meine Knoblauchfahne schon von weitem gerochen", lacht sie heute.

VOLKSHEILKUNDE

In alten Zeiten wurde der Knoblauch nicht nur als Nahrungsmittel, sondern auch als mächtiges Schutz- und Heilmittel geschätzt. Wenn das erste Getreide heimgebracht wurde, legte man beim Einlagern einige geschälte Knoblauchzehen (meist drei oder neun Stück) dazu – sie sollten Mäuse fernhalten und vor Unheil schützen. Zum Schutz von Haus und Hof band man Knoblauch zu Zöpfen und verteilte diese an verschiedenen Stellen im Haus. Bis zur nächsten Ernte sollte ein Zopf hängen bleiben, der Rest diente als Heilmittel oder Speise.

Der *Knoblauchmittwoch*, der Mittwoch vor Pfingsten, galt als besonderer Tag: Mensch und Tier sollten an diesem Tag Knoblauch essen, um für das ganze Jahr mit Mut, Kraft und Schutz gesegnet zu sein. Gab man Tieren Knoblauch, so glaubte man, könnten sich die Kraft und Gesundheit der Nachbarstiere auf die eigenen übertragen.

Wenn ein Kind oder ein Tier gelobt wurde, rief man *Knoblauch, Knoblauch*, um zu verhindern, dass ein böser Geist das Lob in Unglück verwandeln könnte. Knoblauch war Symbol für Schutz, Stärke, Mut und Wehrhaftigkeit.

Schon die Soldaten des alten Griechenlands aßen Knoblauch vor dem Krieg, und Herodot berichtete von den großen Mengen, die den Arbeitern beim Bau der Cheops-Pyramide gegeben wurden – zur Stärkung und Vorbeugung gegen Krankheiten. Auch die Bibel erwähnt Knoblauch: Im 4. Buch Mose klagen die Israeliten nach dem Auszug aus Ägypten über den Verlust von Knoblauch und Zwiebeln. Im alten Rom galt Knoblauch als wirksames Mittel gegen Vergiftungen und wurde als *Antidot* geschätzt – ein Brauch, der sich auch unter der einfachen Landbevölkerung Mitteleuropas verbreitete. Verdorbene Speisen, die mangels Kühlung gegessen wurden, konnten Beschwerden hervorrufen, bei denen Knoblauch lindernd wirkte. Deshalb nannte man ihn auch *Bauerntheriak*, also das *Heilmittel der einfachen Leute.*

AUSSEHEN PFLANZE / WURZEL

Knoblauch ist eine krautige Pflanze, die eine Höhe von etwa 60 cm erreichen kann. Sie hat flache, lanzettliche Blätter und im Sommer produziert sie einen bis zu 1 Meter hohen Stängel, der eine kugelartige Scheindolde aus vielen kleinen weißen oder rosa Blüten trägt. Später entwickeln sich daraus unter einem papierartigen Blatthütchen viele kleine Brutzwiebeln (Samen), die Bulbillen.

Knoblauch bildet eine unterirdische Zwiebel – allerdings nicht wie die Küchenzwiebel eine Schalenzwiebel, sondern viele, kleine Beiknospen (auch Knoblauchzehen genannt), die von einer weißen, manchmal auch rosa oder lila Haut überzogen sind, darunter befinden sich die zierlichen, weißen Wurzelverzweigungen.

ERNTE

Winterknoblauch wird im Juli, kurz vor dem Dreschen (Ausbringung im Herbst) geerntet, Sommerknoblauch im September bis November (Ausbringung im Frühling).

Knoblauch wird nach der Sommerernte gepflanzt und im folgenden Jahr kurz vor der Sommerernte geerntet – man spricht vom Winterknoblauch. Bringt man diesen im Frühling aus, kann er im Herbst geerntet werden. So kann ab dem Sommer bis in den Winter hinein frischer Knoblauch geerntet werden. Die Zwiebel wächst nahe der Erdoberfläche und kann vorsichtig mit der Hand aus dem Erdreich gezogen werden.

VOLKSMEDIZIN

- Gegen Warzen: Eine Scheibe frischer Knoblauch wird auf die Warze gelegt und mit einem Verband oder Pflaster fixiert.
- Bei Fußpilz: Der Saft frischen Knoblauchs wird direkt auf die betroffene Stelle geträufelt.
- Bei Zahnschmerzen: Eine Knoblauchscheibe wird in den Mund gelegt – nahe der schmerzenden Stelle.
- Hautkrankheiten: Eine Paste aus gepresstem Knoblauch, Fett und Salz wird auf die Haut aufgetragen.

Dioskurides – der berühmte griechische Arzt – empfahl Knoblauch bei Bisswunden von Hunden und Schlangen, bei Haarausfall, Zahnschmerzen, Hautausschlägen, Lungenproblemen und Menstruationsbeschwerden.

In der europäischen Volksmedizin setzte man Knoblauch bei Cholera, Ruhr, Typhus, Tuberkulose, Parasiten, Herz-Kreislauf-Erkrankungen, hohem Cholesterin, Bluthochdruck, Gedächtnisschwäche, Krämpfen, Fieber und Gefäßerkrankungen ein. Auch bei der sogenannten *Schaufensterkrankheit* (periphere arterielle Verschlusskrankheit) wird er heute noch genutzt.

KNOBLAUCH IN DER KÜCHE

Knoblauch war stets mehr als nur ein Gewürz – er war Heilmittel und Speise zugleich. Pythagoras soll ihn den *König der Gewürze* genannt haben.

Verwendung findet er:

- roh, gekocht, gebraten, fermentiert, gegrillt
- in Alkohol, Öl oder Essig eingelegt
- in Salzwasser konserviert (in warmen Ländern)
- getrocknet und zu Pulver gemahlen
- mit Öl vermischt als haltbares Würzmittel

Knoblauch ist ein Alleskönner – in Küche und Hausapotheke gleichermaßen.

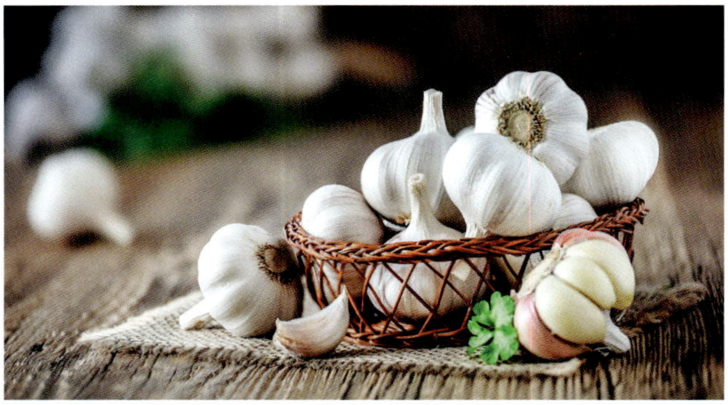

Knoblauch-Cremesuppe

entzündungshemmend, schmerzstillend, bei Alterserscheinungen, Kreislaufproblemen, durchblutungsfördernd

ZUTATEN

- 12 Knoblauchzehen
- etwas Butter
- 1 l Wasser
- Salz, Pfeffer, Muskat
- ½ Becher Schlagobers (Sahne)

ZUBEREITUNG

Die frischen Knoblauchzehen schälen, in grobe Stücke schneiden und in der Butter goldgelb anschwitzen. Mit dem Wasser aufgießen, bei mittlerer Temperatur 45 Minuten köcheln lassen, mit dem Pürierstab pürieren.

Schlagobers hinzugeben und würzen.

Knoblauchmilch

bei Parasiten im Körper, Infekten, wärmend, schmerzstillend, Verdauungsproblemen, Husten

ZUTATEN

- 5 Knoblauchzehen
- 300 ml Milch (auch Mandelmilch oder Hafermilch)

ZUBEREITUNG

Frische Knoblauchzehen schälen, durch die Knoblauchpresse drücken, in einem Topf mit der Milch aufkochen und bei niedrigerer Temperatur 5 Minuten ziehen lassen.

Danach abseihen.

ANWENDUNG

Knoblauchmilch warm trinken.

Knoblauchwasser

nach Omas Art – bei Rheuma, Gicht, Alterserscheinungen

ZUTATEN

- 1 Knoblauchzehe
- 125 ml Wasser

ZUBEREITUNG

Die frische Knoblauchzehe schälen und für 1 Stunde in das Wasser (bei Zimmertemperatur) legen. Umrühren und danach die Knoblauchzehe wieder herausnehmen.

ANWENDUNG

Das Wasser täglich über den Tag verteilt trinken.

Rotwein-Knoblauch

entzündungshemmend, köstliche Antipasti

ZUTATEN

- 18 Knoblauchzehen
- je 300 ml Wasser, Rotwein und dunkler Balsamico
- 1 TL Honig
- Salz
- 1 Lorbeerblatt
- rote Pfefferkörner
- etwas Bohnenkraut oder Rosmarin oder Lavendel

ZUBEREITUNG

Knoblauchzehen schälen. Wasser, Rotwein, Balsamico, Salz am Herd erwärmen, den Honig einrühren. In saubere Gläser alle Gewürze füllen, dann die Knoblauchzehen darüber legen, bis das Glas zu 80 % voll ist. Nun den warmen Sud darüber gießen und verschließen. 4 bis 6 Wochen bei Zimmertemperatur ruhen lassen.

Danach aufessen.

Knoblauchöl

bei Gelenkentzündungen, Alterserscheinungen, bei Kreislaufproblemen, durchblutungsfördernd

ZUTATEN

- 6 Knoblauchzehen
- 1 l Olivenöl (Sonnenblumenöl)

ZUBEREITUNG

Frische Knoblauchzehen schälen, in grobe Stücke schneiden und mit dem Rücken eines Löffels andrücken.

In eine Flasche geben, mit dem Öl übergießen, verschlossen bei Zimmertemperatur, halbschattig für 6 bis 8 Wochen reifen lassen.

Danach abseihen.

ANWENDUNG

Ein perfektes Öl für Salate, Aufstriche und Soßen. In der Küche verwenden.

Knoblauch-Honig-Sirup

nach Omas Art – bei Erkältung, Grippe, Entzündungen, Rheuma, Gicht, Altersabnutzung, bei Kreislaufproblemen, durchblutungsfördernd

ZUTATEN

- 4 Knoblauchzehen
- 40 ml Wasser
- 100 ml Honig

ZUBEREITUNG

Frische Knoblauchzehen schälen und in grobe Stücke schneiden, mit dem Rücken eines Löffels andrücken, in ein Gefäß geben.

Den Honig in das Wasser einrühren, bis er sich aufgelöst hat, über den Knoblauch gießen und zugedeckt über Nacht bei Zimmertemperatur stehen lassen.

Am nächsten Tag umrühren und abseihen.

ANWENDUNG

3 Esslöffel pro Tag zu sich nehmen.

Knoblauch-Wickel

bei Gicht, Rheuma, Nerven-, Kopf-, Gelenkschmerzen, Brustauflage bei Erkältungen, Husten, Bronchitis

ZUTATEN

- 6 Knoblauchzehen
- 250 g fetthaltiger Topfen (Quark)
- 1 TL Speiseöl

ZUBEREITUNG

Frische Knoblauchzehen schälen und durch die Knoblauchpresse drücken, mit dem Topfen verrühren.

ANWENDUNG

Betroffene Körperstelle mit ein wenig Öl einreiben. Die Knoblauch-Topfen-Masse auf ein Tuch streichen und auflegen, ein Tuch darüber geben und so lange liegen lassen, bis der Topfen trocken geworden ist. Bei Bedarf wiederholen.

Knoblauch-Tinktur

blutdrucksenkend, cholesterinsenkend, bei Infektionen, Kreislaufproblemen, fiebersenkend, durchblutungsfördernd, Steigerung der Gedächtnisleistung

ZUTATEN

- 6 frische Knoblauchzehen
- 150 ml 70 %iger Alkohol (Brand, Korn)

ZUBEREITUNG

Knoblauchzehen schälen und in grobe Stücke schneiden, in ein Glas geben, mit dem Alkohol übergießen, das Glas verschließen und für 2 bis 3 Wochen dunkel stellen. Durch ein feines Sieb filtern (eventuell Tuch einlegen) und in kleine Flaschen mit Tropfer füllen.

ANWENDUNG

Nicht morgens nüchtern zu sich nehmen, dies könnte für den Magen zu intensiv sein.

2 Mal täglich zwischen 10 und 20 Tropfen mit etwas Wasser verdünnt 30 Minuten vor einer Mahlzeit einnehmen.

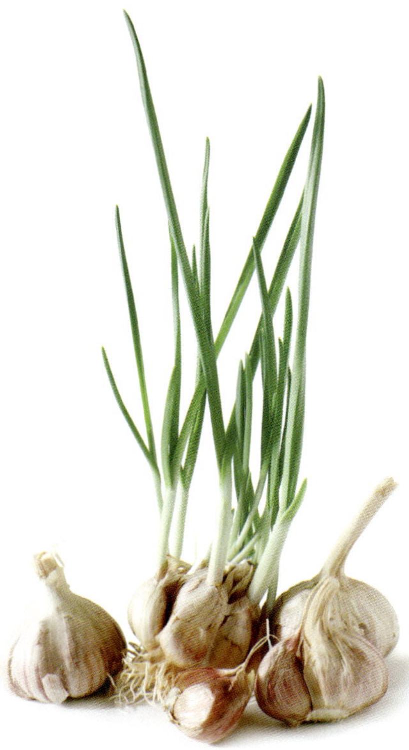

Knoblauchsrauke *Alliaria petiolata*
– Heil- und Speisewurz der einfachen Leut'

Die Pfefferkrautwurz nimmst, ehe sie blüht, und gibst sie auf schlecht heilendes Glied.

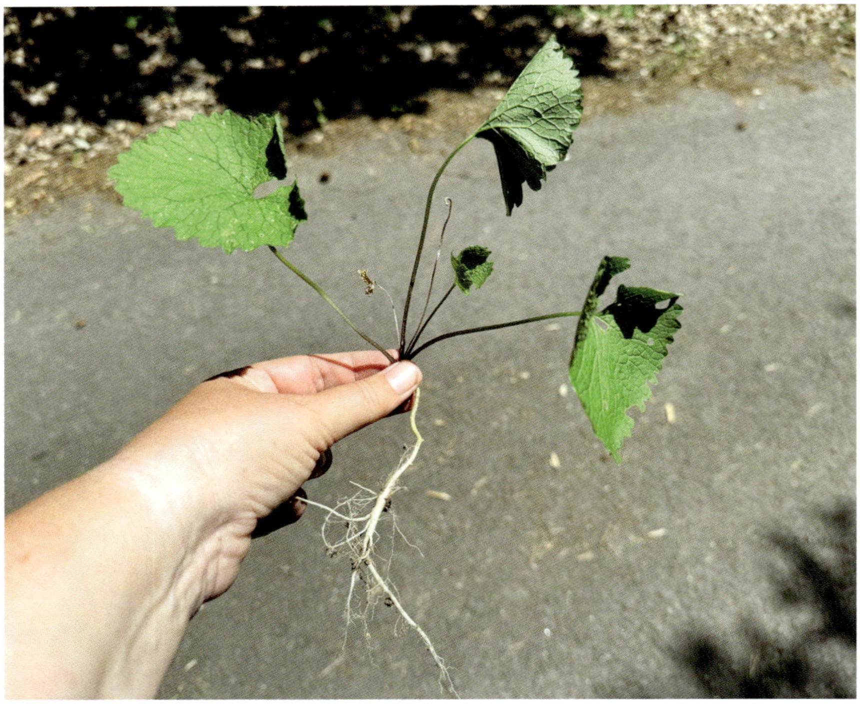

AUSSEHEN PFLANZE / WURZEL

Die Knoblauchsrauke ist eine ein- bis mehrjährige Pflanze. Sie bildet im Frühling eine Blattrosette, danach einen Stiel, welcher bis zu 1 Meter hoch werden kann. Ihre zarten, weißen Blüten haben vier kreuzförmige Blütenblätter.

Sie hat eine dünne und verzweigte, faserige, lange Pfahlwurzel, ähnlich der Meerrettichwurzel. Die Farbe ist zartbraun bis beige und innen weiß.

ERNTE

Der Frühling ist die beste Erntezeit, denn nur dann kann man die Pflanze gut bestimmen.

Allerdings erntet man unbedingt, solange die Pflanze ihre herzförmigen Grundblätter hat und keinen Stiel mit Blüte ausgebildet hat. Sie kann zumeist leicht mit den Händen ohne Werkzeug aus dem Boden herausgeholt werden.

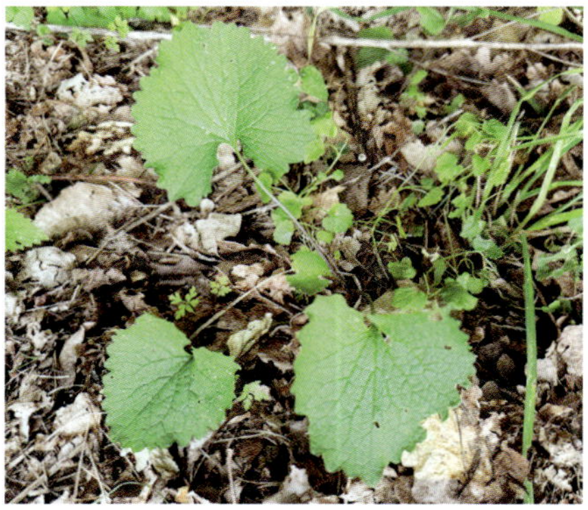

Volksnamen	Knoblauchhederich, Pfefferkraut, Ackerlauch
Pflanzenfamilie	Kreuzblütler (*Brassicaceae*)
Standort	Die Pflanze liebt helle Waldlichtungen, Waldränder, Gärten, Parks oder Heckenbereiche, wo das im Herbst herunterfallende Laub über den Winter verrotten darf.
Inhaltsstoffe und Eigenschaften	Glucosinolate (Knoblauchgeruch, antibakteriell), Saponine (entzündungshemmend, harntreibend), Vitamin A (Augenvitamin, schützt Schleimhäute von Lunge oder Darm vor Infektionen), Vitamin C (für Stoffwechsel, Bindegewebe, Knochen, Knorpel, schützt vor Zellschäden)
Geschmack	Würzig, leicht scharf – sie hat einen knoblauchartigen Geruch und einen meerrettichartigen Geschmack.
Verwechslungsmöglichkeiten	Als junge Pflanze mit Gundermann (*Glechoma hederacea*) essbar
Interessantes	Knoblauchsraukenwurzeln sondern unterirdisch eine scharfe Flüssigkeit ab, damit sie möglichst ungestört und uneingeschränkt von anderen Pflanzen wachsen können. Daher schmeckt die Wurzel auch besonders würzig.
Verwendungsart	Tinktur, Öl, Wickel, Kompresse, Waschung, Speisezutat

Hedwigs Lieblingshustensaft

„Dieser Hustensaft ist mein Familienerbe. Er hat mir und meinen Kindern immer gut geholfen“, erzählt Hedwig mit einem Lächeln. Sie stammt aus einer alten Bäckerfamilie, in der Lungenerkrankungen seit jeher ein wiederkehrendes Problem waren – von einfachen Erkältungen über hartnäckigen Husten bis hin zu Lungenentzündungen. Besonders die Frauen der Familie waren gefordert, wirksame Hausmittel zu finden, um ihre Lieben zu stärken und zu heilen.

„Am besten geholfen hat uns immer eine Pflanze, die zwar nach Knoblauch riecht, aber eigentlich ganz anders ist – die Knoblauchsrauke. Nicht der Knoblauch aus der Küche, sondern der wilde, der in Waldnähe wächst und dessen Blätter und Wurzeln ein wenig nach Knoblauch und ein wenig nach Kren riechen“, erklärt Hedwig.

Wenn in ihrer Familie jemand hustete, grub sie die Wurzel der Knoblauchsrauke aus, bürstete sie sorgfältig von der Erde ab und rieb sie fein mit einer Küchenreibe. Die geriebenen Wurzelstücke gab sie in ein Glas, goss flüssigen Honig darüber und ließ das Ganze für sechs Wochen an einem dunklen Ort ziehen.

„Das Glas sollte zur Hälfte mit den Wurzeln gefüllt sein und dann vollständig mit Honig aufgegossen werden“, erklärt sie das einfache, aber wirkungsvolle Rezept. Von diesem Knoblauchsraukenwurzel-Honig nimmt Hedwig bei Husten oder gereiztem Hals einen Teelöffel – je nach Bedarf.

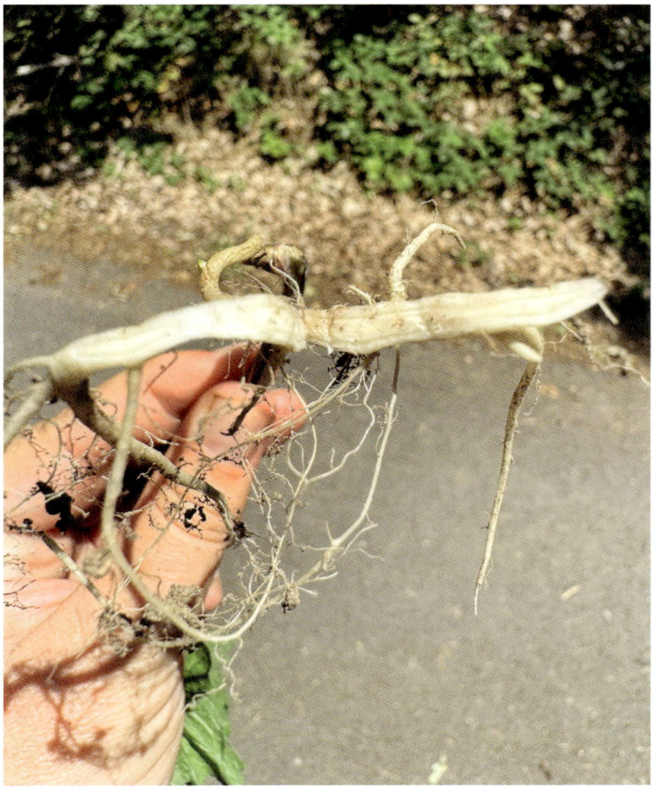

VOLKSHEILKUNDE

Die Knoblauchsrauke ist nicht nur bei Atemwegserkrankungen geschätzt. In der Volksmedizin nutzt man sie auch äußerlich: Bei eitrigen Wunden, Insektenstichen, Hautausschlägen und Ekzemen griff man früher zur frischen Wurzel. Diese wurde grob zerkleinert und zu einer breiigen Masse gestampft – heute nehmen wir dafür den Mörser. Diesen Wurzelbrei legt man direkt auf die betroffene Stelle – sei es eine Wunde, ein Stich oder ein Ausschlag.

Die antibakterielle und antiseptische Wirkung der Pflanze zeigt sich rasch und auch bei Erkältungen, Asthma oder anderen Infektionskrankheiten wird sie gerne eingesetzt.

Archäologische Funde bestätigen ihre Bedeutung: In Gräbern wurden immer wieder Reste der Knoblauchsrauke gefunden – warum genau, wissen wir heute nicht mehr. Doch dass sie einen hohen Stellenwert hatte, ist gewiss.

Auch kulinarisch ist sie ein Schatz: Ihr würziger, leicht knoblauchartiger Geschmack mit einem Hauch von Senf macht die Knoblauchsrauke zu einem beliebten Wildgemüse – ob frisch im Salat, als Würzpaste oder eben als heilkräftiger Hustensaft.

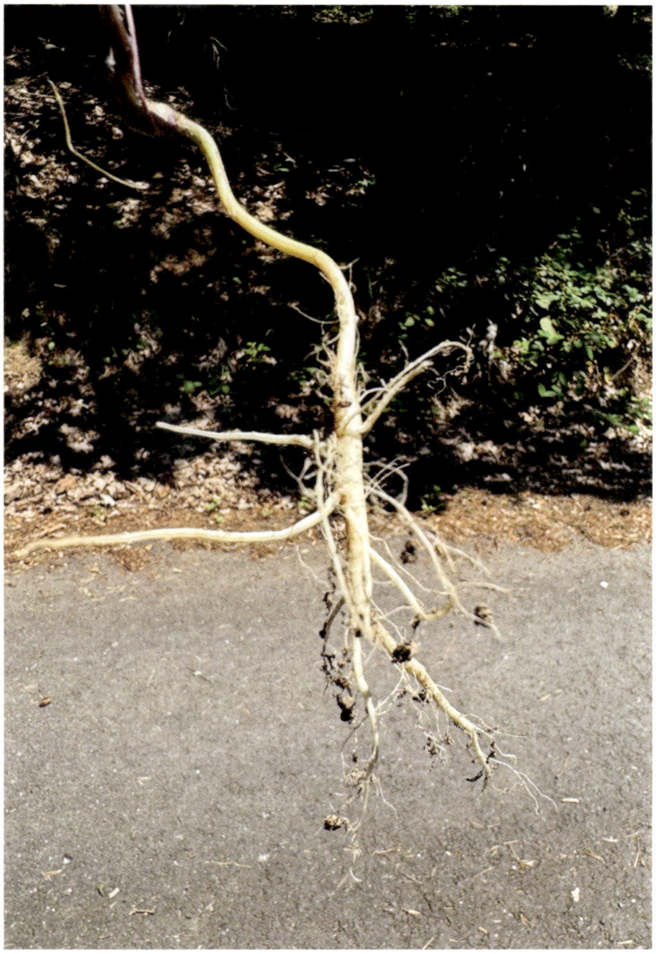

Knoblauchsrauken-wurzel-Salat

verdauungsfördernd

ZUTATEN

- 60 g Knoblauchsraukenwurzeln
- 250 g Nachtkerzenwurzeln (*Oenothera*)
- 50 g Löwenzahnwurzeln (*Taraxacum*)
- 150 g Karotten
- ½ Zitrone
- ½ Zwiebel
- 2 TL Öl (Mariendistel, Traubenkern)
- 1 TL Apfelessig oder weißer Balsamico
- 50 ml Wasser
- 2 Hände voll grüner Salat
- Salz und Pfeffer
- etwas Wasser

ZUBEREITUNG

Die frischen Wurzeln mit einer Bürste reinigen, waschen, in ca. 2 cm lange Stücke schneiden, in Salzwasser bissfest bis weich kochen, abseihen und mit ein wenig Zitronensaft beträufeln. Den Salat waschen, in grobe Stücke teilen und in eine Schüssel geben. Die ausgekühlten, gekochten Wurzelstücke hinzugeben, die Zwiebel schälen, klein schneiden, ebenfalls hinzufügen. In einem Glas das Öl mit dem Essig, Salz, Pfeffer und dem Wasser vermischen und über den Wurzelsalat gießen, ein paar Minuten ziehen lassen, danach servieren.

ANWENDUNG

Dieser Salat ist ein körperkräftigender, wundervoller Spätsommer- oder Herbstsalat. Wer möchte, kann in den Salat auch noch ein gekochtes, klein geschnittenes Ei hineingeben.

Knoblauchsrauken-wurzel-Semmelkren

verdauungsfördernd, harntreibend

ZUTATEN

- 3 frische Wurzeln
- 1 Handvoll Semmelwürfeln
- 4 bis 5 EL Suppe oder Wasser
- Salz

ZUBEREITUNG

Wurzel säubern und mit der Gemüsereibe reiben.

Die Semmelwürfel mit dem heißen Suppenwasser übergießen, ein paar Mal umrühren, bis sich eine breiartige Masse gebildet hat.

Mit etwas Salz würzen und die feinen Wurzelstücke unterrühren.

Ein Essen für die Gesundheit.

Knoblauchsrauken-wurzel

Meerrettichersatz, gegen Erkältungen

ZUTATEN

- 2 bis 3 frische Wurzeln

ZUBEREITUNG

Wurzeln säubern und entweder klein scheiden oder mit der Gemüsereibe zerkleinern.

ANWENDUNG

Pur wie Krenwurzel zu Rindfleisch, Käse, Würsten oder Kartoffeln verspeisen oder Salate damit verfeinern.

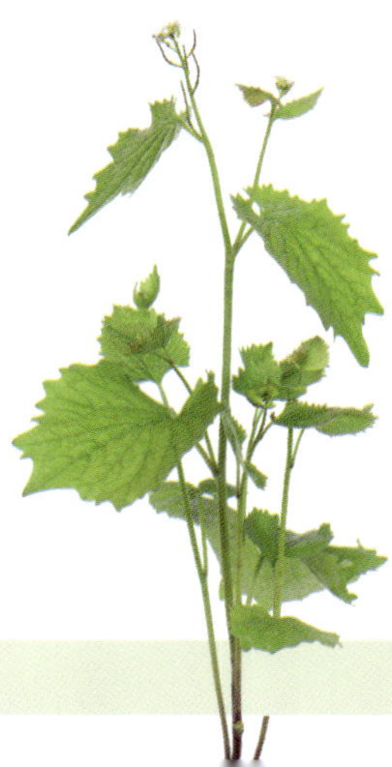

Knoblauchsrauken-wurzel-Öl

bei Gelenkentzündungen, Erkältung, eitrigen Wunden

ZUTATEN

- 1 frische Wurzel
- 250 ml Mandelöl, Leinöl oder Olivenöl

ZUBEREITUNG

Die Wurzel waschen, trocken tupfen und in grobe Stücke schneiden, in eine Flasche geben, mit dem Öl übergießen und einen Mondzyklus – 28 Tage – an einem dunklen Ort reifen lassen.

Die ersten Tage täglich schütteln, damit die Wurzelstücke nicht aufschwimmen und zu schimmeln beginnen. Danach abseihen und in eine Flasche füllen.

ANWENDUNG

Gewünschte Körperteile damit einreiben. Bei Erkältungen den Brustbereich, Hals und die Stirn. Danach gut zugedeckt für mindestens 20 Minuten ruhen.

Knoblauchsrauken-wurzel-Tinktur

bei Erkältungen, Grippe

ZUTATEN

- 5 EL frische Wurzeln
- 100 ml 70 %iger Alkohol (Brand, Weingeist)

ZUBEREITUNG

Wurzeln waschen, grob schneiden, mit einem Tuch trocken tupfen, mit dem Alkohol übergießen und für 4 Wochen kühl und dunkel rasten lassen.

Danach abseihen und in kleine Fläschchen mit Tropfer füllen.

ANWENDUNG

Am Morgen, mittags und am Abend 10 bis 20 Tropfen auf einem Stückchen Zucker einnehmen oder in 250 ml warmes Wasser oder Tee geben und trinken.

Knollensellerie *Apium graveolens var. rapaceum* – *Knolle der Fröhlichkeit*

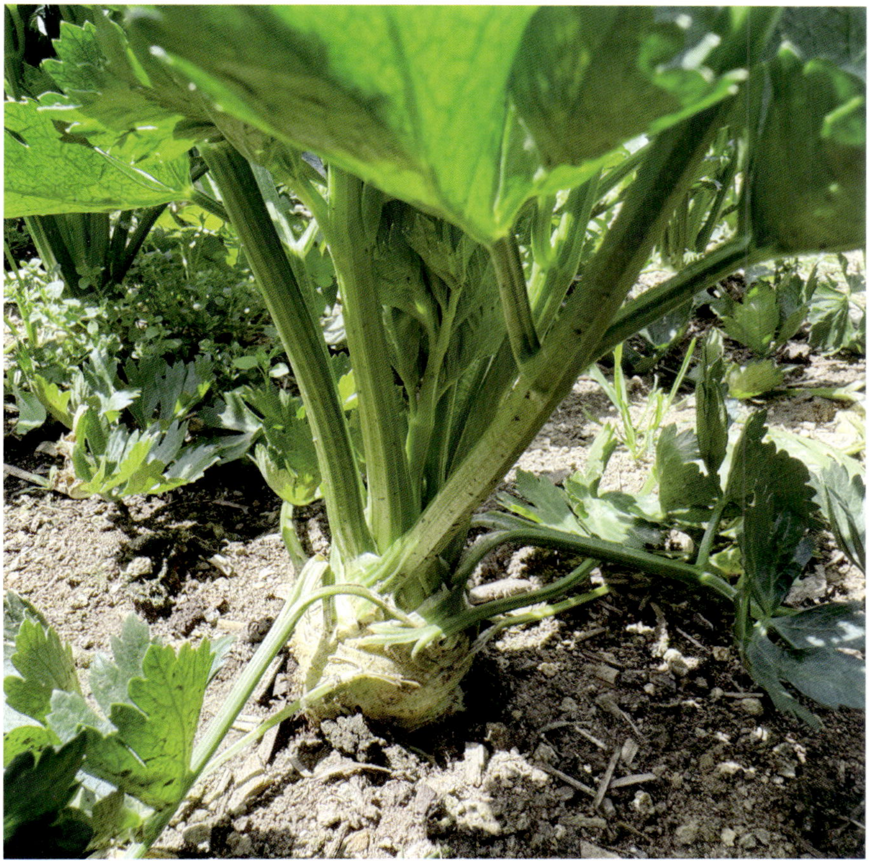

Wüssten Männer,
dass Sellerie bringt ihre
Gefühle zum Tanzen,
würden sie ganze Gärten
davon pflanzen.

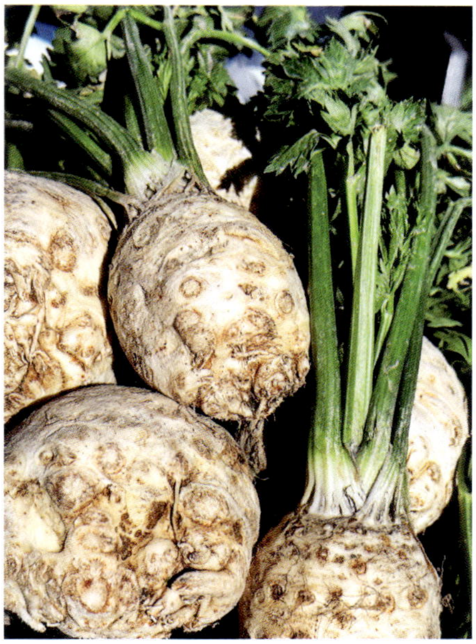

Volksnamen	Zeller, Wurzelsellerie, Eppich, Bauernkaviar, Knaufsellerie, Geilwurz
Pflanzenfamilie	Doldenblütler (*Apiaceae*)
Standort	Knollensellerie ist in Gärten oder als Feldfrucht zu finden. Die Pflanze liebt feuchte, lockere, sandige und humusreiche Böden und sonnige bis halbschattige Standorte.
Inhaltsstoffe und Eigenschaften	Ätherische Öle (antibakteriell, entwässernd, pilztötend), Phthalid (blutgefäßerweiternd, blutdrucksenkend), Psoralen (verbessert Nervenkommunikation), Antioxidantien (entzündungshemmend), Kalium (für Elektrolyt- und Säure-Basen-Haushalt wichtig), Magnesium (für Energiestoffwechsel, Reizübertragung von Nerven auf Muskel sowie Muskelkontraktion wichtig), Kalzium (wichtig für Knochen, Zähne, Haare und Nägel), Eisen (wichtig für Sauerstoffverteilung und Zellbildung)
Geschmack	Ausgeprägt würzig-aromatisch mit einer erdigen Geschmacksnote
Verwechslungsmöglichkeiten	Stangensellerie (*Apium graveolens var. dulce*) essbar, Wurzelpetersilie (*Petroselinum crispum*) essbar, Hundspetersilie (*Aethusa cynapium*) giftig
Interessantes	Schwangere Frauen sollten mit Knollensellerie vorsichtig sein. Aufgrund seiner durchblutungsanregenden Wirkung im Unterleib wurde die Pflanze früher als Abtreibungsmittel eingesetzt. Unser Knollensellerie stammt vom Wilden Sellerie (*Apium graveolans var. graveolans*) ab, welcher im salzhaltigen Flachland der Mittelmeerküsten zu finden ist. Dessen Wurzel ist allerdings eine dünne, spindelförmige Pfahlwurzel mit vielen Verzweigungen.
Verwendungsart	Tee, Tinktur, Schnaps, Likör, Wurzelpulver, Speisewurzel

AUSSEHEN PFLANZE / WURZEL

Knollensellerie wird bis zu 60 cm hoch, hat große, saftig-grüne, gefiederte Blätter und eine goldbräunlich-gelbe Wurzelknolle, die etwa zur Hälfte aus der Erde ragt. Die Knolle kann bis zu 2 kg schwer werden, zumeist hat sie jedoch zwischen 200 und 400 g. Im zweiten Jahr verholzt die Wurzel, die Pflanze bildet eine Doldenblüte und anschließend aromatische kleine, braune Samen. Die Wurzelknolle ist oval bis rundlich, außen goldbraun und innen weißlich, bis gelblich-weiß oder cremefarben. Die Wurzelknolle hat zahlreiche Seitenwurzeln.

ERNTE

Die Wurzel der zweijährigen Pflanze wird im Herbst des ersten Wachstumsjahres geerntet.

Im zweiten Jahr ist sie bereits verholzt. Da sie zur Hälfte über der Erde und zur anderen Hälfte unter der Erde ist, lässt sie sich leicht herausziehen. Danach werden die grünen Blätter abgeschnitten und die Wurzel mit einer Gemüsebürste gereinigt. Wer die Wurzel als Wintervorrat aufheben möchte, kann sie in einem kühlen, frostfreien Raum in einer Kiste mit Sand vergraben. Sobald die Wurzelknolle geschält ist, wird sie schnell bräunlich. Träufelt man sie gleich nach dem Schälen mit etwas Zitronensaft ein, bleibt sie schön hell.

Die Knolle der Fröhlichkeit

Als Anna ihren Hubert heiratete und auf seinen Hof zog, war dessen Vater bereits verstorben. Anna und Hubert waren beide sehr fleißige Menschen. Nach einem Jahr wurde Anna schwanger und gebar die kleine Helga. Sie widmete sich ganz ihrer Tochter, die sich prächtig entwickelte. Mit der Zeit veränderte sich Huberts Wesen. An manchen Tagen war er wie früher gut gelaunt, doch meist war er mürrisch und reizbar. Helga besuchte inzwischen die Volksschule und litt sehr unter den ausgeprägten Stimmungsschwankungen ihres Vaters.

In ihrem Kummer vertraute sich Anna ihrer Schwiegermutter an. Diese erzählte ihr, auch der verstorbene Vater sei ein schwieriger Charakter gewesen. Eines Tages habe sie den Rat erhalten, ihm viel Knollensellerie zu essen zu geben. Also kochte sie ihm täglich Gerichte mit Sellerie. In den ersten Tagen besserte sich seine Laune tatsächlich ein wenig, doch am siebenten Tag fragte er unwirsch, ob es außer dieser *Rübe* noch etwas anderes zu essen gebe.

Daraufhin begann die Mutter, die Wurzel möglichst fein zu zerkleinern und wie ein Gewürz unter das Essen zu mischen. Zwar wurde er nie ein Ausbund an Fröhlichkeit, aber seine Stimmung war zumindest etwas erträglicher.

Auch Helgas Mutter versuchte dies bei ihrem Mann. Zwar schmeckte bald jedes Essen deutlich nach Sellerie, doch Hubert wurde ruhiger. Als Helga erwachsen war, erzählte sie mit einem Augenzwinkern: „Ich habe in meiner Kindheit so viel Zeller zu essen bekommen, dass ich ihn heute nicht mehr sehen kann!"

VOLKSHEILKUNDE

Ein kleines Stück Knollensellerie in der Tasche getragen oder in die Kleidung eingenäht, sollte einem Brautpaar Glück bringen. Auch kleinen Kindern legte man zum Schutz und als Glücksbringer ein Stückchen Knollensellerie ins Bettchen, während sie schliefen.

Eine Bäuerin aus dem Weinviertel erzählte, dass sie seit der Geburt ihres letzten Kindes immer wieder unter Problemen beim Wasserlassen leide. In solchen Zeiten helfe ihr besonders gut ein frisch gepresster Saft aus dem Knollensellerie.

Bereits in der Antike war Sellerie hochgeschätzt: In Griechenland, Rom und Ägypten galt die Knolle als bedeutende Grabbeigabe. Kaiser Karl der Große verfügte in seiner Landgüterverordnung den Anbau von Sellerie.

Der Philosoph Theophrast berichtet von einer Stadt auf Sizilien namens *Sellinunt* (Selleriestadt), die an einem Fluss namens *Selinus* (Selleriefluss) lag – einst ein Ort mit großem Vorkommen an wildem Sellerie.

Der berühmte Arzt Hippokrates lobte die harntreibende Wirkung der Knolle, Dioskurides empfahl sie bei Augen- und Magenentzündungen, Verhärtungen der Brust sowie bei Blähungen. Plinius der Ältere schrieb Sellerie eine schlaffördernde Wirkung zu und empfahl ihn für klaren Geist und frischen Atem.

Auch in der Klostermedizin fand Sellerie Beachtung: Der Mönch Walahfried Strabo schrieb: „Zwar ist in unseren Gärten die Sellerie billig geworden, und es meinten wohl viele, sie tauge höchstens zur Speise. Dennoch bietet aus eigener Kraft sie zahlreiche Mittel, wirksame Hilfe."

Petrus de Crescentis beobachtete stimmungsaufhellende Wirkungen bei Melancholie. Paracelsus empfahl Sellerie gegen *stinkenden Schweiß*, Mattioli bei Verstopfung, Gelbsucht und Blähungen. Albrecht von Haller erwähnte seine liebesanregende Wirkung und Leonhart Fuchs schrieb sogar, Sellerie könne *die Fische im Weiher, welche erkrankt seien, wieder erquicken.*

Knollensellerie-Kürbiskern-Puffer

ZUTATEN

- 900 g frischer Knollensellerie
- Butterschmalz oder Speiseöl
- Salz, Pfeffer
- je 3 EL Apfelsaft, Kürbiskerne
- 4 Eier
- 4 EL Semmelbrösel
- 2 EL geriebener Käse

ZUBEREITUNG

Knollen schälen und mit einer Reibe möglichst fein reiben. Öl oder Butterschmalz erhitzen, die Raspeln darin anschwitzen, mit dem Apfelsaft ablöschen, danach abkühlen lassen. Kürbiskerne ebenfalls anrösten.

Eier mit Semmelbröseln, Salz, Pfeffer gut vermischen und über die Raspeln gießen, Käse und Kürbiskerne hinzufügen und erneut gut durchmischen.

In einer Pfanne Butterschmalz oder Öl erwärmen, aus der Masse flache Laibchen formen und im heißen Fett auf beiden Seiten goldgelb braten.

Mit eine Joghurtsauce servieren.

Knollensellerie-Apfel-Salat

ZUTATEN

- 400 g Knollensellerie
- 1 mittelgroßer Apfel
- Saft ½ Zitrone
- 3 EL Walnüsse oder Sonnenblumenkerne
- 200 g fetthaltiges Joghurt
- 2 EL milder Essig
- Salz, Pfeffer

ZUBEREITUNG

Knolle und Apfel schälen, mit einer Reibe in feinste Streifen reiben und in eine Schüssel geben. Die Nüsse oder Kerne grob zerkleinern und mit allen anderen Zutaten unter die Apfel-Knollen-Streifen mischen, abschmecken.

ANWENDUNG

Für die Blase ein Kräftigungsessen.

Knollensellerie-Tee

verdauungsanregend, bei Rheuma, Gicht, Fettsucht, blasenkräftigend

ZUTATEN

- 3 TL Knollensellerie
- 300 ml Wasser

ZUBEREITUNG

Frische Wurzelstücke mit dem Wasser aufkochen lassen, den Herd abschalten und den Topf zugedeckt für 5 Minuten, bei getrockneten Wurzeln 10 Minuten ziehen lassen, danach abseihen.

ANWENDUNG

Über den Tag verteilt 2 Tassen trinken.

Bei Verdauungsproblemen 15 bis 20 Minuten vor dem Essen ein paar Schluck trinken.

Knollensellerie-Likör

libidoanregend, besänftigt Gemüt, beruhigend

ZUTATEN

- 1 Scheibe frischer Knollensellerie
- 1 TL Selleriesamen
- ½ Zimtstange
- 100 g brauner Zucker
- 1 l Wodka
- 350 ml Wasser
- 1 Prise Muskat

ZUBEREITUNG

Das zerkleinerte Knollenstück und Gewürze (Samen im Mörser quetschen) in ein Glas geben, den Alkohol darüber gießen, mit einem Tuch abdecken und 4 Wochen reifen lassen, danach abseihen.

Das Wasser mit dem Zucker am Herd erwärmen, rühren, damit sich der Zucker auflöst und das heiße Zuckerwasser mit dem Wurzelalkohol übergießen. Gut vermischen, in Flaschen füllen und für weitere 4 Wochen reifen lassen.

ANWENDUNG

Bei Bedarf schluckweise trinken und in andere Getränke mischen.

Knollensellerie-Tinktur

Kräftigungsmittel bei Müdigkeit, verdauungsanregend, bei Blasenschwäche, Ödemen

ZUTATEN

- 40 g Knollensellerie
- 150 ml 70 %iger Alkohol (Brand, Korn, Weingeist)

ZUBEREITUNG

Gereinigte Wurzelstücke in ein Glas geben, mit dem Alkohol übergießen, das Glas verschließen und für 4 Wochen dunkel stellen. Danach durch ein feines Sieb filtern.

ANWENDUNG

Morgens und abends 30 Tropfen in 125 ml Wasser geben und trinken.

Knollensellerie-Pulver

liebesanregendes Küchengewürz, regt Durchblutung des Unterleibs an

ZUTATEN

- 1 Knollensellerie

ZUBEREITUNG

Knolle gründlich säubern, schälen, möglichst klein schneiden und trocknen lassen.

Die getrockneten Wurzelstücke mit der Kaffeemühle, der Küchenmaschine oder dem Mörser zu feinem Pulver vermahlen

ANWENDUNG

Eine Messerspitze voll in Suppen, Soßen, Eintöpfe, Aufstriche oder in erfrischende Sommergetränke bzw. Wein geben oder mit Salz zu einem Sellerwurzelsalz vermischen.

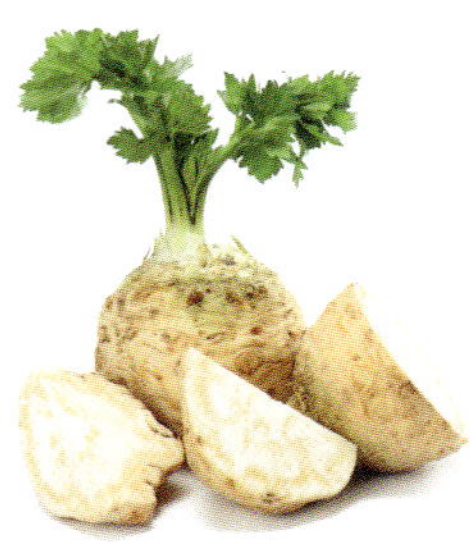

Knollenziest *Stachys affinis* – *die Abnehmknolle*

Japanknolle zart und klein,
war einst wertvolle Nahrung
für Mensch und Schwein.

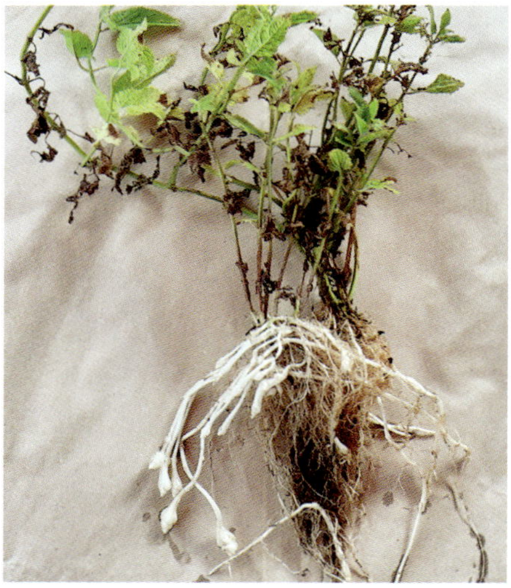

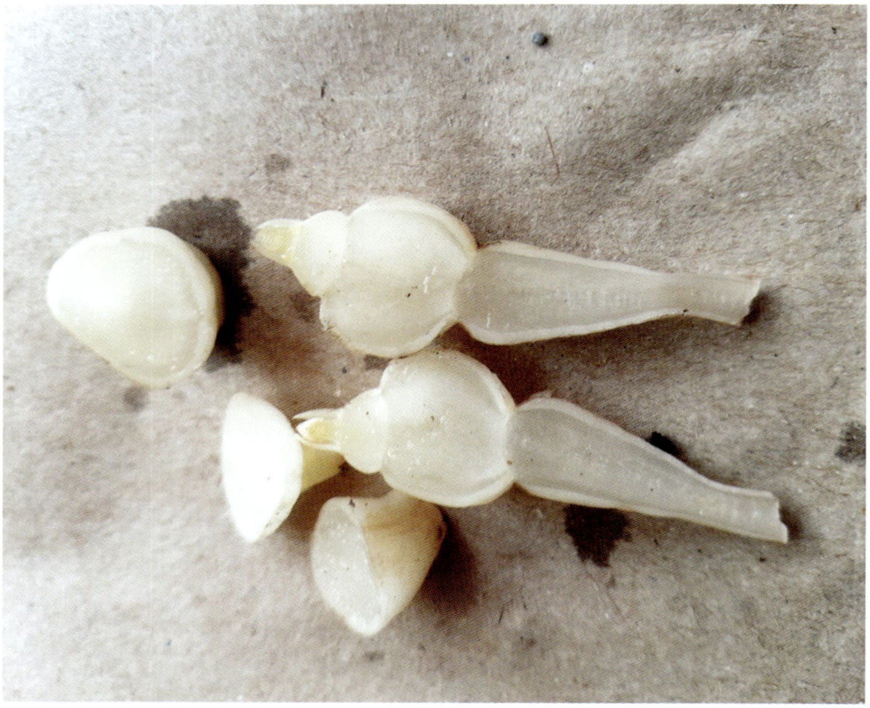

Volksnamen	Chinesische Artischocke, Japanknolle, Crosne
Pflanzenfamilie	Lippenblütler (*Lamiaceae*)
Standort	Die Pflanze stammt ursprünglich aus Nordchina und wird heute auch in Mitteleuropa in Kultur gezogen. Sie wächst auf feuchten, lehmigen bis sandigen Böden in allen gemäßigten Zonen.
Inhaltsstoffe und Eigenschaften	Inulin (unterstützt nützliche Darmkulturen, fördert Sättigungsgefühl, reguliert Blutzuckerspiegel), Vitamin B (wichtig für Energiestoffwechsel, Blutbildung, Nervenfunktion, Zellteilung), Vitamin C (zellschützend, wichtig für Bindegewebe, Knochen, Knorpel, Zahnfleisch, Körperabwehr), Eisen (wichtig für Sauerstofftransport im Blut, Sauerstoffaufnahme der Zellen, Immunsystem, Energiehaushalt), Stachyose (lässt Blutzucker langsam ansteigen und verhindert das Umwandeln von Zucker in Körperfett)
Geschmack	mild, leicht nussig, wie eine Mischung aus Artischocke, Kohlrabi und Schwarzwurzel
Verwechslungsmöglichkeiten	Sumpfziest (*Stachys palustris*) hat ebenfalls essbare Wurzelknollen, Waldziest (*Stachys sylvatica*), Heilziest (*Betonica officinalis*) – beide haben keine Wurzelknollen, sind aber als ganze Pflanzen verwendbar.
Interessantes	In Mitteleuropa ist der Sumpfziest (*Stachys palustris*) heimisch. Ebenso wie der Knollenziest bildet auch er essbare Wurzelknollen aus, die früher häufig verzehrt wurden. Man nannte sie einst *Schweinerüben*, was auf ihre Beliebtheit als Tierfutter hinweist. Die hier angeführten Rezepte lassen sich ebenso gut mit den Knollen des Sumpfziests zubereiten. Der Knollenziest bildet kaum Samen aus und vermehrt sich hauptsächlich über sein unterirdisches Wurzelsystem. Sein Name leitet sich vom sorbischen *cisty* ab, was *rein* oder *sauber* bedeutet. Auch in anderen slawischen Sprachen finden sich ähnliche Wörter mit gleicher Bedeutung – ein Hinweis darauf, dass die Pflanze möglicherweise zur Reinigung von Wunden verwendet wurde.
Verwendungsart	Speisewurzel, Wurzelpulver

Crosne du Japon

Der Knollenziest wurde bereits vor Tausenden von Jahren in Zentralchina kultiviert. Er gedeiht in Höhenlagen von bis zu 3.200 Metern und war daher eine wertvolle Nahrungsquelle. Von China aus gelangte er nach Japan und Indien. Der deutsche Arzt und Botaniker Philipp Franz Balthasar von Siebold (1796–1866) entdeckte die Pflanze auf einer Forschungsreise durch Japan. Der russische Arzt und Botaniker Dr. Emil Wassiljewitsch Bretschneider (1833–1901) sandte schließlich einige Wurzelknollen nach Paris. Er beschrieb sie als *perlmuttartig glänzend, mit knackiger Konsistenz – wie Wasserkastanien – und im Geschmack Artischocken ähnlich*. Den langen Transport überlebten jedoch nur wenige Knollen, da sie schlecht lagerfähig sind. Dem Franzosen Nicolas-Auguste Pailleux (1812–1898) aus dem kleinen Dorf Crosne gelang es dennoch, einige der Knollen erfolgreich zu vermehren. Rasch entwickelte sich die Region um Crosne zum Zentrum des europäischen Knollenziest-Anbaus. Bereits 1886 wurde die Pflanze in europäische Pflanzenkataloge aufgenommen. Zu Ehren ihres neuen Anbaugebiets erhielt sie in Frankreich den Namen *Crosne du Japon*.

In den 1970er Jahren wurden die dortigen Bestände durch ein Virus nahezu vernichtet. Doch die Menschen gaben nicht auf: Sie pflanzten neues, robustes Saatgut – mit Erfolg.

Obwohl der Knollenziest in Europa einst sehr geschätzt wurde, verlor er wegen seiner schlechten Lagerfähigkeit an Bedeutung. Heute findet man ihn vor allem in der Spitzengastronomie oder bei botanischen Raritätenmärkten. Nur in Frankreich blieb der *Crosne du Japon* bis heute eine geschätzte Delikatesse.

VOLKSHEILKUNDE

In der Traditionellen Chinesischen Medizin (TCM) wird der Knollenziest zur Stärkung des Körpers sowie zur Unterstützung von Milz und Magen eingesetzt. Er findet Anwendung bei Verdauungsbeschwerden, Blähungen, innerer Hitze, Hitze im Kopf sowie bei Gelenkschmerzen, Kopfschmerzen, Steifheit in den Gelenken, Krämpfen und Blutungen.

Zu Pulver vermahlen, wurde die Wurzelknolle früher als Schmerzmittel sowie bei Lungenentzündungen und Erkältungen verwendet. Die Knollen enthalten Stachyose – ein Tetrasaccharid –, das im Dickdarm nur langsam abgebaut wird. Dadurch steigt der Blutzuckerspiegel nur langsam an und die enthaltene Energie wird nicht als Körperfett gespeichert. Der Verzehr sorgt für ein anhaltendes Sättigungsgefühl und nährt, ohne zu belasten.

In Asien wird die Knolle getrocknet und zu Mehl verarbeitet, aus dem man Reiskekse, Nudeln, Brot und sogar Tofu herstellt. Auch in Europa wurde früher Mehl aus dem Knollenziest gewonnen, um in Notzeiten Brot zu backen. Die Wurzelknollen können roh, gekocht, gebraten oder frittiert verzehrt werden.

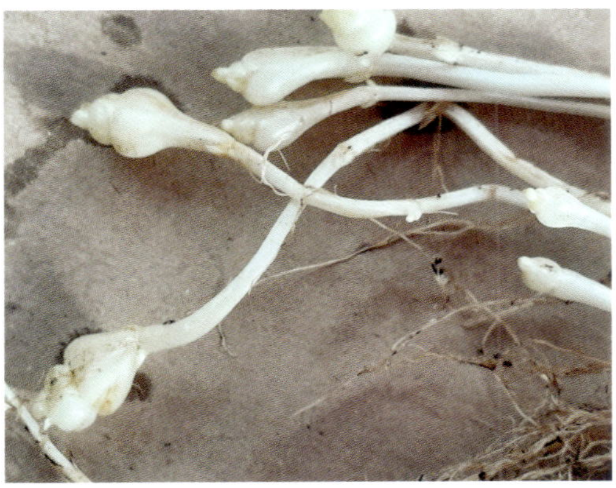

AUSSEHEN PFLANZE / WURZEL

Der mehrjährige, buschige Knollenziest wird zwischen 40 und 60 cm hoch, hat aufrechte, vierkantige Stängel und gegenseitige, längliche, herzförmige, nesselartige Blätter. Seine lippenförmigen, scheinährigen Blüten sind rosa, violett oder weiß.

Die Wurzeln sehen wie die Rassel einer Klapperschlange oder wie eine Perlenkette aus. Es sind viele aneinandergereihte Knöllchen mit einem Durchmesser von 1–2 cm und 2–5 cm Länge. Außen und innen sind sie weiß bis cremefarbig.

ERNTE

Ende Oktober / November bis Frühling. Die Knollen bilden sich erst mit der Herbstkälte aus. Die optimale Erntezeit liegt zwischen November und dem folgenden Frühjahr, kann aber natürlich nur erfolgen, wenn der Boden nicht zugefroren ist.

Die Knöllchen liegen etwa 10 bis 15 cm tief in der Erde, am besten erntet man sie mit einer kleinen Schaufel oder Grabegabel und sticht damit die Wurzelknollenkette ab, damit die Pflanze weiterwachsen kann. Sobald die Knollen ausgegraben sind, trocknen sie schnell aus. Am besten wickelt man sie nach dem Reinigen in ein feuchtes Tuch und legt sie in den Kühlschrank.

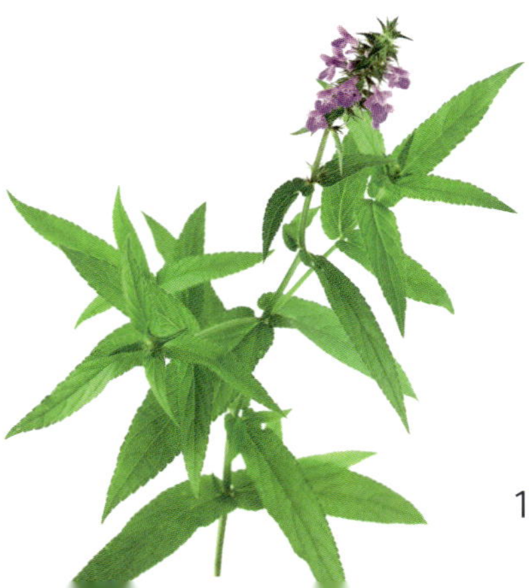

Knollenziest, gekocht

Diätnahrung, bei Verdauungsproblemen, Magen-Darm-Krämpfe

ZUTATEN

- Pro Person 6 Knollen
- Wasser
- Salz

ZUBEREITUNG

Die gesäuberten frischen Wurzelknollen im leicht gesalzenen Wasser aufkochen lassen. Bei mittlerer Temperatur etwa 5 bis 7 Minuten köcheln lassen, dann sind sie weich. Kocht man sie zu lange, lösen sie sich im Wasser zu einem Brei auf. Danach abseihen und essen.

Knollenziest-Pulver

bei Erkältungen, Schmerzmittel, als Küchengewürz

ZUTATEN

- frische Knollen

ZUBEREITUNG

Die gesäuberten Wurzeln in Stücke schneiden und zum Trocknen (bei Zimmertemperatur) auflegen. Entweder im Mörser oder mit der Kaffeemühle zu Pulver vermahlen.

ANWENDUNG

1 Messerspitze des Pulvers in 1 Teelöffel Wasser einnehmen oder zum Würzen von Speisen verwenden.

Crosnes à la crème

Delikatesse aus Frankreich

ZUTATEN

- 500 g frische Knollen
- ½ Becher Schlagobers (Sahne)
- 1 Zitrone
- 50 g Butter
- 1 Bund Petersilie
- Salz, Pfeffer, Muskat
- Wasser

ZUBEREITUNG

Waschen und die dünne Schale mit einem Messer abschaben. Die Zitrone auspressen und die Knollen in Zitronenwasser weich kochen. Butter in einer Pfanne schmelzen, die abgegossenen weichen Knollen darin schwenken, mit Schlagobers (Sahne) aufgießen, mit Salz, Pfeffer und Muskat würzen. Petersilie klein schneiden und über das fertige Gericht streuen.

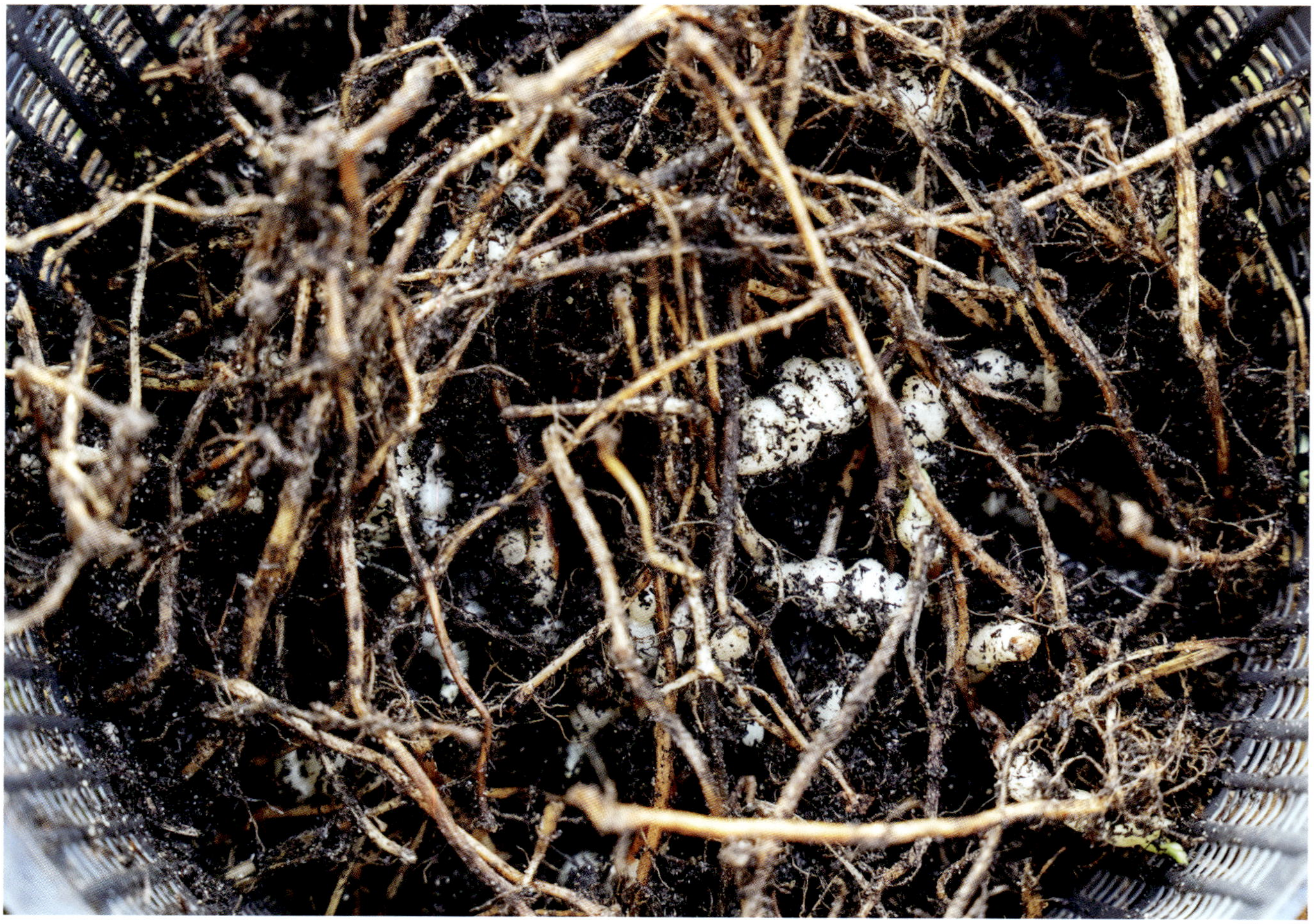

Kohlrabi *Brassica oleracea var. gongylodes L.* – *die köstliche Zufallszüchtung*

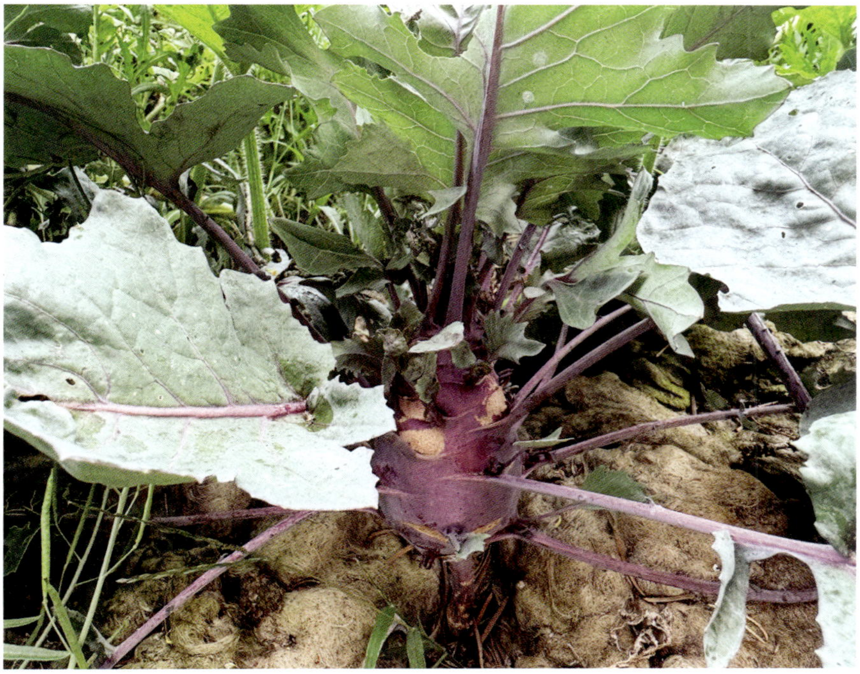

Stängelrübe weich und frisch, erfreut die Esser am Tisch.

Volksnamen	Steckrübe, Oberrübe, Kohlrübe, Rübkohl, Stängelrübe
Pflanzenfamilie	Kreuzblütler (*Brassicaceae*)
Standort	Als Kulturpflanze wächst Kohlrabi nur in Gärten oder auf Feldern. Er liebt nährstoffreichen, feuchten, lehmigen Boden mit sonnigen bis halbschattigen Standorten.
Inhaltsstoffe und Eigenschaften	Senfölglykoside (töten Bakterien, Pilz, Viren), Apfelsäure (unterstützt Zellstoffwechsel, feuchtigkeitsspendend), Phosphor (wichtig für Knochen, Zähne, Energiemobilisierung), Kalium (blutdrucksenkend), Eisen (wichtig für Blutbildung, unterstützt Sauerstoffaufnahme der Zellen), Kalzium (wichtig für Knochen und Zähne), Vitamin C (immunsystemschützend, fördert Eisenaufnahme und Leber)
Geschmack	saftig, würzig, nussig und süßlich
Verwechslungsmöglichkeiten	Stoppelrübe (*Brassica napus subsp. rapifera*) essbar
Interessantes	Wenn mit Pflanzen experimentiert wird, kommt es manchmal zu Ergebnissen, die anders aussehen als erwartet, jedoch trotzdem etwas Großartiges sind – so geschah es bei der Kohlrübe. Sie ist eine Zufallszüchtung aus den Rübsen (*Brassica rapa*) und Kohl (*Brassica oleracea*).
Verwendungsart	Nahrungsmittel

AUSSEHEN PFLANZE / WURZEL

Kohlrabi ist eine zweijährige Pflanze. Im ersten Jahr bildet sie langstielige, dunkelgrüne Blätter und eine oberirdisch wachsende Wurzelknolle aus. Im zweiten Jahr verholzt die Wurzelknolle, es zeigt sich ein bis zu 100 cm hoher Stängel, an dessen Ende der verzweigte Blütenstand mit gelblichen Blüten sitzt. Nach der Blüte entstehen Schoten mit schwarzen Samenkörnen darin.

Die Wurzel ist äußerlich grün oder blau-violett, unter der Wurzelrinde (Schale) weiß bis weißlich-grün. Es ist eine knollenartige, manchmal auch längliche, glatte Pfahlwurzel.

ERNTE

Die Wurzelknolle ist besonders schmackhaft, wenn sie noch klein ist. Sie kann also ab Juni bis zum Oktober entweder klein oder groß geerntet werden.

Da sie oberirdisch wächst, kann die Ernte per Hand erfolgen. Die Frühlingswurzel ist nur ein paar Tage (im Kühlschrank) haltbar.

Die im Herbst geerntete Wurzelknolle kann in kühlen Räumen gut über die Wintermonate gebracht werden.

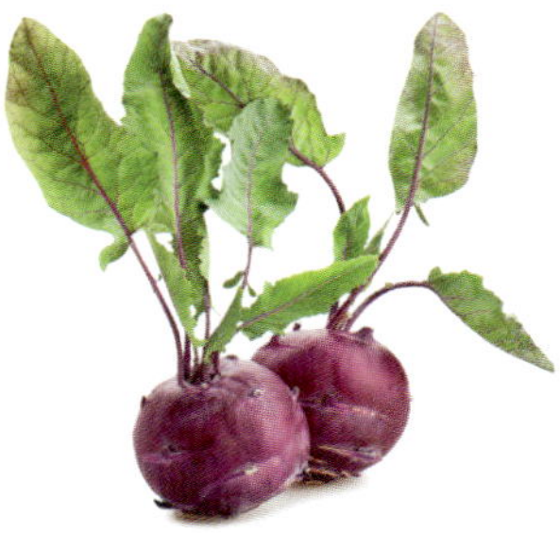

Der *Steckrübenwinter* – Rüben als Notnahrung

Der Erste Weltkrieg wütete bereits seit Jahren, die Bevölkerung war ausgelaugt und erschöpft. Die seit 1915 bestehende Seeblockade gegen Deutschland verschärfte die Ernährungslage dramatisch. Nahrungsmittelrationierungen und Zwangsbewirtschaftung waren die Folge. Als im Jahr 1916 auch noch die Kartoffelernte auf nur etwa 50 % des üblichen Ertrags zurückging, drohte eine verheerende Hungersnot.

Die Kohlrübe – damals auch Steckrübe genannt – galt bislang vor allem als schnell wachsendes, nahrhaftes Tierfutter. In ihrer Not begannen die Menschen, so viele Steckrüben wie möglich anzubauen. Zeitzeugen berichten, dass in diesem Winter kaum eine Mahlzeit ohne Steckrüben auskam.

Der Berliner Arzt Alfred Grotejahn notierte am 17. März 1916 in seinem Tagebuch, dass bei der Bevölkerung *Woche für Woche die Backenknochen mehr und mehr hervortreten und sich die entfettete Haut in Falten legen* würde. Diese eindringlichen Worte zeigen, wie schlimm die Lage bereits im Frühjahr – noch vor dem völligen Ausfall der Kartoffelernte – war. Feldküchen und Massenspeisungen konnten den Hunger kaum noch lindern.

Um die Ernährungslage etwas zu verbessern, wurden Flugblätter mit Rezepten für Steckrübengerichte verteilt. Monatelang gab es morgens, mittags und abends nichts anderes zu essen. Und als im Sommer 1917 auch die Getreideernte ausfiel, blieb den Menschen erneut nur die Steckrübe.

Im Vergleich zur Kartoffel sättigt die Steckrübe deutlich weniger. Zwar hatten die Menschen etwas zu essen, doch sie wurden davon nicht wirklich satt. So sehr die Steckrübe in dieser Zeit auch zum Überleben beitrug, wurde sie nach dem Krieg aus vielen Küchen verbannt – zu sehr erinnerte sie an Hunger, Not und Entbehrung. Sie galt fortan wieder als Futterpflanze. Erst in den letzten Jahren hat sich das Bild gewandelt und die Steckrübe findet heute als schmackhafte Zutat ihren Platz auf unseren Tellern – freiwillig und nicht aus Mangel.

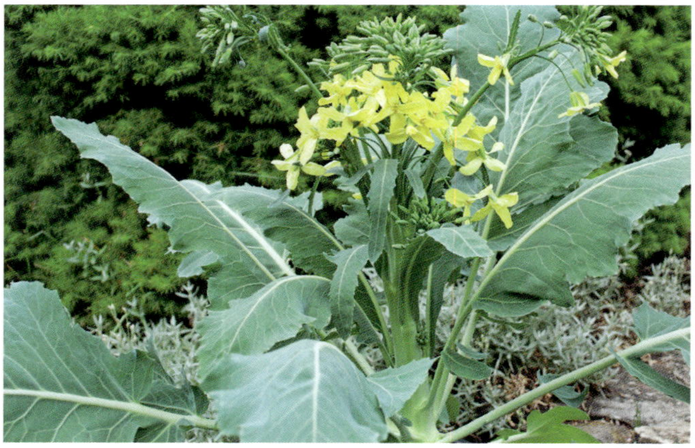

VOLKSHEILKUNDE

Wann genau die Kohlrübe entstand, lässt sich heute nicht mehr eindeutig sagen. Seit dem 16. Jahrhundert ist sie jedoch in Kräuterbüchern unter der Bezeichnung *plattrunde Knollen* belegt. Die Römer kannten sie vermutlich unter dem Namen *Caulorapa*.

Die Kohlrübe dient sowohl Mensch als auch Tier als Nahrungsmittel. In der Volksheilkunde wird sie als Saft genutzt – zusammen mit Birnen und Äpfeln gepresst ergibt sich ein erfrischendes und nahrhaftes Getränk.

Die aromatische Wurzelknolle findet roh oder gedünstet, in Eintöpfen, Suppen, Aufläufen, als Püree oder als Rübenkraut gegessen Vrwendung.

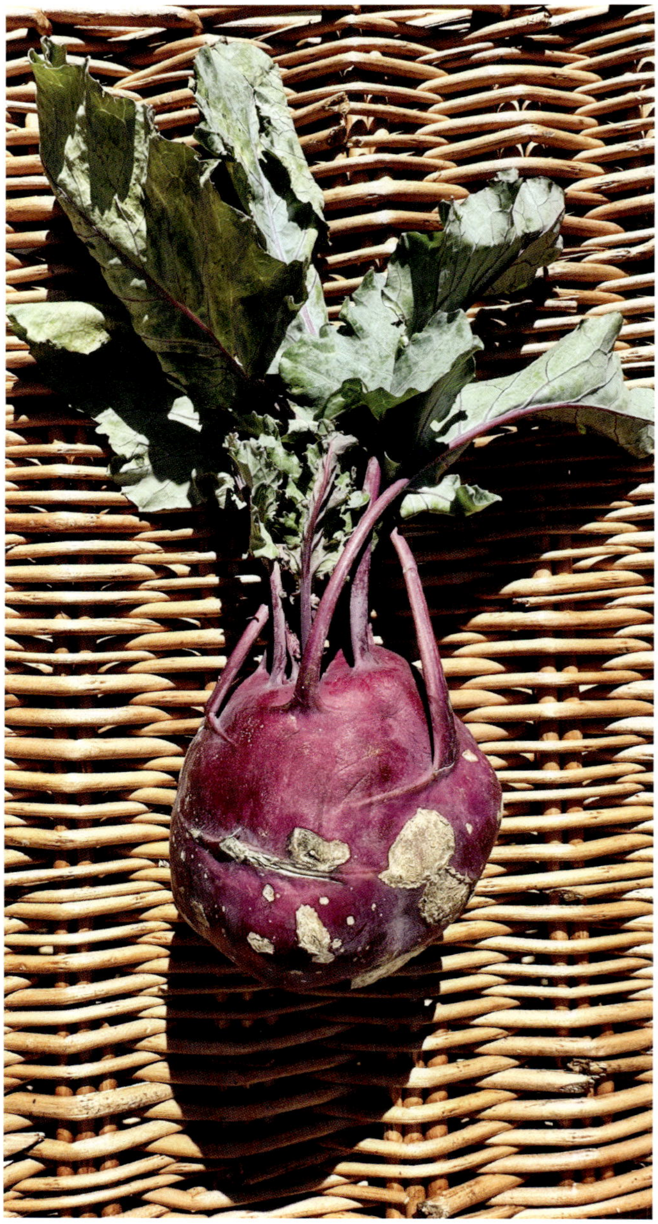

Dill-Kohlrüben

magenberuhigend, darmberuhigend, erfrischendes, kühlendes Sommeressen

ZUTATEN

- 3 Kohlrabi
- 1 kleine Zwiebel
- 1 Bund Dille
- 2 EL naturtrüber Apfelessig
- 1 EL Butter
- 1 EL Mehl
- Salz
- Muskat gemahlen
- 150 ml Schlagobers (Sahne)
- 1 l Wasser

ZUBEREITUNG

Wurzel schälen, in feine, kleine Streifen schneiden, im Salzwasser weich kochen, danach abseihen, das Wasser auffangen.

Die Zwiebel schälen und fein schneiden. Die Dille möglichst fein schneiden.

Die Butter in einem hohen Topf zergehen lassen, Zwiebeln darin glasig anschwitzen, Mehl hinzugeben, unter Rühren goldgelb werden lassen, mit dem Essig löschen.

Das Kohlrübenwasser hineingießen, Schlagobers unterheben und mit dem Schneebesen verrühren.

Jetzt die Dille hinzugeben, ebenso den gekochten Kohlrabi und die Gewürze.

ANWENDUNG

Vor allem an heißen Tagen eine sättigende, kühlende Speise.

Rahm-Kohlrüben

magenberuhigend, darmberuhigend

ZUTATEN

- 2 Kohlrabi
- 1 EL Butter, 1 EL Mehl
- Salz, Muskat gemahlen
- 150 ml Schlagobers (Sahne)
- 750 ml Wasser

ZUBEREITUNG

Wie bei Dill-Kohlrüben, nur ohne Dille.

Rübenkraut, fermentiert

bei Darmproblemen

ZUTATEN

- 5 kg Kohlrabi
- 60 g Salz
- 50 g Kümmel
- 6 Lorbeerblätter
- 5 Wacholderbeeren

ZUBEREITUNG

Die Wurzelknollen waschen, schälen, mit einem Küchenhobel in dünne, feine Streifen zerkleinern und in eine Schüssel geben. Salz und Gewürze hinzu und mit den Händen gut kneten, bis etwas Wasser austritt.

Nun in ein Glas mit breiter Öffnung füllen und mit einem Kochlöffel oder einem Stampfholz so lange stampfen, bis das Wasser 1 bis 2 Zentimeter über den Wurzelstücken steht. Mit den Schalen abdecken und mit einem Stein beschweren. Das Glas mit einem feuchten Küchentuch abdecken. Alle paar Tage sollte das Tuch befeuchtet werden.

Sinkt das Wasser unter die Wurzelstücke, dann wird Salzwasser nachgefüllt, bis es wieder 2 Zentimeter über den Wurzeln steht.

Nach 4 Wochen ist das Rübenkraut fertig.

Kohlrüben-Püree

magenberuhigend, darmberuhigend

ZUTATEN

- 750 g Kohlrabi
- 200 g Milch
- 3 EL Butter
- Salz, Muskat, Pfeffer
- Petersiliengrün
- 1 l Wasser

ZUBEREITUNG

Wurzeln säubern, die Schale abziehen, das Wasser am Herd aufkochen lassen, etwas Salz hinzugeben und Wurzelstücke in 15 bis 20 Minuten weich kochen, danach abseihen. Jetzt entweder mit einem Kartoffelstampfer stampfen oder durch die Kartoffelpresse drücken.

Butter leicht erwärmen und hinzugeben, so viel an Milch eingießen, bis die gewünschte Konsistenz erreicht ist.

Abschmecken, mit geschnittenem Petersiliengrün servieren.

ANWENDUNG

Dieses Püree ist bei Magen-Darm-Beschwerden eine leichte Schonkost.

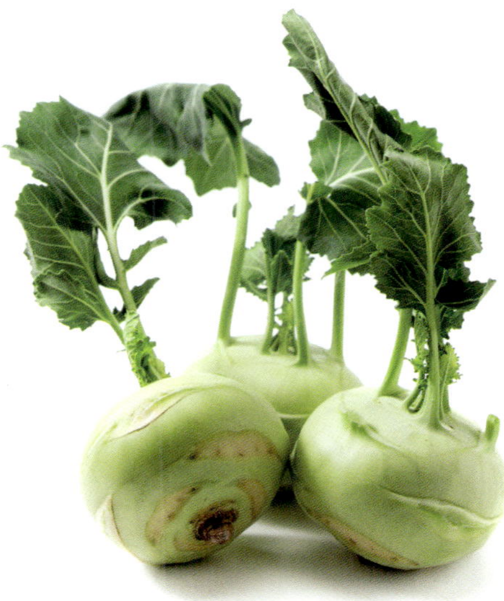

Kurkuma *Curcuma longa* – *die heilige Sonnenwurzel*

Der Göttersonnenwurzelsaft, der im Winter dir Freude schafft.

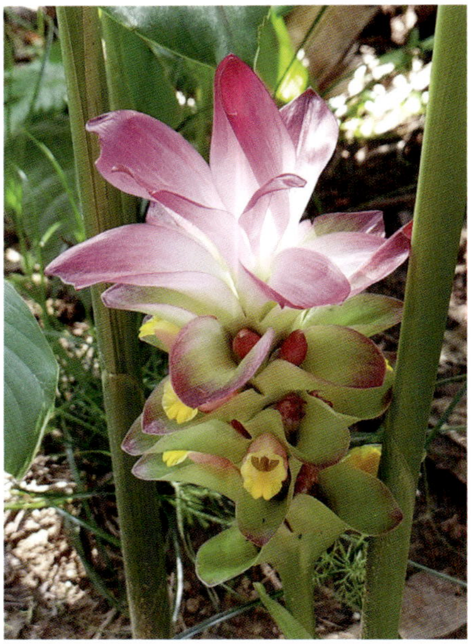

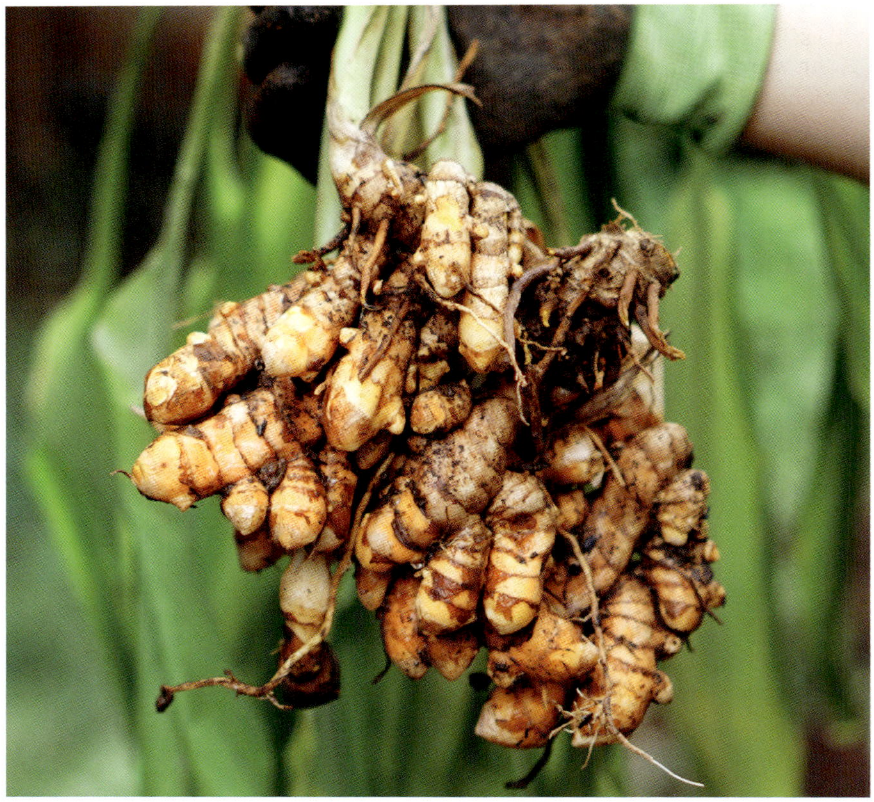

Volksnamen	Gilbwurz, Gelbwurz, Safranwurzel, Sonnenwurzel
Pflanzenfamilie	Ingwergewächse (*Zingiberaceae*)
Standort	Kurkuma wächst in den tropischen Zonen Afrikas und Asiens und liebt warme, halbschattige Orte mit hoher Luftfeuchtigkeit, nährstoff- und humusreiche Böden. Kurkuma möchte kalkfreies Wasser. In Europa wächst Kurkuma nur in Gewächshäusern mit hoher Luftfeuchtigkeit.
Inhaltsstoffe und Eigenschaften	Curcuminoide (entzündungshemmend, virentötend), Magnesium (wichtig für Nerven- und Muskelfunktion), Eisen (Sauerstoffaufnahme von Körperzellen), Mangan (wichtig für Bindegewebe, Knochen und Knorpeln), Selen (wichtig für Schilddrüse, schützt Körperzellen vor Stress), Zink (wichtig für Immunabwehr, Wundheilung und männliche Fortpflanzungsorgane, Wachstum), Niacin (wichtig für die Funktion vieler Enzyme, hilft Cholesterin und Blutfett zu senken), Thiamin (wichtig für Nerven und Energiehaushalt)
Geschmack	süß, würzig, erdig, holzig, harzig, leicht bitter, leicht bis intensiv scharf
Verwechslungsmöglichkeiten	Zitwerwurzel (*Curcuma zedoaria*) ebenfalls verwendbar
Interessantes	Während Schwangerschaft und Stillzeit nur wenig Kurkuma konsumieren. Bei Gallensteinen sollte man das Rhizom nicht verwenden. Würzt man Speisen oder Getränke mit Kurkuma, sollte immer auch ein wenig schwarzer Pfeffer und Speiseöl hinzugegeben werden. Der Pfeffer erhöht die Wirkung des Curcumins und das Öl hilft, die entzündungshemmenden Stoffe für uns Menschen verwertbar zu machen.
Verwendungsart	Tee, Tinktur, Wurzelpulver, Wickel, Speisezutat, Kosmetikzutat, Salben, Wurzelbrei

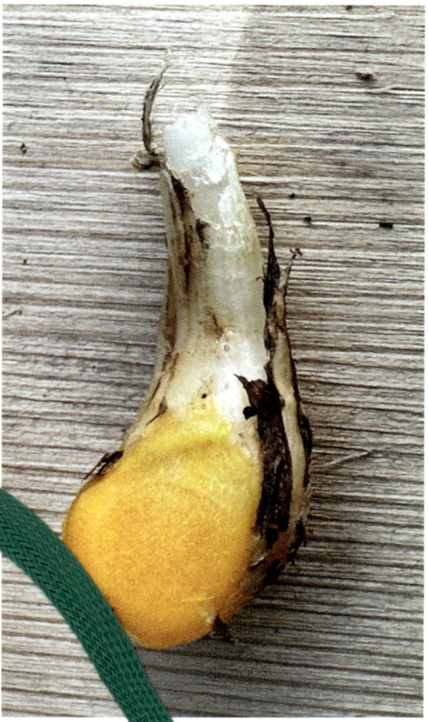

Marco Polos Alternative zum Safran

Die Handelsroute entlang der Seidenstraße, über die Gewürze von Asien nach Europa gelangten, soll bereits seit der Bronzezeit existiert haben. Im 1. Jahrhundert n. Chr. wurden dann auch auf dem Seeweg Gewürze in das Römische Reich – und somit nach Europa – importiert. Heute verbinden wir Gewürze vor allem mit kulinarischen Genüssen, doch früher waren sie vorrangig Medizin und Statussymbol. Besonders kostbare Gewürze wie Safran erzielten schon damals utopisch hohe Preise.

Der Benediktinerorden widmete sich intensiv der Erforschung der gesundheitlichen Wirkungen verschiedener Gewürze. In dieser Zeit waren sie ein fester Bestandteil der Klostermedizin.

Die venezianische Familie Polo war eine Handelsfamilie. Marco Polo, geboren im 13. Jahrhundert, reiste bis nach Südostasien. Dort entdeckte er eine *safranähnliche Frucht*, die er in der Hoffnung mitbrachte, eine preisgünstige Alternative zum teuren Safran gefunden zu haben. Diese Frucht war die Kurkumawurzel. Allerdings kann ihr Geschmack mit dem von Safran nicht verglichen werden – zu unterschiedlich sind ihre Aromen und Eigenschaften.

VOLKSHEILKUNDE

In Asien gilt die Kurkumawurzel nicht nur als Heilmittel, sondern auch als schützender Talisman. Getrocknete Scheiben werden als Amulett getragen, um Krankheiten fernzuhalten. In manchen Regionen wird eine kleine Menge des leuchtend gelben Pulvers – eine Messerspitze voll – vor dem Beischlaf eingenommen, um die Fruchtbarkeit der Frau zu fördern.

Die intensiv gelb-orange Farbe der Wurzel ist ein Symbol für die Sonne. In Indien gilt mit Kurkuma gefärbter Reis als heilige Opfergabe für die Götter – und ebenso als heilige Speise.

Bei Verstauchungen wird ein Brei aus Kurkumapulver, Honig und etwas Wasser hergestellt und auf die betroffene Stelle aufgetragen. Ein Tuch oder Verband fixiert die Anwendung. Gegen Halsschmerzen und Zahnfleischentzündungen wird mit Kurkumatee gegurgelt oder der Mund gespült. Bei Augenentzündungen kann ein Wickel mit dem Tee helfen. Ein Sud aus der Wurzel wird traditionell bei Übelkeit sowie zur Anregung von Gallenfluss und Verdauung getrunken. Auch zur Senkung von Blutfetten und Cholesterin findet er Anwendung.

Kurkumapulver ist zudem ein natürliches Färbemittel: Es verleiht Senf seine typische gelbe Farbe und würzt unter anderem die britischen *Mixed Pickles* – das englische Senfgemüse. In jeder Currymischung ist es ein unverzichtbarer Bestandteil. Wer schon mit Kurkumapulver oder -paste gearbeitet hat, weiß um seine starke Färbekraft: Es hinterlässt auf Haut und Kleidung hartnäckige Flecken.

Traditionell wurde mit der Kurkumawurzel nicht nur Essen gefärbt, sondern auch Papier, Textilien, Leder, Eier, Getränke und Kosmetika. Die Farbe ist nicht wasserlöslich. Zum Entfernen helfen Sonnenlicht, das die Farbe ausbleicht, oder Fett: Ein wenig Butter oder Speiseöl auf die betroffene Stelle eingerieben, kann die Farbe lösen.

In der indischen Kosmetik hat Kurkuma bis heute einen festen Platz – als Bestandteil von Schönheitsmasken und Salben. Bei Hautproblemen wird Kurkumapulver mit Öl vermischt und auf die betroffenen Stellen aufgetragen. Der Nachteil: Die intensive Gelbfärbung der Haut bleibt oft für einige Zeit sichtbar.

AUSSEHEN PFLANZE / WURZEL

Kurkuma wird 1 Meter hoch, hat große, länglich-zugespitzte Blätter und auf einem ährenförmigen Blütenstand weiß-grüne bis purpurfarbige Blüten. Die Samen befinden sich in Kapseln mit drei Kammern.

Die Wurzel ist ein Rhizom und hat außen eine bräunliche Haut. Innen ist sie kräftig gelb-orange. Das verdickte, fleischige Rhizom hat kleine Nebenwurzeln.

ERNTE

Kurkumawurzel wird geerntet, sobald die Pflanze ca. 1 Meter hochgewachsen ist und ihre Blätter zu welken beginnen, in den Wintermonaten.

Sie wird aus der Erde geholt und die Seitenwurzeln heruntergenommen und wieder in die Erde gesteckt, damit neue Pflanzen wachsen können. Die Wurzel ist intensiv färbend.

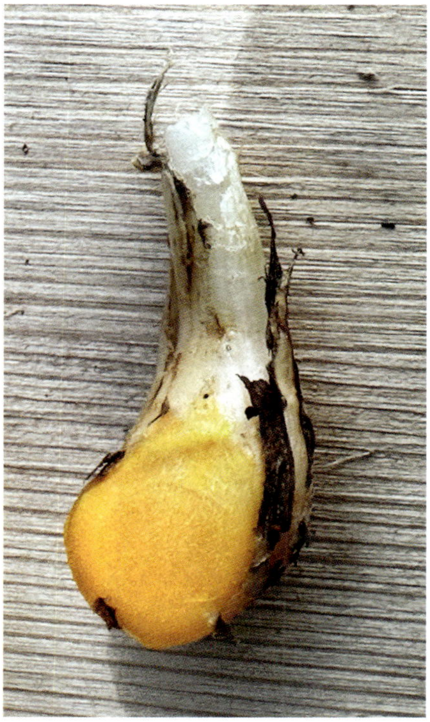

Kurkumawurzel-Tee

entzündungshemmend, verdauungsanregend, blutfettsenkend, cholesterinsenkend, bei Übelkeit, bei Infektionen

ZUTATEN

- 2 TL Kurkumawurzel
- 500 ml Wasser

ZUBEREITUNG

Die frische Wurzel (oder 1 Teelöffel Wurzelpulver) in Scheiben schneiden und mit dem heißen Wasser übergießen, 5 Minuten ziehen lassen und abseihen.

ANWENDUNG

Bei Bedarf bis zu 2 Tassen täglich schluckweise und warm trinken.

Kurkumawurzel-Milch

Goldene Milch, bei Gemütsverstimmung im Winter, bei Infektionskrankheiten, Erkältungen, wärmend

ZUTATEN

- 1 TL Wurzelpulver
- 1 Scheibe Ingwerwurzel (*Zingiber officinale*)
- 250 ml Milch (auch Mandelmilch, Hafermilch)
- 1 EL Honig
- etwas Pfeffer

ZUBEREITUNG

Pulver mit einer Prise Pfeffer und der Ingwerwurzelscheibe in einen Teefilter geben und mit der Milch unter Umrühren erwärmen. Es soll möglichst heiß werden, allerdings ohne zu kochen. Den Herd abschalten und den Topf noch etwa 4 bis 5 Minuten auf der auskühlenden Ofenplatte stehen lassen. Jetzt den Honig zugeben.

ANWENDUNG

Die Milch 2 Wochen lang täglich trinken, danach eine Pause machen.

Kurkumawurzel-Tinktur

bei Völlegefühl, Druckgefühl im Oberbauch, verdauungsanregend

ZUTATEN

- Teil einer Kurkumawurzel
- 100 ml 70 %iger Alkohol (Brand, Weingeist)

ZUBEREITUNG

Die frische Wurzel mit einer Küchenreibe fein raspeln. Es soll so viel Pflanzenmaterial sein, dass ein 200-ml-Glas etwa halb voll ist.

Mit dem Alkohol übergießen und für 4 Wochen kühl und dunkel rasten lassen.

Danach abseihen, die Wurzelreste auspressen und in kleine Fläschchen mit Tropfer füllen.

ANWENDUNG

Bei Bedarf 10 bis 20 Tropfen in 250 ml warmem Wasser einnehmen.

Kurkumawurzel-Sud

Fußpilz, Augenentzündungen, Prellungen

ZUTATEN

- 2 TL Kurkumapulver
- 500 ml Wasser

ZUBEREITUNG

Wurzelpulver mit dem warmen Wasser übergießen und 2 bis 3 Stunden bei Zimmertemperatur ziehen lassen, abseihen.

ANWENDUNG

Ein Tuch in den Kurkumasud tauchen, auspressen, auf die betroffenen Körperstellen auflegen und 20 Minuten wirken lassen.

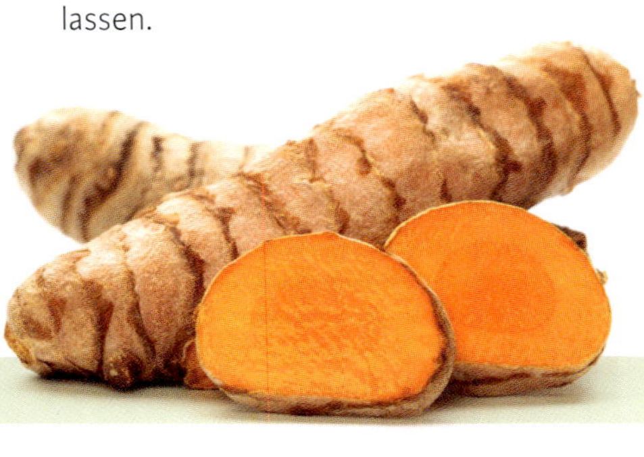

Kurkumawurzel-Pulver

Küchengewürz, gallenflussanregend, verdauungssaftanregend, fruchtbarkeitsanregend, cholesterinsenkend, bei Winterdepression

ZUTATEN

- frische Kurkumawurzeln

ZUBEREITUNG

Wurzelrinde entfernen, danach in dünne Scheiben schneiden und zum Trocknen auflegen oder das Backrohr auf 70 bis 80 Grad aufheizen und die Wurzelstücke darin dörren lassen. Dabei die Tür des Backrohres ein Stück offenlassen.

Nach der Trocknungsphase mit einer elektrischen Kaffeemühle oder Küchenmaschine zu feinem Pulver vermahlen.

ANWENDUNG

Dieses Pulver kann als Küchengewürz, zur Teezubereitung oder für Getränke verwendet werden.

Man kann eine Messerspitze davon täglich vor einer Mahlzeit einnehmen. Dann mit 2 Tropfen Öl, ein wenig Pfeffer und etwas Wasser verlängern.

Kurkumawurzel-Ostereier gelb färben

ZUTATEN

- 3 TL Wurzelpulver
- 1 l Wasser
- 1 EL Essig
- rohe Eier

ZUBEREITUNG

Wasser mit Pulver und Essig aufkochen lassen. Eier mit einem Löffel in das kochende Wasser heben, die Herdplatte auf mittlere Stufe stellen und 10 Minuten sieden lassen.

Wer die Farbe intensiver möchte, kann die Eier im Sud erkalten lassen.

Eier herausnehmen und mit ein wenig Öl einreiben, dann glänzen sie schön.

Lerchensporn *Corydalis cava*
– *heilsame Giftknolle, Narkotikum, Schmerzmittel*

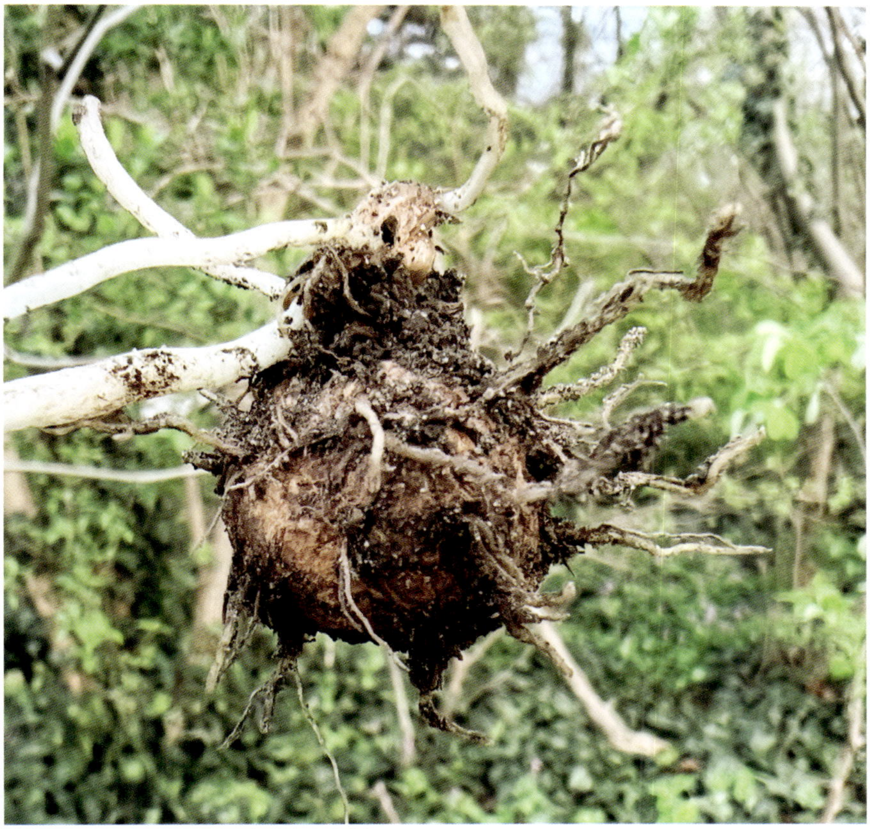

Die Hohlwurz gräbst du zu Walpurgi um Mitternacht, bis zum nächstes Jahr Walpurgi die Wurz über dich wacht!

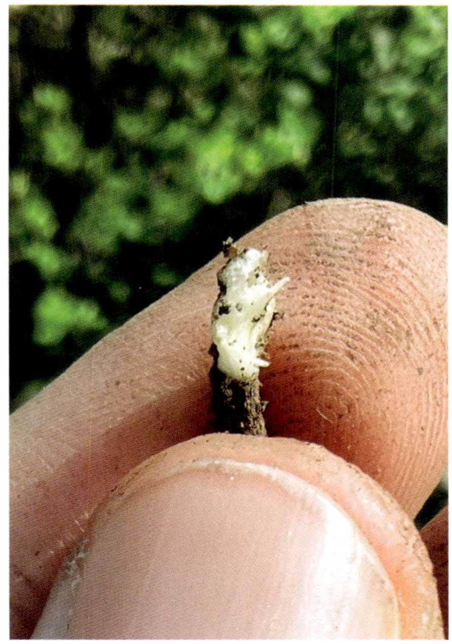

Volksnamen	Hohlwurz, Taubenkopf, Kuckucksstiefelchen, Herzwurz, Frauenschüeli, Donnerfluch
Pflanzenfamilie	Mohngewächse (*Papaveraceae*)
Standort	Lerchensporn wächst in Auwäldern, Hecken, Gebüschen, Buchenwäldern, dort wo der Boden feucht, locker und kalkreich ist.
Inhaltsstoffe und Eigenschaften	Bulbocapnin (verstärkt Narkotika, beruhigend, schmerzlindernd, minimiert Zittern bei Parkinson, unsachgemäß dosiert führt es zu Atemstillstand, Narkotikum für Katzen), Corydalin, Corybulbin, Isocorybulbin – alle drei wirken wie Bulbocapnin, jedoch schwächer und ohne die Wirkung auf die Atmung, Tetrahydropalmatin (Beruhigungs-, Schmerz-, Angst- und Schlafmittel mit scheinbar kaum Nebenwirkungen, wird in Kokain-Suchtbehandlung getestet)
Geschmack	Hat die typische Geschmackskomponenten von Giftpflanzen – bitter und scharf.
Verwechslungs-möglichkeiten	Gefingerter Lerchensporn (*Corydalis solida*) giftig
Interessantes	Der Lerchensporn gehört ebenso wie das Schöllkraut oder der Klatschmohn zu den Mohngewächsen. Lerchensporn wird auch Chinawurz genannt, wobei es sich bei Chinawurz nicht um den Europäischen Lerchensporn *Corydalis cava*, sondern um seinen asiatischen Bruder *Corydalis yanhusuo* handelt. Schwangere, Stillende, Kinder und Jugendliche sollten Lerchensporn meiden.
Verwendungsart	Tinktur, Wickel, Umschläge, Salbe, Räuchern

AUSSEHEN PFLANZE / WURZEL

Lerchensporn bildet im März bis April einen Blütenteppich in feuchten Wäldern. Er hat rötliche, violette oder weiße röhrenförmige Rispenblüten. Seine Blätter sind zwei- bis sechsfach gefiedert. Sein oberes Kronblatt zeigt einen nach unten gebogenen Sporn, daher auch der Name *Lerchensporn*.

Der mehrjährige Lerchensporn hat eine braune, manchmal dunkelbraune Knolle. Bricht oder schneidet man die Wurzel auf, ist sie von weißlicher Farbe und mittig hohl. Die weiße Farbe wird nach dem Öffnen grünlich.

ERNTE

Lerchensporn blüht von März bis April, Ende April zu Walpurgis ist er verblüht, aber die Pflanze noch gut erkennbar. Man könnte auch im Herbst eine Wurzel graben, findet die Pflanze aber womöglich nicht mehr.

Die Walpurgisnacht ist die traditionelle Nacht, um Lerchensporn zu graben, vor allem für Räucherzwecke. Um die tief sitzende Wurzelknolle zu erreichen, benötigt man eine kleine Schaufel. Lerchensporn wächst meist in Gruppen. Er ist zwar nicht gefährdet, trotzdem sollte man der freien Natur nur sehr wenig entnehmen.

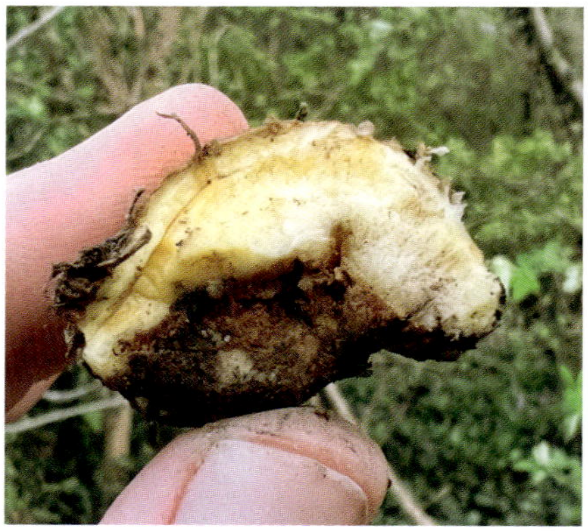

Schutzräucherung für das Vieh

Zum Almauftrieb bekamen die Tiere allerhand Futterzusätze, um sie für die Zeit auf der Alm zu schützen. Wenn im Herbst der Almabtrieb bevorstand, sollten sie auch im Stall wieder sicher und behütet sein. In manchen Regionen bekamen sie dazu besonderes Futter, etwa mit Weihwasser besprengte Brotstücke. Anderswo räucherte man die Stallungen gründlich aus, um alles Böse zu vertreiben, das sich über den Sommer dort angesammelt haben mochte – noch bevor die Tiere einzogen.

In Rosas Familie war es Brauch, dass der Vater ein Stück glühender Kohle aus dem Küchenofen holte, es auf eine Eisenpfanne legte und getrocknete Lerchenspornwurzeln sowie Wacholderbeeren darauf streute. Die Mutter trug ein Gefäß mit Weihwasser und einige Stängel Breitwegerich bei sich. Während der Vater andächtig mit der rauchenden Pfanne durch die Stallungen schritt und den dichten Rauch in alle Ecken verteilte, folgte ihm die gutmütige Mutter. Immer wieder tauchte sie den Breitwegerich in das Weihwasser und sprengte damit die Ställe – ein Akt des Segnens. Dabei beteten beide das *Vaterunser* in einer Art Endlosschleife.

Rosa erinnert sich: „Ich bin als Kind mit hineingegangen, aber der Rauch war mir zu stark. Er stieg mir in die Nase, war unangenehm, und ich bin wieder hinaus in den Hof, an die frische Luft.“ Erst nachdem der Stall geräuchert und gesegnet war, durften die Tiere wieder in das gereinigte Zuhause einziehen.

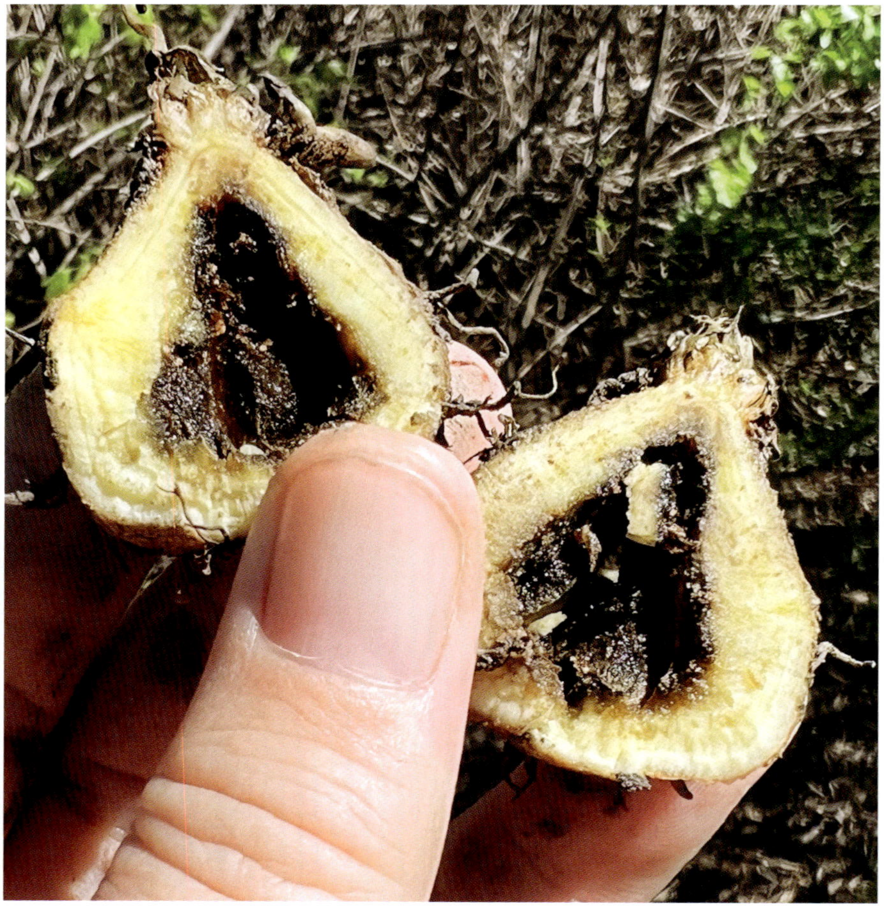

VOLKSHEILKUNDE

Zur Walpurgisnacht – vom 30. April auf den 1. Mai – gräbt man der Überlieferung nach um Mitternacht die Wurzelknolle des Lerchensporns aus. Diese wird am folgenden Tag in kleine Stücke geschnitten und getrocknet. Im darauffolgenden Jahr, bei Anbruch der Dämmerung zur nächsten Walpurgisnacht, räuchert man damit Haus, Mensch und Tier, um sie in dieser *Hexennacht* vor Zauber, Unheil und Schabernack zu schützen.

In Russland galt die Wurzel als stärkehaltige Notnahrung in Zeiten größter Not. Der berühmte Botaniker und Arzt Tabernaemontanus beschreibt sie als Heilmittel bei Wunden, zur Schweißtreibung, zur Stärkung der Leber und als Gegengift. Auch bei Parasitenbefall oder Beschwerden der *Mutterblume*, wie Menstruationsschmerzen und Krämpfe früher genannt wurden, kam sie zum Einsatz. Schmerzende Wunden, Schwellungen und Hämorrhoiden behandelte man mit Umschlägen oder Salben aus Lerchenspornwurzel.

Die gesamte Pflanze wirkt stark beruhigend, schlaffördernd und leicht hypnotisch. Ein Sträußchen der duftenden Blüten galt sogar als natürliches Einschlafmittel und wurde in einer kleinen Vase auf den Nachttisch gestellt. Die Wurzel selbst wurde in kundiger Dosierung als Narkosemittel genutzt.

Diese alte *Betäubungswurzel* wird auch heute noch medizinisch geschätzt – in moderner Form. In richtiger Dosierung dient sie als wertvolles Beruhigungs-, Schlaf-, Nerven- und Schmerzmittel, insbesondere bei Depressionen, Angstzuständen, Suchterkrankungen sowie bei Alzheimer, Parkinson und Gedächtnisstörungen. Die zahlreichen Alkaloide der Knolle wirken zuverlässig gegen Darmparasiten. Von einer Selbstanwendung ist aber generell abzuraten, Lerchensporn ist giftig.

Eine enge Verwandte der europäischen Pflanze ist die chinesische *Bruderpflanze – Corydalis yanhusuo*, auch als Yan Hu Suo bekannt. Sie wächst in China, Japan und Sibirien und wird in der Traditionellen Chinesischen Medizin bei Schmerzen in Brust oder Unterbauch eingesetzt. Geerntet wird sie nach der Blüte, wenn die oberirdischen Pflanzenteile zu welken beginnen. Die Wurzeln werden gekocht, bis das weiße Innere verschwindet, dann sonnig getrocknet und aufbewahrt.

Im österreichischen Standard vom 3. Januar 2013 wurde über ein Forschungsprojekt namens *Herbalom* berichtet. Hier ging es um die schmerzlindernde Wirkung der chinesischen Lerchenspornwurzel. Traditionell wurde sie vor der Anwendung in Essig gekocht. Forschende der Universität Kalifornien in Irvine entdeckten unter der Leitung von Olivier Civelli einen vielversprechenden Wirkstoff namens Dehydrocorybulbin (DHCB), der sich insbesondere zur Langzeitbehandlung chronischer Schmerzen als wirkungsvoll erwiesen hat.

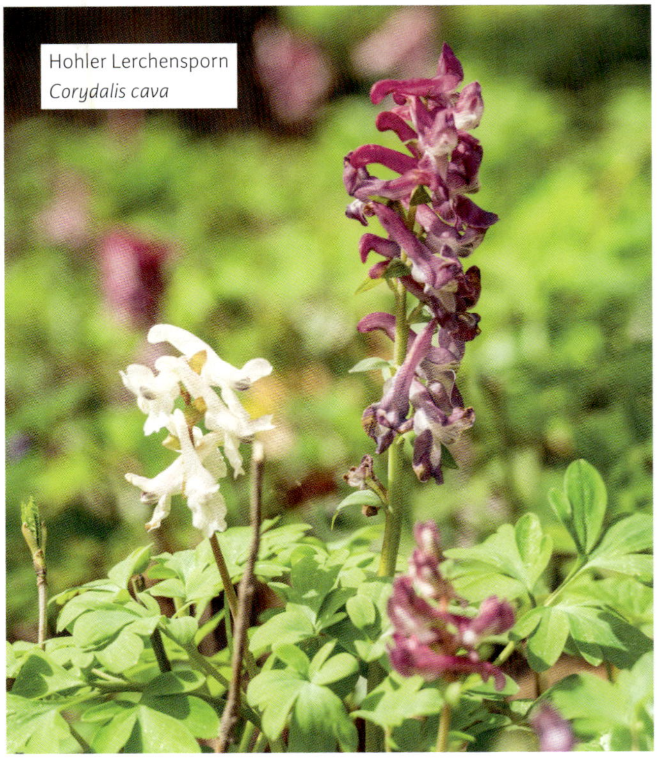
Hohler Lerchensporn
Corydalis cava

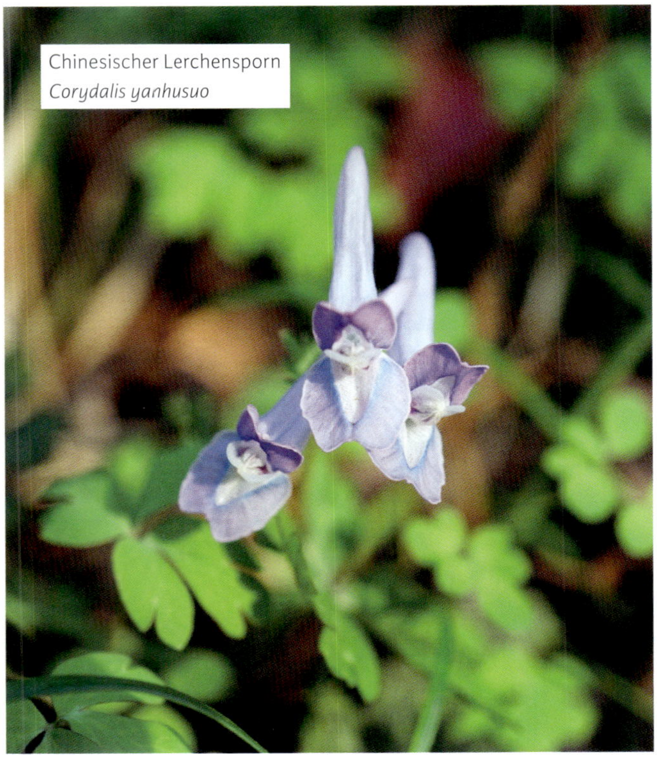
Chinesischer Lerchensporn
Corydalis yanhusuo

Die Überdosierung dieser heilsamen Giftwurzel kann zu Erbrechen, Durchfällen oder Magen-Darm-Beschwerden bis hin zu Krämpfen, Lähmungen und zum Tod durch Atemstillstand führen.

Sie soll nur von Fachkundigen gesammelt und konserviert werden, die die Pflanze eindeutig bestimmen können. In Apotheken sind Fertigpräparate erhältlich, deren Gehalt an Inhaltsstoffen genau überwacht ist.

Lerchenspornwurzel-Tinktur

bei Reisekrankheit, Nervenzittern, Senkung des Blutdrucks, Bauchkrämpfen, Kopfschmerzen, Unruhe, Menstruationsbeschwerden, zur Entspannung

ZUTATEN

- 1 Teil Wurzeln
- 5 Teile hochprozentiger Alkohol (Brand, Korn, Wodka)

ZUBEREITUNG

Die frisch gegrabene Wurzel säubern, in Stücke schneiden und mit dem Alkohol übergießen.

4 Wochen kühl und dunkel rasten lassen, abseihen und in eine Flasche mit einem Tropfer füllen.

Die Tinktur muss vorsichtig dosiert werden, daher die Flasche dahingehend beschriften!

ANWENDUNG

Bei Bedarf 1 bis 3 Mal täglich 2 bis 3 Tropfen in 250 ml handwarmem Wasser einnehmen.

Äußerlich auf gewünschte Körperstellen einmassieren.

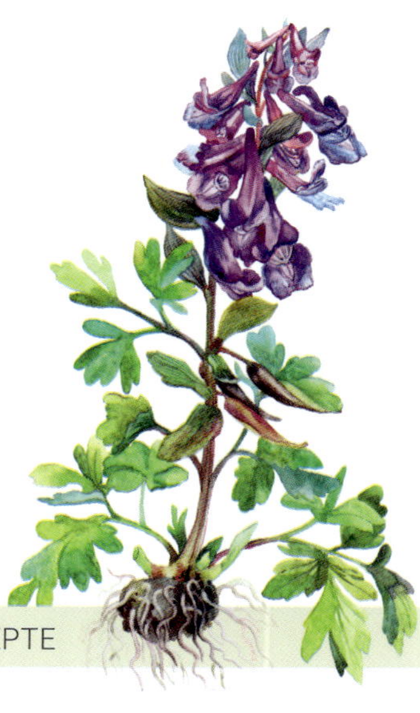

Lerchenspornwurzel-Salbe

bei Schmerzen, Kopfschmerzen, Wunden, Schwellungen, Hämorrhoiden

ZUTATEN

- je 1 TL Lerchenspornwurzel, Beifußkraut (*Artemisia vulgaris*), Angelikawurzel (*Angelica archangelica*) und Salbei (*Salvia officinalis*)
- 125 ml Obstbrand (Wodka, Cognac)
- 100 ml kalt gepresstes Öl (Olivenöl, Sonnenblumenöl, Mandelöl)
- 7 bis 10 g Bienenwachs

ZUBEREITUNG

Lerchenspornwurzel und Angelikawurzel in grobe Stücke schneiden und trocknen lassen, alle anderen Pflanzenteile können frisch oder getrocknet verwendet werden. Die Wurzelstücke und die zerkleinerten Pflanzenteile in ein verschließbares Glas geben, mit dem Alkohol übergießen und 1 Woche verschlossen und dunkel stehen lassen, danach durch ein feines Sieb oder Tuch abseihen.

Öl in eine feuerfeste Schüssel geben und im Wasserbad erwärmen. Den Alkoholauszug einrühren, bis eine homogene Masse entsteht. Das geht sehr gut mit einem kleinen Kosmetikmixer.

Das Bienenwachs hinzugeben und in der heißen Masse schmelzen lassen. Dabei immer weiterrühren. Danach in Tiegel füllen.

ANWENDUNG

Bei Kopfschmerzen auf Stirn, Schläfen und Nacken verteilen und einmassieren, bei Schmerzen auf die gewünschten Körperstellen auftragen.

Lerchenspornwurzel-Wickel oder -Kompresse

bei Schmerzen, Wunden

ZUTATEN

- 1 TL frische oder getrocknete Wurzel
- 250 ml Wasser

ZUBEREITUNG

Wasser aufkochen, die Wurzelstücke übergießen und bei frischen Wurzeln 10 Minuten, bei getrockneten 15 bis 20 Minuten ziehen lassen, danach abseihen.

ANWENDUNG

In den ausgekühlten Auszug ein Tuch oder eine Mullbinde eintauchen, leicht auspressen und dies auf die gewünschte Körperstelle auflegen.

Ein Handtuch darüber legen und für 20 Minuten einwirken lassen, während man in bequemer Position ruhig liegt.

Lerchenspornwurzel-Räucherung

Walpurgisräucherung, bei gedanklichen Verkrampfungen, überreizten Nerven, Ängsten, dämpft hitzige Gefühle

ZUTATEN

- 2 bis 3 getrocknete Wurzelknollen

ANWENDUNG

Räuchergefäß mit Räuchersand verwenden. Wurzelstücke auf die heiße Räucherkohle legen und mit dem Gefäß entgegen dem Uhrzeigersinn durch die Wohnräume gehen. Nach dem Räuchern 20 Minuten lüften.

Besonders in der Walpurgisnacht sollen Haus und Nebengebäude zum Schutz vor *Bösem und Schabernack* geräuchert werden.

Schwangere sollten wegen der entspannenden Wirkung, welche Wehen auslösen könnte, nicht mit Lerchenspornwurzel räuchern.

Liebstöckel *Levisticum officinale* – *die Wurzel der Liebe und der Würze*

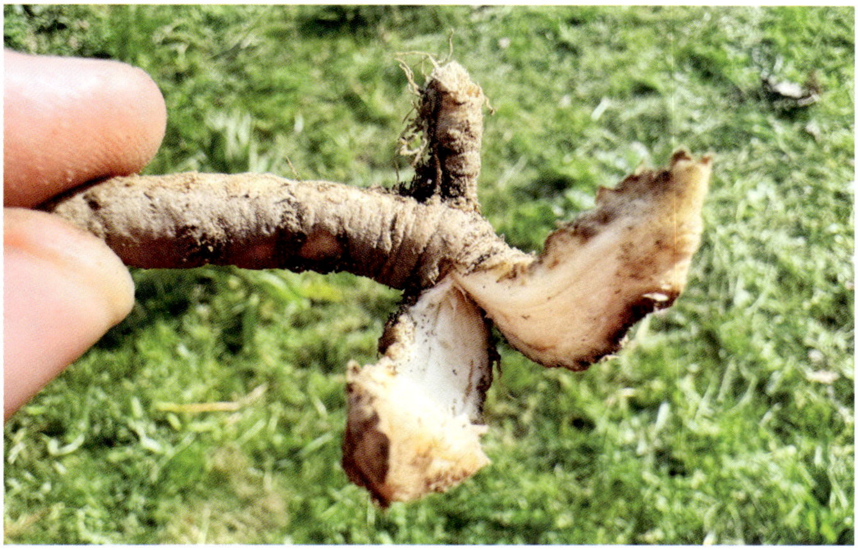

Suppenwurzel lang und fein, schneid ich meinem Liebsten klein, würze damit Speis und Trank – seine Stimmung hebt es, Gott sei Dank!

Volksnamen	Maggikraut, Suppenwurz, Maggiwurz
Pflanzenfamilie	Doldenblütler (*Apiaceae*)
Standort	Liebstöckel bevorzugt sonnige bis halbschattige Standorte in nährstoffreichen, leicht feuchten Böden. Meist findet man sie in Gärten oder Klosteranlagen.
Inhaltsstoffe und Eigenschaften	Terpene (entspannend, beruhigend, stimmungsaufhellend), Cumarin (entzündungshemmend, blutdrucksenkend), Flavonoide (stärken Immunabwehr, entzündungshemmend), Phenolcarbonsäuren (immunstärkend, unterstützen bei Entzündungen und Infektionen), Kalzium (wichtig für die Blutgerinnung, für Nerven, Muskel, Herz, Lunge, Niere), Eisen (Bildung von Blutkörperchen, wichtig für Sauerstofftransport, Zellteilung, Immunsystem), Kalium (Säure-Basen-Haushalt, Nerven, Muskel, Herz), Ligustilid (harnfördernd, krampflösend, appetitanregend)
Geschmack	intensiv würzig, aromatisch mit einem leicht scharfen Geschmack
Verwechslungsmöglichkeiten	Wasserschierling (*Cicuta virosa*) giftig!, Gefleckter Schierling (*Conium maculatum*) giftig!, Hundspetersilie (*Aethusa cynapium*) giftig!
Interessantes	Liebstöckelwurzel wird seit jeher zum Aromatisieren von Likören und Schnäpsen verwendet. Vor allem in bitteren Magenschnäpsen ist sie oft zu finden. Personen mit Beeinträchtigungen der Niere oder Blase sollten bei Liebstöckel vorsichtig sein.
Verwendungsart	Tee, Tinktur, Wurzelpulver, Wurzel kauen, Wickel, Wurzelmost, Räucherung, Oxymel

AUSSEHEN PFLANZE / WURZEL

Liebstöckel ist eine kräftige, mehrjährige, bis zu 2 Meter hohe Pflanze. Ihre auffällig großen, dunkelgrünen, gezackten Blätter leuchten in der Sonne. Im Sommer hat sie gelbgrüne, doldenförmige Blüten, danach köstlich aromatische Samen.

Die Wurzel ist außen dunkelbraune und innen weiß. Die kräftige Pfahlwurzel sieht einer Petersilienwurzel ähnlich. Sie ist fleischig und riecht aromatisch, der Wurzelsaft ist gelblich.

ERNTE

Die tiefe Wurzel von einer mindestens 2 Jahre alten Pflanze wird mit einem langen Spaten vorsichtig aus dem Erdreich gestochen, bevorzugt in den Monaten März und April oder September bis November.

Die Wurzel mit dem Spaten mittig teilen und eine Hälfte wieder einpflanzen. Dies ermöglicht der Pflanze, weiterzuwachsen.

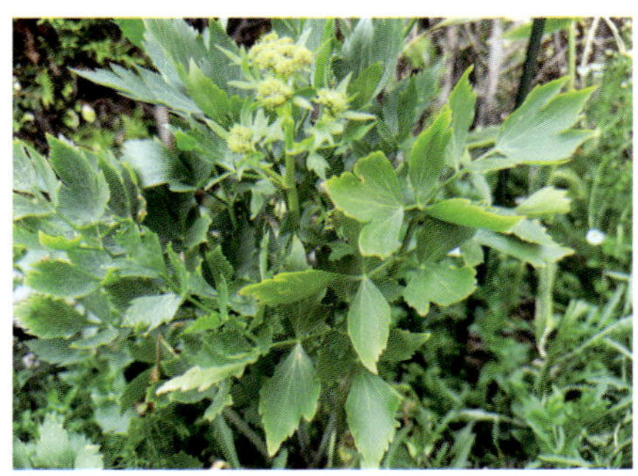

Omas Geheimzutat

Bettinas Großmutter, die im Salzburger Bergland lebte, war im ganzen Dorf bekannt für ihr selbst gemachtes Suppengewürz. Sie stellte es aus allerlei Wurzelgemüse aus dem Garten her, doch ihre besondere Geheimzutat waren Wurzelstücke von Liebstöckel und Meisterwurz. Eigentlich hatte sie die beiden Wurzeln ursprünglich wegen ihrer wiederkehrenden Verdauungsprobleme beigemischt – doch die aromatische, würzige und wohltuende Mischung schmeckte der ganzen Familie so gut, dass sie zum festen Bestandteil ihrer Küche wurde.

Bettina stellt diese Würzmischung heute noch nach dem alten Familienrezept her. Dafür verwendet sie:

- 9 Zwiebeln
- 4 Knoblauchzehen
- 3 Liebstöckelwurzeln
- 1 Meisterwurzwurzel
- 10 Karotten
- 1 Sellerieknolle
- 3 Petersilienwurzeln
- 1 Pastinake
- 1 Bund Petersiliengrün
- etwas Liebstöckelgrün
- 1 Bund Schnittlauch
- Salz nach Geschmack

Zuerst säubert sie alle Wurzeln gründlich und raspelt sie fein mit der Küchenreibe. Zwiebeln und Knoblauch werden geschält und in kleine Würfel geschnitten, die Kräuter ebenfalls möglichst fein gehackt. Dann vermischt sie alle Zutaten in einer großen Schüssel, gibt etwas Salz hinzu und verteilt die Masse auf einem Backblech.

Das Backblech kommt bei 80 Grad Umluft in den Ofen. Wichtig ist, die Backofentür dabei einen Spalt offen zu lassen, damit die Feuchtigkeit entweichen kann.

Nach etwa 7 bis 8 Stunden ist alles vollständig durchgetrocknet. Danach lässt Bettina die Mischung auskühlen und füllt sie in Gläser ab.

Dieses Gewürz ist bei Zimmertemperatur über ein Jahr lang haltbar – und bringt auch im Winter den Geschmack des Sommers zurück auf den Teller.

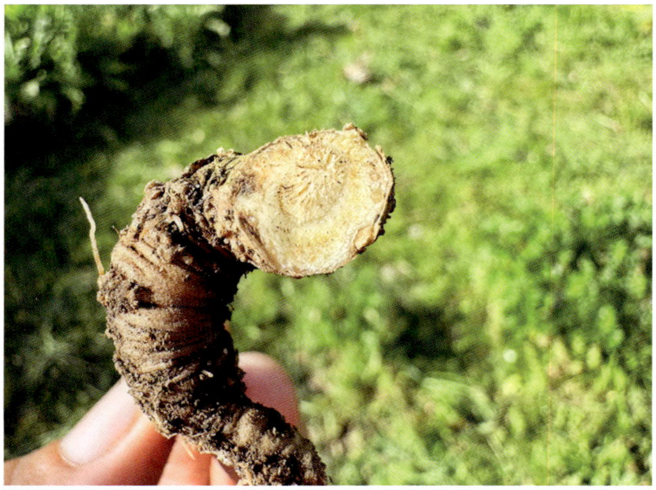

VOLKSHEILKUNDE

Die Liebstöckelwurzel wurde in früheren Zeiten nicht nur als Heilmittel, sondern auch als magisches Amulett geschätzt. Ein Stück der Wurzel wurde ausgegraben, durchbohrt und auf Herzhöhe um den Hals getragen – es sollte *unwiderstehlich* machen.

Bei Gelenk- oder Halsschmerzen sowie Erkältungen wurde ein Tuch in heißem Liebstöckeltee getränkt und auf die betroffene Stelle gelegt, darüber ein Handtuch – nach etwa 20 Minuten sollte die Wirkung eintreten. Aus der Wurzel und etwas Schweineschmalz bereitete man eine wärmende Salbe gegen Gelenkschmerzen zu.

Bei Nieren- oder Blasenbeschwerden, Verdauungsproblemen, Erkältungen, Krämpfen oder Untergewicht trank man einen Tee aus den Wurzeln. Auch als Küchengewürz war das getrocknete Pulver der Wurzel beliebt.

Eine Bäuerin aus dem Mostviertel erzählte, dass ihr Vater häufig unter starkem Durchfall litt – eine Messerspitze Liebstöckelwurzel-Pulver, entweder pur oder ins Essen gemischt, habe ihm stets geholfen. Manche Bauern mischten Kühen, die nicht trächtig wurden, zur Unterstützung entweder frische Grünteile oder zerkleinerte Wurzelstücke unter das Futter.

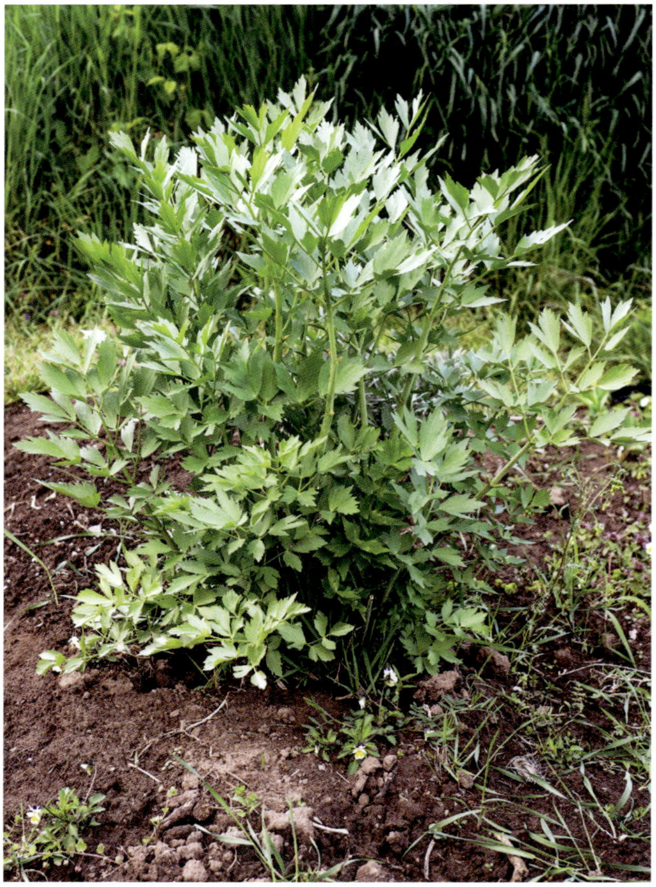

Liebstöckelwurzel-Tee

krampflösend, bei Gelenkentzündungen, Migräne, bei Blasenleiden, Nierenleiden, schleimlösend

ZUTATEN

- 2 TL Wurzeln
- 250 ml Wasser

ZUBEREITUNG

Frische oder getrocknete Wurzelstücke mit kaltem Wasser übergießen, über Nacht zugedeckt stehen lassen, am nächsten Tag (ca. 40 Grad) erwärmen, danach abseihen.

ANWENDUNG

Bis zu 3 Tassen täglich trinken.

Bei Nieren- oder Blasenleiden von diesem Tee über 2 Wochen täglich 2 Tassen trinken, für 2 Wochen pausieren und danach wiederholen.

Liebstöckelwurzel-Teemischung

entzündungshemmend, stark harntreibend, nieren- und blasenanregend

ZUTATEN

- je 1 TL Liebstöckelwurzel, Cranberries (*Vaccinium*), Rosmarin (*Salvia rosmarinus*), Brennnessel (*Urtica*), Tausendgüldenkraut (*Centaurium*), Goldrute (*Solidago*)
- 250 ml Wasser

ZUBEREITUNG

Die getrockneten Pflanzenteile in einem Gefäß kräftig durchmischen.

Von dieser Mischung 1 Teelöffel mit 250 ml heißem Wasser übergießen und 4 bis 5 Minuten ziehen lassen, danach abseihen.

ANWENDUNG

Bis zu 3 Tassen am Tag trinken.

Stark ausschwemmende Tees werden für 1 bis maximal 2 Wochen getrunken, dann pausieren.

Liebstöckelwurzel-Tinktur

bei Harnwegsinfekten, Nierengrieß zum *Durchspülen*

ZUTATEN

- 2 EL frische Wurzeln
- 250 ml hochprozentiger Alkohol (Brand, Weingeist)

ZUBEREITUNG

Wurzeln waschen, grob schneiden, mit einem Tuch trocken tupfen, mit dem Alkohol übergießen und für 4 Wochen kühl und dunkel rasten lassen.

Danach abseihen und in kleine Fläschchen mit Tropfer füllen.

ANWENDUNG

10 bis 15 Tropfen in 250 ml lauwarmem Wasser einnehmen.

Wichtig ist, an diesen Tagen zusätzlich mindestens 2 l Flüssigkeit zu trinken!

Liebstöckelwurzel-Most

kräftigendes Tonikum

ZUTATEN

- 1 halbe Handvoll frischer Wurzeln
- 1 l Apfelmost

ZUBEREITUNG

Die Wurzeln grob schneiden. Den Most erwärmen und über die Wurzelstücke gießen. Über Nacht ziehen lassen, am nächsten Tag abseihen und in Flaschen füllen.

ANWENDUNG

Zur Körperstärkung nach Krankheitsphasen, nach Geburten, nach Belastungen von diesem Kräftigungstrunk ein kleines Gläschen trinken.

Liebstöckelwurzel-Pulver

verdauungsanregendes Küchengewürz, bei Blähungen

ZUTATEN

- getrocknete Wurzeln

ZUBEREITUNG

In der Kaffeemühle oder Küchenmaschine zu feinem Pulver vermahlen

ANWENDUNG

Als Gewürz für Suppen, Eintöpfe, Aufstriche, Fisch, Fleisch oder Brot

Liebstöckelwurzel-Räucherung

stimmungsaufhellend, ausgleichend

ZUTATEN

- 1 TL getrocknete Wurzel

ANWENDUNG

Siehe Räucheranleitung auf Seite 23.

Liebstöckelwurzel-Räuchermischung

Liebesräucherung

ZUTATEN

- je 1 TL getrocknete Liebstöckelwurzeln, Alantwurzeln, Angelikawurzeln, Iriswurzeln, Rosenblüten
- Styraxharz

ANWENDUNG

Zutaten in einer Vollmondnacht von Hand, im Gedanken an den/die Liebste(n) liebevoll durchmischen und das Styraxharz hinzuträufeln. Täglich bis zum nächsten Vollmond mit liebevollen Gedanken von Hand durchmischen.

Mit dieser Mischung können Räume, Kleidung oder Geschenke geräuchert werden. Oder man stellt sich über die Räucherschale und lässt den lieblichen Rauch von Fuß bis über den Kopf hinwegziehen.

Siehe Räucheranleitung auf Seite 23.

Löwenzahn *Taraxacum officinale*
– *Kaffee-Ersatz, Radiergummi und Diabetikerwurzel*

Der Dotterblumenwurz weißer Saft, schenkt dir Lebenskraft.

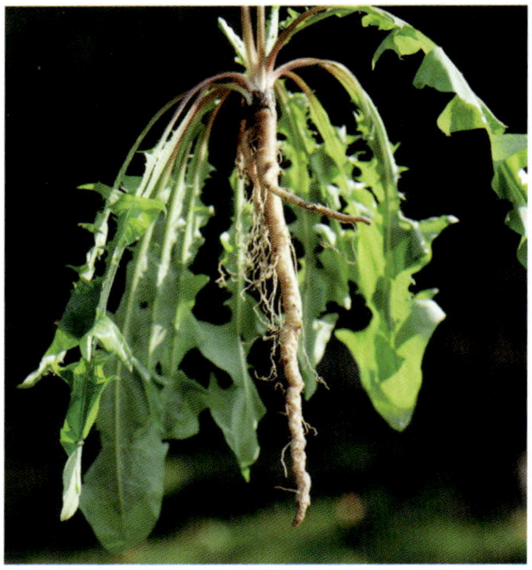

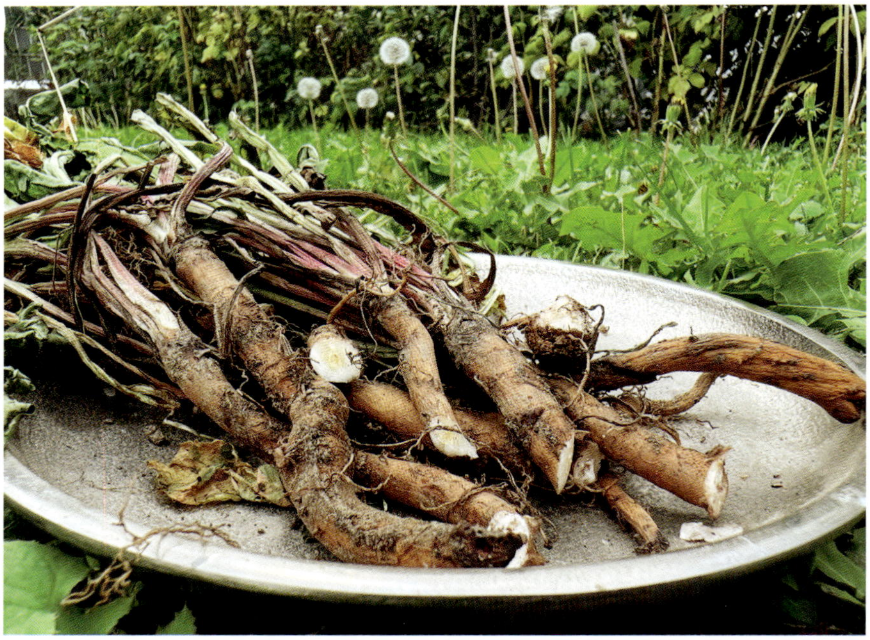

Volksnamen	Pusteblume, Butterblume, Kuhblume, Milchblume, Augenwurz, Dotterblume
Pflanzenfamilie	Korbblütler (*Asteraceae*)
Standort	Löwenzahn wächst in Weiden, Parkanlagen, Wiesen, Gärten, Wegrändern und Waldlichtungen. Er liebt nährstoffreiche Böden und sonnige Lagen, er ist anpassungsfähig.
Inhaltsstoffe und Eigenschaften	Taraxin (harntreibend, nierenanregend, hilft gegen Koliken), Cholin (für Abtransport von Fett aus der Leber wichtig, verbessert Cholesterin, gallenflussanregend), Kalium (entzündungshemmend, antioxidativ), Inulin (verbessert gute Darmbakterien und Aufnahme von Mineralien, vor allem Kalzium, der Inulingehalt ist im Herbst höher), Flavonoide (verdauungsanregend, entzündungshemmend), Vitamin A (wichtig für die Augen – Nachtsicht und für das Zellwachstum), Bitterstoffe (verdauungsfördernd, gallenflussanregend, regt die Bauchspeicheldrüse an)
Geschmack	im Frühling würzig-herb, im Herbst herb-süß
Verwechslungsmöglichkeiten	Gewöhnliches Ferkelkraut (*Hypochaeris radicata*) essbar, Wiesen-Pippau (*Crepis biennis*) essbar, Löwenzahnfamilie - (*Leontodon*, hat keinen Milchsaft) essbar, ebenfalls Kaffee-Ersatz
Interessantes	Menschen mit Gallensteinen sollten bei der Anwendung von Löwenzahn vorsichtig sein, da er die Gallenproduktion anregt und Beschwerden verschlimmern kann. Aus der Wurzel des Löwenzahns lässt sich sogar ein natürlicher Radiergummi herstellen. Dafür nimmt man eine Handvoll frischer Wurzeln, reinigt sie gründlich mit einer Bürste, schneidet sie klein und püriert sie mit etwa 125 ml Wasser im Küchenmixer. Es entsteht eine braune Flüssigkeit, die man durch ein Leinentuch filtert. In das gefilterte Wurzelwasser gibt man einen kräftigen Schuss Essig und rührt gut um. Dadurch trennt sich der weiße Milchsaft vom Rest der Flüssigkeit. Diesen Saft schöpft man vorsichtig ab, formt daraus kleine Kugeln und lässt sie an der Luft trocknen. So entsteht ein umweltfreundlicher, natürlicher Radiergummi – ganz ohne Chemie.
Verwendungsart	Tee, Tinktur, Wurzelgemüse, Wurzelwein, Kaffee-Ersatz, Wurzelpulver, Wurzelhonig, Räuchern

Der Wender und die Warzen

Wender nennt man tiefgläubige Menschen, die mit alten Sprüchen, Ritualen und Gebeten Krankheiten *ins Gute wenden*.

Jakob wurde als Kind von schmerzhaften Warzen auf den Fingerkuppen seiner rechten Hand geplagt. „Manchmal spürte ich gar nichts – und dann, wie aus dem Nichts, stach es plötzlich, als ob mir jemand mit einer Nadel in den Finger pikst", erinnert er sich.

Seine Mutter hatte von einem Wender gehört, der etwa eine Stunde Fußmarsch entfernt wohnte. Sie machte sich mit Jakob auf den Weg, fragte sich unterwegs bei den Leuten durch und erreichte schließlich das abgelegene Haus eines hochgewachsenen, bärtigen und etwas zerzausten Mannes.

Der Wender bat Jakob in seine Stube, betrachtete die Warzen, holte eine frische Löwenzahnwurzel, schnitt sie an und tropfte den Milchsaft direkt auf die betroffenen Stellen. „Er sagte, es müsse unbedingt der Saft aus der Wurzel sein – der sei stärker als der aus dem Stängel", erzählt Jakob.

Die Mutter sollte die Warzen jeden Abend bei Sonnenuntergang mit frischem Milchsaft betupfen – bis zum dritten Tag des abnehmenden Mondes. Von da an sollte sie Jakobs Finger täglich in einen fließenden Bach halten, während der Wender zur gleichen Zeit für ihn betete. „Mir kam der Mann sonderbar vor, aber ich werde das nie vergessen – die Warzen verschwanden genau so, wie er es gesagt hatte."

VOLKSHEILKUNDE

Löwenzahn ist fast das ganze Jahr über leicht zu finden, und so gibt es in der Volksheilkunde eine Fülle an Anwendungen – viele davon sind bis heute aktuell.

Ein traditioneller Erntetag für die Wurzel ist der Bartholomäustag am 24. August. Dabei sollte sie möglichst vor Sonnenaufgang gegraben werden. Um den Hals getragen, soll sie Schutz bieten, den Blick klären und bei Augenproblemen helfen – idealerweise verwendet man dafür sieben kleine Wurzelstücke.

Im Frühling wirkt die Löwenzahnwurzel verdauungs- und appetitanregend. Bei schwacher Magensäure kaut man 10 bis 15 Minuten vor dem Essen ein Stück frische Wurzel oder bereitet sich einen Teeauszug daraus zu.

Im Herbst wird die Wurzel geerntet, um bei Zuckerkrankheit den Blutzuckerspiegel zu regulieren, den Stoffwechsel zu fördern, die Leber zu entlasten und die Bauchspeicheldrüse zu unterstützen.

Löwenzahnwurzel-Tee hilft bei Beschwerden von Leber und Galle, regt die Wasserausscheidung an und wird bei entzündlichen Prozessen, Milzschwäche, Infektanfälligkeit sowie allgemeiner Erschöpfung eingesetzt.

Die kräftige Pfahlwurzel gilt als Symbol für Widerstandskraft, Ausdauer und Stärke – Eigenschaften, die auch dem Menschen durch den regelmäßigen Gebrauch zuteilwerden sollen.

In der Naturkosmetik kommt Löwenzahnwurzel heute noch in Hautpflegeprodukten zum Einsatz – besonders zur Förderung der Hautelastizität und als Antifaltenmittel. Sie unterstützt den Feuchtigkeitshaushalt der Haut. Dafür wird sie äußerlich als Salbenzutat verwendet und innerlich als Tee oder Pflanzensaft getrunken.

Früher war die Wurzel ein wichtiges Nahrungs- und Heilmittel. Sie wurde roh, gekocht oder gedünstet über das ganze Jahr hinweg genutzt – und auch heute erlebt sie in der Wildkräuterküche eine neue Wertschätzung.

AUSSEHEN PFLANZE / WURZEL

Der mehrjährige Löwenzahn bildet am Boden eine auffällige Rosette aus tief gezahnten Blättern. Aus dieser Blattrosette wächst ein aufrechter, milchsaftführender und unbehaarter Stängel, an dessen Spitze eine leuchtend gelbe Korbblüte sitzt. Nach der Blütezeit verwandelt sich diese in die bekannte *Pusteblume* – ein kugeliger Samenstand wird vom Wind verbreitet. Im Winter sind die flachen Blattrosetten oft gut zu erkennen.

Die Pfahlwurzel des Löwenzahns ist außen dunkelbraun bis fast schwarz, innen jedoch weiß und fleischig. Sie kann bis zu 1 Meter tief ins Erdreich reichen. Beim Anschneiden tritt ein weißer, milchiger und leicht klebriger Saft aus, wie er auch in den Stängeln enthalten ist.

ERNTE

Traditionell wird die Wurzel am Bartholomäustag, dem 24. August, geerntet. Doch auch die Zeiträume von Februar bis April sowie von Oktober bis Dezember gelten als geeignete Erntezeiten.

Die kräftige Pfahlwurzel kann bis zu 1 Meter tief in die Erde reichen – es empfiehlt sich daher, einen Spaten zu Hilfe zu nehmen. Wird nur ein Teil entnommen, treibt die Pflanze erneut aus.

Die Wurzel enthält einen weißen, milchigen Saft, der beim Kontakt mit der Haut oder Kleidung hartnäckige braune Flecken hinterlassen kann. Vorsicht ist geboten: Gelangt der Saft auf die Haut und wird diese anschließend intensiver Sonneneinstrahlung ausgesetzt, kann es zu Hautreizungen oder kleinen, verbrennungsähnlichen Reaktionen kommen.

Löwenzahnwurzel-Tee

verdauungsanregend, stoffwechselanregend, Anregung der Bauchspeicheldrüse, Senkung des Blutzuckerspiegels, bei Milzerkrankungen, Fettsucht

ZUTATEN

- 1 EL Wurzelstücke der Herbstwurzel
- 250 ml Wasser

ZUBEREITUNG

1 EL Wurzeln, frisch oder getrocknet, oder Wurzelpulver mit sehr heißem Wasser übergießen.

Frische Wurzeln 5 Minuten und getrocknete 8 bis 10 Minuten ziehen lassen, danach abseihen.

ANWENDUNG

10 bis 15 Minuten vor jeder Mahlzeit ein paar Schlucke trinken.

Löwenzahnwurzel-Teemischung

nach Schwester Bernadine –
bei Ekzemen und Flechten

Zutaten

- 20 g Löwenzahnwurzeln
- 20 g Faulbaumrinde (*Rhamnus frangula*)
- 10 g Ehrenpreis (*Veronica officinalis*)
- 1 l Wasser

ZUBEREITUNG

Die frischen oder getrockneten Wurzelstücke mit dem Ehrenpreis und dem Wasser auf 80 Grad erhitzen und 15 Minuten stehen lassen, dabei manchmal umrühren. Danach abseihen. Diese Wurzel/Kräutermischung kann ein zweites Mal für eine Teezubereitung verwendet werden.

ANWENDUNG

Das Erste und das Letzte am Tag sollte ein Glas dieses Tees sein.

Löwenzahnwurzel-Kaffee

verdauungsanregend, stoffwechselanregend bei Überforderung, Gefühl der Kraftlosigkeit, innerer Unruhe, blutzuckersenkend

ZUTATEN

- 1 EL getrocknete Wurzelstücke der Herbstwurzel
- 250 ml Wasser

ZUBEREITUNG

Stücke 1 bis 2 Tage bei Raumtemperatur trocknen lassen. Diese in einer Pfanne ohne Fett unter ständigem Umrühren rösten, bis sie eine bräunliche (schokoladeähnliche) Farbe haben, auskühlen lassen und in einem Gefäß lagern.

Für den Kaffee 1 EL Wurzelpulver (Kaffeemühle oder Küchenmaschine) herstellen und mit kochend heißem Wasser übergießen. 5 bis 8 Minuten zugedeckt ziehen lassen, danach abseihen.

ANWENDUNG

Pur oder mit Milch verdünnt und mit Zucker oder Honig gesüßt trinken.

Löwenzahnwurzel-Wein

verdauungsanregend, gallenflussanregend, magensaftanregend

ZUTATEN

- 2 l Qualitäts-Rotwein
- 3 ganze frische Frühlingswurzeln
- 250 g Honig

ZUBEREITUNG

Wurzeln in kleine Stücke schneiden, mit dem Wein auf mittlerer Stufe 15 Minuten köcheln lassen, den Honig zugeben und so lange weiterköcheln lassen, bis dieser sich aufgelöst hat. Abseihen und möglichst heiß in Flaschen füllen.

ANWENDUNG

Vor jeder Mahlzeit 1 Esslöffel davon zu sich nehmen.

Löwenzahnwurzel-Trunk

zur Körperkräftigung, bei Stress, Müdigkeit, Überforderung

ZUTATEN

- 2 ganze Wurzeln
- 1 EL Wermutkraut (*Artemisia absinthium*)
- 1 kleines Stück Liebstöckelwurzel (*Levisticum officinale*)
- 1 EL Melissenblätter (*Melissa officinalis*)
- 1 l Weißwein

ZUBEREITUNG

Die frischen oder getrockneten Pflanzenteile in grobe Stücke zerkleinern, in eine Flasche geben, mit dem Wein übergießen. Am Fensterbrett für 6 bis 8 Wochen ziehen lassen, danach abseihen.

ANWENDUNG

Täglich in der Früh und vor dem Schlafengehen jeweils 1 EL dieses Stärkungstrunkes einnehmen.

Löwenzahnwurzel-Tinktur

bei traurigem Herzen, Verdauungsproblemen, Stimmungsschwankungen, Liebeskummer

ZUTATEN

- 1 ganze frische Wurzel
- 250 ml hochprozentiger Alkohol

ZUBEREITUNG

Die gereinigte Wurzel in kleine Stücke schneiden, in eine Flasche geben, mit dem Alkohol übergießen und 14 Tage in einem dunklen Raum reifen lassen, danach abseihen.

ANWENDUNG

Täglich 10 Tropfen morgens und abends entweder pur oder in ein wenig warmem Wasser einnehmen.

Löwenzahnwurzel-Apfelessig-Auszug

magensaftanregend, stoffwechselanregend, bei Infektionen, Stärkung der Abwehrkräfte

ZUTATEN

- frische Löwenzahnwurzeln
- Apfelessig

ZUBEREITUNG

Gereinigte Wurzelstücke in ein verschließbares Glas geben, mit dem Essig übergießen, bis alle Teile davon bedeckt sind und 4 Wochen rasten lassen, danach abseihen.

ANWENDUNG

Täglich 1 Esslöffel morgens und 1 Esslöffel abends entweder pur oder mit Wasser verdünnt einnehmen.

Löwenzahnwurzel-Honig

bei Husten, Bronchitis, Asthma, Lungenproblemen

ZUTATEN

- 3 ganze frische Wurzeln
- 250 g Honig

ZUBEREITUNG

Wurzeln reinigen, in kleine Scheiben schneiden, für 2 bis 3 Stunden bei Zimmertemperatur *antrocknen* lassen, danach in ein verschließbares Glas geben, mit dem Honig übergießen und für 3 bis 4 Wochen reifen lassen.

ANWENDUNG

Vor allem zur Kräftigung der Lunge und bei chronischen Lungenerkrankungen täglich 3 Mal 1 Teelöffel einnehmen oder im Tee auflösen.

Löwenzahnwurzel-Pulver

für die Lunge, bei Bronchitis, Asthma, Erkältungen, Verdauungsproblemen, Anregung der Bauchspeicheldrüse, Senkung des Blutzuckerspiegels

ZUTATEN

- 3 ganze Herbstwurzeln

ZUBEREITUNG

Die frisch gegrabenen Wurzeln mit einer Bürste reinigen, in kleine Stücke schneiden, einen Tag trocknen lassen und in der Küchenmaschine zu feinem Pulver mahlen.

Danach bei Zimmertemperatur lichtgeschützt fertig trocknen lassen, ehe in luftdichte Behälter gefüllt wird.

ANWENDUNG

Täglich 1 Esslöffel morgens und 1 Esslöffel abends pur oder mit Wasser einnehmen.

Löwenzahnwurzel-Salat

Verdauungstonikum

ZUTATEN

- 1 ganze frische Frühlingswurzel
- 4 Kartoffeln (festkochend)
- ½ rote Zwiebel
- Salz, Pfeffer
- 1 Schuss Essig
- 2 EL Öl
- 40 ml Gemüsebrühe

ZUBEREITUNG

Kartoffeln weich kochen, Zwiebel in feine Würfel schneiden, gesäuberte Löwenzahnwurzel fein raspeln. Kartoffeln schälen und in dünne Scheiben schneiden. Einstweilen Gemüsebrühe erwärmen.

Kartoffeln in eine Schüssel geben, Zwiebel, Gewürze und Essig hinzu und die heiße Gemüsebrühe darüber gießen, gut durchmischen, abschmecken und die geraspelten Löwenzahnwurzeln unterheben.

ANWENDUNG

Dieser Salat regt die Magensäure, die Galle und die Bauchspeicheldrüse an.

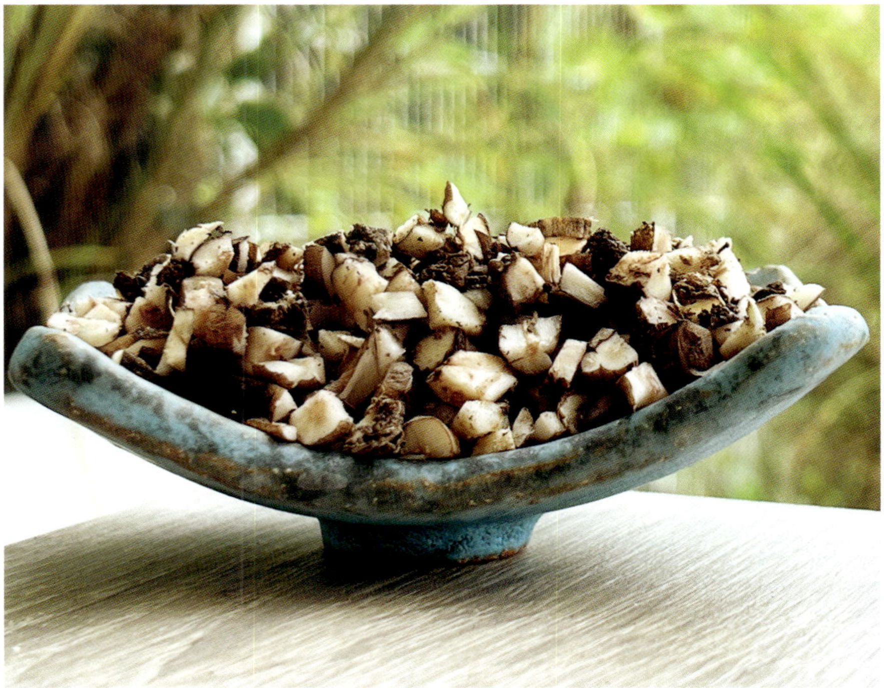

Mädesüß *Filipendula ulmaria*
– *Mutters Zahnbürste, schmerzlindernd, harnanregend*

Wiesenkönigin-Blüten nimm,
wenn Fieber wüten,
Wiesenkönigin Wurzen,
tu dich entsinnen, nimm,
wenn es beim Harnen nicht
will rinnen.

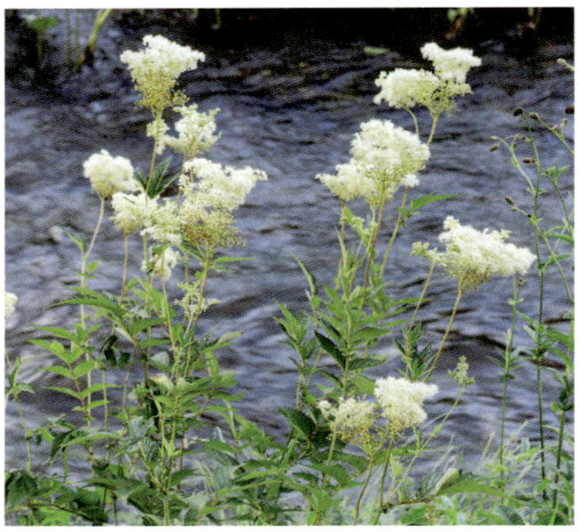

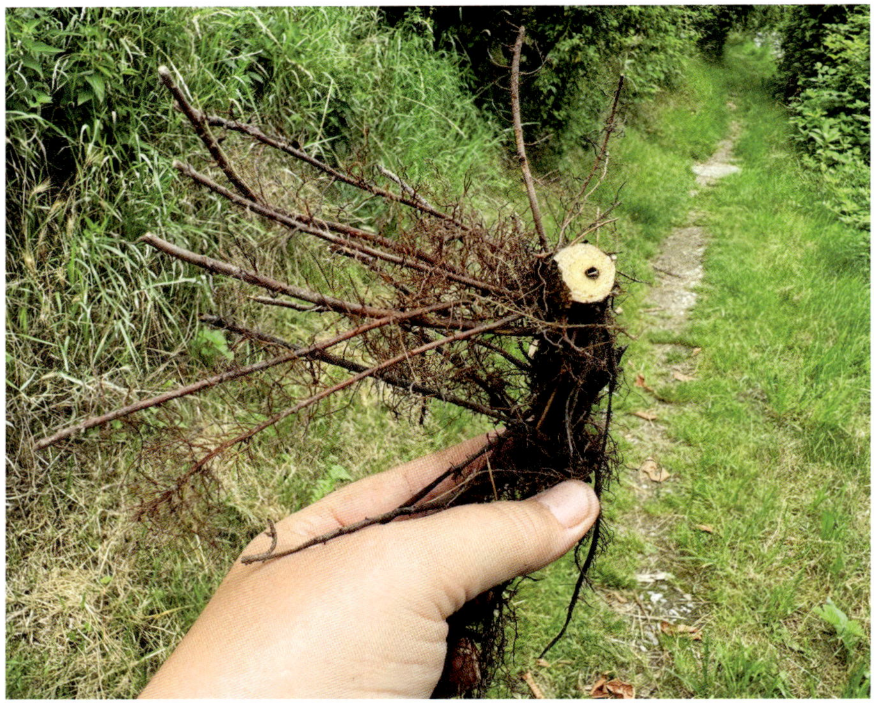

Volksnamen	Bacholde, Geißbart, Wiesenkönigin, Wiesengeißbart, Spierstaude
Pflanzenfamilie	Rosengewächse (*Rosaceae*)
Standort	Die Pflanze wächst an Bach-, Teich- und Flussufern, in Feuchtwiesen, Auwäldern und Sumpfgebieten. Sie liebt nährstoffreiche, feuchte Böden.
Inhaltsstoffe und Eigenschaften	Heliotropin (beruhigend, entspannend), Vanillin (stimmungsaufhellend, bei Angstzuständen), Salicylate – Salicylsäure (entzündungshemmend, schmerzstillend, blutverdünnend), Gerbstoffe (blutstillend, zusammenziehend, entzündungshemmend, antimikrobiell), Schleimstoffe (entzündungshemmend, bronchienerweiternd, reizlindernd, schleimlösend), Flavonoide (regulieren Blutdruck, stärken Immunabwehr)
Geschmack	süßlich, vergleichbar mit Mandeln mit einem Nachgeschmack nach Eisen
Verwechslungsmöglichkeiten	Kleines Mädesüß (*Filipendula vulgaris*) steht auf der roten Liste der gefährdeten Arten, jegliche Entnahme ist verboten. Waldgeißbart (*Aruncus dioicus*) essbar, Baldrian (*Valeriana officinalis*) ebenfalls verwendbar
Interessantes	Lesen wir in alter Literatur von *Spiraea ulmaria,* dann ist damit das Mädesüß gemeint. Früher war es der Familie der Spiersträucher zugeordnet und wurde *Spiraea* genannt. Später korrigierte man die Zuordnung auf die Familie der Rosengewächse und änderte seinen Namen in *Filipendula ulmaria*. Manchmal wird sie in alter Literatur auch *Steinbrech* genannt, ohne etwas mit dem botanischen Steinbrech (*Saxifraga*) gemeinsam zu haben. Kinder unter 4 Jahren, Schwangere und Menschen, die Blutverdünnungsmittel einnehmen, sollten kein Mädesüß verwenden.
Verwendungsart	Tee, Tinktur, Wickel, Peeling

Die Urzeit-Zahnbürste

Was würden wir als Zahnbürste verwenden, wenn es keine modernen Modelle gäbe? Was hat man früher benutzt, bevor es Zahnbürsten in ihrer heutigen Form gab?

Die Wurzel des Mädesüß ist von Natur aus sehr faserreich und enthält bakterienhemmende sowie entzündungshemmende Wirkstoffe. Kaut man ein Stück der Wurzel im Mund, werden diese Inhaltsstoffe freigesetzt. Sie entfalten sowohl im Mundraum ihre Wirkung als auch im Verdauungstrakt, da sie über den Speichel weitergeleitet werden.

Durch das Kauen wird die Wurzel aufgrund ihrer Fasern bürstenähnlich. Damit lassen sich nicht nur die Zähne, sondern auch die Zahnzwischenräume reinigen – ganz ohne Zahnpasta oder Zahnseide. Die Mädesüßwurzel dient also als natürliche Zahnbürste mit zusätzlicher gesundheitlicher Wirkung.

VOLKSHEILKUNDE

In der traditionellen Pflanzenheilkunde findet die Mädesüßwurzel vielseitige Verwendung. Bereits Hieronymus Bock empfiehlt sie bei Rheuma und Gicht. Der Arzt und Kräuterkundige Adam Lonitzer beschreibt sie als hilfreich für Menschen, die nur schwer Wasser lassen können oder unter Nierengrieß leiden. Bei einem *kalten Magen* und schlechter Verdauung empfiehlt er die Einnahme der pulverisierten Wurzel.

Bei Asthma wird eine Pulvermischung aus gleichen Teilen Mädesüß- und Enzianwurzel dem Essen beigegeben. Gegen Sodbrennen kocht man ein Stück getrockneter Wurzel – idealerweise im zeitigen Frühjahr gegraben – in der Suppe mit und nimmt es vor dem Essen wieder heraus.

Ein Stück Wurzel in Schnaps eingelegt, wird traditionell nach dem Essen bei Völlegefühl und Verdauungsproblemen eingenommen. Auch modernen Verdauungsschnäpsen wird Mädesüßwurzel oft zugesetzt. Zum Aromatisieren von Wein werden sowohl die Wurzeln als auch die Blüten verwendet; der so gewonnene Mädesüßwein wird bei schwerem Magen und nach üppigen Mahlzeiten getrunken.

Da die Wurzeln teilweise höhere Konzentrationen an Salicylsäure enthalten als die Blüten, *wässert* man sie vor der Teezubereitung – das heißt, man legt sie für 6 bis 10 Stunden in lauwarmes Wasser ein, besonders wenn sie im Herbst gegraben wurden. Dieses Wasser wird auch äußerlich verwendet, z. B. zum Betupfen von Warzen oder Hühneraugen.

Nach dem Wässern lässt sich aus der Wurzel ein schmerzlindernder Tee zubereiten (siehe Rezept auf folgender Seite). Die Wirkung tritt verzögert nach etwa vier bis fünf Stunden ein. Der medizinische Nutzen dieser Pflanze wurde wissenschaftlich erforscht und trug maßgeblich zur Entwicklung des Aspirins bei.

Mädesüßwurzeltee wird heute noch bei Schmerzen, übermäßiger Magensäureproduktion, Magen- und Darmbeschwerden, Grippe, Erkältungen, Kopfschmerzen, Fieber und Gelenkbeschwerden getrunken. Äußerlich findet er Anwendung bei unreiner Haut, Akne und Ekzemen.

AUSSEHEN PFLANZE / WURZEL

Mädesüß ist eine mehrjährige, bis zu 1,5 Meter hohe Pflanze. Ihre Blätter sind dunkelgrün, gefiedert und an der Unterseite weißlich und flauschig. Ihre honigartig duftenden Doldenblüten sind cremeweiß.

Mädesüß hat eine außen dunkelbraun-rötliche und innen gelblich-weiße Pfahlwurzel mit vielen kriechenden Seitenwurzeln. Die Seitenwurzeln der weiteren Mädesüß-Pflanzen am selben Standort verbinden sich zu einem unterirdischen Geflecht.

ERNTE

Im Frühjahr oder Herbst können Wurzeln gesammelt werden, wobei die Haupternte im Herbst nach der Blütezeit erfolgt, denn zu diesem Zeitpunkt ist die Konzentration der Inhaltsstoffe am höchsten.

Mit einem Spaten wird ein Stück der Wurzel *abgestochen*. Das in der Erde verbleibende Wurzelstück wächst weiter. Die Wurzel säubern und in Stücke geschnitten trocknen.

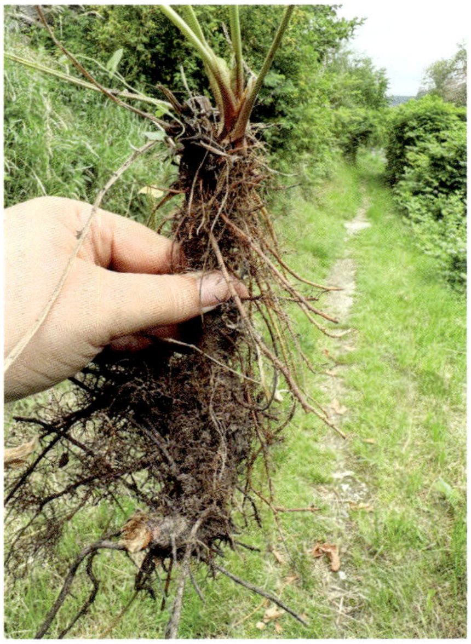

Mädesüßwurzel-Tee

bei Rheuma, Gicht, Nierengrieß, Harnausscheidungsproblemen, Kopfschmerzen, Erkältungen, Grippe, Durchfall, Brustfellentzündung

ZUTATEN

- 2 EL frische oder getrocknete Wurzeln
- 500 ml Wasser

ZUBEREITUNG

Die Wurzeln mit lauwarmem Wasser übergießen und zugedeckt für 6 bis 10 Stunden ruhen lassen. Danach aufkochen und nach 2 Minuten von Herd nehmen und abseihen.

ANWENDUNG

Mehrmals täglich etwa 1/16-l-Glas trinken.

Mädesüßwurzel-Oxymel

bei Grippe, Fieber, Erkältungskrankheiten

ZUTATEN

- 3 EL frische oder getrocknete Wurzelstücke
- 80 ml Apfelessig
- 250 g Honig

ZUBEREITUNG

Honig mit dem Essig in eine Schüssel geben und so lange rühren, bis sich der Honig zur Gänze aufgelöst hat.

Die Wurzelstücke in ein verschließbares Glas geben, den Essighonig darüber gießen und das Glas verschließen. 3 bis 4 Wochen reifen lassen. Während der Reifezeit das Glas oft schütteln, damit sich der Honig nicht absetzt.

Nach der Reifezeit abseihen und in Flaschen füllen. Wer möchte, kann auch eine Mädesüßblüte hinzufügen.

ANWENDUNG

Morgens und abends 3 Teelöffel mit 250 ml warmem Wasser verdünnen und schluckweise trinken.

Mädesüßwurzel-Peeling

bei unreiner Haut, Problemhaut, Pickel

ZUTATEN

- 2 EL getrocknete Wurzeln
- 1 EL Honig
- 2 EL Leinöl

ZUBEREITUNG

Herbstwurzeln in der elektrischen Kaffee- oder Gewürzmühle mittelfein mahlen. Mit dem Honig und Öl zu einer Masse rühren. Sollte die Masse zu dünn sein, einfach etwas mehr Wurzelpulver unterrühren.

ANWENDUNG

Auf die gereinigte Haut auftragen, 20 Minuten einwirken lassen und mit warmem Wasser abspülen.

Im Herbst enthalten die Wurzeln mehr Salicylsäure, das unterstützt das Abfließen von Talg. Abgestorbene Hautschuppen können sich lösen und die Haut ist geklärt.

Mädesüßwurzel-Wein-Wickel

bei Schmerzen im Bauchraum, bei Bauchkrämpfen, Unterleibskrämpfen, Menstruationskrämpfen

ZUTATEN

- 3–4 EL frische Wurzeln
- 250 ml Rotwein

ZUBEREITUNG

Wurzeln in grobe Stücke schneiden, mit dem Wein erwärmen und für 15 Minuten sieden lassen. Es soll nicht sprudelnd kochen, nur sieden, danach abseihen.

ANWENDUNG

Die heißen Wurzelstücke in ein Tuch wickeln und dies auf den Bauch auflegen. Ein Handtuch darüber geben und zugedeckt für 20 Minuten ruhig liegen bleiben. Bei Bedarf wiederholen.

Schmerzen im Bauchraum sind immer ärztlich abzuklären.

Mädesüßwurzel-Tinktur

bei Schmerzen, Fieber, Verdauungsbeschwerden

ZUTATEN

- je 4 EL Wurzeln und Blüten (frisch oder getrocknet)
- 250 ml hochprozentiger Alkohol (Brand, Weingeist)

ZUBEREITUNG

Frische Wurzeln waschen, grob schneiden, mit einem Tuch trocken tupfen. Frische Blüten nach dem Pflücken ein paar Stunden liegen lassen, damit Insekten die Blüten verlassen können.

Dann Wurzeln und Blüten mit dem Alkohol übergießen, 4 Wochen bei Zimmertemperatur rasten lassen.

Abseihen und in kleine Fläschchen mit Tropfer füllen.

ANWENDUNG

Wenn das Essen wie ein *Stein* im Magen liegt, 10 Tropfen einnehmen – entweder auf Honig oder Zucker oder in Wasser.

Die Tinktur ist zwar ein gutes Schmerzmittel, es kann aber einige Stunden dauern, bis die Wirkung einsetzt.

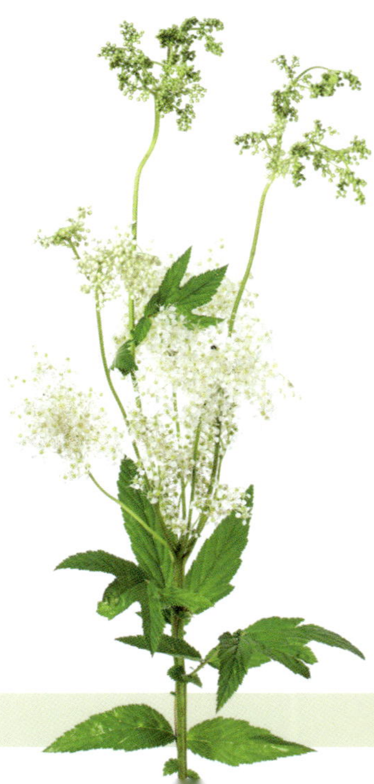

Mäusedorn *Ruscus aculeatus*
– bei Venenschwäche, Krampfadern, Besenreisern

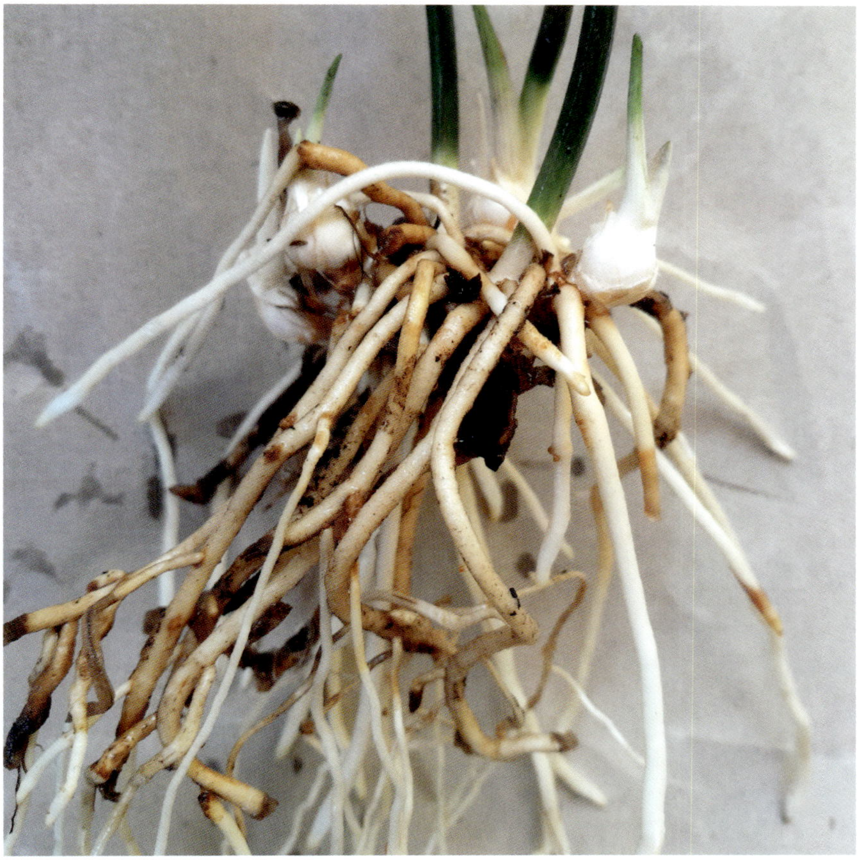

Volksnamen	stechender Mäusedorn, Dornmyrte
Pflanzenfamilie	Spargelgewächse (*Asparagaceae*)
Standort	Der Strauch wächst wild, vor allem in Spanien und in den südlichen Alpen. Er liebt schattige bis halbschattige, humusreiche Böden an Waldrändern, im Unterholz oder dichtem Gebüsch. In Mitteleuropa findet man Mäusedorn als Zierpflanze in Gärten.
Inhaltsstoffe und Eigenschaften	Ruscogenin (gefäßschützend, entwässernd), Saponine (venentonisierend, entzündungshemmend), Flavonoide (zellschützend)
Geschmack	bitter, leicht scharf
Verwechslungsmöglichkeiten	Hadernblatt (*Ruscus hypoglossum*) Früchte sind giftig
Interessantes	Mäusedorn sollte während der Schwangerschaft und Stillzeit nur äußerlich verwendet werden.
Verwendungsart	Tee, Tinktur, Salbe, Wickel

Fällt die Keste (Früchte der Rosskastanie) auf den Grund, gräbst den Mäusedorn zur Stund'.

AUSSEHEN PFLANZE / WURZEL

Mehrjähriger Mäusedorn ist ein immergrüner Strauch, der bis zu 1 Meter hoch werden kann. Er hat kleine, schmale, ledrige Blätter, an deren Basis sich stachelige Spitzen befinden. Seine Blätter sind eigentlich keine Blätter, sondern *abgeflachte*, kleine Äste. Nach der Blüte hat er kleine, rote Beerenfrüchte.

Die Wurzel des Mäusedorns ist ein Wurzelstock (Rhizom) – also ein unterirdisch wachsendes, verdicktes Sprossorgan – mit zahlreichen feinen Nebenwurzeln. Die fleischigen Wurzeln verholzen leicht und sind zylindrisch oder unregelmäßig knollig, oft verzweigt, mit knolligen Verdickungen. Sie können mehrere Zentimeter lang sein und zeigen sich finger- bis daumendick. Die Farbe ist gelblich-braun und innen gelblich bis beige.

ERNTE

Wenn die Rosskastanien ihre Früchte abwerfen, ist es Zeit, nach der Wurzel zu graben.

Dabei sticht man einen Teil des knorrigen Wurzelstocks mit einer Schaufel ab, dann kann die Pflanze weiterwachsen. Die Mäusedornwurzeln in der Mitte auseinanderschneiden und zum Trocknen auflegen. Sie werden nur getrocknet verwendet.

Den Wintervorrat retten

In früheren Zeiten, als es noch keine Supermärkte und kein Internet gab, mussten Vorräte mühsam über das Jahr hinweg gesammelt werden. In den Wintermonaten stand der Hausgemeinschaft nur das zur Verfügung, was im Laufe des Jahres bevorratet worden war.

Auch Mäuse und Ratten litten im Winter unter Nahrungsknappheit – und die menschliche Speisekammer wurde für sie schnell zum *Paradies auf Erden*. In diesem stillen Wettstreit ums Überleben versuchten die Menschen alles Erdenkliche, um ihre Vorräte vor den hungrigen Plagegeistern zu schützen. Der Mäusedorn wurde dabei so erfolgreich eingesetzt, dass er seinen Namen dieser Verwendung verdankt: Seine stacheligen Zweige wurden zwischen die gelagerten Lebensmittel gelegt und bildeten eine wirkungsvolle Barriere gegen Nagetiere.

VOLKSHEILKUNDE

Plinius der Ältere erwähnte in seiner *Naturalis historia* eine Pflanze namens *bruscum* oder *bruscus*, bei der es sich wohl um den Mäusedorn gehandelt hat. Die jungen Triebspitzen wurden früher als Spargelersatz gegessen.

Im Mittelalter fand die Wurzel Anwendung bei Wassersucht sowie Nieren- und Blasenleiden. Heute wird Mäusedorn vor allem eingesetzt bei: Hämorrhoiden, nächtlichen Wadenkrämpfen, geschwollenen Beinen, Venenschwäche, venösen Durchblutungsstörungen, Kreislaufschwäche und Nierenerkrankungen

Seine Wirkungen: entwässernd, venentonisierend, kapillarabdichtend, gefäßstärkend und entzündungshemmend. Auch in der Kosmetik wird die Wurzel geschätzt – etwa in Lotionen und Cremes zur Hautstraffung und zur Förderung der Mikrozirkulation.

Mäusedornwurzel-Salbe

bei Besenreisern, Venenproblemen, müden Beinen, Wadenkrämpfen, geplatzten Äderchen, Hautrötungen

ZUTATEN

- 1 EL getrocknete Wurzeln
- 150 ml kalt gepresstes Öl (Olivenöl, Sonnenblumenöl …)
- 15 g Bienenwachs

ZUBEREITUNG

Wurzelstücke im Öl am Herd auf ca. 60 Grad erwärmen, für mindestens 20 Minuten unter ständigem Rühren am Herd belassen, danach abseihen.

In das warme Mäusedorn-Öl das Bienenwachs geben und rühren, bis es geschmolzen ist.

Die Salbe rasch in Tiegel füllen. Sie ist ca. 12 Monate haltbar.

ANWENDUNG

Mehrmals täglich auf betroffene Körperstellen auftragen.

Mäusedornwurzel-Wickel

gerötete Haut, geplatzte Äderchen, Hauterkrankungen

ZUTATEN

- 3 TL getrocknete Wurzeln
- 250 ml Wasser

ZUBEREITUNG

Wurzeln mit dem Wasser aufkochen lassen, den Herd abschalten und den Topf für 20 Minuten auf der auskühlenden Herdplatte stehen lassen, abseihen.

ANWENDUNG

Ein Tuch oder Wattepad in den Wurzelauszug tauchen und auf die betroffenen Hautstellen auflegen. 20 Minuten wirken lassen. Der Wurzelauszug kann auch zum Waschen verwendet werden.

Mäusedornwurzel-Tee

nächtliche Wadenkrämpfe, Veneninsuffizienz, Hämorrhoiden

ZUTATEN

- 1 TL getrocknete Wurzeln
- 250 ml Wasser

ZUBEREITUNG

Wurzeln mit dem Wasser aufkochen lassen. Den Herd abschalten und den Topf für 10 Minuten auf der auskühlenden Herdplatte stehen lassen, abseihen.

ANWENDUNG

Maximal 2 Tassen am Tag trinken.

Mäusedornwurzel-Tinktur

nächtliche Wadenkrämpfe, Veneninsuffizienz, Venenleiden

ZUTATEN

- 4 EL getrocknete Wurzeln
- 250 ml hochprozentiger Alkohol

ZUBEREITUNG

Wurzeln in ein Glas geben, mit dem Alkohol aufgießen, verschließen und dunkel 3 bis 4 Wochen rasten lassen. Der Alkohol muss die Wurzeln zur Gänze bedecken. Nach der Ziehzeit abseihen und die Tinktur in eine kleine Sprühflasche füllen.

ANWENDUNG

Betroffene Körperstellen mehrmals täglich besprühen. Dies wirkt angenehm kühlend.

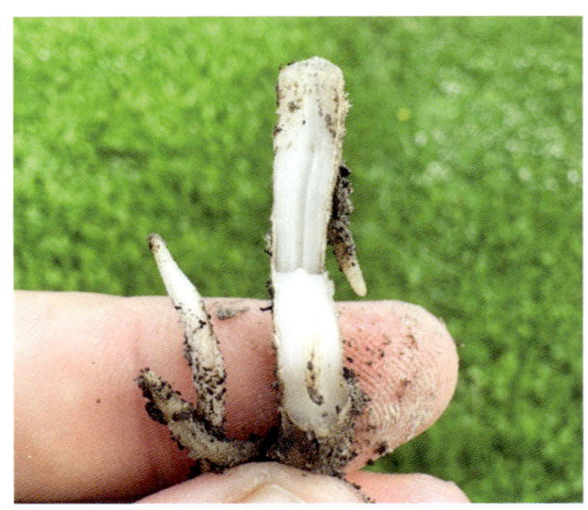

Meerrettich / Kren *Armoracia rusticana* – *Penicillin der einfachen Leut'*

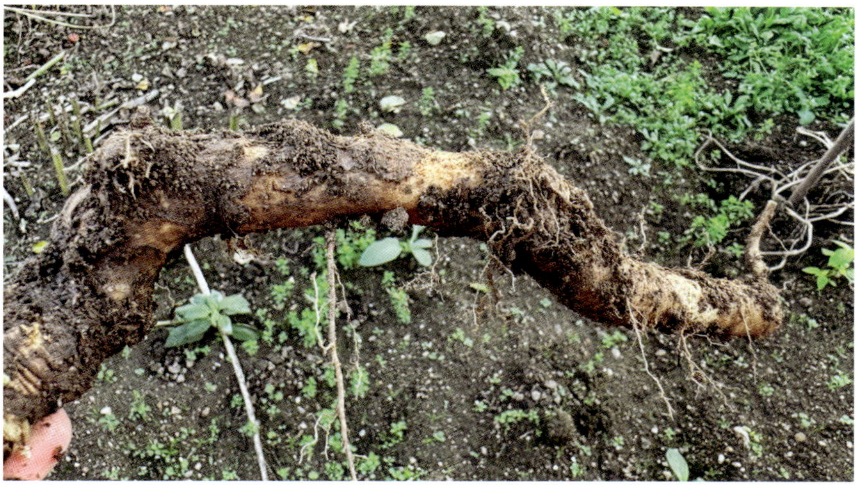

Kren will jeden Tag seinen Herrn sehen.

Volksnamen	Greinwurzel, Kren
Pflanzenfamilie	Kreuzblütler (*Brassicaceae*)
Standort	Meerrettich wächst in der Nähe von Bächen, Flüssen, Wegrändern oder in Gärten. Er liebt nährstoffreiche, lehmige, sonnige bis halbschattige Standorte.
Inhaltsstoffe und Eigenschaften	Senfölglykoside (wirken antibiotisch gegen Bakterien und Viren, durchblutungsfördernd, harntreibend, schleimlösend, lähmen Gärungs- und Fäulniserreger), Kalium (wichtig für Blutdruckregulierung, Herzfunktion, weiterleiten von Nervenimpulsen, Säure-Basen-Haushalt), Eisen (wichtig für Sauerstoffverteilung und Zellbildung), Zink (wichtig für Wachstum, Wundheilung und Abwehrkräfte), Mangan (wichtig für Bindegewebe, Knochen, Knorpel, Energiebereitstellung der Zellen), Vitamin C (fördert Eisenaufnahme, stärkt Abwehrkräfte, wichtig für Hormon- und Bindegewebsbildung)
Geschmack	würzig, ausgeprägt scharf
Verwechslungsmöglichkeiten	Orientalisches Zackenschötchen (*Bunias orientalis*) unbedenklich, Krauser Ampfer (*Rumex crispus*) unbedenklich
Interessantes	Personen mit Magen- oder Schilddrüsenproblemen sollten bei innerlicher Anwendung vorsichtig sein. Meerrettich wird in Österreich und Bayern als *Kren* bezeichnet, ist klassische Beigabe zu Würsteln und einer Jause und eigentlich in jedem Haushalt zu finden. Die Wurzel bleibt länger frisch, wenn sie in ein in Essig getränktes Tuch eingewickelt und kühl gelagert wird.
Verwendungsart	Tinktur, Tee, Öl, Wurzelbrei, Wickel, Wurzelgemüse, Amulett

AUSSEHEN PFLANZE / WURZEL

Meerrettich hat auffallende, bis zu 1 Meter lange, aufrecht stehende, leicht gewellte, gezähnte Blätter. Seine Blütentraube besteht aus vielen kleinen weißen Blüten, die kreuzförmig angeordnet sind.

Die Pflanze zeichnet eine fleischige, lange, kegelförmige Pfahlwurzel aus. Die Wurzelrinde ist hellbraun, das Innere weiß. Einige Seitenwurzeln bilden sich bei fast jeder Pflanze.

ERNTE

Der beste Erntemonat ist der März, aber die Wurzel kann natürlich bereits ab dem Herbst gegraben werden, solange der Boden frostfrei ist.

Meerrettichwurzeln ragen tief in die Erde. Für die Ernte nimmt man am besten eine Schaufel oder ein Grabemesser zu Hilfe. Die Seitenwurzeln entfernen und ein wenig entfernt in die Erde eingraben, so können neue Pflanzen wachsen. In der Volksüberlieferung gilt der März sowohl für die Ernte als auch für die Wurzelvermehrung als besonders geeigneter Zeitpunkt.

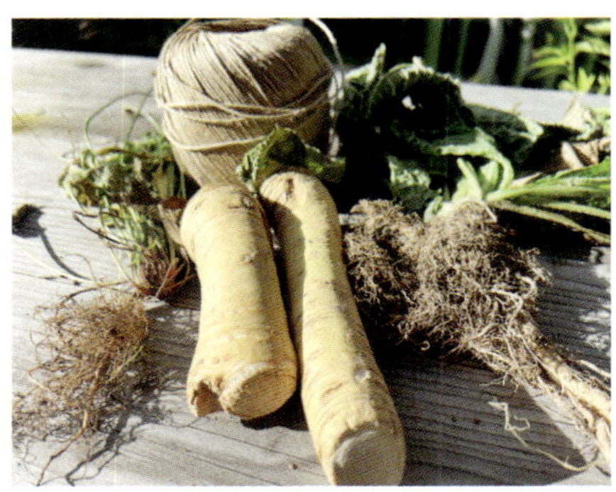

Ein Stein für die Meerrettichwurzel

Wer Meerrettich im Garten zieht, kennt das Problem: Die Wurzel wächst lang und schlank in die Tiefe – und bricht beim Graben nur allzu leicht ab. Für die Pflanze kein Nachteil, denn sie treibt aus dem Bruchstück einfach wieder aus. Für den Gärtner hingegen bleibt oft nur ein kümmerliches Stück in der Hand. Doch kluge Köpfe haben längst einen einfachen Trick ersonnen, wie sich kräftige, dicke Wurzeln ernten lassen – und dieser Kniff funktioniert bis heute.

Ende April, wenn die ersten grünen Blätter des Meerrettichs aus der Erde schauen, gräbt man die jungen Pflanzen etwa 15 Zentimeter tief aus. Dann legt man einen handflächengroßen, möglichst flachen Stein auf den Boden des Pflanzlochs. Die Meerrettichpflanze wird vorsichtig wieder eingesetzt und das Loch mit Erde bedeckt. Nun heißt es: wachsen lassen bis zum Herbst. Der Stein verhindert, dass die Wurzel in die Tiefe wächst – sie nimmt stattdessen an Breite zu. So hält man im Herbst beim Ernten ein dickes, kräftiges Stück in der Hand – zur Freude von Küche und Hausapotheke.

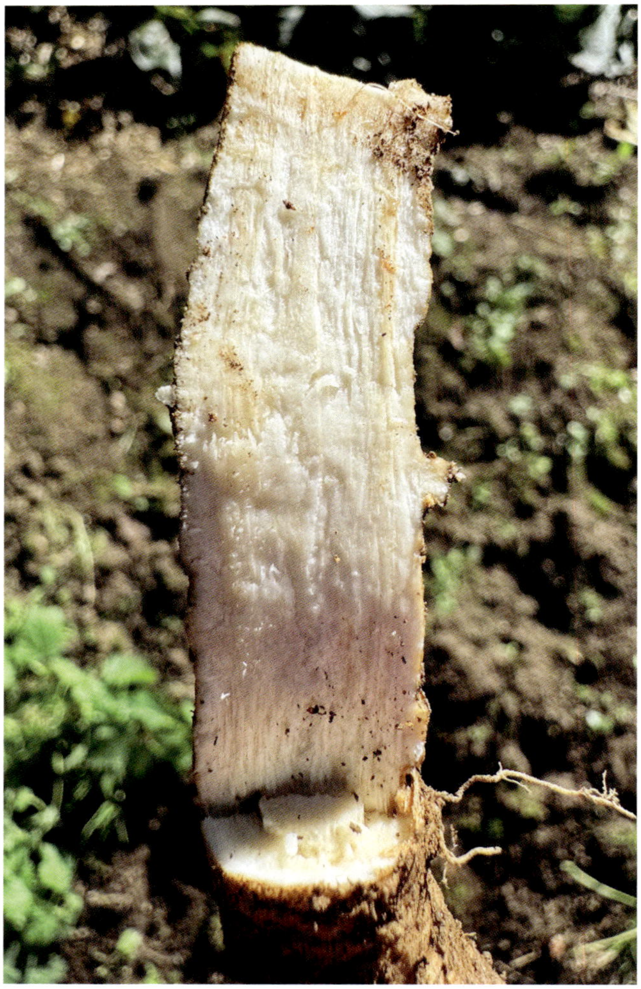

VOLKSHEILKUNDE

In vielen Regionen lebt der alte Brauch noch: Am ersten Osterfeiertag wird ein Stück Meerrettichwurzel gesegnet. Drei dünne Scheiben davon gegessen – und die Gesundheit soll das ganze Jahr über erhalten bleiben. Wer ein kleines Stück der gesegneten Wurzel im Geldbeutel trägt, soll stets genug Geld haben.

Auch beim jüdischen Pessach-Fest spielt der Meerrettich eine Rolle, als Symbol für die Bitterkeit der Sklaverei. Und Hildegard von Bingen empfahl ihn bereits im Mittelalter bei Lungenbeschwerden – mit dem Hinweis, die Wurzel im März zu graben, wenn ihre Kraft am höchsten sei.

In der Naturheilkunde ist Meerrettich nach wie vor vielseitig im Einsatz:

- Bei Hautflecken wie Sommersprossen oder Altersflecken wird die Haut mit Meerrettichessig betupft – das soll aufhellend wirken.
- Bei Bluthochdruck hilft ein Fußbad mit einem Meerrettich-Auszug, das den Kreislauf anregt. Gegen Frostbeulen wird derselbe Auszug ebenfalls genutzt.
- Bei Seitenstechen oder Gelenkentzündungen werden frische Wurzelstücke direkt auf die schmerzenden Stellen gelegt.
- Wenn die Nase verstopft ist, hilft ein kleines Stück Wurzel in der Handfläche – der scharfe Dampf öffnet Nase und Nebenhöhlen.
- Gegen Keuchhusten oder Bronchitis wird fein gehackter Meerrettich mit Honig vermischt und löffelweise eingenommen.
- Bei schwerer Erkältung kommen Brust- oder Halswickel mit geriebener Wurzel in Schmalz oder Quark zum Einsatz.
- Fieber lässt sich lindern, indem man geriebenen Meerrettich auf die Fußsohlen legt und mit einem Tuch oder Socken bedeckt.
- Besonders bekannt ist das *Meerrettich-Ketterl* – eine Kette aus frischen Wurzelscheiben, die um den Hals getragen wird. Sie soll bei Erkältungen helfen. Je nach Region variieren die magischen Zahlen der Scheiben: drei, sieben, neun – oder gar 72.

Auch innerlich wirkt der Meerrettich als kraftvolle Heilpflanze. Er fördert die Verdauung, regt Leber und Bauchspeicheldrüse an – und ist in der Küche ein scharfer Alleskönner. Gerieben und mit Apfel gemischt, begleitet er Fisch oder Fleisch. Auch pur oder mit Senf verrührt entfaltet er seine Schärfe. In Süddeutschland kennt man ihn als Semmelkren – angerührt mit Semmelbrot und Wasser, eine beliebte Beilage zu Tafelspitz und Braten.

Meerrettichwurzel-Tinktur

bei Grippe, Erkältungskrankheiten, Entzündungen

ZUTATEN

- 1 frische Wurzel (je nach Dicke 3–6 cm lang)
- 2 Kapuzinerkresseblüten (*Tropaeolum majus*)
- 250 ml hochprozentiger Alkohol (Brand, Weingeist)

ZUBEREITUNG

Die frische Wurzel waschen, grob schneiden, mit einem Tuch trocken tupfen und mit den Blüten in eine Flasche geben. Mit dem Alkohol übergießen, die Wurzeln müssen vollständig bedeckt sein.

Für 4 Wochen kühl und dunkel stehen lassen, manchmal schütteln. Abseihen und in kleine Fläschchen füllen.

ANWENDUNG

Mehrmals täglich 10 bis 15 Tropfen in Tee, warmem Wasser oder auf Zucker (Honig) einnehmen.

Meerrettichwurzel-Milch

bei Verstopfung

ZUTATEN

- ½ Kaffeetasse Wurzelstücke
- 250 ml Milch

ZUBEREITUNG

Wurzeln mit der Milch aufkochen und bei niedrigerer Temperatur weitere 5 Minuten ziehen lassen.

Danach abseihen.

ANWENDUNG

Warm und in einem Zug austrinken.

» Zubereitung von Meerrettichwurzel-Kette und -Zwicker

Meerrettichwurzel-Kette

bei Erkältung und Fieber

ZUTATEN

- Lederband oder Schnur
- 1 frische Meerrettichwurzel

ZUBEREITUNG

Eine oder mehrere 0,5 bis 1 cm dicke Scheiben von der Wurzel herunterschneiden. In der Mitte der Stückchen ein Loch machen und ein Band hindurchfädeln. Diese Wurzelkette um den Hals hängen. Die Länge sollte so gewählt werden, dass die Krenwurzel sich in Lungenhöhe befindet.

ANWENDUNG

Die kräftigen desinfizierenden Inhaltsstoffe durchdringen unsere Zellwände.

Die Wurzelkette wird in Brusthöhe getragen, durch die Körperbewegungen entstehen beim Tragen kleine Mikroverletzungen der Wurzel. Aus dieser Verletzung treten die desinfizierenden Inhaltsstoffe aus, durchdringen die Haut und wirken so genau dort – in Lungenhöhe – wo sie gebraucht werden.

So eine Wurzelkette sieht nett aus und unterstützt während der Erkältungszeit.

Meerrettichwurzel-Zwicker

bei verstopfter Nase

ZUTATEN

- Teil einer frischen Wurzel

ZUBEREITUNG

Von der Wurzel eine 1 bis 1,5 cm dicke Scheibe herunterschneiden. Dann einen Schnitt bis zur Mitte hin machen, damit man sie auseinanderbiegen kann.

ANWENDUNG

Die Scheibe wie einen *Zwicker* auf die Nase setzen und für 10 Minuten oben lassen. Die desinfizierenden Inhaltsstoffe machen die Nase sehr schnell wieder frei.

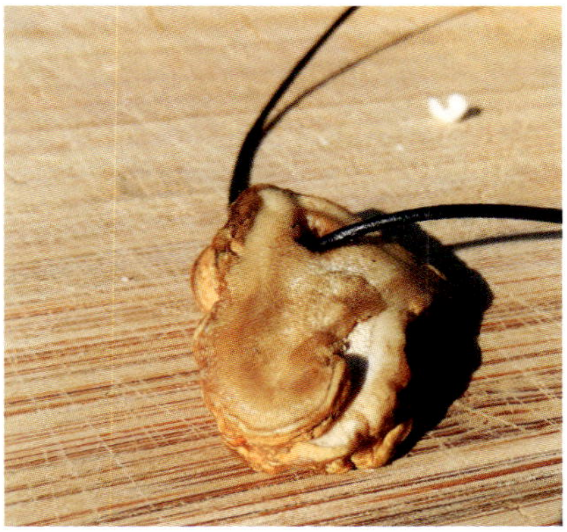

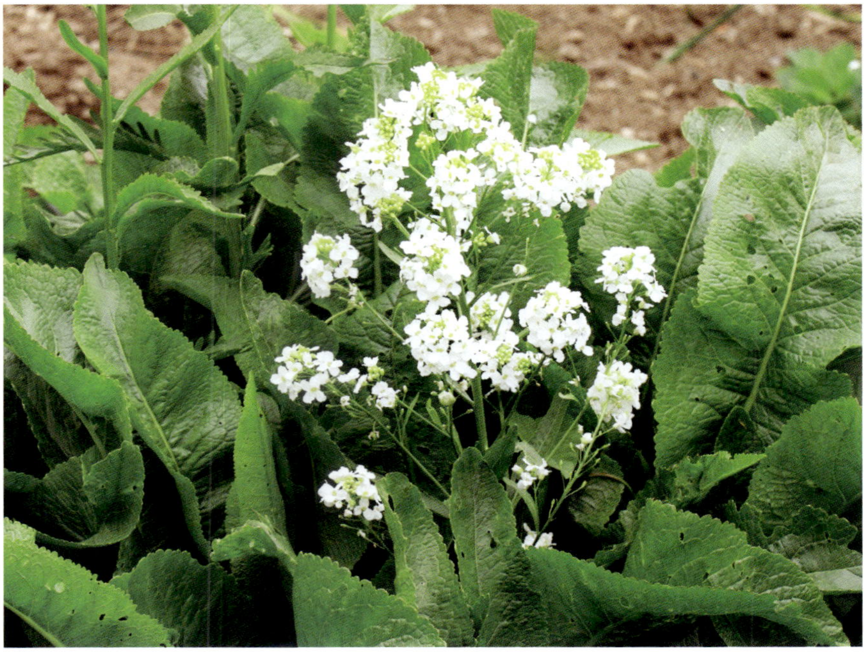

Meerrettich-Arnika-Wacholder-Aufguss

bei Rückenschmerzen

ZUTATEN

- 2 EL Arnikablüten (*Arnica montana*)
- 1 EL Wacholderbeeren (*Juniperus*)
- Teil einer frischen Wurzel
- 3 l Wasser

ZUBEREITUNG

Wacholderbeeren und Arnikablüten (frisch oder getrocknet) mit der in kleine Teilchen geschnittenen Wurzel in einen Topf geben. Wasser aufkochen und die Pflanzen damit übergießen. Zugedeckt für 20 Minuten ziehen lassen, ehe man die Flüssigkeit abseiht.

ANWENDUNG

Aufguss dem Badewasser zufügen und das Bad jeden zweiten Tag wiederholen.

Meerrettich-Wickel

bei Gicht, Rheuma, Nerven-, Kopf-, Gelenkschmerzen, Brustauflage bei Erkältungen, Husten, Bronchitis

ZUTATEN

- etwa 4 bis 6 cm (je nach Umfang) frische Wurzel
- 250 g fetthaltiger Topfen (Quark)
- 1 TL Speiseöl

ZUBEREITUNG

Wurzel säubern und mit der Küchenreibe fein raspeln, mit dem Topfen verrühren.

ANWENDUNG

Betroffene Körperstellen mit ein wenig Öl einreiben. Die Masse auf ein Tuch streichen und auflegen. Ein Tuch darüber geben und so lange liegen lassen, bis der Topfen trocken geworden ist.

Bei Bedarf wiederholen.

Meerrettichbrei-Wickel

bei Fieber und bei Gelenkschmerzen

ZUTATEN

- 1 größeres Stück frische Wurzel
- 2 bis 3 EL Mehl
- 250 ml Wasser

ZUBEREITUNG

Die Wurzel in kleine Stücke hobeln (geht auch in einem elektrischen Zerhacker). Wasser erhitzen. Mehl in wenig Wasser glatt rühren und unter ständigem Rühren ins kochende Wasser gießen. Es entsteht ein dicklicher Brei. Vom Herd nehmen und die Meerrettichstücke hinzufügen.

ANWENDUNG

Den Brei streicht man auf zwei kleine Leinentücher. Diese Tücher werden um die beiden Füße gewickelt, dann zieht man Socken darüber. Dies soll so lange wirken, bis der Umschlag ausgekühlt ist. Dieser Wickel ist an den unterschiedlichsten Stellen möglich (z. B. Hals oder Gelenke).

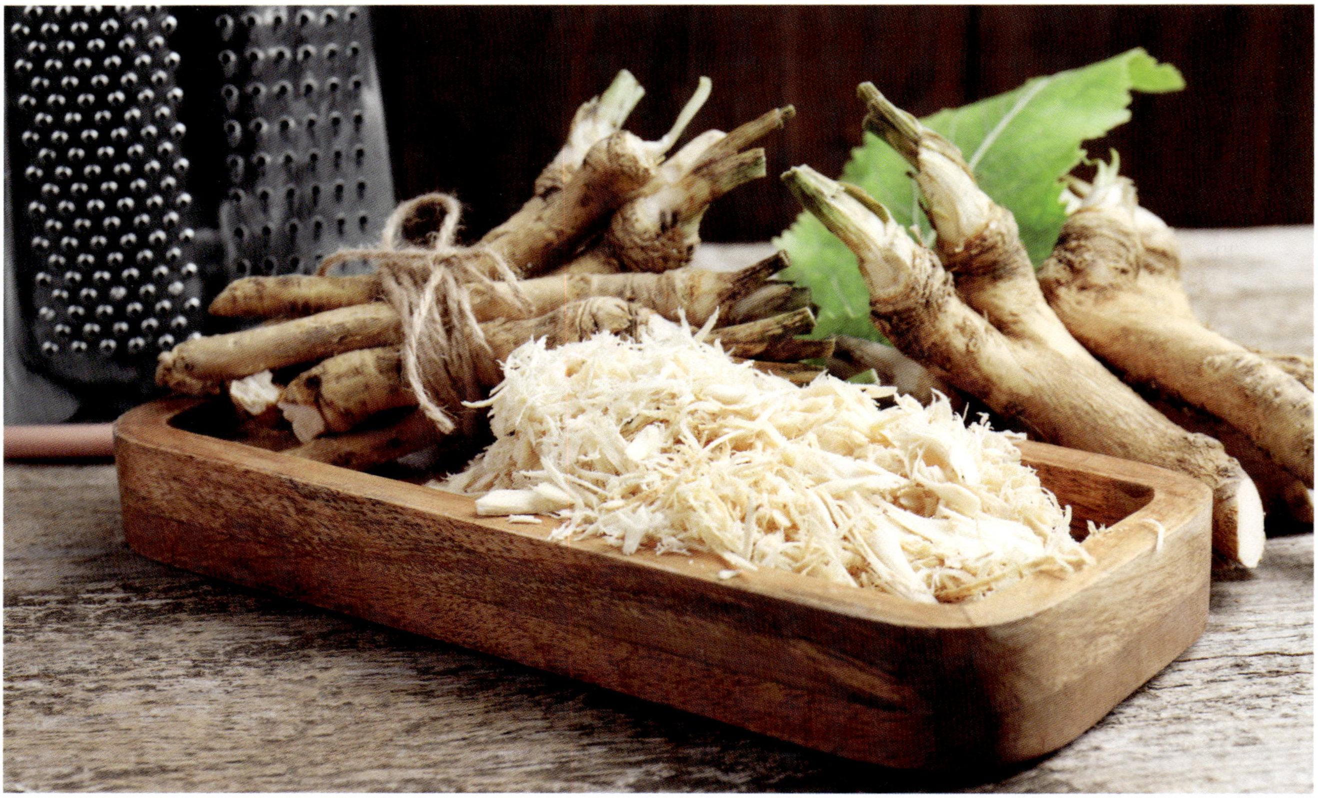

Meerzwiebel, Falsche *Ornithogalum longibracteatum* – *vergessene Bauernzwiebel*

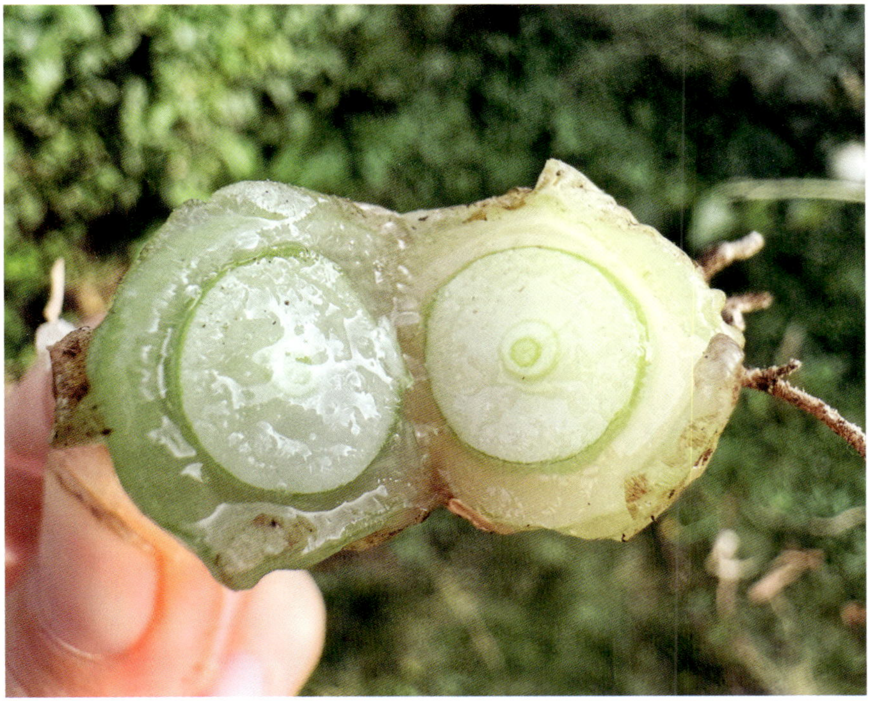

Heilmilchstern-Zwiebel vertreibt auf der Haut Übel.

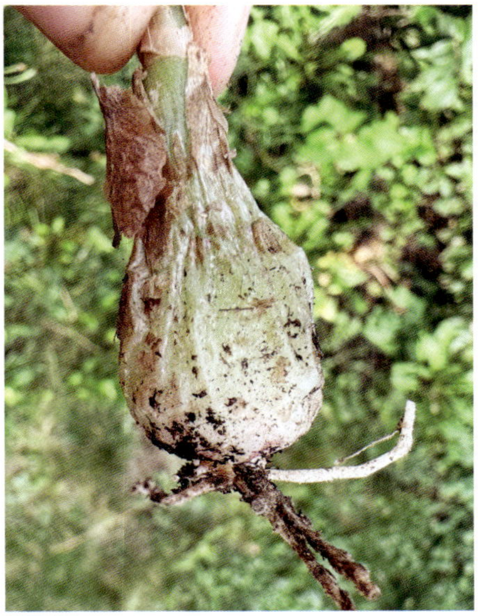

Volksnamen	Geschwänzter Milchstern, Schwangere Zwiebel, Heilbolle, Heilmilchstern
Pflanzenfamilie	Spargelgewächse (*Asparagaceae*)
Standort	In der freien Natur wächst sie in Südafrika. Bei uns kann man sie im Frühling, Sommer und Herbst in einem Blumentopf ins Freie stellen und im Winter auf das Fensterbrett. Die mehrjährige Pflanze liebt sonnige, heiße Plätze, braucht aber trotzdem bisweilen Sonnenschutz. Sie verträgt keinen Frost und liebt magere Böden.
Inhaltsstoffe und Eigenschaften	Cardenolide (herzwirksame Stoffe), Schleimstoffe (entzündungshemmend, bronchienerweiternd, reizlindernd, schleimlösend), Polysaccharide (sind Energiespeicher, werden bei Bedarf freigesetzt). Über die genauen Inhaltsstoffe ist noch wenig bekannt, sie gilt als giftig.
Geschmack	Wässrig, schleimig, scharf, pfeffrig – die Wurzel wird nur äußerlich verwendet und nicht innerlich!
Verwechslungs-möglichkeiten	Weiße Meerzwiebel (*Urginea maritima*), giftig
Interessantes	Beim Kauf einer Meerzwiebel muss man genau darauf achten, dass es sich wirklich um *Ornithogalum longibracteatum* handelt, da andere Meerzwiebelarten sehr giftig sind. Auch bei der *Falschen Meerzwiebel* ist Vorsicht geboten. Sie enthält eine geringere Dosis des herzwirksamen Stoffes Cardenolid als alle anderen Meerzwiebelarten, jedoch gehören starke herzwirksame Stoffe nicht in die Hand von Laien. Innerliche Anwendungen sind in der Volksmedizin nur von den oberirdischen Blättern bekannt. Ihr Pflanzensaft ist normalerweise hautberuhigend, kann jedoch bei manchen Personen auch Hautirritationen auslösen. Ehe man sie verwendet, ist es ratsam, den Pflanzensaft an einem kleinen Stück Haut auf Verträglichkeit auszuprobieren.
Verwendungsart	Salbe, Wurzel auflegen

AUSSEHEN PFLANZE / WURZEL

Die falsche Meerzwiebel hat eine *freistehende* Zwiebel, die sich gänzlich über der Erde befindet und mit vielen Seitenwurzeln in der Erde Halt sucht. Sie hat schmale, längliche Blätter, die von Zeit zu Zeit absterben und gleich wieder neu nachwachsen. Ein Mal jährlich wächst aus der Zwiebel ein langer Stängel, an dessen Ende viele kleine weiß-grüne, sternförmige Blüten zu sehen sind.

Die saftige, schleimige Zwiebel erreicht einen Durchmesser von über 10 cm, ist hellgrün und beim Aufschneiden innen weiß. Sie ist außen mit einer dünnen, weißlich-hellbraunen Haut, einer Pergamenthaut, überzogen. Unter dieser Pergamenthaut entwickeln sich hellgrüne Babywurzeln, welche auf die Erde fallen und zu neuen Pflanzen werden.

ERNTE

Sobald die Zwiebel 4 bis 5 cm Durchmesser hat, kann man ein Stück von ihr entfernen. Bei Bedarf wird ein Stück herausgeschnitten. Die Zwiebel wächst von alleine wieder zusammen.

Nur außerhalb der Blütezeit von der Zwiebel nehmen.

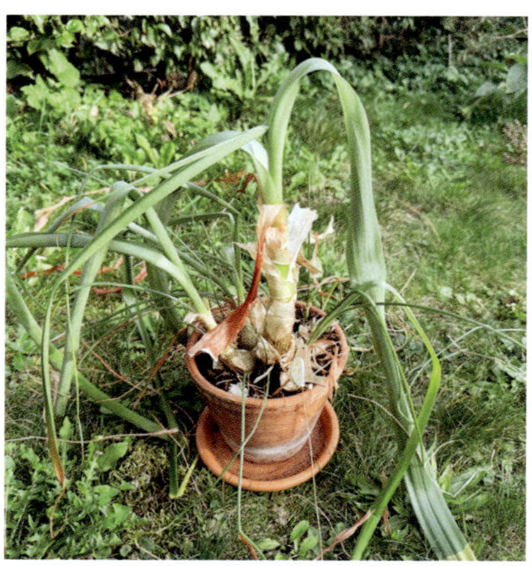

Schneidermeister Walters Erinnerungen an Omas Wunderzwiebel

Der gesellige, inzwischen fast 90-jährige Schneidermeister Walter erinnert sich gern an seine Großmutter. Ihre Meerzwiebel war ihr so kostbar, dass sie stets mehrere Pflanzen davon am Fensterbrett hegte. Wenn Walters Mutter wieder einmal unter unerträglichen Gelenkschmerzen litt, schickte sie ihn zur Großmutter, um die *Meerzwiebel-Salbe* zu holen.

„Die Salbe hat zwar übel gerochen", erzählt Walter mit einem Schmunzeln, „eigentlich hat sie fürchterlich gestunken – aber die Wirkung war es wert, das auszuhalten." Die Großmutter schnitt dafür mit einem Küchenmesser ein Stück aus der Zwiebel, zerkleinerte es, erhitzte Schweineschmalz auf dem Herd und gab die geschnittenen Zwiebelstücke, etwas Kampfer und – wie Walter es liebevoll beschreibt – *viel von Omas Liebe* hinzu. Die Mischung ließ sie etwa 30 Minuten auf dem Herd ziehen, seihte sie durch ein Leinentuch ab und füllte die fertige Salbe in kleine Behälter.

Ob jemand in der Familie Verbrennungen, Rheuma, Gelenkschmerzen oder kleinere Verletzungen hatte – die Salbe leistete stets gute Dienste.

In seinen wilden Jugendjahren, so erzählt Walter weiter, habe er sich beim Motorradfahren einmal an Schulter und Rücken verkühlt. „Ich war zu leicht und zu luftig angezogen, da hat der Fahrtwind mich ordentlich ausgekühlt." Seine treuherzige Großmutter schmierte ihrem *armen Enkelsohn* daraufhin täglich zwei Mal den Rücken bis unter die Achseln ein. „Das war eine Wohltat!", sagt Walter heute, nun an Jahren und Erfahrung gereift.

„Von der Zwiebel konntest du immer ein Stückerl rausschneiden – die ist einfach nie kaputt geworden", erzählt er mit leuchtenden Augen, wie ein Kind, das sich an ein Wunder erinnert.

Nach dem Tod der Großmutter reichte der Vorrat an Salbe noch eine Weile. Doch als auch dieser schließlich zur Neige ging und die Familie wieder an die Pflanze dachte, war sie – trotz ihrer Robustheit und der Fähigkeit, lange ohne Wasser auszukommen – eingegangen. Walters Mutter versuchte vergeblich, irgendwo wieder eine solche Pflanze zu finden. Kein anderes Mittel half ihr so gut gegen die Gelenkschmerzen wie Omas Salbe.

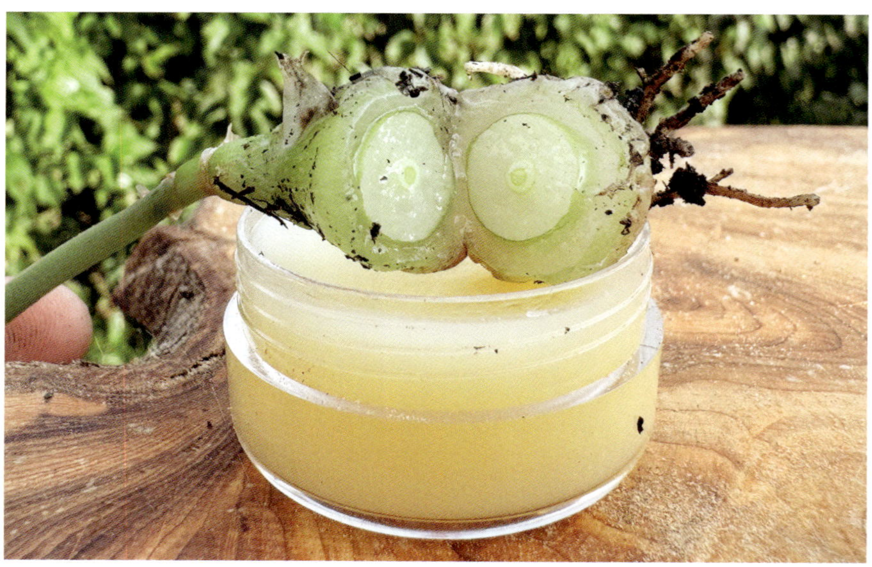

VOLKSHEILKUNDE

Die sogenannte *Falsche Meerzwiebel* war um die Jahrhundertwende um 1900 und bis in die ersten Nachkriegsjahre hinein eine typische Fensterbrett- oder Stubenpflanze auf Bauernhöfen. Ursprünglich stammt sie aus Südafrika und gelangte über Handelsrouten in den kaiserlichen Garten von Schönbrunn – von dort aus verbreitete sie sich in viele Haushalte.

In Gesprächen mit älteren Menschen hörte ich immer wieder Geschichten aus deren Kindheit über die erstaunliche Heilkraft dieser Pflanze.

Weil sie lange, schmale Blätter ausbildet, die leicht abbrechen, wurden diese in manchen Familien zusammengerollt, mit Fäden gebunden oder mit Nadeln fixiert. Hatten Rinder Blähungen oder litten an Wassersucht, wurde die schleimige Schicht von den Blättern abgeschabt und den Tieren verabreicht. Auch bei Husten nutzte man diesen Schleim: Er wurde abgekratzt und als Teeauszug zubereitet.

Blätter, klein geschnitten und mit Wein übergossen, ließ man über Nacht stehen und verabreichte sie dann zur Auslösung von Durchfall oder Erbrechen.

Bei Hautproblemen trug man entweder den Schleim direkt auf, rieb ein Stück der Zwiebel über die betroffene Stelle oder verwendete eine Salbe aus der Pflanze. Die wichtigste und verbreitetste Anwendung war jedoch bei Wunden, eitrigen Verletzungen, Verbrennungen, Narben und Hautentzündungen. Dazu holte man einfach den Topf mit der Pflanze, schnitt ein Stück der Zwiebel ab und legte es auf die betroffene Körperstelle – bei Bedarf immer wieder.

Sogar auf offene Wunden wurde sie aufgelegt. Ihre Regenerationsfähigkeit ist beeindruckend: Sie wächst einfach wieder zusammen. In Zeiten und Gegenden, in denen ärztliche Hilfe schwer zugänglich war, galt diese Pflanze als segensreiches Hausmittel – immer verfügbar, leicht anzuwenden und besonders für arme Menschen eine große Hilfe.

Unter ihrer dünnen, bräunlichen Schale bilden sich jedes Jahr kleine *Babyzwiebeln*, die sich ablösen und neue Pflanzen hervorbringen. So war sie leicht zu vermehren.

Mit dem Aufkommen fertiger Heilprodukte und der Verbreitung von Pflastern verschwand die *Falsche Meerzwiebel* allmählich aus den Haushalten – und mit ihr auch das Wissen um ihre Anwendung.

Meerzwiebel-Salbe – aktuell

bei Wunden, Verletzungen, Verbrennungen, Narbenpflege, Gelenkschmerzen, Rheuma

ZUTATEN

- 2 cm dicke Scheibe der Zwiebel
- 1 Messerspitze Kampferpulver
- 200 ml Olivenöl
- 16 g Bienenwachs

ZUBEREITUNG

Das Zwiebelstück in grobe Stücke zerkleinern und mit dem Öl auf etwa 60 Grad erwärmen. Unter häufigem Rühren für 20 Minuten ziehen lassen. Es soll nicht kochen. Danach vom Herd nehmen, weitere 10 Minuten ziehen lassen und abseihen.

Erneut am Herd auf 40 bis 50 Grad erwärmen, das Bienenwachs hinzugeben und sobald dies geschmolzen ist, die fertige Salbe in Tiegel füllen.

ANWENDUNG

Auf die betroffenen Körperstellen sanft einmassieren.

Traditionell wurden 150 g Schweineschmalz statt Olivenöl und Bienenwachs verwendet. Das Schmalz schmelzen lassen, die Zwiebelstücke und das Kampferpulver hinzugeben, bei mittlerer Hitze 30 Minuten ziehen lassen.

Falscher Meerzwiebel-Brei

bei eitrigen Verletzungen, eitrigen Wunden, Verbrennungen

ZUTATEN

- 2 cm dicke Scheibe der Zwiebel

ZUBEREITUNG

Zwiebel im Mörser verreiben, bis eine breiartige Masse entsteht.

ANWENDUNG

Den Zwiebelbrei direkt auf die Verletzung oder die Wunde, besonders wenn sie eitert, geben.

Meisterwurz *Peucedanum ostruthium* – *„Meisterin" aller Wurzeln*

Die echte Kaiserwurz bringt
Halbtote aufs Pferd,
die falsche bringt
Lebendige unter die Erd.

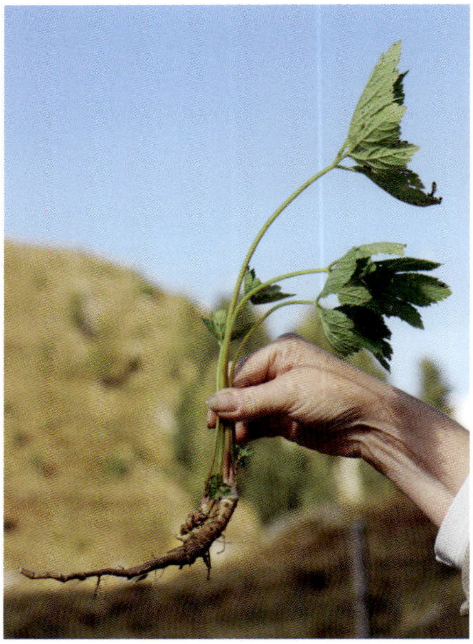

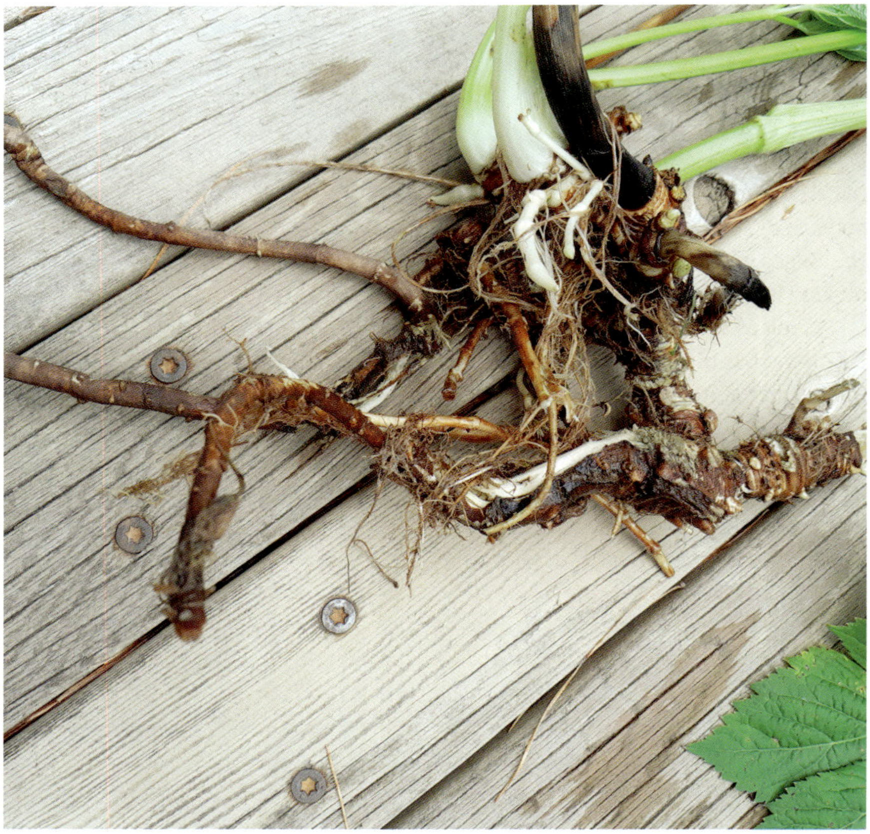

Volksnamen	Kaiserwurz, Bergwurz, Durstwurz, Magisterwurz, Ostrutwurz, Rauschwurz, Schwindwurzen
Pflanzenfamilie	Doldenblütler (*Apiaceae*)
Standort	Meisterwurz findet man im Gebirge ab 1.400 Metern, an Bachufern, in Gebirgswiesen und lichten Wäldern. Sie liebt halbschattige bis sonnige Lagen. Im Flachland ist sie in kultivierter Form in Gärten und Gartenanlagen zu finden.
Inhaltsstoffe und Eigenschaften	Cumarin (hilft Schleim flüssiger zu machen, blut- und lymphflussanregend), Bitterstoffe (stoffwechselanregend, verdauungsanregend, appetitanregend, lindern Blähungen, gallenflussanregend, regen Bauchspeicheldrüse an), ätherische Öle (entzündungshemmend, regen Immunsystem an), Gerbstoffe (zusammenziehend, blutstillend), Terpene (entzündungshemmend, reduzieren Vermehrung von Mikroorganismen)
Geschmack	Würzig, erdig, danach scharf und herb. Hieronymus Bock (1551) bezeichnete ihren Geschmack so: „Die Meisterwurz hat mich schier verderbt/also übel brant mich der zähe gäl safft auff der zungen. Der grün pfeffer ist nit so scjarpff/als die grün Meisterwurz".
Verwechslungsmöglichkeiten	Rauhaariger Kälberkopf (*Chaerophyllum hirsutum*) teilgiftig, Hundspetersilie (*Aethusa cynapium*) giftig, Gefleckter Schierling (*Conium maculatum*) giftig
Interessantes	In manchen Regionen steht Meisterwurz unter Naturschutz, hier darf sie gesammelt werden. Personen mit Magenentzündungen oder lichtempfindliche Menschen und schwangere Frauen sollten Meisterwurz nur vorsichtig oder gar nicht anwenden.
Verwendungsart	Tee, Tinktur, Wein, Wurzelpulver, Wickel, Schnaps, Potpourri, Zuckerl, Räucherung

Die Johannisnachtwurz für die Augen

Im Kleinen Walsertal lebte eine erfahrene Kräutersammlerin, die besonders mit der Meisterwurz viele Leiden gelindert hat. Bei Halsweh gab sie ein sauberes Stück der frischen Wurzel zum Kauen. Bei schlecht heilenden Wunden zerdrückte sie die Wurzel und legt sie direkt auf die betroffene Stelle auf.

Eines Tages trat im Dorf eine merkwürdige Augenkrankheit auf. Nach und nach entzündeten sich bei mehreren Menschen beide Augen. Die Beschwerden reichten von wochenlangen Kopfschmerzen über stark eingeschränktes Sehvermögen bis hin zu Lichtempfindlichkeit und heftigen Schmerzen bei Sonneneinstrahlung. Die Augen schwollen an und es fühlte sich an, als wäre ein Fremdkörper darin – obwohl keiner zu finden war.

Für solche besonderen Fälle sammelte die Kräuterfrau die Meisterwurz jedes Jahr am Johannistag, kurz vor Mitternacht – die sogenannte *Johannisnachtwurz*. Aus ihr bereitete sie einen kalten Wasserauszug, tränkte Tücher darin und legte diese sanft auf die geschlossenen Augen. Der Wickel wurde alle paar Stunden erneuert. Waren die Augen besonders stark geschwollen, zerstampfte sie die Wurzel, mischte sie mit Wasser zu einem Brei und legte diesen direkt auf die Augen.

Die Wirkung sprach sich schnell herum. Immer mehr Menschen – auch von außerhalb – suchten Rat bei der Kräutersammlerin.

VOLKSHEILKUNDE

Die Meisterwurz ist auch heute noch eine vielseitig eingesetzte Heilpflanze, besonders in der Alpenregion. Auf anstrengenden Wanderungen oder bei Verstauchungen wird etwas Meisterwurz-Schnaps auf die schmerzenden Stellen gegossen – und der Marsch kann fortgesetzt werden. Der Schnaps kommt ebenso bei Tierbissen oder Insektenstichen zum Einsatz.

In der Heiligen-Drei-Königsnacht gegrabene und geweihte Meisterwurz wird den Hoftieren ins Futter gemischt, um sie vor *Verhexungen* oder Unruhezuständen zu schützen. Besonders gereizte Kühe erhalten die Wurzel zur Beruhigung.

Bei Vergiftungen oder verdorbenem Essen kommt stark konzentrierter Meisterwurzel-Tee zum Einsatz, der durch seine Schärfe zuverlässig Erbrechen auslöst. In Tirol mischt man die Wurzel sogar unter den Pfeifentabak.

Auch als Tee zur Stärkung bei körperlicher Schwäche ist die Wurzel beliebt – und nicht zuletzt wird sie bei Problemen mit der männlichen Kraft geschätzt. Der alte Spruch *Die Meisterwurz hilft dem Meister auf die Meisterin* erzählt noch heute davon. Manche tragen ein Stück der Wurzel als Amulett, um ihre Manneskraft dauerhaft zu erhalten – vorausgesetzt, sie wurde am Michaelistag gegraben.

Der Arzt Tabernaemontanus lobte die Wurzel schon im 16. Jahrhundert als Mittel für Männer mit *ehelicher Schwäche* – besonders, wenn sie mit Wein eingenommen wird. Auch bei Kreislaufproblemen ist sie hilfreich, wenn man sie bei Neumond gräbt und als Tee aufbrüht. Er empfahl die Meisterwurz außerdem zur Linderung der Nachwehen nach Geburten und sogar zum *Austreiben von Totgeburt*. In Zeiten, in denen kaum sanfte Mittel verfügbar waren, war sie für viele Frauen ein vergleichsweise schonendes Hilfsmittel.

Wird die Wurzel in der Johannisnacht geerntet – sobald die Johannisfeuer brennen –, soll sie als Schutzmittel für Haus, Stall und Mensch dienen. In Zeiten der Pest trugen Kinder ein Amulett aus der Wurzel zum Schutz vor Ansteckung. Erwachsene kauten Stücke von Angelikawurzel oder Meisterwurz, um sich vor Pest

AUSSEHEN PFLANZE / WURZEL

Meisterwurz wird zwischen 30 cm und 1 Meter hoch, zeigt eine Blattrosette mit großen, tief eingeschnittenen Blättern, einen runden, gerillten, röhrig-hohlen Stiel und weiße bis rötliche doldige Blüten.

Die mehrjährige Pflanze hat eine dicke, fleischige, außen dunkelbraune und innen gelblich-weiße Pfahlwurzel, welche verzweigt ist. Sie duftet intensiv würzig, ein wenig nach Liebstöckel und Sellerie.

ERNTE

Gute Grabtage sind die Johannisnacht (24. Juni), Michaelistag (29. September) und der Herbst sowie das zeitige Frühjahr bis März.

Durch ihre große Pfahlwurzel ist die Pflanze tief und fest im Erdreich verankert. Man benötigt zum Ausgraben eine Schaufel. Das Erdreich um die Wurzel wird behutsam freigelegt, die Pflanze samt der Wurzel herausgehoben, die Wurzel geteilt und ein Stück wieder in das Erdreich gesetzt, damit es erneut anwachsen kann. Den anderen Teil säubert man und entfernt die Seitenwurzeln. In kleine Stücke geschnitten, wird bei Zimmertemperatur getrocknet.

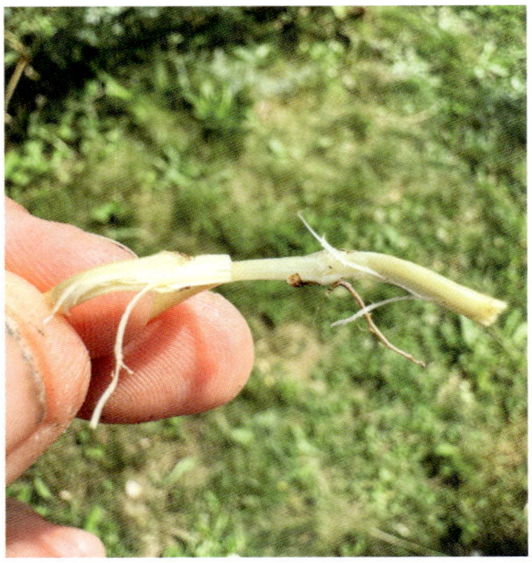

oder Erkältungen zu schützen – die scharfen Inhaltsstoffe galten als wirksamer Abwehrschild.

Der Name *Meisterwurz* – also *Meisterin der Wurzeln* – erzählt von ihrer großen Heilkraft. Sie regt Stoffwechsel, Leber, Galle und Bauchspeicheldrüse an, hilft bei Verdauungsproblemen, Erkältungen, Grippe, Schwächezuständen, zur Stärkung des Immunsystems und auch bei Zahnschmerzen oder Heuschnupfen.

Eine Bäuerin aus Tirol berichtet, dass ihre Familie Meisterwurzwurzeln zusammen mit Berberitzenfrüchten gegen Borreliose einsetzt. In ihrer Familie wird die Wurzel zudem seit Generationen in der Weihnachtszeit und in den Raunächten verräuchert, um das Haus zu segnen. Die Kräuterbuschen werden mit Meisterwurzrauch geweiht. Auch unter dem Jahr, wenn Krankheiten ausbrechen – bei Mensch oder Tier –, wird traditionell mit Meisterwurz geräuchert.

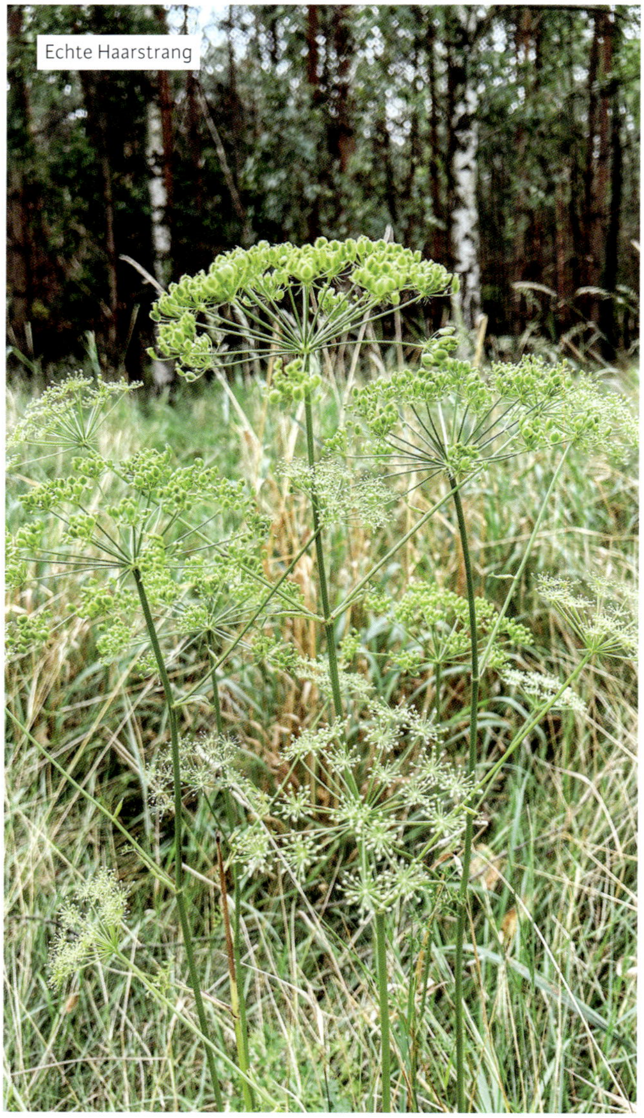
Echte Haarstrang

Haarstrang, Echter
Peucedanum officinale

Ein enger Verwandter der Meisterwurz und ebenfalls eine Pflanze, deren Wurzel einst hoch geschätzt war, ist der Echte Haarstrang oder auch Arznei-Haarstrang. Seine Wurzel enthält den sogenannten Haarstranggummi (auch *Gummi peucedani*), eine harzige Substanz, die früher sowohl als Küchengewürz – als milder Ersatz für Asant – als auch als Hausmittel bei Husten, Blähungen und Kopfschmerzen Verwendung fand. Die Pflanze gilt in Mitteleuropa als stark gefährdet.

Um den aromatischen Milchsaft aus Haarstrang zu gewinnen, gräbt man die Wurzel früh im Frühjahr aus, ritzt sie mit einem Messer ein, lässt den Saft austreten und trocknet ihn anschließend. Die aromatisch-fenchelartig schmeckende Wurzel kann frisch verzehrt werden oder – getrocknet – als Tee bei Appetitlosigkeit, Verdauungsschwäche, Wassereinlagerungen oder Erkältungssymptomen hilfreich sein.

Auch bei Menstruationsbeschwerden wurde die Wurzel traditionell eingesetzt. Sie gilt als wohlschmeckendes, regulierendes Mittel. Ihre tief reichende, fleischige und fast schwarze Wurzel enthält Cumarine – sekundäre Pflanzenstoffe mit entzündungshemmender, antibakterieller und leicht blutverdünnender Wirkung.

Für einen Tee übergießt man 2 Teelöffel Haarstrangwurzel mit 250 ml Wasser, bringt das Ganze zum Kochen, nimmt den Topf anschließend vom Herd und lässt den Sud 10 Minuten ziehen. Danach abseihen und täglich 2 Tassen trinken.

Asant (*Ferula assa-foetida*), als dessen Ersatz Haarstrang gilt, ist ein harziges Gewürz, das aus dem Milchsaft der Wurzeln von Pflanzen der Gattung Ferula (Doldenblütler, ähnlich wie Fenchel oder Sellerie) gewonnen wird – vor allem *Ferula assa-foetida*. In Europa war er im Mittelalter geschätzt, später jedoch wegen seines Geruchs fast vergessen – oder durch weniger geruchsintensive Pflanzen wie den Haarstrang ersetzt.

Ein Anbau in Mitteleuropa ist nur mit großem Aufwand möglich – etwa im beheizten Gewächshaus. Es dauert mindestens vier bis fünf Jahre, bis die Pflanze erstmals Harz liefert. Für den praktischen Gebrauch greift man daher auf das in indischen Läden erhältliche Asant-Pulver zurück – meist gemischt mit Mehl oder *Gummi arabicum*, da reines Asant sehr intensiv und schwierig zu dosieren ist.

Meisterwurzwurzel-Wein

nach Hildegard von Bingen – bei Fieber, fieberhaften Entzündungen, Infekten

ZUTATEN

- 1 EL grobes Wurzelpulver
- 250 ml Weißwein

ZUBEREITUNG

Wurzeln im Mörser zerkleinern. In eine große Tasse geben und mit 125 ml Wein übergießen, die Wurzeln müssen vollständig bedeckt sein.

Über Nacht zugedeckt stehen lassen. Am nächsten Tag nochmals mit 125 ml Wein aufgießen. Umrühren und anschließend abseihen.

ANWENDUNG

Mehrmals täglich 50 ml (ca. 2 Schnapsgläser) vor dem Essen einnehmen. Auch am Morgen, nüchtern vor dem Frühstück.

Die Kur soll 3 bis 5 Tage dauern, je nach Schwere des Fiebers.

Meisterwurzwurzel-Tee

zur Stärkung der Abwehrkräfte, bei Erkältungen, Asthma, Bluthochdruck, Cholesterinproblemen, Harnverhalten, morgendlicher Gliedersteifheit, Wechseljahrbeschwerden, Fieber, als Inhalation, milchfördernd

ZUTATEN

- 2 EL getrocknete Wurzeln
- 500 ml Wasser

ZUBEREITUNG

Wurzeln im Wasser zustellen und aufkochen lassen. Vom Feuer nehmen und weitere 10 bis 15 Minuten ziehen lassen, dann abseihen.

ANWENDUNG

Nach Bedarf trinken. Nur bei Verdauungsproblemen sollte er nicht gesüßt werden, bei allen anderen Anwendungen verträgt er etwas Honig.

Meisterwurzwurzel-Schnaps

bei Insektenstichen, Schlangenbissen, Halsschmerzen, Schnapswickel, bei Verstauchungen

ZUTATEN

- 100 g frische Wurzel
- 1 l Schnaps (Grappa, Korn, Wodka)

ZUBEREITUNG

Wurzel reinigen, im Ganzen in eine Flasche geben, mit dem Alkohol übergießen und 6 bis 8 Wochen ziehen lassen, danach ist der Schnaps fertig. Die Wurzel kann im Schnaps bleiben. Wer keine frische Wurzel hat, nimmt getrocknete aus der Apotheke.

ANWENDUNG

Ein wenig Schnaps direkt auf die betroffene Körperstelle geben, dies 2 bis 3 Mal wiederholen.

Bei Halsschmerzen auf ein Tuch gießen und dieses auf den Hals auflegen, ein Tuch darüber legen und so lange liegen lassen, bis sich das Tuch trocken anfühlt.

Meisterwurzwurzel-Pulver

als köstliches Gewürz – gedächtnisstärkend, gemütsaufhellend, stoffwechselanregend, cholesterinsenkend, blutdrucksenkend, milchfördernd

ZUTATEN

- frische oder getrocknete Wurzeln

ZUBEREITUNG

Die Wurzel längsseitig halbieren und trocknen lassen. Die getrocknete Wurzel in Stücke brechen und mit der Kaffeemühle oder der Küchenmaschine je nach Belieben zu grobem oder feinem Pulver vermahlen und in einem Behälter vor Feuchtigkeit geschützt aufbewahren.

ANWENDUNG

Täglich 1 Messerspitze entweder in Wasser oder als Gewürz im Essen einnehmen.

Meisterwurzwurzel-Zuckerl

Husten, Erkältungskrankheiten mit Verschleimung

ZUTATEN

- 9 EL Wurzelstücke
- 1 l Wasser
- 1 kg brauner Zucker

ZUBEREITUNG

Getrocknete oder frische Wurzelstücke mit dem Wasser in einer hohen, breiten Pfanne (wer keine Pfanne mit hohem Rand hat, verwendet einen Kochtopf mit großer Fläche) zum Kochen bringen, eine Stufe am Herd zurückschalten und köcheln lassen, bis das Wasser um die Hälfte einreduziert ist, danach abseihen.

Das Wurzelwasser erneut in der Pfanne erwärmen, den Zucker einrühren, aufkochen lassen, auf kleiner Hitze unter ständigem Rühren weiterköcheln lassen, bis eine dickliche Masse entsteht. Die Masse ist perfekt, wenn man ein wenig der Masse in kaltes Wasser tropft und dieser Tropfen erhärtet.

Nun auf ein Backblech ein Backpapier mit Antihaftbeschichtung legen und mit einem Löffel kleine Kügelchen auf das Backpapier tropfen und trocknen lassen.

Wer möchte, kann die Zuckerl nach dem Aushärten in Puderzucker wälzen. Danach werden sie in luftdichten Gefäßen aufbewahrt.

ANWENDUNG

Nach Bedarf lutschen.

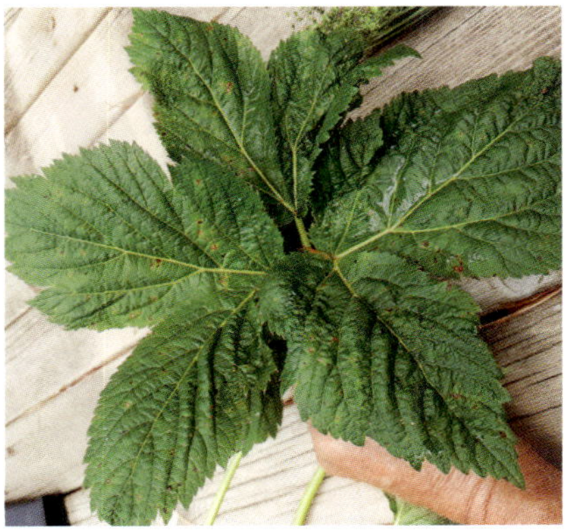

Meisterwurzwurzel-Tinktur

blutdrucksenkend, verdauungsanregend, bei Zahnfleischbluten, Zahnfleischentzündung, Steigerung der Abwehrkräfte

ZUTATEN

- Wurzelstücke
- hochprozentiger Alkohol (Brand, Weingeist)

ZUBEREITUNG

Es können frische oder getrocknete Wurzeln verwendet werden. Frische Wurzeln reinigen und grob schneiden. Die Wurzelstücke in ein Glas geben und mit so viel Alkohol übergießen, dass alle Teile gut bedeckt sind.

4 Wochen kühl und dunkel rasten lassen.

Danach abseihen und in kleine Tropffläschchen füllen.

ANWENDUNG

Morgens und am Abend 15 Tropfen entweder pur oder in Tee, Wasser oder auf Honig einnehmen.

Bei akuten Zuständen nimmt man auch mittags 15 Tropfen.

Bei Entzündungen im Mund 15 Tropfen in Wasser geben und damit den Mundraum spülen.

Bei Zahnschmerzen oder Zahnblutungen als kurzfristige Lösung pur auf die betroffene Stelle geben.

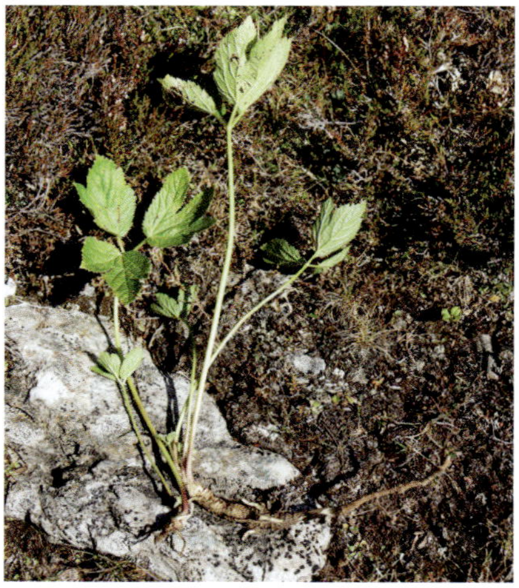

Meisterwurzwurzel-Balsam

eitrige Wunden, Insektenstiche, Husten, Asthma, Halsschmerzen

ZUTATEN

- 3 EL frische oder getrocknete Wurzelstücke
- 15 Tropfen ätherisches Öl der Meisterwurz
- 100 g kalt gepresstes Öl (Mandelöl, Sesamöl, Olivenöl)
- 8 g Bienenwachs

ZUBEREITUNG

Öl auf ca. 60 Grad erwärmen, frische Wurzelstücke hinzugeben, Topf vom Herd nehmen, Deckel darauf geben und mindestens über Nacht ziehen lassen. Danach durch ein feines Sieb seihen.

Meisterwurzöl im Wasserbad erwärmen (ca. 40 Grad), Bienenwachs zugeben und rühren, bis es geschmolzen ist. Erst jetzt das ätherische Öl zugeben, umrühren und die fertige Salbe in Tiegel füllen.

Wer getrocknete Wurzeln verwendet, sollte das Öl mit den Wurzelstücken 4 Wochen ziehen lassen.

ANWENDUNG

Mehrmals täglich auf betroffene Körperstellen auftragen.

Meisterwurzwurzel-Räucherung

Alpenweihrauch für die Raunächte und die Kräuterweihe, für Schutz, gegen Krankheit, Unheil und Zauber

ZUTATEN

- 2 zeigefingerlange getrocknete Wurzeln

ANWENDUNG

Siehe Räucheranleitung auf Seite 23.

Meisterwurzwurzel-Wickel

bei Halsschmerzen, Wunden, Geschwüren, Eiterungen

ZUTATEN

- 4 EL Wurzelpulver
- 2 EL Wasser

ZUBEREITUNG

Das Wurzelpulver mit dem handwarmen Wasser zu einem mittelfesten Brei vermischen.

ANWENDUNG

Bei Halsschmerzen den Brei auf ein Tuch streichen und auf den Hals legen, ein Tuch darüber wickeln und für 20 Minuten ruhen lassen.

Bei Wunden, Geschwüren oder Eiterungen den Brei direkt auf die betroffene Körperstelle auftragen, ein Verbandstuch darüber legen und mit einem Pflaster fixieren, dies 1 Mal täglich wechseln.

Meisterwurzwurzel-Potpourri

beruhigend, entspannend

ZUTATEN

- je 2 EL getrocknete Meisterwurz, Muskatblüte (*Myristica fragrans*), Rosenblüten (*Rosa*), Kardamom (*Elettaria cardamomum*)
- 1 Zimtstange (*Cinnamomum*)
- 1 EL Nelken (*Syzygium aromaticum*)
- getrocknete Schalen von 3 Mandarinen
- 15 bis 20 Tropfen ätherisches Rosenöl

ZUBEREITUNG

Alle getrockneten Teile vermischen und in ein verschließbares Glas geben.

Ätherisches Öl hinzugeben und für etwa 3 Wochen durchziehen lassen.

ANWENDUNG

Die Duftmischung in eine schöne Schale oder einen Teller oder ein Holzgefäß geben und im Raum aufstellen.

Möhre, Wilde *Daucus carota subsp. carota* – *Mutter der Kulturkarotte, Wurmmittel*

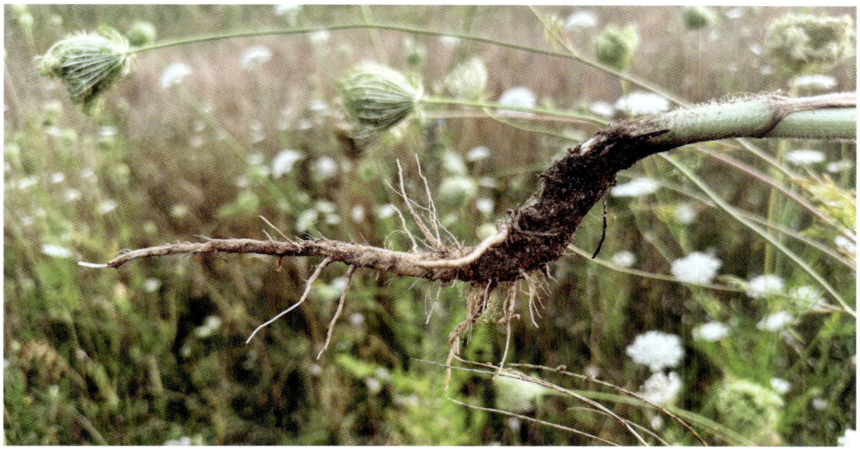

Die Wurz der Möhre gesotten in Wein, lässt den Manne lieblich sein.

Volksnamen	Möhre, Murl, Murkerl
Pflanzenfamilie	Doldenblütler (*Apiaceae*)
Standort	Eine Pflanze der Bahndämme, Böschungen und trockener Wiesen. Man findet sie an Straßenrändern und entlang von Wegen. Sie liebt sonnige, kalkreiche Standorte.
Inhaltsstoffe und Eigenschaften	Vitamin A (unterstützt Abwehrkräfte, Produktion von Sexualhormon, Nachtsichtigkeit, Dämmerungssehen, Sehkraft und Hautwachstum), Polyinen (schützen gegen Pilze), Folsäure (unterstützt Bildung von Glückshormon, verbessert Aufnahme von Vitamin C, B12, Eisen), Pektine (regen Verdauung an, dämpfen Fäulnis, helfen gegen hohen Cholesterinspiegel und Spulwürmer), Flavonoide (unterstützen Zellatmung, krebsvorbeugend), Selen (abwehrkräftestärkend), Carotinoide (Krebsschutz, regulieren Körpertemperatur, UV-Schutz)
Geschmack	Scharf, leicht süß und bitter, bis zu intensiv bitter – wesentlich härter als Kulturkarotten
Verwechslungsmöglichkeiten	Wiesenkümmel (*Carum carvi*), unbedenklich, Anis (*Pimpinella anisum*) unbedenklich, Gefleckter Schierling (*Conium maculatum*) giftig, Hundspetersilie (*Aethusa cynapium*) giftig
Interessantes	Diese Möhre enthält weniger Carotin als ihr Nachfahre im Gemüsebeet. Alle anderen Inhaltsstoffe aber sind in der Wilden Möhre ausgeprägter als in der Kulturkarotte. Für eine optimale Aufnahme im Körper ist es wichtig, die Wurzel möglichst fein zu reiben und mit ein wenig Öl zu vermengen.
Verwendungsart	Tee, Wurzelkaffee, Saft, kandiert, Wickel, Wurzelbrei

AUSSEHEN PFLANZE / WURZEL

Die zweijährige Pflanze bildet im ersten Jahr eine Blattrosette aus fiederteiligen, geschlitzten Blättern und im zweiten Jahr einen bis zu 1 Meter hohen Stängel mit einer weißen Doldenblüte, die in der Mitte einen schwarzen Punkt hat.

Die Pfahlwurzel ist verzweigt und dünn, meist auch ziemlich lang, 80 cm sind keine Seltenheit. Die Wurzelrinde ist hellbraun, innen ist die Wurzel weiß.

ERNTE

Die Wurzeln können im ersten Vegetationsjahr von September bis zu den Bodenfrösten gegraben werden.

Die dünnen, langen Wurzeln duften intensiv nach Karotte. Um sie aus der Erde zu bekommen, empfiehlt sich eine Schaufel oder eine Grabegabel. Wie die Gemüsekarotte kann auch die Urform als Wintervorrat in einem kühlen Raum in einem Kübel mit Sand gelagert werden.

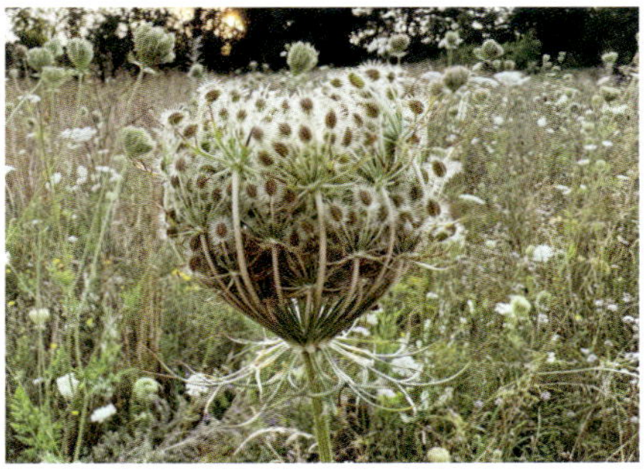

Möhrenmilch bei Appetitlosigkeit

Bei schweren Erkrankungen oder im fortgeschrittenen Alter leiden manche Menschen unter Appetitlosigkeit. Auch die überkorrekte und bis ins hohe Alter zart gebliebene Frieda aus dem Weinviertel kann davon ein Lied singen. Schon als Kind verlor sie bei Prüfungsangst jeglichen Appetit – oft schon Tage vor einer angekündigten Schularbeit. „An manchen Tagen war es so schlimm, dass ich kaum etwas trinken konnte", erinnert sich Frieda.

In solchen Momenten griff ihre Großmutter zu einem alten Hausmittel: Sie rieb mit der Küchenreibe eine Wurzel der Wilden Möhre fein und köchelte sie in Milch auf dem Herd. „Man musste die ganze Zeit rühren, damit die Milch nicht anbrennt", erzählt Frieda. Nach wenigen Minuten waren die Möhrenstückchen weich und die warme Möhrenmilch fertig. Sie schmeckte Frieda nicht nur gut, sondern beruhigte auch ihren nervösen Magen und regte ihren Appetit so weit an, dass sie zumindest eine Suppe oder leichte Kost zu sich nehmen konnte.

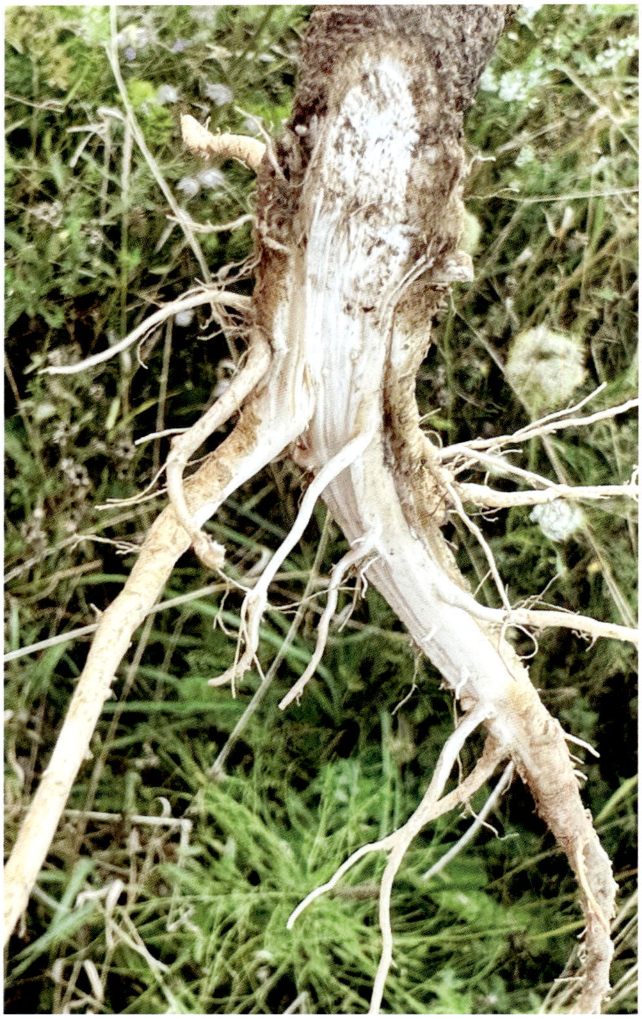

VOLKSHEILKUNDE

Die Wurzel der Wilden Möhre galt in der Volksmedizin traditionell eher als Heilmittel denn als Nahrungsmittel – im Gegensatz zur heutigen saftigen Kulturkarotte, die hauptsächlich als Gemüse geschätzt wird. Ihre wilde Verwandte ist schlank, grob und aromatisch und sie findet heute noch vereinzelt Anwendung in der naturheilkundlichen Praxis.

Bereits im Lorscher Arzneibuch wurde die Wilde Möhre bei Nierenbeschwerden empfohlen. Auch heute noch nutzen einige Naturheilkundige sie unterstützend bei Harnwegsproblemen, z. B. als Bestandteil harntreibender Tees oder Tinkturen.

Bei Erfrierungen, leichten Verbrennungen, eitrigen und schlecht heilenden Wunden oder Brustfellentzündungen wurde die frische Wurzel früher zerkleinert, leicht zerstoßen – bis der Saft austrat – und als Brei direkt auf die betroffene Stelle gelegt. Diese Anwendung ist auch heute denkbar.

Gegen Husten, Appetitlosigkeit oder Seitenstechen kochte man die fein geschnittene oder gehachelte Wurzel in Honigwein oder Milch und trank diese Zubereitung schluckweise. Gerade bei nervös bedingtem Appetitverlust – etwa bei Prüfungsangst oder seelischem Stress – kann eine warme Möhrenmilch, wie sie Friedas Großmutter zubereitete, auch heute noch hilfreich und wohltuend sein.

Für Personen mit Blasen- oder Nierenleiden, Unterleibsschmerzen oder ausbleibender Menstruation wird die Wurzel in Wein gesotten. Dioskurides empfahl die mit Honig zu Brei verarbeitete Wurzel bei Geschwüren und Ödemen zur äußeren Anwendung. Diese alten Hinweise regen auch heute dazu an, die Pflanze wieder neu zu betrachten – sei es in Form von Umschlägen, Salben oder Tinkturen, die aus frischen Wurzeln hergestellt werden.

Als Wasserauszug wird die Wilde Möhre traditionell bei Knochenschmerzen, Gliederschmerzen, Sodbrennen, Leberproblemen, Appetitlosigkeit sowie zur Förderung des Knochenwachstums genutzt. Bei Knochenbrüchen wird empfohlen, reichlich Wilde Möhre oder Kulturkarotte zu essen – zur Versorgung mit Mineralstoffen und antioxidativen Pflanzenstoffen.

Pietro Andrea Mattioli lobte die Wilde Möhre als *freundliche und anmutige Speis*, die den Ehemann fröhlich stimmen könne. Sie galt als aphrodisierend, luststeigernd und fruchtbarkeitsfördernd. Diese Vorstellung lebt in vielen Regionen weiter – so reichen auf den Hebriden junge Mädchen ihren Tanzpartnern eine selbst gesammelte Wilde Möhrenwurzel zum Kauen. Als natürliches Aphrodisiakum, Frühlingsmittel oder *Tonikum für die eheliche Pflicht* ist die Wilde Möhre bis heute in alten Kräuterbüchern und Liebesrezepturen präsent.

Wilde-Möhrenwurzel-Tee

bei Verdauungsbeschwerden, Augenentzündungen, gegen Parasiten im Körper, harntreibend, Sodbrennen, Völlegefühl

ZUTATEN

- 1 TL frische Wurzel
- 205 ml Wasser

ZUBEREITUNG

Wurzel nach dem Waschen samt der Außenschicht mit der Küchenreibe fein reiben, mit heißem Wasser übergießen. 5 bis 7 Minuten zugedeckt ziehen lassen, danach abseihen. Lässt man zu lange ziehen, wird der Tee zu bitter.

ANWENDUNG

Vor jeder Mahlzeit eine kleine Tasse trinken.

Wilde Möhrenwurzel, kandiert

bei Erkältungen, Husten, Asthma

ZUTATEN

- 400 g frische Wurzeln
- ½ l Wasser
- 400 g Zucker

ZUBEREITUNG

In einer breiten Pfanne das Wasser mit dem Zucker aufkochen, bis er sich gänzlich aufgelöst hat, danach die Wurzelstücke in das köchelnde Zuckerwasser legen und für 15 Minuten zugedeckt bei ca. 60 Grad am Herd lassen. Danach herausnehmen und auf Butterbrot-Papier trocknen lassen.

ANWENDUNG

Pur genießen oder zur Dekoration von Süßspeisen oder Getränken verwenden.

Wilde-Möhrenwurzel-Saft

verdauungsregulierend, vertreibt Würmer im Körper, regt Niere, Leber und Blase an

ZUTATEN

- Einige frische Wurzeln
- 2 Tropfen kalt gepresstes Speiseöl

ZUBEREITUNG

Wurzeln mit einer Bürste säubern und im elektrischen Entsafter entsaften, Öl hinzugeben.

Im Kühlschrank aufbewahren, hält etwa 3 Tage.

ANWENDUNG

Vor jeder Mahlzeit jeweils 1/16 l (62,5 ml) täglich zu sich nehmen.

Wilde-Möhrenwurzel-Wickel

bei Knochenschmerzen, Gliederschmerzen, Brustwickel bei Erkältung, Halswickel bei Halsschmerzen

ZUTATEN

- 2 bis 3 EL frische Wurzeln
- 250 ml Wasser

ZUBEREITUNG

Wurzeln waschen und samt der Außenschicht mit der Küchenreibe fein reiben (zerkleinern, das geht auch elektrisch).

Mit heißem Wasser übergießen, etwa 7 Minuten zugedeckt ziehen lassen, danach abseihen.

ANWENDUNG

Die heiße Wurzelmasse in ein Tuch einschlagen und auf die betroffene Körperstelle legen, ein trockenes Tuch darüber geben und ruhig liegen bleiben, bis die Möhrenmasse ausgekühlt ist.

Das Kochwasser als Fußbad oder Zugabe zu einem Vollbad verwenden.

Wilde-Möhrenwurzel-Kaffee

verdauungsregulierend

ZUTATEN

- frische Wurzeln
- Wasser

ZUBEREITUNG

Gereinigte Wurzeln möglichst klein schneiden und 2 Tage bei Zimmertemperatur trocknen lassen.

Im Backrohr oder im Dörrgerät dauert der Trocknungsvorgang ca. 4 Stunden.

Dann in einer Pfanne OHNE Fettzugabe unter ständigem Umrühren goldbraun rösten. Je nach Menge dauert dies nur wenige Minuten.

ANWENDUNG

Ausgekühlte Wurzelstücke in einer Kaffeemühle reiben. Wie mit Kaffeebohnen einen Kaffee zubereiten. Ist keine Kaffeemaschine vorhanden, nimmt man 1 Teelöffel Pulver und kocht mit 250 ml Wasser 1 Mal auf, danach abseihen und trinken.

Dieser Kaffee steigert die Leistungsfähigkeit und regt die Magen-Darm-Tätigkeit an.

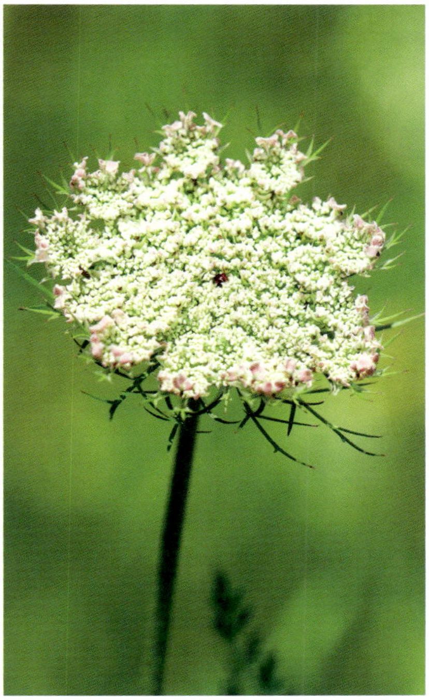

Nachtkerze, Gewöhnliche *Oenothera biennis*
– *Schinkenwurz der armen Leut'*

Ein Pfund Schinkenwurz gibt so viel Kraft wie ein Zentner Ochsenfleisch.

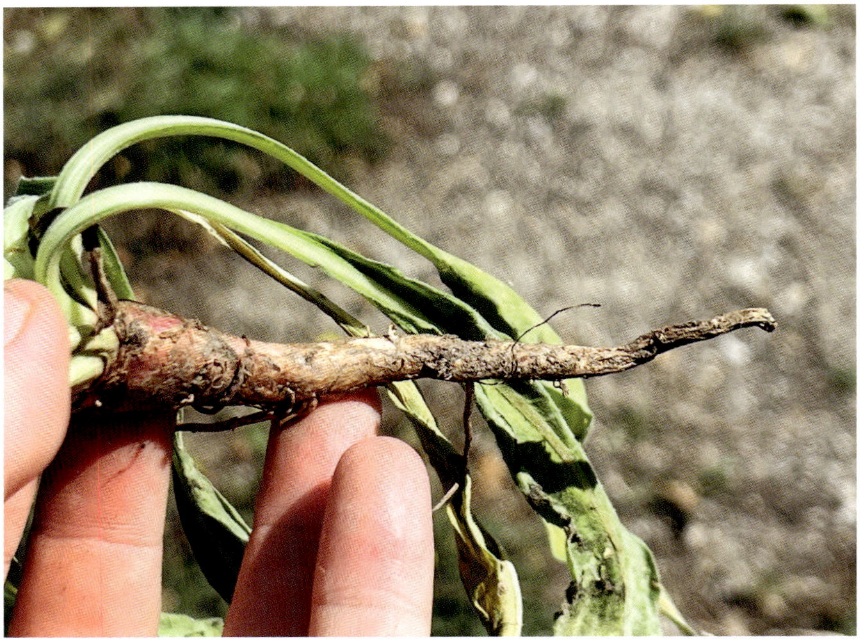

AUSSEHEN PFLANZE / WURZEL

Die zweijährige Nachtkerze bildet im ersten Jahr eine auffallende Blattrosette mit lanzettlichen Blättern, im zweiten Jahr erscheinen ein aufrechter, manchmal verzweigter, bis zu 1,5 Meter hoher Stiel und auffallend große, gelbe Blüten, die sich erst abends öffnen.

Die spindelförmige Pfahlwurzel kann bis zu 1 Meter tief in das Erdreich ragen. Sie ist außen hellbraun und innen weißlich.

ERNTE

Die Wurzel wird ab Herbst des ersten Jahres geerntet, solange nur die Blattrosette vorhanden ist. Würde man die Wurzel ernten, wenn die Pflanze bereits einen Stiel bildet, wäre sie bereits hart und verholzt.

Sie hat eine tiefe Pfahlwurzel, von der zuerst ein Stück freigelegt werden muss. Man sieht dann, ob die Wurzel gerade wächst oder gebogen verläuft. Man muss sie mit einer Schaufel ausstechen.

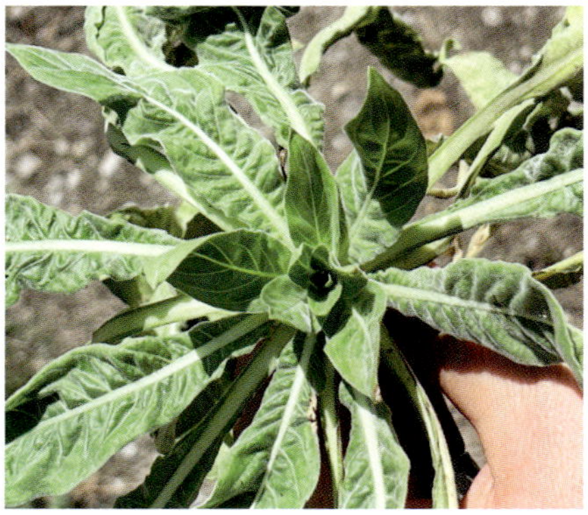

Volksnamen	Schinkenwurz, Eisenbahnerlaterne, Stolzer Heinrich, Rapontika, Nachtschlüsselblume
Pflanzenfamilie	Nachtkerzengewächse (*Onagraceae*)
Standort	Nachtkerze wächst an Wegrändern, Straßenrändern, Böschungen, Brachland, Bahndämmen und Gärten. Sie liebt sonnige Standorte mit sandigen bis lehmigen Böden.
Inhaltsstoffe und Eigenschaften	Gerbstoffe (entzündungshemmend, blutstillend, zusammenziehend), Eiweiß (Energielieferant, Baustoff für Muskeln, Blut und Organe), Polysaccharide (Energielieferant, wichtig für Muskelstoffwechsel), Phenolglykoside (entzündungshemmend), Chrom (wichtig für Muskelaufbau, senkt LDL-Cholesterin), Kalzium (wichtig für Knochen, Zähne, Haare und Nägel), Eisen (wichtig für Sauerstoffverteilung und Zellbildung)
Geschmack	lieblich, saftig, leicht nussig, ein Hauch von Steinpilz und mit einer leicht scharfen Note
Verwechslungsmöglichkeiten	Königskerzen (*Verbascum*) unbedenklich, Fingerhut (*Digitalis*) giftig
Interessantes	Es gibt über 50 verschiedene Nachtkerzenarten, die manchmal schwer zu unterscheiden sind. Bei allen Arten ist die Wurzel essbar.
Verwendungsart	Tee, Bad, Wickel, Speisewurz

Nachtkerzenwurzel gegen schuppige Haut

Zu Herrn Walter gelangt man über einen Pfad entlang eines Bachbetts, dessen Böschungen dicht mit unzähligen, prächtigen Nachtkerzen bewachsen sind. Hier wurde stets das verwendet, was an Pflanzen und Zutaten gerade zur Verfügung stand.

„Meine Hautausschläge an den Händen und Unterarmen kommen schubweise. Ich habe sie, seit ich denken kann", erzählt der rüstige Pensionist, während er mit seinem Gehstock auf die Ansammlung von Nachtkerzen zeigt. „Diese Pflanze hilft mir immer." Wenn Walter im Winter oder Frühling unter Hautproblemen litt, stellte seine Mutter eine Salbe aus Nachtkerzenwurzeln her und trug sie auf die betroffenen Stellen auf. Sobald sich im Sommer jedoch die jungen, einjährigen Nachtkerzen zeigten, grub sie eine frische Wurzel aus, schnitt sie in Stücke und zerstampfte sie mit etwas Wasser zu einem Brei. Diesen trug sie direkt auf Walters Unterarme auf und legte zusätzlich einige Nachtkerzenblätter darüber. Manchmal fixierte sie das Ganze mit einem Verband, manchmal musste Walter damit still im Bett liegen bleiben.

Mit dem Einzug des Herbstes erwärmte sie am Ofen etwas Schmalz, gab geschnittene Nachtkerzenwurzeln sowie einige grüne Blätter hinzu und stellte den Topf dann für mehrere Tage in die kühle Speisekammer, wo er bis zur Verwendung ruhte.

„Mit dieser Salbe cremte mir meine Mutter das ganze Jahr über Hände und Unterarme ein", erinnert sich Walter. Meist war im Topf noch etwas von der Salbe übrig, wenn im nächsten Herbst die neue Wurzelernte begann. Dann wurde einfach frisches Schmalz hinzugegeben, die neuen Wurzeln ergänzt, alles wieder leicht erhitzt und erneut kühl gelagert.

Auf die Frage, wie lange der Frischwurzelbrei auf der Haut bleiben musste, antwortet Walter: „Der Brei ist wässrig – sobald er trocken ist, kann man ihn abnehmen."

Heute treten die Hautprobleme seltener auf. Wenn sie sich doch wieder zeigen, greift Walter manchmal zu einer vom Arzt verschriebenen Salbe – oder er gräbt, je nach Laune, erneut Nachtkerzenwurzeln aus.

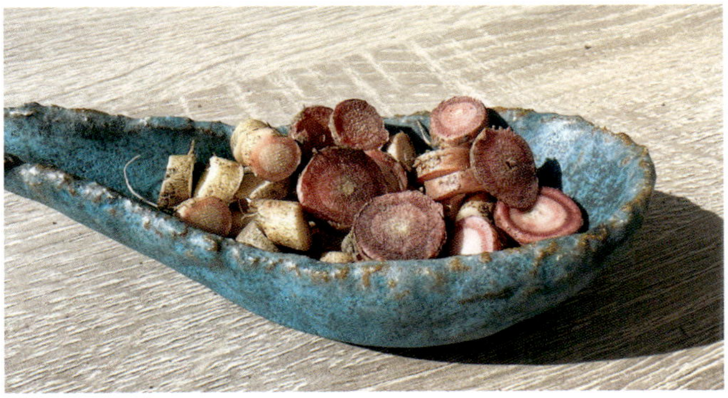

VOLKSHEILKUNDE

Ein Wasserauszug aus der Wurzel der Nachtkerze – oder ein langsam gekautes Wurzelstück – gilt als mildes, beruhigendes Mittel bei Entzündungen im Magen-Darm-Bereich sowie bei Hauterkrankungen.

Bei Schwächezuständen, Erschöpfung, Auszehrung, nach schweren Geburten oder langen Krankheitsverläufen werden gekochte Nachtkerzenwurzeln verabreicht. In der Volksheilkunde schätzt man sie als nahrhaftes, sättigendes Wurzelgemüse mit stärkender Wirkung.

Früher wurde die Nachtkerze gezielt als Wurzelgemüse angebaut – ähnlich selbstverständlich, wie wir heute Karotten oder Wurzelpetersilie verwenden. Johann Wolfgang von Goethe etwa bat seine Frau, die Samen der Nachtkerze in ihrem Garten auszusäen.

Die Wurzel kann roh oder gekocht verzehrt werden – etwa in Aufstrichen, Suppen, Eintöpfen, gegart als Gemüsebeilage oder in Wurzelsoßen. Beim Kochen nimmt sie eine rosa bis leicht rötliche Färbung an, was ihr im Volksmund den Namen *Schinkenwurz* einbrachte.

In alten Kräuterbüchern findet man die Pflanze auch unter dem Namen *Rapontika*.

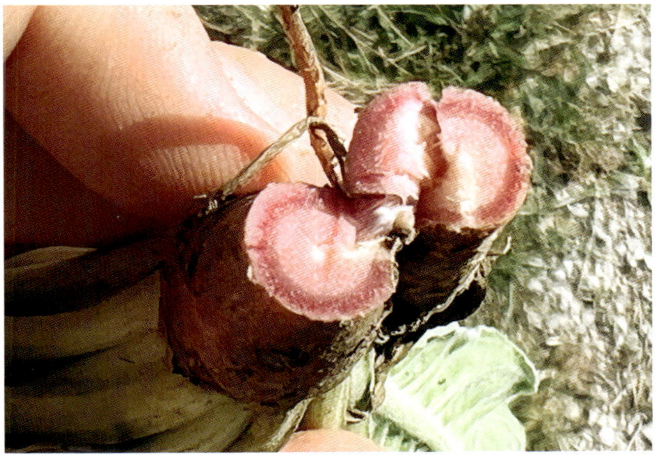

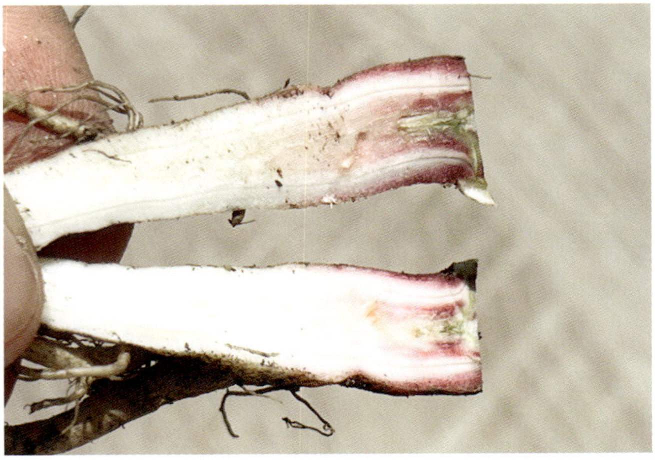

Nachtkerzenwurzel-Tee

bei Hautproblemen, bei Darmentzündungen

ZUTATEN

- › 1 TL Wurzeln
- › 250 ml Wasser

ZUBEREITUNG

Die in kleine Stücke geschnittenen, frischen Wurzelstücke mit kochendem Wasser übergießen und zugedeckt 15 bis 20 Minuten ziehen lassen, danach abseihen.

Man kann Tee natürlich auch aus getrockneten Wurzeln zubereiten.

ANWENDUNG

1 bis 2 Tassen pro Tag trinken.

Nachtkerzenwurzel-Bad oder -Wickel

bei Hautproblemen auch für kleine Kinder

ZUTATEN

- › 5 EL frische oder getrocknete Wurzeln
- › 1 l Wasser

ZUBEREITUNG

Wurzeln mit kaltem Wasser übergießen und über Nacht abgedeckt stehen lassen.

Am nächsten Tag abseihen.

ANWENDUNG

Bei juckender, geröteter, schuppiger Haut oder Hauterkrankungen gibt man das Wurzelwasser in ein Vollbad und bleibt für 20 Minuten in der Badewanne.

Auch Wickel sind möglich.

Nachtkerzenwurzel, geraspelt

Rohkost, Heilnahrung

ZUTATEN

- › 1 frische Wurzel
- › 1 Bio-Zitrone

ZUBEREITUNG

Zitrone entsaften und bereitstellen, der Saft soll bewirken, dass die Nachtkerze ihre weiße Farbe behält. Wie bei einer Karotte mit einem Messer die äußere, bräunliche Schicht der Wurzel abschaben und den weißlichen Teil mit einer Küchenreibe in feine Streifen raspeln.

ANWENDUNG

Essbare Dekoration oder Zutat in Salaten.

Nachtkerzenwurzel, frittiert oder gedünstet

ZUTATEN

- › 1 frische Wurzel
- › Öl oder Butterschmalz
- › Salz

ZUBEREITUNG

Wurzelhaut abschaben, Pfahlwurzel in einer Küchenmaschine oder händisch in feine Streifen raspeln. Öl oder Butterschmalz erhitzen und die Raspeln darin knusprig frittieren. Auf einer Küchenrolle abtropfen lassen, mit ein wenig Salz würzen. Perfekt als gesunde Aufwertung von Speisen.

Gedünstet schmecken die Wurzeln zu Fisch oder Fleisch. Dazu brät man mundgerechte Stücke in etwas Öl an, übergießt mit wenig Wasser und kocht die Wurzeln, bis sie weich sind. Danach würzen.

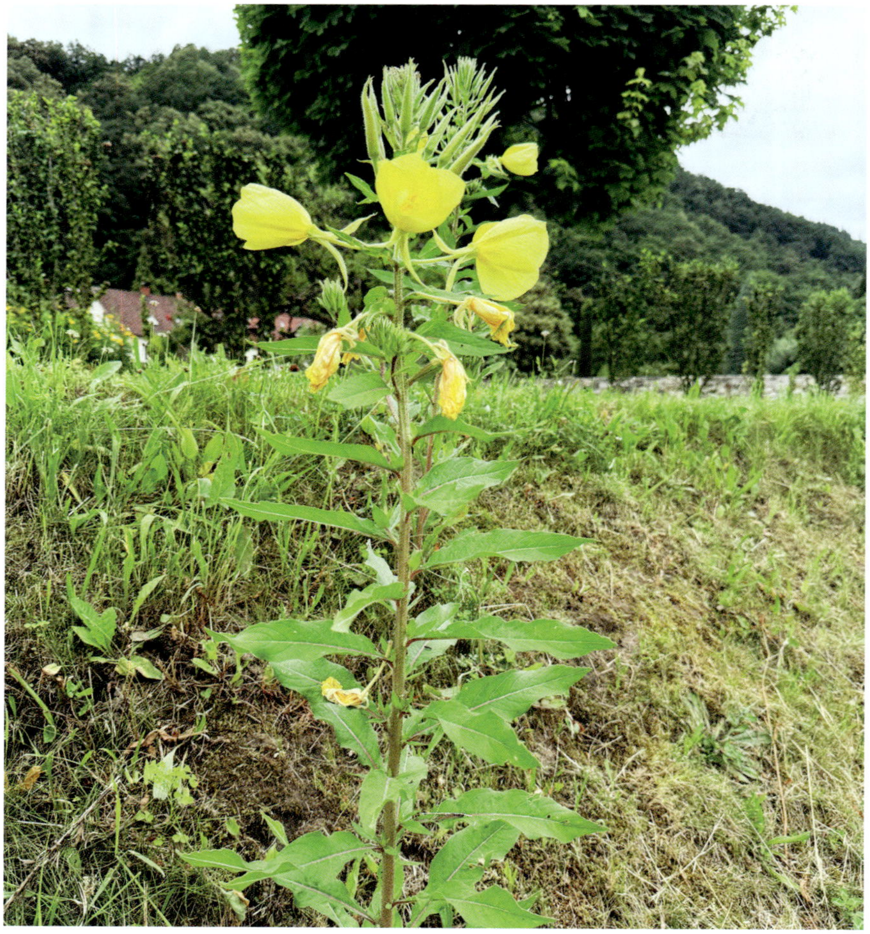

Nelkenwurz *Geum urbanum* – *Malefizpulver, Gewürznelke der armen Leut'*

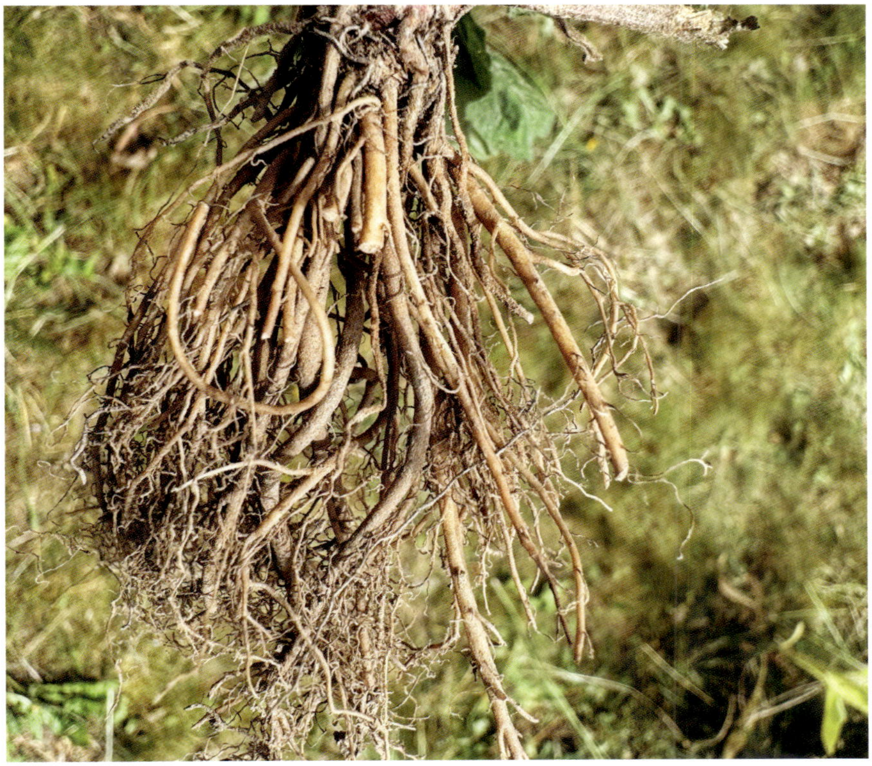

Lenzmonat abnehmende Mond, die Kraft in der Benediktenwurz thront.

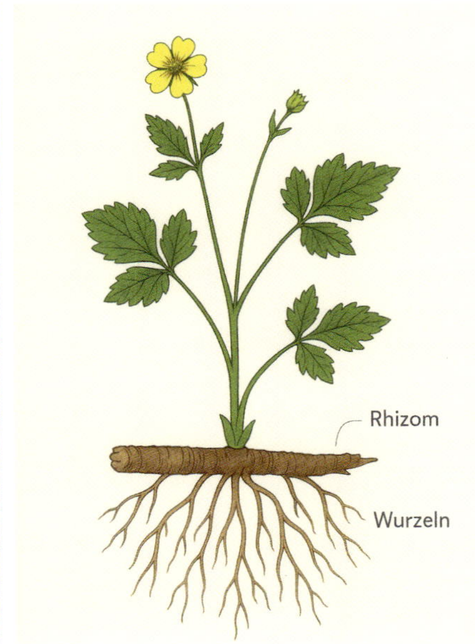

Volksnamen	Benediktenwurzel, Heil aller Welt, Mannskraftwurzel, Märzwurz, Weinwurz
Pflanzenfamilie	Rosengewächse (*Rosaceae*)
Standort	Nelkenwurz wächst gerne gemeinsam mit Schöllkraut an feuchten Wegrändern, Waldlichtungen, Bachläufen, Gräben, Hecken und in Böschungen. Sie liebt schattige, feuchte Standorte. Am besten dort, wo Laub liegen bleiben und verrotten kann.
Inhaltsstoffe und Eigenschaften	Eugenol (schmerzstillend, entzündungshemmend, antibakteriell), Bitterstoffe (unterstützen Verdauungsorgane), Tannine (zusammenziehend), Bitterstoffe (leberanregend, galleanregend, drüsenanregend), Gerbstoffe (zusammenziehend, blutstillend)
Geschmack	Lieblich-aromatischer Nelkengeschmack, süß im Herbst mit einer leicht herben Unternote
Verwechslungsmöglichkeiten	Bachnelkenwurz (*Geum rivale*), ebenfalls verwendbar, Knoblauchsrauke (*Alliaria petiolata*) essbar, Scharfer Hahnenfuß (*Ranunculus acer*) giftig!
Interessantes	Die Wurzel der Nelkenwurz wurde gemeinsam mit Kräutern wie Tausendgüldenkraut, Angelikawurzel, Habichtskraut, Beifuß, Johanniskrautblüten und etwas Salz zu einem Pulver verarbeitet. Dieses sogenannte Schutz- oder *Malefizpulver* sollte Mensch, Tier und Besitz vor Verbrechen, bösen Geistern und allem *Teuflischen* bewahren. Schutzbedürftigen Personen wie Kleinkindern oder Kranken gab man täglich eine kleine Menge ins Essen. Auch Tiere erhielten etwas davon ins Futter. Laut Siegrid Hirsch (*Die Kräuter in meinem Garten*) sollte man das Pulver bei Holzdiebstahl unter das Kopfkissen legen – der Dieb würde im Traum entlarvt werden.
Verwendungsart	Tee, Wurzelmilch, Wurzelwein, Wurzelbier, Tinktur, Wurzelpulver, Wurzelwasser, Räucherung

AUSSEHEN PFLANZE / WURZEL

Die mehrjährige Nelkenwurz hat am Boden eine Blattrosette mit auffällig gezackten, dunkelgrünen Blättern. Sie hat lange Stiele, an deren Spitzen gelbe Blüten zu sehen sind. Die Samen sehen wie kleine, zusammengerollte Igelchen aus und bleiben an Fell und Kleidung haften.

Die Pflanze hat ein kurzes, aber kräftiges Rhizom (Spross) mit kleinen Knoten und Knospen, das nahe an der Erdoberfläche wächst. Daraus entwickeln sich feine, fasrige Seitenwurzeln. Das fleischige Rhizom ist außen dunkelbraun mit einem violett-roten Schimmer, innen ist es hellbraun mit einem violett-rötlichen Kern. Beim Reiben an der Wurzel riecht sie nach Gewürznelke.

ERNTE

Traditionell wird Nelkenwurz am Todestag des heiligen Benedikt, (Frühlingsanfang) 21. März, im März bei abnehmendem Mond und an Christi Himmelfahrt (Pfingsten) gegraben. Ansonsten im Herbst.

Der 21. März soll für Hausmittel-Rezepturen besonders geeignet sein, da die Wurzel spezielle Kräfte besitzt. Im März an den abnehmenden Mondtagen ist ihr Aroma intensiver. An Himmelfahrt (Pfingsten) soll sie von Frauen für die Manneskraft gegraben werden. Die Nelkenwurz kann man normalerweise gut mit der Hand aus dem Boden ziehen, eine kleine Schaufel ist hilfreich. Das Rhizom hat viele feine Wurzeln.

Die geheime Blaukraut-Zutat

Das Waldviertel ist bekannt für sein besonders schmackhaftes Blaukraut. Eine ehemalige Köchin eines Traditionsgasthofes erzählte, dass sie als Waise bei ihrer Tante aufwuchs, deren Mann ein Gasthaus betrieb. Später, als Mädchen, musste sie in der Küche mithelfen. Wenn angesehene Herren kamen, kochte man das *besondere Blaukraut*. Dafür wurden ein bis zwei Stücke Nelkenwurz mitgekocht, beim Servieren aber wieder entfernt, abgewischt und beim nächsten Mal erneut verwendet. Das Geheimnis sollte unentdeckt bleiben – doch das Blaukraut war berühmt.

VOLKSHEILKUNDE

Zum Schutz vor Zauberei wurde die Wurzel Kühen ins Futter gemischt, um *bösen Zauber* abzuwehren und die Milch vor dem Sauerwerden zu schützen. Die zu Pfingsten gegrabene Wurzel, um den Hals getragen, sollte Manneskraft verleihen und vor Herzinfarkt schützen.

Wie die Gewürznelke enthält auch die Nelkenwurz *Eugenol*. Da Nelken früher teuer waren, nutzte man die getrocknete, pulverisierte Nelkenwurz als Alternative – etwa für Rotkraut, Sauerkraut, Wild- und Gänsebraten. Gemahlen mit Zimt und Orangenschale ergibt sie ein feines Lebkuchengewürz. Sie dient zur Geschmacksverbesserung von Likören, Schnäpsen und Wein. 2022 stellte das Stift Melk ein Bier nach alter Rezeptur mit Nelkenwurz vor. Hildegard von Bingen warnte davor, sie zu lange im Bier ziehen zu lassen – das könne *fleischliche Lust* fördern.

Ein alter Volksname der Pflanze lautet *Benediktenwurz* – benannt nach dem heiligen Benedikt. Das ist manchmal irreführend, da das eigentliche Benediktenkraut (*Cnicus benedictus*) eine völlig andere Pflanze ist.

Nelkenwurz ist leicht zugänglich, wächst häufig und kann für viele Rezepte verwendet werden:

- Äußerlich zu Brei gestoßen: bei Frostbeulen, Hautproblemen und Hämorrhoiden
- Innerlich als Tee: bei Durchfall, Magen-Darm-Krämpfen, Leberproblemen, inneren Blutungen, Appetitlosigkeit, Halsschmerzen, starker Monatsblutung und Entzündungen
- Mund- und Rachenraum: Bei Zahnschmerzen gekaut, wirkt sie schmerzstillend und kann die Zeit bis zum Zahnarzt überbrücken.

Der Ethnobotaniker Wolf-Dieter Storl beschreibt die Nelkenwurz zudem als hilfreiches Mittel zur Ausleitung von Giftstoffen.

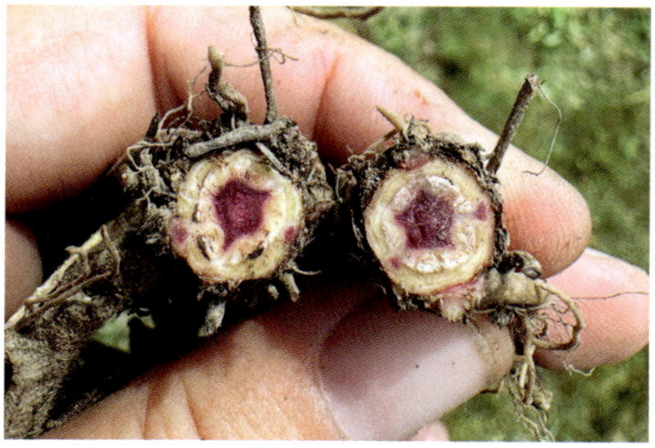

Nelkenwurzwurzel-Milch

bei Verdauungsproblemen, Schlafproblemen

ZUTATEN

- 1 EL getrocknete Wurzelstücke
- 250 ml Milch
- 1 TL Honig

ZUBEREITUNG

Wurzelstücke mit der Milch unter ständigem Rühren ca. 10 Minuten kochen lassen, abseihen und den Honig dazugeben.

ANWENDUNG

Insbesondere bei Krämpfen nach Bedarf einsetzen.

Als Schlaftrunk abends 30 Minuten vor dem Zu-Bett-Gehen 1 Tasse trinken.

Nelkenwurzwurzel-Tee

nach Schwester Bernadine – bei Herzschwäche

ZUTATEN

- je 1 TL Nelkenwurz, Baldrianwurz (*Valeriana officinalis*), Melisse (*Melissa officinalis*), Lindenblüten (*Tilia*)
- 500 ml Wasser

ZUBEREITUNG

Die getrockneten Pflanzenteile mit kochendem Wasser übergießen, 15 Minuten abgedeckt ziehen lassen und abseihen.

Die Pflanzenteile können ein weiteres Mal mit heißem Wasser übergossen werden.

ANWENDUNG

Täglich 30 Minuten vor dem Zu-Bett-Gehen 1 Tasse davon trinken.

Nelkenwurzwurzel-Wasser

bei Zahnfleischentzündungen, Hämorrhoiden, als Mundwasser und für frischen Atem

ZUTATEN

- 2 frische Wurzeln (Rhizome)
- 250 ml Wasser

ZUBEREITUNG

Wurzeln säubern und in grobe Stücke schneiden. In das handwarme Wasser legen, zugedeckt über Nacht ziehen lassen. Am nächsten Tag abseihen.

Das Wasser hat eine rötliche Farbe.

ANWENDUNG

Dieses Wasser zum Zähneputzen verwenden und den Mund spülen oder gurgeln.

Bei Hämorrhoiden einen Wattebausch in das Wasser tauchen und auf die Hämorrhoiden geben und wenn möglich mit einem Pflaster befestigen.

Nelkenwurzwurzel-Abkochung

bei Zahnschmerzen, Halsschmerzen

ZUTATEN

- 1 EL Wurzeln (Rhizome)
- 1 l Wasser
- 3 EL Alkohol oder Essig

ZUBEREITUNG

1 EL frische oder getrocknete Nelkenwurz in kochendes Wasser geben. Für 15 Minuten sprudelnd kochen lassen, abseihen, in eine Flasche füllen.

Den Alkohol oder Essig für die Haltbarkeit hinzugeben.

ANWENDUNG

Diese Abkochung wirkt schmerzstillend, entzündungshemmend, antibakteriell und pilztötend.

Mund spülen oder damit gurgeln.

Nelkenwurzwurzel-Tee

bei Verdauungsproblemen, allgemeinem Unwohlsein, Durchfall, Bauchkrämpfen, Kräftigungstee, Kaffee-Ersatz, Schwarztee-Ersatz

ZUTATEN

- 1 EL getrocknete Wurzeln
- 500 ml Wasser

ZUBEREITUNG

Die Wurzelstücke mit dem Wasser übergießen und zugedeckt über Nacht ziehen lassen. Am nächsten Tag aufkochen, 10 Minuten zugedeckt ziehen lassen und abseihen.

Wer keine Zeit hat, über Nacht ziehen zu lassen, lässt die Wurzeln nach dem Aufkochen 15 Minuten im heißen Wasser. Der Tee sollte jeweils rötlich sein.

ANWENDUNG

Ein Kräftigungstrunk, der am Morgen anstatt Kaffee oder schwarzem Tee getrunken werden kann.

Bei Magen-Darm-Problemen schluckweise bei Bedarf trinken, warm oder auch kalt.

Nelkenwurzwurzel-Wein (Bier)

bei Unruhe, Stress, beruhigend

ZUTATEN

- 4 EL frische Wurzel
- 1 l Wein (oder Bier)

ZUBEREITUNG

Wurzeln mit dem Wein oder dem Bier übergießen und abgedeckt, dunkel und kühl für 14 Tage rasten lassen, danach abseihen.

ANWENDUNG

Bei Bedarf 1/16 l (62,5 ml) trinken.

Nelkenwurzwurzel-Tinktur

bei Parodontose, Zahnfleischentzündungen, Bläschen im Mund

ZUTATEN

- 4 EL frische Wurzeln (Rhizome)
- 250 ml hochprozentiger Alkohol (Brand, Weingeist)

ZUBEREITUNG

Wurzeln mit dem Alkohol übergießen, 4 Wochen bei Zimmertemperatur und dunkel rasten lassen, abseihen und in kleine Flaschen mit Tropfer füllen.

ANWENDUNG

Bei Entzündungen im Mund mit einem Wattestäbchen direkt auf die betroffenen Stellen tupfen, mehrmals wiederholen.

Nelkenwurzwurzel-Pulver

bei Dauerstress, Überlastung, Managerkrankheit, Stärkung des Körpers, Küchengewürz

ZUTATEN

- frische Wurzeln (Rhizome)

ZUBEREITUNG

Wurzeln nehmen, die in der Mitte eine möglichst kräftige Rotfärbung haben. Die feinen Seitenwurzeln entfernen, mit einer groben Bürste säubern und in Scheiben schneiden.

Mit der Küchenmaschine zu feinem Pulver mahlen und auf einem mit Papier ausgelegten Backblech bei Zimmertemperatur 2 Tage trocknen lassen, danach in Gläschen füllen.

ANWENDUNG

Das Pulver kann bei Fleischspeisen, Süßspeisen und Eintöpfen zum Einsatz kommen.

Im Bedarfsfall eine Messerspitze in Milch (auch Hafermilch etc.) oder in einen lieblichen Weißwein einrühren, ein wenig Honig dazu und trinken.

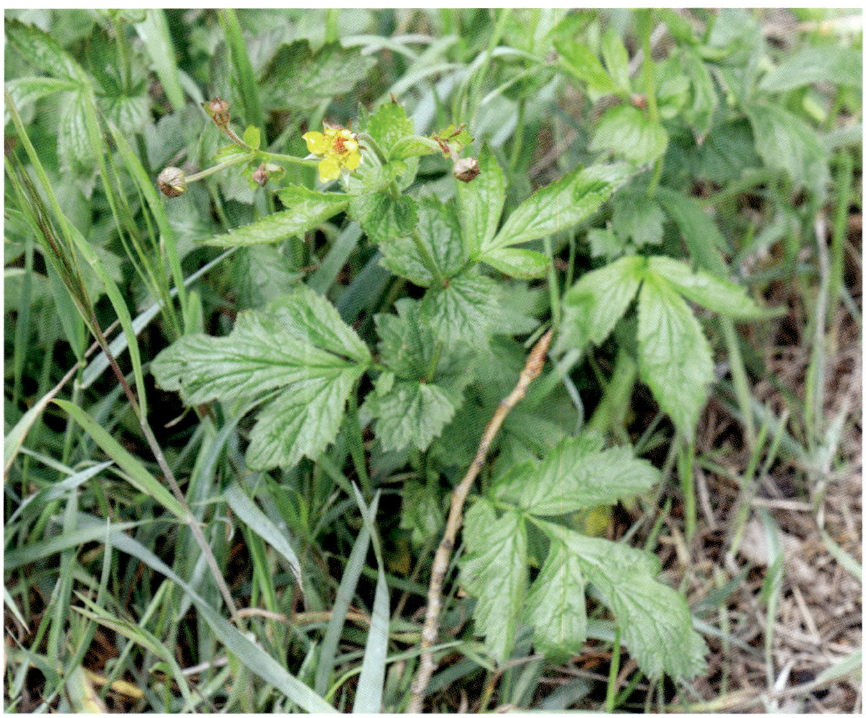

Nelkenwurzwurzel-Sirup

köstliches, beruhigendes Getränk, Glühwein-Ersatz

ZUTATEN

- 1 EL frische Wurzeln (Rhizome)
- 2 Sternanis
- 1 Messerspitze Vanillepulver
- 1 l Apfelsaft
- 1 Bio-Orange
- 1,5 kg Zucker (ich verwende braunen Zucker)
- 20 g Zitronensäure

ZUBEREITUNG

Von der Orange vorsichtig etwas Schale abschälen. Den Saft der Orange auspressen.

Die frischen Wurzeln, Sternanis, Vanillepulver und Apfelsaft kurz aufkochen lassen und vom Herd nehmen.

Orangensaft und Orangenschalen zugeben und zugedeckt mindestens 2 bis 3 Stunden rasten lassen, danach abseihen.

Erneut erwärmen und Zucker und Zitronensäure darin auflösen.

Den fertigen Sirup in Flaschen füllen.

Alternativ kann statt des Apfelsaftes auch ein Rotwein genommen werden.

ANWENDUNG

2 bis 3 Esslöffel in ein Glas geben und mit 250 ml heißem Wasser aufgießen. Ein köstliches Wintergetränk.

Nelkenwurzwurzel-Räucherung

zur Stärkung guter Energien, für Kraft, zum Schutz, Reinigung, nach Gewalt, Unrecht und Verbrechen

ZUTATEN

- 2 zeigefingerlange Wurzelstücke, getrocknet

ANWENDUNG

Siehe Räucheranleitung auf Seite 23.

Oca, Knolliger Sauerklee *Oxalis tuberosa* – *ein Salzersatz*

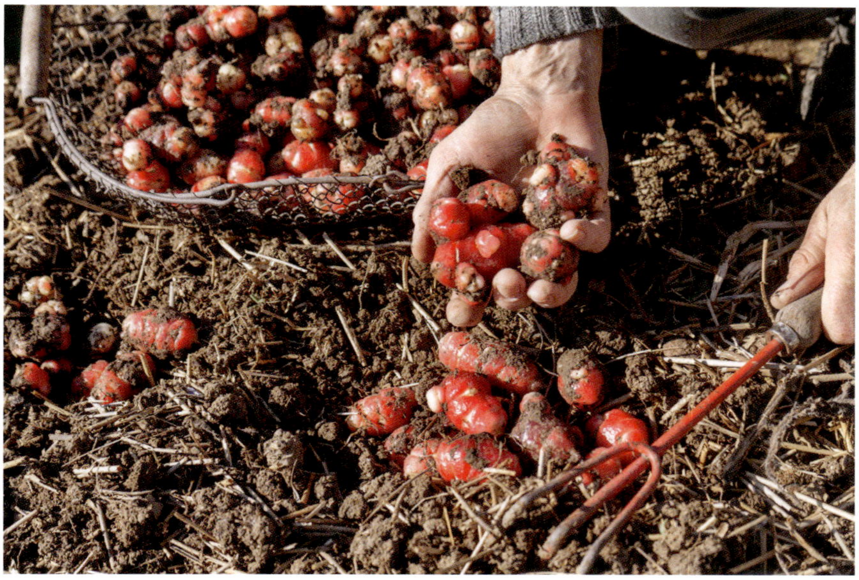

Volksnamen	Oka, Yam, Peruanischer Sauerklee
Pflanzenfamilie	Sauerkleegewächse (*Oxalidaceae*)
Standort	Feldmäßig angebaut wird in Peru, Bolivien, Kolumbien, Teilen Afrikas, Indonesien, Indien und Sri Lanka. Auch in Europa gibt es Versuchsfelder, die Kultur ist also möglich, allerdings bleiben hier die Wurzelknollen kleiner.
Inhaltsstoffe und Eigenschaften	Oxalsäure (kühlend, durststillend, in größeren Mengen kann sie die Mineralstoffaufnahme im Körper reduzieren, Vorsicht bei Osteoporose), Eisen (wichtig für Sauerstofftransport im Blut, Sauerstoffaufnahme der Zellen, Immunsystem, Energiehaushalt), Kohlenhydrate (Energielieferant), Vitamin C (zellschützend, wichtig für Bindegewebe, Knochen, Knorpel, Zahnfleisch, Körperabwehr)
Geschmack	säuerlich, erfrischend, nach einer Mischung zwischen Zitrone, Apfel und Rhabarber, wundervoll knackig
Verwechslungsmöglichkeiten	Horn-Sauerklee (*Oxalis corniculata*) hat ebenfalls essbare Knollen.
Interessantes	Der in Europa häufig vorkommende Horn-Sauerklee (*Oxalis corniculata*) ist sozusagen der europäische Bruder der Oca – auch er bildet essbare Wurzelknollen aus. Menschen mit Osteoporose oder einem erhöhten Risiko für Nierensteine sollten jedoch beim Verzehr von Sauerkleepflanzen generell Zurückhaltung üben, da sie Oxalsäure enthalten.
Verwendungsart	Speisewurzel, Tee, Sirup

Sollst die Salzmenge beim Essen kürzen, nimm stattdessen Sauerkleewurzel zum Würzen.

AUSSEHEN PFLANZE / WURZEL

Oca zeichnet sich durch niederliegende, fleischige Triebe und kleeblattähnliche Blätter aus und erreicht eine Höhe von 20 bis 30 cm.

An den Wurzeln bilden sich fleischige, zylindrisch bis elliptisch geformte Knollen, die eine Länge von 3 bis 15 cm erreichen können. Sie erinnern optisch an Mini-Kartoffeln oder kleine Pastinaken und besitzen, ähnlich wie die Kartoffel, sogenannte *Augen*. Die Schale kann unterschiedlich Farben aufweisen – von Violett, Weiß, Rot, Rosa und Grün bis hin zu Gelb. Im Inneren sind die Knollen meist gelblich oder weiß mit rötlichen Aderungen, die an eine feine Marmorierung erinnern.

ERNTE

Erst im Herbst, wenn die Tage kürzer werden, beginnt die Pflanze mit der Ausbildung ihrer Wurzelknollen. Das ist auch der Grund, warum Oca in Europa oft nur kleine Knollen entwickelt: Die Zeitspanne zwischen dem Einsetzen der kurzen Tageslängen und dem Winterfrost ist relativ kurz.

Geerntet wird nach den ersten leichten Frösten, sobald die oberirdischen Pflanzenteile abgestorben sind. Nach der Ernte lässt man die Knollen einige Tage in der Sonne liegen – so sinkt der Gehalt an Oxalsäure und ihr Geschmack wird milder und süßlicher.

Papa extranjera – die fremde Kartoffel

Woher der Knollige Sauerklee ursprünglich stammt, ist nicht ganz sicher. Auch über die Urform dieser seit Jahrhunderten kultivierten Pflanze gibt es bislang nur Vermutungen. Die ältesten Funde stammen aus dem heutigen Peru und werden auf etwa 8000 v. Chr. datiert.

In Höhenlagen von bis zu 4.000 Metern, wo aufgrund von Sauerstoff- und Nährstoffmangel nur noch wenige Pflanzen gedeihen, liefert der Knollige Sauerklee dennoch einen beachtlichen kohlenhydratreichen Ertrag. So wurde er zu einem wichtigen Grundnahrungsmittel – und zu einem Symbol für Fülle und Fruchtbarkeit. In den Anden kennt man ihn unter den Namen *Oca* oder auch *Yam*.

In Mexiko wird Oca seit über 300 Jahren angebaut. In Neuseeland ist die Pflanze als *New Zealand Yam* bekannt. Kolumbien wiederum ist berühmt für seine große Vielfalt an Kartoffelsorten – von der buttrig-zarten *Papa criollas* über die violette *Papa sabanera*, die beim Frittieren kaum Fett aufnimmt, bis hin zur *Papa extranjera*, der *fremden Kartoffel*, wie man dort die Knollen des Knolligen Sauerklees nennt.

Im 16. Jahrhundert gelangten Ocas gemeinsam mit der Kartoffel durch die Spanier nach Europa. Doch während die Kartoffel sich rasch zum Grundnahrungsmittel entwickelte, blieb Oca ein Außenseiter. Bis heute ist die kleine Wurzelknolle ein Nischenprodukt, das man meist nur in Raritätengeschäften oder auf Spezialitätenmärkten findet.

VOLKSHEILKUNDE

In den Anden wird der Knollige Sauerklee nicht nur als Nahrungsmittel geschätzt, sondern auch vielfältig volksheilkundlich genutzt. So bereitet man aus den Wurzelknollen ein erfrischendes Getränk: Die Knollen werden in Stücke geschnitten und über Nacht in Wasser eingelegt – *gewässert*, wie man sagt. Am nächsten Tag püriert man die Stücke und süßt das Getränk nach Belieben mit Zuckerrohrsirup.

Bei Verdauungsbeschwerden, Leberentzündungen, Diabetes, Fieber oder Hautproblemen wird ein Tee aus den Knollen gekocht.

Als traditionelles Brechmittel dient eine kräftige Abkochung der Wurzel, die morgens nüchtern getrunken wird.

Die Knollen lassen sich auch mit Beeren zu Marmeladen und Sirupen verarbeiten. Darüber hinaus stellt man aus ihnen ein feines Mehl her – das sogenannte Ocamehl –, und ihre Stärke findet sowohl in der Alkoholherstellung als auch als Bindemittel in der Küche Verwendung.

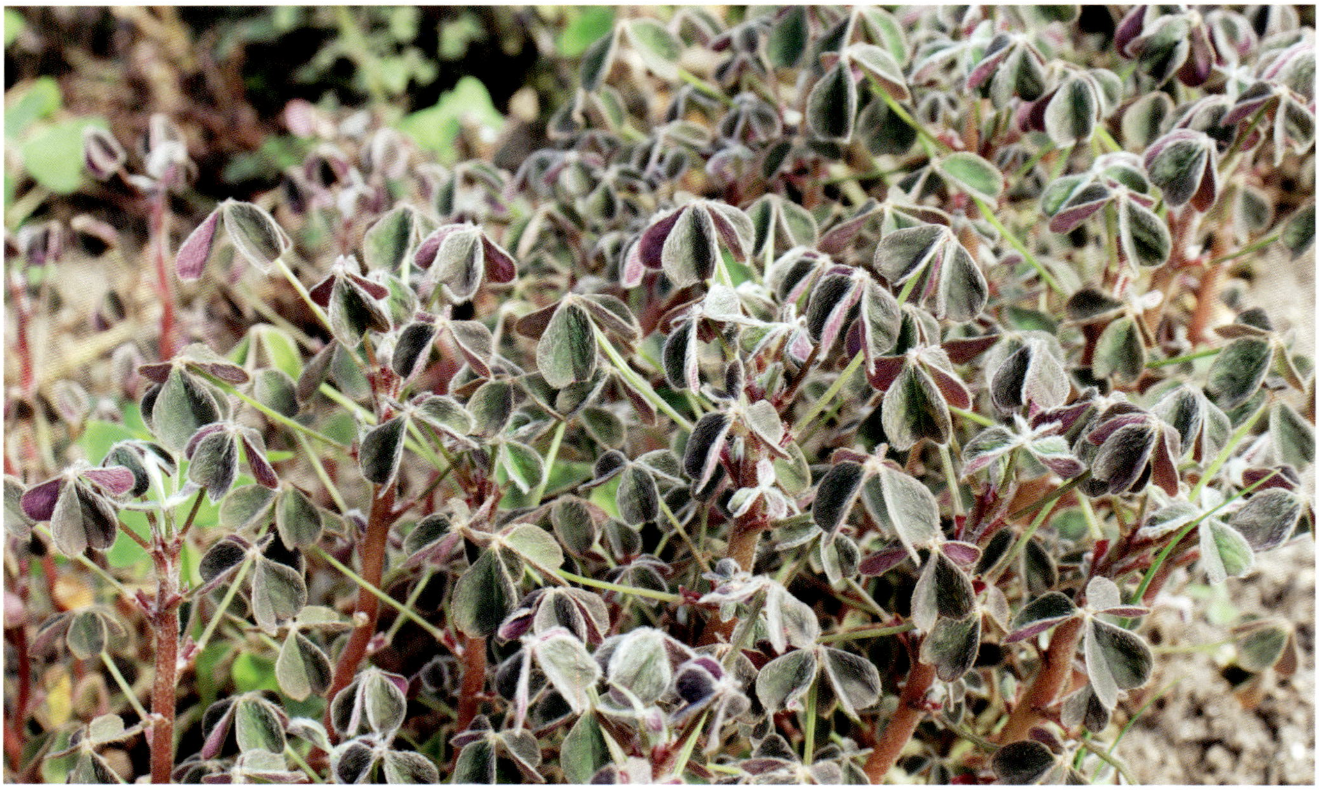

Sauerkleewurzel-Pulver

Küchengewürz, Suppenwürze, Salzersatz, bei Bluthochdruck

ZUTATEN

- frische Wurzeln

ZUBEREITUNG

Wurzeln möglichst klein schneiden und trocknen lassen. Die getrockneten Wurzelstücke mit der Kaffeemühle oder der Küchenmaschine zu feinem Pulver vermahlen.

ANWENDUNG

Als Gewürz wie Salz verwenden.

Wurzelkräuter-Salz

ohne Salz

ZUTATEN

- je 3 EL Liebstöckelwurzel, Angelikawurzel, Bertramwurzel, Bibernellenwurzel, Galgantwurzel, Kalmuswurzel, Sellerieknolle
- 6 EL Sauerkleewurzeln

ZUBEREITUNG

Bei frischen Wurzeln: Die Wurzelstücke säubern und möglichst klein schneiden, im Mörser quetschen. Danach in der Kaffeemühle (Gewürzmühle) fein mahlen.

Bei getrockneten Wurzeln: In der Kaffeemühle (Gewürzmühle) fein mahlen.

Oder die Wurzeln in Pulverform im Handel kaufen und miteinander vermischen.

ANWENDUNG

Dieses aromatisch duftende *Wurzelsalz ohne Salz* ist für die Verdauung und zur Körperstärkung wundervoll. Gerade bei Bluthochdruck gibt es den Speisen eine *salzige* Note, ohne dass man Salz verwenden müsste.

Sauerklee-Wurzelknollen, gekocht

sättigende, köstliche Beilage

ZUTATEN

- 10 frische Wurzelknollen
- 1,5 l Wasser
- Salz

ZUBEREITUNG

Wurzeln in Salzwasser kochen, bis sie weich sind. Um dies zu überprüfen, mit einer Gabel die Wurzeln anstechen. Kann man sie problemlos bis zur Mitte anstechen, sind sie fertig. Danach abseihen.

Sauerklee-Wurzelknollen, gebacken

bei Verdauungsproblemen, Hautentzündungen

ZUTATEN

- 10 frische Wurzelknollen
- 1 TL Olivenöl
- Wurzelkräuter-Salz (siehe Rezept)

ZUBEREITUNG

Wurzeln in Scheiben schneiden, in einer Schüssel mit dem Salz und der Wurzelwürze vermischen und auf ein Backblech legen. Bei 180 Grad in etwa 30 Minuten goldgelb backen.

ANWENDUNG

Bei Verdauungs- oder Hautproblemen ist dies eine köstliche Heilnahrung.

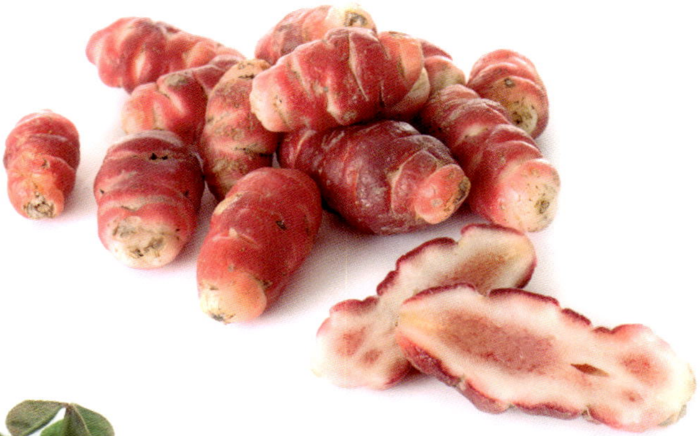

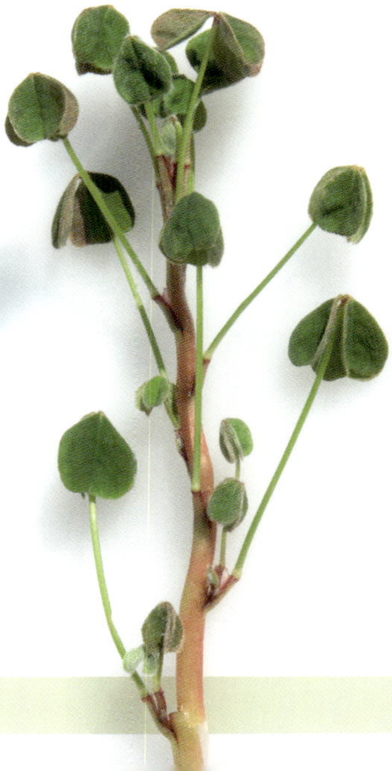

Pastinake *Pastinaca sativa*
– *Fastenwurzel und Babynahrung*

*Speckmöhre geschnitten klein,
stecke auf der Wanderung ein.
Plagt dich vor Hunger dann
der Magen, wird die Wurzel
ihn schnell besänftigt haben.*

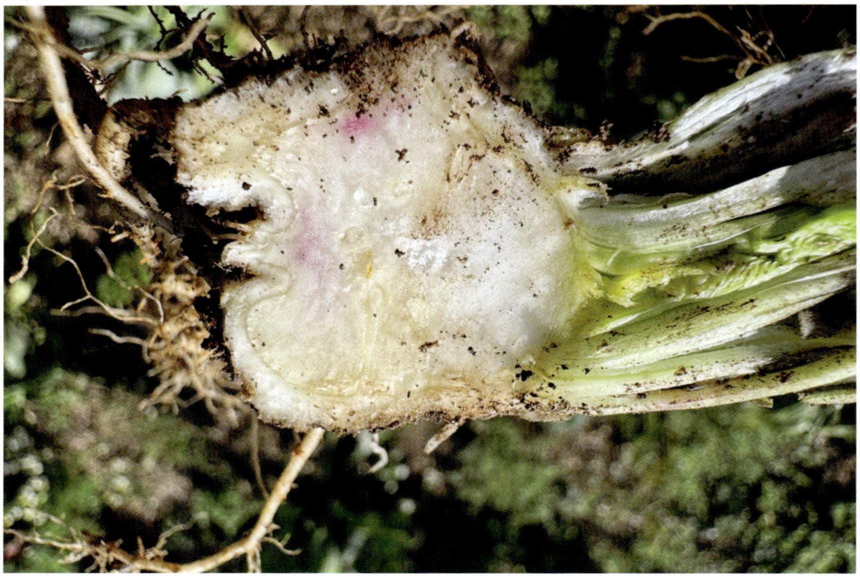

AUSSEHEN PFLANZE / WURZEL

Die zweijährige Pflanze bildet im ersten Jahr eine Rosette mit saftigen, dunkelgrünen, breiten, gefiederten Blättern, im zweiten Jahr einen bis zu 1 Meter hohen Blütenstängel mit gelblichgrünen Doldenblüten.

Sie hat eine dicke, fleischige, saftige bis zu 30 cm tief in das Erdreich ragende, rübenförmige Wurzel. Die Wurzelhaut ist gelb-bräunlich bis weiß, innen ist sie weiß bis weiß-gelb gefärbt. Bei der Wilden Pastinake ist die Wurzel weniger fleischig und sehr dünn.

ERNTE

Nach den ersten Frostnächten beginnt die ideale Erntezeit. Dann ist ihre Stärke in Zucker verwandelt und sie schmeckt besser.

Sie wurzelt bis 30 cm tief, deshalb eine Schaufel oder Grabegabel zu Hilfe nehmen und damit vorsichtig aus der Erde heben. Die Pflanze hat einen Milchsaft. Wenn dieser auf die Haut kommt und Sonne direkt darauf scheint, kann es zu Verbrennungen kommen.

Volksnamen	Hirschmöhren, Moorwurzeln, Germanenwurzeln, Hammelmöhre, Speckmöhre, Dickmöhre
Pflanzenfamilie	Doldenblütler (*Apiaceae*)
Standort	Die Kulturform wächst in Gärten, die Wildform an Wegrändern, Böschungen, Steinbrüchen oder in Wiesen. Stickstoffhaltige, kalkreiche Böden und sonnige bis manchmal auch halbschattige Standorte sind für das Gedeihen nötig.
Inhaltsstoffe und Eigenschaften	Folsäure (wichtig für Bildung von Blutkörperchen und Nerven), Pektine (regen Verdauung an, sättigend), Magnesium (für Muskel- und Nervenfunktion), ätherische Öle (lösen Blähungen, muskelentspannend), Kalium (blutdrucksenkend), Zink (wichtig für Wundheilung, Körperabwehr)
Geschmack	süß, würzig, nussig und leicht herb
Verwechslungsmöglichkeiten	Wurzelpetersilie (*Petroselinum crispum*) essbar, Wilder Pastinak (*Pastinaca sativa subsp. sativa var. sativa*) essbar, Gefleckter Schierling (*Conium maculatum*) giftig, Hundspetersilie (*Aethusa cynapium*) giftig
Interessantes	Die Pastinakwurzel ist perfekt als erste Babykost oder als Magen-Darm-Diätkost geeignet. Sie hat einen leicht süßlichen Geschmack und kaum eigenen Salzgehalt. Im Handel ist es vorteilhaft zu kleineren Wurzeln zu greifen. Die großen schmecken manchmal bitter.
Verwendungsart	Tee, Wickel, Wurzelpulver, Kochzutat

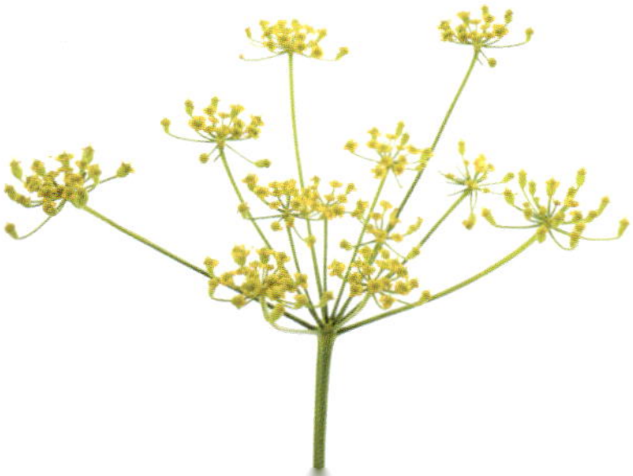

Die Pastinakenmilch des Bruders

„Die heutige Pastinake ist ja recht fleischig. Ich erinnere mich, dass sie in meiner Kindheit dünner und knorriger war", erzählt Johanna. Mitte des 18. Jahrhunderts wurde die Pastinake als Grundnahrungsmittel weitgehend von den ertragreicheren Kartoffeln und Karotten verdrängt. In manchen Bauerngärten, so auch im Garten von Johannas Vorfahren, blieb sie jedoch erhalten.

Johanna erinnert sich, dass ihre Mutter einen kleinen Gemüsegarten hatte, in dem sie auch Pastinaken zog. „Mir hat die Wurzel gar nicht geschmeckt", sagt sie schmunzelnd. Damals hieß es noch: „Gegessen wird, was auf den Teller kommt." Die Mutter teilte das Essen zu – von den Pastinaken bekamen die Kinder reichlich, damit sie *groß und stark* würden.

„Ich musste oft sitzen bleiben, bis ich alles aufgegessen hatte. Bei diesen Wurzeln hatte ich das Gefühl, sie würden beim Kauen im Mund immer mehr statt weniger werden. Ich saß oft sehr lange vor meinem Teller und durfte erst aufstehen, wenn nichts mehr übrig war …"

Ihr jüngerer Bruder Franz war von eher kleiner Statur und kränklicher Natur. „Jede Krankheit, die gerade im Dorf oder in der Schule umging, hat er sich eingefangen." Zur Zeit der Pastinakenernte bereitete Johannas Mutter ein besonderes Gericht für Franz zu, das ihn stärken sollte: Sie schnitt die Pastinaken so klein wie möglich, kochte sie in Milch weich und gab ihm diese milde Speise zu essen.

Auch Johanna bekam stets ein wenig davon ab. „Diese Pastinaken-Milch meines Bruders habe ich geliebt! Heute mache ich sie in einer etwas abgewandelten Form: Ich koche die Pastinaken in Milch und püriere alles zu einem feinen Brei – das schmeckt noch besser."

Ihrem Bruder hat die Pastinakenmilch zu Beginn des Winters stets gutgetan – als wärmendes und stärkendes Hausmittel.

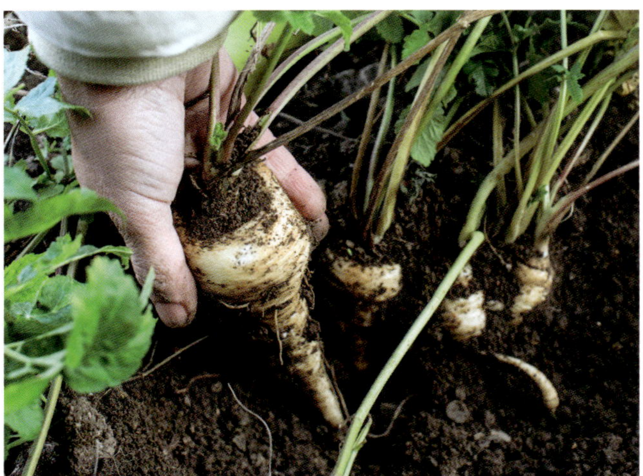

VOLKSHEILKUNDE

Frauen, die nicht schwanger wurden, gab man einen Sud aus Pastinakwurzel, in Wein gekocht, zu trinken – meist vor dem nächtlichen Besuch ihres Ehemannes.

Der römische Kaiser Tiberius ließ eine Pflanze mit dem Namen *Siser* aus Gelduba (nahe dem heutigen Krefeld) nach Rom bringen. Heute vermutet man, dass es sich dabei um die Pastinake gehandelt haben könnte.

Mit einem Saft aus der Wurzel versuchte man sich einst sogar gegen die Pest zu schützen. Der Volksname *Pestnake* erinnert noch an diese Anwendung. Die Wurzel ist reich an Stärke, schmeckt süß, ist sehr ertragreich, robust gegenüber Krankheiten und wird kaum von Schädlingen befallen. Damit ist sie eine ideale Pflanze zur Sättigung des Menschen.

In Scheiben geschnitten, getrocknet und zu Mehl vermahlen, dient die Pastinake als wunderbarer Mehlersatz – sei es für Brot, Süßspeisen oder zum Binden von Soßen. Man isst sie sowohl roh als auch gekocht. Über lange Zeit war sie ein wichtiges Grundnahrungsmittel und diente als sättigende Fastenspeise, vor allem für die arbeitende Bevölkerung.

Doch der Mensch sucht stets nach Neuem – und so traten nach und nach die Kartoffel und die Karotte an ihre Stelle, während die Pastinake in Vergessenheit geriet. Heute dürfen wir sie und ihre Vorzüge wiederentdecken. In Frankreich etwa wird aus der Wurzel ein erfrischender Sirup hergestellt: Mit Wasser oder Apfelsaft verdünnt, schmeckt er würzig und kühlend – oder eingedickt als alternatives Süßungsmittel anstelle von Zucker. Auch Wein und Bier wurden früher mit Pastinake aromatisiert.

Der Kräuterkundige Leonhart Fuchs schrieb in seinem Kräuterbuch über die Pastinake: „Treibt den Harn, ist gut den Wassersüchtigen und denen, so von giftigen Tieren gebissen seind. Die Wurzel gesotten und getrunken treibt den Harn."

Tatsächlich ist die Wurzel als Abkochung bei Verdauungsproblemen, Nierenleiden und Schwierigkeiten beim Wasserlassen wirksam. Bei Hautproblemen oder Wunden wird die gekochte Wurzel zerdrückt und als Breiumschlag äußerlich angewendet. Auch in Form von Waschungen mit dem Sud kann sie zum Einsatz kommen, etwa bei Ausschlägen, Ekzemen oder entzündlichen Hauterkrankungen. Die milde, reizlindernde Wirkung macht sie zu einem beliebten Hausmittel – besonders bei empfindlicher oder geschädigter Haut.

So ist die Pastinake nicht nur ein nahrhaftes Wurzelgemüse, sondern auch ein fester Bestandteil der traditionellen Volksmedizin – eine Pflanze, deren Heilkraft und Vielseitigkeit heute wieder zunehmend geschätzt werden.

Pastinakwurzel-Tee

bei Verdauungsproblemen, Blähungen, harnanregend

ZUTATEN

- 1 TL Wurzeln
- 250 ml Wasser

ZUBEREITUNG

Die frische Wurzel in kleine Stücke schneiden, mit Wasser aufkochen, 15 Minuten sieden lassen, danach abseihen.

ANWENDUNG

2 bis 3 Tassen am Tag, jeweils vor den Mahlzeiten trinken.

Pastinakwurzel-Mehl

Mehlersatz, Bindemittel, Süßungsmittel

ZUTATEN

- frische Wurzeln

ZUBEREITUNG

Wurzelrinde abbürsten oder schälen, den weißen Innenteil möglichst klein schneiden und trocknen lassen.

Die getrockneten Wurzelstücke mit der Kaffeemühle oder der Küchenmaschine zu feinem Pulver vermahlen.

ANWENDUNG

Das Pulver kann wie Mehl zum Kochen und Backen, sowie zum Soßenbinden oder zum Süßen von Speisen verwendet werden.

Beim Grillen wird es als Räuchermehl für den besonderen Geschmack der Grillspeisen verwendet.

Pastinak-Ofen-Wurzeln

für 2 Personen, je nach Wurzelgröße

ZUTATEN

- 2 frische Wurzeln
- 2 EL Olivenöl
- Salz, Pfeffer
- Muskat

ZUBEREITUNG

Das Backrohr auf 180 Grad Ober/Unterhitze vorheizen.

Die dünne Wurzelrinde abbürsten, dann in Streifen schneiden, in eine Auflaufform geben, Olivenöl und Gewürze dazugeben und für 30 bis 40 Minuten im Backrohr backen. Mehrmals wenden.

Pastinakwurzel-Puffer

für 4 Personen, je nach Größe der Wurzeln

ZUTATEN

- 4 bis 5 frische Wurzeln
- 1 Eigelb
- 60 g Stärkemehl
- Muskat gemahlen, Salz, Pfeffer
- Bratöl oder Schmalz

ZUBEREITUNG

Wurzelrinde abbürsten oder schälen, dann mit der Küchenreibe raspeln und in eine Schüssel geben.

Eigelb dazugeben, Stärkemehl und Gewürze beimengen, alles gut vermischen und zugedeckt 10 Minuten rasten lassen.

Kleine Laibchen formen. In heißem Fett goldgelb herausbacken.

Pastinakwurzel-Sirup

ZUTATEN

- 10 frische Wurzeln
- 2 Bio-Zitronen
- 1 l Wasser
- 250 g Zucker
- 4 EL Honig

ZUBEREITUNG

Wurzelrinde entfernen, anschließend raspeln (Küchenmaschine oder händisch).

Zitronen entsaften und mit dem Wasser und den Pastinaken aufkochen, für 15 Minuten köcheln lassen.

Mit dem Pürierstab unter Zugabe von Honig und Zucker fein pürieren.

Über Nacht stehen lassen, am nächsten Tag durch ein Sieb filtern.

Erneut aufkochen und siedend heiß in saubere Flaschen füllen.

ANWENDUNG

Kann mit Wasser, Apfelsaft oder einem leichten Weißwein aufgegossen werden.

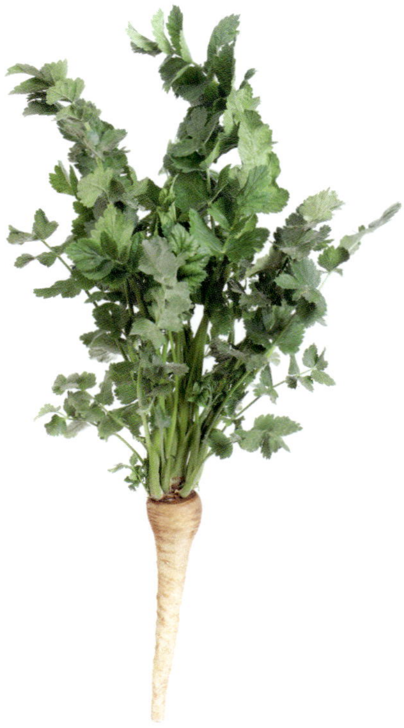

Pestwurz *Petasites hybridus, Petasites albus*
– bei Krämpfen und Heuschnupfen

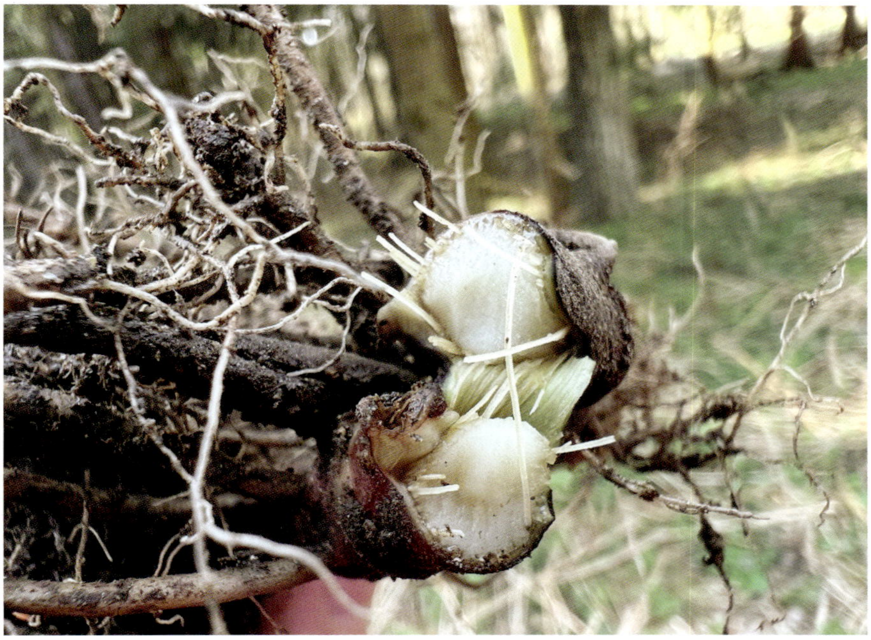

Droht Unheil einzuziehen ins Haus, mit Neunwurz geräuchert, holt man es raus.

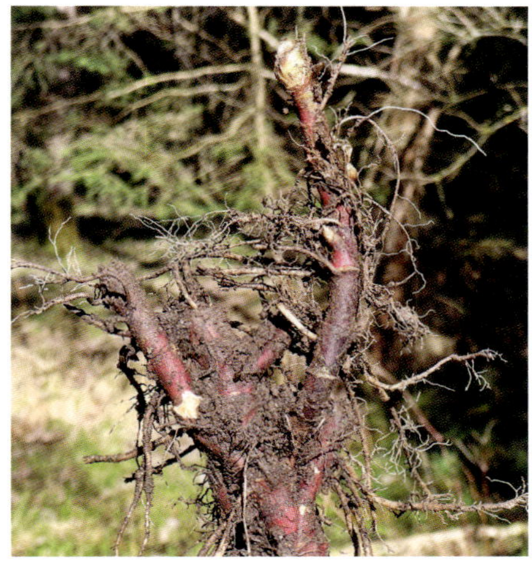

Volksnamen	Großer Huflattich, Neunblattkraft, Sonnedächle, wilder Rhabarber, Teufelswurz, Kraftwurz
Pflanzenfamilie	Korbblütler (*Asteraceae*)
Standort	Pestwurz wächst gerne an Bächen, Flussufern, in Gräben, an Waldrändern und in Wäldern, manchmal auch in Wiesen. Sie liebt feuchte, nährstoffreiche Böden.
Inhaltsstoffe und Eigenschaften	Petasin (krampflösend), Bitterstoffe (leber-, galle-, drüsenanregend), Flavonoide (entzündungshemmend), Schleimstoffe (reizlindernd, entzündungshemmend, schleimlösend), Pyrrolizidinalkaloide (bei Langzeiteinnahme wahrscheinlich leberschädigend)
Geschmack	bitter, leicht scharf, seifig im Abgang
Verwechslungsmöglichkeiten	Huflattich (*Tussilago farfara*) alte Heilpflanze, Alpendost (*Adenostyles alliariae, Adenostyles albifrons*) nur äußerliche Anwendung, Große Klette (*Arctium lappa*) unbedenklich, Alpen-Pestwurz (*Petasites paradoxus*) keine überlieferte Verwendung
Interessantes	Aufgrund der sehr ähnlichen Inhaltsstoffe wurden sowohl die Rote Pestwurz (*Petasites hybridus*) als auch die Weiße Pestwurz (*Petasites albus*) in der Volksheilkunde verwendet. Meistens jedoch die Rote Pestwurz. Pestwurz enthält unter anderem Pyrrolizidinalkaloide (PA), eine Stoffgruppe, die bei längerer Einnahme hoher Dosen in Tierversuchen – insbesondere bei Ratten – lebertoxische Wirkungen gezeigt hat. Mäuse reagierten in Studien weniger empfindlich, doch wird allgemein zur Vorsicht geraten. Wer auf Nummer sicher gehen möchte, kann auf standardisierte, PA-freie Präparate aus der Apotheke zurückgreifen. Diese sind durch spezielle Herstellungsverfahren von Pyrrolizidinalkaloiden befreit und gelten als unbedenklich. Auch homöopathische, potenzierte oder spagyrische Zubereitungen enthalten keine relevanten Mengen an Pyrrolizidinalkaloiden. Ebenso besteht bei äußerlicher Anwendung keine gesundheitliche Gefahr, da PA über die Haut kaum aufgenommen werden.
Verwendungsart	Wurzelbrei, Räucherung, Tinktur, Wurzelpulver, Wasserauszug

AUSSEHEN PFLANZE / WURZEL

Kurz nach der Schneeschmelze zeigt sich bei der Gebirgspflanze eine zapfenähnliche Blüte auf einem schuppigen, bis zu 50 cm hohen Stängel, der aus dem Boden ragt. Die Blüte hat bei *Petasites hybridus* eine rostrote und bei *Petasites alba* eine weiße Farbe. Die Früchte haben Flugschirmchen ehe ihre, an der Unterseite filzigen, behaarten, hufeisenförmigen Blätter wachsen. Sie können 1 Meter breit werden.

Die Wurzel ist außen dunkelbraun und innen weißlich. Sie ist fleischig und wird bis zu 4 cm dick. An den Gliedenden ist sie knollig verdickt. Durch ihre Verzweigungen festigt sie Böden und schützt sie so vor Erosion.

ERNTE

Die Wurzel erntet man mit einem kleinen Spaten im Spätherbst, wenn die Blätter verwelkt sind, über die Wintermonate (so der Boden frostfrei ist) bis in das Frühjahr, wenn die Blüten austreiben.

Man sticht den Wurzelstock aus und nimmt, wenn genügend Pflanzen wachsen, den ganzen Wurzelstock oder sticht ein Stück des Wurzelstocks ab und setzt den verbleibenden Wurzelteil in die Erde. Dann kann die Pflanze weiterwachsen.

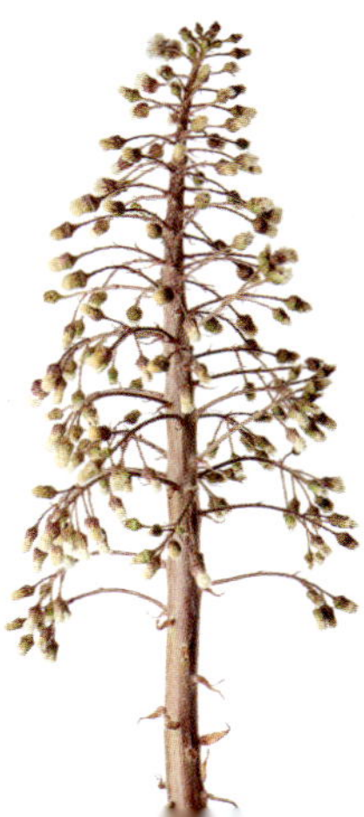

Wurzelvermehrung garantiert genetisch identische Nachkommen

Vermehrt sich eine Pflanze über ihre Blüten, kann es vorkommen, dass die Bestäubung durch Pollen anderer Pflanzen erfolgt – beispielsweise durch Insekten. In diesem Fall entsteht ein sogenanntes *Pflanzen-Mischlingskind* – also eine genetisch neue Variante.

Möchte man hingegen eine neue Pflanze heranziehen, die genetisch mit der Ausgangspflanze identisch ist, bietet sich bei vielen Arten – wie etwa bei der Pestwurz – die vegetative Vermehrung über Wurzeln an. Dabei werden Seitenwurzeln von der Hauptwurzel abgeschnitten oder vorsichtig abgebrochen und an anderer Stelle in die Erde eingepflanzt. Die Pflanzstelle sollte in den ersten Tagen regelmäßig gegossen werden, damit die Wurzel gut anwächst. Auf diese Weise entsteht eine neue Pflanze, die genetisch identisch mit der Mutterpflanze ist.

VOLKSHEILKUNDE

Der deutsche Arzt Adamus Lonicerus empfahl im 16. Jahrhundert die Pestwurz bei Wurmerkrankungen sowie als harntreibendes Mittel. Bereits im Römischen Reich waren Wurzelbreiauflagen bei Geschwüren und eitrigen Wunden bekannt.

Im Mittelalter wurde die Pflanze wegen ihrer schweißtreibenden Wirkung sogar als Heilmittel gegen die Pest eingesetzt. Auszüge aus der Wurzel – in Wasser, Wein oder auch Bier – fanden aufgrund ihrer krampflösenden, muskelentspannenden und schmerzstillenden Eigenschaften vielseitige Anwendung: bei Gallen- und Nierenkoliken, Menstruationsbeschwerden, Magen-Darm-Krämpfen, krampfartigen Herzleiden, Reizhusten, Heuschnupfen, Nackenschmerzen und Kopfschmerzen.

In der Volksmedizin gilt die Pestwurz als Akutmittel, nicht zur Daueranwendung. Sie wird gezielt bei plötzlichen, heftigen Krämpfen und Schmerzen eingesetzt – als rasche Hilfe, nicht zur täglichen Einnahme. Ihre besondere Wirksamkeit bei Heuschnupfen, Migräne sowie Magen-Darm-Entzündungen ist von der modernen Phytotherapie aufgegriffen und pharmakologisch weiterentwickelt worden.

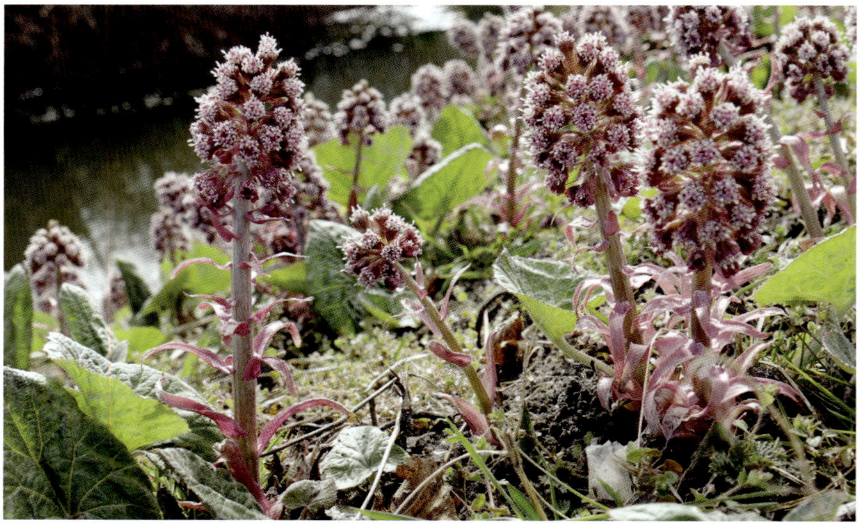

Pestwurzwurzel-Brei

bei Entzündungen, Wunden, Verletzungen, Geschwüren

ZUTATEN

› getrocknete Wurzelstücke

ZUBEREITUNG

Mittels Kaffeemühle oder Küchenmaschine zu feinem Pulver vermahlen. Wer keine Kaffeemühle hat und frische Wurzeln, kann die Wurzel mit einer Küchenreibe fein reiben und diese kleinen Wurzelstücke trocknen lassen.

ANWENDUNG

Pulver mit so viel warmem Wasser vermischen, dass eine breiartige Masse entsteht. Den Wurzelbrei warm direkt auf die Haut auftragen und ein Tuch darüber legen.

Pestwurzwurzel-Räucherung

beruhigend, entspannend, bei Ängsten, Sorgen, Traurigkeit, Schutzräucherung

ZUTATEN

› getrocknete Wurzeln der Weißen Pestwurz

ANWENDUNG

Siehe Räucheranleitung auf Seite 23.

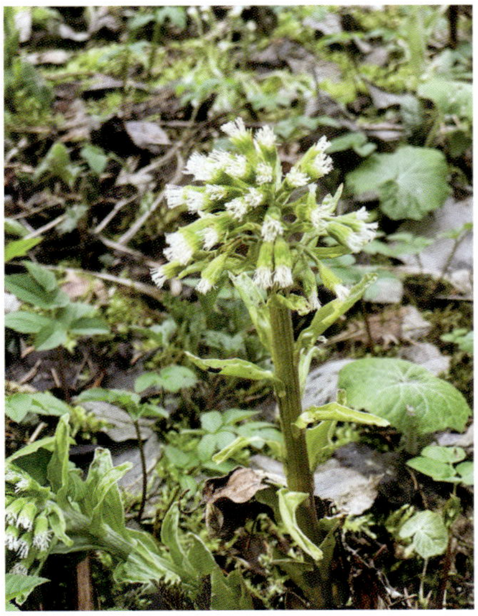

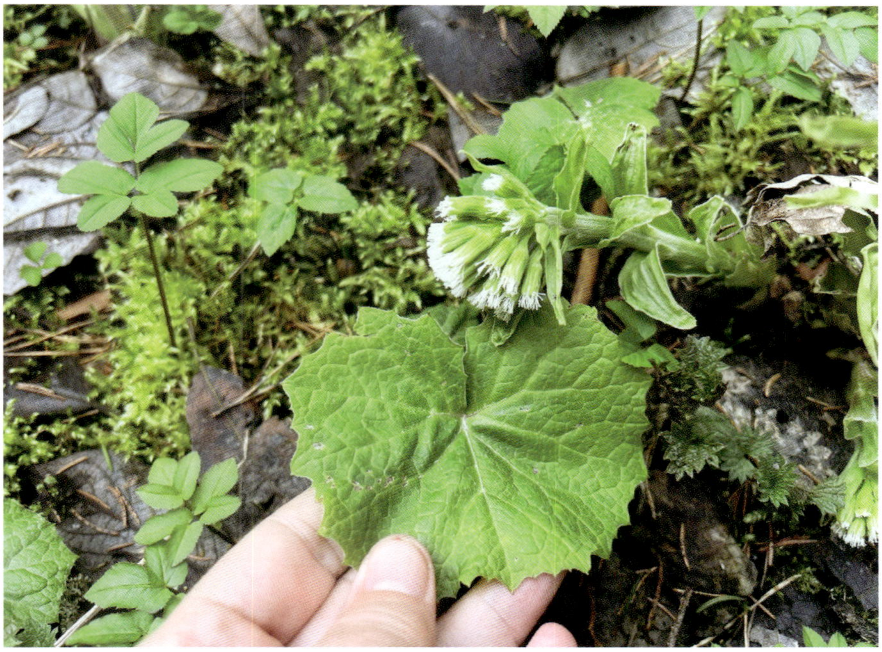

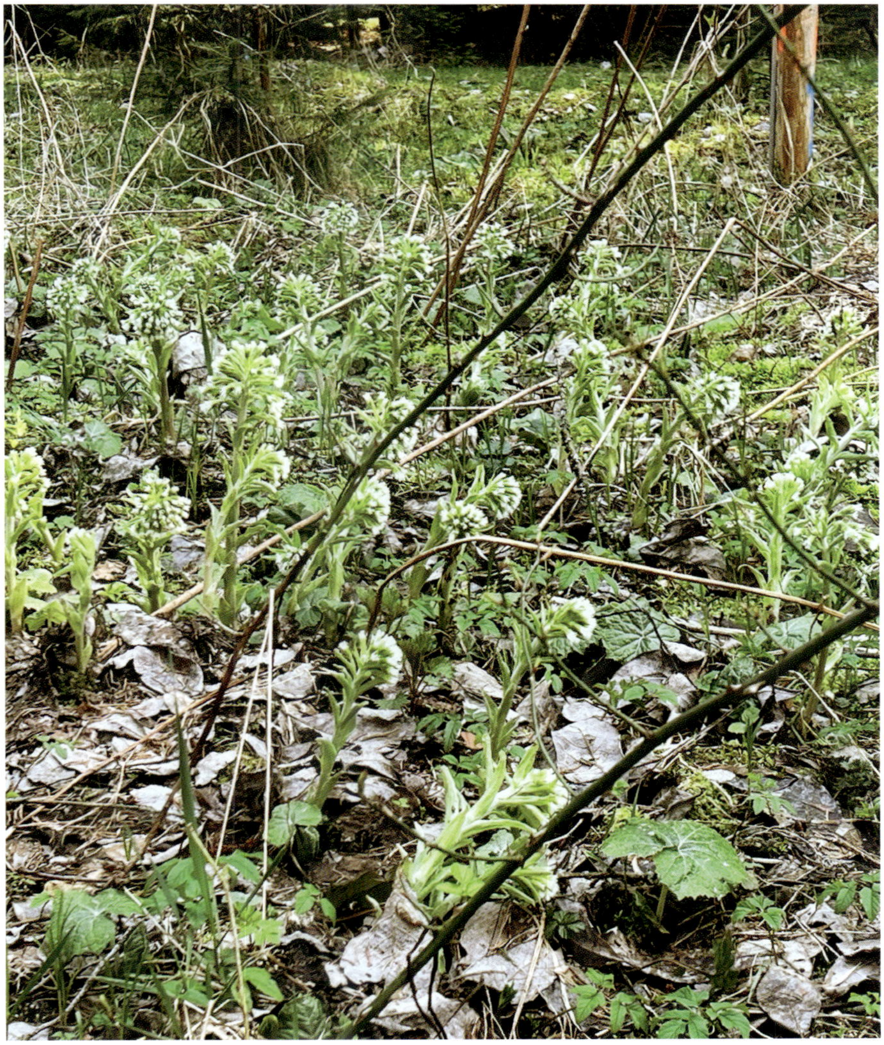

Quecke *Elymus repens* – *Zuckerersatz, Hustengras, Süßstoff*

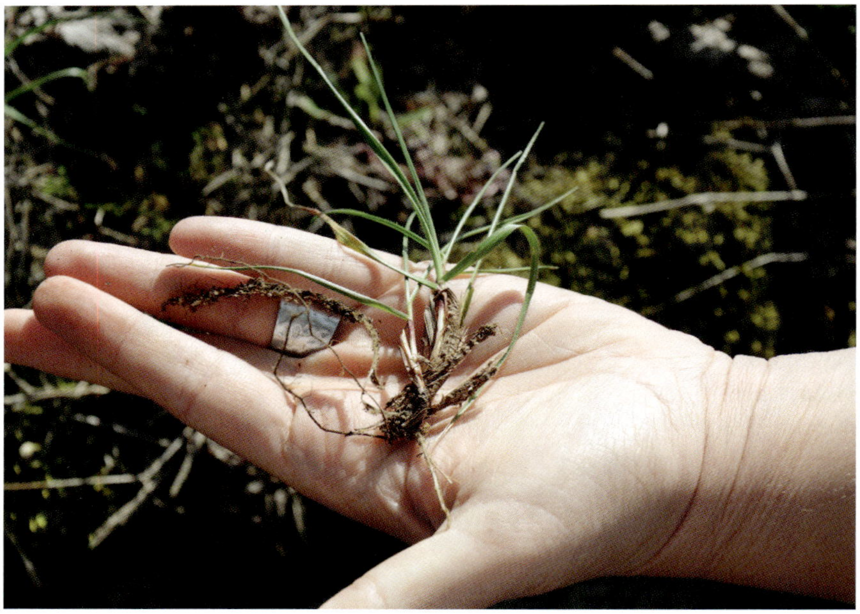

Die Beiwurz und sei sie
auch noch so klein,
die ist gegen Husten fein.

AUSSEHEN PFLANZE / WURZEL

Das Gras hat normalerweise etwa 20 cm hohe Halme mit flachen Blättern. In begünstigten Lagen kann die Quecke aber 1,5 Meter hoch werden. Sie hat bis zu 10 cm lange Ähren, die grünlich-gelb schimmern.

Die Pflanze bildet ein unterirdisches, bis zu 80 cm tiefes, verflochtenes, rhizomartiges Wurzelsystem, das größere Flächen durchziehen kann. Die einzelnen Wurzeln sind auffällig weiß, dünn und entwickeln unentwegt neue, die netzartig wachsen.

ERNTE

Im Bedarfsfalle kann sie jederzeit geerntet werden, ansonsten erntet man sie außerhalb der Blüte- und Samenzeit. Für die Ernte einfach vorsichtig den Grashalm aus dem Erdreich ziehen. Die rhizomartigen Wurzeln werden dabei mitherausgezogen. Das verzweigte Wurzelsystem sorgt dafür, dass reichlich Pflanzen nachwachsen.

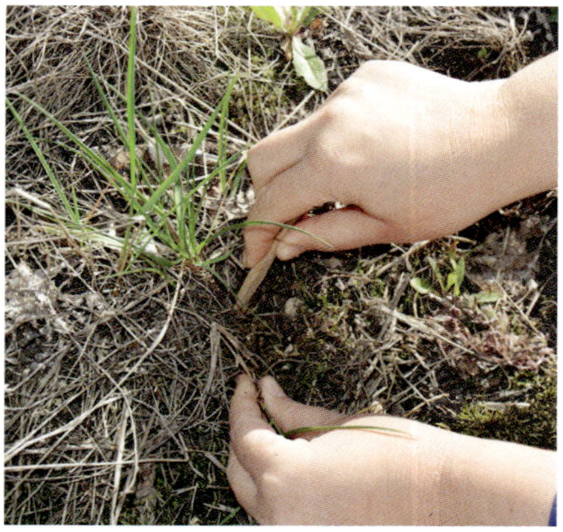

Volksnamen	Beigras, Beiwurz, Hustengras, Hustenwurz, Schnürgras, Kraftwurz
Pflanzenfamilie	Süßgräser (*Poaceae*)
Standort	Quecke liebt Gemüsebeete, Blumentöpfe, Böschungen, Sandgruben, Brachflächen, Ackerränder, Parkanlagen und Wiesen, welche sich in der prallen Sonne oder im Halbschatten befinden und keine dichte Vegetation haben.
Inhaltsstoffe und Eigenschaften	Polysaccharide (blutzuckersenkend, entzündungshemmend, abwehrstärkend), Schleimstoffe (unterstützen gegen Viren, Pilze, Bakterien), Triterpenoide (wirken stimulierend auf das Nervenwachstum, antimikrobiell, Schutz vor Stress), Flavonoide (regulieren Blutdruck, stärken Immunabwehr), Triticin (Zuckeraustauschstoff) und viele Mineralstoffe
Geschmack	Lieblich süß, schmeckt manchmal ein wenig nach Nüssen.
Verwechslungsmöglichkeiten	Italienischen Raygras (*Lolium multiflorum*) essbar, Wiesen-Lieschgras (*Phleum pratense*) essbar
Interessantes	Menschen mit Ödemen oder eingeschränkter Herz- bzw. Nierentätigkeit sollten Queckenwurzel aufgrund der harntreibenden Wirkung nur in geringen Mengen verwenden. Personen mit Gräserallergien sollten bei Queckenrezepturen vorsichtig sein.
Verwendungsart	Tee, Tinktur, Wurzelmost, Wurzelpulver, Wurzelwein, Wurzelweinbrand, Wurzelmilch

Bettys Hustengras

„Meine Schwester hatte als kleines Mädchen Keuchhusten", erinnert sich Betty. Sie selbst litt im Frühling und Herbst oft unter heftigen Hustenanfällen. Aufgewachsen ist sie auf einem Bauernhof, gleich neben einer alten Wallfahrtskirche. Ihre Großmutter hatte für die beiden Mädchen ein ganz besonderes Hausmittel parat: das Hustengras.

Vor dem Hof wuchs in einem Sandhaufen die Quecke – jenes *Unkraut*, das in der Familie Hustengras genannt wurde. Mit großer Sorgfalt und Fingerspitzengefühl zog die Großmutter die Halme aus dem Boden, bis die feinen, weißlichen Wurzeln zum Vorschein kamen. Sie bemühte sich, möglichst viele der zarten Wurzelfasern unversehrt aus dem Sand zu lösen. Dann entfernte sie die Halme, reinigte die Wurzeln mit einem Messer und schnitt sie in kleine Stücke.

Diese röstete sie in einer Pfanne mit Schweineschmalz oder Butter, bis sie dunkelgolden waren. Anschließend goss sie Wasser darüber – das fertige Hustengrasgebräu war bereit zum Trinken. „Es hat scheußlich geschmeckt", sagt Betty und lacht, „aber wir brauchten nie einen Hustensaft vom Doktor. Das hätten wir uns auch gar nicht leisten können."

Bei gewöhnlichem Husten gab es den Queckenwurzeltrunk pur, beim Keuchhusten wurde er mit Ziegenmilch gemischt verabreicht. Beides half den Mädchen, rasch wieder gesund zu werden.

Der alte Spruch *Die Quecke, ist sie auch noch so klein, die ist gegen Husten fein* erinnert – ebenso wie der Volksname *Hustengras* – an die frühere Bedeutung dieser Pflanze in der Hausmedizin.

VOLKSHEILKUNDE

Die Queckenwurzel hat eine lange Tradition in der Volksmedizin – nicht zuletzt, weil sie so leicht und reichlich zu finden ist. Neben ihrer medizinischen Verwendung wird sie auch in der Küche geschätzt, vor allem wegen ihres mild süßlichen Geschmacks.

Aus den getrockneten Wurzeln wird ein Süßungs-Pulver hergestellt – ein natürlicher Zuckerersatz oder Mehlzusatz, der Speisen eine dezente, angenehme Süße verleiht. Zwar ist die Süßkraft deutlich schwächer als die von Zucker, doch die Quecke bringt eine eigene, milde Note mit.

Zum Süßen von Tee gibt man einfach ein paar Wurzelstücke direkt ins Kochwasser, bevor die eigentlichen Teekräuter übergossen werden. Zehn Minuten ziehen lassen, abseihen und genießen.

Auch schwächliche Tiere werden mit einer Mischung aus Queckenwurzel und Gerste aufgepäppelt. Die zierlich wirkenden Rhizome enthalten beachtliche Mengen an Kohlenhydraten – ein natürlicher Energiespender.

In der Küche kann die Wurzel roh oder als Pulver Salate und andere Speisen bereichern. In der Volksheilkunde wird sie vor allem bei Husten, Nieren- und Blasenproblemen sowie zur Wundbehandlung eingesetzt.

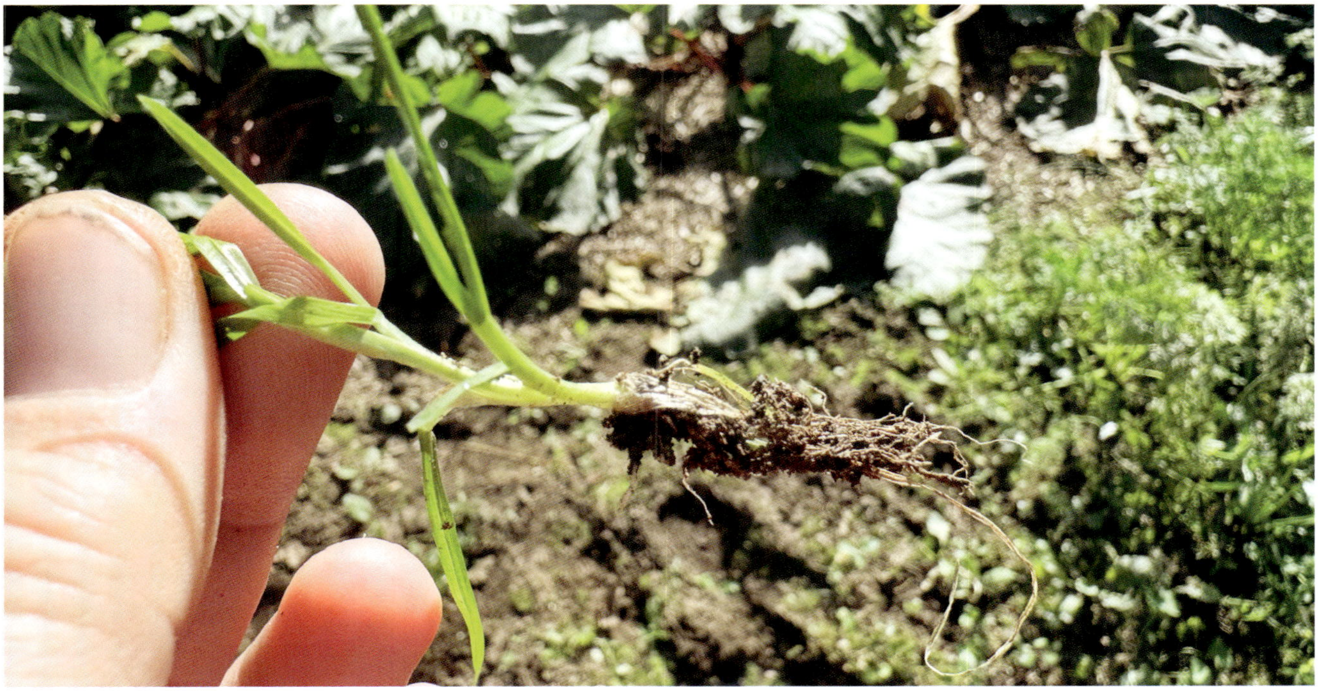

Queckenwurzel-Tee

harnfördernd, bei Nieren- und Blasengrieß

ZUTATEN

- 2 EL frische Wurzeln
- 1 l Wasser

ZUBEREITUNG

In grobe Stücke schneiden, mit heißem Wasser übergießen, zugedeckt 30 Minuten ziehen lassen, danach abseihen.

ANWENDUNG

Schluckweise über den Tag verteilt trinken.

Queckenmilch

bei Erkältungen, Angina, Asthma

ZUTATEN

- 2 EL Queckenstängel samt Wurzeln
- 500 ml Milch (Pflanzenmilch)

ZUBEREITUNG

Frische Pflanze in grobe Stücke schneiden, in die Milch geben, danach langsam zum Kochen bringen. Sobald aufgekocht ist, vom Herd nehmen, 5 bis 8 Minuten ziehen lassen, abseihen

ANWENDUNG

Die Milch möglichst warm trinken.

Queckenwurzel, gestoßen

als Wundmittel

ZUTATEN

- 1 EL frische Wurzeln

ZUBEREITUNG

In Stücke schneiden, mit dem Mörser quetschen, bis die Masse breiartig ist.

ANWENDUNG

Direkt auf die Wunde geben, darüber ein Tuch binden und über Nacht wirken lassen, am nächsten Tag erneuern.

Queckenwurzel-Kaffee

als Kaffee-Ersatz

ZUTATEN

- einige Wurzeln
- Wasser

ZUBEREITUNG

Wurzeln in 0,5 cm große Stücke schneiden, trocknen lassen, in der Pfanne am Herd ohne Fett rösten, bis sie goldbraun sind.

Sobald sie ausgekühlt sind, Wasser zum Kochen bringen, die Wurzelstücke hinzugeben und ein paar Minuten sieden lassen, danach abseihen.

ANWENDUNG

Eine wunderbare, köstliche und gesunde Art des Kaffeetrinkens, die Wurzeln wirken sich gut auf Nieren, Blase, Hals und Lunge aus.

Queckenwurzel-Trunk

haarwuchsanregend, schleimlösend

ZUTATEN

- 1 EL Wurzeln
- etwas Butter
- 125 ml Wasser

ZUBEREITUNG

In einer Pfanne die Butter zergehen lassen, die frischen oder getrockneten Wurzelstücke darin *anschwitzen*, bis diese goldbraun sind, mit dem Wasser aufgießen und 2 bis 3 Minuten köcheln lassen, danach abseihen.

ANWENDUNG

Bei Schleimbildung schluckweise warm trinken.

Äußerlich in die Kopfhaut einmassieren.

Queckenwurzel-Weinbrand

bei Kreislaufproblemen

ZUTATEN

- 2 EL Wurzeln
- 500 ml Weinbrand

ZUBEREITUNG

Frische oder getrocknete Wurzelstücke mit dem Weinbrand übergießen, verschließen und für 4 Wochen im Dunkeln rasten lassen, danach abseihen.

ANWENDUNG

Täglich 1 Teelöffel nach dem Frühstück oder bei Bedarf einnehmen.

Kann auch in einem Tee oder Wasser getrunken werden.

Queckenwurzel-Most

zur Körperkräftigung, bei Schwächezuständen

ZUTATEN

- 2 EL getrocknete oder frische Wurzelstücke
- 1 l Apfelmost

ZUBEREITUNG

Wurzelstücke mit dem Most erwärmen und 10 bis 15 Minuten bei mittlerer Hitze am Herd stehen lassen. Danach weitere 10 Minuten zugedeckt ziehen lassen und abseihen.

ANWENDUNG

Täglich 1/16 l (62,5 ml) trinken.

Bei Schwächezuständen und im Akutfall bis zu 125 ml trinken.

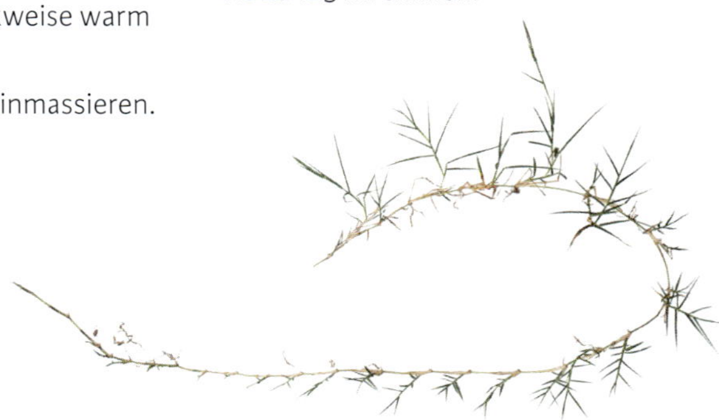

Radieschen *Raphanus sativus var. sativus* – *„Frühlingsputz" für das Blut*

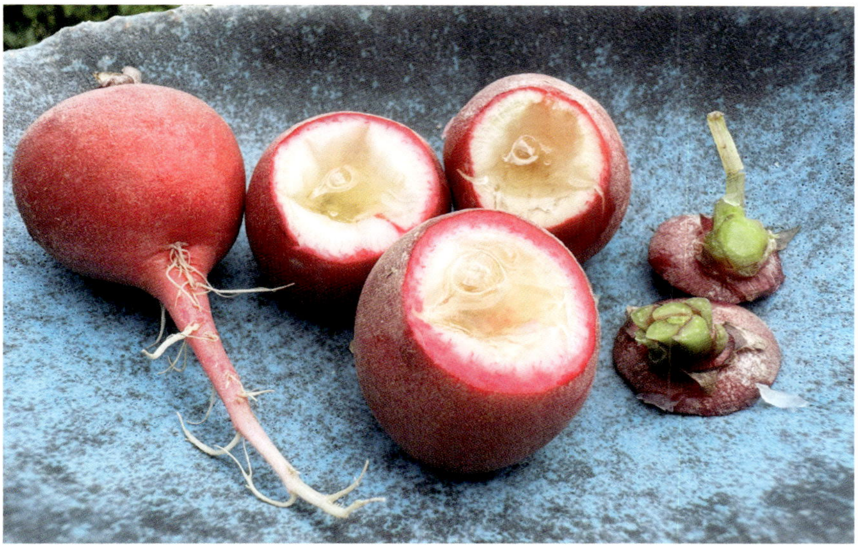

Radi lässt grantige (schlecht gelaunte) Menschen Gift und Galle spucken.

Volksnamen	Radi, Radies, Radieserl, Monatsrettich, Gartenrettich
Pflanzenfamilie	Kreuzblütler (*Brassicaceae*)
Standort	Felder, Gärten, Blumentöpfe und Balkone sind als Anbauflächen für Radieschen möglich. Es muss sonnig bis halbschattig sein, der Boden bevorzugt locker, humos und leicht feucht.
Inhaltsstoffe und Eigenschaften	Senföle (cholesterinsenkend, entzündungshemmend, antibakteriell, gegen Bakterien im Mund-, Rachen- und Darmbereich, regen Verdauungssäfte an), Vitamin C, Kalium (wichtig für Regulierung des Blutdrucks), Kalzium (wichtig für Knochen), Magnesium (unterstützt die Muskelfunktion und den Energiestoffwechsel), Folsäure (wichtig für die Zellneubildung), Vitamin K (wichtig für die Blutgerinnung)
Geschmack	Würzig, saftig, scharf – der Schärfegrad kann unterschiedlich sein.
Verwechslungsmöglichkeiten	Ölrettich (*Raphanus sativus var. oleiformis*) wird als Gründüngung und nicht als Speiserübe verwendet, Rettich (*Raphanus sativus*) essbar, Japanrettich / Daikon (*Raphanus sativus var. longipinnatus*) essbar, Wilder Rettich (*Raphanus raphanistrum*) essbar
Interessantes	Radieschen sind sehr eng mit Kohl (*Brassica oleracea*) in all seinen Formen, Senf (*Sinapis* und *Brassica spp.*), Rucola (*Eruca vesicaria*), Meerrettich (*Armoracia rusticana*) – Kren und der Kresse (*Lepidium sativum*) verwandt. Wilder Rettich (*Raphanus raphanistrum*) ist vermutlich ein Vorfahr des Radieschens.
Verwendungsart	roh, gekocht, Wickel, Wurzelauflagen

AUSSEHEN PFLANZE / WURZEL

Das einjährige Radieschen bildet dunkelgrüne, herzförmige und leicht behaarte Blätter aus und erreicht eine Höhe von etwa 10 bis 20 Zentimetern. Seine doldenförmigen Blüten zeigen sich in zarten Weiß- bis Rosatönen.

Die Wurzelknolle des Radieschens kann in ihrer äußeren Erscheinung stark variieren: Sie kommt in Farben wie Rot, Rosa, Violett, Gelb oder Weiß vor und zeigt unterschiedliche Formen – von rund bis länglich. Das Innere ist stets weiß und saftig.

ERNTE

Ab Mai bis zum Frost gibt es normalerweise eine Ernte. Sobald der Schnee weg ist, bis in den Spätsommer hinein kann angebaut werden. Im Frühling brauchen sie 4 bis 8 Wochen zum Wachsen, im Sommer sind Radieschen oft schon nach 3 bis 4 Wochen und im Herbst nach 6 bis 8 Wochen erntereif.

Sobald die Knollen leicht aus der Erde zu ragen beginnen, kann man die Pflanze vorsichtig mit der Hand aus der Erde ziehen. Das geht normalerweise ganz ohne Werkzeug.

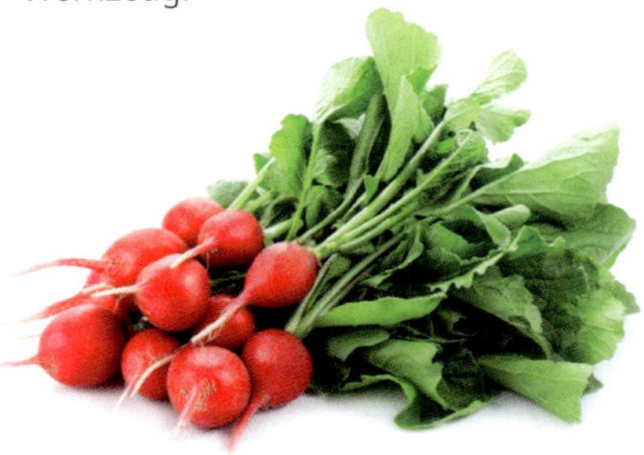

Die falschen Champignons

Mit dem Radieschen verbinde ich eine ganz besondere Kindheitserinnerung. Ich hatte das Glück, in einem Haushalt aufzuwachsen, in dem vieles aus dem eigenen Garten stammte. Meine Eltern legten großen Wert auf frische, selbst angebaute Lebensmittel. Zum Schulschluss zogen wir als Familie gemeinsam in den Wald, um Heidelbeeren zu pflücken. Und ab dem Spätsommer, wenn die ersten Morgennebel durch die Bäume zogen, begann die Pilzzeit – dann durchstreiften wir den Wald auf der Suche nach essbaren Schätzen.

In dieser Zeit stießen wir auch regelmäßig auf einer Wiese nahe dem Stadtteich auf Wiesenchampignons. Ich liebte sie als Kind über alles – besonders, wenn meine Mama sie frisch gesammelt und paniert zum Mittagessen zubereitete. Ein einfaches Gericht, aber für mich war es ein kulinarisches Highlight, auf das ich mich das ganze Jahr freute.

In einem Jahr war unser Garten besonders reich an Radieschen – sie wurden alle gleichzeitig reif. Damit sie nicht verholzten und ungenießbar wurden, musste schnell ein Plan her. Und meine Mama war darin geübt, aus Überfluss etwas Köstliches zu zaubern. Jeden Tag ließ sie sich ein neues Gericht mit Radieschen einfallen.

Dann hatte sie eine unerwartete Idee: Sie panierte die Radieschen – ganz wie sonst die Champignons – erst in Mehl, dann in einer Mischung aus Ei und Milch, schließlich in Semmelbröseln. Als ich an diesem Tag hungrig von der Schule nach Hause kam, ahnte ich nichts von der kleinen kulinarischen Überraschung, die mich erwartete.

Beim ersten Biss leuchteten meine Augen. Für mein kindliches Empfinden schmeckten die panierten Radieschen fast genauso wie die heiß geliebten Wiesenchampignons – nur ein wenig würziger. Auch ihre Größe erinnerte an die Pilze vom Stadtteich. Ich war begeistert und aß mit Wonne einen ganzen Teller voll.

Seitdem gibt es für mich zwei kulinarische Jahreszeiten: Im Frühling die panierten Radieschen und im Spätsommer die panierten Wiesenchampignons. Und bei jedem Bissen denke ich zurück an diesen besonderen Moment – und an die liebevolle Kreativität meiner Mama.

VOLKSHEILKUNDE

Radieschen waren im Altertum im Fernen Osten als Zierpflanzen beliebt. Im 16. Jahrhundert fanden sie schließlich ihren Weg nach Europa – genauer gesagt nach Frankreich –, wo sie rasch an Beliebtheit gewannen und sich schnell in den Küchen weiter Teile Europas verbreiteten.

In der Klostermedizin setzte man das Radieschen vor allem bei Beschwerden von Leber und Galle ein: Es galt als stärkend für die Leber und hilfreich bei Gallestauungen. Auch bei Husten, Bronchitis und übermäßiger Schleimbildung verwendete man es.

In der Traditionellen Chinesischen Medizin (TCM) wird das Radieschen ebenfalls hoch geschätzt. Dort heißt es, es könne *Hitze und Schleim* aus dem Körper leiten, das Blut kühlen und bei Kopfschmerzen sowie *hitzebedingten Hauterkrankungen* wie Neurodermitis unterstützend wirken.

Auch bei Verdauungsbeschwerden wie Blähungen, Völlegefühl oder leichter Verstopfung kann das Radieschen hilfreich sein. Äußerlich angewendet, etwa in Form einer aufgelegten Scheibe, soll es bei Insektenstichen lindernd wirken.

Radieschensaft

bei Husten, Bronchitis, Gallenproblemen

ZUTATEN

- 3–4 frische Wurzelknollen

ZUBEREITUNG

Radieschen schälen und mit der Küchenmaschine möglichst fein reiben. In ein Gefäß geben und 30 Minuten bei Zimmertemperatur stehen lassen.

Danach die geriebene Masse durch ein Tuch oder feines Sieb pressen und das austretende Wasser auffangen.

Diesen Saft im Kühlschrank aufbewahren. Die geriebenen Stücke können gegessen werden.

ANWENDUNG

Für 6 bis 8 Wochen täglich 5 Mal 1 Esslöffel einnehmen. Den Saft immer wieder frisch zubereiten. Wird er kühl getrunken, schmeckt er nicht so scharf.

Radieschenhonig

bei Husten, Keuchhusten, Asthma, Heiserkeit, Lungenproblemen, Darmparasiten, leberanregend

ZUTATEN

- 1 etwas größeres Radieschen
- 1 TL Honig

ZUBEREITUNG

Wurzelknolle aushöhlen und mit Honig auffüllen. Für 1 bis 2 Stunden stehen lassen.

ANWENDUNG

Den Honig löffelweise einnehmen.

Das Radieschen kann ein weiteres Mal mit Honig aufgefüllt werden.

Rettich *Raphanus*
– *Wohltat für zornige Menschen, bei Leber- und Gallenproblemen*

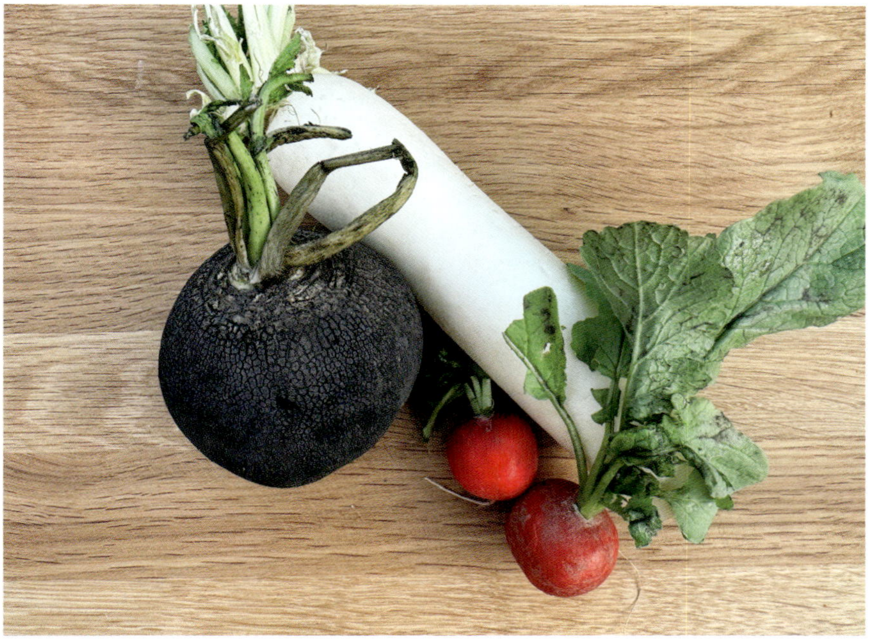

Radi und Bier –
dieses Essen lobe ich mir.

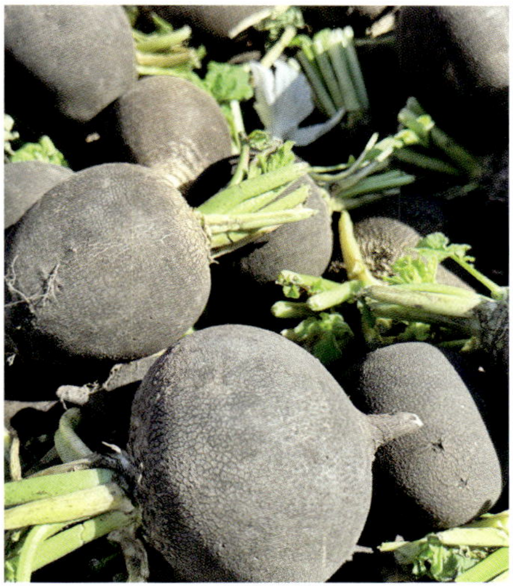

Volksnamen	Radi
Pflanzenfamilie	Kreuzblütengewächse (*Brassicaceae*)
Standort	Die heutigen Rettiche sind Kulturpflanzen, die in Gärten und auf Feldern zu finden sind. Sie lieben sonnige, leicht sandige, fruchtbare Böden ohne Staunässe.
Inhaltsstoffe und Eigenschaften	Senfölglykoside (durchblutungsanregend, entzündungshemmend, unterstützen bei Zellschäden und das Herz-Kreislaufsystem, fördern gesundes Darmmilieu), Vitamin C (wichtig für Knochenaufbau, Bindegewebe, Hormonhaushalt, regelt Kalzium- und Phosphorhaushalt, fördert Eisenaufnahme, stärkt Abwehrkräfte), Kalzium (wichtig für Knochen, Zähne, Haare und Nägel), Eisen (wichtig für Sauerstoffverteilung und Zellbildung), Kalium (für Elektrolyt- und Säure-Basen-Haushalt wichtig), Niacin (unterstützt Nervensystem, cholesterinsenkend, unterstützt Ausdauer, mindert Müdigkeit, hilft Blutfette senken), Phosphor (wichtig für Knochenaufbau und Herzfunktion), Phenole (können Blutdruck senken, Herz-Kreislaufsystem unterstützen, können jedoch auch Kopfschmerzen, Übelkeit und Schwindel hervorrufen)
Geschmack	würzig, leicht bis intensiv scharf
Verwechslungsmöglichkeiten	Ackerrettich (*Raphanus raphanistrum*) unbedenklich
Interessantes	Bei Gallensteinen sowie einem gereizten Magen oder Darm sollte man Rettiche nur mit Vorsicht genießen. Auch Menschen, die zu Blähungen neigen, sollten bedenken, dass Rettich diese verstärken kann. Der Name *Rettich* leitet sich vom lateinischen Wort *radix* für *Wurzel* ab – daraus entstand unter anderem auch die Bezeichnung *Radi*. Bei der Zubereitung sollte man Rettiche möglichst schonend behandeln und nicht stark erhitzen, da einige ihrer wertvollen Inhaltsstoffe hitzeempfindlich und flüchtig sind.
Verwendungsart	Sirup, Saft, Wickel, Speisewurzel

AUSSEHEN PFLANZE / WURZEL

Es gibt viele verschiedene Rettichsorten: rote, schwarze, weiße und Kugelrettiche. Sie unterscheiden sich in ihrer Schärfe, im Geschmack sowie in Größe, Wurzelform und Farbe.

Im ersten Jahr bilden Rettiche eine grundständige Rosette aus grünen, rauen und gezackten Blättern. Im zweiten Jahr wächst ein Blütenstängel mit kleinen, zarten Blüten, die je nach Sorte weiß bis violett gefärbt sind. Später entwickeln sich daraus Schoten mit kleinen, schwarzbraunen Samen.

Die Wurzelformen der Rettiche können rund, oval oder länglich verdickt sein. Ihre Schale variiert in der Farbe von Weiß über Rot bis Schwarz, während das Innere stets weiß ist. Ein Teil der Wurzel ragt über das Erdreich hinaus, der größte Teil bleibt jedoch unter der Oberfläche und hat feine Seitenwurzeln.

ERNTE

Schwarzer Rettich, Bierrettich: 8 bis 12 Wochen nach Anbau, Radieschen: 4 bis 6 Wochen nach Anbau.

Sobald die Wurzelknollen über dem Erdreich die gewünschte Verdickung zeigen, können sie geerntet werden. Rettiche sind zweijährige Pflanzen. Die Wurzelknolle wird im ersten Wachstumsjahr geerntet, da sie ihm zweiten Jahr verholzt. Lässt man sie bei Frost noch in der Erde und erntet sie später, kann es sein, dass sich der Scharfgeschmack durch den Frost beachtlich erhöht. Junge Wurzelknollen sind saftig und knackig, im späteren Wachstumsstadium sind sie trocken und leicht holzig. Rettiche können meist mit der Hand aus der Erde gezogen werden.

Ausgehöhlter Rettich gegen Husten

Der ausgehöhlte Rettich ist eines jener Hausmittel gegen Husten, das so einfach wie wirkungsvoll ist – und deshalb bis heute bekannt und in Gebrauch.

Wenn Thomas wieder einmal Husten oder Halsschmerzen hatte, holte seine Mama einen schwarzen, kugelförmigen oder auch länglich-dicken Rettich aus dem Vorratskeller. Sie schnitt ihn oben auf, höhlte ihn zu etwa zwei Dritteln aus und stach mit einem Messer ein kleines Loch in den unteren Teil der Wurzel. Dann füllte sie den Hohlraum mit Kandiszucker und stellte den Rettich auf ein Glas.

Nach etwa 30 bis 60 Minuten begann der erste Hustensirup durch das Loch in das Glas zu tropfen – eine Mischung aus dem sich verflüssigenden Zucker und den austretenden Wirkstoffen des Rettichs. Diese Lösung enthält entzündungshemmende und schleimlösende Substanzen, die bei Husten und Heiserkeit wohltuend wirken.

Anstelle von Kandiszucker kann auch Honig verwendet werden. In diesem Fall sollte jedoch kein Loch eingestochen werden, da der Honig sonst zu schnell durchläuft, bevor sich die Wirkstoffe mit ihm verbinden können.

Als Erwachsener stellt Thomas sich diesen Hustensirup jeden Winter selbst her – schnell gemacht, mit einfachen Zutaten, die er stets auf Vorrat hat, auch an Feiertagen. In seiner Kindheit war er allerdings kein großer Fan des Geschmacks: „Ich bin oft in mein Zimmer zum Husten gegangen, damit meine Mama es nicht mitbekam – sonst hätte sie mir wieder diesen Hustensirup gemacht, den ich überhaupt nicht ausstehen konnte ...“, erzählt Thomas lachend.

» Zubereitung von Rettich-Hustensirup

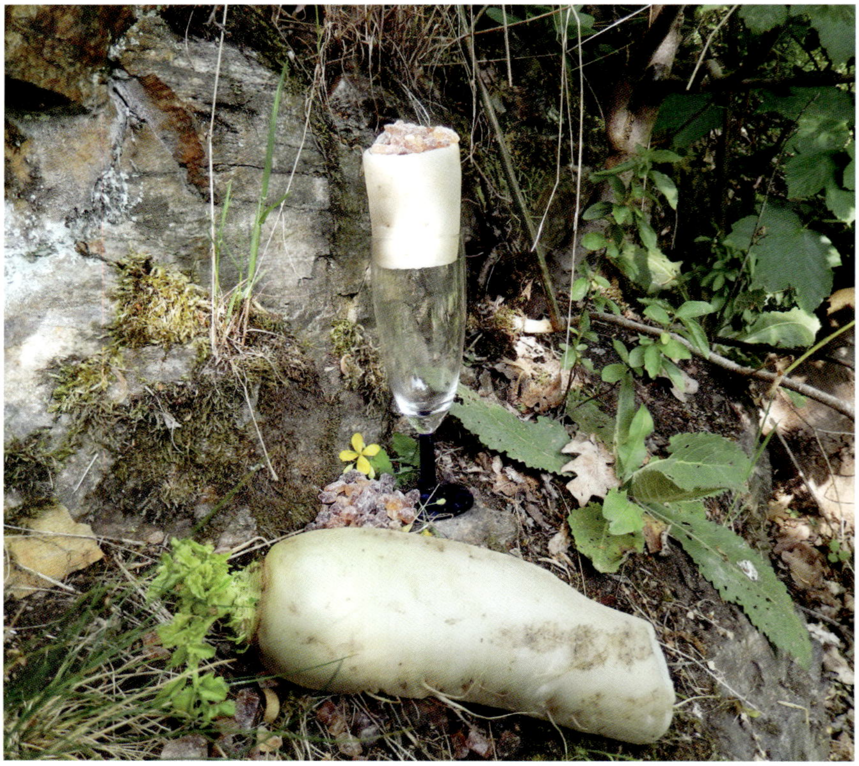

Ursprung und kulinarische Bedeutung

Der Ursprung des Rettichs liegt vermutlich in Nordchina. Bereits um 1000 v. Chr. wurden in Griechenland Sorten aus dem Wilden Strandrettich (*Raphanus maritimus*) gezüchtet. Die heutigen Kultursorten sind also gewissermaßen die Ur-Ur-Urenkel des Mittelmeerrettichs. Rettich ist äußerst gut lagerfähig, enthält wertvolle Mineralstoffe und entzündungshemmende Senföle – und ist daher über die kargen Wintermonate hinweg ein wichtiges Nahrungsmittel.

Ob roh gegessen, als Salat, frisch gepresst oder in Suppen – die Zubereitungsformen sind vielfältig. Eine besonders beliebte Spezialität aus Deutschland ist der spiralförmig geschnittene Rettich: Dabei wird der Rettich hochkant aufgestellt, spiralförmig eingeschnitten und leicht gesalzen. Sobald er etwas Saft zieht, nimmt sich jeder am Tisch ein Stück davon – am besten zu einem kräftigen Butterbrot.

VOLKSHEILKUNDE

In der traditionellen Heilkunde wird Rettich vielseitig eingesetzt. So soll Rettichsaft, in die Kopfhaut eingerieben, das Haarwachstum fördern und die Sinne schärfen. Der griechische Geschichtsschreiber Herodot überliefert, dass die Arbeiter beim Bau der Cheops-Pyramide regelmäßig Zwiebeln, Knoblauch und Rettich zu essen bekamen – vermutlich zur Stärkung und Gesunderhaltung. In der griechischen Antike gab es allerdings auch drastischere Anwendungen: Ehebrecher sollen zur Strafe einen geschälten Rettich in den Allerwertesten eingeführt bekommen haben.

Aus Frankreich stammt die volkstümliche Vorstellung, dass die nach üppigem Rettichverzehr entstehenden Gase zu einer besonders kräftigen Erektion führen sollen. Der Arzt Dioskurides empfahl Rettich als harntreibendes Mittel, und Hildegard von Bingen setzte ihn ein, um den Körper von *Schleimen* zu reinigen. Auch Pfarrer Kneipp schätzte den schwarzen Rettich und empfahl ihn bei Lungenerkrankungen. Er schrieb ihm die Fähigkeit zu, selbst geschwächte Lungen auf wundersame Weise zu heilen – vorausgesetzt, sie waren noch regenerationsfähig. Der schwarze Rettich gilt als bewährtes Hausmittel bei gesundheitlichen Beschwerden, während andere Sorten eher als Nahrung dienen.

Bei Husten, Leber- und Gallenproblemen, Verdauungsbeschwerden, Krämpfen oder bei Gallengrieß bereitet man traditionell einen Rettichsirup oder Rettichhonig zu – allerdings nicht bei akuten Entzündungen.

Menschen, die als reizbar, jähzornig oder *grantig* galten, bekamen mitunter vermehrt Rettich ins Essen gemischt – in der Hoffnung, dass seine gallenfördernde Wirkung auch den *Grant* mit hinausspülen möge.

Rettich-Hustensirup

bei Husten, Keuchhusten, Asthma, Heiserkeit, Lungenproblemen

ZUTATEN

- 1 schwarzer Rettich
- 4 bis 5 EL Kandiszucker

ZUBEREITUNG

Von der Wurzelknolle eine Scheibe herunterschneiden, und mit einem Messer zwei Drittel des inneren Teiles der Knolle aushöhlen. Mit einem Messer oder einem Stäbchen vorsichtig ein Loch in das untere Ende der Wurzelknolle stechen.

Die Knolle auf ein passendes Trinkglas legen, den Innenteil mit Kandiszucker anfüllen und die abgeschnittene Scheibe wieder darauflegen.

Für 2 bis 3 Stunden in einem warmen Zimmer stehen lassen. Der Zucker wird flüssig, nimmt die Inhaltsstoffe des Rettichs auf und rinnt durch das zuvor gestochene Loch in das Trinkglas.

ANWENDUNG

Sobald sich im Glas Saft befindet, kann dieser teelöffelweise eingenommen werden.

Rettich-Honig-Sirup

bei Husten, Keuchhusten, Asthma, Heiserkeit, Asthma, Lungenproblemen, Darmparasiten, Gicht, Rheuma, leberanregend

ZUTATEN

- 1 schwarzer Rettich
- 50 bis 70 ml Honig

ZUBEREITUNG

Frischen Rettich schälen, kleinwürfelig schneiden, in ein Glas geben und so viel Honig zugeben, bis alle Stücke gut bedeckt sind.

Zugedeckt bei Zimmertemperatur über Nacht stehen lassen. Durch das Rasten wird der Rettichhonig flüssiger.

ANWENDUNG

Die Stückchen bleiben im Glas. Den Honig nach Bedarf teelöffelweise einnehmen.

Rettichsaft

cholesterinsenkend, bei Gallensand (nicht bei Steinen!), verdauungsanregend, bei Gicht, Rheuma, leberanregend

ZUTATEN

- 1 schwarzer Rettich

ZUBEREITUNG

Wurzelknolle schälen und mit der Küchenreibe möglichst fein reiben. In ein Gefäß geben und 30 Minuten bei Zimmertemperatur stehen lassen.

Danach die Rettichstücke durch ein Tuch oder feines Sieb pressen und das austretende Wasser auffangen.

Diesen Saft im Kühlschrank aufbewahren. Die Rettichstücke können gegessen werden.

ANWENDUNG

6 bis 8 Wochen lang täglich 5 Mal 1 Esslöffel einnehmen.
Ist der Saft kühl, schmeckt er nicht so scharf.

Rettichwickel

bei Gicht, Rheuma, Nerven-, Kopf-, Gelenkschmerzen, Brustauflage bei Erkältungen, Husten, Bronchitis

ZUTATEN

- 1 schwarzer Rettich
- 250 g fetthaltiger Topfen (Quark)
- 1 TL Speiseöl

ZUBEREITUNG

Wurzelknolle säubern und mit der Küchenreibe fein raspeln, mit dem Topfen verrühren.

ANWENDUNG

Betroffene Körperstelle mit Öl einreiben. Rettichmasse auf ein Tuch streichen und auflegen. Ein Tuch darüber geben und so lange liegen lassen, bis der Topfen trocken geworden ist.

Bei Bedarf wiederholen.

Rettichsalat mit Äpfeln und Nüssen

verdauungsanregend, entzündungshemmend, schleimlösend, gut für das Darmmilieu

ZUTATEN

- 300 g Rettich (beliebige Sorte nach Wahl)
- 300 g Äpfel
- 60 g Walnüsse
- 2 EL Apfelsaft
- 1 TL Honig
- 2 EL Apfelessig
- Salz
- 7–8 rote Pfefferkörner
- 2 EL Walnussöl

ZUBEREITUNG

Rettiche und Äpfel schälen und mit der Küchenreibe fein reiben.

Die Walnüsse mit einem Messer fein hacken und dazugeben.

Übrige Zutaten zu einer Marinade rühren und über die Apfel-Rettich-Masse gießen.

Ein paar Minuten ziehen lassen und servieren.

ANWENDUNG

Wichtig ist, dass die Marinade mit dem Essig rasch über die frischen Zutaten kommt, damit sich diese nicht braun verfärben.

Der Salat schmeckt als Vorspeise ebenso gut wie als Beilage.

Rettichsuppe mit Kartoffeln

bei Verdauungsbeschwerden, gallenanregend, entzündungshemmend, bei Erkältungskrankheiten

ZUTATEN

- 200 g schwarzer Rettich
- 500 g Kartoffeln
- 1 Zwiebel
- 1 Knoblauchzehe
- Salz und Pfeffer
- 1 TL Speiseöl
- 1 Stamperl (2 cl) Weißwein
- 750 ml Gemüsesuppe
- ½ Becher Schlagobers (Sahne)

ZUBEREITUNG

Alle Wurzeln schälen und in kleine Stücke schneiden.

Danach Zwiebeln und Kartoffeln im heißen Öl leicht anschwitzen, mit dem Wein aufgießen und köcheln lassen, bis die Flüssigkeit verdunstet ist.

Die Gemüsebrühe darüber gießen und weitersieden, bis die Kartoffeln weich sind.

Danach die Rettichstücke zugeben und mit dem Pürierstab fein pürieren.

Würzen, mit Schlagobers verfeinern und servieren.

Wichtig ist, dass die Suppe nicht mehr erwärmt wird, wenn der Rettich hinzugegeben ist, damit sich seine Inhaltsstoffe nicht verflüchtigen.

ANWENDUNG

Diese Suppe ist eine wundervolle Speise in der Erkältungszeit.

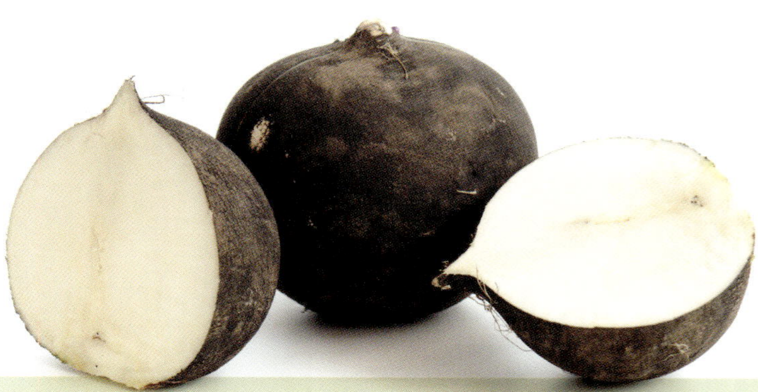

Rhabarber *Rheum palmatum, Rheum officinale*
– die abführende Wurzel der Barbaren

Mir geht es auch nicht immer, wie ich es gerne haben möchte, deswegen muss ich doch König bleiben, Rhabarber und Geduld wirken vortrefflich.

König Friedrich II, 1754

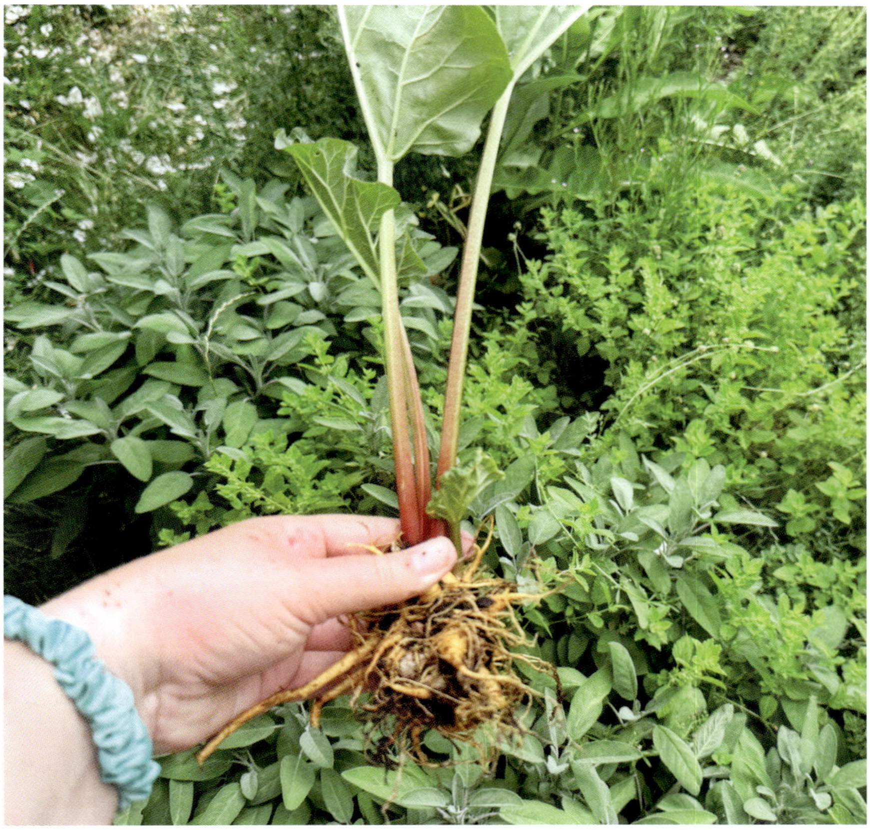

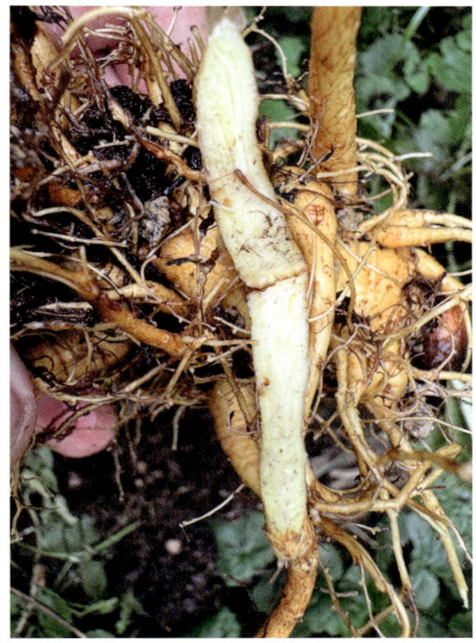

Volksnamen	Barbarenkraut, Gelbsuchtwurzel
Pflanzenfamilie	Knöterichgewächse (*Polygonaceae*)
Standort	Der mehrjährige Rhabarber wächst gut in Gärten. Er braucht eine Kältezeit, um kräftig zu gedeihen. Er liebt sonnige bis halbschattige Plätze auf durchlässigen, nährstoffreichen Böden.
Inhaltsstoffe und Eigenschaften	Vitamin K (für Blutgerinnung und Knochenbildung), Kalium (blutdrucksenkend, reguliert Wasserhaushalt), Gerbstoffe (zusammenziehend, entzündungshemmend), Zitronensäure (verdauungsanregend, antibakteriell), Anthrachinone (wirken abführend), Oxalsäure (kühlend, durststillend, bindet Mineralstoffe wie Kalzium, Eisen, Magnesium), der Rhapontik-Rhabarber enthält Rhaponticin, welches östrogenähnlich ist.
Geschmack	säuerlich-scharf, kühlend
Verwechslungsmöglichkeiten	Mammutblatt (*Gunnera manicata*) durch Dornen und stark bitteren Geschmack nicht essbar
Interessantes	Schwangere und Stillende sollten Rhabarber meiden, da er bei Säuglingen zu Durchfall führen kann. Auch Menschen mit entzündlichen Darmerkrankungen oder jene, die Herzmedikamente einnehmen, sollten auf Rhabarber verzichten. Der pelzige, zusammenziehende Geschmack im Mund nach dem Verzehr lässt sich übrigens ganz einfach mit einem Schluck Milch neutralisieren.
Verwendungsart	Tinktur, Tee, Wurzelpulver, Waschung, Haarmaske, Pflanzenschutzmittel, Jauche, Balsam

AUSSEHEN PFLANZE / WURZEL

Rhabarber wird bis zu 2 Meter hoch, hat große, handflächig gelappte, saftig-grüne Blätter, die an der Oberseite rau sind. Die Stängel sind gerillt und ein beliebtes Frühlingsgemüse. Die kleinen, rosafarbigen Blüten sind in Rispen angeordnet, welche später längliche Samen tragen.

Die Wurzel ist außen dunkelbraun und innen gelblich bis weißlich. Sie ist ein rübenförmiges, kräftiges, verdicktes Rhizom, welches innen leicht verholzt und kräftige, in viele Richtungen verzweigte Nebenwurzeln bildet.

ERNTE

Der Wurzelstock sollte erstmals nach ca. 5 Jahren zur Sommersonnenwende geteilt werden.

Dazu gräbt man den Rhabarber aus und sticht die Wurzel in zwei Hälften, welche wieder eingesetzt werden. Man kann eine Wurzelhälfte verwenden und die andere wieder einsetzen. Der Rhabarber kreuzt sich gerne mit anderen Rhabarbersorten. Möchte man eine Reinsorte wie etwa *Rheum officinale* haben, empfiehlt sich die Vermehrung mittels Wurzelteilung und nicht per Samenabnahme. Ansonsten erntet man die Wurzel ab dem Spätsommer, sobald sich die Blätter zurückgezogen haben. Für das Ausgraben der tiefen, verzweigten Wurzeln sind etwas Geduld und Feingefühl nötig. Schaufel und Spaten sind notwendig.

Die mehr oder weniger *coolen* Rhabarberhaare

Wenn man als kleines Mädchen mit blonden Locken regelmäßig von Erwachsenen mit einem „Moi, bist du süß mit deinen blonden, gelockten Haaren!“ bedacht wurde, ist es fast logisch, dass man sich diese Haarfarbe auch als erwachsene Frau zurückwünscht.

Doch die Genetik macht nicht immer mit – und wenn Mamas Brünett über Papas Blond siegt, greift man eben zu natürlichen Hilfsmitteln.

Eines Tages stieß ich auf eine Haarfärbemethode mit Rhabarberwurzel – rein pflanzlich und haarschonend. Das klang perfekt. Also legte ich los. Nach dem Motto *viel hilft viel* erhöhte ich die empfohlene Menge an Rhabarberwurzel ein klein wenig ... naja, eher ein bisschen mehr. Ich rührte die Mischung an, trug sie auf mein Haar auf, ließ sie einwirken und spülte sie anschließend aus. Im nassen Zustand sah alles prima aus. Doch als ich später meiner Tochter *Gute Nacht* sagte, sah sie mich mit großen, leuchtenden Augen an und sagte begeistert: „Mama, du siehst cool aus! Das hätte ich dir gar nicht zugetraut!“

Ich lief sofort zum Spiegel – und starrte entsetzt auf türkisfarbene Strähnen! Der Fehler: Ich hatte zuvor friseurgebleichte blonde Strähnen, die offenbar chemisch anders reagierten. Am nächsten Tag sollte ich einen Vortrag vor großem Publikum halten – mit türkisfarbenen Haaren? Keine Chance! Die ganze Nacht versuchte ich, die Farbe auszuwaschen – ohne Erfolg.

Am nächsten Morgen stand ich um Punkt 8 Uhr bei meiner Friseurin. Doch auch das ganze Team konnte an der Farbpracht nicht viel ändern. Besonders die vorher gebleichten Partien hatten sich intensiv türkis verfärbt. Die einzige Lösung: abschneiden und umfärben. Doch selbst nach zweimaligem Färben blieb ein türkis-schimmernder Glanz im Sonnenlicht sichtbar.

Es dauerte fast zwei Jahre, bis durch konsequentes Nachschneiden alle betroffenen Haarpartien verschwunden waren. Seitdem weiß ich: Natur kann ganz schön kraftvoll sein – vor allem Rhabarberwurzel!

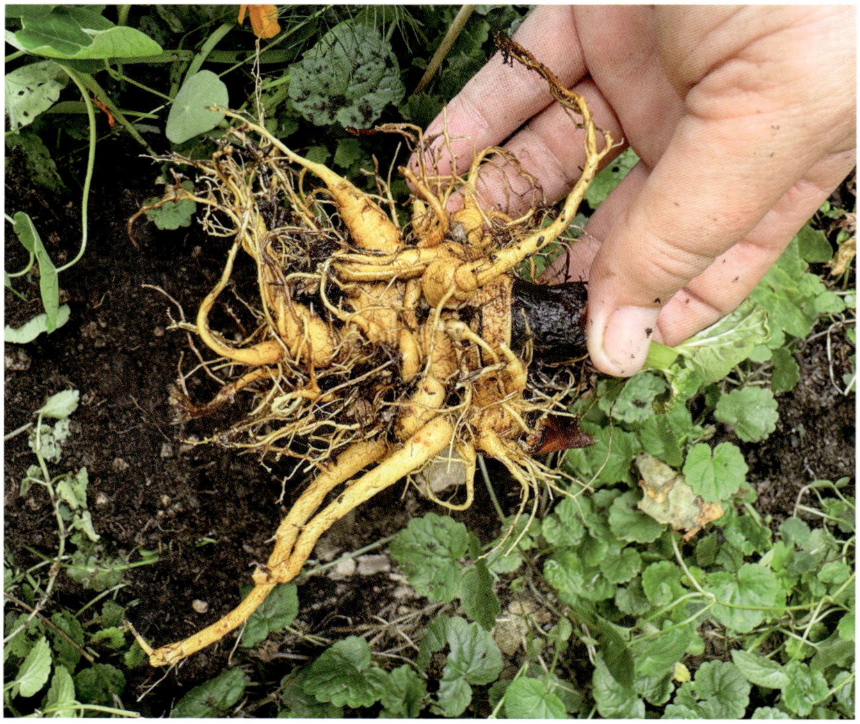

VOLKSHEILKUNDE

Bereits vor über 5000 Jahren wurde Rhabarber in China unter Kaiser Shen-Nung zur Stärkung der Abwehrkräfte und zur *Reinigung* des Körpers eingesetzt. In der Traditionellen Chinesischen Medizin (TCM) wird die Wurzel bis heute als Abführmittel und zur Behandlung von Magen-Darm-Beschwerden verwendet.

Auch der griechische Arzt Dioskurides lobte Rhabarber in seinem Werk *De materia medica* als wirksam gegen Blähungen, Erschöpfung, allgemeine Schmerzen, Verdauungsprobleme, Wechselfieber, Bisswunden und Hautkrankheiten.

Von China aus gelangte Rhabarber über Russland nach Mitteleuropa. Ursprünglich wurde ausschließlich die Wurzel verwendet. Erst im 18. Jahrhundert begannen die Menschen, auch die Stiele zu nutzen. Die Römer nannten die Pflanze wegen ihres Ursprungs *Wurzel der Barbaren*. Marco Polo berichtete, dass ein Berater von Dschingis Khan nach der Plünderung des Tangutenreiches neben Büchern auch eine große Menge Rhabarber als Belohnung verlangte – so wertvoll war er.

Im Jahr 1704 führte Russland ein Handelsmonopol auf Rhabarber ein, das 1727 auf die Stadt Kjachta mit einer eigenen Kontrollstation beschränkt wurde. Ab 1860 lieferte China direkt nach Europa.

In England entstand in der Region Yorkshire ein wahres Rhabarberparadies. In den 1930er Jahren belieferten dort rund 200 Betriebe täglich mit bis zu 200 Tonnen Rhabarber die Hauptstadt – mit einem speziellen Zug, dem *Rhabarberexpress*. Nach dem Zweiten Weltkrieg ging die Produktion stark zurück, erlebte aber ab dem Jahr 2000 ein Revival. Heute wird Rhabarber dort sogar in beheizten Hallen angebaut. In Deutschland ist der erste dokumentierte Rhabarberanbau auf das Jahr 1848 datiert.

Früher war Rhabarberwurzel in kleinen Mengen oft Bestandteil von Teemischungen. Heute wird darauf meist verzichtet, da viele Menschen sie aufgrund gesundheitlicher Einschränkungen nicht verwenden dürfen.

Die Kosmetikindustrie nutzt Extrakte aus der Wurzel zur Haarpflege – zur Kräftigung und als natürliche Färbemittel. Auch zum Färben von Stoffen oder Wolle in Gelb- bis Orangetönen eignet sich die Wurzel hervorragend. Einige moderne Gerbereien setzen Rhabarberwurzel mittlerweile als umweltfreundliche Alternative zu chemischen Gerbstoffen ein.

Bei Beschwerden in den Wechseljahren – wie Hitzewallungen, Schweißausbrüchen, Stimmungsschwankungen und Schlafproblemen – wird heute ein Extrakt aus der Wurzel des Rhapontik-Rhabarbers (*Rheum rhaponticum*) eingesetzt. Diese enthält natürliche, östrogenähnliche Wirkstoffe und kann sanft regulierend wirken.

Rhabarberwurzel-Tee

abführend, für dünneren Stuhl bei Hämorrhoiden

ZUTATEN

- 1 TL Wurzelpulver
- 150 ml Wasser

ZUBEREITUNG

Wurzel reinigen, klein schneiden und bei Zimmertemperatur sonnengeschützt trocknen lassen.

Danach mit der Kaffeemühle (Gewürzmühle) zu Pulver mahlen.

Das Pulver mit kochendem Wasser übergießen und 5 Minuten zugedeckt ziehen lassen, danach abseihen.

ANWENDUNG

Lauwarm vor dem Schlafengehen trinken.

Es dauert etwa 6 bis 10 Stunden, ehe die Wirkung eintritt.

Nicht öfter als 2 bis 3 Mal in der Woche anwenden. In dieser hohen Dosierung wirken die Anthrachinone abführend.

Rhabarberwurzel-Tee

bei Durchfall

ZUTATEN

- ½ TL Wurzelpulver
- 150 ml Wasser

ZUBEREITUNG

Das Wurzelpulver mit kochendem Wasser übergießen und etwa 5 bis 6 Minuten zugedeckt ziehen lassen, danach abseihen.

ANWENDUNG

Über den Tag verteilt schluckweise trinken, wirkt stuhleindickend.

In dieser niedrigen Dosierung wirken die Gerbstoffe eindickend, daher die Anwendung bei Durchfall.

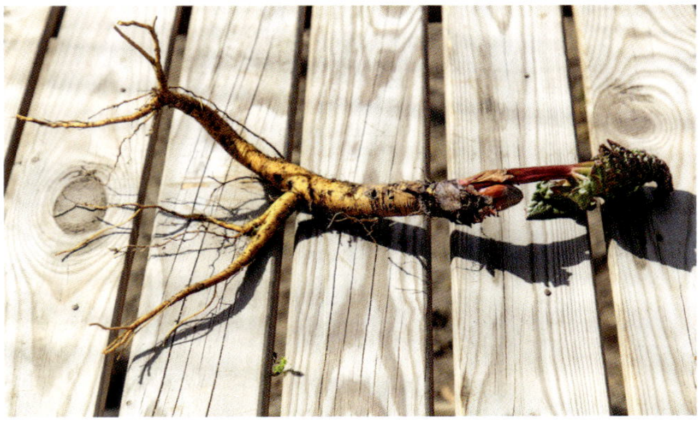

Rhabarberwurzel-Pulver

zum Aufhellen blonder Haare

ZUTATEN

- 2 bis 3 Handvoll Wurzelpulver
- 400 ml Wasser
- 1 Zitrone
- 2 EL Olivenöl (für nackenlanges Haar)

ZUBEREITUNG

Zitrone auspressen. Pulver mit dem Öl, Zitronensaft und heißem Wasser zu einer cremigen Paste rühren – sollte die Paste zu flüssig sein, einfach ein wenig Wurzelpulver hinzugeben.

ANWENDUNG

Nach dem Haarewaschen gleichmäßig über die Haare verteilen, eine Haube aufsetzen, darüber ein Handtuch wickeln. Dies für 30 Minuten einwirken lassen, danach auswaschen.

Nicht bei blondierten Haaren anwenden, es könnten grün-blaue Haartöne entstehen.

Rhabarberwurzel-Tinktur

Mund-Rachenraum-Entzündungen, Zahnfleischentzündung

ZUTATEN

- 100 g frische Wurzel
- 300 ml hochprozentiger Alkohol (Brand, Weingeist)

ZUBEREITUNG

Wurzeln waschen, grob schneiden, trocken tupfen, mit dem Alkohol übergießen und für 4 Wochen kühl und dunkel rasten lassen. Danach abseihen und in kleine Fläschchen mit Tropfer füllen.

ANWENDUNG

Mundraum mit der Tinktur bepinseln oder auf betroffene Stellen auftragen.

Ein paar Tropfen in das tägliche Zahnputzwasser – 10 Tropfen auf 250 ml Wasser – geben und damit gurgeln.

Rhabarberwurzel-Balsam

bei Fieberblasen

ZUTATEN

- 1 TL Wurzelstücke
- 1 TL Melissenkraut (*Melissa officinalis*)
- 100 g kalt gepresstes Öl (Mandelöl, Sesamöl, Olivenöl)
- 7 g Bienenwachs

ZUBEREITUNG

Wurzelstücke mit dem Öl auf etwa 70 Grad erhitzen, vom Herd nehmen und über die zerkleinerten Melissenblätter gießen.

Abgedeckt mindestens 1 Woche kühl und dunkel stehen lassen, danach durch ein feines Sieb seihen.

Das Öl im Wasserbad auf ca. 40 Grad erwärmen, Bienenwachs hinzugeben, rühren, bis das Bienenwachs geschmolzen ist.

Danach die fertige Salbe in kleine Tiegel oder Lippenstifthülsen füllen.

ANWENDUNG

Bei Fieberblasen oder Bläschen im Mundraum diesen Balsam mehrmals täglich dünn auftragen.

Rhabarberwurzel-Auszug

bei Hämorrhoiden, Analfissuren

ZUTATEN

- 1 EL Wurzelpulver
- 250 ml Wasser

ZUBEREITUNG

Wurzelpulver kann man im Fachhandel kaufen.

Das Pulver mit kochendem Wasser übergießen und 10 Minuten zugedeckt ziehen lassen, danach abseihen.

ANWENDUNG

Wurzelwasser in ein Sitzbad geben oder einen Wattebausch eintauchen und damit betroffene Körperstelle betupfen.

Rhabarberwurzel-Jauche

Dünger für Pflanzen, gegen Blattläuse

ZUTATEN

- 2 bis 3 frische Wurzeln
- 200 g Blätter
- 2 l Wasser

ZUBEREITUNG

Pflanzenteile zerkleinern und mit dem Wasser übergießen.

An einem warmen Platz, zugedeckt, für 2 bis 3 Wochen stehen lassen.

Den Deckel manchmal kurz öffnen, damit Sauerstoff hinzukommt.

ANWENDUNG

Diese Jauche 1:5 mit Wasser verdünnen und gegen Blattläuse auf die Pflanzen sprühen oder dem Gießwasser als Dünger zugeben.

Durch den hohen Kalium-Gehalt eine wundervolle Pflanzendüngung.

Rhabarberwurzel-Pflanzenschutzmittel

gegen Pilzerkrankungen

ZUTATEN

- 200 g getrocknete Wurzeln
- 500 ml Wasser

ZUBEREITUNG

In der Kaffeemühle (Gewürzmühle) zu Pulver mahlen oder Wurzelpulver im Fachhandel kaufen.

Pulver mit dem kochenden Wasser übergießen und 15 Minuten zugedeckt ziehen lassen, danach abseihen.

ANWENDUNG

Den Auszug in eine Sprühflasche füllen und die Blätter der Pflanzen damit besprühen.

Rohrkolben, Breitblättriger *Typha latifolia*
– *Wurzel zum „Aufpäppeln", Mehlersatz*

Schlotfegerwurz-Brot lindert Hungersnot.

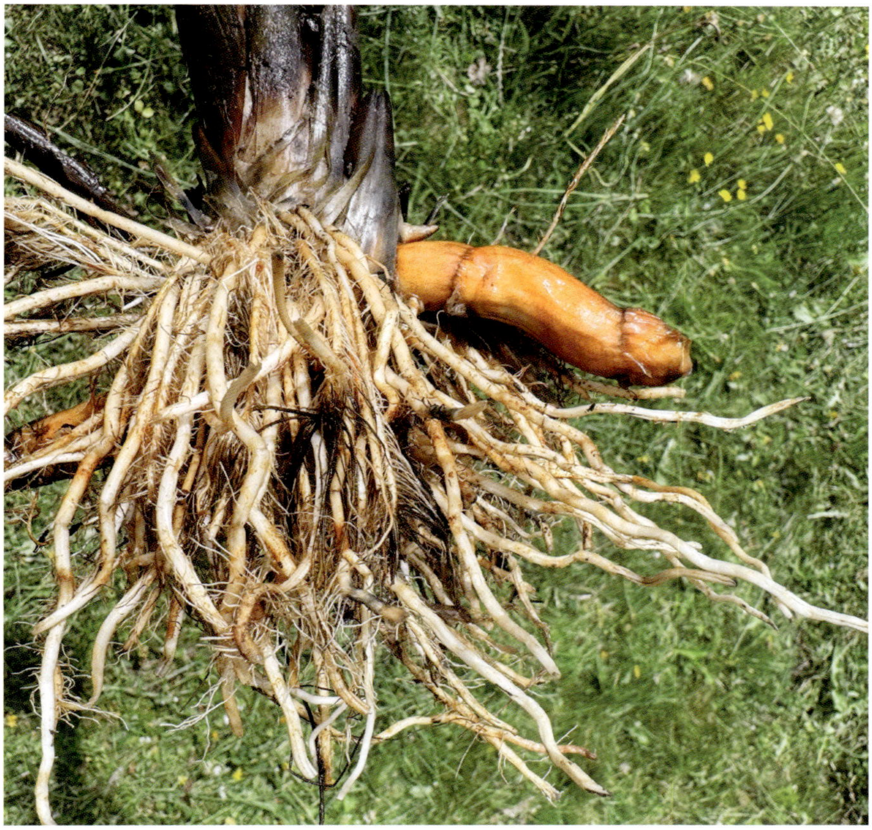

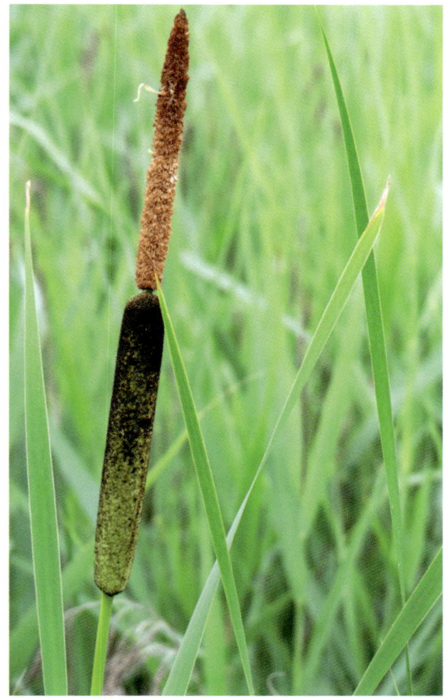

Volksnamen	Kanonenputzer, Lampenputzer, Schlotfeger
Pflanzenfamilie	Rohrkolbengewächse (*Typhaceae*)
Standort	Wächst als Wasserpflanze in Feuchtgebieten, an Ufern von flachen, langsam fließenden Gewässern, Bächen, Flüssen, Seen, Teichen, Sümpfen oder Biotopen. Liebt feuchte und schlammige Böden.
Inhaltsstoffe und Eigenschaften	Stärke (regt Verdauung an, Energielieferant, Sättigungsquelle), Proteine (wichtig für Muskelaufbau, Wachstum und Erneuerung von Körperzellen), Zink (unterstützt Wundheilung und die Körperabwehr), Kupfer (wichtig für Knochenaufbau, Sauerstofftransport, Nerven)
Geschmack	lieblich, süß, dezent nussig, leicht mehlig, vergleichbar mit Maroni. Im Frühling oder Sommer gegraben hat die Wurzel eine leichte scharfe Note
Verwechslungs-möglichkeiten	Schilf (*Phragmites australis*) unbedenklich, Sumpf-Schwertlilie (*Iris pseudacorus*) giftig
Interessantes	Die Pflanze steht in manchen Regionen unter Schutz – dort ist das Sammeln nicht erlaubt. Die kräftig verzweigten Wurzeln werden zur Uferbefestigung eingesetzt, da sie den Boden stabilisieren. Außerdem haben sie die Fähigkeit, Schadstoffe aus dem Wasser aufzunehmen und tragen somit zur Reinigung belasteter Gewässer bei. Daher sollte man vor dem Sammeln unbedingt darauf achten, dass die Pflanze in einem unbelasteten, sauberen Gewässer wächst.
Verwendungsart	Wurzelpulver, Wurzelgemüse

AUSSEHEN PFLANZE / WURZEL

Die walzen- bis zigarrenförmigen, dicken, braunen Kolben sind von weitem gut zu erkennen. Der Breitblättrige Rohrkolben wird häufig 1,5 bis 2 Meter hoch, kann auch bis zu 3 Meter erreichen. Seine schwertförmigen, grasgrünen Blätter sind lang und auffällig. Die Blütenstände bestehen aus zahlreichen kleinen Einzelblüten, die dicht aneinandergedrängt erscheinen. Im unteren Teil des Kolbens sitzen die weiblichen Blüten, im oberen die männlichen. Zur Samenreife wirkt der Kolben, als sei er von Wattebäuschen umgeben. Mit dem Windes schickt die Pflanze ihre leichten Flugsamen auf Reise.

Die Wurzel ist fleischig, außen hellbraun und innen weißlich. Sie wächst horizontal und verzweigt sich stark.

ERNTE

Die Ernte ist grundsätzlich jederzeit möglich, die beste Zeit liegt jedoch zwischen September und März – dann ist der Stärkegehalt in den Wurzeln am höchsten.

Die kräftigen, verzweigten Wurzeln sind fest im Boden verankert. Am besten zieht man Gummistiefel an, nimmt eine Schaufel zur Hand und sticht die Wurzeln sorgfältig aus dem Boden.

Rohrkolben lassen sich durch Teilung der Wurzeln vermehren. Man schneidet sich die benötigte Menge ab, der übrige Teil kann einfach wieder eingepflanzt werden. Nach dem Ausgraben werden die Wurzeln gründlich gewaschen, die Rinde entfernt und das innere Wurzelgewebe in kleine Stücke geschnitten. Diese legt man anschließend bei Zimmertemperatur zum Trocknen aus.

Die Wurzel – zum Aufpäppeln und Soßenbinden

„Die frisch ausgegrabenen Wurzeln haben fürchterlich nach abgestandenem Wasser gestunken“, erinnert sich Günther. Er hatte seiner Mutter geholfen, entlang des Bachlaufes hinter den Wiesen am Rand ihres kleinen Waldviertler Dorfes Rohrkolbenwurzeln auszugraben. Auf dem Heimweg hielt Günther die Wurzelstücke möglichst weit von sich entfernt – aus Angst, der Geruch könnte an ihm haften bleiben.

Zuhause schälte seine Mutter die Rinde ab, schnitt den weißen inneren Teil der Wurzel in kleine Stücke und trocknete sie. Manchmal verwendete sie diese getrockneten Stücke direkt, manchmal zerstieß sie sie auch zu einem mehlähnlichen Pulver. „Das war etwas gröber als unser heutiges Mehl – aber mit modernen Geräten würde es genauso fein werden“, erzählt Günther weiter.

Hatte jemand in der Familie Magen-Darm-Beschwerden, eine Darmgrippe oder war durch Alter oder Krankheit geschwächt, kochte die Mutter eine sogenannte Rohrkolbenwurzel-Kraftsuppe: Etwas Wurzelgemüse wurde ausgekocht und die Brühe anschließend mit einer Einbrenne aus Butter oder Schmalz und dem Rohrkolbenmehl angedickt. „Die hat richtig gut geschmeckt und gesättigt, ohne schwer im Bauch zu liegen“, erinnert sich Günther lachend.

Auch zum Binden von Soßen oder Suppen verwendete die Mutter gern das Rohrkolbenwurzelpulver statt Getreidemehl – es sättigte besser und band ebenso zuverlässig. Schließlich sollten der schwer arbeitende Vater und die zwölf heranwachsenden Kinder gut und nachhaltig satt werden. Selbst bei Karottensuppen gab sie ein paar Wurzelstücke dazu – das machte die Suppe sämiger.

„Ich finde es schade, dass diese gute Wurzel so in Vergessenheit geraten ist“, schloss Günther seine Erzählung.

VOLKSHEILKUNDE

In der Volksmedizin wird die Rohrkolbenwurzel in wenig Wasser gekocht, zu einem Brei zerstoßen und warm über den Nieren oder bei Erkältungen auf die Brust gelegt – mit einem wärmenden Tuch darüber. Bei Schmerzen, Abszessen, Geschwüren oder Wunden nutzt man frische, zerstoßene Wurzeln als Auflage.

Archäologische Funde aus Italien, Russland und Tschechien zeigen, dass bereits vor rund 30.000 Jahren Rohrkolbenwurzeln verarbeitet wurden: Auf urzeitlichen Steinwerkzeugen fanden Forscher Rückstände von vermahlenen Rohrkolbenwurzeln. Die Wurzelstücke wurden damals zerstampft und zu Mehl vermahlen.

Für ein einfaches Fladenbrot mischt man das getrocknete Rohrkolbenmehl mit wenig Wasser, lässt es gären und bäckt den Teig auf einer heißen Steinplatte, Grillplatte oder in der Pfanne. Die sättigende Wurzel war früher ein geschätztes Grundnahrungsmittel – gekocht, geröstet, als Wurzelgemüse, getrocknet oder unterwegs einfach gekaut. In Salzwasser gekocht lässt sich aus der Wurzel auch ein Teig für Knödel oder Gnocchi zubereiten.

Rohrkolbenwurzel ist nicht nur für den Menschen ein nährstoffreiches Lebensmittel – auch Tiere wie etwa die Nutria fressen sie mit Vorliebe.

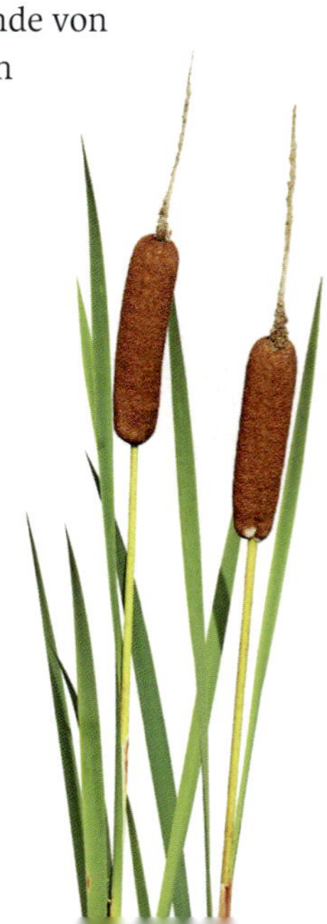

Rohrkolbenwurzel-Pulver

Mehlersatz und zum Eindicken von Suppen, Soßen, Cremen

ZUTATEN

- frische Wurzeln, im Spätherbst gegraben

ZUBEREITUNG

Die Rinde der Wurzel herunternehmen, den weichen, fleischigen Innenteil möglichst klein schneiden und trocknen lassen.

Die getrockneten Wurzelstücke mit der Kaffeemühle oder der Küchenmaschine zu feinem Pulver vermahlen.

Wer möchte, kann dieses Pulver durch ein Teesieb fein sieben.

ANWENDUNG

Das Pulver kann wie Mehl verwendet werden.

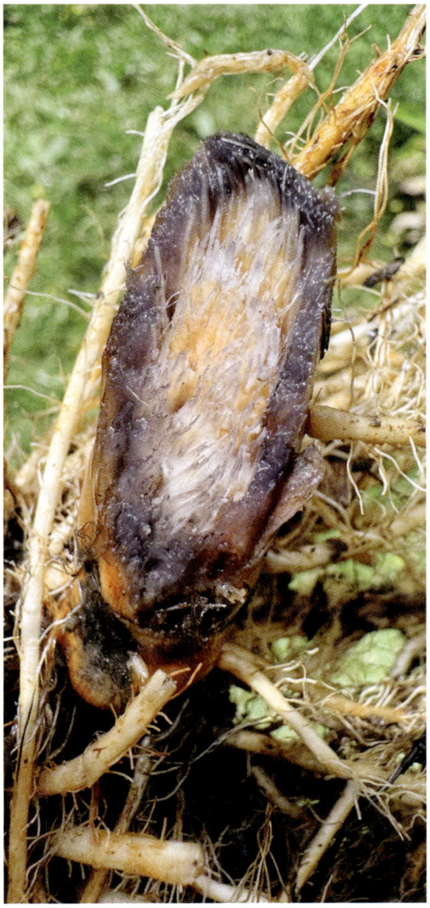

Rohrkolbenwurzel-Teig

Stockbrot, Pizzaboden

ZUTATEN

- 500 g Pulver (Rohrkolben-Mehl)
- 500 g Weizenmehl (Dinkelmehl)
- 2 Päckchen Trockenhefe
- etwas Salz
- 3 EL Öl
- 400–500 ml Wasser (wer möchte, kann für Stockbrot etwas Brotgewürz hinzugeben)

ZUBEREITUNG

Das Rohrkolbenmehl wie unter Rezept Rohrkolbenwurzel-Pulver beschrieben herstellen.

Das handwarme Wasser in eine Schüssel geben, die Trockenhefe einige Minuten einrühren, dann die beiden Mehle, Öl und Salz dazugeben und zu einem geschmeidigen Teig kneten. Ein Tuch in warmes Wasser tauchen und über die Schüssel legen. Die Schüssel an einem warmen Platz 1 Stunde rasten lassen, damit der Teig gut *aufgeht*. Ich stelle die Schüssel hierzu gerne in warmes Wasser.

Danach den Teig erneut kneten, das Tuch wieder befeuchten, über die Schüssel geben und stehen lassen, bis der Teig erneut *aufgegangen* ist, er soll etwa das doppelte Volumen erreichen.

ANWENDUNG

Der Teig kann als Pizzaboden verwendet werden.

Für Stockbrot nimmt man wenig Teig und wickelt ihn um das Ende eines Grillspießes, wartet 10 Minuten, damit der Teig erneut aufgeht, und hält dies dann am Lagerfeuer oder am Griller für etwa 10 Minuten über die glühende Kohle.

Rohrkolbenwurzel-Gugelhupf

ZUTATEN

- 250 g Rohrkolbenmehl
- 250 g Weizen- oder Dinkelmehl
- 250 g Butter
- 300 g Zucker
- 1 Pkg. Vanillezucker
- 1 Bio-Zitrone
- 5 Eier
- 100 ml Milch
- 1 Pkg. Backpulver

ZUBEREITUNG

Rohrkolbenwurzel-Pulver herstellen.

Das Backrohr auf 180 Grad Ober/Unterhitze vorheizen.

Die Butter leicht anwärmen und mit dem Vanillezucker und dem Zucker schaumig rühren, die Eier einrühren.

Von der Bio-Zitrone etwas Schale reiben (ca. 1 Teelöffel voll) und hinzugeben.

Die beiden Mehle mit dem Backpulver vermischen, gemeinsam mit der Milch in die Buttermasse rühren. Eine Form einfetten. Die Masse eingießen und 60 bis 70 Minuten backen.

Rohrkolbenwurzel-Gemüse

sättigendes Wurzelgemüse

ZUTATEN

- frische Frühlingswurzeln

ZUBEREITUNG

Wurzeln waschen, schälen und entweder in dünne Scheiben, Streifen oder würfelig schneiden.

In Salzwasser weich kochen.

ANWENDUNG

Wurzel pur essen oder mit anderen gekochten Wurzeln wie Karotte, Petersilie, Sellerie in etwas Butter anrösten und genießen.

Rosenwurz *Rhodiola rosea* – *bei Erschöpfung, Stress, Depression*

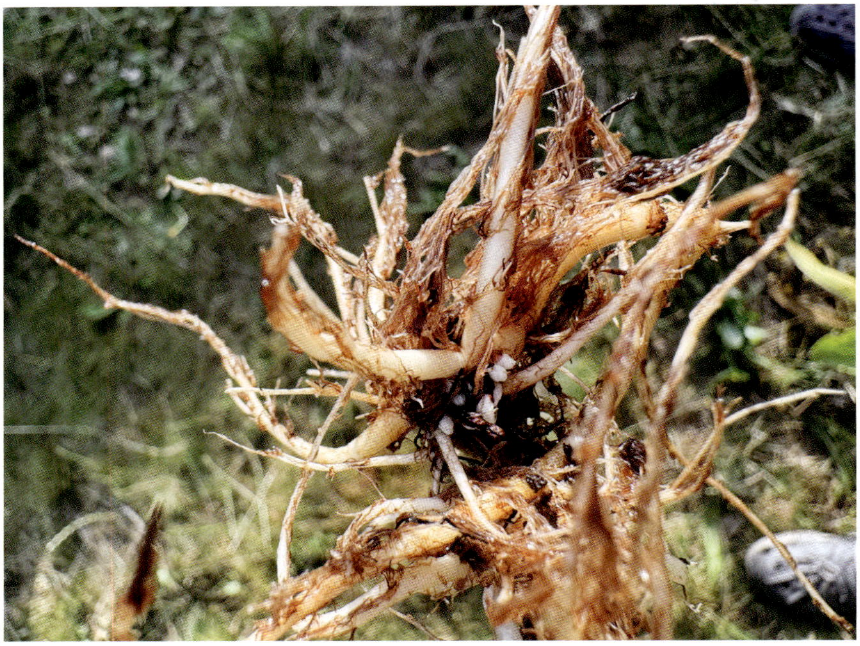

Die Goldwurz hoch in Bergeskluft, erschöpfte Wanderer zu sich ruft. Die Lebensgeister sie neu entfacht, so hat sie schon manch' Wandersmann heimgebracht.

AUSSEHEN PFLANZE / WURZEL

Die unscheinbare Rosenwurz wird zwischen 5 und 35 cm hoch, besitzt grüne, fleischige Blätter und gelbliche bis grünliche Blüten an den Stängelspitzen.

Die fleischige, kräftige Pfahlwurzel hat eine braun-rötliche Farbe mit einem Goldschimmer und kleine, dünne Seitenwurzeln. Die Wurzel hat einen rosenartigen Duft.

ERNTE

Nur Pflanzen nehmen, die in der prallen Sonne wachsen durften.

Man gräbt die Wurzel in der letzten großen Hitzeperiode, am besten in den alten Frauendreißigern, die vom 15. August bis Mitte September dauern. Da sie gerne auf steinigen Böden wächst und tief wurzelt, erfordert das Graben etwas Geduld. Danach mit einer Gemüsebürste säubern und halbschattig und luftig trocknen.

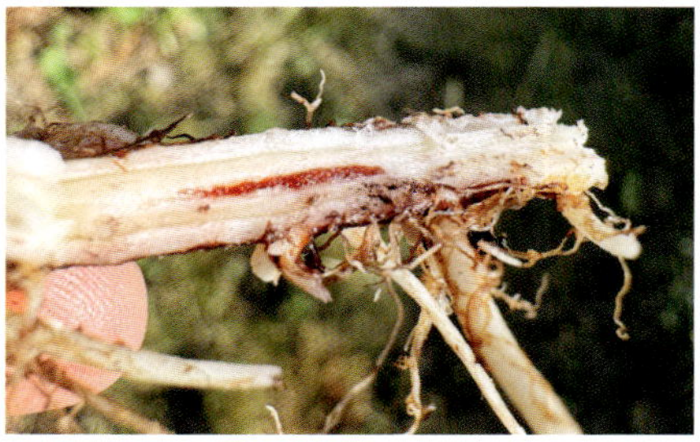

Volksnamen	Goldwurz, Rosenrot
Pflanzenfamilie	Dickblattgewächse (*Crassulaceae*)
Standort	Rosenwurz liebt Höhenlagen oberhalb der Waldgrenze und steinige, sandigen Böden. Sie ist sowohl national als auch international als gefährdet anerkannt. In Deutschland ist sie vom Aussterben bedroht und international unterliegt sie Handelsbeschränkungen. Auch in Österreich gehört sie zu den geschützten Pflanzen und darf in der Natur nicht entnommen werden. Die gute Nachricht: Rosenwurz kann im eigenen Steingarten wachsen.
Inhaltsstoffe und Eigenschaften	Rosavine (verbessern die Energie in den Zellen, unterstützen Fettverbrennung, auch von Bauchfett), Antioxidantien (schützen Zellen vor oxidativem Stress), Flavonoide (stärken Immunabwehr, entzündungshemmend)
Geschmack	würzig, etwas bitter und *zusammenziehend*
Verwechslungsmöglichkeiten	Purpur-Fetthenne (*Sedum telephium*) unbedenklich
Interessantes	Rosenwurzwurzel wirkt sehr anregend, daher nimmst man sie eher vormittags bis mittags zu sich. Bei gleichzeitiger Einnahme von Antidepressiva ist Rosenwurz nur vorsichtig verwendbar.
Verwendungsart	Tee, Tinktur, Pulver, Likör, Sirup, Wurzelwein, Gesichtsmaske

Wurzel gegen Höhenschwindel

Eine rüstige, redselige Dame namens Elisabeth aus dem Pongau erinnert sich gern an die Rosenwurz: „Kurz nach meiner Geburt erkrankte ich schwer an Keuchhusten. Meine Mama und meine Oma trugen mich Tag und Nacht, damit ich bei den Hustenanfällen nicht erstickte."

Auch später hatte Elisabeth immer wieder mit Husten und Lungenerkrankungen zu kämpfen. Der Arzt empfahl, das Mädchen solle möglichst viel *Luft der Höhe* atmen. So beschlossen ihre Eltern, sie über die Sommermonate zu Verwandten auf eine Alm zu schicken.

„Es war eine wundervolle Zeit dort oben!", erinnert sich Elisabeth. Ihr Onkel nahm sie mit auf seine Wanderungen und zeigte ihr begeistert die Bergwelt. Doch sobald Elisabeth in die Tiefe blickte, begann ihr Herz zu rasen, ihr wurde flau im Magen, sie bekam kalte Schweißausbrüche – und ihre Knie wollten sich keinen Zentimeter mehr bewegen.

Der Onkel erkannte rasch, dass sie unter Höhenschwindel, ja wohl unter Höhenangst litt. Er schaute dem verängstigten Kind liebevoll in die Augen und sagte beruhigend, er wisse, was zu tun sei. „Am nächsten Tag drückte er mir eine duftende Wurzel in die Hand und sagte, ich solle sie langsam kauen. Der Duft war besser als der Geschmack", erzählt Elisabeth weiter.

Von da an bekam sie bei jeder Wanderung ein Stück der Wurzel zum Kauen. Die Angst vor der Höhe wurde nach und nach schwächer. Schließlich wanderte der Onkel mit Elisabeth zu einer Felsspalte hoch über den Baumwipfeln, aus der er die nach Rosen duftende Wurzel ausgegraben hatte. „Die Pflanze war recht unscheinbar – mit fleischigen Blättern und gelben Blüten. Heute weiß ich, dass es die Rosenwurz war. Leider findet man sie kaum noch."

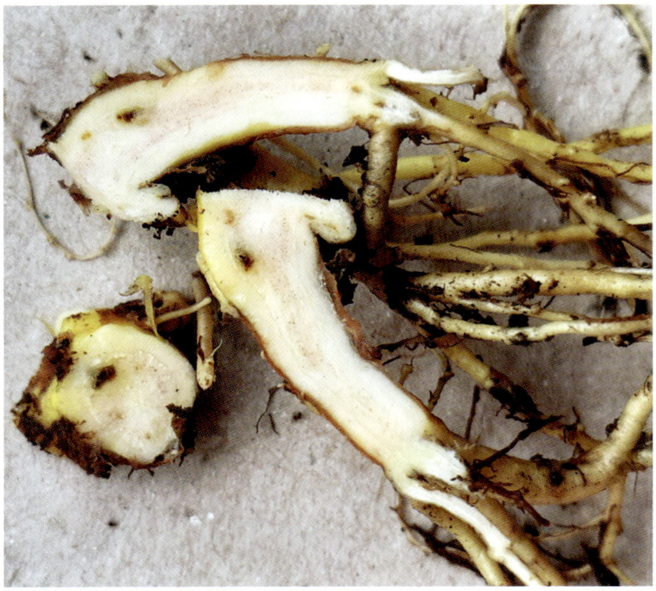

VOLKSHEILKUNDE

Bereits vor über 2000 Jahren erwähnte Dioskurides die Rosenwurz (*Rhodiola rosea*) in seiner *Materia Medica* – bei Kopfschmerzen, Wassersucht und Hysterie. Die Pflanze galt als Mittel zur Förderung von Ausdauer, Körperkraft und geistiger Stärke. Die Wikinger nutzten sie, um im Kampf möglichst kraftvoll und klar denken zu können. Im Mittelalter wurde sie in alpinen Regionen als Aphrodisiakum eingesetzt.

In den baltischen Ländern, Skandinavien, Russland und Sibirien wird die Rosenwurz seit langem hochgeschätzt. Dort dient sie zur Stärkung der Fruchtbarkeit bei unerfülltem Kinderwunsch – Frauen reiben sich mit der angenehm rosenartig duftenden Wurzel ein.

Ein Alkoholauszug aus den Wurzeln wird genutzt, um das Immunsystem zu stärken oder bei Beschwerden wie Lenden- und Schambeinbrüchen. Besonders geschätzt wird die Rosenwurz für ihre adaptogene Wirkung – eine seltene Eigenschaft, die nur wenige Pflanzen besitzen. Adaptogene helfen dem Körper, mit Stress und belastenden Umweltbedingungen besser umzugehen.

In den unwirtlichen Klimazonen Russlands oder Sibiriens wird sie traditionell eingesetzt, um Körper und Geist zu stärken. Denn eine Pflanze, die selbst unter extremen Bedingungen gedeiht, könne auch dem Menschen helfen, schwierige Lebensphasen besser zu überstehen.

Tee, Tinktur oder Pulver aus Rosenwurz gelten bei Stress, Erschöpfung und Überforderung als hilfreiche Unterstützung, um Widerstandskraft, Ausdauer und Stressresistenz zu verbessern.

Darüber hinaus fördert Rosenwurz die Durchblutung des Gehirns und kann somit Gedächtnis, Konzentration und Merkfähigkeit stärken. In Russland wird sie außerdem zur Senkung des Cholesterinspiegels und zur Fettverbrennung, insbesondere im Bereich des Bauchfetts, verwendet.

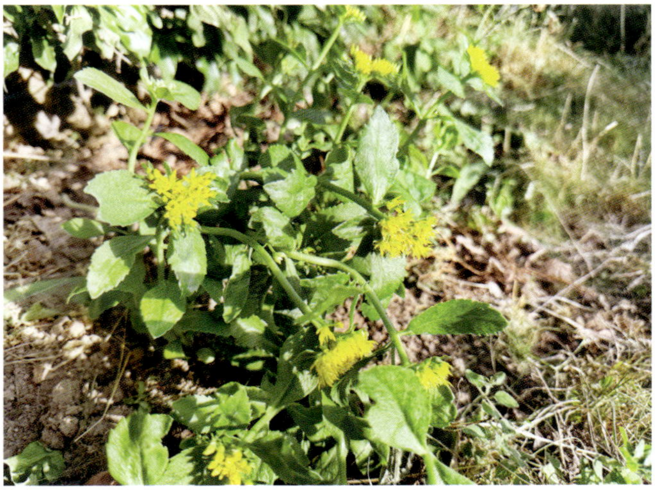

Rosenwurzwurzel-Tee

bei Angstzuständen, Stress, Konzentrationsproblemen, Unruhe, Überlastungsgefühl, Leistungsminderung, Schlaflosigkeit, Steigerung der Gedächtnisleistung, Mutlosigkeit, Kraftlosigkeit, Depressionen

ZUTATEN

- 2 TL getrocknete Wurzeln
- 250 ml Wasser

ZUBEREITUNG

Einen **Kaltauszug** stellt man her, indem man die Wurzelstücke mit kaltem Wasser übergießt, über Nacht zugedeckt stehen lässt und am nächsten Tag leicht erwärmt und abseiht.

Für einen **Warmauszug** die Wurzelstücke mit dem Wasser erwärmen, bis das Wasser Bläschen bildet – es soll nicht kochen. Herd abschalten und den Topf für weitere 10 bis 15 Minuten zugedeckt stehen lassen und abseihen.

ANWENDUNG

1 bis 2 Tassen schluckweise über den Tag verteilt trinken.

Den Tee kurmäßig 3 bis 4 Monate einnehmen, dann sollte eine Pause von 4 bis 6 Wochen eingelegt werden.

Rosenwurzwurzel-Gesichtsmaske

zur Beruhigung beanspruchter Haut

ZUTATEN

- 2 EL Wurzelpulver
- 2 EL Leinöl (oder Distelöl, Jojobaöl, Olivenöl)

ZUBEREITUNG

Pulver mit dem Öl vermischen, bis eine cremige Paste entsteht, über Nacht ziehen lassen.

ANWENDUNG

Gleichmäßig auf die Gesichtshaut auftragen, 20 Minuten einwirken lassen und abspülen.

Rosenwurzwurzel-Tinktur

bei Stress, Angstzuständen, Hysterie, Schlaflosigkeit, Kopfschmerzen, Brüchen im Lendenbereich

ZUTATEN

- 3 EL frische oder getrocknete Wurzeln
- 100 ml hochprozentiger Alkohol (Brand, Weingeist)

ZUBEREITUNG

Wurzeln waschen, grob schneiden, mit einem Tuch trocken tupfen, mit dem Alkohol übergießen und für 4 Wochen kühl und dunkel rasten lassen.

Danach abseihen und in kleine Fläschchen mit Tropfer füllen.

ANWENDUNG

Bei Brüchen Körperstellen mehrmals täglich einmassieren. Ansonsten bis zu 3 Mal täglich 10 Tropfen in ein wenig Wasser einnehmen. Bei Kopfschmerzen 10 bis 15 Tropfen pur auf die Zunge auftragen, bei Bedarf wiederholen.

Rosenwurzwurzel-Wein

bei Schwächezuständen, Erschöpfungszuständen

ZUTATEN

- 150 g frische oder getrocknete Wurzelstücke
- 1 l lieblicher Weißwein

ZUBEREITUNG

Wurzeln in eine Flasche geben, mit dem Wein übergießen. Bei Zimmertemperatur 6 bis 8 Wochen rasten lassen, danach abseihen.

ANWENDUNG

Mittags 2 bis 4 cl als Aperitif trinken.

Rosenwurzwurzel-Pulver

bei Schwächezuständen, Anregung der Fettverbrennung, Senkung von Cholesterin

ZUTATEN

- getrocknete Wurzeln

ZUBEREITUNG

Wurzelstücke in der Kaffeemühle oder der Küchenmaschine zu feinem Pulver vermahlen.

ANWENDUNG

Morgens eine Messerspitze einnehmen.

Zur Anregung der Fettverbrennung oder zur Cholesterinsenkung 10 bis 15 Minuten vor dem Mittagessen eine Messerspitze mit Wasser einnehmen.

Rosenwurzwurzel-Sirup

Steigerung der Gedächtnisleistung, bei Ängsten, Stress, Unruhezuständen, Überlastungsgefühl

ZUTATEN

- 50 g Wurzeln
- 200 g Kandiszucker
- 200 ml Wasser
- 1 Zitrone

ZUBEREITUNG

Zucker in warmem Wasser auflösen, Zitrone auspressen und hinzugeben. Flüssigkeit über die Wurzelstücke gießen und drei Tage bei Zimmertemperatur rasten lassen.

Danach durch ein feines Sieb oder ein Tuch abseihen und in Flaschen füllen.

ANWENDUNG

Täglich in der Früh 2 Teelöffel einnehmen. Entweder mit Wasser aufgießen, in einem Tee trinken oder in Buttermilch, Sauermilch, Kefir oder Joghurt einrühren und essen.

Rübe, Rote / Bete, Rote *Beta vulgaris subsp. vulgaris* – *cholesterin- und blutdrucksenkend*

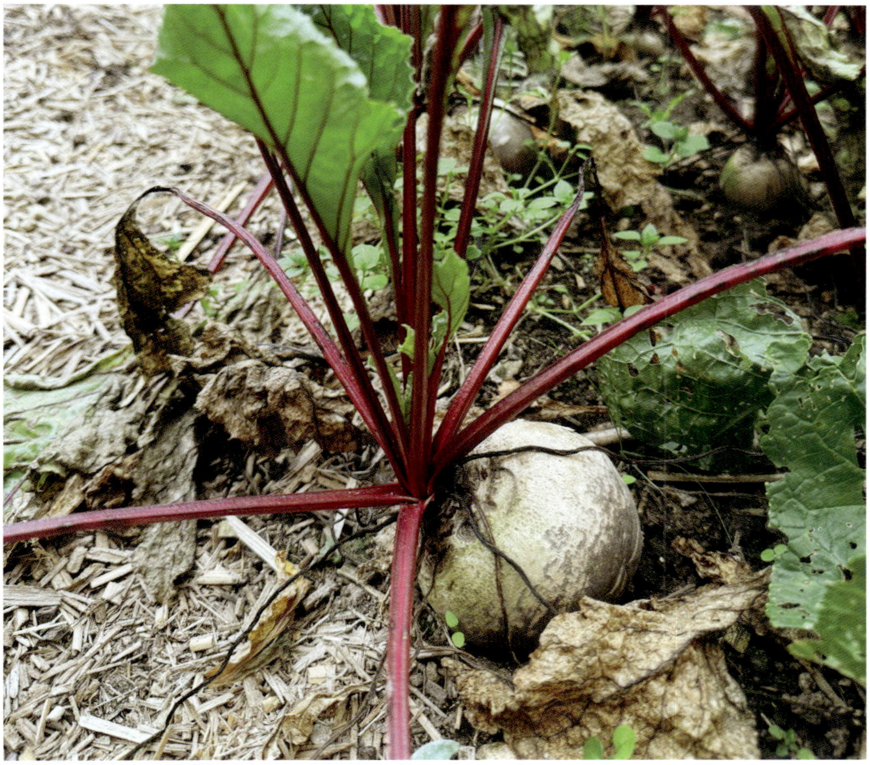

Rote Bete, gelbe Bete,
wenn ich sie nicht kochen täte,
es mir meine Oma räte,
für mein liebsten Mann.

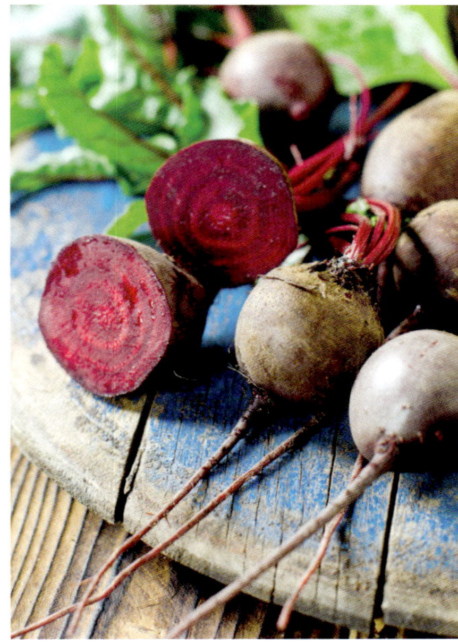

Volksnamen	Rote Rübe, Rote Bete, Rande, Bete Randen, Rätech, Rahne
Pflanzenfamilie	Fuchsschwanzgewächse (*Amaranthaceae*)
Standort	Die Pflanze wächst in Gärten und auf Feldern. Sie liebt nährstoffreiche Böden mit einem pH-Wert von 6 bis 7,5 und sonnige Standorte.
Inhaltsstoffe und Eigenschaften	Lithium (stimmungsaufhellend), Betain (leberschützend), Cholin (verflüssigt Blutfette, Schutz vor Gefäßablagerungen), Rutin (gefäßwandfestigend), Folsäure (wichtig für Bildung von Blutkörperchen und Nerven), Oxalsäure (kühlend, durststillend, bindet Mineralstoffe wie Kalzium, Eisen, Magnesium), Eisen (versorgt Zellen und Muskeln mit Sauerstoff), Kupfer (wichtig für Sauerstofftransport, Nervenaufbau und Pigmente von Haaren und Haut)
Geschmack	süß, nussig, erdig
Verwechslungsmöglichkeiten	mit Mangoldarten (*Beta vulgaris*) unbedenklich
Interessantes	Vorsicht bei Oxalsäure und Nitrat: Menschen, die zu Nierensteinen neigen oder Probleme mit der Knochendichte haben, sollten Rote Rüben aufgrund ihres Oxalsäuregehalts nur in Maßen genießen. Empfehlenswert ist es, dazu kalziumreiche Lebensmittel wie Milchprodukte zu verzehren, da Kalzium die Oxalsäure im Darm bindet. Rote Rüben nehmen zudem Nitrate besonders gut aus dem Boden auf. Deshalb sollte man beim Kauf auf Bio-Qualität achten – dort ist der Nitratgehalt meist deutlich geringer.
Verwendungsart	Tee, Tinktur, Wurzelpulver, Speise und Getränkezutat

AUSSEHEN PFLANZE / WURZEL

Die Rote Rübe (auch Rote Bete genannt) ist eine zweijährige Pflanze. Im ersten Jahr bildet sie kräftige, saftige Stiele mit großen, dunkelgrünen Blättern, durchzogen von violett-rot schimmernden Blattadern. Im zweiten Jahr wächst ein bis zu 1,5 Meter hoher Blütenstängel mit unscheinbaren, grünlichen Blütenständen, aus denen sich zerknittert wirkende Samen entwickeln.

Die Wurzel – die eigentliche Rübe – kann je nach Sorte länglich bis kugelförmig sein. Etwa ein Drittel wächst über der Erde, zwei Drittel im Boden. Die Wurzelhaut ist glatt und außen rotbraun, das Innere leuchtet tiefrot und kann von gelblichen, weißen oder rötlichen Ringen durchzogen sein. Sie ist fleischig und weich.

ERNTE

Die Wurzelknolle ist oberirdisch teilweise sichtbar, sodass man ihren Umfang gut abschätzen kann. Sie sollte nicht zu groß werden, da sie sonst holzig und weniger zart im Geschmack ist. Ein Durchmesser von maximal 10 cm gilt als ideal – diesen erreicht die Rübe etwa zwei bis drei Monate nach der Aussaat oder Pflanzung. Zu diesem Zeitpunkt wird sie vorsichtig ausgegraben.

Da die Wurzel leicht verletzt werden kann, was ihre Haltbarkeit deutlich verringert, sollte sie mit besonderer Sorgfalt geerntet werden. Der dabei austretende, tiefrote Saft färbt sehr stark – auch deshalb empfiehlt sich ein behutsames Vorgehen bei der Ernte.

Geschichte von Fritz und der *Rote-Rüben-Nase*

Fritz war klein gewachsen, aber selbst im hohen Alter blitzte noch dieser schelmische Blick in seinen Augen. „Die Mutter hat uns immer Betesalat gemacht", erinnerte er sich an eine Begebenheit aus seiner Volksschulzeit.

Eines Tages, statt den Salat zu essen, spielte er mit den tiefroten Rübenstücken. Beim Drücken eines Stücks rann der intensiv färbende Saft über seine Hand – ein Anblick, den er unbedingt seinen Mitschülern zeigen wollte. Kurzerhand steckte er sich ein Rübenstück für den nächsten Schultag in die Tasche.

Während einer besonders langweiligen Mathematikstunde – die Lehrerin war schon älter und sah nicht mehr allzu gut – holte Fritz das Rübenstück aus seinem Bankfach. Der Saft begann beim Drücken über seine Finger zu laufen. Um das Tropfen zu verhindern, hielt er es mit der anderen Hand auf. Seine Mitschüler bemerkten sein *Kunststück*, die Lehrerin war mit dem Rücken zur Klasse und schrieb an der Tafel.

„Mein Sitznachbar Ferdinand meinte spaßhalber, ich solle mir das Rübenstück in die Nase stecken, den Kopf zurücklehnen – dann rinnt es in den Mund", lachte Fritz.

Kaum hatte er das getan, drehte sich die Lehrerin um und sah ihn – mit roten Händen, rotem Saft an der Nase und einem erschrockenen Gesichtsausdruck. In ihrer eingeschränkten Sicht dachte sie sofort an starkes Nasenbluten, packte Fritz und rannte mit ihm zum Arzt, der im Nachbarhaus der Schule praktizierte. Dort hagelte es strenge Worte – niemand wollte ihm glauben, dass alles nur ein harmloser Lausbubenstreich gewesen war …

Rote Rübe – modern interpretiert

Ein aktueller Trend ist der sogenannte *Pink Latte* oder *Rote-Rüben-Cappuccino* – ein wärmendes Winter-Kultgetränk. Dabei wird Rote-Rüben-Saft mit Milch erhitzt und aufgeschäumt, ein frisch gebrühter Espresso in eine Tasse gegossen und mit dem pinken Milchschaum übergossen. Wer mag, süßt nach Geschmack.

Ein interessanter Aspekt: Wer den erdigen, leicht herben Geschmack der Roten Rübe nicht mag, sollte sie probieren, wenn er frisch verliebt ist. In der Verliebtheitsphase wird im Körper weniger Serotonin gebildet – ein Hormon, das unseren Geschmackssinn beeinflusst. So können bittere Aromen milder erscheinen.

Färbekraft mit Geschichte

Wer schon einmal mit Roter Rübe gekocht hat, kennt ihre intensive Färbekraft. In früheren Zeiten wurde sie genutzt, um Wolle, Stoffe, Speisen und sogar Haare natürlich zu färben.

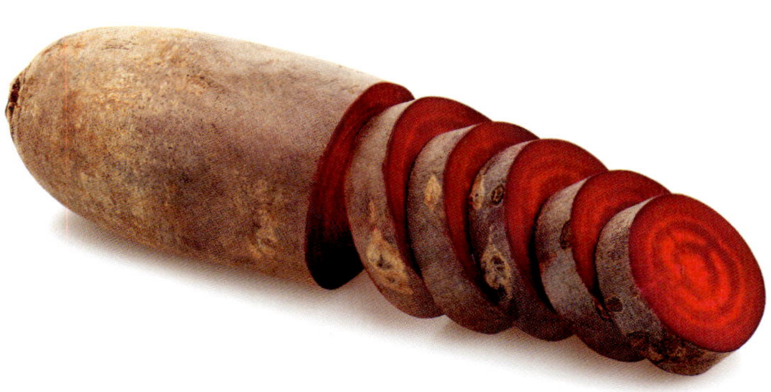

VOLKSHEILKUNDE

In der Volksmedizin werden einige Tropfen des dunkelroten Rübensafts bei Ohrenschmerzen, Ohrentzündungen und sogar bei Schwindel vorsichtig ins Ohr geträufelt.

Rote Rübe wird gerne von Sportler:innen gegessen oder als Saft getrunken, um Ausdauer und körperliche Leistungsfähigkeit zu steigern.

In Form von Teeauszug, Brei, Saft oder roh wird sie traditionell bei folgenden Beschwerden angewendet:

- zur Senkung von Blutdruck und Cholesterin
- bei Blutarmut (Anämie)
- bei Kopfschmerzen, Verdauungs- und Leberproblemen
- zur Appetitanregung bei geschwächten Menschen

Weil der Rübensaft dem Blut ähnelt, glaubte man früher, dass er bei Blutverlust helfe – besonders nach Unfällen, Geburten oder Verletzungen.

Die *Seemangold* genannte Wildform (*Beta vulgaris L. subsp. maritima*) gilt als Urform unserer heutigen Roten Rübe. Früher sprach man von *rotem Mangold*, während man den heutigen Mangold als *weißen Mangold* kannte.

Bereits die Römer kultivierten die Rote Rübe. Über die Klostergärten der Benediktiner fand sie ihren Weg in die Bauerngärten Mitteleuropas. Was einst als Heilpflanze begann, etablierte sich rasch als wertvolles Lebensmittel. Heute wird sie roh, gekocht, gegart, gebacken, frittiert oder eingelegt verzehrt – und erlebt derzeit eine kleine Renaissance.

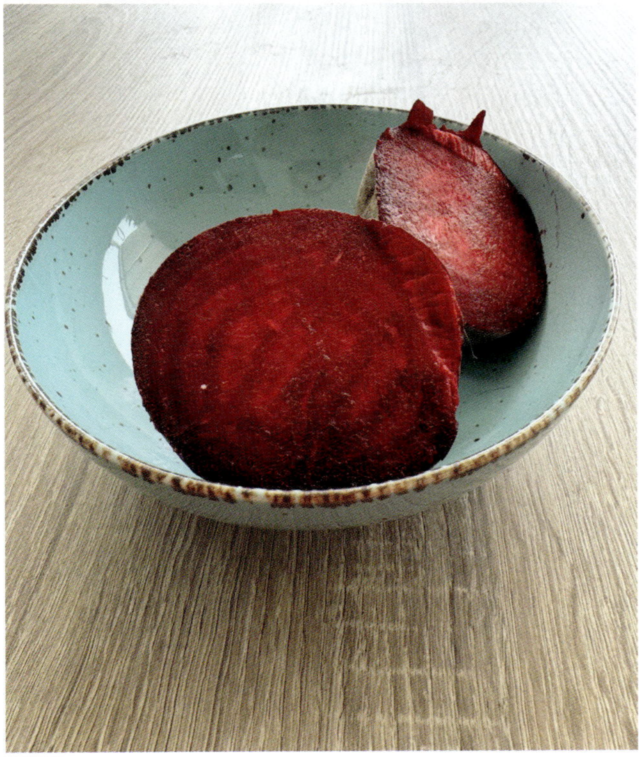

Rote-Rüben-Suppe

entzündungshemmend, leistungsstärkend

ZUTATEN

- 250 g Rüben
- 62,5 ml Weißwein (trocken, mineralreich schmeckend)
- 500 ml Wasser
- Salz, Pfeffer
- Muskat
- 1 Schuss Milch
- 1 EL Bio-Gemüsesuppenwürze

ZUBEREITUNG

Die Wurzel schälen, in kleine Würfel schneiden und in Wasser weich kochen. Anschließend abseihen und das Kochwasser in einem Topf auffangen. Etwa 1 Esslöffel der gekochten Rübenwürfel für die spätere Dekoration beiseitestellen.

Den Weißwein in einem Topf aufkochen, die restlichen gekochten Rübenwürfel hinzufügen und etwa 5 Minuten köcheln lassen. Mit dem aufgefangenen Kochwasser aufgießen und mit Salz, Pfeffer, Muskatnuss sowie Suppenwürze abschmecken.

Die Suppe mit einem Pürierstab fein pürieren und anschließend durch ein Sieb passieren.

Etwas Milch erwärmen und mit einem Schneebesen schaumig aufschlagen. Die Suppe in tiefen Tellern anrichten und mit dem Milchschaum sowie den zur Seite gestellten Rübenwürfeln dekorativ garnieren.

ANWENDUNG

Im Winter 1 Mal wöchentlich essen. Wer möchte, kann die Suppe statt mit Muskat auch mit Kümmel würzen.

Rote-Rüben-Tee

Anti-Aging-Getränk, cholesterinsenkend, blutdrucksenkend, leistungssteigernd

ZUTATEN

- Ein Viertel einer frischen Roten Rübe
- 1 Prise Muskat
- 500 ml Wasser

ZUBEREITUNG

Wurzelstücke mit einer Prise Muskat in ein Gefäß geben, mit heißem Wasser übergießen und 10 Minuten abgedeckt rasten lassen, danach abseihen.

Man kann den Tee auch mit getrockneter Wurzel machen.

ANWENDUNG

Warm oder kalt trinken und eventuell mit etwas Zitronensaft abschmecken.

Rote-Rüben-Saft

entzündungshemmend, blutdrucksenkend, cholesterinsenkend, leberstärkend

ZUTATEN

- 1 ganze Rote Rübe

ZUBEREITUNG

Die frische Wurzel in grobe Stücke teilen und mit Entsafter (Slow Juicer) entsaften.

ANWENDUNG

Über 2 Wochen täglich 2 Gläser frisch gepressten Saft trinken.

Der Saft kann mit Wasser verdünnt werden.

Rote-Rüben-Ostereierfarbe

ZUTATEN

- 1–2 Rote Rüben
- 1 l Wasser
- 1 EL Essig
- rohe Eier
- Olivenöl

ZUBEREITUNG

Die Rüben mitsamt der Schale in kleine Stücke schneiden. Wurzelstücke, Wasser und Essig in einen Topf geben und aufkochen lassen.

Die Eier vorsichtig mit einem Löffel hineinlegen und für 25 Minuten bei mittlerer Hitze köcheln lassen. Dann den Topf vom Herd nehmen und die Eier vorsichtig herausnehmen.

Nach dem Trocknen werden sie mit etwas Olivenöl eingerieben, damit sie schön glänzen.

ANWENDUNG

Rote Eier waren in der Volkstradition immer wichtig, symbolisierten sie doch das Blut Christi. Diese Eier ließ man segnen und wenn Mensch und Tier davon gegessen hatten, sollte es für das ganze Jahr Glück und Segen bringen.

Rote-Rüben-Tinktur

bei Infektionen, blutdrucksenkend, cholesterinsenkend, Lebertonikum, Leistungstonikum

ZUTATEN

- 1 ganze Rübe, in Teile geschnitten, getrocknet
- 500 ml Alkohol (Wodka, Zwetschkenbrand)

ZUBEREITUNG

Frische Rübe in kleine Stücke schneiden und im Backrohr bei 60 Grad trocknen lassen.

Anschließend in ein Glas geben, mit dem Alkohol übergießen und verschlossen 4 Wochen bei Zimmertemperatur rasten lassen, danach abseihen.

ANWENDUNG

Morgens, mittags und abends 20 bis 30 Tropfen entweder pur oder mit Wasser verdünnt einnehmen.

Rote-Rüben-Pulver

Küchengewürz, Färbepulver

ZUTATEN

- frische Rübe

ZUBEREITUNG

Wurzel schälen, wer keine roten Hände haben möchte, sollte Handschuhe tragen. Den weichen Innenteil klein schneiden und im Backrohr bei 60 Grad trocknen lassen, Backrohr einen Spalt offen lassen.

Die getrockneten Wurzelstücke mit der Kaffeemühle oder einer Küchenmaschine zu feinem Pulver vermahlen.

ANWENDUNG

Pulver zum Würzen oder als Färbemittel für verschiedenste Speisen verwenden.

Wenn das Pulver aufgekocht wird, verändert sich die Farbe von rötlich in ein erdiges Braunrot.

Rote-Rüben-Eier

ZUTATEN

- 400 g Rüben
- 4 Eier
- 1 TL Essig
- ½ TL Salz
- ½ TL Zucker
- Muskat
- 1 l Wasser

ZUBEREITUNG

Eier in 10 Minuten hart kochen, abkühlen lassen und schälen.

Die frischen Rüben schälen, in kleine Stücke schneiden und mit dem Essig, Zucker, Salz und einer Prise gemahlenem Muskat im Wasser aufkochen lassen.

30 Minuten sieden lassen, vom Herd nehmen und für weitere 10 Minuten ziehen lassen, danach abseihen.

Nun die geschälten, gekochten Eier in das rote Wasser legen und über Nacht darin belassen. In der Früh herausnehmen.

ANWENDUNG

Diese Eier haben einen ausgezeichneten Geschmack und sind eine schöne Überraschung für Gäste.

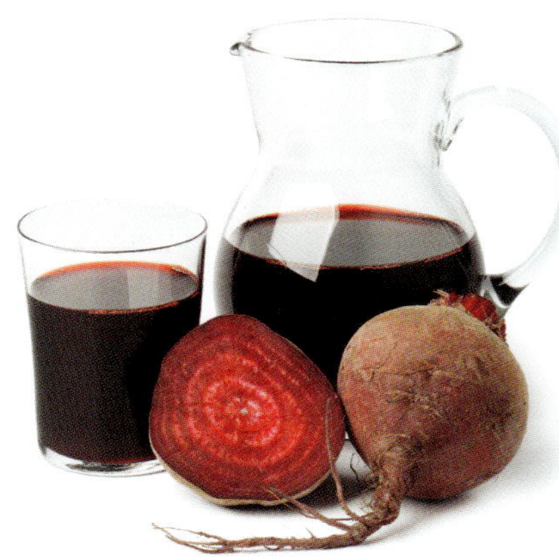

Salomonssiegel, Vielblütiges *Polygonatum multiflorum* – *„Schnupfpulver", bei geschwollenen Augen, Verletzungen*

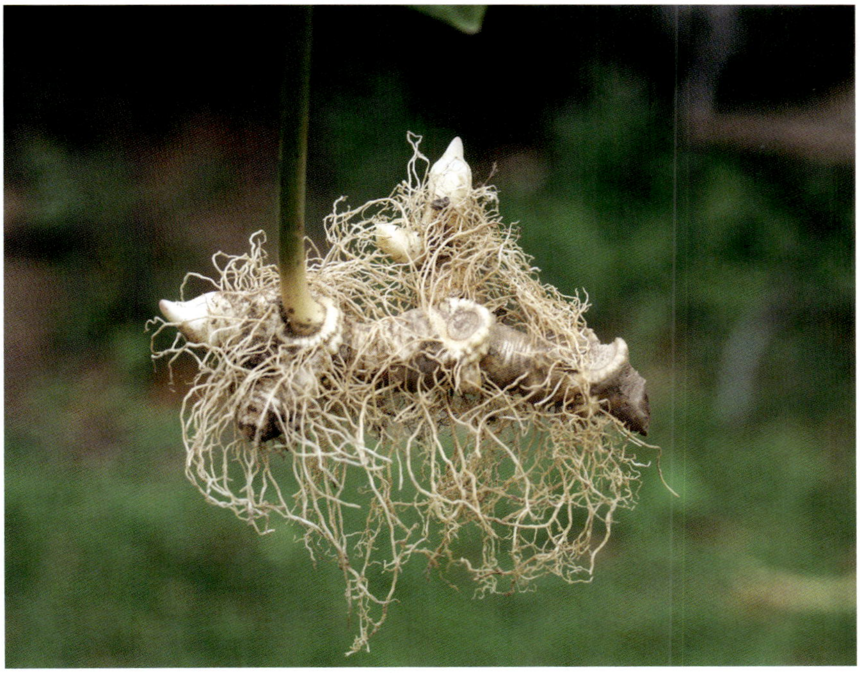

Der Schwarzspecht ist ein Kräutermann, kennt manches Zauberkraut im Tann, das im Verborgnen sprießet.
Er hält ob einer Wurzel Wacht, die alle Schlösser springen macht und jede Tür erschließet.

Rudolf Baumbach (1840–1905)

Volksnamen	Vielblütige Weißwurz, Sieglwurz
Pflanzenfamilie	Spargelgewächse (*Asparagaceae*)
Standort	Die Vielblütige Weißwurz wächst gerne in Buchen-, Eichen- oder hellen Mischwäldern auf kalkhaltigen Böden.
Inhaltsstoffe und Eigenschaften	Steroidsaponine (schleimhautreizend, sollte nicht innerlich verwendet werden), Flavonoide (zellschützend, wundheilungsanregend, entzündungshemmend), Gerbstoffe (blutstillend, zusammenziehend), Schleimstoffe (bilden einen schützenden Film auf der Haut, beruhigend, kühlend)
Geschmack	leicht süß, ähnlich einer Gurke, manchmal auch etwas bitter
Verwechslungsmöglichkeiten	Wohlriechende Weißwurz (Echter Salomonssiegel *Polygonatum odoratum*) giftig, wird äußerlich ebenso verwendet wie Weißwurz, Weiße Schwalbenwurz (*Vincetoxicum hirundinaria*) giftig
Interessantes	Salomonssiegel ist giftig, die höchste Giftigkeit hat sie in ihren Beeren. Sie heißt auch *Siegelwurz* ist jedoch nicht zu verwechseln mit der Siegwurz (*Allium victorialis*), die in Gärten als Zierpflanze wächst.
Verwendungsart	Salbe, Wickel, Wurzelbrei

AUSSEHEN PFLANZE / WURZEL

Die mehrjährige Weißwurz wird zwischen 30 und 80 cm hoch, hat parallelnervige Blätter, wechselständige, zweizeilig angeordnete, traubige Blütenstände mit weißen, hängenden Blüten. Im Herbst hat sie dunkelblaue Beerenfrüchte.

Das beigefarbene Rhizom ist knotig verdickt und hat siegelartige Narben mit zahlreichen, feinen Seitenwurzeln. Das Innere hat eine weiße Farbe.

ERNTE

Walpurgisnacht (Nacht vom 30. April auf den 1. Mai) und der Oktober, sobald die Blätter gelb sind, sind die idealen Grabzeiten.

Die weiße, knötchenartige Wurzel vorsichtig mit einer kleinen Schaufel aus der Erde nehmen, ein Stück abtrennen und den Rest wieder mit Erde bedecken, damit die Pflanze weiterwachsen kann. Von diesem Stück die Seitenwurzeln entfernen, die Wurzelrinde *abbürsten* und die darunter befindliche weiße Wurzel zum Trocknen in Stücke schneiden. Für magische Zwecke gräbt man die Wurzel in der Walpurgisnacht.

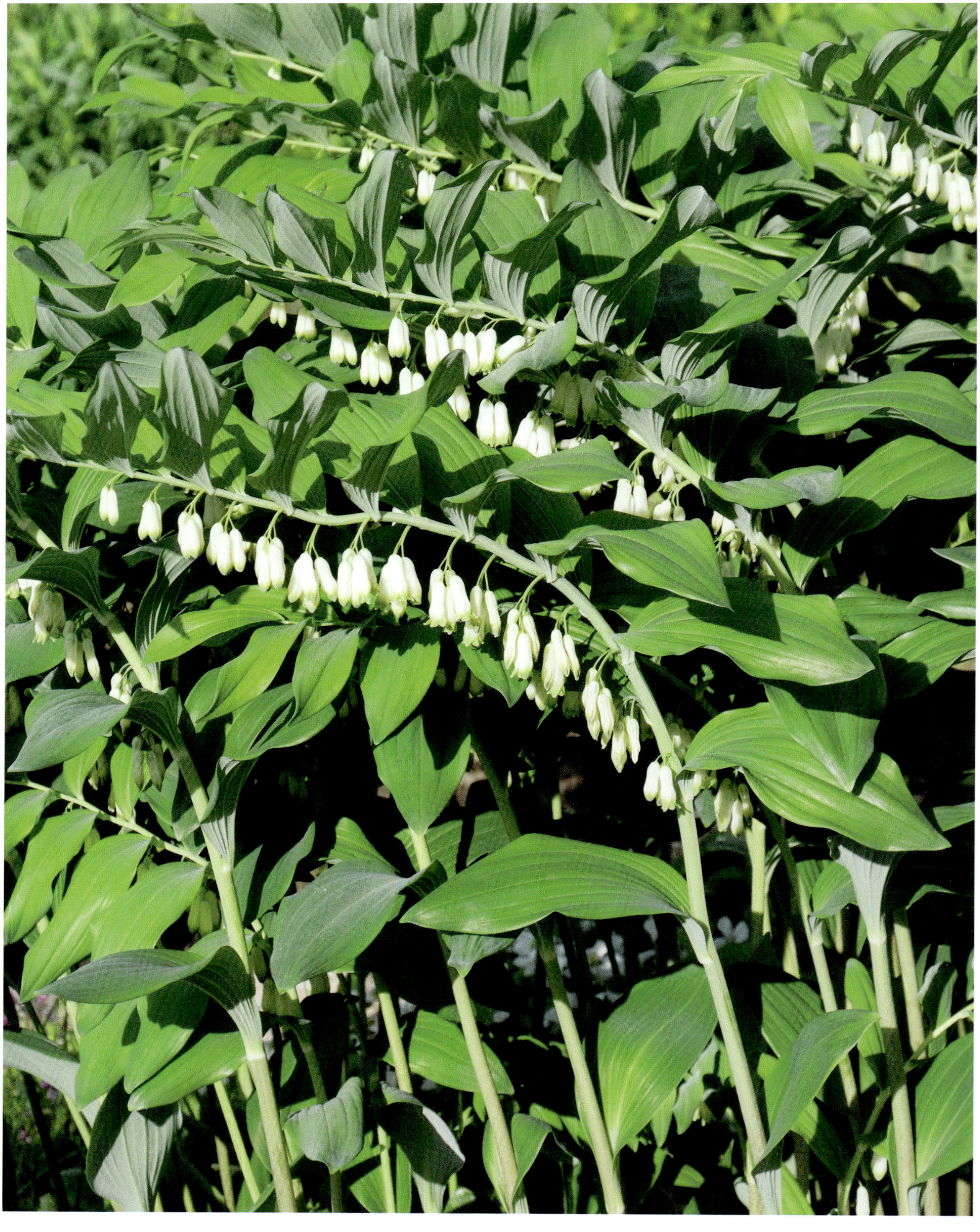

Die Springwurzel

Es gibt ein wundervolles Volksmärchen, überliefert von Jacob und Wilhelm Grimm. Vor langer, langer Zeit hütete ein Schäfer seine Herde auf dem Köterberg. Er war ein freundlicher, stiller Zeitgenosse, der in Frieden mit sich und der Natur lebte.

Eines Tages, während er seine Schafe beobachtete, erschien plötzlich ein wunderschönes Königsfräulein. Leise flüsterte sie ihm zu: „Nimm die Springwurzel und folge mir." Doch ein Mensch kann diese Wurzel nicht einfach finden – nur ein Specht, eine Elster oder ein Wiedehopf kennen ihre geheimen Verstecke. Um an die Zauberwurzel zu gelangen, muss man auf einen Baum steigen und das Nest des Vogels mit einem kleinen Holzstück verkeilen. Bemerkt der Vogel die Blockade, fliegt er aufgeregt fort, holt die Springwurzel mit dem Schnabel und versucht, damit das Hindernis zu lösen. In dem Moment, in dem der Vogel mit der Wurzel im Schnabel zurückkehrt, gilt es, einen gewaltigen Lärm zu machen. Vor Schreck lässt der Vogel die Wurzel fallen – und der Mensch muss sie schnell auffangen.

Der Schäfer, der Tag für Tag draußen in der Natur lebte, besaß natürlich solch eine Wurzel. Er zögerte nicht lange, holte sie hervor, überließ seine Herde dem treuen Hirtenhund und folgte dem Königsfräulein durch das Gebirge. Nach einiger Zeit gelangten sie zu einer Höhle, deren Eingang durch eine große, schwere Tür versperrt war. Der Schäfer hob die Springwurzel und hielt sie vor die Tür – mit lautem Krachen öffnete sie sich wie von Zauberhand.

So ging es weiter. Jede Tür, die den Weg in die Tiefe des Berges versperrte, ließ sich mit der Wurzel öffnen. Schließlich erreichten sie einen großen, in Fels gehauenen Raum tief im Inneren des Berges. Dort saßen zwei Jungfrauen, die unermüdlich an ihren Spinnrädern arbeiteten. Auch eine finstere Gestalt war dort, an ein Tischbein gefesselt und offenbar ohne Macht.

Als der Hirte sich umsah, entdeckte er unzählige Körbe voller Gold und Edelsteine. Alles glitzerte und funkelte, und als armer Bursche konnte er den Blick kaum davon abwenden. Die Königstochter sprach zu ihm: „Als Dank für deine Hilfe darfst du dir nehmen, was du willst." Die Jungfrauen ließen ihn kalt – sein Interesse galt einzig dem Schatz. Er füllte Taschen, Hut, Kleidung – überall, wo sich etwas verstauen ließ.

Da sprach das Königsfräulein mit mahnender Stimme: „Vergiss das Beste nicht!" Doch der Junge glaubte, sie meine noch mehr Gold und Edelsteine. Er legte die Springwurzel zur Seite, um mit beiden Händen zugreifen zu können.

Sie verließen den Berg, und hinter ihnen schlossen sich die Türen, eine nach der anderen. Der Hirte kehrte mit großen Reichtümern heim – aber die Springwurzel war im Berg zurückgeblieben. Der Reichtum verflog rasch. Ohne die Springwurzel konnte er nicht mehr in die Höhle zurückkehren, um sich Nachschub zu holen. Ach, hätte er doch nur auf die Königstochter gehört – und statt des letzten Goldes die Springwurzel mitgenommen ...

Denn wer im Besitz dieser Wurzel war, konnte die verborgensten, selbst die am besten bewachten Schätze finden. Bei der sagenhaften Springwurzel soll es sich um die Wurzel der Vielblütigen Weißwurz handeln.

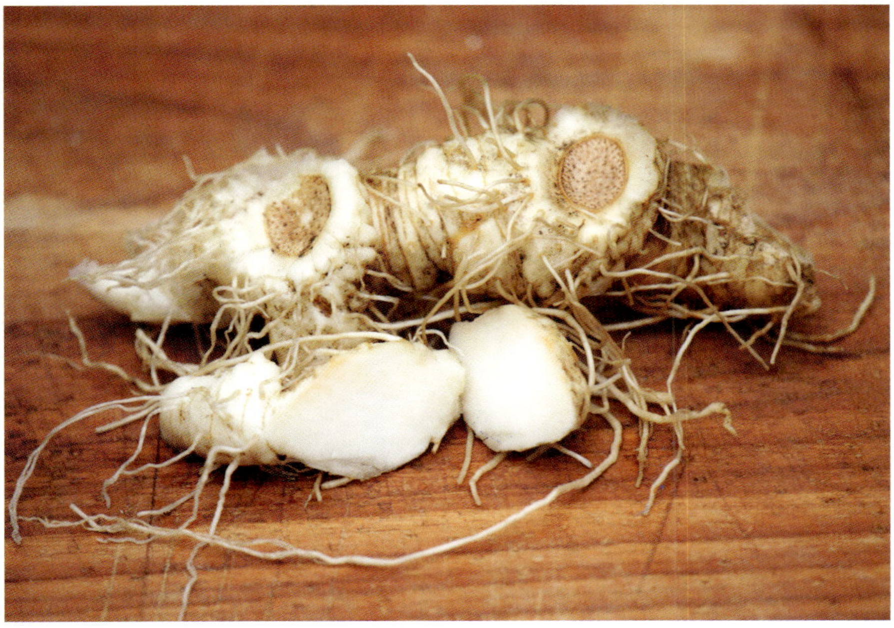

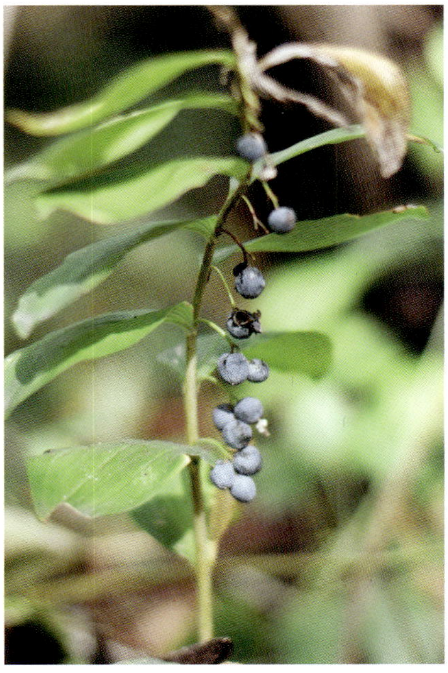

VOLKSHEILKUNDE

John Gerard, ein englischer Botaniker und Chirurg, beschreibt in seinem Werk *Herball* (1597) die volkstümliche Anwendung der Vielblütigen Weißwurz wie folgt: „Die zerstampfte und als Breiumschlag auf die ausgerenkten Gliedmaßen aufgelegte Wurzel, die mehrmals erneuert werden sollte, vertreibt die Schmerzen, fügt das Gelenk wieder sehr fest zusammen und beseitigt auch die Entzündung, falls eine solche vorhanden ist."

Die Vielblütige Weißwurz gilt als eine magische Pflanze. Wer von Hühneraugen geplagt wird, gräbt bei abnehmendem Mond ein Stück ihrer Wurzel aus und trägt es bei sich – zum Schutz und zur Heilung.

Es heißt, die Pflanze wachse nur an *besonderen Orten*, an magischen Plätzen. An solchen Orten, wo die Schwellen zwischen den Welten durchlässiger werden, sollen wir Menschen die Naturwesen sehen können.

Bei Verletzungen – besonders eitrigen – wird die Wurzel in heißem Wasser zerstoßen und auf die betroffene Stelle gelegt. Auch bei geschwollenen Körperpartien, geröteten Augen, blauen Flecken, Nagelbettentzündungen oder versteiften Gelenken legt man die zerstoßene oder in Scheiben geschnittene Wurzel direkt auf die Haut. Sie wirkt laut den Aussagen der Volksmedizin schmerzstillend, abschwellend, entzündungshemmend und blutstillend.

Bei inneren Blutungen und Ruhr wurde die Wurzel früher auch innerlich angewendet – eine Praxis, die wegen der giftigen Inhaltsstoffe heute nicht mehr empfohlen wird.

War die Nase bei einer Erkältung verstopft, so verschaffte ein feines Pulver aus der getrockneten Wurzel, als Schnupfmittel verwendet, rasch Linderung.

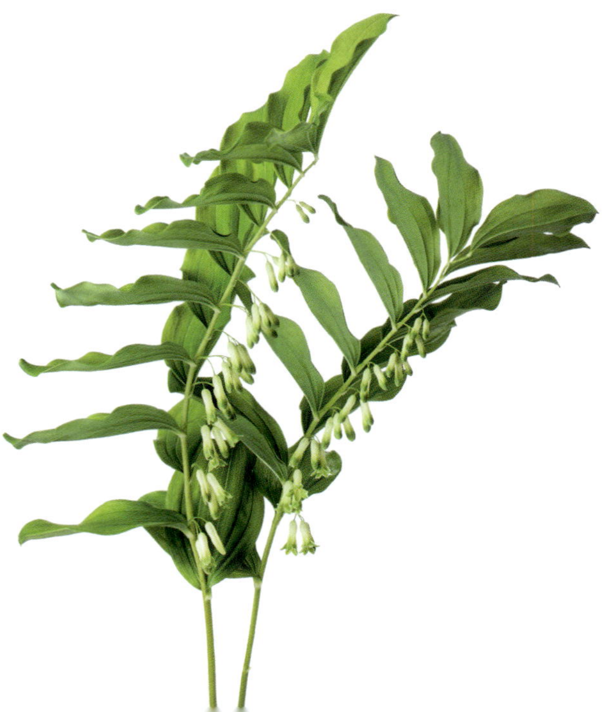

Leistenbruchsalbe

bei Knochenbrüchen, Nabelbrüchen, Sehnenzerrungen, Gewebebruch, Sehnenscheidenentzündung, Verstauchungen

ZUTATEN

- 1 etwa 5 bis 10 cm langes Stück der Weißwurz-Wurzel
- 1 Wurzel der Neunblättrigen Zahnwurz (*Cardamine enneaphyllos*)
- 1 kleine Beinwellwurzel (*Symphytum officinale*)
- 500 g Schweineschmalz (bio)
- 15 g Bienenwachs

ZUBEREITUNG

Die frischen Wurzeln in kleine Stücke schneiden. Das Schmalz bei niedriger Hitze schmelzen, dann die Wurzelstücke hinzufügen und etwa 40 Minuten auf niedriger Temperatur sanft ziehen lassen. Anschließend die Herdplatte ausschalten und den Topf darauf stehen lassen, bis alles vollständig abgekühlt ist. Zugedeckt über Nacht – oder auch 2 Nächte – in eine Küchenecke stellen.

Nach dieser Ziehzeit erneut erwärmen, bis das Fett wieder flüssig ist. Danach abseihen, das Bienenwachs einrühren und dabei schmelzen und in vorbereitete Tiegel füllen.

ANWENDUNG

Mehrmals täglich verwenden.

Salomonssiegel-Wickel

bei Schwellungen, geschwollenen Augen, schmerzstillend

ZUTATEN

- 3 EL getrocknete oder frische Wurzeln
- 250 ml Wasser

ZUBEREITUNG

Wurzelstücke mit dem Wasser aufkochen lassen, auf mittlerer Herdstufe 20 Minuten ziehen lassen, danach abseihen.

ANWENDUNG

In das Wurzelwasser Wattepads oder ein Tuch tauchen und auf die gewünschten Körperstellen auflegen, 15 bis 20 Minuten wirken lassen.

Sanikel *Sanicula europaea*
– „Notwurz" der Wandersleut, bei maroden Knochen

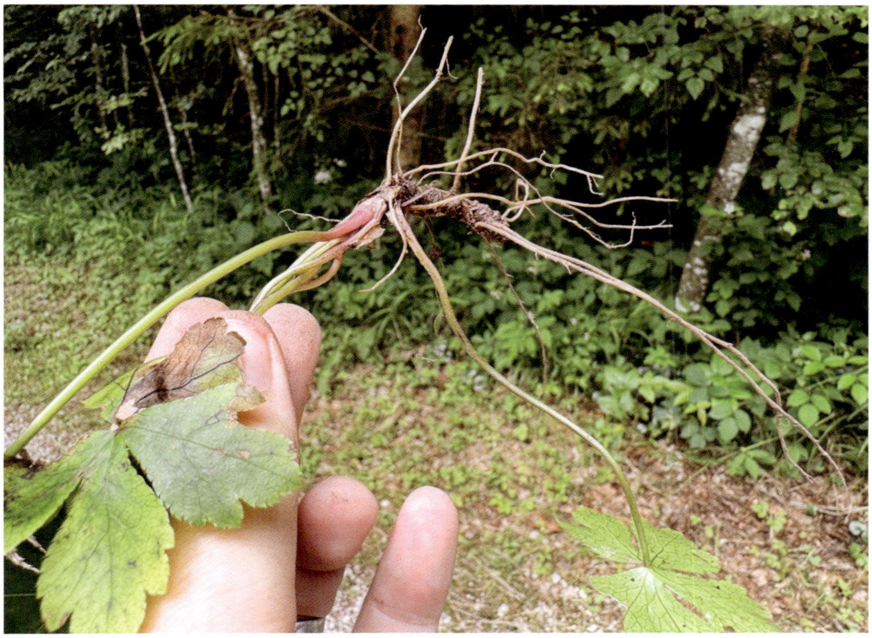

Die Notwurz holst dir nach der Kirschenernte.

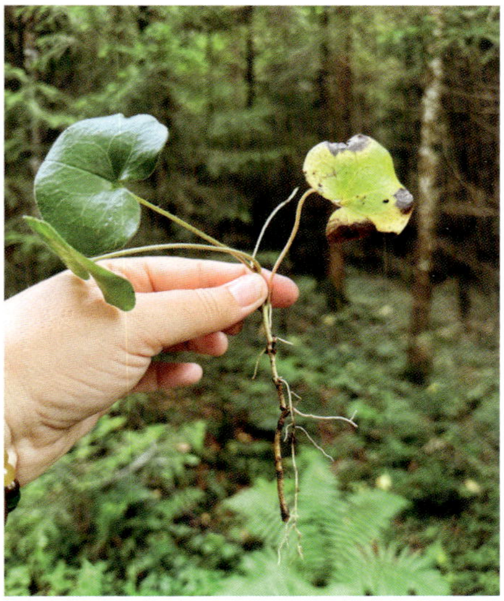

Volksnamen	Heil aller Schäden, Bruchkraut, Wundsanikel
Pflanzenfamilie	Doldenblütler (*Apiaceae*)
Standort	Sanikel wächst in lichten Laubwäldern bis auf 1.400 Meter Seehöhe. Er liebt kalkreiche und nährstoffreiche Böden.
Inhaltsstoffe und Eigenschaften	Chlorogensäure (unterstützt Leber Fett abzubauen), Saponine (schleimlösend), Rosmarinsäure (antiviral, antibakteriell, entzündungshemmend), Allantoin (Zellaufbau, Zellbildung, Zellregeneration), Flavonoide (entzündungshemmend, stärken Immunabwehr), Tannine (zusammenziehend)
Geschmack	erdig, herb, würzig
Verwechslungsmöglichkeiten	Sterndolde (*Astrantia major L.*) altes Wundheilmittel
Interessantes	In alter Literatur und mündlichen Familienüberlieferungen ist bei der Erwähnung von *Saunigl* nicht immer eindeutig der Wald-Sanikel (*Sanicula europaea*) gemeint. Der Begriff wurde im Volksmund oft unscharf verwendet und bezog sich auf verschiedene Heilpflanzen mit ähnlichem Aussehen oder vergleichbarer Wirkung. So wurde beispielsweise auch die Zahnwurz (*Cardamine bulbifera* oder verwandte Arten) – eine ebenfalls im Frühjahr austreibende Pflanze mit wundheilender und entzündungshemmender Wirkung – unter dem Namen *Saunigl* geführt. Auch die Sterndolde (*Astrantia major*), eine auffällige Blütenpflanze aus der gleichen Familie (*Apiaceae*), wurde regional als Sanikel bezeichnet, obwohl sie botanisch nicht näher verwandt ist. Diese Mehrfachverwendung des Namens zeigt, wie eng Volksnamen mit praktischer Anwendung und äußerer Ähnlichkeit verbunden waren – nicht unbedingt mit botanischer Systematik. Daher ist bei historischen Texten oder Überlieferungen immer etwas Vorsicht und Kontextkenntnis gefragt, um die tatsächlich gemeinte Pflanze zu erkennen.
Verwendungsart	Tee, Wurzelwein, Salbe, Mehlbrei, Waschung, Tinktur, Wickel

AUSSEHEN PFLANZE / WURZEL

Die mehrjährige Pflanze wird zwischen 20 und 50 cm hoch, hat eine dunkelgrüne, grundständige Blattrosette am Boden und im Mai bis Juni zierliche, weiße Doldenblüten.

Die Pfahlwurzel ist verzweigt und spindelförmig. Sie hat eine hellbraune Farbe.

ERNTE

Die Wurzeln gräbt man nach der Blütezeit ab Juli. Nach der Kirschenernte bzw. wenn die Beeren des Roten Holunders reifen, beginnt der optimale Erntezeitpunkt.

Hierzu nimmt man am besten einen kleinen Spaten, da die Wurzeln tief gehen können. Möchte man die Pflanze weiterwachsen lassen, teilt man die Wurzel mit dem Spaten, setzt eine Hälfte wieder in die Erde und gießt etwas Wasser darüber.

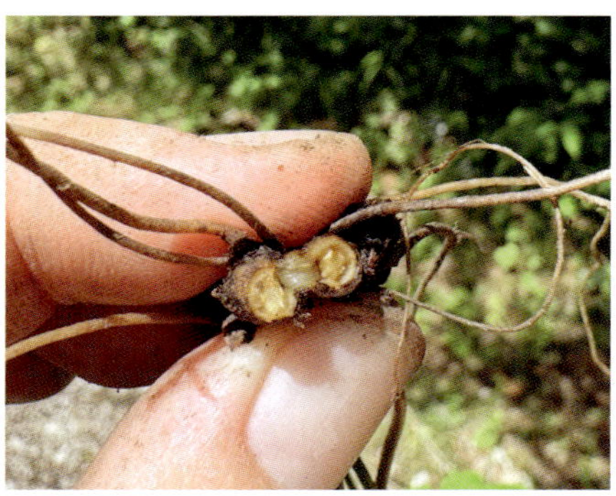

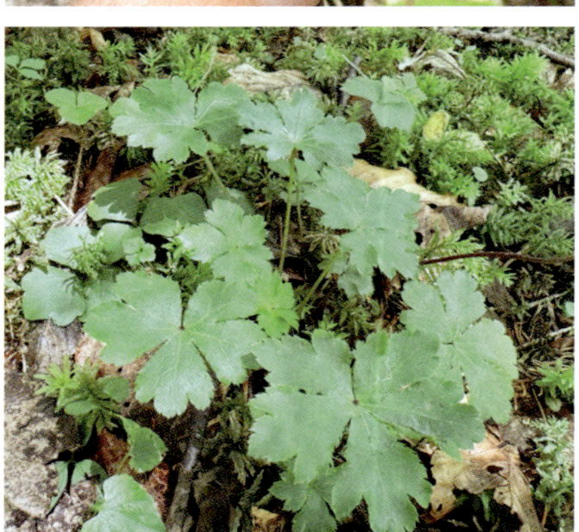

Großvaters Notwurz

In der Region rund um den Traunstein sind noch einige Erinnerungen an die traditionelle Verwendung des Sanikels lebendig. So berichtete mir eine für ihr Alter erstaunlich rüstige Dame von ihrem Großvater, der auf seinen täglichen Wegen – selbst wenn er nur vom Berg ins Tal hinabstieg – stets zwei Dinge in der Hosentasche mit sich führte: zum einen drei bis vier Zwetschkenkerne, zum anderen ein paar kleine Sanikelwurzeln.

Die Zwetschkenkerne steckte er sich in den Mund, um während der langen Strecke kein Durstgefühl zu verspüren. Denn an den Kernen bleibt stets ein wenig Fruchtfleisch zurück – trocknet man die Kerne, trocknet auch dieser Rest mit ein. Kaute man beim Gehen daran oder ließ sie einfach in der Wange liegen, lösten sich kleine Fruchtfasern, die einen angenehmen Geschmack im Mund hinterließen.

Die Sanikelwurzel war für ihn seine *Notwurz*. Sollte er sich unterwegs eine Verletzung oder eine Prellung zuziehen, so *erstversorgte* er sich mit der Wurzel, um wenigstens den nächsten Hof oder das eigene Zuhause erreichen zu können.

„Ein Handy, um im Notfall Hilfe zu rufen, gab es ja damals nicht", erklärte die alte Dame, „man musste selbst sehen, wie man weiterkam." Manchmal beobachtete sie ihren Großvater – ein bärtiger Mann mit wettergegerbtem Gesicht –, wie er auf der Bank vor dem Haus saß, den Blick ins Tal gerichtet, und eine Sanikelwurzel im Mund kaute. Sobald sie weich genug war, nahm er die Wurzelmasse heraus und legte sie auf seinen schmerzenden linken Knöchel, der ihn seit einer alten Verletzung immer wieder plagte.

VOLKSHEILKUNDE

Wer Günsel und Sanikel hat, der schlägt den Wundarzt mit einem Patt. Das unterstreicht die Bedeutung des Sanikels als Wundheilpflanze in der traditionellen Heilkunde.

Eine Kräuterfrau aus dem Gebirge erzählt: „Für Raufbolde hat der Herrgott eine eigene Pflanze geschickt, damit sie wieder heil werden – und vielleicht zur Vernunft kommen." Sie hatte stets einen Vorrat ihrer selbst gemachten Sanikelsalbe im Haus – gedacht für verunfallte Wanderer oder verletzte Bergbauern. Wenn sich ein *Raufbold* verletzt hatte, trug sie die Salbe mit Bedacht und Würde auf, ließ dabei ein *Vaterunser* beten – so wurde die Wundversorgung zu einem kleinen heilenden Ritual. Ob aufgeschlagene Knie, Quetschungen, Prellungen, Blutergüsse, Zerrungen oder frische Wunden – eine Sanikel-Zubereitung als Wurzelbrei, Kompresse oder Salbe war stets zur Hand.

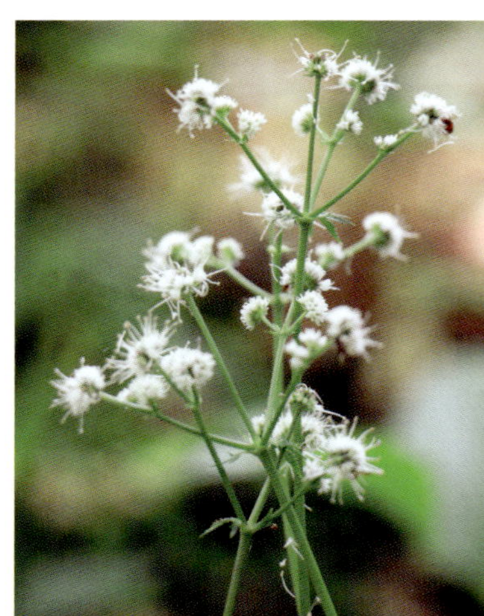

Ein weiteres Sprichwort lautet: *Sanikel, Ehrenpreis und Waldmann, heilt Lunge und Leber zam.* So glaubte man, dass der Sanikel auch bei inneren Verletzungen und Blutungen helfen könne – ja, in manchen Fällen hoffte man sogar, Menschenleben retten zu können.

Bei *maroden Knochen* – wie man früher Osteoporose nannte – trank man Sanikeltee oder Sanikelwein, um den Körper von innen heraus zu stärken, das hilft bis heute.

Sanikelwurzel-Tee

bei *bösem Magen* oder Halsentzündungen

ZUTATEN

- 1 EL Wurzel
- 1 l Wasser

ZUBEREITUNG

Die Wurzelstücke können frisch oder auch getrocknet sein. Man übergießt sie mit heißem Wasser und lässt zugedeckt 15 bis 20 Minuten ziehen.

ANWENDUNG

Über den Tag verteilt trinken oder 10 Minuten vor jeder Mahlzeit.

Ist auch zum Gurgeln zu verwenden.

Sanikelwurzel-Wein

bei maroden Knochen

ZUTATEN

- 1 EL Sanikelkraut
- 1 EL Sanikelwurzeln
- 1 TL Wasser
- 1 l Weißwein
- 100 g Honig

ZUBEREITUNG

Die Pflanzenteile (Kraut und Wurzelstücke) in einem Mörser unter Zugabe von etwas Wasser zerreiben, bis eine breiartige Masse entsteht. Diese Masse durch ein Sieb drücken, um den Pflanzensaft zu erhalten.

Wein auf etwa 40 Grad erwärmen (nicht kochen!), Honig zugeben, damit sich dieser auflöst. Die Masse mit dem Wein verrühren. Den Topf vom Herd nehmen, den Pflanzensaft hinzugeben und noch warm in Flaschen füllen.

ANWENDUNG

Täglich 1 Stamperl (2 cl) trinken.

Sanikelwurzel-Salbe, traditionell

bei Wunden, Knochenbrüchen, Hämorrhoiden, Zerrungen

ZUTATEN:

- 3–4 frische Wurzeln
- 150 g Schweineschmalz (Bio-Qualität)
- 5 g Bienenwachs
- Hinweis: Wer kein tierisches Fett verwenden möchte, kann das Schmalz durch ein kalt gepresstes Pflanzenöl (z. B. Olivenöl) ersetzen. In diesem Fall die Bienenwachsmenge auf 7 g erhöhen, damit die Salbe die richtige Konsistenz erhält.

ZUBEREITUNG

Das Schweineschmalz in einen kleinen Topf geben und bei niedriger Temperatur langsam schmelzen. Gutes Schmalz erkennt man daran, dass es beim Auftragen auf den Handrücken nicht sofort verläuft, sondern fest bleibt.

Wurzeln grob zerkleinern und in das flüssige Schmalz geben. Die Mischung bei handwarmer Temperatur (ca. 40 bis 45 Grad) 15 bis 20 Minuten ziehen lassen – nicht kochen! Anschließend die Wurzeln abseihen und das gewonnene Sanikel-Schmalz erneut erwärmen.

Bienenwachs hinzufügen, unter Rühren vollständig schmelzen lassen. Die noch flüssige Salbe rasch in saubere Glastiegel oder Salbendöschen füllen und verschließen.

ANWENDUNG

Bei Bedarf auf die betroffenen Körperstellen auftragen.

Besonders wirksam ist die Anwendung über Nacht: Dazu die Salbe etwas dicker auftragen, ein weiches Tuch oder eine Mullbinde darüber legen und über Nacht einwirken lassen.

Das Schweineschmalz trägt dazu bei, dass die wirksamen Pflanzenstoffe tief ins Gewebe vordringen, weshalb diese traditionelle Rezeptur auch heute noch sehr geschätzt wird – insbesondere bei Knochen- und Gelenkbeschwerden.

Sanikelwurzel-Mehlbrei

bei Gelenkproblemen, Bluterguss, Prellung, Quetschung

ZUTATEN

- 1 EL Wurzeln
- 250 ml Wasser
- 1–2 EL Mehl

ZUBEREITUNG

Wasser erwärmen, die in kleine Stücke geschnittene Wurzel hinzugeben.
5 Minuten ziehen lassen, danach die Wurzelstücke etwas zerdrücken.

Das Mehl hinzugeben und gut unterrühren, damit eine mittelfeste, breiartige Masse entsteht.

ANWENDUNG

Masse auf ein Tuch geben und auf die betroffene Körperstelle auflegen.

Der Brei sollte dabei direkt auf der Haut sein, so warm es verträglich ist.

Dieser Umschlag bleibt 20 Minuten auf der Haut, bis er abgekühlt ist.

Sanikelwurzel-Tinktur

bei Knochen- und Zahnfleischproblemen

ZUTATEN

- 1 EL Wurzel
- 500 ml Essig

ZUBEREITUNG

Frische oder getrocknete Wurzelstücke in ein Glas geben, mit dem milden Essig übergießen, verschlossen für mindestens 4 Wochen dunkel reifen lassen. Danach abseihen und in kleine Fläschchen füllen.

ANWENDUNG

Täglich 10 bis 15 Tropfen in lauwarmem Wasser trinken.

Sauerampfer *Rumex acetosa*
– bei Juckreiz, hohem Blutdruck und Vergiftungen

Grünes Hemd und rotes Kleid, Sauerwurz vertreibt Erkältungszeit.

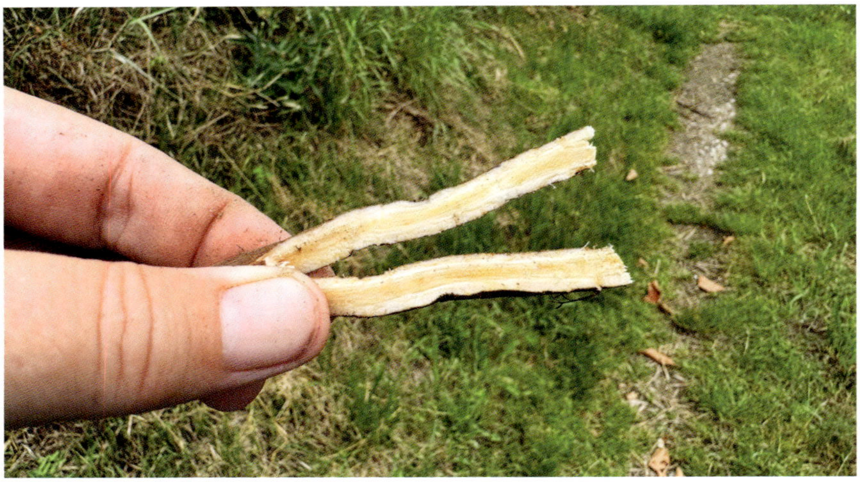

AUSSEHEN PFLANZE / WURZEL

Die mehrjährige, oft bis zu 1 Meter hohe krautige Pflanze besticht durch rote Stiele mit rosa-rötlichen Blütenrispen, die sich im Frühling zeigen.

Sie hat eine braunschwarze Pfahlwurzel, die manchmal auch rötlich erscheint und viele Verästelungen bildet.

ERNTE

Die beste Zeit ist der Frühling, solange nur die Blätter sichtbar sind, ehe Stiel und Blüten gebildet werden. Ernte höchstens bis zum Johannistag (24. Juni).

Man gräbt die Wurzel, indem man mit einem gut schneidenden Messer oder einem scharfkantigen Spaten ein Stück der Wurzel abtrennt. Sauerampfer kann selbst aus kleinsten Wurzelstücken wieder wachsen.

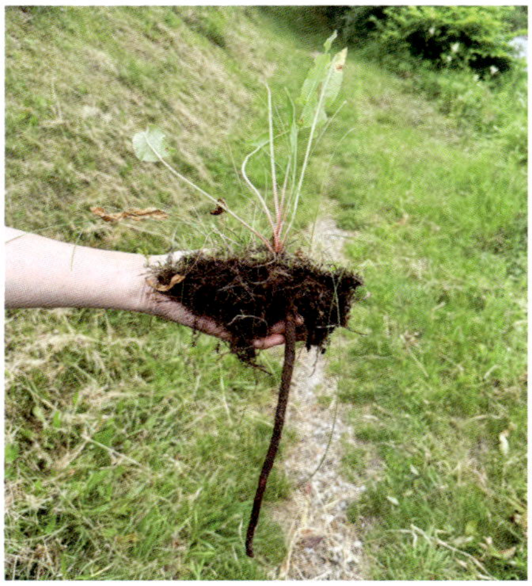

Volksnamen	Salzkraut, Durstblume, Sauerwurz
Pflanzenfamilie	Knöterichgewächs (*Polygonaceae*)
Standort	Steht gern sonnig bis halbschattig, in feuchten Wiesen entlang von Bachläufen, er bevorzugt feuchte, lehmige, nährstoffreiche Böden.
Inhaltsstoffe und Eigenschaften	Vitamin C (für Stoffwechsel, Bindegewebe, Knochen, Knorpel, schützt vor Zellschäden), Vitamin B1 (für Energiestoffwechsel, Nervensystem), Vitamin B2 (Aufnahme von Vitaminen, Fettsäuren und Aminosäuren, Zellfunktion, Wachstum), Vitamin B6 (Bildung roter Blutkörperchen, Immunsystem) und Vitamin E (Zellschutz), Bitterstoffe (unterstützen Verdauungsorgane), Oxalsäure (kühlend, durststillend, bindet Mineralstoffe wie Kalzium, Eisen, Magnesium)
Geschmack	süß-säuerlich-erdig, ein bisschen wie säuerlicher Winterapfel mit erdiger Note.
Verwechslungsmöglichkeiten	Gefleckter Aronstab (*Arum maculatum*) giftig!
Interessantes	Personen mit Osteoporose oder Nierenerkrankungen sollten Sauerampfer nur in Maßen genießen. Besonders im Schatten wachsender Sauerampfer enthält eine erhöhte Konzentration an Oxalsäure, da sich diese bei Lichtmangel in der Pflanze stärker anreichert. Daher empfiehlt es sich, vorzugsweise Sauerampfer zu ernten, der in voller Sonne gewachsen ist. Zudem steigt der Oxalsäuregehalt nach der Sommersonnenwende nochmals deutlich an.
Verwendungsart	Tee, Kräuterbitter, Rohkost, Salz, Salbe, Milchauszug

Sauerampferwurzel bei verdorbenem Essen

Ein Kühlschrank oder eine Gefriertruhe gehören heute zur Selbstverständlichkeit – doch ein Blick zurück zeigt ein ganz anderes Bild: Erst Ende der 1950er- und Anfang der 1960er-Jahre zogen Kühlmöglichkeiten langsam in die privaten Haushalte ein. In ländlichen Gegenden hielten sich Gemeinschafts-Kühlhäuser teils bis in die 1990er-Jahre.

Im Zentrum des Dorfes stand ein Kühlhaus mit einer großen Gefriertruhe, die in viele Fächer unterteilt war. Jeder Beteiligte besaß einen eigenen Schlüssel für sein Fach. In einem angrenzenden Raum, dem eigentlichen Kühlraum, wurde Fleisch aus den Hausschlachtungen gelagert – dieser Raum war zugleich ein Ort des Austauschs und der Gespräche.

Für die Kühlung zu Hause sorgten im Winter große Eisblöcke, die aus dem Fluss geschlagen und im untersten Keller – dem Erdkeller – aufgeschichtet wurden. Lebensmittel und Getränke blieben so bis in den Sommer hinein gekühlt, bis das Eis vollständig geschmolzen war.

Unter diesen Umständen war es keine Seltenheit, dass Lebensmittel *wieder zu leben begannen*, bevor sie verzehrt wurden. Verdorbene Speisen wurden mangels Alternativen oft dennoch verkocht und gegessen. Magen- und Darmbeschwerden waren daher weit verbreitet – ebenso wie Hausmittel, die Linderung verschaffen sollten. Eines dieser Mittel war die Wurzel des Sauerampfers. Bei Übelkeit – besonders nach dem Essen – wurde ein Stück Wurzel ausgegraben, gesäubert und langsam gekaut.

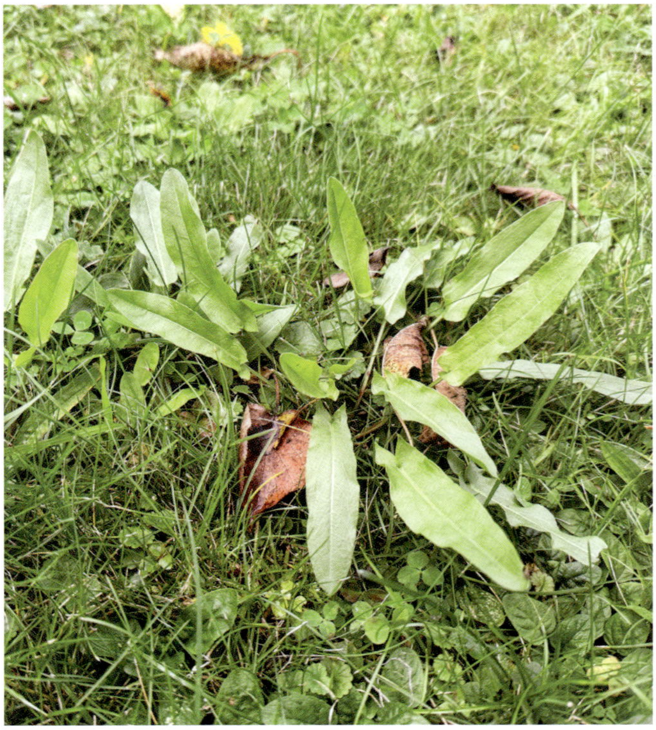

VOLKSHEILKUNDE

Gegen Juckreiz legt man zu Brei zerstoßene Sauerampferwurzel auf die betroffene Hautstelle. Holzfäller kauten die Wurzel bei Beschwerden, die durch stechende oder beißende Insekten – wie Mücken oder Zecken – verursacht wurden.

Auch wird die Wurzel in Milch gekocht – eine Anwendung, die nachvollziehbar ist: Die Oxalsäure bindet sich an das Kalzium der Milch und wird so für den Körper weniger bedenklich. Fein geschnitten und getrocknet dient die Wurzel als würziger Salzersatz. Heute lässt sie sich problemlos in der Küchenmaschine zu einem feinen Pulver vermahlen.

Im Frühling, wenn viele Menschen unter Erkältungen, Fieber, Vergiftungen oder Infektionskrankheiten litten, wurde die Wurzel gekaut und anschließend ausgespuckt. Zur Anregung der Harntätigkeit hingegen wurde die gekaute Wurzel geschluckt. Beide Anwendungen sind bis heute gebräuchlich.

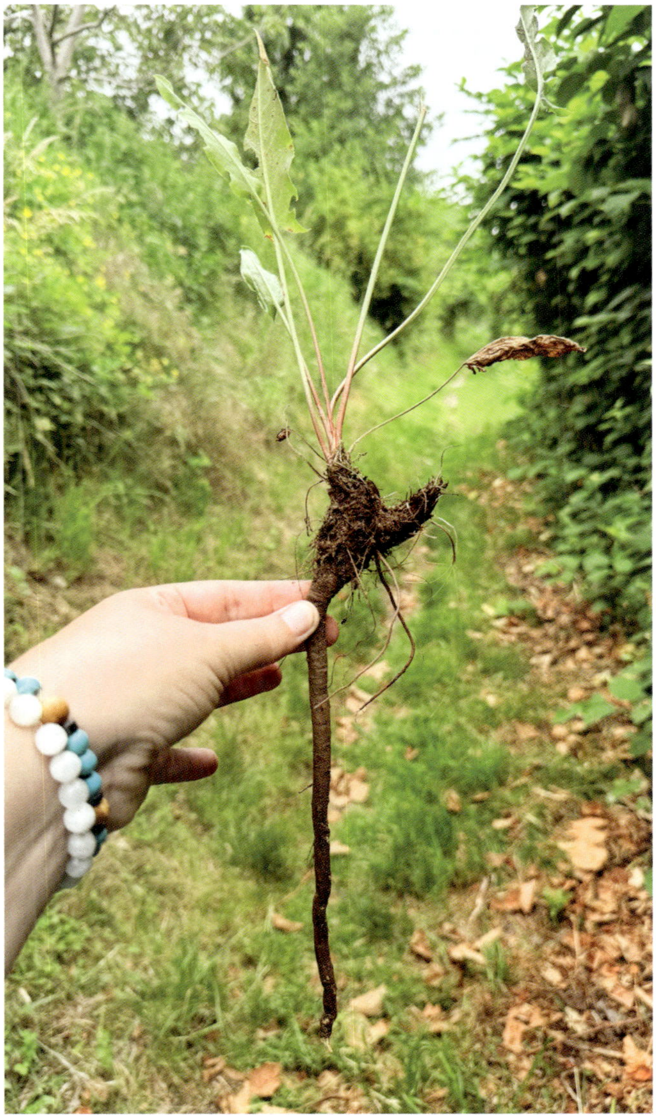

Sauerampferwurzel-Milch

bei Infekten, Erkältungen, Husten

ZUTATEN

- 2 EL frische Wurzeln
- 250 ml Milch (auch pflanzliche Milch)
- 1 Schuss Wasser

ZUBEREITUNG

Milch mit ein wenig Wasser und den Wurzelstücken unter ständigem Rühren auf 60 bis 70 Grad erwärmen. Nicht kochen, damit die Milch nicht anbrennt. Einige Minuten unter ständigem Rühren am Herd lassen, danach abseihen.

ANWENDUNG

Schluckweise und möglichst warm trinken.

Man kann bis zu 3 Tassen am Tag konsumieren.

Sauerampferwurzel-Tee

bei erhöhtem Blutdruck

ZUTATEN

- 1 TL getrocknete Wurzeln
- 2 TL Erdrauch (*Fumaria officinalis*)
- 1 TL Weißdornblüten (*Crataegus*)
- 1 TL Mistelgrün (*Viscum album*)
- 1 l Wasser

ZUBEREITUNG

Getrocknete Pflanzenteile in einer Schüssel gut durchmischen.

Diese Mischung (es sind ca. 3 EL) mit dem heißem Wasser übergießen, zugedeckt 10 Minuten ziehen lassen und abseihen.

ANWENDUNG

3 Mal täglich, jeweils zwischen den Mahlzeiten, 1 Tasse trinken.

Sauerampferwurzel-Tee

bei Leberproblemen

ZUTATEN

- jeweils 1 TL von Sauerampferwurzeln, Queckenwurzeln (*Elymus repens*), Spargel (*Asparagus officinalis*)
- 1 l Wasser

ZUBEREITUNG

Die in kleine Stücke geschnittenen frischen oder getrockneten Pflanzenteile mit dem kochenden Wasser übergießen.

Zugedeckt 10 bis 15 Minuten ziehen lassen und abseihen.

ANWENDUNG

Morgens nüchtern 1 Tasse ungesüßt trinken, den Rest im Kühlschrank für die nächsten Tage aufbewahren.

Sauerampferwurzel-Tee

bei Furunkeln, Ausschlägen

ZUTATEN

- je 2 EL von Sauerampferwurzeln, Borretschblättern (*Borago officinalis*), Blutweiderichblättern (*Lythrum salicaria*)
- 500 ml Wasser

ZUBEREITUNG

Die in kleine Stücke geschnittenen und getrockneten Pflanzenteile in einer Schüssel gut durchmischen.

Von dieser Mischung 2 Esslöffel mit 500 ml heißem Wasser übergießen, zugedeckt 15 Minuten ziehen lassen und abseihen.

ANWENDUNG

Die Menge über den Tag verteilt trinken.

Sauerampferwurzel-Salbe

bei Insektenstichen, Verbrennungen

ZUTATEN

- 3 EL Wurzelstücke
- 100 ml Olivenöl (oder Mandelöl, Jojobaöl, Arganöl)
- 7 g Bienenwachs

ZUBEREITUNG

Die frischen oder getrockneten Wurzelstücke mit dem Öl übergießen und verschlossen und dunkel 4 Wochen ziehen lassen. Danach abseihen und das Öl mit dem Bienenwachs am Herd erwärmen (ca. 40 bis 45 Grad), bis das Bienenwachs geschmolzen ist.

Gut verrühren und in kleine Tiegel füllen.

ANWENDUNG

Salbe auf betroffene Hautstellen einmassieren.

Sauerampferwurzel-Bitter

verdauungsanregend, bei Fieber, schmerzlindernd bei Rheuma und Gicht

ZUTATEN

- 4 EL frische Wurzelstücke
- 1 l Obstbrand

ZUBEREITUNG

Wurzelstücke in eine Flasche geben, den Obstbrand darüber gießen und dunkel 4 Wochen ziehen lassen. Danach abseihen und in kleine Tropfflaschen füllen.

ANWENDUNG

15 Tropfen pur oder in Wasser einnehmen.

Bei Fieber die Fußsohlen und Unterschenkel damit massieren.

Bei Rheuma- oder Gichtschmerzen die betroffenen Körperstellen mehrmals täglich einmassieren.

Schlangenknöterich *Bistorta officinalis*
– *bringt den Kühen die Milch, sättigende Nahrung*

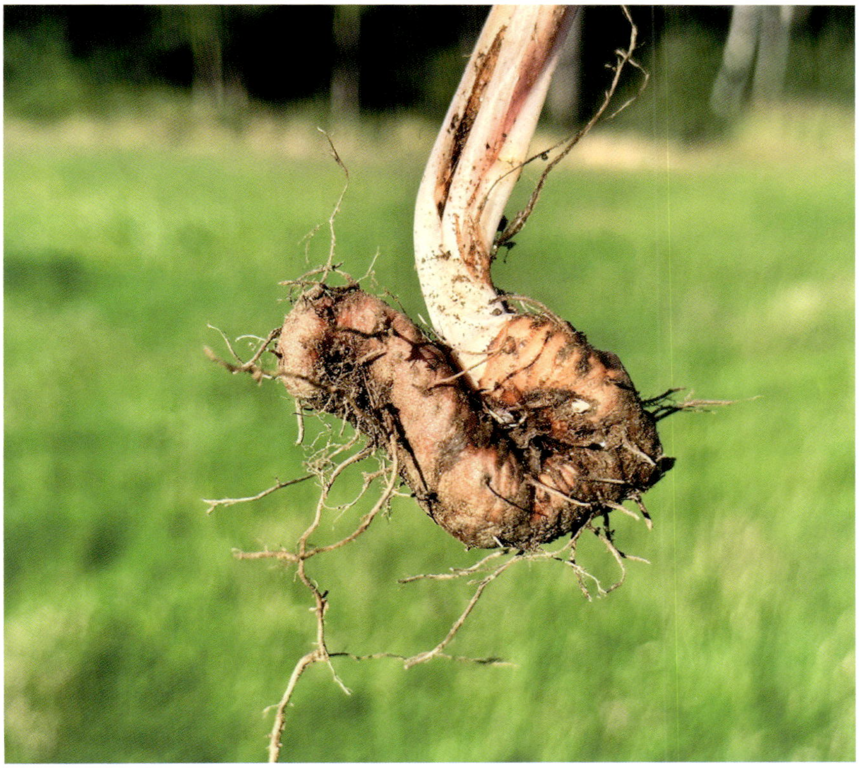

Schlangenwurz, gegessen in kleinen Stücken, vermag zu lindern der Verdauung Tücken.

AUSSEHEN PFLANZE / WURZEL

Der mehrjährige Schlangenknöterich wird bis zu 1 Meter hoch, hat einen unverzweigten, aufrechten Stängel und lang gestielte, ovale, an der Unterseite blaugrün gefärbte Blätter. Seine leuchtend rosa Blüten wachsen in zylindrischen Scheinähren.

Die Wurzel hat eine bräunliche bis schwarze Wurzelrinde und rosa oder auch rötliches Wurzelfleisch. Sie wächst mehrfach s-förmig gedreht, verdickt und knotig, wie eine Schlange, die in der Erde liegt. Sie kann durchaus lang und auch bis zu 3 cm dick werden.

Volksnamen	Wiesenknöterich, Schlangen-Wiesenknöterich, Natterwurz, Schlangenwurz, Lämmerzunge
Pflanzenfamilie	Knöterichgewächse (*Polygonaceae*)
Standort	Entlang von Bächen, wo Laubbäume wachsen, in Gräben, feuchten Wiesen, hellen Auwäldern. Er liebt nährstoffreiche, feuchte bis nasse Böden.
Inhaltsstoffe und Eigenschaften	Gerbstoffe (blutstillend, zusammenziehend, entzündungshemmend), Vitamin C (zellschützend, stärkt Immunsystem, verbessert Eisenaufnahme, unterstützt Aufbau von Bindegewebe, Energiestoffwechsel), Oxalsäure (kühlend, erfrischend, kraftspendend, andererseits kann sie die Aufnahme von Mineralstoffen mindern, daher nicht in großen Mengen essen)
Geschmack	herb, leicht säuerlich
Verwechslungsmöglichkeiten	Japanischer Staudenknöterich (*Fallopia japonica*) essbar, Mittelwegerich (*Plantago media*) essbar
Interessantes	Der Name Schlangenknöterich kommt daher, weil die Wurzel wie eine Schlange gewunden aussieht.
Verwendungsart	Speisewurzel, Wurzelbrei, Tee

ERNTE

Die Wurzel gräbt man, sobald die Blätter zu welken beginnen, das ist oft bereits im September der Fall. Die Erntezeit kann bis zum März, ehe die ersten neuen Triebe sichtbar sind, andauern – Voraussetzung ist natürlich, dass man genau weiß, wo man graben muss, bzw. die Wurzel bereits gut kennt.

Sie kann tief in die Erde ragen. Mit einem Spaten oder einer Grabegabel ein Stück abstechen, damit die Pflanze weiterwachsen kann. Dieses Stück vom Erdreich reinigen, in Stücke schneiden und zum Trocknen auflegen.

Rettung für den Bräutigam

Eine Hochzeit ist – besonders, wenn's die erste ist – kein Spaziergang, sondern eher eine Expedition in unbekanntes Terrain. Alles soll perfekt sein: der Zeitplan, die Tischordnung, das Wetter, die Schwiegermutter – und natürlich sollen alle glücklich sein. Vor allem die Braut. Die Nerven des Bräutigams hingegen hängen oft schon Wochen vorher am seidenen Faden.

Bei manchen schlägt sich diese Daueranspannung auf den Magen. Bei anderen aufs Herz. Bei Manfred? Auf den Darm. Und zwar mit voller Wucht. Als wollte der Körper dem Kopf signalisieren: „Ich pack das nicht – ich werf alles über Bord!" Während andere Polterabende feiern, war Manfred ab der Halbzeit mit Durchfall beschäftigt. Nicht etwa symbolisch – sondern ganz real, auf der Toilette. Und die war weder geräumig noch charmant.

Mit jeder Stunde wurde klarer: Wenn das so weitergeht, erlebt er den Hochzeitstag nur als schattenhafte Gestalt, pendelnd zwischen Altar und WC. Die Braut hätte möglicherweise Ja gesagt, aber Manfred hätte es nicht mehr rechtzeitig gehört.

Schon wollte er die ganze Hochzeit verschieben, als die Großmutter der Braut – resolut und schweigend wie eine Kräuterhexe aus alten Zeiten – ein kleines Döschen zückte. Darin ein weiß-rosa Pulver: gemahlene Schlangenknöterichwurzel. Ihr Rezept war einfach: „Stündlich eine Messerspitze nehmen, dazu ein Vaterunser beten – bis zum Morgen is' der Spuk vorbei."

Manfred gehorchte. Noch in der Nacht verbrachte er mehr Zeit im Bett als auf der Toilette und bis zum Vormittag war der Darm so still wie ein gut erzogener Hochzeitsgast. Gegessen und getrunken hat er an diesem Tag sicherheitshalber kaum – aber geheiratet wurde. Und zwar ohne Notfallpause.

VOLKSHEILKUNDE

Drohte bei einer Kuh der Milchfluss zu versiegen, erhielt sie traditionell Wurzeln des Schlangenknöterichs zu fressen. Im Mittelalter setzte man die Wurzel gegen Schlangenbisse ein – in der Annahme, dass eine Pflanze, deren Wurzel einer Schlange ähnelt, auch gegen deren Gift wirksam sei.

Auch bei Darmentzündungen, Durchfall, Entzündungen im Mund- und Rachenraum sowie zur Wundbehandlung kam der Schlangenknöterich zum Einsatz. In der chinesischen Volksheilkunde hat er eine lange Tradition – etwa bei der Behandlung von Malaria oder zur Unterstützung bei Krebserkrankungen.

In Osteuropa und Russland gilt die Wurzel des Schlangenknöterichs zudem als stärkehaltiges Nahrungsmittel. An guten Standorten kann sie beachtliche Größen erreichen und bietet so eine nahrhafte und ergiebige Mahlzeit. Sie lässt sich gekocht oder gebraten verzehren oder zu Mehl vermahlen, das als Ersatz für Getreidemehl dient.

Wird die Wurzel als Speisewurzel genutzt, empfiehlt es sich, sie über Nacht in Wasser einzuweichen, um den Geschmack zu mildern, und erst danach zu kochen. Das daraus gewonnene Mehl eignet sich zum Eindicken von Soßen und Speisen oder zum Strecken von Getreidemehl in Notzeiten.

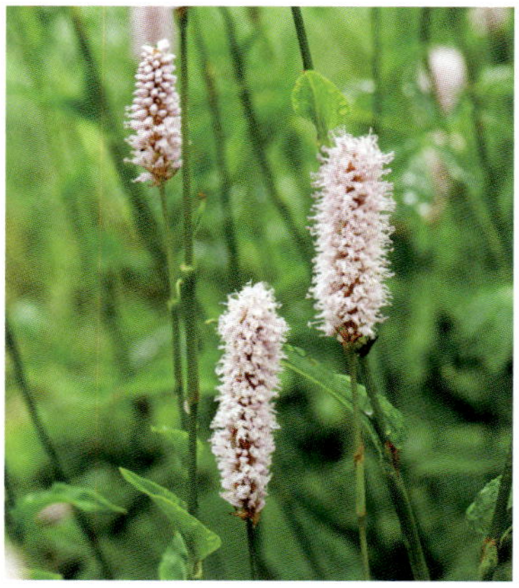

Schlangenknöterichwurzel-Gurgellösung

bei Hals-, Mund oder Zahnfleischentzündungen, Fieberblasen im Mundraum

ZUTATEN

- 2 EL Wurzeln
- 500 ml naturtrüber Apfelessig

ZUBEREITUNG

Die frischen oder getrockneten Wurzelstücke in eine Flasche geben, den Essig darüber gießen, dunkel stellen und 3 bis 4 Wochen ziehen lassen.

Danach abseihen und in kleine Flaschen mit einem Tropfer füllen.

ANWENDUNG

Etwa 20 Tropfen in den Zahnputzbecher geben und mit 250 ml Wasser auffüllen. Gurgeln und den Mund gründlich spülen. Danach ausspucken. Dies für einige Wochen bei jedem Zähneputzen wiederholen.

Schlangenknöterichwurzel-Tee

bei Durchfall, Darmentzündungen, Hals-, Mund- oder Zahnfleischentzündungen, Koliken

ZUTATEN

- 2 TL getrocknete Wurzeln
- 250 ml Wasser

ZUBEREITUNG

Die Wurzelstücke mit kaltem Wasser übergießen und 5 bis 8 Stunden (auch über Nacht) zugedeckt stehen lassen, danach abseihen.

ANWENDUNG

Kalt oder leicht erwärmt trinken.

Schlüsselblume *Primula veris* – *fürs Herz, bei Erkältung und beruhigend*

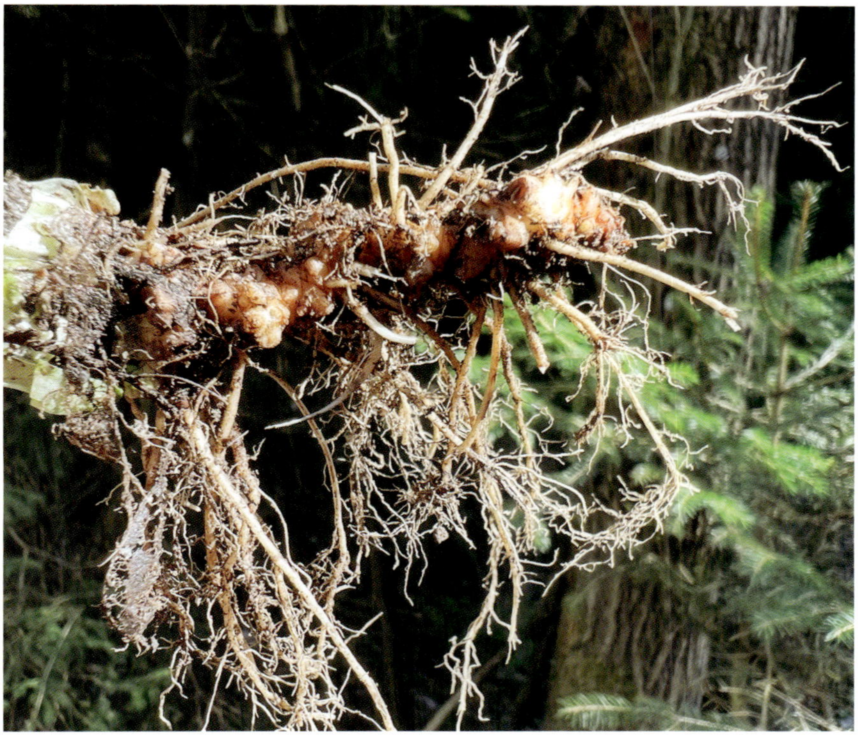

So im Herbst Karotten- und Petersilienwurzeln geerntet sind, gräbt man die Wurzeln der Schlüsselblume.

AUSSEHEN PFLANZE / WURZEL

Die mehrjährige Schlüsselblume hat eine Blattrosette mit einem aufrechten Stängel, an dessen Ende sich leuchtend gelbe, mit einer orangenfarbigen Zeichnung versehene Blüten befinden.

Die hellbraune bis beige Pfahlwurzel ist fleischig und hat einige feine Seitenverästelungen.

ERNTE

Im Frühling, während der Blüte, beobachtet man die Pflanze bereits und merkt sich ihren Standort.

Im Spätherbst gräbt man mit einer Schaufel vorsichtig die tiefe Wurzel aus, sticht ein Stück ab und setzt den verbleibenden Wurzelteil wieder ein.

Volksnamen	Himmelschlüsserl
Pflanzenfamilie	Primelgewächse (*Primulaceae*)
Standort	In Wiesen, Waldlichtungen oder Waldrändern, dort wo durchlässige, feuchte und kalkhaltige Böden sind, kann man die Pflanze noch finden.
Inhaltsstoffe und Eigenschaften	Salicylsäurederivate (entzündungshemmend), Triterpensaponine (entzündungshemmend, antimikrobiell, bronchienerweiternd, hustenreizlindernd, schleimlösend), Flavonoide (entzündungshemmend), Kieselsäure (für Haare, Nägel, Zähne, erhöht Feuchtigkeit von Haut und Blutgefäßen), Gerbstoffe (zusammenziehend, antibakteriell, antiviral)
Geschmack	anisartig, leicht säuerlich und bitter
Verwechslungsmöglichkeiten	mit anderen Wiesenprimelarten, ungiftig
Interessantes	Die Echte Schlüsselblume ist mittlerweile so selten geworden, dass sie unter Naturschutz steht. Wildsammlung ist verboten. Verwenden können wir die Pflanzen aus unserem eigenen Garten. Ebenso wie die Schlüsselblume steht auch ihr Insekt, der *Schlüsselblumenwürfelfalter*, unter Naturschutz.
Verwendungsart	Tee, Öl, Tinktur, Sirup, Wurzelpulver, Wickel

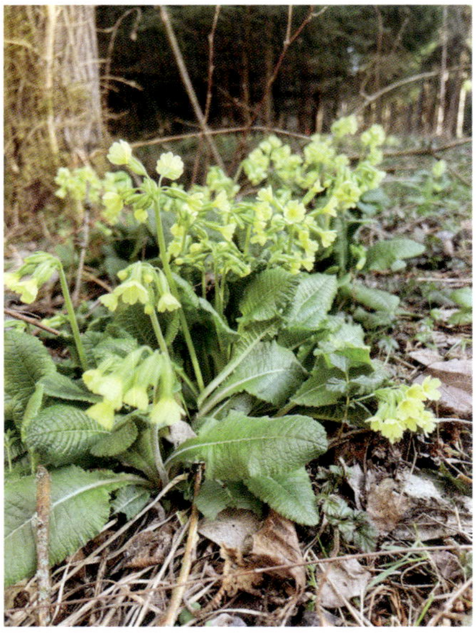

Wurzel bei Gelenkentzündungen und Lähmungserscheinungen

Ein Wurzelgräber aus der Gegend um Gutenstein berichtete von einem jungen Mann, der unter schweren Gelenkentzündungen litt. Der Wurzelgräber sagte: „Weißt du, bei älteren Leuten treten nun einmal körperliche Beschwerden auf – das gehört zum Leben dazu. Wenn aber ein junger Mann zu mir kommt, dessen Frau gerade das zweite Kind erwartet, und der bereits an so starken Gelenkentzündungen leidet, dass es zu Lähmungserscheinungen kommt, dann ist das schon etwas Außergewöhnliches. Und das verlangt meist auch nach ungewöhnlichen Mitteln."

Der junge Mann hatte sich bei Arbeiten im Freien in der Kälte eine ausgeprägte Gelenkentzündung zugezogen. Trotz starker Schmerzen glaubte er zunächst, dass es von selbst wieder verschwinden würde. Doch nach einigen schmerzhaften Tagen traten erste Lähmungserscheinungen auf. In seiner Not wandte er sich an den Wurzelgräber – denselben, der ihm einst erfolgreich die Warzen *abgebetet* hatte.

Der Wurzelgräber besuchte ihn fortan täglich. Er bereitete ihm frischen Tee aus Schlüsselblumenwurzel zu, den er unter leise gemurmelten Heilsprüchen ansetzte. Einen Liter sollte der junge Mann täglich davon trinken. Zusätzlich erhielt er jeden zweiten Tag ein warmes Bad aus einer Mischung von Weidenrinde, Weißdornrinde, Sanikelwurzel und Meisterwurzwurzel. Nach dem Bad musste er sich gut zudecken und warmhalten.

Nach einer Woche besserten sich die Schmerzen, die Lähmungserscheinungen gingen zurück. Nach einem Monat war das Gefühl der *Steifigkeit* beim Aufstehen kaum noch zu spüren und nach drei Monaten galt er als vollständig genesen.

In den folgenden Jahren hatte der junge Mann in den kalten Wintermonaten jedoch immer wieder mit Gelenkbeschwerden zu tun. Doch sobald sich erste Anzeichen zeigten, griff er rechtzeitig zu Schlüsselblumentee und warmen Bädern – und bekam die Entzündungen so rasch wieder in den Griff.

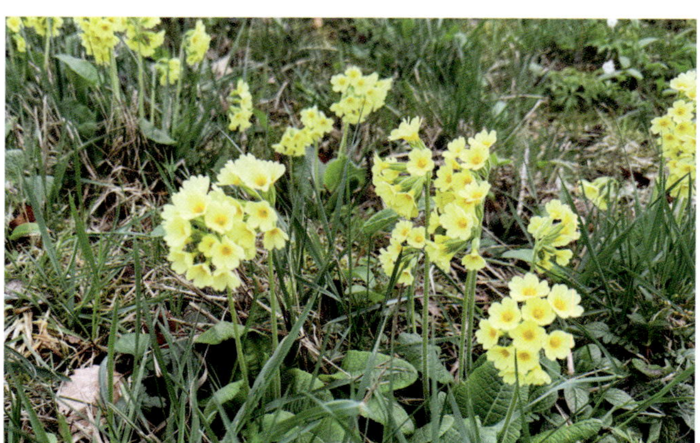

VOLKSHEILKUNDE

Die Schlüsselblume war früher in großen Mengen verfügbar – und ebenso verbreitet war auch ihre Anwendung. Bäder, Wickel und Umschläge mit Schlüsselblumenwurzel wurden traditionell bei Gicht, Gelenkrheuma und Lähmungserscheinungen eingesetzt.

Aufgrund ihres angenehmen Geschmacks wird Schlüsselblumenwurzelsirup noch heute bei Husten, Erkältung, Heiserkeit und anderen Atemwegserkrankungen verabreicht.

Als Tee getrunken, wirkt die Wurzel schmerzlindernd, herzstärkend, beruhigend bei Schlafstörungen und nervenstärkend bei innerer Unruhe.

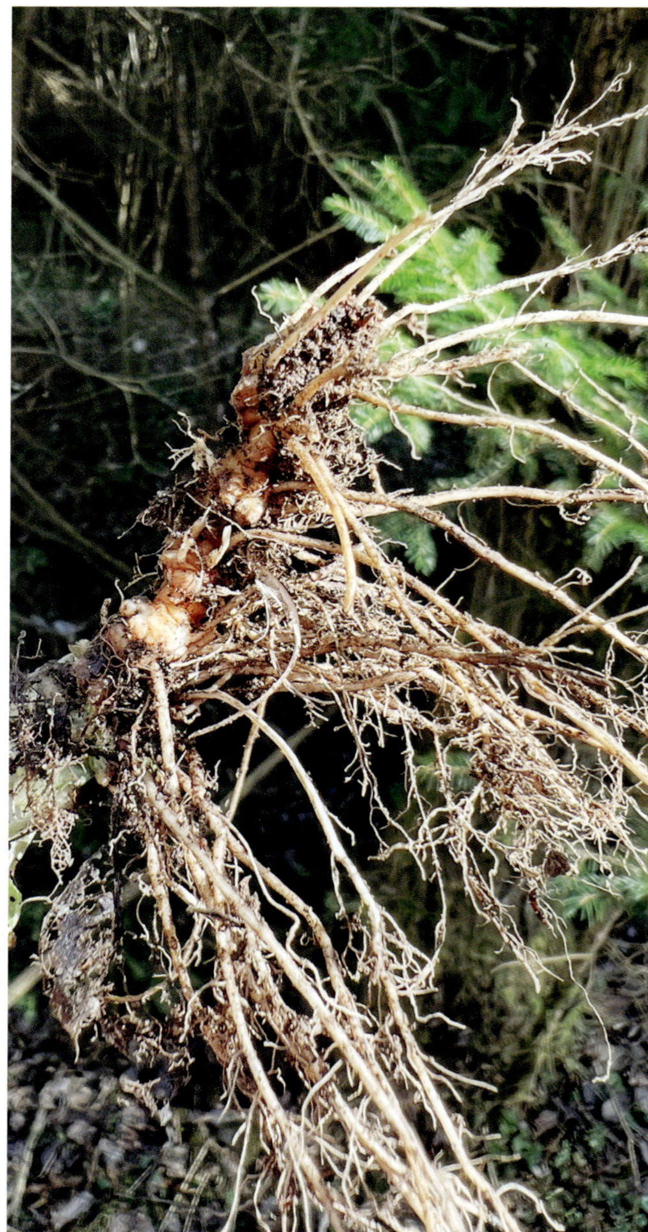

Schlüsselblumenwurzel-Tee

bei Nieren- und Blasenleiden, Verschleimung

ZUTATEN

- 1 TL Wurzelstücke
- 250 ml Wasser

ZUBEREITUNG

Frische oder getrocknete Wurzeln mit kaltem Wasser übergießen, 1 Mal aufkochen lassen. Den Topf vom Herd nehmen, zugedeckt 15 Minuten ziehen lassen, danach abseihen.

Die kostbaren Wurzeln aufbewahren, sie können weitere 2 bis 3 Male für einen Tee verwendet werden.

ANWENDUNG TEE

Bei Lungenleiden mit Honig gesüßt möglichst warm trinken. Ansonsten schluckweise über den Tag verteilen.

ANWENDUNG WICKEL

Ein Tuch in den etwas mehr als handwarmen Tee eintauchen und am Körper in Nieren-Blasen-Höhe auflegen.

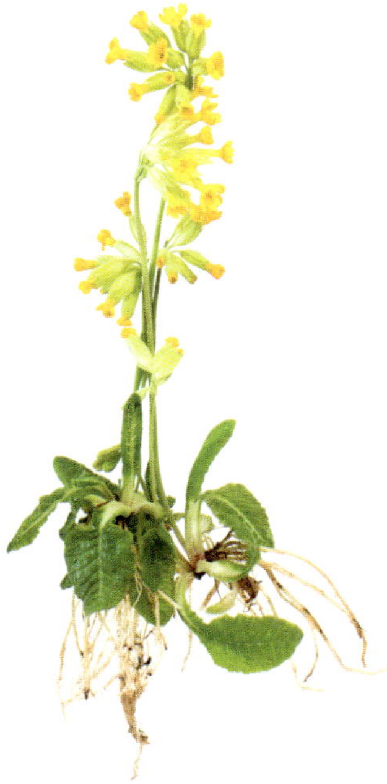

Schlüsselblumenwurzel-Tee

bei Schlafproblemen

ZUTATEN

- 3 TL Schlüsselblumenwurzel
- 3 TL Schafgarbenkraut (*Achillea*)
- 1 l Wasser

ZUBEREITUNG

Frische oder getrockneten Wurzelstücke mit kochendem Wasser übergießen, 10 Minuten zugedeckt ziehen lassen.

Danach die frische oder getrocknete Schafgarbe zugeben und weitere 3 Minuten ziehen lassen.

Abseihen und wenn gewünscht mit Honig süßen.

ANWENDUNG

Abends, 30 Minuten vor dem Zu-Bett-Gehen, 1 Tasse langsam trinken.

Den Rest kühl stellen und während der nächsten Tage verbrauchen.

Schlüsselblumenwurzel-Tinktur

herzstärkend, Beruhigungsmittel, bei Nervosität

ZUTATEN

- 5 TL Wurzeln
- 100 ml hochprozentiger Alkohol (Brand, Weingeist)

ZUBEREITUNG

Frische oder getrocknete Wurzeln mit dem Alkohol übergießen und für 4 Wochen kühl und dunkel rasten lassen. Danach abseihen und in kleine Fläschchen mit Tropfer füllen.

ANWENDUNG

Morgens und am Abend 10 Tropfen auf Honig oder in lauwarmem Wasser einnehmen.

Schlüsselblumenwurzel-Sirup

bei Erkältungen, Verschleimung

ZUTATEN

- 5 EL frische oder getrocknete Wurzelstücke
- 1 l Wasser
- 1 kg brauner Zucker
- 1 Zitrone

ZUBEREITUNG

Wurzelstücke mit heißem Wasser übergießen und zugedeckt über Nacht ziehen lassen. Am nächsten Tag abseihen, aufkochen und den Zucker zufügen. So lange sieden lassen, bis der Sirup etwas eingedickt ist. Den Saft der Zitrone hinzufügen und möglichst heiß in Flaschen füllen.

ANWENDUNG

Im Verhältnis 1:10 mit Wasser verdünnen und bei Bedarf häufig trinken.

Schlüsselblumenwurzel-Auszug

bei Erkältungen, Verschleimung, Heiserkeit

ZUTATEN

- 2 TL frische oder getrocknete Wurzelstücke
- 150 ml Wasser
- Honig nach Bedarf

ZUBEREITUNG

Wurzelstücke mit dem Wasser aufkochen und für 15 Minuten ziehen lassen, danach vom Herd nehmen und abseihen.

Nun so viel Honig hinzugeben, dass eine sirupartige Masse entsteht.

Danach in Gläschen füllen.

ANWENDUNG

Bei Bedarf löffelweise einnehmen.

Schneeglöckchen *Galanthus nivalis / Galanthus woronowii*
– Zwiebel gegen das Vergessen

Hummeln um das Schneeglöckchen brummen, lassen den Winter verstummen.

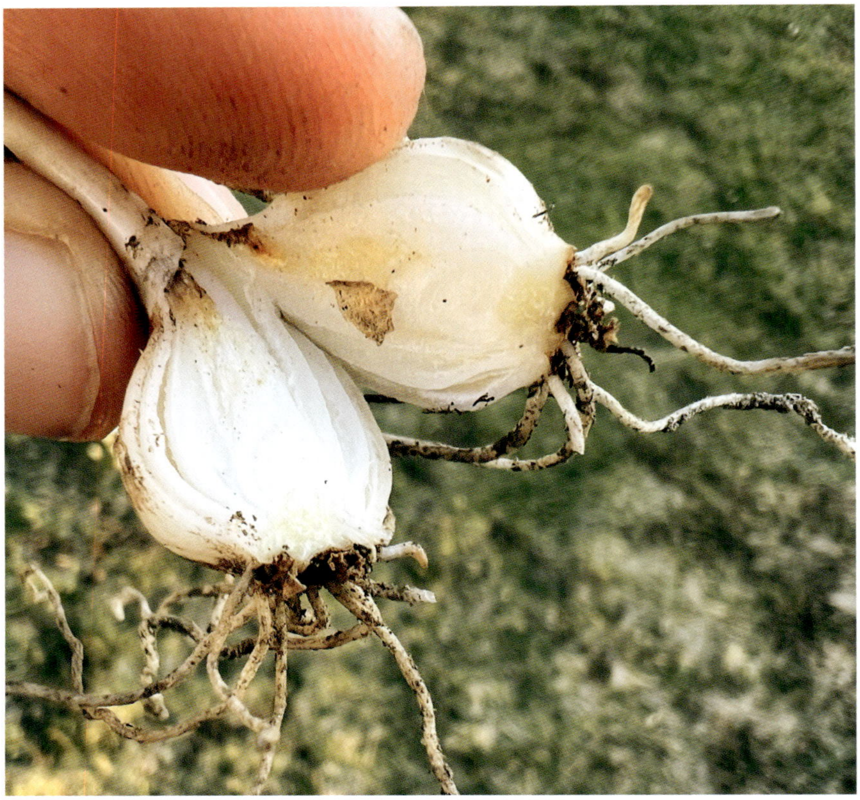

AUSSEHEN PFLANZE / WURZEL

Das Schneeglöckchen wird bis zu 15 cm hoch und hat 2 bis 3 schmale, grüne Blätter, welche direkt aus der Zwiebel wachsen. An einem dünnen Stiel erscheinen meist bereits im Februar die typischen glöckchenförmigen, weißen Blüten, welche eine grüne Zeichnung haben.

Die Wurzel ist eine kleine, schneeweiße, rundliche Zwiebel mit einer braunen, dünnen Schale.

ERNTE

Die Zwiebel wird entweder kurz vor der Blüte oder gleich nach der Blüte, wenn die grünen Blätter verwelkt sind, gegraben.

Die Zwiebel ist mit Vorsicht zu behandeln. Sie sitzt etwa 20 cm unter der Erde, ist weich und kann leicht verletzt werden.

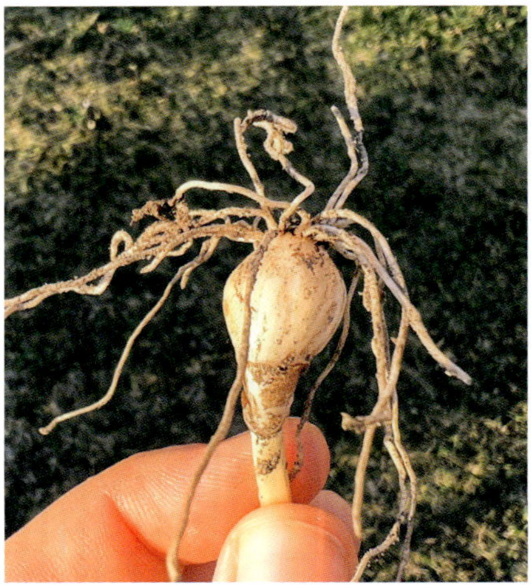

Volksnamen	Lausblume, Lichtmess-Glöckchen, Milchblume, Weiße Jungfrau, Winterglöckchen
Pflanzenfamilie	Amaryllisgewächse (*Amaryllidaceae*)
Standort	Der Frühlingsanzeiger wächst an Waldrändern, in Flusstälern, in lichten Laubwäldern, Gärten und Parks. Er liebt feuchte, durchlässige Böden in halbschattigen Lagen.
Inhaltsstoffe und Eigenschaften	Galantamin (bei Alzheimer-Erkrankung, unterstützt kognitive Funktion), Lycorin (Erbrechen, Bauchschmerzen, Durchfall, Krämpfe, Lähmungen, Schweißausbrüche, Kreislaufprobleme bis hin zu Kreislaufversagen)
Geschmack	Ist leicht giftig und schmeckt auch so. Wird heute nicht mehr gegessen!
Verwechslungsmöglichkeiten	Märzenbecher (*Leucojum vernum*) giftig
Interessantes	Schneeglöckchen stehen unter Naturschutz. Es dürfen in der Natur keine Pflanzenteile entnommen werden!
Verwendungsart	Homöopathisch verdünnte Urtinktur

Das kleine Heizwerk

Schneeglöckchen gehören zu den ersten Frühlingsboten und kündigen das nahende Ende des Winters sowie den lang ersehnten Vorfrühling an. Mit ihren verhärteten Blattspitzen durchbrechen sie mühelos Schneeschichten und dünnes Eis – und trotzen Kälte und Frost zu einer Zeit, in der wir uns noch lieber in die warme Stube zurückziehen. Doch wie gelingt es dieser zarten Pflanze, unter solch widrigen Bedingungen zu gedeihen?

Eine Theorie, die auch bei anderen Pflanzen wie dem Östlichen Stinktierkohl bekannt ist, nennt sich Thermogenese – die Fähigkeit, durch Stoffwechselprozesse Wärme zu erzeugen. Ein pflanzliches Heizwerk sozusagen.

Schon unsere Großeltern wussten: *Zieh dir warme Socken an, dann bleibt dir der ganze Körper warm.* Genau diesen Rat scheint sich das Schneeglöckchen zu Herzen genommen zu haben – es erwärmt seine knapp unter der Erde liegende Zwiebel mithilfe gespeicherter Kohlenhydrate auf bis zu 10 Grad Celsius. Dadurch beginnt der Schnee über der Pflanze zu schmelzen.

An der Oberfläche zeigt sich dann ein kleiner, schneefreier Kreis – und der erste Blick auf den Stiel des Schneeglöckchens. Das Schmelzwasser versorgt durch diesen genialen Trick die Wurzeln auch bei frostigen Temperaturen mit Feuchtigkeit, sodass das Schneeglöckchen wachsen und blühen kann.

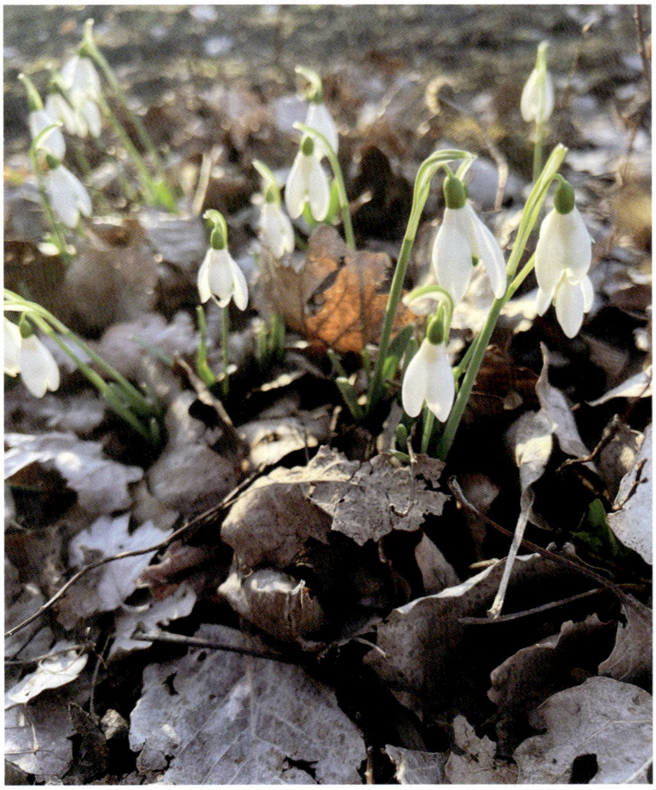

VOLKSHEILKUNDE

Das Schneeglöckchen ist eine leicht giftige Heilpflanze, die in der Volksmedizin einiger Länder – etwa in Bulgarien, der Slowakei und im Kaukasus – nach wie vor Anwendung findet. Im Kaukasus wächst das Kaukasische Schneeglöckchen (*Galanthus woronowii*) so häufig wie bei uns der Löwenzahn oder Spitzwegerich. Eine wichtige Einnahmequelle für viele Menschen in den Berghängen des Kleinen Kaukasus ist das Graben und der Verkauf der Zwiebeln – vor allem in Richtung Niederlande, von wo aus sie weiter verkauft werden. Jährlich gehen auf diese Weise rund 22 Millionen Schneeglöckchenzwiebeln in den Handel!

In der Volksmedizin wurden sehr stark verdünnte Aufgüsse oder alkoholische Auszüge äußerlich bei Gelenkschmerzen oder Neuralgien eingerieben. Traditionell aßen ältere Menschen die Wurzel zur Stärkung des Gedächtnisses und bei Herzbeschwerden. Kindern mit Lähmungserscheinungen gab man einen Aufguss der Zwiebelwurzel zu trinken. In den 1950er Jahren begannen Forscher im Zuge der Suche nach einem Heilmittel gegen Kinderlähmung, die Wirkstoffe der Zwiebel eingehend zu untersuchen. Dabei entdeckten sie nicht nur Substanzen mit Wirkung gegen Neuralgien und Nervenleiden, sondern auch einen besonderen Stoff, der sich als hilfreich bei Gedächtnisstörungen erwies. Zu Ehren der Pflanze wurde dieser Wirkstoff *Galantamin* genannt.

Galantamin kann bei Alzheimer-Erkrankungen helfen, das Fortschreiten der Krankheit zu verlangsamen. Es unterstützt und verbessert die Funktion der noch vorhandenen Nervenzellen. Von den ersten wissenschaftlichen Entdeckungen in den 1950er Jahren dauerte es bis in die 2000er, bis schließlich das Medikament *Reminyl* auf Basis von Galantamin auf den Markt kam. Heute wird der Wirkstoff synthetisch hergestellt – es müssen also keine Schneeglöckchen mehr geerntet werden.

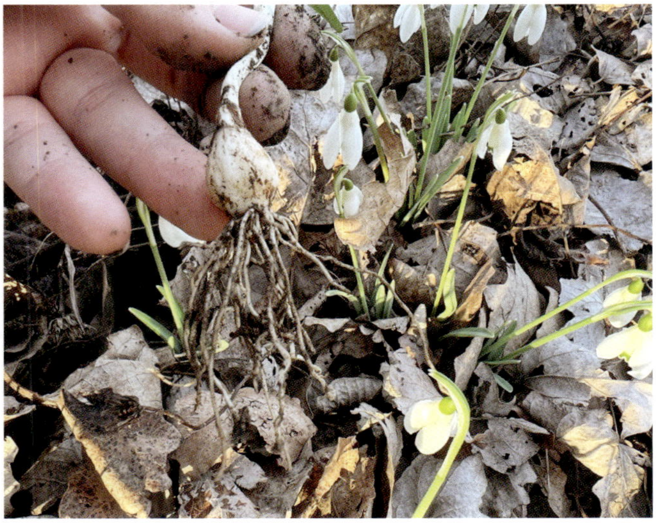

Die Schneeglöckchenzwiebel ist leicht giftig, Sie darf in der Natur nicht mehr gesammelt werden. In Apotheken oder beim Arzt sind fertige Produkte mit *Galantamin* erhältlich.

Schneeglöckchenwurzel-Tinktur

Rezept aus dem Kaukasus

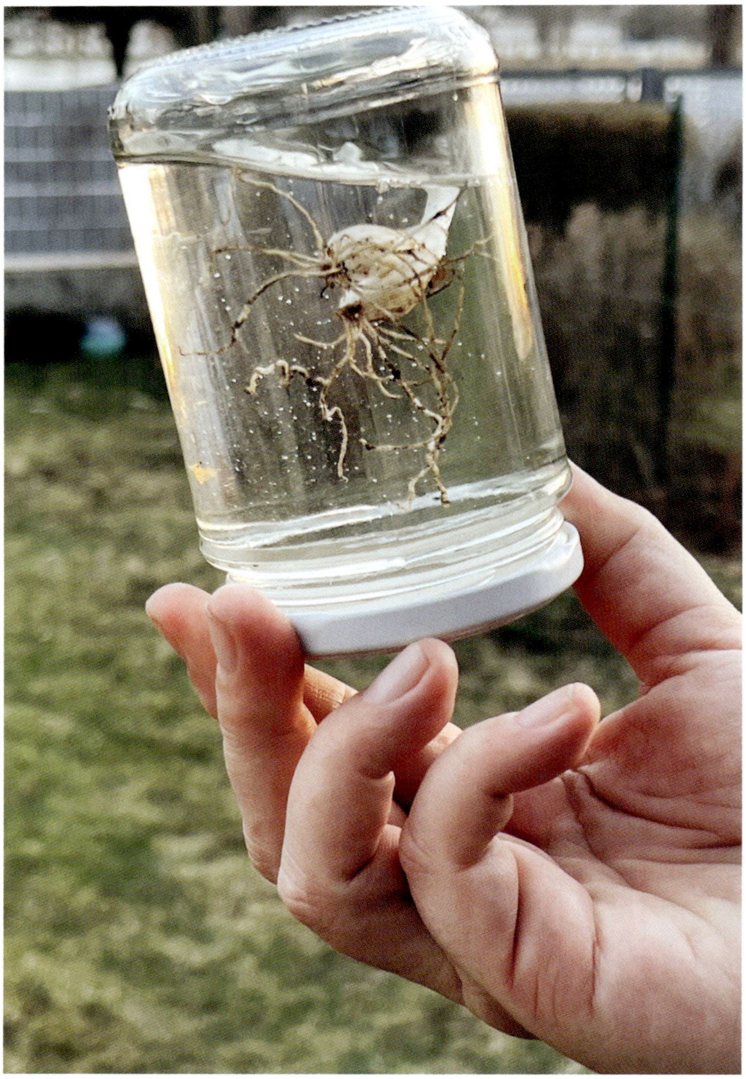

ZUTATEN

- 1 frische Zwiebel des Kaukasischen Schneeglöckchens (*Galanthus woronowii*)
- etwas destilliertes Wasser
- etwas reiner Alkohol (Weingeist aus der Apotheke)

ZUBEREITUNG

Die Zwiebel soll vor der Blüte gegraben werden. Die braune Haut entfernen, die Zwiebel mit einem Keramikmesser zerkleinern und im Mörser fein zerreiben.

Nach dem Homöopathischen Arzneibuch (HAB) wird die Urtinktur üblicherweise im Verhältnis 1:10 angesetzt: 1 Teil Frischpflanze und 10 Teile Alkohol.

Die zerkleinerte Pflanze genau wiegen. Mit der 10-fachen Menge Alkohol (nach Gewicht) übergießen – also z. B. 10 g Wurzel + 100 g (ist ca. 12 ml) hochprozentiger Alkohol. Mischung in ein verschließbares Glasgefäß geben und mindestens 14 Tage an einem dunklen, kühlen Ort ziehen lassen. Täglich leicht schütteln. Danach durch ein feines Tuch oder Filterpapier abseihen, die Pflanzenteile gut ausdrücken. Die fertige Urtinktur in Braunglasflaschen mit Tropfaufsatz füllen. Etikett mit Name, Datum und Alkoholgehalt versehen.

NUN HOMÖOPATHISCH VERDÜNNEN

Herstellung D1 (1:10). 1 ml Urtinktur + 9 ml Ethanol (70 %) in ein Fläschchen geben. Fläschchen mindestens 10 Mal kräftig verschütteln (klassisch: 100 Mal auf einer elastischen Unterlage) - dies ergibt D1.

Für D2 nimmt man 1 ml D1 + 9 ml Alkohol, wieder gut verschütteln – ergibt D2.

1 ml D2 + 9 ml Alkohol, gut verschütteln – ergibt D3 und so weiter.

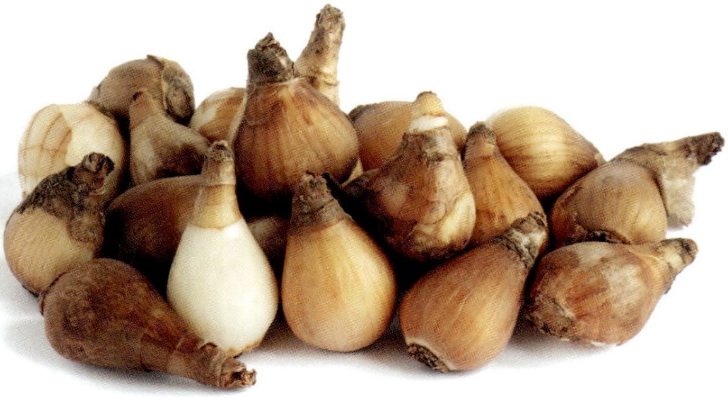

ANWENDUNG

Vor einer Verwendung muss die Urtinktur oft genug verdünnt werden.

Bei Gedächtnisschwäche werden im Kaukasus 3 Mal täglich 3 Tropfen eingenommen.

Schwarzwurzel
– arme Leut' Spargel, Bergmannsspargel

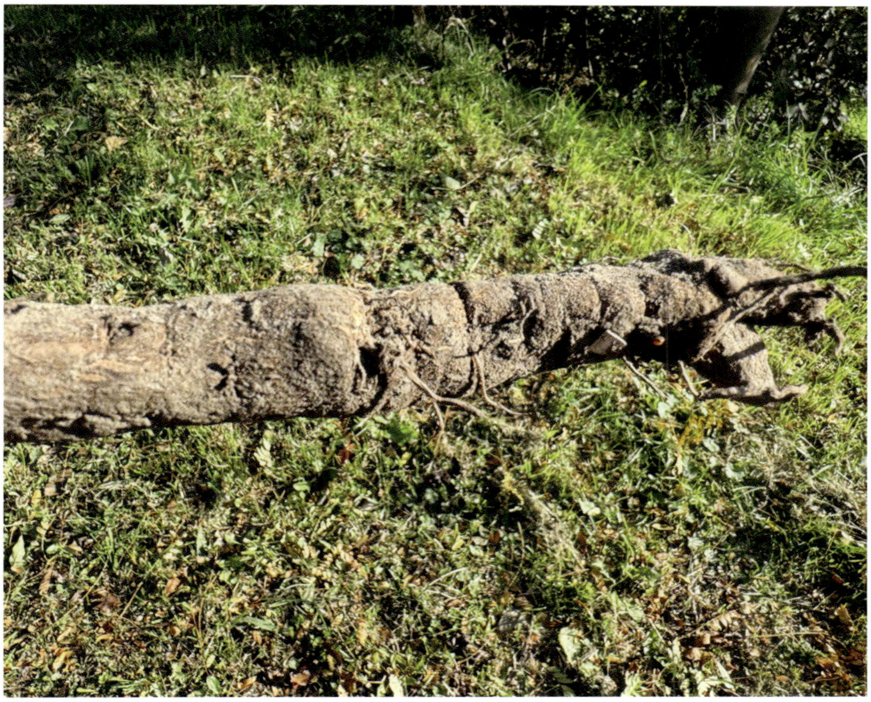

Zu Kunibert (12. November) nicht vergessen: drei Wochen Winterspargel essen.

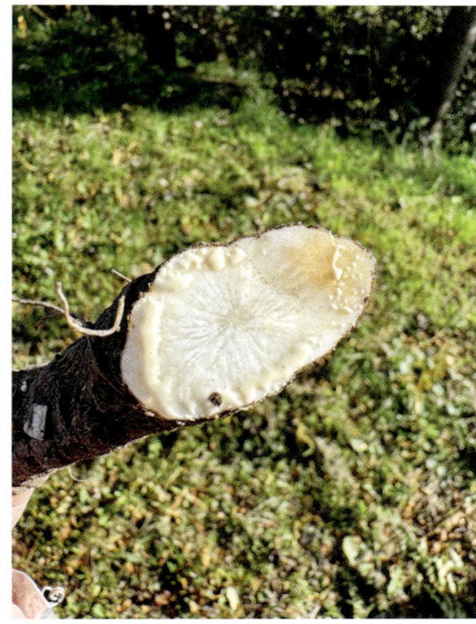

Volksnamen	Winterspargel, Bergmannsspargel, Arme-Leute-Gemüse
Pflanzenfamilie	Korbblütler (*Asteraceae*)
Standort	Schwarzwurzel wächst als Feldfrucht oder in Gärten. Sie liebt sonnige bis halbschattige, lockere gut durchlässige Böden ohne Staunässe.
Inhaltsstoffe und Eigenschaften	Inulin (erhöht die Stuhlfrequenz, unterstützt Wachstum guter Darmkulturen, stärkt Immunsystem, blutzuckersenkend, Energielieferant, für Diabetiker bekömmlich), Vitamin E (schützt Gefäße vor Ablagerungen, entzündungshemmend), Schleimstoffe (unterstützen Abhusten, beruhigen bei Magen-Darm-Entzündungen), Kalium (wichtig für Blutdruckregulierung, Herzfunktion, Transport Nervenimpulse, Säure-Basen-Haushalt), Eisen (wichtig für Sauerstoffverteilung und Zellbildung), Phosphor (wichtig für Energiestoffwechsel, Aufbau von Knochen, Zähnen, Nägel, Haaren), Terpene (wundheilend, schmerzstillend), Provitamin A (wichtig für Augen, Haut, Abwehrkräfte und Zellbildung), im weißen Milchsaft ist Allantoin (bei Magen-Darm-Entzündungen, unterstützt Zellbildung), Bitterstoffe (regen Geschmacksnerven im Mundraum an, erhöhen Speichelmenge, Magensäure und Verdauungshormon des Magens)
Geschmack	saftig, nussig, würzig
Verwechslungs-möglichkeiten	Haferwurzeln (*Tragopogon porrifolius*) essbar
Interessantes	Wer Schwarzwurzel in den Garten setzen möchte, sollte sie neben Lauch, Karotten, Salat, Spinat oder Zwiebeln setzen, in diesen Gemeinschaften fühlt sie sich besonders wohl. Für den Wintervorrat kann die Schwarzwurzel auch in einem kühlen Raum in einen Kübel mit Sand eingegraben werden.
Verwendungsart	Tee, Wundauflage, Kochzutat, Wurzelgemüse

AUSSEHEN PFLANZE / WURZEL

Schwarzwurzel wird bis zu 1 Meter hoch, sie hat Blattrosetten aus schmalen, lanzettlichen, tiefgrünen Blättern. Im zweiten Jahr zeigt sie ihre große, leuchtend gelbe Blüte.

Die lange, weiche Pfahlwurzel hat eine glatte, dunkelbraune, fast schwarze Außenhaut und ist innen weiß. Bricht die Wurzel, oxidiert sie schnell und verfärbt sich von weiß zu gelblich.

ERNTE

Die Wurzel schmeckt am besten, wenn sie ab den ersten Herbst-Frostnächten geerntet wird.

Bedeckt man die ganze Pflanze ab Ende Oktober mit Laub, ist sie frostgeschützt und kann lange in den Winter hinein gegraben werden. Für die tief wachsende und weiche Pfahlwurzel empfiehlt sich zum Ernten eine Schaufel. Man muss sie richtig ausgraben. Bricht die Wurzel ab, ist ihre Haltbarkeit verkürzt und es tritt ihr klebriger Milchsaft aus, der das Wurzelinnere gelblich färbt und an den Händen oder der Kleidung braune Flecken hinterlässt.

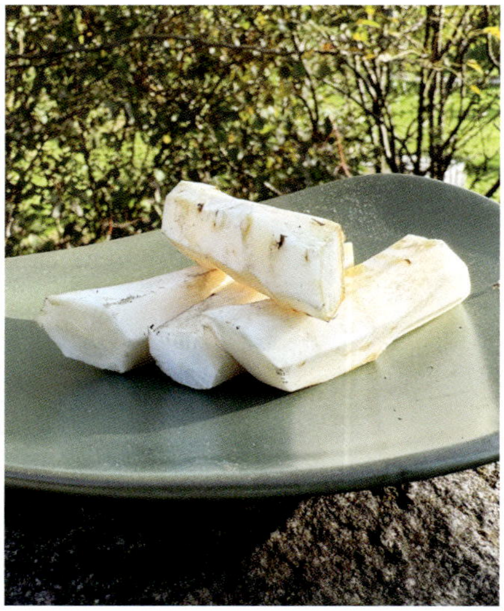

Schwarzwurzel – zwei Pflanzen, ein Name

Die Wurzel des Beinwells (*Symphytum officinale*) ist außen tiefschwarz und kräftig gefärbt. Aufgrund dieser auffälligen Farbe wurde sie früher im Volksmund einfach *Schwarzwurzel* genannt. Besonders bei Knochenbrüchen und Gelenkbeschwerden fand sie als Heilmittel häufige Anwendung. Der Name *Schwarzwurzel* war eine gängige Bezeichnung für die Beinwellwurzel und findet sich auch in vielen alten Schriften und handschriftlichen Rezeptaufzeichnungen wieder.

Heute, einige Generationen später, bezeichnen wir mit *Schwarzwurzel* ein anderes Gewächs: ein spargelartiges Gemüse, das botanisch zur Gattung *Scorzonera* gehört. Die ursprüngliche Bedeutung des Namens ist nur noch wenigen Pflanzenkundigen bekannt. Mit jeder weiteren Generation gerät diese alte Namensverwendung mehr in Vergessenheit.

Was passiert, wenn in Zukunft jemand ein altes Rezept zur Behandlung von Gelenkschmerzen oder Knochenbrüchen findet, in dem *Schwarzwurzel* als Zutat genannt wird? Wer den historischen Kontext nicht kennt, wird wahrscheinlich das heutige Wurzelgemüse verwenden – doch dieses enthält kein Allantoin, den heilkräftigen Wirkstoff der Beinwellwurzel. Das Rezept wird somit seine Wirkung verfehlen und möglicherweise als wirkungslos verworfen. So drohen wertvolle Hausmittel und alte Heilrezepte zu verschwinden – allein durch Namensverwechslung. Darum ist es wichtig, alte Pflanzennamen zu bewahren und weiterzugeben. Wer mit historischen Rezepten arbeitet, sollte die Zutaten stets hinterfragen: Könnte es sich um eine Pflanze handeln, die früher anders genannt wurde als heute? Aus welcher Zeit stammt das Rezept? Welche Pflanzennamen waren damals gebräuchlich? Erst durch solches Nachforschen können wir alte Heilmittel richtig verstehen – und erfolgreich wiederbeleben.

VOLKSHEILKUNDE

Der Schwarzwurzel wurde in der Volksheilkunde eine entgiftende Wirkung zugeschrieben. Besonders ihre Schleimstoffe machten sie bei Wurzel- und Kräuterkundigen beliebt: Bei Verletzungen presste man den weißen Wurzelkern mitsamt dem austretenden Saft zu einem Brei und legte diesen direkt auf Wunden. Die Schleime bildeten eine schützende Schicht über der verletzten Haut. Der berühmte Kräutergelehrte Mattioli empfahl die Wurzel bei Pest und Vergiftungen. Nach seiner Überlieferung sollte sie sogar bei Schlangenbissen helfen – und der Schlange selbst den Tod bringen. Ein Wurzelsammler erzählte mir, er nehme vom Herbst bis in den Frühling täglich eine kleine Menge Schwarzwurzel ein – mal als Zutat im Essen, mal als Tee – um sein Gedächtnis zu stärken und die geistige Leistungsfähigkeit zu fördern.

In der Volksmedizin wird die Wurzel außerdem zur Blutzuckerregulierung, zur Senkung der Harnsäure, zur Unterstützung der Leber, bei Rheuma, Trägheit und Melancholie verwendet. Auch als Speise erfreute sich die Schwarzwurzel großer Beliebtheit: Sonnenkönig Ludwig XIV. soll sie besonders geschätzt haben – in Butter, mit Salz und Gewürzen zubereitet. Sie galt als verdauungsförderndes Gemüse nach den üppigen Festmahlen am Hof.

Heute erlebt die Schwarzwurzel eine kleine Renaissance als gesunde, vielseitige Nahrungsquelle. Sie kann roh, gekocht, gegrillt, gebraten oder gedämpft genossen werden. Das Schälen gelingt leichter, wenn man sie kurz in Salzwasser kocht oder in Essigwasser legt.

Schwarzwurzel-Tee

bei Verdauungsbeschwerden, Husten, Erkältung, zur Beruhigung der Schleimhäute, bei Sodbrennen, Magen-Darm-Entzündungen, verdauungsanregend

ZUTATEN

- 1 TL frische Wurzeln
- 250 ml Wasser

ZUBEREITUNG

Die Wurzelstücke in klein schneiden, mit kaltem Wasser übergießen und zugedeckt über Nacht ziehen lassen. Am nächsten Tag unter ständigem Rühren aufkochen und anschließend abseihen.

Wird der Tee kurzfristig benötigt, sollten die Wurzelstücke mindestens 30 Minuten in kaltem Wasser ziehen, bevor man sie aufkocht und abseiht.

ANWENDUNG

Bei Bedarf leicht erwärmen und langsam, schluckweise trinken.

Schwarzwurzel-Suppe

bei Verdauungsbeschwerden, Magen-Darm-Entzündungen

ZUTATEN

- 500 g frische Wurzeln
- je 1 Kartoffel, Zwiebel
- 1 EL Speiseöl
- 600 ml Gemüsesuppe
- Salz, Pfeffer
- 1 Knoblauchzehe

ZUBEREITUNG

Wurzeln samt Schale 10 Minuten in Salzwasser kochen, schälen und klein schneiden. Kartoffel schälen, klein schneiden und in der Gemüsesuppe mit ein wenig Salz weich kochen, die Schwarzwurzelstücke und die geschälte Knoblauchzehe hinzugeben und fein pürieren. Mit Salz und Pfeffer abschmecken, man kann ein paar Chiliflocken hinzugeben.

Schwarzwurzel-Kaffee

bei Verdauungsbeschwerden, Magen-Darm-Entzündungen, energiegebend, anregend, verdauungsanregend

ZUTATEN

- 6 bis 7 frische Wurzeln

ZUBEREITUNG

Die Wurzeln in möglichst kleine Stücke schneiden und einen Tag lang zum Trocknen ausbreiten. Anschließend in einer Pfanne ohne Fett unter ständigem Rühren rösten, bis sie eine goldbraune Farbe annehmen und ein kaffeeähnliches Aroma aufsteigt. Die Pfanne vom Herd nehmen und weiterrühren, bis sie leicht abgekühlt ist.

Die vollständig ausgekühlten Wurzelstückchen in einer Küchenmaschine oder elektrischen Kaffeemühle zu feinem Pulver mahlen. In einem luftdicht verschlossenen Gefäß aufbewahren.

Für den Wurzelkaffee entweder die gleiche Menge Pulver wie bei herkömmlichem Kaffee in die Kaffeemaschine geben oder 1 Teelöffel Wurzelpulver mit 100 ml kochendem Wasser übergießen, 10 bis 15 Minuten ziehen lassen – fertig.

ANWENDUNG

Dieser aromatische Wurzelkaffee kann pur getrunken werden, mit Milch oder – wer mag – auch mit etwas Zucker verfeinert.

Schwarzwurzel-Salat

regt Gehirntätigkeit an, harnsäuresenkend, bei Osteoporose

ZUTATEN

- 800 g frische Wurzeln
- Zitronensaft
- 2 EL Essig
- ½ Becher Joghurt
- ½ Becher Sauerrahm
- Salz, Pfeffer
- etwas Dille oder Petersiliengrün

ZUBEREITUNG

Wurzeln für 15 Minuten in Salzwasser garen lassen, sobald sie weich sind, werden sie herausgenommen. Nun schälen und in 1 bis 2 cm lange Stücke schneiden. In eine Schüssel geben und mit Zitronensaft beträufeln, damit sie nicht braun werden.

Aus den restlichen Zutaten eine Marinade bereiten, die Schwarzwurzeln damit übergießen und gut verrühren. Im Kühlschrank mindestens 1 Stunde rasten lassen.

ANWENDUNG

Eine saftige Beilage, eine verdauungsanregende Vorspeise. Man kann den Salat in eine Scheibe Käse oder Schinken einfüllen.

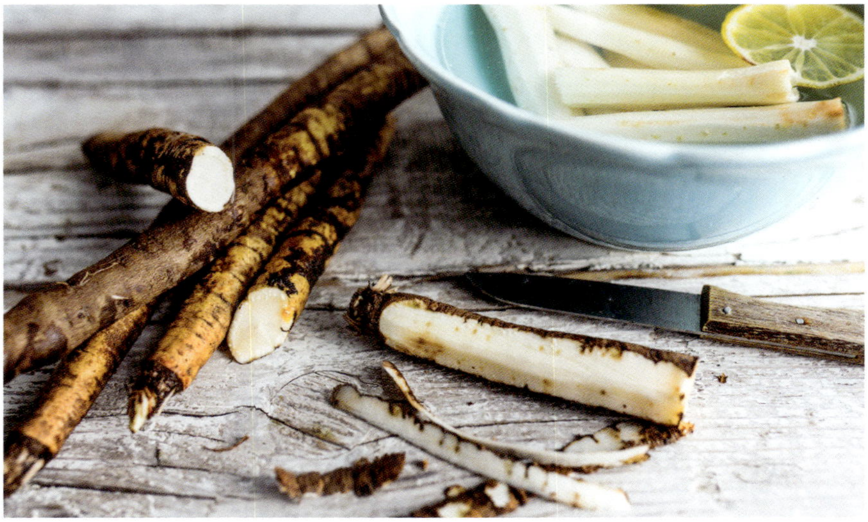

Schwertlilie, Deutsche *Iris germanica*
– *„Veilchenwurz" für zahnende Kinder*

Veilchenwurz nimmt Kindern den Schmerz und Männern die Lust.

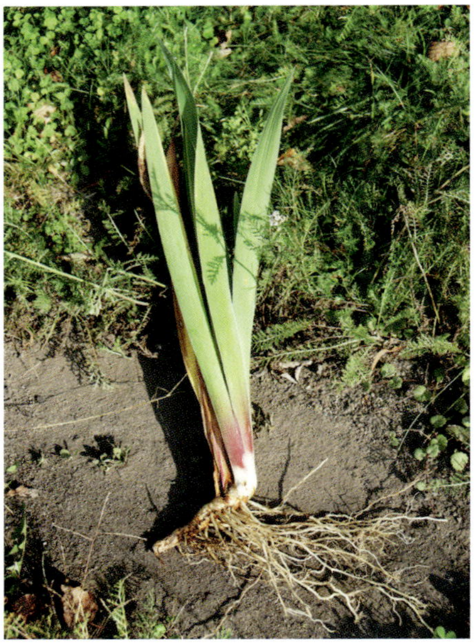

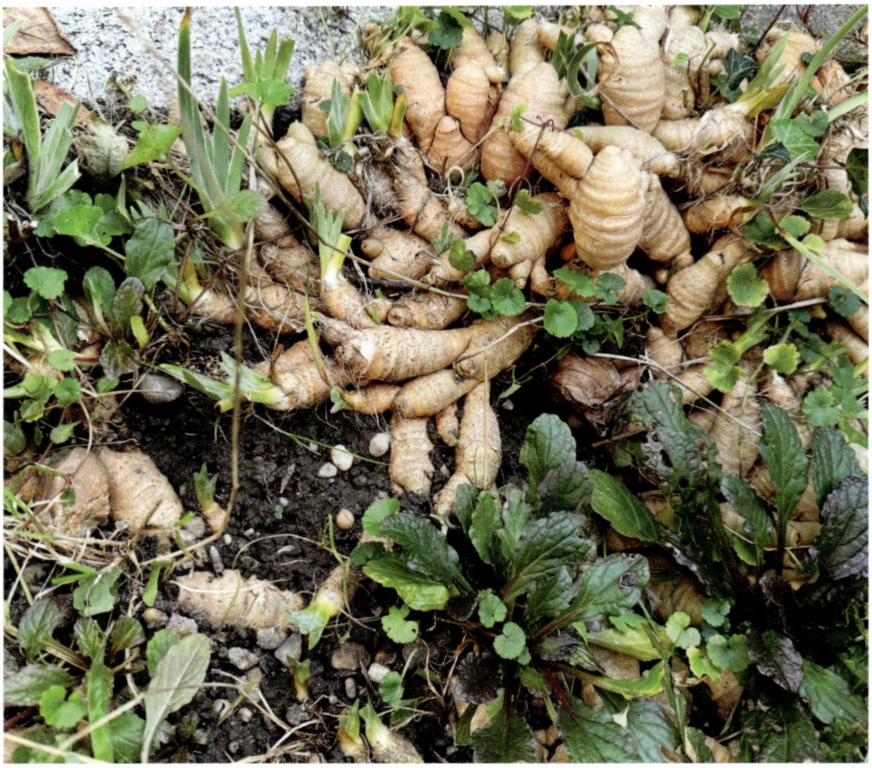

Volksnamen	Himmelsschwert, Blaugilgen, falscher Kalmus, Beißwurz, Zahnwurz
Pflanzenfamilie	Schwertliliengewächse (*Iridaceae*)
Standort	Die Schwertlilie *germanica* ist eine jener typischen Bauerngarten-Pflanzen, die mittlerweile ausgewildert und an Felshängen, in lichten Wäldern oder Parks zu finden sind. Sie liebt warme, nährstoffreiche, kalkhaltige Böden.
Inhaltsstoffe und Eigenschaften	Irone (Duftträger), Myristinsäure (kann schlechtes Cholesterin erhöhen), Triterpene (unterstützt Nervenregeneration), Naphtalin (kann Erbrechen, Durchfall, Hautreizungen auslösen), Saponine (schleimlösend, entzündungshemmend, harntreibend)
Geschmack	Bitter, scharf – nach längerer Trockenzeit duften sie nach Veilchen.
Verwechslungsmöglichkeiten	Florentiner Schwertlilie (*Iris germanica florentina*), Blasse Schwertlilie (*Iris pallida*), Bunte Schwertlilie (*Iris variegata*), Verschiedenfarbige Schwertlilie (*Iris versicolor*) – die Wurzeln können ebenso verwendet werden, riechen nur nicht so intensiv nach Veilchen, Kalmus (*Acorus calamus*) unbedenklich
Interessantes	Deutsche Schwertlilienwurzeln gelten als schwach giftig. Eine zu intensive innerliche Einnahme, besonders der frischen Wurzel, kann zu einem unangenehmen Brennen im Mund-Rachenraum, Erbrechen oder Durchfall führen. Daher sollten getrocknete Wurzeln verwendet werden. Schwertlilien stehen in vielen Regionen unter Naturschutz und dürfen nur aus dem eigenen Garten entnommen werden.
Verwendungsart	Kauwurzel, Tee, Tinktur, Gesichtswasser, Bad, Wickel, Wurzelpulver, Duftpotpourri, Salben, Duftsäckchen, Parfüms, Getränkearoma

Omas Geheimzutat im Veilchensaft

Wir alle kennen den Spruch: *Bei den Nachbarn ist das Gras immer grüner.*

Die kleine Paula wuchs in einfachen Verhältnissen auf, aber inmitten einer liebevollen und behüteten Familie. Sie hatte elf Geschwister und es galt, alle satt zu bekommen. Ihre Mutter und Großmutter verstanden es meisterhaft, aus dem Wenigen, was Haus, Hof und Garten hergaben, köstliche Speisen zu zaubern.

Für Wurst vom Fleischer reichte das Geld nur selten. In der Schule brachte ihre Sitznachbarin oft ein Butterbrot mit Wurst mit – etwas, das Paula sich nur anschauen konnte. Sie selbst hatte meist Nüsse, Rosinen und einen Apfel dabei. Für die Kleineren im Haus hielt die Großmutter sogar eine Schwertlilienwurzel zum Kauen bereit – eine alte, fast vergessene Hausmittel-Tradition.

Eines Tages kam die Großmutter auf die Idee, beim Kochen ihres beliebten Veilchensafts – den alle in der Familie liebten – ein wenig von der getrockneten Schwertlilienwurzel hinzuzugeben. Deren veilchenähnlicher Duft sollte das Aroma der Veilchenblüten noch verstärken. Und tatsächlich: Der Saft wurde durch die Wurzelzugabe zu einer einzigartigen Delikatesse – etwas, das es in keinem Laden zu kaufen gab.

Paula nahm sich ein kleines Fläschchen davon mit in die Schule und ließ ihre Sitznachbarin kosten – im Tausch gegen ein Stück von deren Wurstbrot. Das Mädchen war so begeistert, dass sie Paula bat, am nächsten Tag wieder etwas von dem wundervollen Saft mitzubringen. Paula bat ihre Großmutter um ein weiteres Fläschchen – und diesmal tauschte sie es gegen das ganze Wurstbrot.

Bald wollten auch andere Mitschülerinnen ihre Jause gegen ein Schlückchen dieses geheimnisvollen Veilchensafts tauschen. Und so kam es, dass Paula – dank Omas besonderer Zutat – plötzlich die köstlichsten Schuljause-Leckereien bekam.

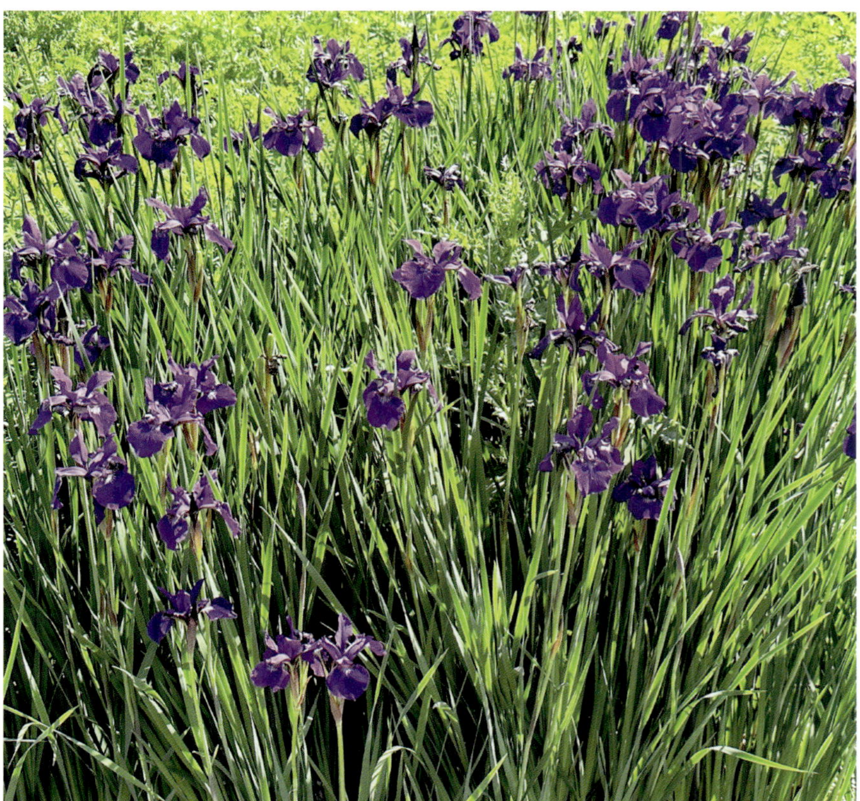

AUSSEHEN PFLANZE / WURZEL

Die mehrjährige Deutsche Schwertlilie kann bis zu 1 Meter hoch werden. Sie besitzt schwertförmige, saftig grüne Blätter, aus deren Mitte ein kräftiger Blütenstängel emporwächst. An dessen Spitze sitzt eine prachtvolle, blauviolette oder weiße Blüte. Nach der Blütezeit entwickeln sich Fruchtkapseln, die kantige, rotbraune und leicht zerknittert wirkende Samen enthalten.

Das Rhizom der Pflanze ist ein oberflächlich kriechender, dicker und knolliger Wurzelstock – außen braun, im Inneren weiß.

ERNTE

Die Ernte des Rhizoms erfolgt ab Ende August – bevorzugt in Neumondnächten um Mitternacht oder, für magischen Schutz, in der Osternacht.

Die Pflanze sollte beim Ernten mindestens zwei bis vier Jahre alt sein. Da sich das Rhizom teilweise an der Oberfläche befindet, lässt es sich relativ leicht ausgraben. Wird der Wurzelstock geteilt, kann ein Teil davon wieder eingepflanzt werden – daraus wächst eine neue Pflanze. Der andere Teil wird zur Weiterverarbeitung getrocknet. Frisch geerntet verströmt die Wurzel zunächst einen eher unangenehmen Geruch. Erst durch eine längere Trockenzeit entfaltet sie ihr charakteristisches Aroma. Die Trockenzeit beträgt in der Regel ein bis zwei Jahre, für einen besonders intensiven Veilchenduft sogar bis zu sechs Jahre.

Da der Pflanzensaft der Blätter hautreizend wirken kann, empfiehlt es sich, beim Ausgraben Handschuhe zu tragen.

VOLKSHEILKUNDE

Besonders die getrocknete Wurzel findet bis heute vielseitige Anwendung. Früher wurde sie gegen Mundgeruch gekaut. Zahnenden Kindern schnitt man eine dünne Scheibe aus dem geschälten Wurzelstock, durchbohrte diese, ließ sie fünf Tage lang in der Sonne und anschließend bei Zimmertemperatur trocknen. Danach wurde ein Schnürchen durch die Wurzelscheibe gezogen und um das Handgelenk des Kindes gebunden. So konnte das Kind darauf kauen, ohne dass die Wurzel ständig zu Boden fiel. Durch die Feuchtigkeit des Speichels wurde die getrocknete Wurzel weich und unterstützte das Durchbrechen der Zähne. Aus hygienischen Gründen wurde die Wurzel regelmäßig für eine Minute in kochendes Wasser gelegt und danach erneut getrocknet.

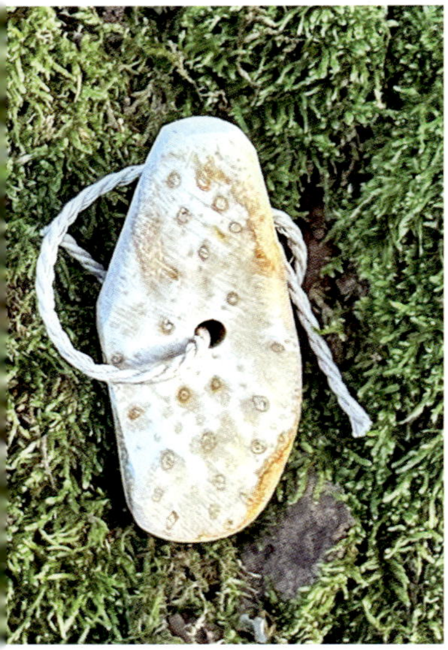

Ein Wasserauszug der Wurzel wurde bei Husten, Erkältungen, Blasenleiden, Wasseransammlungen sowie bei sogenannten *Flecken* in den Augen verabreicht. Wenn jemand etwas Verdorbenes oder Giftiges gegessen hatte oder von starkem Ekelgefühl geplagt war, erhielt er eine höhere Dosis des Wurzelpulvers als Brechmittel.

Hildegard von Bingen empfahl ihren männlichen Glaubensbrüdern einen Trunk mit Schwertlilienwurzel, um *Fleischeslust und Begierde abzutöten.* Unter dem Namen *Gladiolus* wurde die Pflanze sogar in der Landgüterverordnung Karls des Großen zum Anbau vorgeschrieben.

Der Volksglaube schrieb der Wurzel weitere Wirkungen zu: In Bienenstöcke gelegt, sollte sie verhindern, dass die Bienen ausschwärmten. Turteltauben, so glaubte man, legten ein Stück der Wurzel zum Schutz ihrer Jungen ins Nest. Eine in der Osternacht gegrabene Wurzel, als getrocknetes Stück im Pferdestall aufgehängt, sollte den Tieren Gesundheit und Schutz bringen.

Auch außerhalb Europas war die Schwertlilie geschätzt: Einige nordamerikanische Indianerstämme verwendeten die zerstoßene Wurzel der *Iris versicolor* zur Wundbehandlung oder mischten das Wurzelpulver mit Speichel, um damit Ohrenerkrankungen zu behandeln. Sie nutzten sie außerdem zur Stärkung des Immunsystems und bei Atemwegserkrankungen.

Wolf Helmhardt von Hohenberg schrieb in seinem Werk *Georgica curiosa, Lehrbuch über alle Aspekte der Haus- und Landwirtschaftft* 1682, die Wurzel dem Bier beizumischen. Auch heute wird sie noch zum Aromatisieren von Weinen und Getränken verwendet. Früher legte man einfach ein Stück der Wurzel in die Flüssigkeit, heute verwendet man dafür das ätherische Öl, das durch Wasserdampfdestillation aus der geschälten Wurzel gewonnen wird. Dieses findet sich zum Beispiel als natürliches Aroma in Chianti-Weinen. Darüber hinaus wird es auch in Speiseeis, Gebäck und Süßwaren eingesetzt.

In Ägypten galt die Schwertlilie als Pflanze der *Wiedergeburt.* Sowohl im alten Ägypten als auch bei den Römern und Griechen wurde sie zur Herstellung von Puder und Parfüm genutzt. Bis heute gilt sie in der Kosmetikindustrie als wertvolle Zutat – sowohl wegen ihres Duftes als auch wegen ihrer fixierenden Wirkung. Ihr ätherisches Öl findet sich in Waschmitteln, Tabak, Zahnpflegeprodukten, Cremen, Gesichtspflegen, Salben und Trockenshampoos, ebenso wie in Duftbeuteln für Wäsche und natürlich in Parfums.

Die Wurzel der Schwertlilie wird oft irreführend als *Veilchenwurzel* bezeichnet, ihr ätherisches Öl trägt entsprechend den Namen *Veilchenbutter.* Frisch gegraben verströmt der Wurzelstock zunächst einen eher unangenehmen Geruch. Erst während des langen Trocknungsprozesses entwickelt sich der betörende Veilchenduft: Nach ein bis zwei Jahren beginnt sich das Aroma zu entfalten, nach etwa sechs Jahren erreicht es seine volle, traumhafte Intensität.

Um diese lange Reifezeit zu verkürzen, wird die Wurzel heute manchmal gemeinsam mit dem Bakterium *Serratia liquefaciens* in einem Fermenter verarbeitet – dadurch entsteht innerhalb einer Woche das gleiche Aroma, für das die Natur früher Jahre benötigte.

Ihr botanischer Name *Iris* verweist auf die griechische Göttin des Regenbogens. In der Mythologie begleitete sie die Seelen verstorbener Frauen und Mädchen liebevoll auf ihrem Weg in die andere Welt.

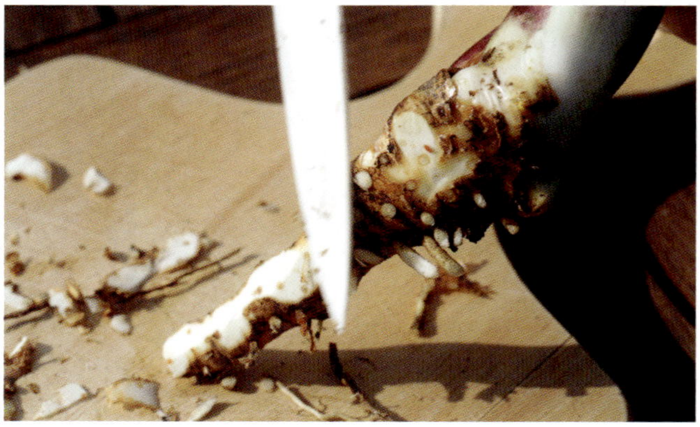

Schwertlilienwurzel-Tee

bei Migräne, Husten mit Schleimbildung, Bauchspeicheldrüsenproblemen, Sodbrennen, zur Regulierung der Monatsblutung

ZUTATEN

- 2 TL getrocknete Wurzel
- 500 ml Wasser

ZUBEREITUNG

Die Wurzeln ins Wasser geben und aufkochen lassen, vom Herd nehmen und weitere 5 Minuten ziehen lassen, danach abseihen.

ANWENDUNG

1 bis 2 Tassen täglich trinken.

Schwertlilienwurzel-Pulver

bei Blasen- oder Harnwegsentzündung, darmreinigend, bei Schweißgeruch

ZUTATEN

- frische Wurzeln

ZUBEREITUNG

Wurzeln schälen, möglichst klein schneiden und mindestens 1 Woche trocknen lassen.

Mit der Kaffeemühle oder der Küchenmaschine zu feinem Pulver vermahlen und erneut 1 bis 2 Tage zum *Resttrocknen* liegen lassen.

ANWENDUNG

Eine Messerspitze Pulver in 1/16 l leichten Rotwein einrühren und trinken.

Oder das Wurzelpulver wie Puder auf den Körper und vor allem in die Achseln geben, mindert Schweißgeruch.

Schwertlilienwurzel-Tinktur

bei Migräne, Sodbrennen

ZUTATEN

- 2 EL getrocknete Wurzelstücke
- 100 ml hochprozentiger Alkohol (Weingeist, Brand, Obstler)

ZUBEREITUNG

Wurzeln mit dem Alkohol übergießen und zugedeckt bei Zimmertemperatur, jedoch wenig Licht, für 4 bis 6 Wochen stehen lassen, danach durch ein Tuch abseihen.

ANWENDUNG

2 bis 3 Mal am Tag 10 Tropfen in 250 ml lauwarmem Wasser 1 Stunde vor einer Mahlzeit einnehmen.

Schwertlilienwurzel-Wasser

erfrischende Gesichtspflege

ZUTATEN

- 1 EL getrocknete Wurzelstücke
- 500 ml Wasser

ZUBEREITUNG

Wurzeln im Wasser aufkochen, den Herd auf mittlere Stufe zurückschalten und 15 Minuten stehen lassen, danach abseihen und auskühlen lassen.

ANWENDUNG

Als Gesichtswasser optimal bei Hautunreinheiten.

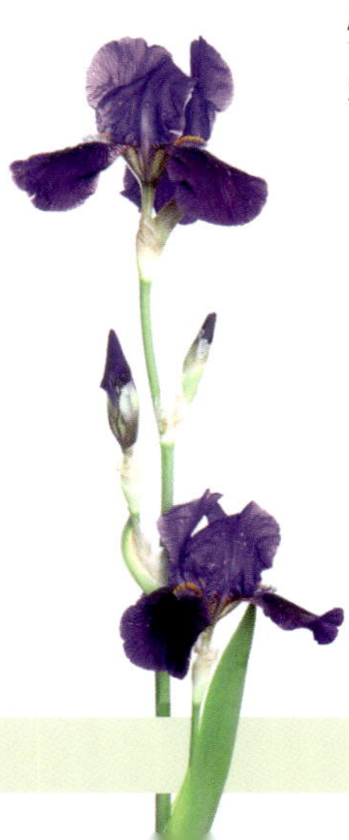

Schwertlilienwurzel-Potpourri

beruhigend, entspannend, Duftsäckchen für den Kleiderschrank oder die Toilette

ZUTATEN

- 6 bis 7 Zentimeter dicke Stücke des Rhizoms, 1 bis 2 Jahre gelagert
- 5 bis 6 Muskatblüten
- 20 g getrocknete Ringelblumenblüten (*Calendula officinalis*)
- 20 g getrocknete Rosenblüten (*Rosa*)
- getrocknete Schalen von 3 Orangen

ZUBEREITUNG

Zutaten für 3 bis 4 Wochen in einem Glas unter oftmaligem Umrühren ziehen lassen.

ANWENDUNG

Die Duftmischung in eine schöne Schale oder ein Holzgefäß geben und im Raum aufstellen oder Duftsäckchen in Kleiderkästen oder Toiletten aufhängen.

Schwertlilienwurzel-Räucherung

beruhigend, besänftigt das Gemüt, ausgleichend

ZUTATEN

- 2 EL getrocknete Wurzeln

ZUBEREITUNG

Je länger das Rhizom trocknen durfte, desto besser wird der Geruch.

ANWENDUNG

Siehe Räucheranleitung Seite 23.

Seifenkraut, Gewöhnliches *Saponaria officinalis*
– *Wurzel zum Waschen und Reinigen*

Ist dein Ehering ergraut, mit Waschwurz er wie neu ausschaut.

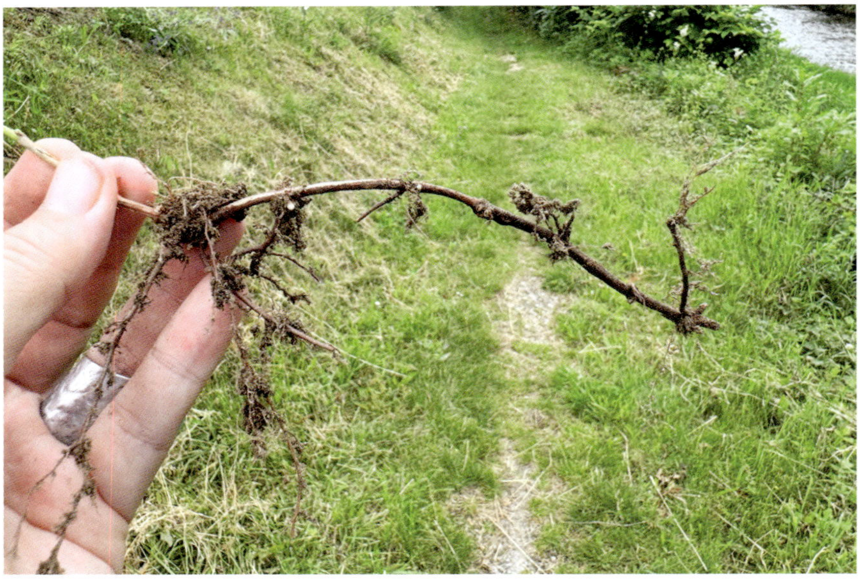

AUSSEHEN PFLANZE / WURZEL

Seifenkraut wird zwischen 30 und 80 cm hoch, hat einen aufrechten, unverzweigten, behaarten, kantigen und biegsamen Stängel mit lanzettlich, kreuzgegenständig angeordneten Blättern. Ihre hellrosa, sternförmigen Blüten sind fünfzählig, im Frühherbst zeigen sich ihre schwarzbraunen Samen.

Die Wurzel ist stark verzweigt und fingerdick. Während sich die Wurzelrinde rötlich oder braun zeigt, ist sie innen blendend weiß.

ERNTE

Von April bis Mai oder ab September bis November ist die beste Erntezeit.

Die Wurzel hat nach Erzählungen von Wurzelklaubern die meiste Kraft, wenn sie zur Abenddämmerung gegraben wird. Seifenkraut wurzelt sehr verzweigt und tief. Um die Wurzel ernten zu können, benötigt man eine Schaufel oder ein anderes stabiles Grabewerkzeug. Nimmt man nicht die ganze Wurzel, sondern gräbt ein Stück davon wieder ein, wächst wieder eine Pflanze.

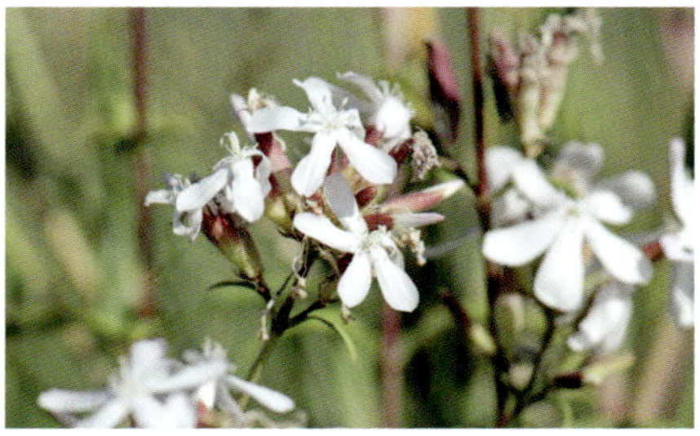

Volksnamen	Seifenwurz, Waschwurz, Hustenwurzel, Speichelwurz, Hundsnelke
Pflanzenfamilie	Nelkengewächse (*Caryophyllaceae*)
Standort	Das mehrjährige Seifenkraut wächst gerne in Gärten, auf Schuttplätzen, entlang von Flussufern und Dämmen oder Kiesbänken. Es liebt feuchte, halbschattige Standorte.
Inhaltsstoffe und Eigenschaften	verschiedene Saponinarten (entzündungshemmend, blutdrucksenkend, immunstimulierend), Stärke (regt Verdauung an, Energielieferant, Sättigungsquelle), Gerbstoffe (entzündungshemmend, blutstillend, zusammenziehend)
Geschmack	herb und bitter
Verwechslungsmöglichkeiten	Weiße Lichtnelke (*Silene latifolia*) Wurzel verwendbar wie Seifenkrautwurzel
Interessantes	Die Wurzel enthält seifenartige Inhaltsstoffe (Saponine) und ist leicht giftig. Sie sollte daher nicht in großen Mengen oder über längere Zeit innerlich eingenommen werden. Während der Schwangerschaft ist von einer Einnahme grundsätzlich abzuraten. Eine Überdosierung kann Übelkeit und Erbrechen verursachen. Interessanterweise lässt ein Wasserauszug aus der Seifenwurzel Gold, Silber, Schmuck oder Edelsteine in neuem Glanz erstrahlen.
Verwendungsart	Tee, Wasch- und Reinigungsmittel, Shampoo

Die Waschwurz

Die höchste Saponinkonzentration findet sich im weit verzweigten Wurzelgeflecht – daher wurde vor allem die Wurzel traditionell zum Waschen verwendet.

Petra, eine vierfache Mutter und Gärtnerin aus Oberösterreich, entdeckte die reinigende Wirkung der Seifenwurzel durch ihren Beruf. Sie und ihre jüngste Tochter haben sehr empfindliche Haut – selbst natürliche Seifen oder Duschgels führen bei ihnen zu Schuppenbildung.

„Ich dachte mir: Natürlicher als mit einer Wurzel kann man die Haut wohl kaum reinigen", erzählt Petra. So grub sie ein Stück Wurzel aus, reinigte es mit einer Bürste, schälte die äußere Schicht ab und hielt den inneren Teil unters Wasser. Dann rieb sie die Wurzel zwischen den Händen – wie man es mit einem Stück Seife tun würde. Ihre Augen leuchteten, als die Saponine zu schäumen begannen.

„Ich muss immer lachen, wenn wir Besuch haben und in der Seifenschale auf der Toilette nicht etwa ein Stück Seife liegt, sondern ein paar Stücke Seifenkrautwurzel", schmunzelt Petra. „Im ersten Moment wissen die Gäste gar nichts damit anzufangen." Doch ihre Kinder springen oft ein und erklären stolz die Anwendung der *Waschwurz*. Meistens sind die Besucher danach völlig sprachlos. Seit Petra und ihre Tochter sich mit der Seifenkrautwurzel waschen, haben sie keinerlei Hautprobleme mehr.

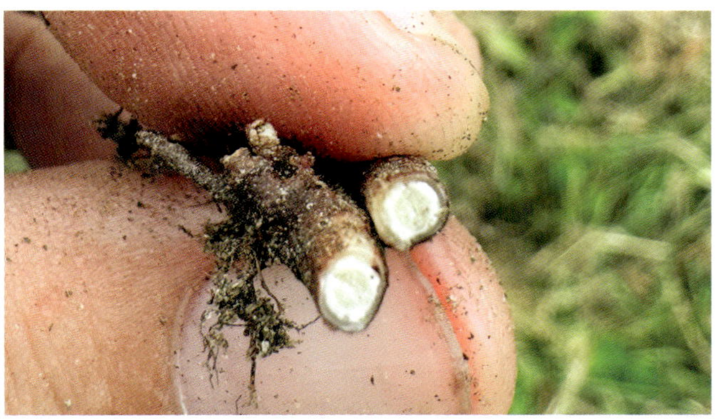

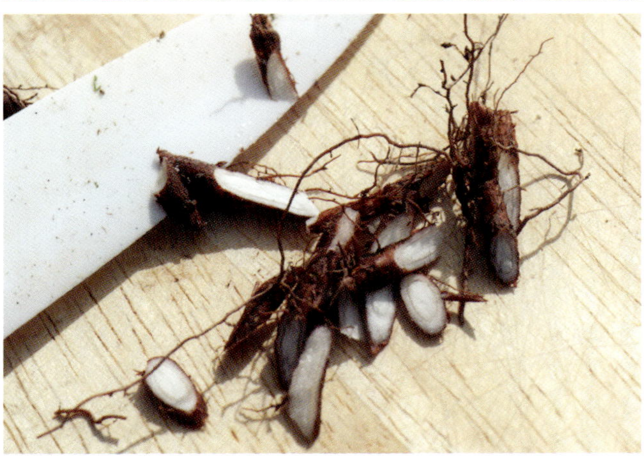

VOLKSHEILKUNDE

In der Volksmedizin hatte die Wurzel des Seifenkrauts viele Anwendungsgebiete – nicht alle sind heute noch gebräuchlich oder ratsam. Hebammen oder sogenannte *Engelmacherinnen* verwendeten sie aufgrund ihrer menstruationsanregenden Wirkung als Abtreibungsmittel.

Der antike Arzt Dioskurides beschrieb sie als *scharf* und *harntreibend* und empfahl die Einnahme mit Honig bei Leberleiden, Husten oder Gelbsucht. Auch Leonhart Fuchs empfahl eine mit Honig vermischte *Latwerge* zur Behandlung von Leberproblemen, Husten und zur Förderung des Harnflusses.

Später fanden Wasserauszüge der Wurzel Anwendung bei Milzleiden, Hautproblemen, Stoffwechselstörungen, Rheuma und vor allem bei Pilzerkrankungen wie Flechten oder Fußpilz. Besonders bei hartnäckigem Schleim, trockenem Reizhusten oder zähem Auswurf kann ein Tee aus Seifenkrautwurzel – oder eine Mischung mit anderen Hustenkräutern – Linderung verschaffen.

Heutzutage wird die Wurzel zunehmend zur Bekämpfung von Candidabelastungen im Darm eingesetzt.

Die Seifenkrautwurzel war die ursprüngliche *Waschwurzel* unserer Vorfahren. Reibt man ein Stück der frischen oder getrockneten Wurzel zwischen den nassen Händen oder über einem nassen Stoff, bildet sich durch die enthaltenen Saponine ein milder Reinigungsschaum – ganz ähnlich wie bei Seife. Bis ins 19. Jahrhundert wurde die Pflanze gezielt als Waschwurzel kultiviert.

In manchen Regionen der Slowakei werden bis heute Wurzelextrakte zum Waschen verwendet. Auch Restauratoren greifen auf Auszüge der Wurzel zurück, um empfindliche Textilien, Möbelstücke, Teppiche oder Polsterungen sanft zu reinigen. Besonders bei sensiblen Materialien wie Wolle ist Seifenkraut ein schonendes und zugleich wirksames Reinigungsmittel.

Nicht nur Kleidung, auch der Körper wurde mit der Waschwurzel gereinigt. Für Menschen mit empfindlicher Haut bietet ein aufgekochtes Stück der Wurzel oder ein Wasserauszug (siehe nächste Seite) ein natürliches, reizfreies Pflegemittel.

In der arabischen Küche findet der Wasserauszug der Wurzel sogar kulinarische Anwendung: Er wird genutzt, um Lebensmittel wie Sesampaste (Tahina) oder Halva aufzuschlagen und eine cremige Konsistenz zu erzielen – ganz ohne künstliche Zusatzstoffe.

Seifenkrautwurzel-Tee

nach Schwester Bernadine bei Kreislaufschwäche

ZUTATEN

- Was zwischen zwei Finger passt: Seifenkrautwurzeln, Vogelknöterich (*Polygonum aviculare*), Schafgarbe (*Achillea millefolium*)
- 500 ml Wasser

ZUBEREITUNG

Alle Pflanzenteile trocknen und vermischen.

Heißes Wasser darüber gießen und zugedeckt 15 Minuten ziehen lassen, danach abseihen.

ANWENDUNG

Jeweils morgens und abends 1 Tasse trinken.

Seifenkrautwurzel-Tee

bei Bronchitis, Candidabelastung

ZUTATEN

- 2 EL getrocknete Wurzeln
- 500 ml Wasser

ZUBEREITUNG

Wurzelstücke mit kaltem Wasser übergießen und zugedeckt für 3 bis 4 Stunden ziehen lassen.

Danach aufkochen und bei kleiner Hitze 8 bis 10 Minuten am Herd stehen lassen und abseihen.

ANWENDUNG

Maximal 2 Tassen täglich trinken.

Seifenkrautwurzel-Wickel oder -Waschung

bei Pilzerkrankungen, Fußpilz, Hautunreinheiten, Pickel, Hauterkrankungen

ZUTATEN

- 3 EL getrocknete Wurzeln
- 1 EL Kamillenblüten (*Matricaria chamomilla*)
- 500 ml Wasser

ZUBEREITUNG

Wurzelstücke und Blüten mit kaltem Wasser übergießen und über Nacht zugedeckt stehen lassen. Am nächsten Tag aufkochen, vom Herd nehmen und zugedeckt 15 Minuten ziehen lassen, danach abseihen.

ANWENDUNG

Für 2 bis 3 Wochen täglich 2 Mal die betroffenen Körperstellen waschen, Wickel oder Bäder machen.

Seifenkrautwurzel-Seife oder -Shampoo

natürlich, mild

ZUTATEN

- 200 g getrocknete Wurzeln
- 500 ml Wasser

ZUBEREITUNG

Wurzeln mit kaltem Wasser übergießen, über Nacht stehen lassen.

Am nächsten Tag aufkochen und 30 Minuten köcheln lassen. Vom Herd nehmen, abkühlen und in Flaschen oder Seifenspender füllen.

ANWENDUNG

Wie Seife zum Händewaschen oder als Duschseife und Shampoo verwenden.

Wer möchte, kann noch ätherische Öle für einen Duft hinzugeben. Soll nicht in die Augen gelangen.

Seifenkrautwurzel-Waschmittel

für Polstermöbel, Teppiche und Wäsche

ZUTATEN

- 30 g getrocknete Wurzeln
- 500 ml Wasser

ZUBEREITUNG

Wurzelstücke mit kaltem Wasser übergießen und über Nacht zugedeckt stehen lassen.

Am nächsten Tag Wurzelstücke aus dem Wasser nehmen und im Mörser quetschen, wieder in das Wasser geben und für 30 Minuten köcheln lassen, danach abseihen.

ANWENDUNG

Die zu reinigende Stelle an Möbeln oder Teppichen vorerst mit ein wenig kaltem Wasser anfeuchten. Dann mit dem Wurzelwasser reinigen und mit kaltem Wasser spülen.

Für die Wäsche ein wenig davon in die Waschmaschine (Fach für Waschmittel) geben. Seifenkrautwurzel ist für empfindliche Wäsche und Wolle ein gutes Waschmittel.

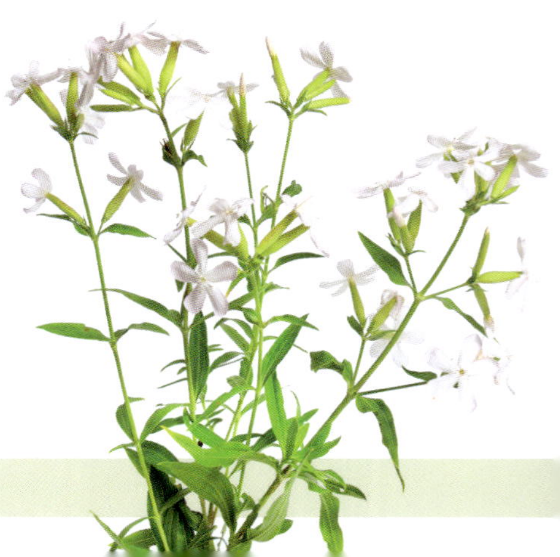

Silberdistel *Carlina acaulis* – *Ausdauerwurz der Wandersleut'*

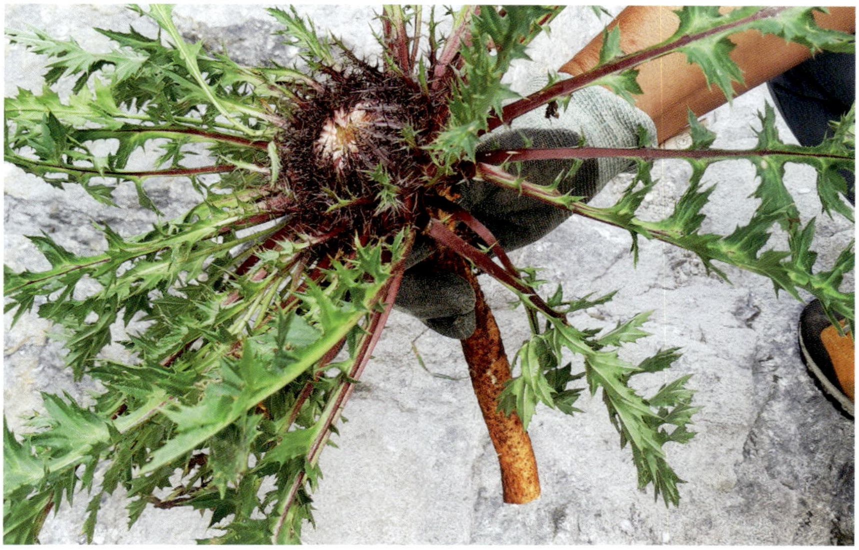

Volksnamen	Eberwurz, Silberwurz, Wetterdistel, Kraftwurz, Hundszorn, Rosswurz, Brot des Jägers
Pflanzenfamilie	Korbblütler (*Asteraceae*)
Standort	Die Pflanze findet man auf Gebirgswiesen, Magerweiden, auf steinigen Gebirgshängen, in den Alpen, Karpaten sowie den Pyrenäen. Sie braucht zwischen 1.200 und 2.500 Meter Seehöhe und liebt kalkhaltige, trockene Böden und sonnige Lagen.
Inhaltsstoffe und Eigenschaften	Carlinaoxyd (harntreibend, unterstützend gegen Viruserkrankungen), Kalium (entwässernd, wichtig für Blutdruckregulierung, Herzfunktion, Transport von Nervenimpulsen, Säure-Basen-Haushalt), Bitterstoffe (verdauungsanregend, bauchspeicheldrüsenanregend), Gerbstoffe (zusammenziehend, blutstillend, gegen Durchfälle, entzündungshemmend), Inulin (unterstützt gute Darmbakterien, dämmt schlechte Darmbakterien, eine Süße, die Diabetiker vertragen), Tannine (verbessern Blutzirkulation, wirken gefäßerweiternd)
Geschmack	Leicht scharf und bitter – wird sie geröstet, schmeckt sie nussig.
Verwechslungsmöglichkeiten	Stängellose Kratzdistel (*Cirsium acaule*) giftig
Interessantes	Silberdistel steht in einigen Regionen unter Naturschutz und darf dort nicht geerntet werden. Bei zu niedrigem Eisenwert im Blutbild sollte sie nicht eingenommen werden.
Verwendungsart	Tee, Tinktur, Wurzelwein, Wurzelpulver, Wurzelschnaps, Wurzelessigauszug, Wurzelsalbe, Wurzelbrei

Wenn die Silberdistel ihr Antlitz zeigt, zu Sommerwetter der Sommertag neigt, doch verbirgt sie ihr Gesicht, das für Regenwetter spricht.

AUSSEHEN PFLANZE / WURZEL

Die mehrjährige Silberdistel wächst in einer Rosette am Boden und hat grün-silberne, stachelige Blätter. Die zartgelbe bis silberweiße, distelartige Blüte sitzt auf einem 35 bis 40 cm hohen Blütenstängel.

Die Pfahlwurzel kann bis zu 1 Meter tief in das Erdreich wachsen und hat einige dünne Seitenausläufer. Die Wurzelhaut ist dunkelbraun, das Innere weiß.

ERNTE

Die Wurzel wird zeitig im Frühjahr, sobald die stacheligen Blätter zu sehen sind und unbedingt ehe die Pflanze blüht oder dann nach der Samenbildung, sobald diese abgefallen sind, gegraben.

Sie wurzelt zwischen Steinen im Gelände, daher ist es manchmal eine meditative Tätigkeit, die Wurzel mit einer Handschaufel aus dem Erdreich zu befreien. In Österreich und Deutschland ist die Silberdistel bereits so stark gefährdet, dass man keine Wurzeln mehr aus der freien Natur entnehmen darf. Es gibt allerdings alpine Gärten, wo sie wächst, hier könnte man nachfragen.

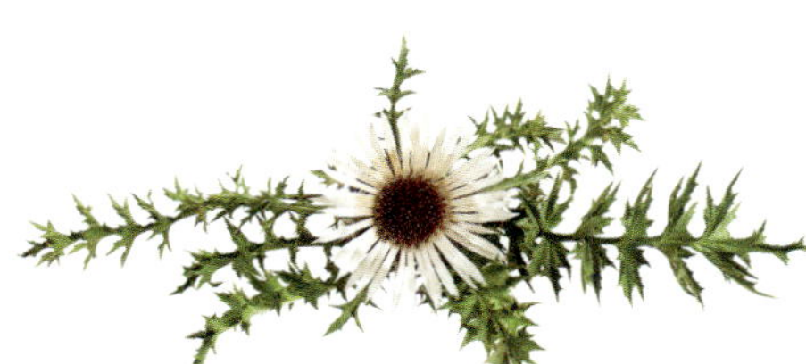

Eberwurz macht stark wie ein Eber

Wenn Hubert von der Schule nach Hause ging, führte sein Weg durch eine schmale Gasse, vorbei an Feldern und einem Stück Wiese, bis er schließlich das elterliche Haus erreichte. Obwohl der Weg nicht lang war, war er für Hubert ein täglicher *Stein im Magen*. Sein Schulkamerad Peter war ein großgewachsener Junge mit kräftiger Statur. Da er zu Hause oft schlecht behandelt wurde, sammelten sich in ihm Wut und Frustgefühle, die er regelmäßig an schwächeren Mitschülern ausließ. Hubert war eines seiner bevorzugten Opfer.

Hinter einem kleinen, zurückgesetzten Häuschen lauerte Peter nach der Schule regelmäßig auf ihn. Nach ein paar spöttischen Bemerkungen schlug er auf Hubert ein – erbarmungslos und voller angestauter Wut. Obwohl Huberts Eltern mit dem Lehrer sprachen und dieser gelegentlich ein Stück des Heimwegs mitging, verschlimmerte sich die Lage: Der Lehrer sprach mit Peters Eltern, woraufhin Peter zu Hause noch mehr misshandelt wurde – was sein aggressives Verhalten gegenüber Hubert weiter verstärkte. Doch dann erzählte Huberts Großmutter ihm von einer Wurzel, der Eberwurz, die ihm *Neunmannskraft* verleihen sollte – die Stärke von neun Männern.

Kurz darauf endete das Schuljahr. Zur Sommersonnenwende nahm die Großmutter Hubert mit – um Mitternacht gruben sie ein Stück der Eberwurz aus. Auf dem Heimweg reinigte sie die Wurzel an einer Quelle, schälte sie zu Hause, schnitt das weiße Innere in kleine Stücke und ließ sie trocknen.

„Meine Großmutter gab mir jeden Tag ein wenig davon ins Essen", erzählt Hubert. „Sie sagte, ich solle nur wenig nehmen – zu viel würde zu starkem Erbrechen führen."

Das neue Schuljahr begann – und mit ihm kehrte auch das *Peter-Problem* zurück. Doch diesmal war Hubert vorbereitet. Die Großmutter erinnerte ihn daran, dass er nun *neunerlei Kraft* habe. Sie versprach, sich hinter einem Haus zu verstecken, um notfalls einzugreifen.

Doch Hubert entschied sich, selbst zu handeln. Er steckte etwas Eberwurzel-Pulver ein und mischte es Peter unbemerkt ins Schulgetränk. Nach Schulschluss lauerte Peter wie gewohnt. Doch diesmal war es Hubert, der mutig auf ihn zuging: Er warf seinen Schulranzen zu Boden, stürmte vor, verpasste Peter eine gewaltige, hallende Ohrfeige, hob seinen Ranzen wieder auf und ging ruhig und selbstbewusst davon.

Peter war völlig perplex – unfähig zu reagieren. Und dann begann die Eberwurz zu wirken: Auf dem Heimweg musste Peter sich immer wieder übergeben. „Seit diesem Tag hatte ich meine Ruhe", erzählt Hubert mit einem Lachen. „Er hat mich nie wieder angegriffen."

VOLKSHEILKUNDE

Ein Amulett aus Eberwurzwurzel (Silberdistelwurzel) wurde als Schutzsymbol getragen und sollte gegen Hexenschuss helfen. Trug ein Junge ein Stück der Wurzel bei sich, sollte sie ihm helfen, seine *Angebetete* gefügig zu machen. Der Gelehrte Albertus Magnus schrieb von einem rituellen Brauch: *Man solle den Samen eines Hengstes, der aus einer Stute gewonnen wurde, mit Erde vermengen und bei Neumond eine Silberdistel darin pflanzen.* Ein Jahr später, drei Tage vor dem nächsten Neumond, sollte die Wurzel geerntet werden. Wer dann in einen Pferdestall ging und ein wenig davon aß, würde angeblich die Kraft der Pferde auf sich übertragen.

Auch zur Stärkung von Pferden wurde die Eberwurz unter das Futter gemischt. Gemeinsam mit Baldrian galt sie in der Volksheilkunde als Hoffnungsmittel im Kampf gegen die Pest.

Aus der Klosterheilkunde des 10. Jahrhunderts ist eine Rezeptur mit getrockneter, pulverisierter Wurzel überliefert. Ein *Quäntchen* (ca. 4–5 Gramm) sollte bei Bandwürmern, Leber- und Milzleiden, wässrigen Geschwülsten, Blasensteinen oder zur starken Harnförderung eingenommen werden.

Bei Wunden wurde die frische Wurzel ausgegraben, geschält, zerstampft und als Brei auf die Verletzung gelegt. Die Silberdistel wurde zudem in Form von Wasser-, Essig-, Alkohol- oder Weinauszügen bei Hauterkrankungen, Verdauungsproblemen, Durchfällen, Geschwüren, zur Stärkung der Ausdauer und zur allgemeinen Kräftigung eingesetzt. Sie enthält viele Mineralstoffe, insbesondere Kalium, das als herzunterstützend gilt.

Bei anstrengenden Bergwanderungen hatten die Menschen früher stets etwas Silberdistelwurzel-Pulver dabei. Es wurde mit ein wenig Flüssigkeit eingenommen, um Kraft und Ausdauer zu stärken.

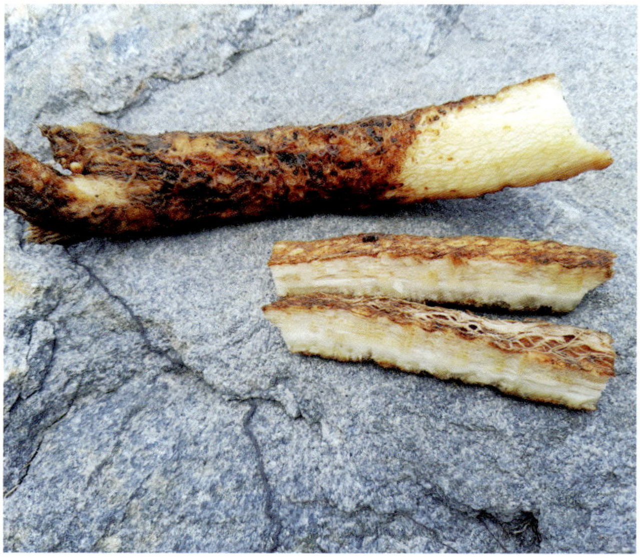

Silberdistelwurzel-Tee

verdauungsanregend, harnanregend, für Stärkung von Niere, Nerven, Magen, Verschleimung im Brustbereich

ZUTATEN

- 1 TL getrocknete Wurzel
- 250 ml Wasser

ZUBEREITUNG

Wurzelstücke mit kochendem Wasser übergießen und zugedeckt 10 bis 15 Minuten ziehen lassen, danach abseihen.

ANWENDUNG

Schluckweise über den Tag verteilt trinken.

Wer den bitteren Geschmack mildern möchte, kann 1 Teelöffel Fenchelsamen hinzugeben.

Silberdistelwurzel-Tinktur

bei Erkältungen, zur Unterstützung der Ausdauer, verdauungsanregend, bei Nieren-, Blasenentzündungen

ZUTATEN

- 40 g Wurzeln
- 150 ml Branntwein

ZUBEREITUNG

Frische oder getrocknete Wurzelstücke in ein Glas geben, mit Alkohol übergießen, das Glas verschließen und für 2 Wochen dunkel stellen.

Danach durch ein möglichst feines Sieb filtern und in Tropfflaschen füllen.

ANWENDUNG

2 Mal täglich 20 Tropfen entweder in Wasser oder auf einem Löffel mit Honig einnehmen.

Silberdistelwurzel-Schnaps

verdauungsanregend, ausdauerstärkend, regenerierend bei Muskel-, Sehnenzerrungen vor allem während Wanderungen

ZUTATEN

- 1 frische Wurzel
- 1 l Schnaps (Korn, Wodka, Whisky)

ZUBEREITUNG

Die Wurzel im Ganzen in eine Flasche oder ein Glas geben, mit dem Alkohol übergießen und 6 bis 8 Wochen ziehen lassen. Danach abseihen und in eine saubere Flasche füllen.

ANWENDUNG

Bei Bedarf einen Schluck nehmen.

Betroffene Körperstellen damit massieren, ein paar Minuten ruhig stellen und bei Bedarf erneut einmassieren.

Silberdistelwurzel-Essig

bei Zahnschmerzen, Hautausschlägen

ZUTATEN

- 2 EL Wurzeln, frisch oder getrocknet
- 100 ml Essig

ZUBEREITUNG

Wurzeln mit dem Essig aufkochen. Danach bis zu 2 Wochen an einem dunklen Ort ausziehen lassen. Abseihen und in eine Flasche oder ein Glas geben.

ANWENDUNG

Bei Schmerzen die betroffene Körperstelle einreiben, vor allem bei Zahnschmerzen wurde dies früher verwendet.

Ansonsten den Wurzelessig auf die Hautstelle auflegen.

Silberdistelwurzel-Wein

bei getrübter Stimmung, verdauungsanregend, Magenverstimmung, Übelkeit

ZUTATEN

- 50 g Wurzeln
- 150 ml leichter Weißwein

ZUBEREITUNG

Wein über die Wurzeln gießen und für 2 Wochen bei Zimmertemperatur dunkel ziehen lassen. Danach filtern und in Fläschchen füllen.

ANWENDUNG

Täglich 1 Stamperl (2 cl) vor einer Mahlzeit trinken.

Silberdistelwurzel-Pulver

harnanregend, körperkräftigend, ausdauerstärkend

ZUTATEN

- getrocknete Wurzel

ZUBEREITUNG

Wurzelstücke in der Kaffeemühle oder der Küchenmaschine zu feinem Pulver vermahlen.

ANWENDUNG

Täglich 2 Mal eine Messerspitze mit etwas Honig einnehmen.

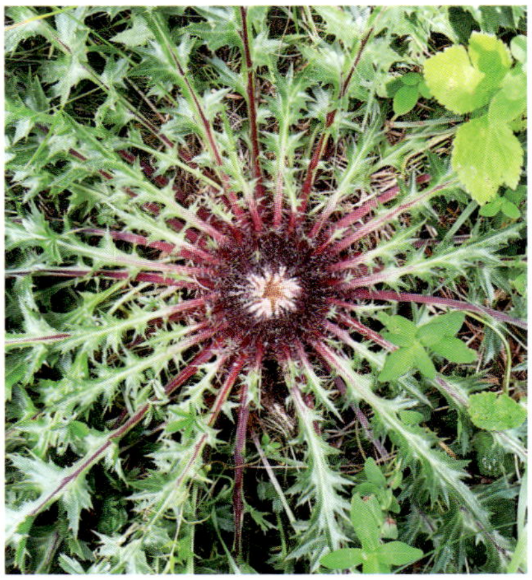

Sonnenhut, Roter *Echinacea purpurea*
– *bei Erkältungen, Grippe, Strahlentherapie*

Igelhut tut kränklichen Leuten gut.

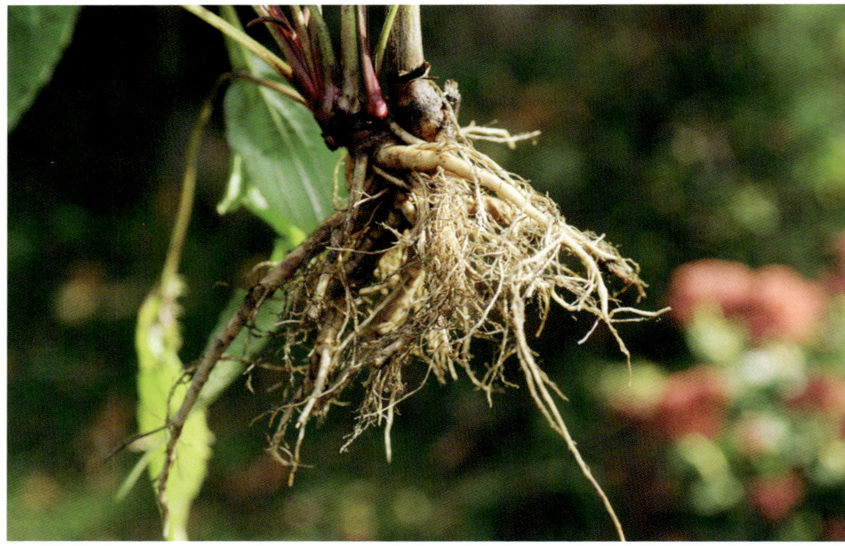

AUSSEHEN PFLANZE / WURZEL

Roter Sonnenhut ist eine mehrjährige, zwischen 50 und 120 cm hohe Pflanze. Sie hat auf aufrechten Stielen körbchenförmige Blütenstände mit purpur- bis rosafarbenen Zungenblüten. Die behaarten Blätter laufen am Blattende spitz zu.

Die Pfahlwurzel hat viele Seitenwurzeln und kann bis zu 80 cm tief in das Erdreich ragen. Die Wurzelhaut ist braun, innen ist die Wurzel weiß.

ERNTE

Die Wurzel gräbt man nach der Blüte, also im September und Oktober.

Für prächtiges Wachstum sorgt die regelmäßige Teilung des Wurzelstockes, alle 3 Jahre. Dazu gräbt man die ganze Pflanze samt Wurzel mit einem Spaten aus, säubert den Wurzelballen vom Erdreich und schneidet den Wurzelballen mit einem scharfen Messer in 3 Stücke. Man legt 1 bis 2 Stück der Wurzel für die Hausapotheke zur Seite, die restlichen Wurzelteile setzt man wieder ein, damit neue Pflanzen wachsen können. Für die Hausapotheke säubert man gründlich, schneidet in kleine Stücke und legt sie zum Trocknen auf.

Volksnamen	Igelhut, Kegelblume, Scheinsonnenhut
Pflanzenfamilie	Korbblütler (*Asteraceae*)
Standort	In Gärten und Parkanlagen wird die Pflanze häufig in Staudenbeeten kultiviert. Sonnenhut liebt sonnige Standorte mit nährstoffreichen, steinigen Böden und verträgt Trockenheit, Hitze und Wind.
Inhaltsstoffe und Eigenschaften	Alkamide (entzündungshemmend, stimulieren Abwehrkräfte), Cichoriensäure (psychisch aufhellend), Cannabinoide (regulieren Signalübertragung zwischen Zellen bei Entzündungen), Echinacin (regt gesundes und angegriffenes Immunsystem an)
Geschmack	erdig-bitter mit einem Hauch von fruchtig
Verwechslungsmöglichkeiten	Blasser Sonnenhut (*Echinacea pallida*) unbedenklich, Schmalblättriger Sonnenhut (*Echinacea angustifolia*) unbedenklich, Sonnenhut (*Rudbeckien*) Zierstrauch ungiftig
Interessantes	Bei Allergien gegen Korbblütengewächse ist bei innerer Anwendung Vorsicht geboten. Es werden medizinisch und für Hausmittel *Roter Sonnenhut*, *Schmalblättriger Sonnenhut* und *Blasser Sonnenhut* verwendet. Meist jedoch der *Rote Sonnenhut*, da er mehr Alkamide und auch mehr Cichoriensäure enthält. Je frischer die Wurzel ist, desto höher die Konzentration der Inhaltsstoffe.
Verwendungsart	Tinktur, Tee, Wurzelpulver, Balsam, Maske, Wickel, Abkochung, Honigauszug

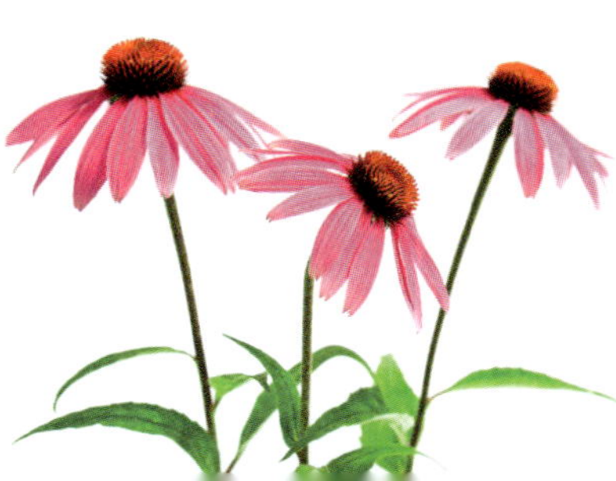

Hertas Sonnenhutvermehrung

Herta lebt im niederösterreichischen Hochland und liebt ihren Garten über alles. Besonders in den Sommermonaten, wenn der Sonnenhut in voller Blüte steht, sitzt sie gern auf ihrem hölzernen Gartensessel unter dem Sonnenschirm und beobachtet mit Freude das emsige Treiben der Insekten an den leuchtenden Blüten. „Das schenkt mir so viel Kraft und Freude", sagt sie strahlend.

Damit sie sich jedes Jahr an einer kräftigen Sonnenhutblüte erfreuen kann, beginnt sie gleich nach dem Abfallen der Samen mit der Vermehrung. Mit einer kleinen Schaufel legt sie vorsichtig die Wurzeln der älteren Pflanzen frei, hebt sie behutsam mit den Händen aus der Erde und teilt sie mit einem scharfen Messer. Die beiden Hälften pflanzt sie anschließend wieder ein – so regt sie das Wachstum an und verdoppelt ihre Pflanzenpracht Jahr für Jahr.

Bald war ihr ganzer Garten erfüllt vom leuchtenden Sonnenhut und Herta begann, die geteilten Wurzeln an Freunde und Familie zu verschenken. Inzwischen erfreut sich ein halber Ort an der bunten Blütenfülle.

Vor einigen Jahren entdeckte sie in einem Buch ein Rezept für einen Tee aus Sonnenhutwurzeln. Da ihr Umfeld mittlerweile bestens versorgt ist, trocknet sie nun einen Teil der ausgegrabenen Wurzeln für sich selbst. Der Tee hilft ihr besonders in den kalten Wintermonaten, wenn sie wieder verstärkt unter Gelenkschmerzen leidet.

VOLKSHEILKUNDE

Die indigenen Völker Nordamerikas nutzten den Sonnenhut traditionell bei Vergiftungen, als Gegengift bei Schlangenbissen sowie zur Behandlung von Wunden, Schmerzen und Zahnbeschwerden. Häufig wurde die Wurzel dazu gekaut und anschließend ausgespuckt. Auch bei wundgescheuerten Stellen am Rücken von Pferden kam der Sonnenhut zum Einsatz.

Der Schweizer Naturheilkunde-Pionier Alfred Vogel erhielt in den 1950er Jahren vom Lakota-Häuptling Ben Black Elk einige Samen des Roten Sonnenhuts – ein Geschenk, das sein weiteres Wirken prägen sollte. Der Sonnenhut wurde schnell zu seiner Lieblingspflanze. Ob bei schlecht heilenden Wunden, Entzündungen, Insektenstichen, Erkältungen oder eitrigen Hautstellen – stets empfahl er den Einsatz der kraftvollen Pflanze. Dank seines Engagements wurde der Sonnenhut in der Schweiz und bald auch in den Nachbarländern bekannt und geschätzt.

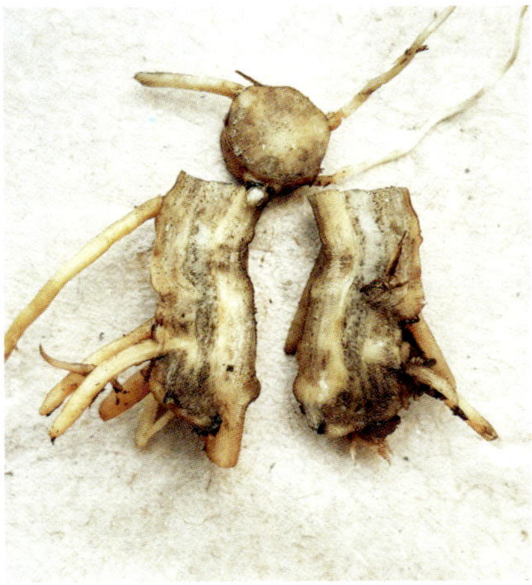

Besonders zur Stärkung der Abwehrkräfte in der Erkältungszeit hat sich der Sonnenhut bewährt. Auch bei Hautleiden, Geschwüren, Pockenerkrankungen oder Verletzungen wurde die zerstoßene Wurzel als Brei auf die betroffenen Stellen aufgelegt.

In der späteren Naturheilkunde fanden Tee und Tinktur aus Sonnenhut auch begleitend bei Strahlen- und Chemotherapien Anwendung.

Sonnenhutwurzel-Tinktur

bei Grippe, Erkältungskrankheiten, Entzündungen, Insektenstichen, Wunden, Abszessen, Eiterungen, chronischen Entzündungen, Anregung der Lymphe, Grippevorbeugung, Fieberblasen

ZUTATEN

- 1 EL frische Blütenblätter
- 5 EL Wurzeln
- 250 ml hochprozentiger Alkohol (Korn, Weingeist)

ZUBEREITUNG

Die Blüten in ein Glas geben, mit dem Alkohol übergießen und verschlossen halbschattig bei Zimmertemperatur stehen lassen, bis die Wurzeln geerntet werden können. Das Glas die ersten Tage mehrmals schwenken.

Wer getrocknete Wurzeln hat, kann diese gleich mit den Blütenblättern dazugeben. Ansonsten die frischen Wurzeln im Herbst hinzugeben und erneut 3 bis 4 Wochen rasten lassen, danach abseihen.

ANWENDUNG

Im September, ehe die Grippezeit beginnt, 10 bis 15 Tropfen täglich pur, auf Würfelzucker oder in einem Glas Wasser einnehmen. 1 Woche einnehmen, 1 Woche Pause, dann wieder 1 Woche einnehmen und dies für 2 Monate abwechselnd. Sobald erste Symptome einer Erkältung oder Grippe spürbar sind, die Dosis auf 20 bis 30 Tropfen erhöhen. Danach morgens, mittags und abends jeweils 25 Tropfen.

Zur Anregung der Lymphe und bei chronischen Entzündungen täglich 15 bis 20 Tropfen morgens und abends einnehmen.

Bei Hautirritationen ein wenig der Tinktur direkt auf die Körperstelle geben.

Bei schlecht heilenden Wunden 20 Tropfen in 125 ml Wasser geben, ein Tuch darin eintauchen und auf die betroffene Körperstelle auflegen, bis das Tuch trocken ist. Bei Bedarf täglich wiederholen.

Sonnenhutwurzel-Abkochung

bei chronischen Entzündungen, ersten Grippeanzeichen, Badezusatz bei entzündeter Haut

ZUTATEN

- 30 g frische Wurzel
- 1 l Wasser

ZUBEREITUNG

Wurzel klein schneiden und mit dem Wasser aufkochen. Temperatur zurückschalten und so lange sieden lassen, bis das Wasser um ca. ein Drittel weniger ist.

Auf der auskühlenden Herdplatte stehen lassen, bis diese abgekühlt ist. Danach abseihen.

ANWENDUNG

3 Tassen über den Tag verteilt trinken.

Bei Hautproblemen den ganzen Absud einem Vollbad zugeben.

Sonnenhutwurzel-Tee

bei chronischen Entzündungen, ersten Grippeanzeichen, für Strahlentherapie, Venenprobleme, bei Kreislaufschwankungen

ZUTATEN

- 2 TL frische Wurzel (Tagesration 6 TL)
- 250 ml Wasser (Tagesration 750 ml)

ZUBEREITUNG

Gereinigte Wurzel klein schneiden und mit dem heißen Wasser übergießen. Ca. 15 Minuten ziehen lassen und abseihen.

ANWENDUNG

3 Tassen über den Tag verteilt trinken.

Sonnenhutwurzel-Pulver

zur Stärkung der Immunabwehr, bei eitriger, entzündeter Haut

ZUTATEN

- getrocknete Wurzeln

ZUBEREITUNG

Wurzelstücke mit der Kaffeemühle oder der Küchenmaschine zu feinem Pulver vermahlen

ANWENDUNG

Für einen Tee 1 Teelöffel des Pulvers mit 250 ml heißem Wasser übergießen und zugedeckt 10 bis 15 Minuten ziehen lassen, abseihen und schluckweise trinken.

Sonnenhutwurzel-Honig

bei Grippe, Erkältungskrankheiten

ZUTATEN

- 5 EL frische Wurzeln oder Wurzelpulver
- 300 g Honig

ZUBEREITUNG

Gereinigte und klein geschnittene Wurzeln oder Wurzelpulver in ein Glas geben, Honig darüber gießen und 4 Wochen halbschattig bei Zimmertemperatur verschlossen stehen lassen.

Bei Wurzelstücken den Honig abseihen, bei Wurzelpulver bleibt dieses im Honig.

ANWENDUNG

Zur Vorbeugung ab September täglich ein Butterbrot mit Wurzelhonig essen, den Honig als Salatmarinade verwenden, ins Müsli mischen oder in Speisen geben.

Bei den ersten Anzeichen einer Erkrankung teelöffelweise einnehmen.

Sonnenhutwurzel-Maske

bei unreiner, eitriger, entzündeter Haut

ZUTATEN

- 1 TL Wurzelpulver
- 1 TL Leinöl (oder Jojobaöl, Mandelöl)

ZUBEREITUNG

Wurzelpulver mit dem Öl vermischen, bis eine streichfähige Masse entsteht.

ANWENDUNG

Brei auf das Gesicht auftragen, einwirken lassen, bis die Maske fest geworden ist, danach mit handwarmem Wasser abwaschen.

Sonnenhutwurzel-Balsam

bei unreiner, eitriger, entzündeter Haut, Pickel, Akne, Wunden, entzündeten Insektenstichen, Fieberblasen

ZUTATEN

- 15 g Sonnenhut-Tinktur
- 150 ml Traubenkernöl (Mandelöl, Jojobaöl)
- 15 g Bienenwachs

ZUBEREITUNG

Öl im Wasserbad auf etwa 60 Grad erhitzen, das Bienenwachs hineingeben und rühren, bis es sich aufgelöst hat.

Dann die Tinktur hinzugeben, vom Herd nehmen und 1 bis 2 Minuten weiterrühren. Den Balsam in Tiegel füllen.

ANWENDUNG

Dünn auf die Haut aufragen und einmassieren.

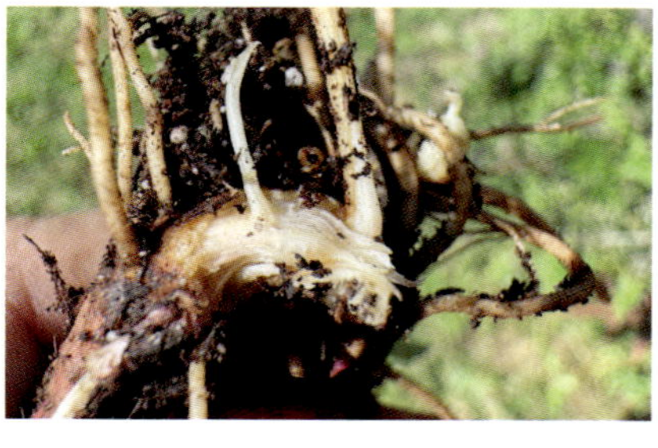

Spargel, Gemeiner *Asparagus officinalis*
– *die Schönheitswurzel, Anti-Aging-Wurzel*

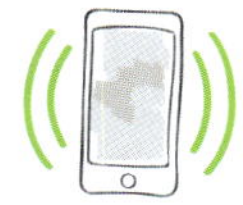

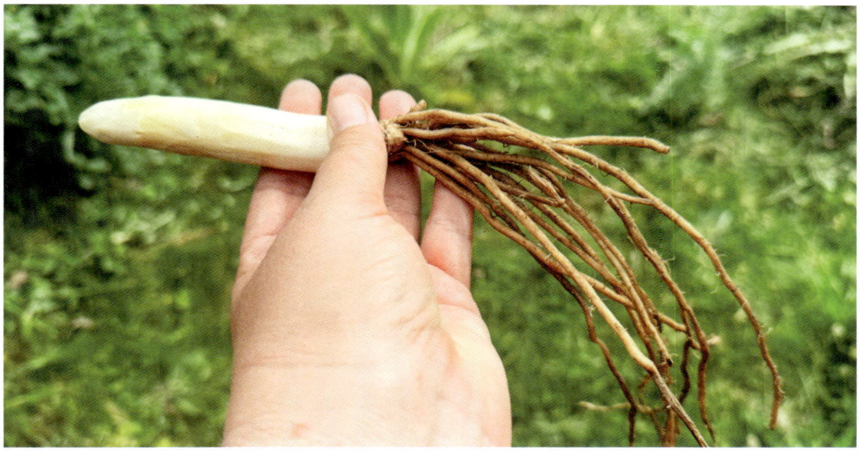

Volksnamen	Schwellenwurz, Gemüsespargel, Spargl
Pflanzenfamilie	Spargelgewächse (*Asparagaceae*), früher ein Liliengewächs (*Liliaceae*)
Standort	Lockere, nährstoffreiche, eher trockene Böden sind von Vorteil. Manchmal wächst Spargel auch in kiesiger Erde. Der Wilde Spargel kommt im Mittelmeerraum in Trockenwiesen, an Dämmen und Wegrändern vor.
Inhaltsstoffe und Eigenschaften	Chrom (sorgt, dass Zucker aus dem Blut in die Zellen gelangt), Niacin (für Nerven, Psyche, bei Energielosigkeit), Mangan (für Aufbau von Bindegewebe, Knorpeln und Knochen), Thiamin (Coenzym für Energiegewinnung, unterstützt Immunsystem), Asparagin (erhöht Leistungskraft), Testosteron (gilt als potenzerhöhend), Saponine (unterstützen Hyaluronsäure-Bildung, schleimlösend), Quercetin (unterstützt Kollagenneubildung), Rutin (verlangsamt Alterungsprozess)
Geschmack	lieblich, mild, leicht süß
Verwechslungsmöglichkeiten	Pyrenäen-Milchstern (*Ornithogalum pyrenaicum*) Wurzel ist giftig – wird umgangssprachlich als *wilder Spargel* bezeichnet, Waldgeißbart (*Aruncus dioicus syn. silvestris*) alte Heilwurz – wird umgangssprachlich als *Waldspargel* bezeichnet, Mittelmeerspargel (*Asparagus acutifolius*) essbar
Interessantes	Spargelwurzel unterstützt den Feuchtigkeitshaushalt der Haut, unterstützt die Kollagenproduktion, stimuliert die Hyaluronsäure-Bildung und schützt die Haut vor UV-Strahlung.
Verwendungsart	Tee, Tinktur, Wurzelwasser, Wurzelwein, Wurzelbier, Salbe

Bergwerke, Spargel, Kartoffeln und alle Adelsgeschlechter haben eines gemeinsam: das Beste von ihnen ruht unter der Erde.

Vic Hammond (1945–2013)

AUSSEHEN PFLANZE / WURZEL

Die Pflanze wird bis zu 1,5 Meter hoch und hat einen geraden, stark verzweigten Stiel. Die schuppenförmigen Blätter sind sehr klein und haben an der Basis harte Dornen. Zarte, gelbliche Blüten werden im Spätsommer zu kleinen, roten Beeren.

Spargel hat einen Wurzelstock, aus dem zahlreiche saftige, zeigefingerdicke, elastische Wurzeln wachsen, die bis zu 3 Meter tief in das Erdreich ragen. Der Wurzelstock ist sehr fasrig und meist holzig.

ERNTE

Der Spargel, den man im Frühling bekommt, besteht aus jungen *Trieben*, die vom Bauern gestochen werden. Das Gemüse hat wenig mit der Wurzel zu tun, die ausschließlich in der Heilkunde verwendet wird.

Im Herbst, zwischen September und November, wird der Wurzelstock mit einem Spaten ausgegraben und geteilt. Die eine Hälfte wird wieder in die Erde versenkt, um zu wachsen, die zweite Hälfte wird mit einer Bürste gereinigt und entweder zum Trocknen aufgehängt oder in Stücke geschnitten und aufgelegt.

Aussehen wichtiger als Inhaltsstoffe

Die Spargelstangen, die wir heute als zartes Frühlingsgemüse schätzen, galten früher nicht nur als Delikatesse, sondern auch als Heilpflanze. Man schrieb ihnen entzündungshemmende, gefäßschützende sowie bakterien- und virenhemmende Eigenschaften zu – insbesondere dank der enthaltenen roten und violetten Farbstoffe.

Doch mit der Zeit veränderte sich der Blick auf den Spargel. Weiß galt als edel und vornehm, besonders in adeligen Kreisen, wo selbst Speisen möglichst hell sein mussten – bis hin zu gebleichtem Hühnerfleisch. In diesem Streben nach makellosem Weiß züchtete man die roten und violetten Farbstoffe aus dem Spargel heraus. Stattdessen wurde der Spargel unter Lichtausschluss angebaut, sodass er blass blieb: Der heute übliche Bleichspargel war geboren.

Dabei gingen nicht nur die Farben, sondern auch viele gesundheitsfördernde Inhaltsstoffe verloren. Lange Zeit spielte das keine Rolle – Hauptsache, das Gemüse entsprach dem Schönheitsideal.

Erst heute, in einer Zeit zunehmenden Interesses an gesunder Ernährung, besinnt man sich langsam auf die alten Sorten. Spargel mit rotem oder violettem Schimmer erlebt ein Comeback – und ist inzwischen wieder als violetter Spargel im Handel erhältlich.

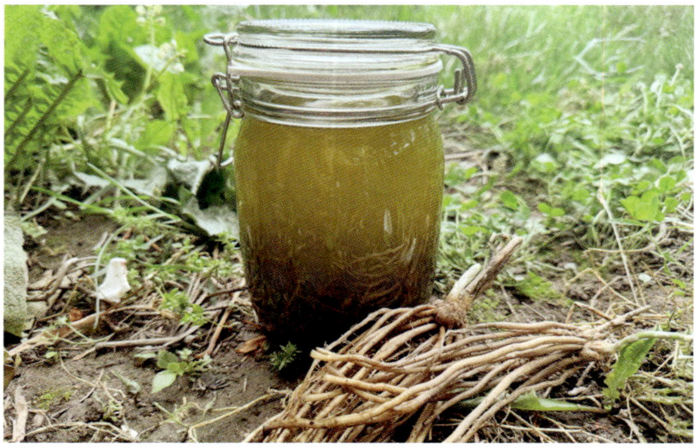

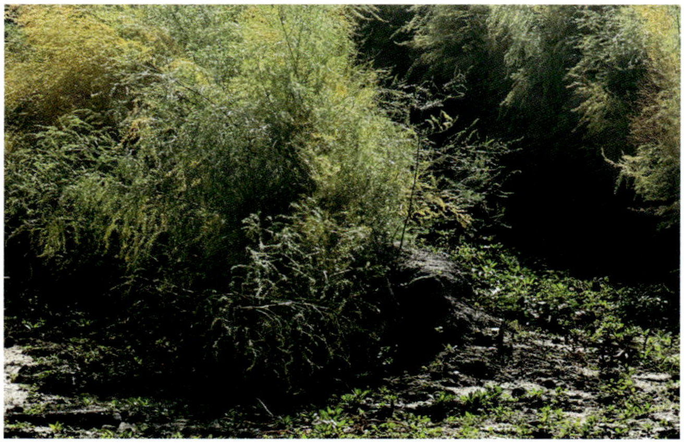

VOLKSHEILKUNDE

Zu einem Brei zerdrückt – sei es im Mörser oder einfach mit den Fingern – wirkt die Wurzel angenehm kühlend, schmerzlindernd und abschwellend. Traditionell wird sie äußerlich bei Insektenstichen, Bienenstichen oder kleinen Verletzungen angewendet – ein einfaches, aber wirkungsvolles Hausmittel.

In China wird Spargel seit über 5000 Jahren geschätzt – nicht nur als Nahrungsmittel, sondern vor allem als Heilpflanze. Auch im alten Ägypten galt er als wertvoll: Er war Nahrungs- und Heilmittel zugleich und soll den Pharaonen vorbehalten gewesen sein. Die Anwendung reicht dort mindestens 3000 Jahre zurück.

Hippokrates, der berühmte Arzt der Antike, empfahl den Saft aus gepresster Spargelwurzel als harntreibendes Mittel und zur Linderung von Zahnschmerzen.

Auch im mitteleuropäischen Raum fand Spargel Einzug in die Hausapotheken. So schrieb Gualtherus Ryff in seiner Hausz Apoteck von 1544: *Asparagus / Spargel / Teufels traub. Braucht mann die innigen schöß für ein Salatkraut, wurzel und samen zu mancherley artzney.*

Der Enzyklopädist Johann Heinrich Zedler empfahl die Spargelwurzel bei verstopfter Leber und Nierensteinen.

In der traditionellen Medizin anderer Kulturen war die Wurzel ebenfalls hochgeschätzt. Australische indigene Stämme kochten sie zu einem Sud, den sie zur Wundversorgung nutzten oder bei Erkältungen einrieben. Im Ayurveda wird eine verwandte Art, *Asparagus racemosus* (Shatavari), bei Menstruationsbeschwerden, Wechseljahrbeschwerden, zur Förderung der Fruchtbarkeit und bei Schlafproblemen verwendet.

Heute findet die Spargelwurzel auch ihren Platz in der Naturkosmetik: Sie wird für ihre hautpflegenden Eigenschaften geschätzt – sie macht die Haut weich, geschmeidig und soll sogar regenerierend wirken.

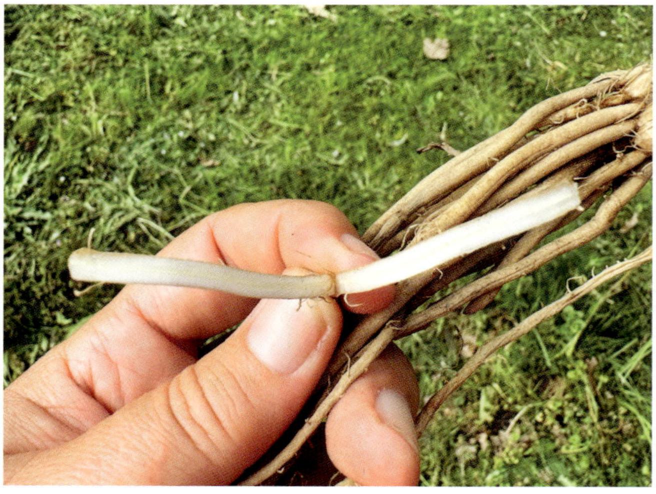

Spargelwurzel-Tee

bei Krämpfen, entwässernd, regt Milchbildung an, bei Hüft- oder Ischiasschmerzen

ZUTATEN

- 1 TL Wurzelstücke
- 250 ml Wasser

ZUBEREITUNG

Frische oder getrocknete Wurzelstücke mit heißem Wasser übergießen und bei frischen Wurzeln 5 bis 7 Minuten, bei getrockneten Wurzeln 15 Minuten ziehen lassen, danach abseihen.

ANWENDUNG

Bei Schmerzen 2 bis 3 Tassen täglich trinken, ansonsten reicht 1 Tasse.

Zur Entwässerung kurmäßig 2 Tassen pro Tag und 1 Tasse Brennnesseltee für 2 Wochen trinken.

Spargelwurzel-Tinktur

bei Wechseljahrbeschwerden, Menstruationsschmerzen

ZUTATEN

- 50 g frische oder 30 g getrocknete Spargelwurzel
- 250 ml hochprozentiger Alkohol
- Optional: 1 TL Honig oder Glycerin für mildere Anwendung

ZUBEREITUNG

Frische Wurzel reinigen, klein schneiden oder raspeln. Getrocknete Wurzel vor der Verarbeitung leicht anfeuchten oder mörsern. In ein Schraubglas geben, mit Alkohol bedecken, gut durchschütteln.

4 bis 6 Wochen an einem kühlen, dunklen Ort stehen lassen. Täglich schütteln. Flüssigkeit durch ein feines Sieb abfiltern. In dunkle Tropffläschchen abfüllen.

ANWENDUNG

10 bis 20 Tropfen, 2 bis 3 Mal täglich in etwas Wasser oder Tee.

ACHTUNG: Nicht während Schwangerschaft oder bei starkem Kaliumverlust.

Spargelwurzel-Wasser

entwässernd, Steigerung der Fruchtbarkeit, Rheuma, Gesichtswasser

ZUTATEN

- etwa 10 cm frische Wurzel
- 2 l Wasser

ZUBEREITUNG

Wurzel säubern, in kleine Stücke schneiden und mit ein wenig Wasser im Mörser kräftig quetschen. In einen Krug geben, mit handwarmem Wasser übergießen und über Nacht stehen lassen.

Am nächsten Tag durch ein Tuch oder sehr feines Sieb filtern.

ANWENDUNG

500 ml schluckweise über den Tag verteilt trinken.

Dieses Spargelwasser kann auch als nährstoffreiches Gesichtswasser genutzt werden.

Spargelwurzel-Bierauszug

für Bauchspeicheldrüse, Milz, Aphrodisiakum

ZUTATEN

- etwa 10 cm frische Wurzel
- 1 l herbes Bier
- 1 Gewürznelke
- etwas Zimt

ZUBEREITUNG

Wurzel in kleine Stücke schneiden und im Mörser ein wenig quetschen. Alle Zutaten auf ca. 60 Grad erwärmen, den Herd abschalten und den Topf zugedeckt für 3 Stunden stehen lassen, erneut erwärmen und durch ein feines Sieb filtern.

ANWENDUNG

15 Minuten vor dem Mittagessen 2 cl einnehmen.

Als Liebestrank abends 125 ml trinken.

Spargelwurzel-Herzwein

zur Herzkräftigung durch Entwässerung

ZUTATEN

- 50 g frische Wurzeln
- 1 l lieblicher Rotwein
- 80 g Honig

ZUBEREITUNG

Wurzel in kleine Stücke schneiden und mit dem Wein zum Kochen bringen. 5 bis 8 Minuten sieden lassen, danach vom Herd nehmen und für 30 Minuten ziehen lassen.

Abseihen, den Honig einrühren und in Flaschen füllen.

ANWENDUNG

Täglich morgens und abends 1 Likörglas trinken.

Spargelwurzel-Salbe

Anti-Aging-Salbe, Schönheits- und Hautpflegesalbe

ZUTATEN

- 2 EL Wurzeln, frisch oder getrocknet
- 50 ml Mariendistelöl (*Silybum marianum*)
- 50 ml Leinöl
- 100 g Sheabutter

ZUBEREITUNG

Wurzelstücke im Mörser kräftig quetschen und im Mariendistelöl für 5 Minuten auf 40 bis 50 Grad erwärmen. Danach vom Herd nehmen und 1 bis 2 Tage zugedeckt rasten lassen. Durch ein feines Sieb oder Tuch seihen.

Jetzt mit dem Leinöl vermischen, die Sheabutter hinzugeben und mit einem kleinen Mixer schaumig aufschlagen. Sobald die Konsistenz wie *Schlagobers* (Sahne) aussieht, ist die Hautpflege fertig.

ANWENDUNG

Morgens und abends dünn auf die Haut auftragen.

Spitzwegerich *Plantago lanceolata*
– Wurzel für die Lunge, gegen Liebeszauber

Lungenwurz, gemahlen fein, soll auf Reisen dein Begleiter sein.

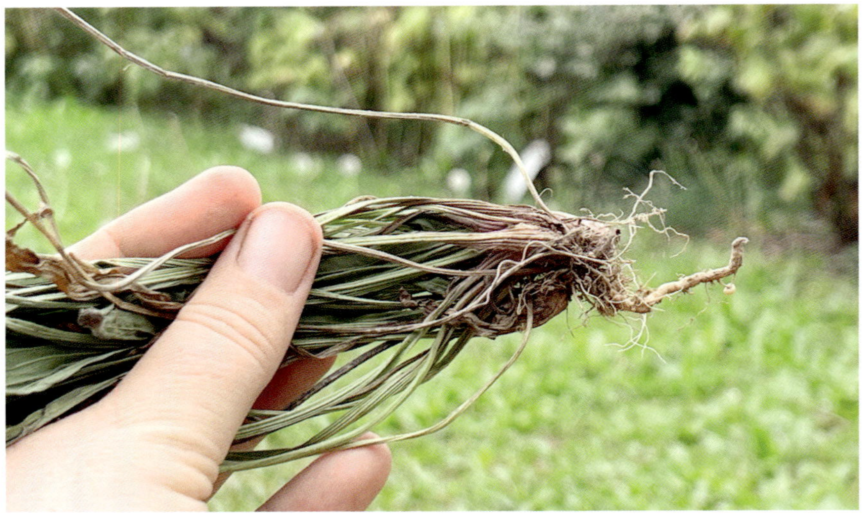

AUSSEHEN PFLANZE / WURZEL

Die mehrjährige Pflanze hat schmale, längliche Blätter, die am Boden eine Rosette bilden. Auffällig sind lange Stängel mit unscheinbaren Blüten und später Samen.

Der Wurzelstock ist fest im Erdreich verankert und dunkelbraun. Typisch sind zahlreiche feine, fast hauchdünne Verästelungen. Je nach Alter der Pflanze, kann der Wurzelstock tief in das Erdreich ragen.

ERNTE

Die Wurzel ernten wir dort, wo reichlich Spitzwegerich wächst, mit einer kleinen Schaufel. Sie hat viele feine Verästelungen, deshalb ist es schwierig, die Erde zu entfernen. Mit der Gemüsebürste vor Ort gut reinigen und zu Hause unter fließendem Wasser ordentlich waschen. Die Erntezeit ist Februar bis April und September bis Dezember, bei frostfreiem Boden.

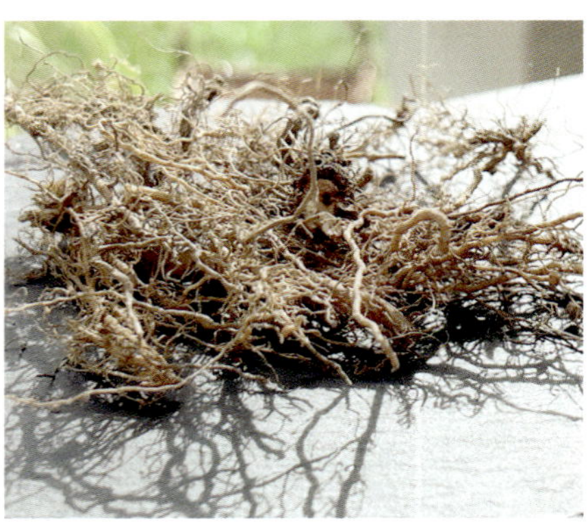

Volksnamen	Heilwegerich, Wegetritt, Wundwegerich, Wegreich, Hundsrippen, Lungenblattl
Pflanzenfamilie	Wegerichgewächse (*Plantaginaceae*)
Standort	Spitzwegerich wächst entlang der geschotterten Spazierwege, an Wegränder, in Gartenbeeten und in der Wiese. Er liebt sandige, durchlässige Böden, kommt aber auch mit lehmigen Böden zurecht.
Inhaltsstoffe und Eigenschaften	Flavonoide (entzündungshemmend, stärken Immunabwehr), Schleimstoffe (entzündungshemmend, bronchienerweiternd, reizlindernd, schleimlösend), Tannine (zusammenziehend), Aucubin (antibiotisch, entzündungshemmend, reizlindernd)
Geschmack	Geschmacksneutral bis leicht herb im Frühling, ab Spätsommer leicht bitter
Verwechslungsmöglichkeiten	Mittelwegerich (*Plantago media*) ebenso verwendbar
Interessantes	Der Spitzwegerich wird häufig mit dem Mittelwegerich verwechselt. Wer jedoch genauer hinsieht, erkennt die Unterschiede: Die Blätter des Mittelwegerichs wirken wie eine Mischung aus Breit- und Spitzwegerich – sie haben die Breite des Breitwegerichs, aber die längliche, spitz zulaufende Form des Spitzwegerichs. Übrigens: Alle drei Wegericharten sind essbar und finden sowohl in der Wildkräuterküche als auch in der Volksheilkunde Anwendung.
Verwendungsart	Tee, Tinktur, Wurzelpulver, Balsam, Wurzelhonig, Wickel, Wurzelgemüse

Wurzel der Holzfäller

Die Holzfäller lebten oft wochenlang tief in den Wäldern, ganz auf sich allein gestellt. Nur bei schweren Verletzungen wurden sie ins Dorf zurückgebracht, um dort versorgt zu werden. Alle anderen Beschwerden behandelten sie mit dem, was ihnen der Wald bot: einfache, haltbare und leicht verfügbare Mittel. Besonders wichtig waren Pflanzen, die in ihrer Umgebung wuchsen, nicht schnell verdarben und unkompliziert anzuwenden waren. So entstand ein besonderes Wissen über die Verwendung von Baum- und Strauchrinden sowie von Wurzeln.

Eine dieser geschätzten *Holzfäller-Wurzeln* war die Spitzwegerichwurzel. Ein ehemaliger Holzfäller namens Hans erinnert sich: „Die Blätter vom Spitzwegerich sind, wenn sie trocken sind, ganz bröselig. Die Wurzel dagegen konnte man gut mitnehmen – und die hilft genauso."

Hans war leidenschaftlicher Raucher und hatte schon seit seiner Jugend immer wieder mit Husten zu tun – mal leichter, mal heftiger, besonders in der feuchten, kalten Jahreszeit. Sobald er merkt, dass Husten im Anmarsch ist, kocht er einen Tee aus den Wurzeln des Spitzwegerichs. „Die Wurzn kannst mehrmals hernehmen. Drei bis vier Mal für'n Tee – das geht schon", erzählt er.

Bei starkem Husten kaut Hans die Wurzel auch direkt. Die vorher harte, getrocknete Wurzel wird beim Teekochen wieder weich. Nach dem Aufguss nimmt er sie aus dem Wasser, steckt sie in den Mund und kaut sie so lange wie möglich. Diese einfache Anwendung hat ihm bei seinen Hustenerkrankungen immer gute Dienste geleistet.

VOLKSHEILKUNDE

In Zeiten großer Not, wenn Lebensmittel knapp waren, gruben Menschen die Wurzeln des Spitzwegerichs aus, kochten sie weich und aßen sie als einfaches Wurzelgemüse.

Empfehlenswert war es, die Wurzeln älterer Pflanzen zu verwenden – bei jungen Pflanzen war die Ausbeute meist zu gering.

Bei Verdauungsbeschwerden trinkt man einen Tee aus der Wurzel. Bei Hautproblemen oder Wunden wird derselbe Tee als Wickel auf die betroffenen Stellen gelegt. Und zur Stärkung des Immunsystems stellt man eine Tinktur her – meist auf Alkohol- oder Essigbasis.

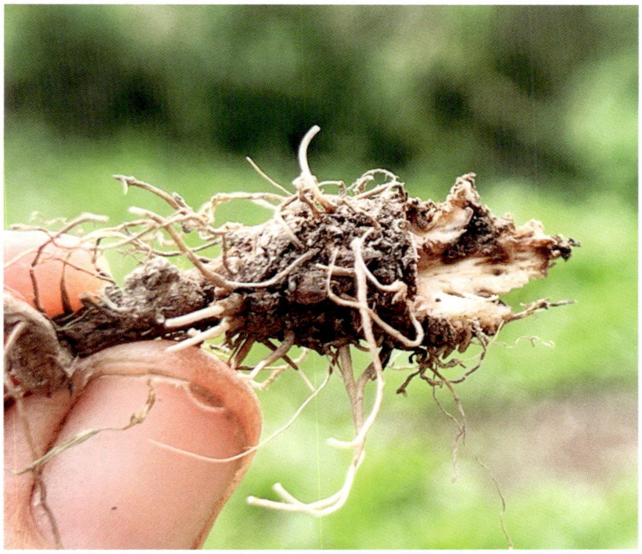

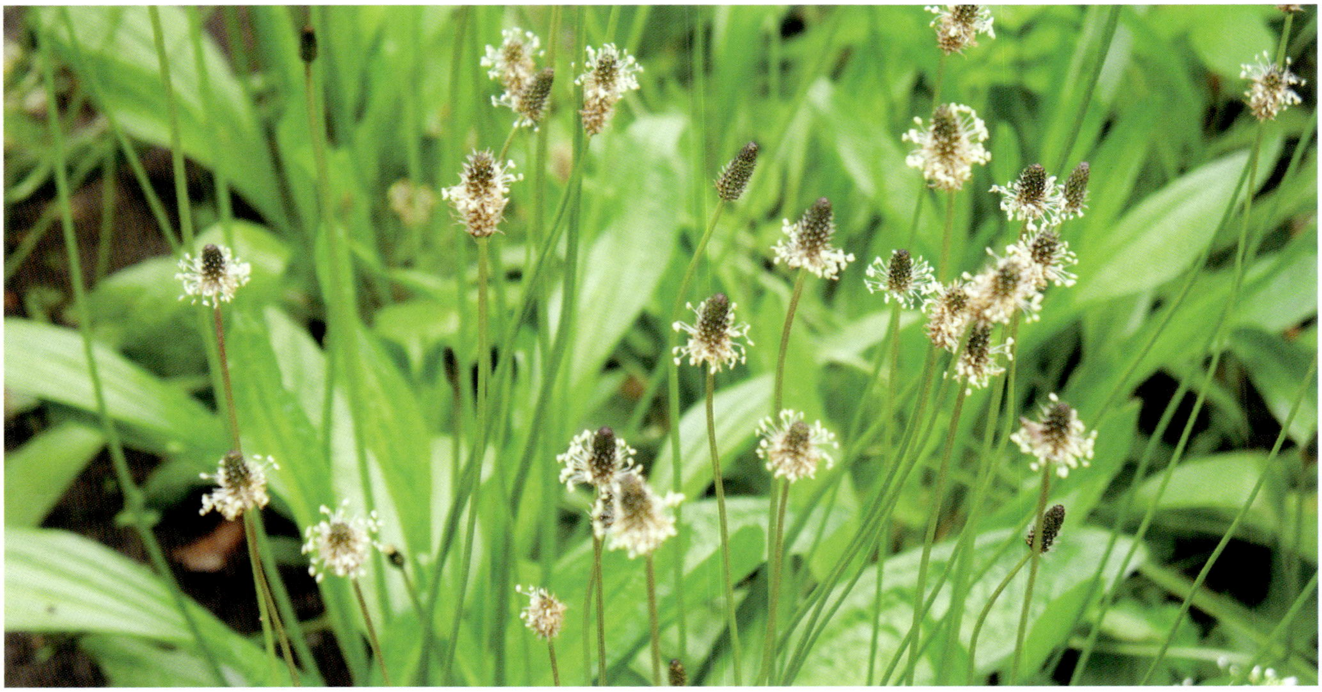

Spitzwegerichwurzel-Balsam

zur Wundbehandlung, bei Hautausschlägen

ZUTATEN

- 2 EL Wurzeln, frisch oder getrocknet
- 80 g kalt gepresstes Leinöl
- 20 g Olivenöl
- 7 g Bienenwachs

ZUBEREITUNG

Leinöl über die Wurzelstücke gießen und verschlossen für 4 Wochen stehen lassen, danach abseihen.

Olivenöl auf 40 bis 60 Grad erwärmen und Bienenwachs hinzugeben, unter Rühren auflösen. Danach den Topf vom Herd nehmen und das Wurzelöl zufügen. Gut umrühren und die fertige Salbe in kleine Tiegel füllen.

ANWENDUNG

Die Salbe auf betroffene Hautstellen dünn auftragen.

Spitzwegerichwurzel-Honig

für die Lunge

ZUTATEN

- 4 frische Wurzeln
- 250 g Honig

ZUBEREITUNG

Die Wurzeln mit einer Bürste sauber reinigen und von den kleinen Seitenwurzeln befreien. In dünne Scheiben schneiden, in ein verschließbares Glas geben und mit dem Honig übergießen. Mindestens 3 bis 4 Wochen reifen lassen.

ANWENDUNG

Bei schmerzhaftem Husten, Hustenreizen, zur Kräftigung der Lunge, zum Ausheilen nach längeren Lungenerkrankungen, Bronchitis und Keuchhusten täglich 3 Mal 1 Teelöffel Honig einnehmen.

In akuten Fällen stündlich 1 Teelöffel nehmen.

Spitzwegerichwurzel-Pulver

für die Lunge

ZUTATEN

- frische oder getrocknete Wurzeln

ZUBEREITUNG

Wurzeln in der Küchenmaschine fein mahlen. Sind die Wurzeln frisch, dann bei Zimmertemperatur trocknen lassen und in ein Tongefäß oder Glas füllen.

ANWENDUNG

Bei Husten, Bronchitis, Asthma, Halsschmerzen, Lungenerkrankungen, Erkältungen und Grippe nimmt man 1 Messerspitze des Pulvers und trinkt warmes Wasser oder Tee nach.

Zur Lungenstärkung gibt man das Pulver in Speisen wie Soßen, Salate, Gemüse, Kartoffeln oder Müsli.

Spitzwegerichwurzel-Tinktur

bei Husten, Lungenerkrankungen, zur Immunsystemstärkung

ZUTATEN

- Wurzeln von 4 Spitzwegerichpflanzen
- 250 ml hochprozentiger Alkohol (Brand, Weingeist)

ZUBEREITUNG

Frische Wurzeln waschen, mit einem Tuch trocken tupfen, grob schneiden und in einem Gefäß mit dem Alkohol übergießen. Für 4 Wochen kühl und dunkel ausziehen lassen. Danach abseihen und in kleine Fläschchen mit Tropfer füllen.

ANWENDUNG

Nach Bedarf mehrmals täglich 10 Tropfen in handwarmes Wasser geben und trinken oder mit Honig einnehmen.

Zur allgemeinen Stärkung der Lunge und des Immunsystems 2 Mal täglich 10 Tropfen mit 1 Teelöffel Honig einnehmen.

Spitzwegerichwurzel-Wickel

bei Ohrenentzündungen

ZUTATEN

- 2 EL Wurzeln, frisch oder getrocknet
- ein Leinentuch

ZUBEREITUNG

Die geschnittenen Wurzeln in ein Leinentuch einschlagen, zusammenfalten und in ein auf 150 Grad vorgeheiztes Backrohr legen.

Für die notwendige Feuchtigkeit im Rohr eine Kaffeetasse, gefüllt mit Wasser, dazustellen. Sobald das Tuch mitsamt den Wurzeln heiß ist, nimmt man es aus dem Rohr.

ANWENDUNG

Das Tuch mitsamt den Wurzeln als Umschlag verwenden – aber Achtung, es darf nicht so heiß sein, dass man sich damit verbrüht.

Bei Ohrentzündungen, Problemen mit Ohrenschmalz oder Nebenhöhlenentzündungen auf die betroffenen Körperstellen auflegen. Ein Handtuch darüber geben und so lange einwirken lassen, bis alles ausgekühlt ist.

Spitzwegerichwurzel-Räucherung

war früher ein Mittel gegen ungewollten Liebeszauber

ZUTATEN

1 TL getrocknete Wurzeln

ANWENDUNG

Siehe Räucheranleitung auf Seite 23.

Stiefmütterchen *Viola arvensis, Viola tricolor*
– die Königin bei Hautproblemen

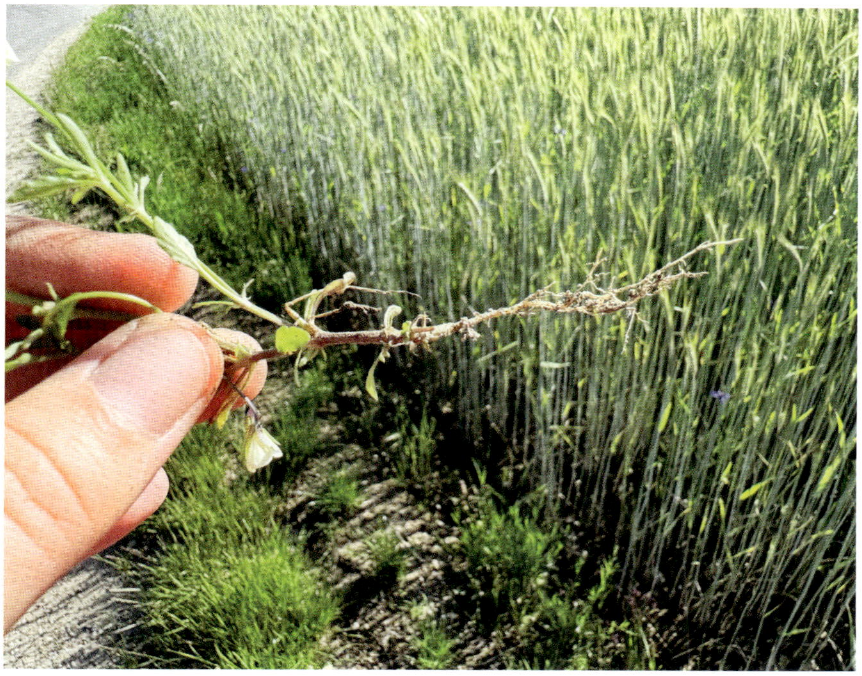

Wer Mädchenauge hält in Ehren, kann gegen vielerlei Übel sich erwehren.

AUSSEHEN PFLANZE / WURZEL

Das zumeist einjährige Stiefmütterchen hat auffällige dreifarbige Blüten. Die Laubblätter sind eiförmig, gezackt.

Die dünne, fasrige Wurzel hat eine hellbraune Wurzelrinde und zeigt sich im Inneren weißlich bis weißlich-gelblich.

ERNTE

Die feine, zarte Wurzel der ganzen Pflanze holt man ab September bis November.

Man kann sie mit einer kleinen Handschaufel leicht ausgraben, sobald die Samen reif sind. Dann mit einer Gemüsebürste reinigen oder waschen und anschließend trocken tupfen.

Volksnamen	Feldstiefmütterchen, Mädchenauge, Christusauge, Dreifaltigkeitsblume
Pflanzenfamilie	Veilchengewächs (*Violaceae*)
Standort	Stiefmütterchen wächst sowohl in direkter Sonne als auch im Halbschatten, es liebt nährstoffreiche, durchlässige Böden. Man findet es an Wegrändern, Feldrainen und in Gärten.
Inhaltsstoffe und Eigenschaften	Saponine (entzündungshemmend, harntreibend), Salicylsäure (entzündungshemmend, schmerzstillend)
Geschmack	Dezent bitter, ansonsten erdig und süßlich ist die Wahrnehmung am Gaumen.
Verwechslungsmöglichkeiten	Hornveilchen (*Viola cornuta*) ebenso heilkräftig, Zuchtstiefmütterchen (*Viola wittrockiana*) wird nicht verwendet, essbare Dekoration
Interessantes	Das Stiefmütterchen ist eine wichtige Nahrungsquelle von Hummeln, Honigbienen und Wildbienen. Verschiedene Schmetterlinge nutzen sie für die Eiablage und später als Raupenfutter. Daher nimmt man die Wurzeln erst im Herbst, wenn sich die oberirdischen Pflanzenteile zurückziehen.
Verwendungsart	Tee, Tinktur, Wurzelpulver, frische Wurzeln, Wurzelhonig, Salbe, Öl

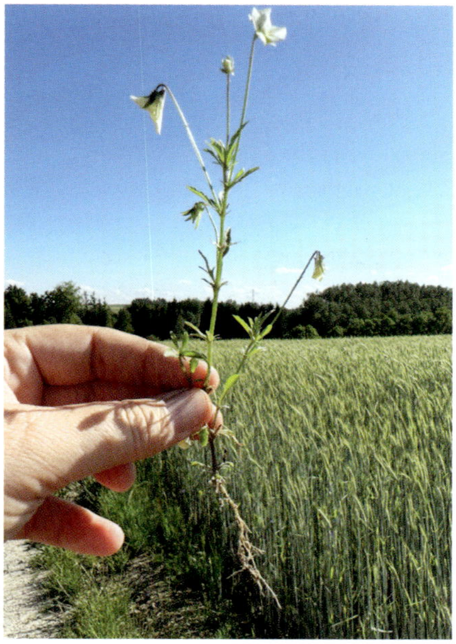

Die Fieberschübe der kleinen Anna

Der Hof lag mit zwei weiteren Höfen auf einer Anhöhe hoch über dem Dorf. Die Bewohner dieser Anhöhe waren von den zuständigen Schlossherren von vielen Abgaben und besonderen Diensten befreit worden. Dafür mussten sie jedoch sicherstellen, dass ständig Wasser durch hölzerne Leitungen ins Dorf hinunterfloss.

Die Bäuerin hatte bereits zwölf Kinder geboren. Drei von ihnen waren an Fieberkrämpfen gestorben, eines kurz nach der Geburt. Die beiden jüngsten, Peter und Anna, waren von schwächlicher Gesundheit. Als Anna etwa drei Jahre alt war, hatte sie eine schwere Erkältung mit Hustenanfällen und bekam gegen Abend hohes Fieber.

Es war Winter – und das nicht nur dem Kalender nach, sondern mit einer dicken Schneedecke, die alles unter sich begrub. Schon bei sommerlichen Bedingungen hätte der Fußweg ins Dorf mindestens eine Stunde gedauert. Unter diesen tiefwinterlichen Verhältnissen war er nahezu unpassierbar.

Das Fieber des kleinen Mädchens stieg stetig an. In ihrer Verzweiflung, geprägt vom früheren Verlust dreier Kinder durch hohes Fieber, schickte die Mutter den ältesten Sohn zum benachbarten Hof, um Hilfe zu holen. Die Nachbarin kam sofort – mit Stiefmütterchenwurzeln in der Hand.

Zuerst wickelte sie in Essigwasser getränkte Tücher um Annas dünne Beinchen. Währenddessen bereitete sie einen Tee aus den Wurzeln zu und stellte ihn vor die Tür, damit er etwas abkühlen konnte. Schluck für Schluck erhielt Anna den Tee, während die Essigwickel über die ganze Nacht hinweg erneuert wurden.

So gelang es, das Fieber in Schach zu halten. Bereits am nächsten Nachmittag durfte Anna erneut kleine Mengen des Wurzeltees trinken – und so überstand sie die Fieberschübe gut.

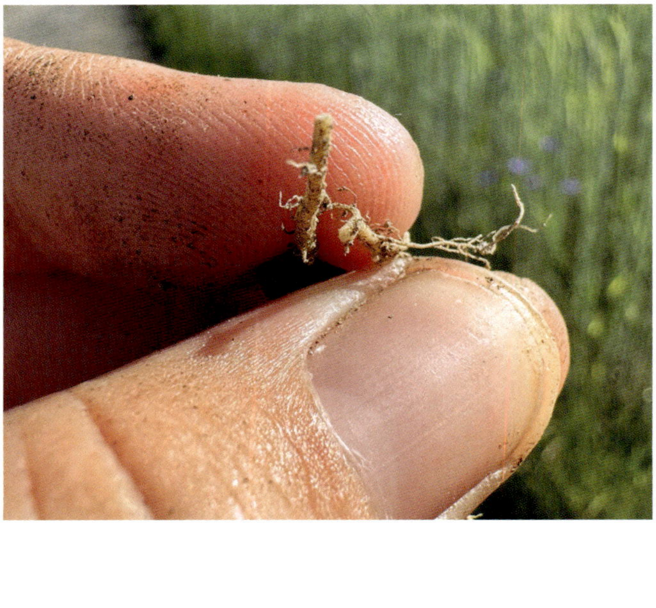

VOLKSHEILKUNDE

Das Stiefmütterchen wächst das ganze Jahr über, ist leicht zu finden und stand auch der *einfachen* Bevölkerung zur Verfügung. Deshalb finden sich in der Volksheilkunde zahlreiche Anwendungen mit allen Pflanzenteilen.

Für den Wintervorrat werden die Wurzeln getrocknet und zu Pulver zerstoßen. Besonders bei schmerzenden oder juckenden Hautproblemen – etwa bei Neurodermitis oder Schuppenflechte – kommt das entzündungshemmende, schmerzstillende Stiefmütterchen als Waschung oder Umschlag zum Einsatz.

Auch bei Akne, Ekzemen, Furunkeln, unreiner Haut oder Schwangerschaftsstreifen wird sie in Form von Salben verwendet. Eine Tinktur oder Einreibung aus der Wurzel kann der Linderung von Gelenkschmerzen, Gicht oder rheumatischen Beschwerden dienen.

Ein Teeaufguss aus der Wurzel wird auch heute noch bei Erkältungen, Husten, Bronchitis oder Fieber getrunken.

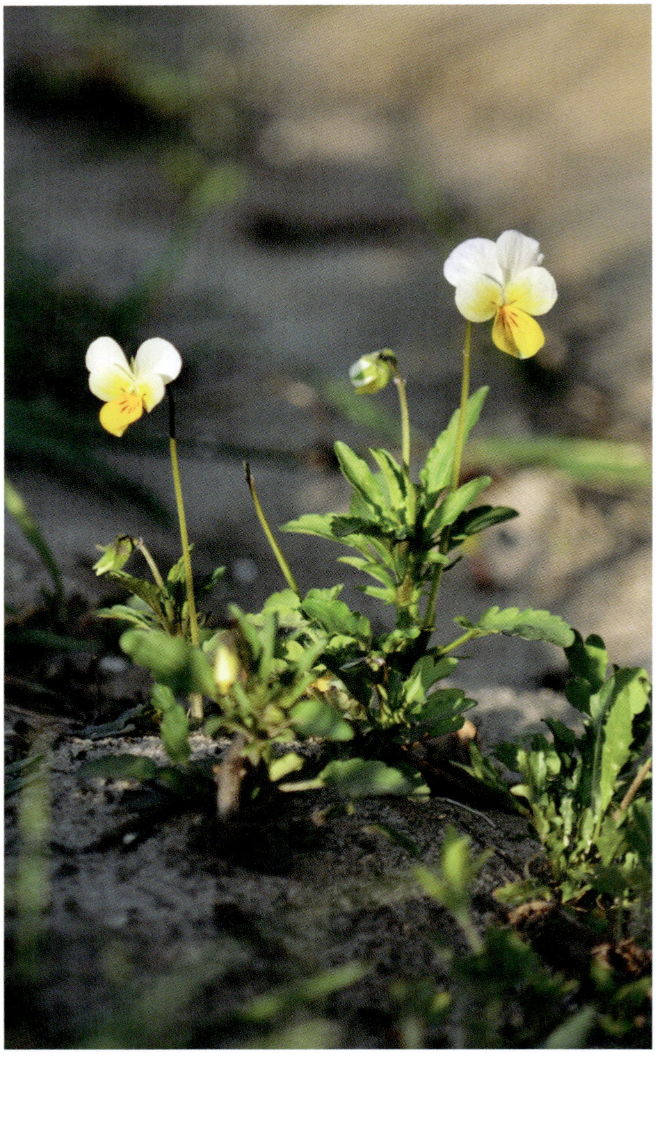

Stiefmütterchenwurzel-Salbe

bei Krampfadern, Wunden, wunder Babyhaut

ZUTATEN

- 3 ganze frische Pflanzen inkl. Wurzeln
- 100 g Öl
- 7 g Bienenwachs

ZUBEREITUNG

Die frischen Pflanzen nach dem Reinigen in grobe Stücke zerkleinern, in ein Glas geben, mit dem Öl übergießen und verschlossen am Fensterbrett 4 Wochen reifen lassen. Danach durch ein Sieb seihen.

Das Öl auf etwas mehr als handwarm (ca. 35 bis 40 Grad) erwärmen, das Bienenwachs zugeben, sobald es sich aufgelöst hat, verrühren und die fertige Salbe in Tiegel füllen.

ANWENDUNG

Mehrmals am Tag die gewünschte Körperstelle eincremen.

Stiefmütterchen-wurzel-Öl

bei entzündlichen Hauterkrankungen

ZUTATEN

- 2 EL getrocknete, auch frische Wurzel
- 100 ml Mandelöl oder Olivenöl

ZUBEREITUNG

Wurzelstücke in eine Flasche geben und mit dem Öl übergießen. Einen Mondzyklus, 28 Tage, dunkel reifen lassen.

Die ersten Tage täglich schütteln, damit die Wurzelstücke nicht aufschwimmen und zu schimmeln beginnen, danach abseihen und in eine Flasche füllen.

ANWENDUNG

Das Öl sanft auf betroffene Körperstelle auftragen.

Zur Hautpflege oder für Massagen die gewünschten Körperteile damit einreiben.

Stiefmütterchenwurzel-Honig

bei Wunden, Ekzemen

ZUTATEN

- 30 g frische Wurzeln
- 50 g Honig

ZUBEREITUNG

Nach dem Graben gut säubern, danach möglichst klein schneiden und mit dem Honig vermischen.

ANWENDUNG

Die Mischung auf betroffene Körperstellen auftragen.

Stiefmütterchenwurzel-Pulver

bei innerer Unruhe, Nervosität auch bei Kindern

ZUTATEN

- frische Wurzeln

ZUBEREITUNG

Wurzeln mit einer Bürste reinigen, mit Wasser abwaschen, in möglichst kleine Stücke schneiden und bei Zimmertemperatur über Nacht antrocknen lassen.

Am nächsten Tag in einer Küchenmaschine fein vermahlen und das Pulver an einem sonnengeschützten, trockenen Platz einige Tage fertig trocknen lassen.

ANWENDUNG

Unruhige, nervöse Kinder bekommen täglich 1 Messerspitze unter das Essen gerührt, Erwachsene 2 Mal täglich eine Messerspitze.

Das Pulver soll nicht erwärmt werden, damit die Bitternote nicht zu unattraktiv wird.

Stiefmütterchenwurzel-Tee

bei Hauterkrankungen, Milchschorf, Neurodermitis, Ekzemen, Flechten, entzündlichen Erkrankungen

ZUTATEN

- 1 EL getrocknete, auch frische Wurzel
- 500 ml Wasser

ZUBEREITUNG

Die Wurzelstücke mit dem Wasser aufkochen lassen, auf mittlere Herdstufe zurückschalten und 3 bis 4 Minuten am Herd belassen, danach abseihen.

Wurzelstücke können ein weiteres Mal für eine Teezubereitung verwendet werden.

ANWENDUNG

Täglich 2 bis 3 Tassen trinken.

Der Tee sollte ungesüßt bleiben, er kann jedoch mit Pflanzen wie z. B. Ringelblume (*Calendula officinalis*) im Verhältnis 1:1 gemischt werden.

Der Absud kann auch für Waschungen, Umschläge und Wickel dienen.

Stiefmütterchenwurzel-Urtinktur

bei Erkältung, Husten, Bronchitis

ZUTATEN

- frische Wurzelteile, die die Hälfte eines vorbereiteten Glases füllen
- hochprozentiger Alkohol (Brand, Korn, Wodka), mit dem das Glas aufgefüllt wird

ZUBEREITUNG

Wurzeln klein schneiden, in das Glas geben, mit dem Alkohol übergießen, das Glas verschließen und für 8 bis 10 Wochen dunkel stellen. Danach durch ein feines Sieb filtern.

ANWENDUNG

Bei Bedarf davon morgens und abends 10 Tropfen einnehmen.

Stoppelrübe *Brassica napus subsp. rapifera* – *einst Notnahrung, heute Rarität*

Wasserrübe dick und prall, hält gesund die Kuh im Stall.

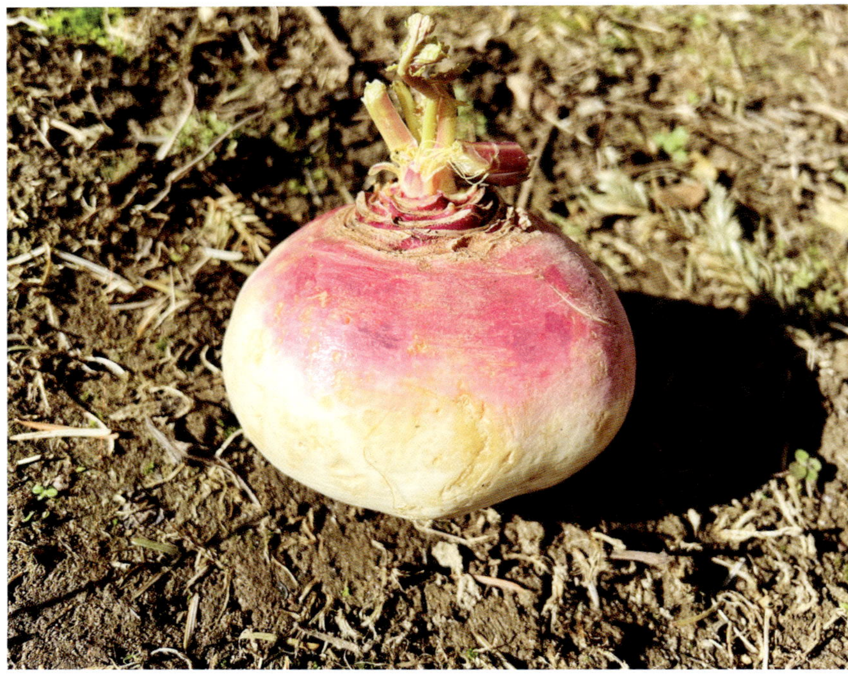

AUSSEHEN PFLANZE / WURZEL

Die zweijährige Rübe zeigt im ersten Jahr eine oberirdische, rundliche Wurzelknolle, mit großen, grünen rauen Blättern. Im zweiten Jahr hat sie einen bis zu 1 Meter hohen Stängel, an dessen Ende sich ein verzweigter Blütenstand mit gelblichen Blüten befindet. Nach der Blüte entstehen Schoten mit schwarzen Samenkörnen darin.

Die Wurzel ist im oberen Teil rosa/rot bis violett oder braun. Die untere Hälfte ist gelblich. Innen ist sie weiß. Sie erreicht einen Durchmesser von bis zu 20 cm. Sie ist eine fleischige, saftige, runde bis ovale Knolle, wobei sie auch längliche Formen haben kann.

ERNTE

Als Mairübe wird sie im Mai angebaut und ab Juli geerntet. Als Herbstrübe erfolgt der Anbau im Juli, die Ernte beginnt ab Oktober, hängt also vom Anbauzeitpunkt ab. Wartet man bei der Ernte erste Frostnächte ab, schmeckt sie süßer und lieblicher.

Die Wurzelknolle ist mit feinen Seitenwurzeln in der Erde verankert, sie braucht nur mit der Hand aus der Erde gezogen und mit einer Wurzelbürste gereinigt werden.

Volksnamen	Stockrübe, Steckrübe, Ackerrübe, Wasserrübe, Herbstrübe, Mairübe, Soachruabn
Pflanzenfamilie	Kreuzblütler (*Brassicaceae*)
Standort	Liebt trockene, fruchtbare Böden in sonniger Lage und wächst in Gärten und auf Feldern. Sie braucht einen pH-Wert von 6 bis 7,5, um gut zu gedeihen.
Inhaltsstoffe und Eigenschaften	Vitamin C (immunsystemschützend, fördert Eisenaufnahme und Leber), Senfölglykoside (töten Bakterien, Pilze, Viren), Kalzium (wichtig für Knochen und Zähne), Kalium (wichtig für Säure-Basen-Haushalt, Herzfunktion und Muskelkontraktionen), Magnesium (wichtig für Nerven- und Muskelfunktion, Energiestoffwechsel)
Geschmack	würzig, süß, dezent scharf, manchmal leicht herb
Verwechslungsmöglichkeiten	Kohlrabi (*Brassica oleracea var. gongylodes L.*) unbedenklich
Interessantes	Nach der Roggen- und Rapsernte im Sommer bauten Landwirte als Fruchtfolge die Stoppelrübe an. Sie konnte noch vor dem Winter reifen und lieferte für Tier und Mensch wertvolle Nahrung. Die Wurzelknolle soll salzarm gegessen werden. Salz verringert ihre Wirkung.
Verwendungsart	Tee, Wurzelbrei, Wickel, Wurzelpulver, Nahrung

Von Wasserruam und Soachruam

Namen sind Worte mit Bedeutung – und sie erzählen Geschichten. Volksnamen sind in dieser Hinsicht noch tiefgründiger und spannender: Sie sind kleine Volksmärchen in einem einzigen Wort. So etwa bei der *Soachruam*, der *Bettpissrübe*. Die Stoppelrübe trägt neben diesem volkstümlichen Namen auch die Bezeichnung *Wasserrübe*. Einerseits enthält sie einen hohen Wasseranteil, andererseits regt sie den Harndrang in bemerkenswerter Weise an.

„Isst du die Soachruam zum Abendessen, musst aufpassen, dass es dir in der Nacht nicht ins Bett geht!", lacht der pensionierte Gemüsebauer Walter. Tagsüber, wenn wir eine stark harntreibende Wurzel wie die Stoppelrübe essen, sind wir in der Lage, schnell auf den wachsenden Druck in der Blase zu reagieren – sei es durch den Gang zur Toilette oder, zur Not, in ein Gebüsch. Der natürliche Drang wird rechtzeitig wahrgenommen.

Doch in der Nacht, wenn wir tief schlafen, kann der steigende Harnpegel ein Problem werden: Das Gehirn sendet zwar einen dringenden Appell, doch dieser erreicht unser Bewusstsein oft zu spät – oder äußert sich nur in einem Traum, in dem wir vermeintlich rechtzeitig eine Toilette aufsuchen. Das Erwachen erfolgt dann nicht selten durch ein körperwarmes, feuchtes Gefühl im Bereich des Leintuchs.

„Des geht schneller, als du denkst", meint Walter mit einem wissenden Lächeln. Solche einprägsamen Erfahrungen gaben der Stoppelrübe ihren unverwechselbaren Volksnamen *Soachruam* – also *Pissrübe*.

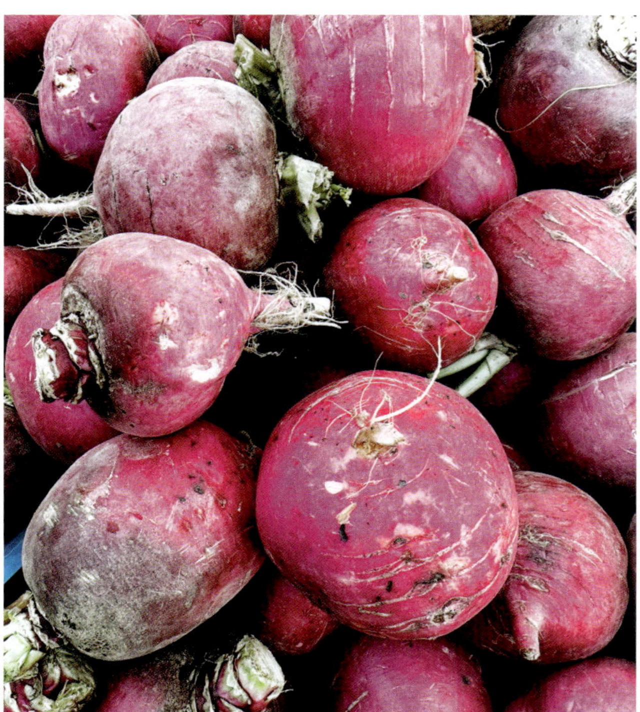

Von der Notnahrung zur Delikatesse

Die Stoppelrübe war einst ein bewährtes Hausmittel, später ein alltägliches Nahrungsmittel, das durch die Einführung der Kartoffel zurückgedrängt wurde. Sie diente lange als Futtermittel, wurde in Kriegs- und Notzeiten jedoch wieder zur lebenswichtigen Speise. Besonders in Höhenlagen, wo andere Gemüsearten aufgrund der kurzen Vegetationszeit kaum gedeihen, war sie ein wertvolles Überlebensmittel.

In der Tiroler Wildschönau erinnert man sich noch heute an diese besondere Frucht: Dort wird sie auf bis zu 2.000 Meter Höhe angebaut und zum *Krautinger* verarbeitet – ein Schnaps aus Stoppelrüben, der nur in dieser Region und nur auf Basis eines kaiserlichen Monopols aus der Zeit Maria Theresias hergestellt werden darf.

Die Zubereitungen waren vielfältig: roh auf Brot, als Salat, Eintopf, Auflauf, Suppe, Marmelade, geröstet, als Wurzelgewürzpulver, Kaffee-Ersatz oder fermentiertes Rübenkraut.

Durch ihre allgegenwärtige Verwendung in der Kriegszeit wurde sie zur *Notspeise*. Nach dem Krieg wollte kaum jemand mehr an diese Zeiten erinnert werden – die Rübe wurde verdrängt und galt fortan nur noch als Viehfutter. Heute aber erlebt die köstlich schmeckende Knolle eine stille Renaissance in der modernen Küche – zu Recht.

VOLKSHEILKUNDE

Die Wurzel wurde früher vielseitig genutzt. Bei Fieber legte man die Schale der Rübe auf die Waden und wickelte ein Tuch darum. Gegen Geschwüre, Abszesse oder Gelenksentzündungen zerstieß man ein Stück der Rübe zu einem Brei und legte diesen auf die betroffene Stelle.

Bei Wasseransammlungen, zur Harnanregung oder zur Unterstützung des Zuckerstoffwechsels wurde die rohe oder als Tee ausgezogene Wurzel innerlich eingenommen. Bei Husten höhlte man die Knolle halb aus, füllte Honig hinein, ließ das Ganze 20 bis 30 Minuten ziehen und nahm den so entstandenen Sirup teelöffelweise ein.

Bei Magen- und Darmbeschwerden kochte man ein Stück der Rübe weich und gab es der betroffenen Person zehn Minuten vor den Mahlzeiten zu essen. Der frisch gepresste Saft der Wurzel galt als kräftigend und stärkend für die Abwehrkräfte. Viele dieser Anwendungen sind heute noch hilfreich.

Dioskurides beschrieb in seiner *Materia Medica*, dass die gekochte weiße Rübe nahrhaft sei, aber Blähungen verursachen, *schwammiges* Fleisch fördern und die Liebeslust steigern könne. Gekocht und zerstoßen eigne sie sich jedoch auch zur Behandlung von Blähungen und Frostbeulen. Für Letzteres höhlte man die Rübe aus, füllte Rosenwachssalbe und heiße Asche hinein und legte sie auf die betroffenen Stellen.

Stoppelrüben-Pulver

aromatisches Küchengewürz

ZUTATEN

- 1 Rübe

ZUBEREITUNG

Wenn möglich die Herbstwurzel nach einigen Frostnächten verwenden.

Die Wurzel schälen, klein schneiden und trocknen lassen. Man trocknet am besten im Dörrautomaten oder bei 60 Grad im Backrohr bei offener Backofentüre.

Die getrockneten Wurzelstücke mit einer elektrischen Kaffeemühle, der Küchenmaschine oder dem Mörser zu feinem Pulver vermahlen.

ANWENDUNG

Pulver zum Kochen und Würzen verwenden.

Stoppelrüben-Wickel

bei Frostbeulen, Ekzemen, Gelenksentzündungen

ZUTATEN

- 1 Wurzelknolle

ZUBEREITUNG

Knolle schälen und in kleine Stücke schneiden, mit dem Mörser zu einem Brei drücken.

ANWENDUNG

Brei auf ein Tuch legen und auf die betroffene Körperstelle mit der breiigen Seite zum Körper auflegen, ein weiteres Tuch darüber legen, 20 Minuten einwirken lassen.

Bei Bedarf wiederholen.

Stoppelrüben-Kaffee

für die Verdauung

ZUTATEN

- 1 Wurzelknolle
- Wasser

ZUBEREITUNG

Die frische Wurzelknolle möglichst klein schneiden und 2 Tage bei Zimmertemperatur trocknen lassen.

Im Backrohr oder im Dörrgerät dauert der Trockenvorgang ca. 4 Stunden.

Danach kommen die Wurzelstücke in eine Pfanne und man röstet sie OHNE Fettzugabe unter ständigem Umrühren dunkelgoldbraun. Dies dauert je nach Menge nur wenige Minuten.

Kühl und trocken aufbewahren.

ANWENDUNG

Sobald die Wurzelstücke ausgekühlt sind, wird daraus, wie mit Kaffeebohnen, der Kaffee zubereitet.

Ist keine Kaffeemaschine vorhanden, nimmt man 1 TL geröstete Stoppelrüben und kocht sie mit 250 ml Wasser 1 Mal auf, abseihen und trinken.

Dieser Kaffee steigert die Leistungsfähigkeit, regt die Verdauung und die Magen-Darm-Tätigkeit an.

Stoppelrüben-Püree

magenberuhigend, darmberuhigend

ZUTATEN

- 750 g frische Wurzelknollen
- 1 l Wasser
- 200 ml Milch
- 3 EL Butter
- Salz, Pfeffer, Muskat
- Petersiliengrün

ZUBEREITUNG

Wurzelknollen säubern, die Schale abziehen, das Wasser aufkochen lassen, etwas Salz hineingeben und die Wurzelstücke etwa 20 Minuten weich kochen, danach abseihen. Entweder mit einem Kartoffelstampfer stampfen oder durch die Kartoffelpresse drücken.

Die Butter leicht erwärmen und hinzugeben, so viel an Milch zugießen, bis die gewünschte Konsistenz erreicht ist, mit Gewürzen abschmecken, mit geschnittenem Petersiliengrün servieren.

ANWENDUNG

Die leichte Schonkost schmeckt vorzüglich.

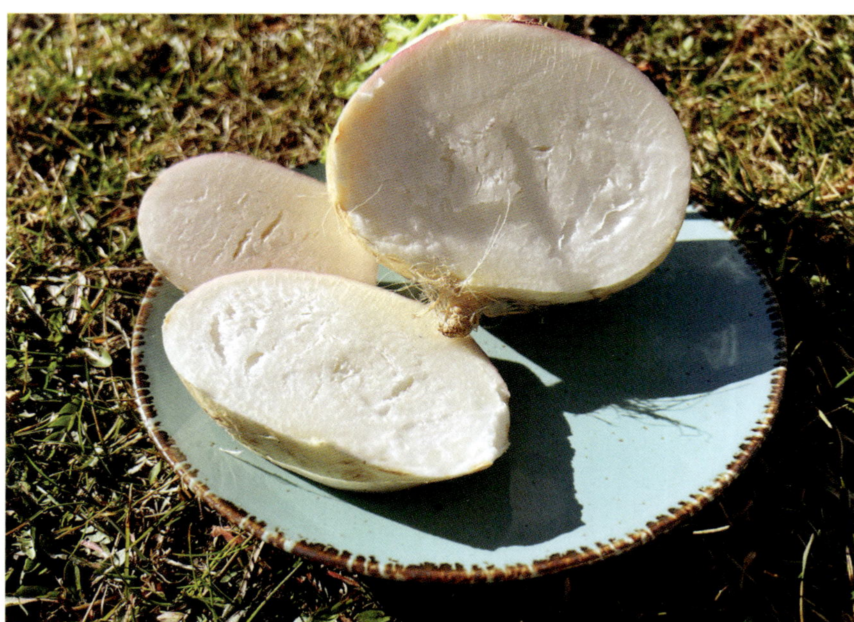

Stoppelrüben, eingelegt

harntreibend, bei Gelenkentzündungen

ZUTATEN

- 1 kg Wurzelknollen
- 400 ml Wasser
- 400 ml Essig
- 5 Pfefferkörner
- 1 Lorbeerblatt
- 1 TL Zucker
- 10 gelbe Senfkörner

ZUBEREITUNG

Rübe schälen und in kleine Stücke schneiden. Weich kochen und abseihen.

Das Wasser mit dem Essig und den Gewürzen nochmals aufkochen. Die Wurzelstücke in kleine Gläser geben und mit dem heißen Essig-Gewürzwasser übergießen, verschließen.

Die Gläser bei 100 Grad für 30 Minuten in einen Topf mit Wasser geben, das Wasser soll etwa ¾ der Glashöhe erreichen. Die Gläser sollten sich nicht berühren, eventuell ein Küchentuch auf den Boden des Topfes legen.

ANWENDUNG

3 bis 4 Wochen rasten lassen, danach pur essen.

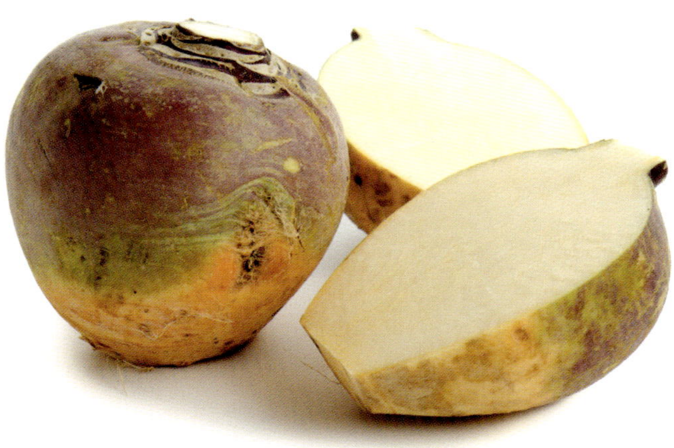

Stoppelrüben-Suppe

harntreibend, bei Gelenkentzündungen

ZUTATEN

- 500 g Wurzelknollen
- 250 g Karotten (*Daucus carota subsp. sativus*)
- Pfeffer
- Muskat gemahlen
- 1 Zwiebel
- 1 Knoblauchzehe
- 1 TL Butter
- 400 ml Wasser
- 100 ml Schlagobers (Sahne)

ZUBEREITUNG

Zwiebel und Knoblauch schälen und in kleine Stücke schneiden. In der zerlassenen Butter anschwitzen, bis sie glasig sind. Die geschälte und in Stücke zerteilte Rübe und Karotten hinzugeben.

Mit Wasser aufgießen und dünsten lassen, bis alles weich ist.

Danach würzen und mit dem Pürierstab möglichst fein pürieren.

Schlagobers mit dem Handmixer oder dem Schneebesen aufschlagen.

ANWENDUNG

Die Suppe mit einem Häubchen aus dem aufgeschlagenen Schlagobers dekorieren.

Wer möchte, kann ein wenig Currypulver hinzugeben.

Stoppelrübenkraut, fermentiert

bei Gelenksentzündungen, zur Magenregeneration, Darmregeneration

ZUTATEN

- 5 kg frische Wurzelknollen
- 60 g Salz
- 50 g Kümmel
- 6 Lorbeerblätter
- 5 Wacholderbeeren

ZUBEREITUNG

Die Rübe schälen und mit einem Küchenhobel in dünne, feine Streifen zerkleinern. In eine Schüssel geben, Salz und Kümmel hinzu und mit den Händen gut kneten, bis etwas Wasser austritt.

Nun in ein Glas mit breiter Öffnung füllen und mit einem Kochlöffel oder einem Stampfholz so lange stampfen, bis das Wasser 1 bis 2 Zentimeter über den Wurzelstücken steht. Restliche Gewürze darunter rühren, mit den Rübenschalen abdecken und mit einem Stein beschweren.

Das Glas mit einem feuchten Küchentuch abdecken. Alle paar Tage sollte das Tuch befeuchtet werden.

Sinkt das Wasser unter die Wurzelstücke, dann wird Salzwasser nachgefüllt, bis es wieder 2 Zentimeter über den Wurzeln steht.

Nach 4 Wochen ist das Rübenkraut fertig.

ANWENDUNG

Pur oder wie Sauerkraut gekocht essen.

Storchschnabel, Stinkender *Geranium robertianum*
– *Notwurz der Tagelöhnerinnen*

In der Not iss die Wurz vom Himmelsbrot.

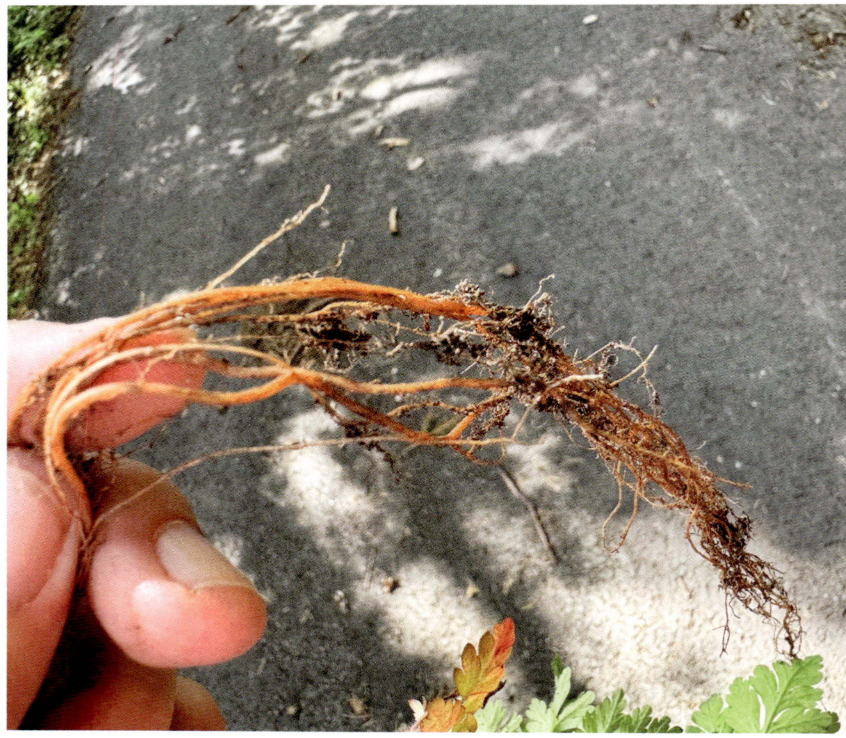

AUSSEHEN PFLANZE / WURZEL

Der zweijährige Storchschnabel sieht wie ein *Miniaturstrauch* aus. Sein verzweigter Stängel in Bodennähe hat eine rötliche Farbe und dunkelgrüne, rundliche Blätter. Seine kleinen, leuchtenden, rosa Blüten stehen meist zu zweit und haben 5 Blütenblätter.

Die kurze Wurzel ist bräunlich und kräftig, mit vielen seitlichen Verästelungen. Manchmal ist die Pfahlwurzel dick und fleischig.

ERNTE

Die Wurzel gräbt man am besten zeitig im Frühjahr, sobald sich die Blätter zeigen und Storchschnabel eindeutig erkannt wird. Die Pflanze kann mit der Hand vorsichtig aus dem Erdreich gezogen werden.

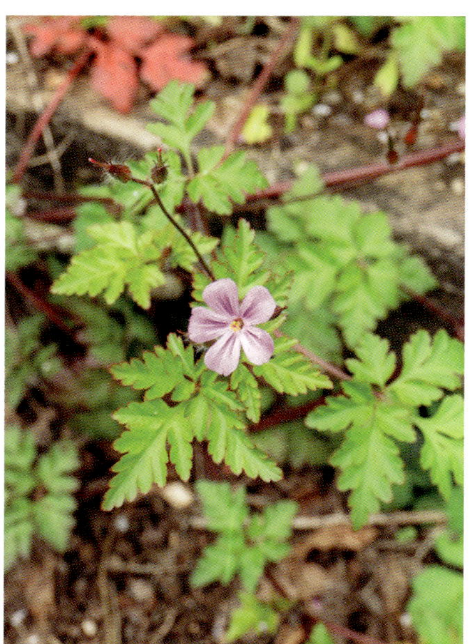

Volksnamen	Notwurz, Magenwurz, Himmelsbrot, Ruprechtskraut, Netzkraut, St.-Katharina-Blümlein
Pflanzenfamilie	Storchschnabelgewächse (*Geraniaceae*)
Standort	Die Pflanze wächst gerne an Waldrändern, entlang von Wald- oder Schotterwegen, dicht an Mauern oder Zäunen. Halbschattige bis schattige Lagen und stickstoffreiche Böden sind besonders begehrt.
Inhaltsstoffe und Eigenschaften	Phenolcarbonsäure (immunstärkend, unterstützt bei Entzündungen, Infektionen), Tannine (zusammenziehend, herb), Gerbstoffe (zusammenziehend, antimikrobiell, blutstillend), Bitterstoffe (unterstützen Verdauungsorgane)
Geschmack	erdig, würzig, süßlich
Verwechslungsmöglichkeiten	Purpur-Storchschnabel (*Geranium purpureum*) essbar, Tauben-Storchschnabel (*Geranium columbinum*) essbar
Interessantes	Eine kleine Storchschnabelpflanze samt Wurzel wurde früher gegen Stechmücken als Amulett um den Hals getragen.
Verwendungsart	Tee, Tinktur, Wurzelpulver, Wurzelgemüse, roh gegessen, Wurzelwein, Wurzellikör, Wickel, Badezusatz

Notwurz der Tagelöhnerinnen und Wandersleut

„Ich war als Kind Knecht bei einem Bauern", erzählt ein heute über 90-jähriger Besenbinder. Damals teilte er sich das karge Leben mit einem weiteren Knecht, einem Mann aus Ungarn. „Wir schliefen nachts im Stroh, direkt im Stall, bei den Tieren", erinnert er sich mit rauer Stimme.

Wenn sie nicht schlafen konnten, zeigte ihm der Ungar, wie man Besen bindet – eine Fertigkeit, die der alte Mann bis heute beherrscht. Doch nicht nur das Besenbinden brachte ihm der Fremde bei. Wenn abends der Magen noch knurrte, führte er den Jungen hinter das Stallgebäude. Dort, direkt an der Mauer, wuchs die sogenannte Magenwurz.

Die Pflanze verströmte zwar einen eigentümlich beißenden Geruch, doch ihre knorrige Wurzel schmeckte überraschend süß und angenehm. Der ungarische Knecht hatte einst beobachtet, wie eine Wandersfrau sich vor dem Weiterziehen ein paar dieser Wurzeln ausgrub. Sie säuberte sie am Rocksaum, kaute eine davon und steckte den Rest in ihre Rocktasche.

Neugierig fragte er sie, was sie mit der Wurzel vorhabe. „Die Wurz hilft bei Magenschmerzen", antwortete sie ihm, „und gegen den Hunger kaue ich sie auch."

Für Tagelöhnerinnen, Wandersleute und Hamsterer war der Stinkende Storchschnabel eine Notnahrung. Die Wurzel wurde wie anderes Wurzelgemüse mit in die Suppe gegeben – einfach, nahrhaft, bitter nötig.

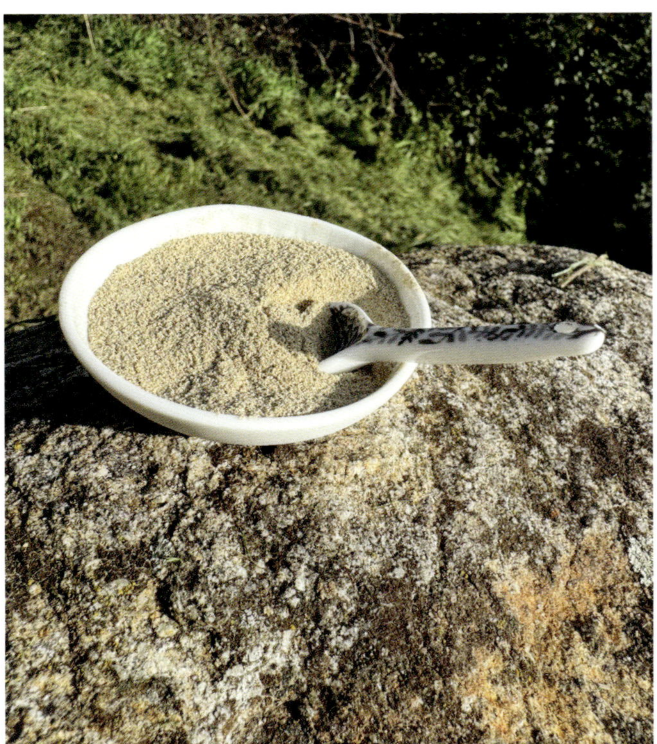

VOLKSHEILKUNDE

Bei Durchfall wurde die frische Wurzel ausgegraben, langsam im Mund gekaut und dann geschluckt. Alternativ nahm man eine Messerspitze des getrockneten Wurzelpulvers mit etwas Wasser ein.

Bei entzündeten oder eiternden Wunden zerstieß man frische Wurzelstücke mit wenig Wasser zu einem Brei, den man auf die betroffene Stelle auftrug.

Vor der Geburt erhielt die werdende Mutter einen Tee aus Storchschnabelwurzel, um den Blutverlust während der Geburt zu verringern.

Auch als Nahrungsmittel fand die Wurzel Verwendung: Sie wurde wie heutige Petersilienwurzel in Salzwasser gekocht oder roh gegessen.

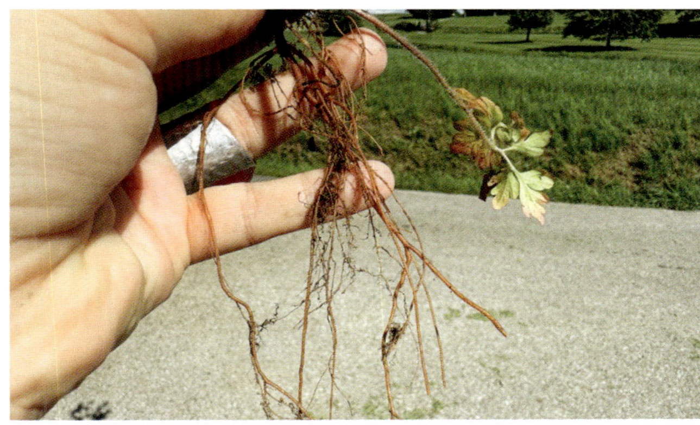

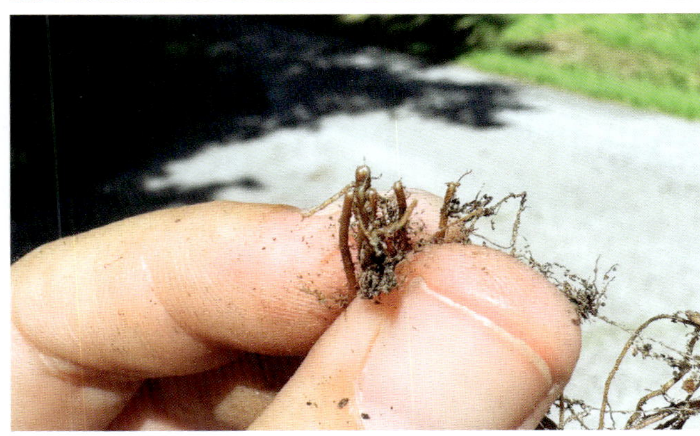

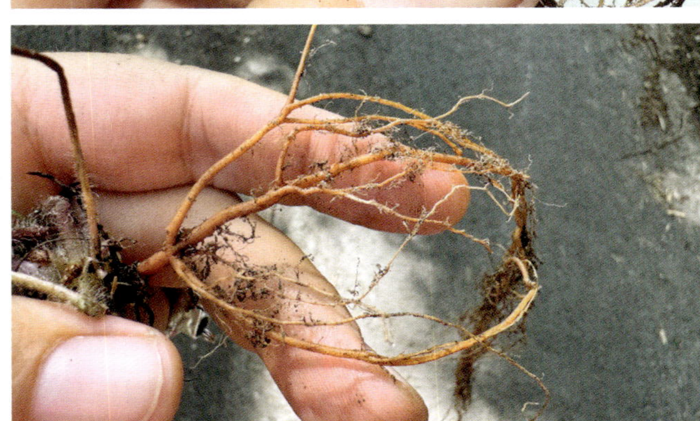

Storchschnabelwurzel-Wein

bei traurigem Gemüt, Traurigkeit

ZUTATEN

- 6 bis 8 frische Wurzeln
- 1 l lieblicher Rotwein
- ½ Zimtstange

ZUBEREITUNG

Wurzeln säubern, in grobe Stücke schneiden und mit dem Zimt in eine Flasche geben. Den Rotwein darüber gießen und 4 bis 6 Wochen dunkel und kühl reifen lassen. Durch ein feines Sieb sieben und abfüllen.

ANWENDUNG

Jeden zweiten oder dritten Tag 1/16 l (62,5 ml) trinken.

Storchschnabelwurzel-Tinktur

zur Anregung der Lymphe

ZUTATEN

- 4 EL Wurzel, getrocknet oder frisch
- 500 ml hochprozentiger Alkohol (Brand, Weingeist)

ZUBEREITUNG

Grob geschnittene Wurzeln mit dem Alkohol übergießen und für 4 Wochen kühl und dunkel ausziehen lassen.

Danach abseihen und in kleine Fläschchen mit Tropfer füllen.

ANWENDUNG

In der Früh und am Abend 15 Tropfen in 250 ml warmem Wasser oder Tee einnehmen.

Storchschnabelwurzel-Pulver

bei getrübtem Gemüt und bei Durchfall

ZUTATEN

- Wurzeln

ZUBEREITUNG

Wurzeln mit einer groben Bürste reinigen, danach in kleine Stücke schneiden und über Nacht zum Trocknen auflegen.

Am nächsten Tag mit der Küchenmaschine zu feinem Pulver mahlen, das erneut zum Trocknen aufgelegt wird.

Wenn das Pulver ganz trocken ist, füllt man es in saubere Gläser.

ANWENDUNG

Täglich eine Messerspitze unter das Essen geben.

Bei Durchfall eine Messerspitze in 250 ml lauwarmem Wasser trinken.

Storchschnabelwurzel-Gemüse

für die Stimmung

ZUTATEN

- frische Wurzeln

ZUBEREITUNG

Im Frühling (bis Juni), sobald die Blätter zu sehen sind, ausgraben, säubern und wie Karotten oder Petersilie in der Suppe garen oder in Salzwasser kochen und als Gemüsebeilage servieren.

Storchschnabelwurzel-Bad oder -Wickel

bei Hauterkrankungen

ZUTATEN

- 2 EL Wurzeln
- 2 l Wasser
- 1 EL Essig

ZUBEREITUNG

Frisch gegrabene Wurzel mit einer Gemüsebürste vom Erdreich befreien, waschen und in Stücke schneiden, mit heißem Wasser und Essig übergießen, zugedeckt über Nacht ziehen lassen, abseihen.

ANWENDUNG

Entweder auf die betroffenen Körperstellen einen Wickel auflegen und diesen für 20 Minuten wirken lassen. Bei Bedarf erneuern.

Oder den Auszug dem Badewasser zugeben und für 15 bis 20 Minuten im Wasser bleiben.

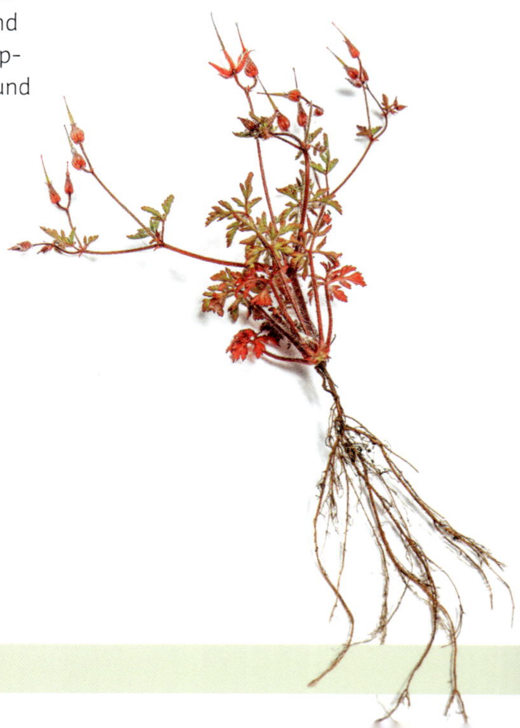

Süßholz, Echtes *Glycyrrhiza glabra* – *Süßholz raspeln*

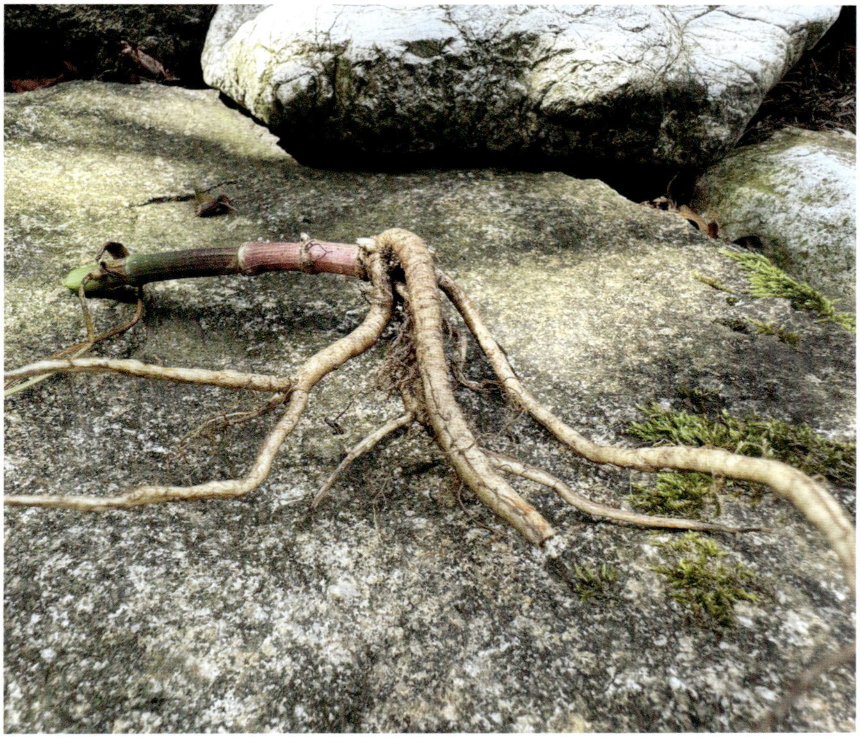

Süßholzwurzel geraspelt fein,
gib' in das Getränk deiner
Angebeteten hinein.

AUSSEHEN PFLANZE / WURZEL

Das mehrjährige Süßholz wird bis zu 1,5 Meter hoch, hat gefiederte, behaarte, gestielte Blätter und bläulich-violette, ca. 8 cm lange Schmetterlingsblüten. Die auffallenden rotbraunen Samenhülsen enthalten bräunlich-grüne Samen, welche aufspringen, sobald sie reif sind.

Die Wurzel ist sehr verzweigt. Die dicke Pfahlwurzel ist äußerlich mittel- bis dunkelbraun, innen ist sie gelblich.

ERNTE

Von September bis November ist die ideale Erntezeit der Wurzel. Eine Pflanze muss mindestens drei Jahre alt sein, ehe man Wurzelteile ausgraben kann. Vorher sind die Wurzeln zu dünn.

Die Wurzel wird ein Stück freigelegt und ein paar der zahlreichen Seitenausläufer heruntergenommen, danach wird die dicke Hauptwurzel wieder mit Erde bedeckt. So bleibt die Pflanze erhalten und man kommt trotzdem in den Genuss der Wurzel.

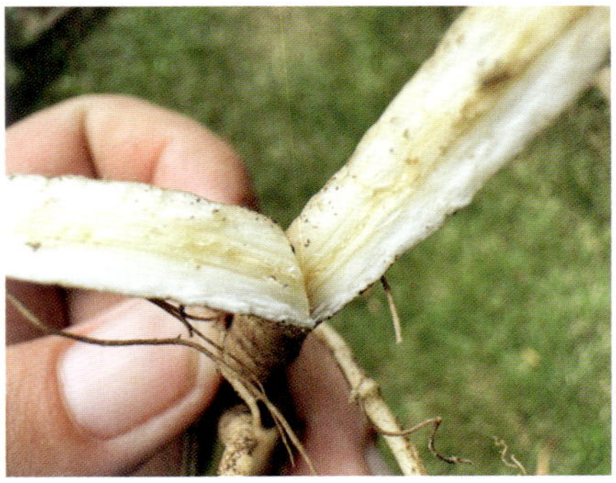

Volksnamen	Lakritze, Lakritzenwurzel
Pflanzenfamilie	Hülsenfrüchtler (*Fabaceae*)
Standort	Die Pflanze ist in Asien und im Mittelmeerraum heimisch und wächst in Italien oder Spanien, aber seit einiger Zeit in den Gebieten mit Weinbauklima auch in Mitteleuropa. Sie liebt durchlässige, nährstoffreiche Böden und sonnige Standorte.
Inhaltsstoffe und Eigenschaften	Cumarine (fördern Durchblutung, blutverdünnend, beruhigend), Glycyrrhizin (süßer Geschmack, entzündungshemmend, viren-, bakterien-, pilzbekämpfend, unterstützt Leber, schleimlösend), Flavonoide (entzündungshemmend, stärken Immunabwehr)
Geschmack	Aromatisch, sehr süß, leicht herb – die Rinde der Wurzel schmeckt sehr herb.
Verwechslungsmöglichkeiten	Bärenschote (*Astragalus glycyphyllos*) unbedenklich, die Wurzel wurde bereits manchmal mit der Schnurbaumwurzel (*Styphnolobium japonicum*) verwechselt, sehr giftig
Interessantes	Süßholzwurzel soll nicht während der Schwangerschaft, bei Bluthochdruck oder bei Hormoneinnahme verwendet werden.
Verwendungsart	Tee, Tinktur, Wurzelpulver, Zuckerl, Salbe

Süßholz raspeln, um das zänkische Weib zu besänftigen

Die süße Geschmacksnote kommt in der Natur selten intensiv vor, war daher stets etwas Besonderes. Eine bittere Medizin, auf einem Stück Würfelzucker verabreicht, wurde von Kindern des Zuckers wegen freiwillig eingenommen.

Ehe wir Würfelzucker erfanden, versetzte man bittere Arzneien mit geriebener Süßholzwurzel, um diese geschmacklich zu *behübschen*. Selbst Süßigkeiten wurden einst aus Kostengründen nicht mit Zucker oder Honig, sondern mit Süßholzraspeln *gesüßt*. Diese geschmacklichen Kostbarkeiten waren begehrte Geschenke als Belohnung, zu hohen Festen oder um seine Liebste oder seinen Liebsten zu umgarnen.

Kaum ein Kompliment konnte der Angebeteten so schmeicheln, wie es geraspelte Süßholzspäne taten. Derartige Geschenke waren von den Herrn der Schöpfung selten uneigennützig, ohne Hintergedanken gemacht. Aus dieser Denkweise entstand das Sprichwort *Süßholz raspeln, Süßholz ins Maul nehmen* – was heute so viel bedeutet wie: einer Person zu schmeicheln, ihr zu sagen, was sie hören möchte, ein an sie angepasstes Verhalten. So zu tun, als würde man alles für einen Menschen geben, ihm eine übertriebene Freundschaft vorspielen mit dem Hintergedanken einer Gegenleistung oder um ihn zur Besänftigung mild zu stimmen.

Ende des 15. Jahrhunderts wurde in Nürnberg der Künstler Hans Sachs geboren. Als Beruf übte der das Schuhmacherhandwerk aus. Als Berufung, aus Leidenschaft kämpfte er verbal für die Reformation und galt als begnadeter Poet, Meistersinger und Spruchdichter. Anfang des 16. Jahrhunderts empfahl er der Männerwelt in seinem Werk *Dreierlei Pritschengesang*, ein Mann solle, um sein *zänkisches Weib zu besänftigen, Süßholz in den Mund nehmen.*

VOLKSHEILKUNDE

Süßholzwurzel getrocknet, eingesteckt oder als Amulett getragen, sollte Schutz bringen, ebenso wurde sie als *Zauberstab* verwendet.

Als liebesanregende Zutat oder als natürliches, süßes Aromatisierungsmittel wurde sie in verschiedensten Getränken wie Weinen, Likören oder Kräuteransätzen, wie z. B. dem *Pastis* gemischt.

Süßholzwurzel, mit Milch und Zucker getrunken, sollte die zwischenmenschliche Vitalität erhöhen. Die herb schmeckende Rinde (braune äußere Schicht) der Wurzel heruntergenommen, der innere Teil in Stücke geteilt und getrocknet diente bei Magen- oder Darmentzündungen gekaut als beliebtes Linderungsmittel.

Theophrastos von Eresos lobte die Wurzel vor allem als *Durstlöscher*, gerade auf längeren Wegstrecken, und als Hustenmittel. In beiden Fällen wurde die getrocknete Wurzel langsam im Mund gekaut. Italienische, türkische und französische Soldaten hatten *Lakritze* als Proviant mit dabei. Süßholz soll auch Napoléon Bonapartes *Begleiter* gewesen sein. In Ägypten sollte die Wurzel als Grabbeigabe die Toten auf der Reise begleiten. Sie war als *schwarzes Gold, als Allheilmittel* verehrt, hatte den gleichen Stellenwert wie in China Ginseng und wurde zu dem Getränk *Mai sus* verarbeitet.

Plinius empfahl die Wurzel für eine klare Stimme. Hildegard lobte ihre Wirkung als *Lungenheilmittel* bei Atemwegserkrankungen und Husten mit Schleimbildung.

Mitte des 18. Jahrhunderts erfanden englische Mönche eine Zubereitung aus der Wurzel mit Zucker und Mehl – welche wir heute als *Lakritzenstange* kennen.

Süßholzwurzel hat eine cortisonähnliche, entzündungshemmende Wirkung, unterstützt bei Heuschnupfen, Allergien, Hautproblemen, Akne, Ekzemen, Verdauungsproblemen und ist krampflösend.

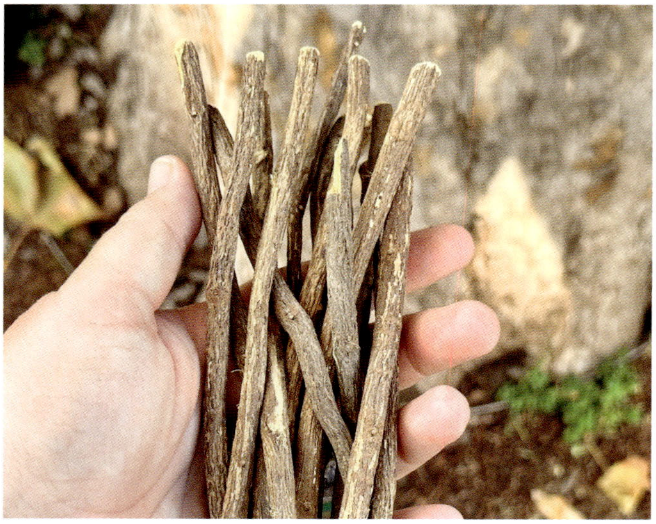

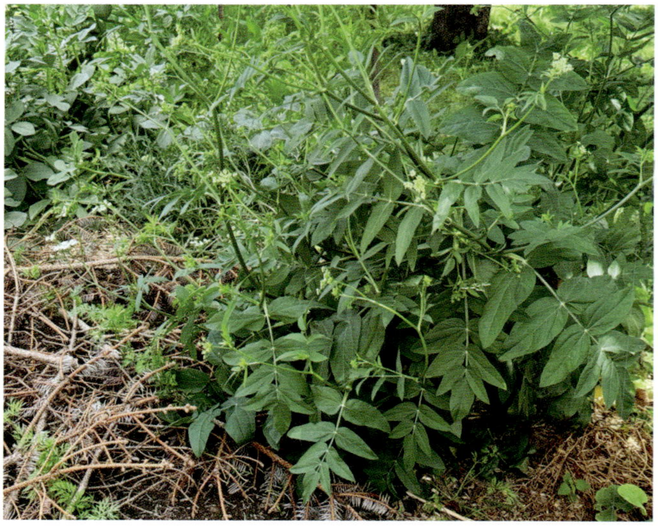

Süßholzwurzel-Tee

Husten, Asthma, Lungenerkrankungen, schleimlösend, bei Verdauungsproblemen

ZUTATEN

- 1 TL getrocknete Wurzelstücke
- 250 ml Wasser

ZUBEREITUNG

Wasser mitsamt den Wurzeln kurz aufkochen lassen, bei mittlerer Hitze weitere 10 Minuten wallen lassen, danach abseihen.

ANWENDUNG

Möglichst warm und schluckweise trinken.

Grippe-Teemischung

ZUTATEN

- je 50 g von Süßholzwurzel, Mädesüßblüten (*Filipendula ulmaria*), Baikal-Helmkrautwurzel (*Scutellaria baicalensis*)
- je 100 g Braunelle (*Prunella vulgaris*), Majoran (*Origanum majorana*)

ZUBEREITUNG

Alle Pflanzenteile müssen getrocknet sein, danach mit den Händen grob zerbröseln und gut miteinander vermischen.

1 Teelöffel der Teemischung mit 250 ml heißem Wasser übergießen. 10 bis 15 Minuten zugedeckt ziehen lassen und abseihen.

ANWENDUNG

Mit ein wenig Honig gesüßt, möglichst warm und schluckweise trinken.

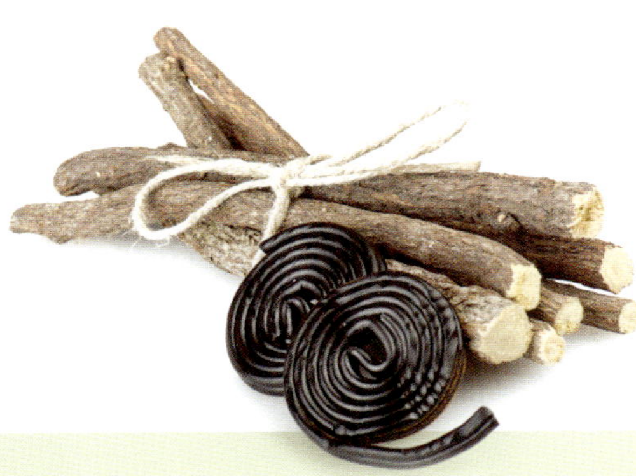

Süßholzwurzel-Zuckerl

bei Hals-, Mund- und Rachenentzündungen

ZUTATEN

- 8 EL Wurzelstücke
- 2 EL Thymiankraut (*Thymus vulgaris*)
- 1 l Wasser
- 1 kg brauner Zucker

ZUBEREITUNG

Getrocknete oder frische Wurzelstücke und das grob geschnittene Thymiankraut mit dem Wasser in einer hohen, breiten Pfanne (wer keine Pfanne mit hohem Rand hat, verwendet einen Kochtopf mit großer Fläche) zum Kochen bringen. Hitze etwas reduzieren, köcheln lassen, bis das Wasser um die Hälfte einreduziert ist, danach abseihen.

Das Wurzel-Kräuter-Wasser erneut in die Pfanne geben, den Zucker einrühren, aufkochen und bei wenig Hitze unter ständigem Rühren sieden lassen, bis ein dicklicher Sirup entsteht. Die Masse ist perfekt, wenn man ein wenig davon in kaltes Wasser tropft und dieser Tropfen hart wird.

Auf ein Backblech Papier mit Antihaftbeschichtung legen und mit einem Löffel kleine Kügelchen auf das Backpapier tropfen und trocknen lassen. Wer möchte, kann die Zuckerl nach dem Aushärten in Puderzucker wälzen.

Danach werden sie in einem luftdichten Gefäß aufbewahrt.

ANWENDUNG

Bei Bedarf lutschen.

Süßholzwurzel-Sirup

Hustensaft, zu Lakritze weiterverarbeitet

ZUTATEN

- 300 g frische Wurzeln
- 1 l Wasser

ZUBEREITUNG

Die frischen Wurzeln säubern, möglichst klein schneiden und mit dem Wasser in einem Küchenmixer oder mit einem leistungsstarken Pürierstab zu feinem Brei zerkleinern. Diesen Brei aufkochen lassen, gleich danach auf geringere Temperatur zurückschalten.

Nun so lange am Herd lassen, bis zwei Drittel des Wassers verdampft sind, ständige Kontrolle ist dabei nötig (umrühren).

Danach durch ein feines Sieb filtern und in ein Glas füllen.

ANWENDUNG

Teelöffelweise pur oder mit Wasser verdünnt bei allgemeinen Infektionen einnehmen.

Um Lakritze herzustellen, nimmt man den Wurzelsirup und mischt ihn mit Zucker, Mehl und Gelatine, färbt mit schwarzer Lebensmittelfarbe und fertig ist die Süßigkeit.

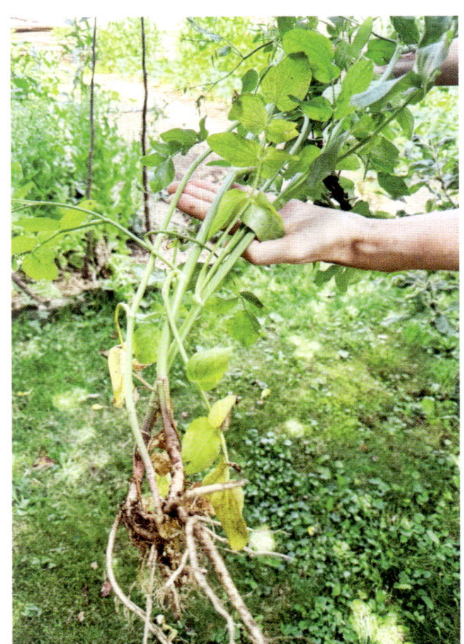

Süßholzwurzel-Pulver

Süßungsmittel statt Zucker zum Kochen und Backen, bei Entzündungen, Infekten, Pilzerkrankungen, bei Atemwegserkrankungen

ZUTATEN

- 250 g getrocknete Wurzeln

ZUBEREITUNG

In die elektrische Küchenreibe (oder elektrische Kaffeemühle) geben und fein vermahlen. Danach das Pulver auf Butterbrotpapier zum Rest-Trocknen auflegen.

ANWENDUNG

1 Messerspitze mit ein wenig Wasser 2 Mal täglich vor einer Mahlzeit einnehmen.

Als Heißgetränk 1 Teelöffel mit 250 ml kochendem Wasser aufgießen und warm trinken.

Als Zuckerersatz zum Kochen verwenden – die angegebene Zuckermenge durch 50 dividieren, diese Menge an Süßholzwurzelpulver verwenden – in das Essen geben.

Süßholzwurzel-Salbe

bei Hautausschlägen, Hautpilz, Schuppen, Flechten, Nährpflege

ZUTATEN

- 30 g getrocknete Wurzelstücke
- 120 ml Olivenöl (Leinöl, Mandelöl)
- 15 g Bienenwachs

ZUBEREITUNG

Wurzelstücke mit dem Öl für 15 Minuten auf ca. 60 Grad erwärmen (Thermometer verwenden) – es soll heiß sein, aber die Wurzelstücke dürfen nicht frittiert werden. Nach der Viertelstunde den Herd abschalten und über Nacht zugedeckt ziehen lassen. Am nächsten Tag abseihen.

Das Öl wiederum leicht erwärmen (ca. 40 Grad), das Bienenwachs hineingeben, so lange rühren, bis es geschmolzen ist, und die Salbe in Tiegel füllen.

ANWENDUNG

Auf die betroffenen Körperstellen einmassieren.

Süßholzwurzel-Tinktur

bei Umbrüchen im Leben, innerem Stress, Husten, Erkältung, entzündungshemmend, antiviral

ZUTATEN

- 100 g getrocknete Wurzelstücke
- 500 ml hochprozentiger Alkohol (Brand, Weingeist, Korn)

ZUBEREITUNG

Wurzelstücke in ein Glas geben, mit dem Alkohol übergießen, verschlossen und dunkel für 4 Wochen rasten lassen, danach durch ein feines Sieb abseihen.

ANWENDUNG

Je nach Bedarf bis zu 3 Mal täglich 20 bis 30 Tropfen einnehmen.

Süßholzwurzel-Räucherung

Schutz vor bösen Geistern

ZUTATEN

- getrocknete Wurzelstückchen

ANWENDUNG

Siehe Räucheranleitung auf Seite 23.

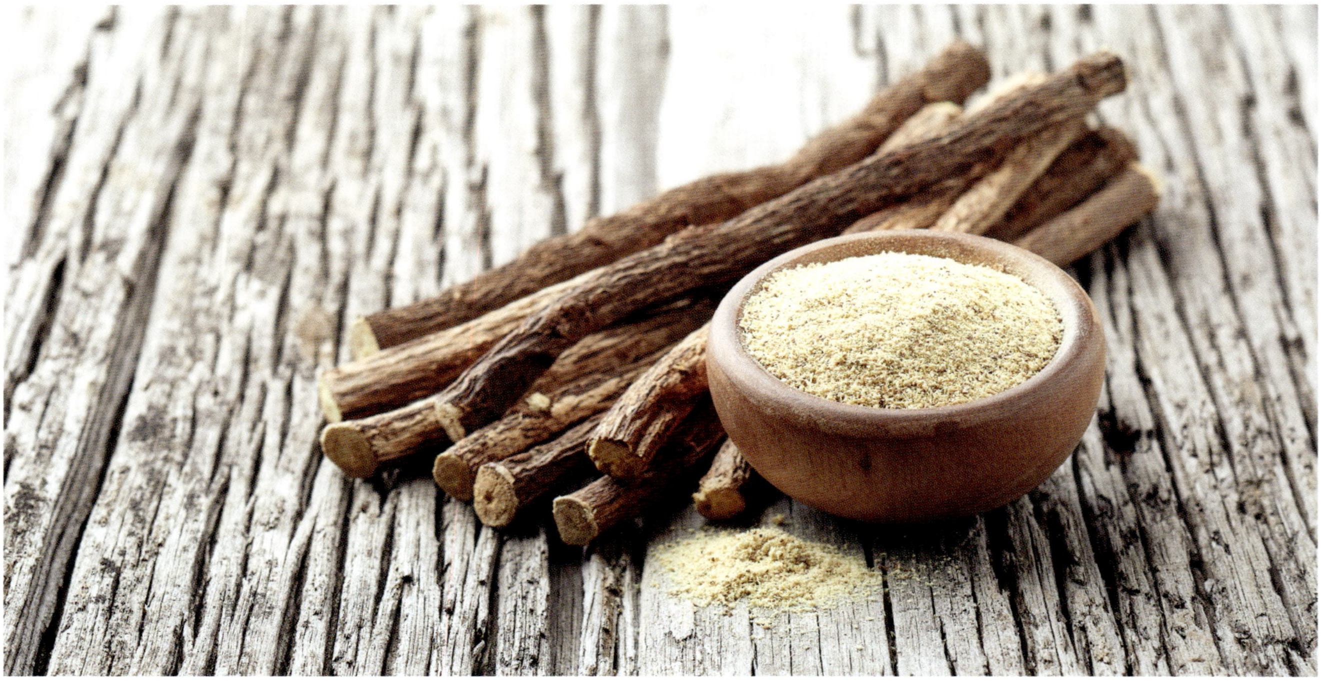

Süßkartoffel *Ipomoea batatas* – *süße Kartoffel und doch keine Kartoffel*

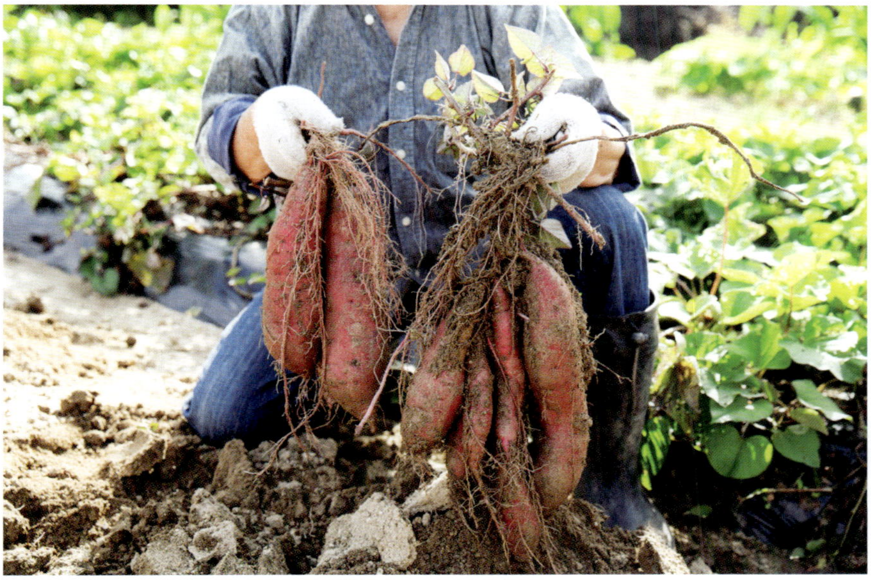

In einer Welt voll schwerem Essen, wird leichtes Gut oft schnell vergessen. Drum wähl mit Sinn, was wirklich zählt, die Knolle, die dich schlank erhält.

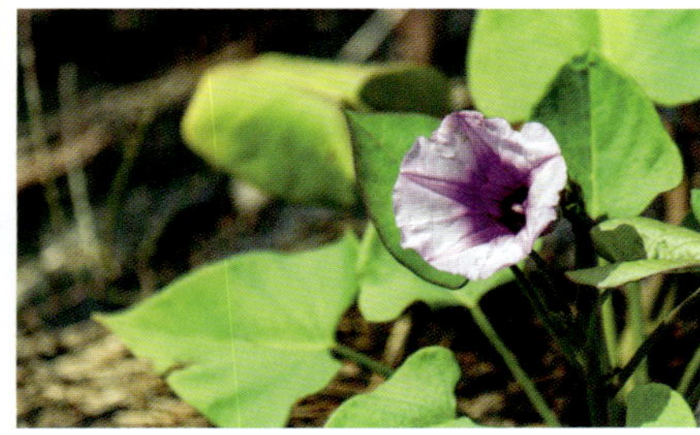

Volksnamen	Batate, Weiße Kartoffel oder Knollenwinde
Pflanzenfamilie	Windengewächse (*Convolvulaceae*)
Standort	Mittlerweile auch in Mitteleuropa kultiviert – vor allem in Deutschland, Österreich und der Schweiz. Es gibt seit einigen Jahren professionellen Süßkartoffelanbau bei uns. Die Pflanze gilt als klimawandelrobust und wird von Landwirten zunehmend als Alternative zur klassischen Kartoffel erprobt. Die Süßkartoffel wuchs früher in den tropischen Regionen Mittel- und Südamerikas. In Europa ist die orangene Sorte in wärmeren Regionen kultiviert.
Inhaltsstoffe und Eigenschaften	Kohlenhydrate (Energielieferanten für den Körper), Kalium (für Blutdruck, Weiterleitung von Nervenimpulsen, wichtig für Funktion von Muskeln und Herzmuskel, Regulierung des Wasser- und Säure-Basen-Haushalts), Magnesium (wichtige Rolle im Energiestoffwechsel, bei der Reizübertragung von Nerven auf Muskeln, bei der Muskelkontraktion und bei der Knochenmineralisierung), Beta-Carotin (Vorstufe von Vitamin A, schützt vor Zellschäden, stärkt das Immunsystem, ist wichtig für Sehkraft und Haut) Bei einigen Sorten findet sich Blausäure in nachweisbarer, aber nach richtiger Zubereitung (Erhitzen) in für den Erwachsenen unbedenklicher Menge.
Geschmack	süßlich, leicht nussig, mehlig-cremig, geschmackliche Mischung zwischen Karotte und Kürbis
Verwechslungsmöglichkeiten	Kartoffel (*Solanum tuberosum*) verwendbar, Topinambur (*Helianthus tuberosus*) verwendbar
Interessantes	Die Süßkartoffel ist nicht mit der Kartoffel (*Solanum tuberosum*) verwandt. Kartoffelknollen sind Sprossteile, also unterirdische Stängel. Deshalb hat die Kartoffel auch *Augen* – das sind eigentlich Blattknoten mit schlafenden Knospen, aus denen neue Triebe wachsen können. Süßkartoffeln haben keine Knospen, keine *Augen*, und lassen sich nicht über die Knolle selbst vermehren (anders als bei der Kartoffel). Bei frischen Süßkartoffeln tritt beim Aufschneiden ein weißlicher Saft aus. Kauft man Batate im Handel, erkennt man daran die Frische. Damit Süßkartoffelsticks knuspriger werden, legt man sie vor der Verarbeitung über Nacht ins Wasser.
Verwendungsart	viele verschiedene Speisen

AUSSEHEN PFLANZE / WURZEL

Die Süßkartoffel ist eine krautige Kletterpflanze mit bis zu drei Meter langen, rankenden Trieben. Ihre Blätter sind herz- bis eiförmig und variieren je nach Sorte zwischen Grün und Violett. Die trichterförmigen Blüten erscheinen in Weiß oder zarten Rosatönen und ähneln denen der Ackerwinde – kein Zufall, denn die Süßkartoffel gehört zur Familie der Windengewächse.

Unter der Erde bildet die Pflanze keine echten Knollen, sondern verdickte Speicherwurzeln, in denen sie Nährstoffe einlagert. Diese können in Form und Farbe stark variieren: Sie sind länglich, oval oder rund und zeigen eine Schale, die von gelblich über orange und hellbraun bis hin zu rot oder violett reichen kann. Das Wurzelfleisch ist meist weiß bis hellgelb, bei manchen Sorten auch leuchtend orange.

Je nach Sorte und Anbaubedingungen wiegt eine einzelne Speicherwurzel zwischen 100 Gramm und einem Kilogramm.

ERNTE

Sobald die Blätter gelb werden, können die Wurzelknollen geerntet werden. Eine Pflanze liefert durchschnittlich 2 kg Wurzeln.

Diese erntet man mit einer Grabegabel oder Schaufel. Danach mit einer Bürste oder einem Tuch säubern und noch 2 bis 3 Tage an der Sonne nachreifen lassen, so wird der Geschmack süßlicher.

Eine kleine Kulturgeschichte

Bereits um 3800 v. Chr. wurden die Menschen in Peru sesshaft. In Pernil Alto, einem bedeutenden archäologischen Fundort, errichteten sie zeltförmige Randbauten und begruben ihre Verstorbenen in der Nähe der Siedlung. Diese Wende zur Sesshaftigkeit war nur möglich, weil sie begannen, nährstoffreiche Pflanzen gezielt anzubauen – darunter auch die Süßkartoffel.

Im Jahr 2001 begannen der Bonner Archäologe Markus Reindel und seine Kollegen mit Ausgrabungen in Pernil Alto, um mehr über diese frühe Kultur zu erfahren. Der Wissenschaftler Hermann Gorbahn von der Graduiertenschule *Human Development in Landscapes* der Universität Kiel analysierte dabei die botanischen Überreste. Er stellte fest, dass etwa ein Viertel der Pflanzenmakroreste von der Süßkartoffel stammten – ein klarer Hinweis auf ihre zentrale Rolle in der Ernährung dieser frühen Siedler.

Die Sesshaftwerdung in dieser Region war also maßgeblich durch den Anbau der Süßkartoffel möglich geworden. Sie lieferte gute Erträge, konnte zwei Mal jährlich geerntet werden und enthielt eine wertvolle Kombination aus Kohlenhydraten, Proteinen und Fetten.

Als die Spanier 1492 unter Christoph Kolumbus in Amerika landeten, war die Süßkartoffel längst weit verbreitet – von Peru bis in die Karibik. Von dort aus trat sie ihre Reise durch den Pazifik an, gelangte nach Tahiti und Papua-Neuguinea und wurde auch dort rasch zu einem wichtigen Grundnahrungsmittel.

Im 17. Jahrhundert suchte die chinesische Qing-Dynastie ein robustes Nahrungsmittel, um den dünn besiedelten Westen ihres Reiches mit seinen sauren, nährstoffarmen Böden zu erschließen. Die Wahl fiel auf die Süßkartoffel – und sie erwies sich als ideal. Innerhalb von weniger als 100 Jahren verhundertfachte sich die Einwohnerzahl der neu besiedelten Regionen, wie der Wissenschaftsjournalist Charles C. Mann in seinem Buch *Kolumbus' Erbe* berichtet. Er schreibt, dass es unter anderem der Süßkartoffel zu verdanken sei, dass China heute das bevölkerungsreichste Land der Erde ist.

Übrigens war es ebenfalls Christoph Kolumbus, der die Süßkartoffel im 15. Jahrhundert nach Europa brachte. Doch ausgerechnet hier – auf jenem Kontinent, auf dem sie heute als Superfood gefeiert wird – tat sie sich mit der Verbreitung am schwersten.

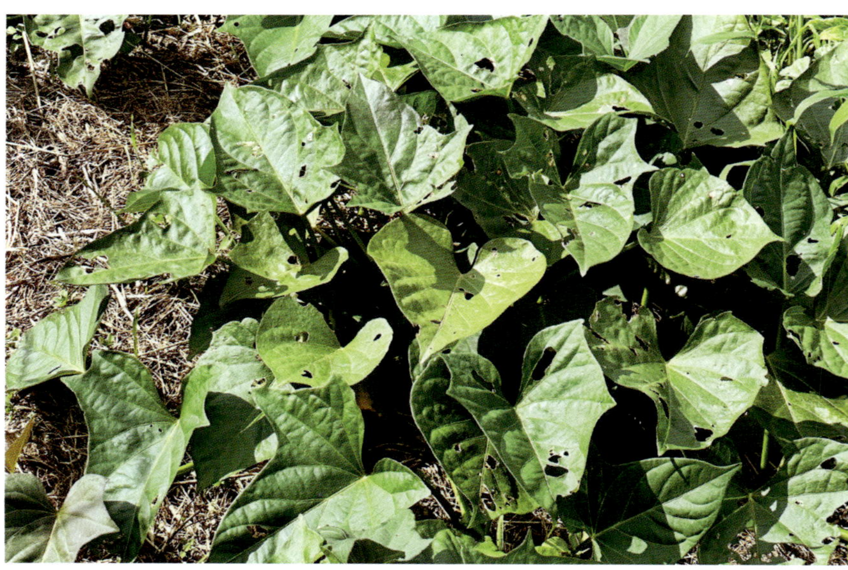

VOLKSHEILKUNDE

Das ballaststoffreiche Fleisch der Süßkartoffel fördert eine gesunde Verdauung und wird besonders älteren Menschen bei träger Verdauung empfohlen. In der Traditionellen Chinesischen Medizin (TCM) wird die Süßkartoffel bei erschöpfter Milz-Qi und Heißhunger auf Süßes genommen, denn trotz ihres süßen Geschmacks wirkt sie blutzuckerstabilisierend. Die violetten Sorten enthalten viele Antioxidantien, denen in der Naturheilkunde entzündungshemmende Eigenschaften zugeschrieben werden. Sie kommen unterstützend bei entzündlichen Hauterkrankungen und inneren Entzündungen zur Anwendung.

In der traditionellen Heilkunde Südamerikas und Asiens wird sie bei Menstruationsbeschwerden, Wechseljahrbeschwerden und zur allgemeinen Hormonregulation verwendet. Ihre nährenden Eigenschaften sollen helfen, das hormonelle Gleichgewicht zu unterstützen.

Die orangefarbenen Sorten enthalten viel Beta-Carotin (Provitamin A), was in der Volksmedizin als *Stärkung für Augen, Haut und Abwehrkräfte* gilt. In einigen afrikanischen und asiatischen Regionen wird der geriebene oder gekochte Brei der Knolle auf kleinere Wunden, Insektenstiche oder entzündete Hautstellen gelegt – kühlend, nährend, lindernd.

Süßkartoffel war stets eine wichtige Nahrungsquelle, die selbst auf nährstoffarmen Böden gute Ernteerträge lieferte. Durch ihre Hilfe konnten Menschen auch in kargen Regionen ernährt werden und überleben.

In China und Brasilien ist die Süßkartoffel eine der wichtigsten Futterpflanzen. Aus der Süßkartoffel wird Süßkartoffel-Stärkemehl hergestellt. Die asiatischen Glasnudeln bestehen aus diesem Süßkartoffel-Stärkemehl.

Westafrikanische Völker verwenden sie als Vorbeugemittel gegen Altersdiabetes. Die orangenfarbige Süßkartoffel ist bei Durchfallerkrankungen beliebt.

Auf der japanischen Insel Shikoku wird sie bei Blutarmut und Bluthochdruck verwendet.

In Pakistan ist die Süßkartoffelknolle eine Speise bei Unfruchtbarkeit.

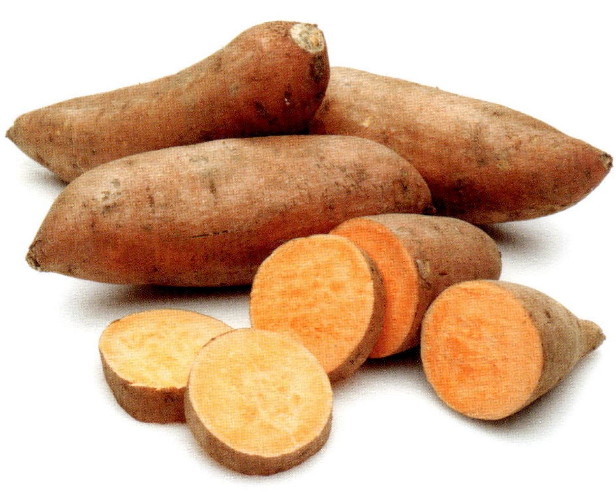

Süßkartoffel-Püree

Diätnahrung, verdauungsregulierend, bei Durchfällen

ZUTATEN

- 500 g Wurzeln
- 1 EL Butter
- 100 ml Milch
- Salz, Pfeffer, Muskat

ZUBEREITUNG

Süßkartoffeln schälen, klein schneiden und in Salzwasser 15 Minuten weich kochen, danach abseihen.

Milch am Herd erwärmen, Butter, Muskat, Salz und Pfeffer hinzugeben. Die weich gekochten Kartoffeln durch die Kartoffelpresse drücken und die Gewürzmilch einrühren.

ANWENDUNG

Diese leichte Schonkost mit ein wenig Curry verfeinern.

Süßkartoffel-Gnocchi

verdauungsregulierend, körperkräftigend

ZUTATEN

- 600 g Süßkartoffeln
- 350 g Mehl
- 1 EL Butter
- 100 ml Milch
- Salz, Pfeffer, Muskat
- 2 Eier

ZUBEREITUNG

Süßkartoffeln schälen, klein schneiden und in Salzwasser 15 Minuten weich kochen, danach abseihen und stampfen oder durch die Kartoffelpresse drücken.

Die Eier, Mehl, Salz, Muskat unter die Süßkartoffeln mischen (eventuell auch ein wenig Knoblauch dazugeben).

Den Teig in 3 bis 4 cm dicke, nudelartige Rollen formen und mit einer Teigspachtel kleine Dreiecke herunterstechen.

Wasser zum Kochen bringen, die Gnocchi 4 Minuten darin ziehen lassen, bis sie an der Wasseroberfläche *aufschwimmen*, dann herausnehmen.

Die Butter zerlassen und die Gnocchi darin schwenken.

ANWENDUNG

Als Beilage oder mit Liebstöckel, Petersilie und etwas Käse eine wundervolle Hauptspeise.

Taigawurzel *Eleutherococcus senticosus* – *Wurzel für Langlebigkeit*

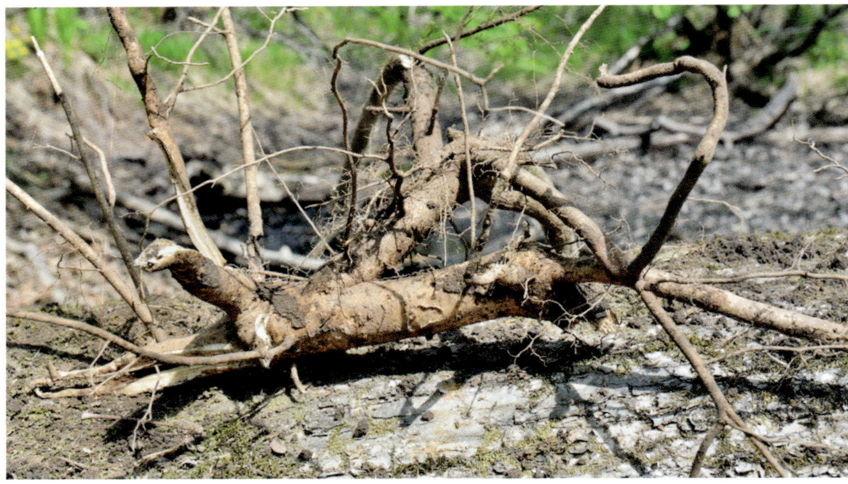

Des Teufelsbuschwurzelsaft, müde Menschen lebendig macht.

AUSSEHEN PFLANZE / WURZEL

Taigawurzel ist ein Strauch, der über 3 Meter hoch wird, seine Zweige haben kleine, nadelartige Stacheln, die Blätter sind fünfzählig und gesägt. Aus weißen Doldenblüten entstehen blauschwarze Beeren.

Taigawurzel besitzt eine äußerlich hellbraune und innen weißliche, lange, rübenförmige Pfahlwurzel, die zahlreiche feine Verzweigungen und Sprosse hat. An den feinen Wurzeln befinden sich graue oder weißliche Wurzelhärchen. Die Wurzel sieht einem Miniatur-Menschen ähnlich.

ERNTE

Obwohl ein Anbau der Pflanze bei uns möglich ist, findet man sie in den Gärten äußerst selten.

Die Wurzel der Pflanze wird ab dem dritten Lebensjahr gegraben. Vorher ist die Wurzel zu dünn, zu klein und hat noch nicht die Fülle ihrer Inhaltsstoffe. Die Wurzel wird ab Oktober mit einer Grabehilfe gehoben, gesäubert und zum Trocknen aufgehängt.

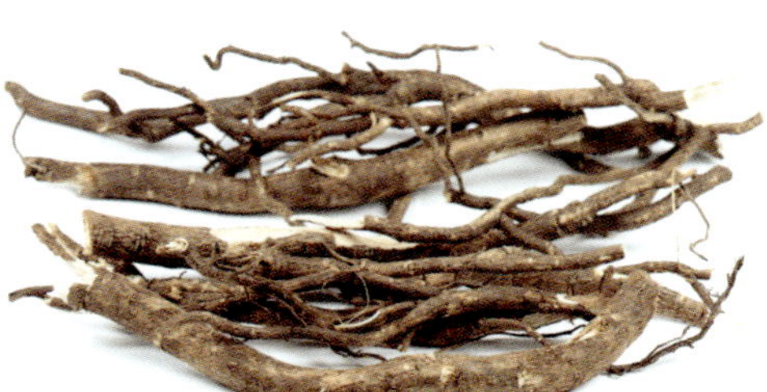

Volksnamen	Russischer Ginseng, Teufelsbusch, Menschenwurz
Pflanzenfamilie	Araliengewächse *(Araliaceae)*
Standort	Wild wächst die Taigawurzel in den Wäldern Sibiriens, Japans, Nordkoreas sowie Chinas, dort wird sie für die Verwendung in der Medizin auch großflächig angebaut. Sie liebt halbschattige Standorte und kommt sowohl mit sandigen als auch mit lehmigen Böden gut zurecht.
Inhaltsstoffe und Eigenschaften	Cumarine (blutverdünnend), Lignane (unterstützen bei Herz-Kreislauf-Erkrankungen), Saponine (kräftigen Immunsystem, unterstützen bei Pilzerkrankungen), Phytosterine (cholesterinsenkend), Beta-Carotin (entzündungshemmend, krebsvorbeugend)
Geschmack	süß, scharf, bitter
Verwechslungsmöglichkeiten	Amerikanische Narde (*Aralia racemosa*) essbar, Nacktstängelige Aralie (*Aralia nudicaulis*) leicht giftig
Interessantes	Personen mit hohem Blutdruck sollten die Pflanze nur mit Vorsicht verwenden. Pflanzen mit Inhaltsstoffen, welche Mensch und Tier stressresistenter machen, wecken natürlich die Aufmerksamkeit der Industrie. Es folgen Untersuchungen, ob Arbeitskräfte nicht doch mit Hilfe solcher Pflanzen noch leistungsfähiger werden könnten. So geschah dies auch in der russischen Automobilindustrie. Nach 2-monatiger Testphase mit der Taigawurzel sanken die Ausfälle wegen einer Erkrankung um 30 Prozent. Nach 10 Jahren Testphase war der durchschnittliche Krankeitsausfall um ein Viertel gesunken und die Zahl der Grippekranken reduzierte sich um fast die Hälfte.
Verwendungsart	Tee, Tinktur, Wurzelpulver

Adaptogene Wurzeln für Langlebigkeit

Lesen wir über Wirkungsweisen von Wurzeln, stoßen wir immer wieder auf den Begriff *Adaptogene* oder auf den Vermerk – besonders wertvoll, da *adaptogen*. Doch was bedeutet dies für uns?

Der russische Forscher Nicolai Vasilevich Lazarev suchte im Jahr 1958 nach einem anderen Ausdruck für eine besonders anpassungsfähige Pflanze. Er orientierte sich an der englischen Sprache und entschied sich, das englische Wort für anpassen *adapt* zu verwenden – der Begriff *adaptogen* war geboren.

Bei diesen Pflanzen handelt es sich um Exemplare, welche Fähigkeiten und Inhaltsstoffe entwickelt haben, um mit besonderen, wenn nicht sogar extremen Wuchsbedingungen oder Krankheiten zurechtzukommen. Pflanzen, die extreme Hitze ebenso wie extreme Kälte aushalten, die mit Wasserüberfluss und Wassermangel auskommen, die mit vielen Schadstoffen zurechtkommen oder die anderen Stresssituationen ausgesetzt sind. Gerade in unwirtlichen Regionen wie der sibirischen Kältezone müssen Pflanzen, um überleben zu können, Inhaltsstoffe entwickeln, um sich diesen extremen Umwelteinflüssen *anpassen* – sie *adaptieren* zu können.

Durch Essen oder Trinken dieser Pflanzen nehmen wir diese *anpassungsfähigen* Inhaltsstoffe in uns auf. Diese besonders ausgeprägten Inhaltsstoffe sollen nun uns Menschen an außergewöhnliche Lebenssituationen *anpassen – adaptieren*. Uns stressresistenter, widerstandsfähiger werden lassen, uns helfen mit klimatischen, familiären, beruflichen, emotionalen Veränderungen, Stresssituationen besser umgehen zu können. Uns helfen, schwierige Situationen besser verarbeiten zu können. Durch die innerliche Aufnahme der Inhaltsstoffe versuchen wir stressresistenter, anpassungsfähiger zu werden.

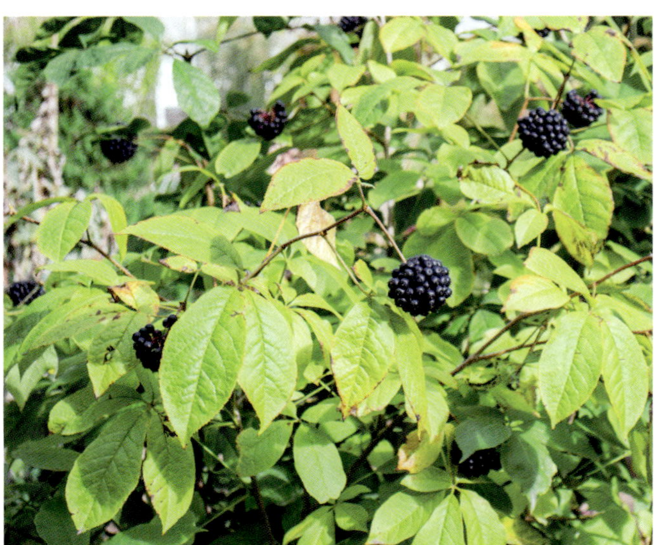

VOLKSHEILKUNDE

Um sich für den Winter zu kräftigen, graben Rentiere die Wurzeln der Taigawurzel aus und fressen sie liebend gerne.

Ein chinesischer Arzt sagte einst, dass ihm eine Handvoll Taigawurzel lieber wäre als eine Wagenladung voll Gold.

Das sowjetische Olympiasportteam unterstützte seine körperliche Ausdauer im Jahre 1984 mit der Taigawurzel.

Die russische Raumforschung testete Auszüge der Wurzel an den Astronauten in der Raumstation, um die Auswirkung auf die Gesundheit in dieser Sondersituation zu erforschen.

Die vitalisierende Taigawurzel erhöht die Ausdauer und die Stresstoleranz, gilt in der Volkskunde als Mittel bei allgemeiner Schwäche, Müdigkeit, Erschöpfung, Abgeschlagenheit, Wetterfühligkeit, rascher Ermüdung, zur körperlichen Unterstützung bei chronischen Erkrankungen oder nach Operationen.

Sie wird meist als Tee oder Alkoholauszug verabreicht. In der TCM gilt sie als krampflösendes, antirheumatisches, blutzuckersenkendes, immunstärkendes, durchblutungsstärkendes Mittel. Taigawurzel wird bei Tumorerkrankungen begleitend zur schulmedizinischen Behandlung zur Körper- und Ausdauerstärkung eingesetzt. Sie soll den Körper anregen, die Menge der T-Zellen zu erhöhen, welche entartete Zellen angreifen.

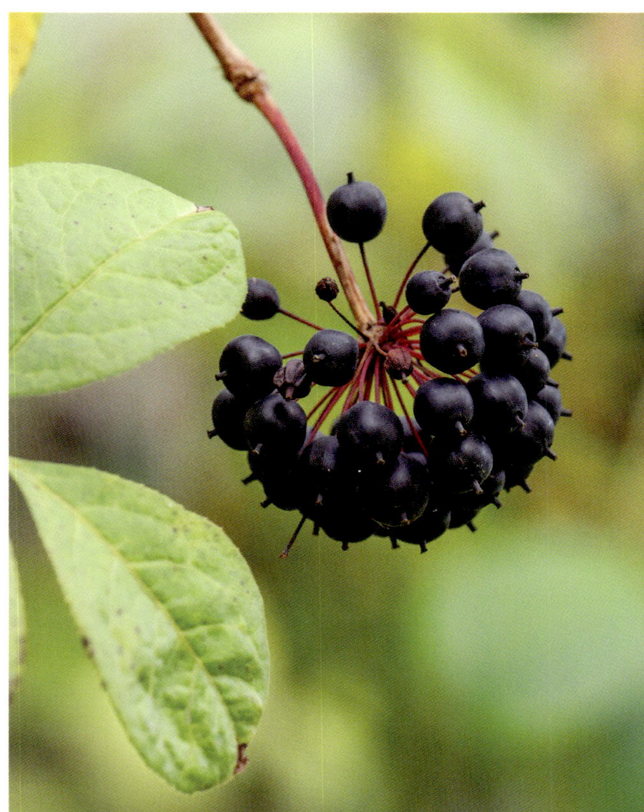

Taigawurzel-Pulver

für Wasseraufguss, Gewürz

ZUTATEN

- Taigawurzeln, getrocknet

ZUBEREITUNG

Wurzelstücke mit der Kaffeemühle oder der Küchenmaschine zu feinem Pulver vermahlen.

ANWENDUNG

Nicht mehr als 2 bis 3 g täglich einnehmen.

Für ein Getränk gibt man 2 g Pulver in ein Glas, gießt mit 250 ml warmem Wasser auf, lässt dies 10 Minuten stehen, bis sich das Wurzelpulver am Glasboden absetzt, danach wird der Wasseraufguss getrunken, der Satz wird weggegeben oder getrocknet zum Räuchern verwendet.

Bei geschwächten, kranken Personen, in Ausnahmesituationen oder um die Stresstoleranz, Ausdauer zu erhöhen, ein wenig dieses Pulvers – nicht mehr als 3 g – in das tägliche Essen mischen.

Taigawurzel-Tinktur

zur Vitalisierung, Erhöhung der geistigen und körperlichen Ausdauer, Stresstoleranz

ZUTATEN

- 1 EL Wurzelpulver
- 100 ml 40 %iger Alkohol (Brand, Weingeist)

ZUBEREITUNG

Pulver mit dem Alkohol übergießen und für 4 Wochen kühl und dunkel rasten lassen. Danach abseihen und in kleine Fläschchen mit Tropfer füllen.

ANWENDUNG

2 bis 3 Mal, jeweils vor dem Essen, 30 Tropfen in ein wenig Wasser einnehmen.

Taigawurzel-Tee

bei Abgeschlagenheit, Wetterfühligkeit, zur Körperkräftigung, Blutzuckersenkung, bei Krämpfen, Rheuma, Stress

ZUTATEN

- 1 TL Wurzel, getrocknet
- 250 ml Wasser

ZUBEREITUNG

Die Wurzelstücke mit kochendem Wasser übergießen, 15 Minuten zugedeckt stehen lassen, abseihen.

ANWENDUNG

2 bis 3 Tassen täglich trinken.

Taigawurzel-Räucherung

Reinigung, Schutz

ZUTATEN

- getrocknete Wurzelstücke oder Pulver

ANWENDUNG

Siehe Räucheranleitung auf Seite 23.

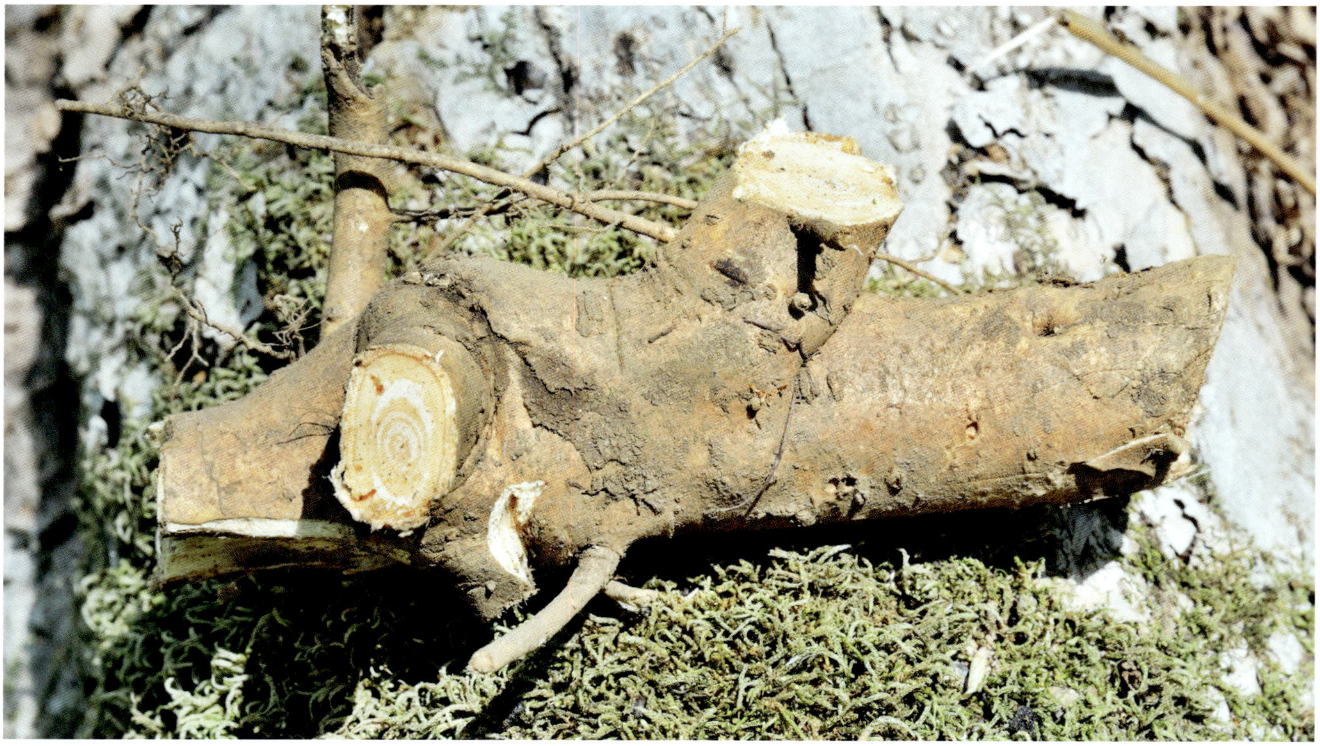

Taro *Colocasia esculenta* – *Babynahrung bei Allergien*

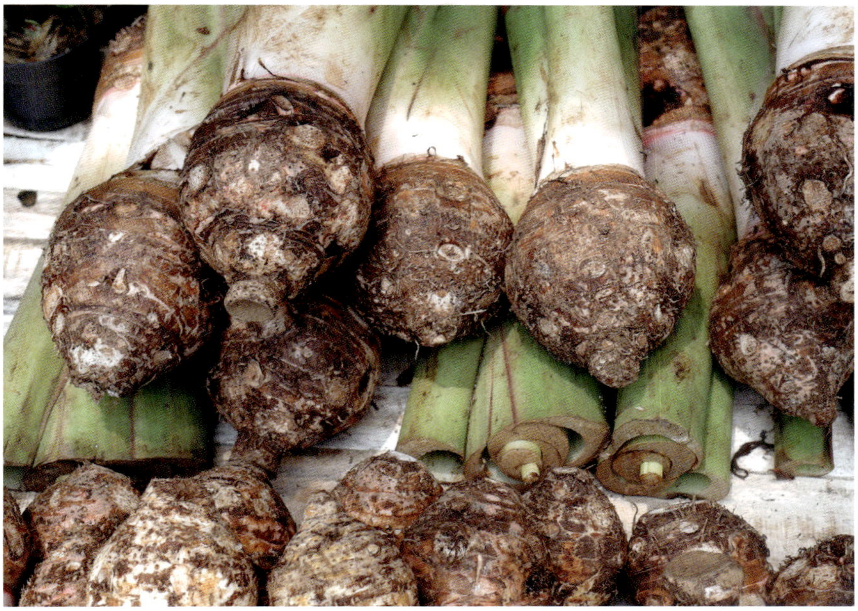

Bei Wasserbrotwurzel sei bedacht, in rohem Zustand ist Vorsicht angebracht, gekocht ist sie ein vorzüglich Gut, welches tut dem Magen gut.

Volksnamen	Wasserbrotwurzel, Mankani, Koko, Zehrwurzel, Kolokasie, Ägyptische Bohne, Ägyptische Wasserlilie
Pflanzenfamilie	Aronstabgewächse (*Araceae*)
Standort	Anbauflächen in China, Japan, Korea, Philippinen, Polynesien, vor allem Afrika. Bei uns kann man die Pflanze nur in sehr warmen Lagen in Töpfen (im Winter im Haus) oder im Gewächshaus kultivieren.
Inhaltsstoffe und Eigenschaften	Vitamin C (zellschützend, wichtig für Bindegewebe, Knochen, Knorpel, Zahnfleisch, Körperabwehr), Kohlenhydrate (Energielieferanten), Kalium (wichtig für Regulierung des Blutdrucks), Kalzium (wichtig für Knochen), Folsäure (wichtig für die Zellneubildung), resistente Stärke (stabilisiert Blutzuckerspiegel, wichtig für ausgeglichenes Darmmilieu)
Geschmack	lieblich, süßlich, leicht nussig – eine geschmackliche Mischung aus Kartoffel, Süßkartoffel und Maroni
Verwechslungsmöglichkeiten	Eddoe (*Colocasia antiquorum*) ist mit Taro verwandt und ebenfalls verwendbar.
Interessantes	Die Taro-Wurzel sollte zwei Mal hintereinander jeweils mit frischem Wasser gekocht werden, damit man sie unbedenklich essen kann. Die rohe Wurzel ist giftig, sie enthält Kalziumoxalat, das erst durch Kochen ausgeschieden wird. Bei der Verarbeitung frischer Knollen zieht man stets Handschuhe an. Als Speisewurzel schmeckt sie sehr gut, solange sie heiß gegessen wird.
Verwendungsart	Speisewurzel, Wurzelbrei, Salbe, Wurzelauflagen

AUSSEHEN PFLANZE / WURZEL

Taro kann bis zu 2 Meter hoch werden, hat große, herzförmige, bis zu 1 Meter lange Blätter mit einer wasserabweisenden Blattoberfläche. Ihre weißen, länglichen, kolbenartigen Blüten sind von einem Hüllenblatt umgeben.

An den dünnen Wurzeln wachsen knollige oder kugelige Rhizome mit einer Mutterknolle und mehreren kleineren Tochterknollen. Die Mutterknolle erreicht einen Durchmesser von 12 bis 18 cm und kann mehrere Kilo schwer werden. Sie sieht wie eine ovale, manchmal keulenförmige Kokosnuss oder Sellerieknolle aus, die dünne Wurzelfäden, ringförmige Narben und feine Härchen hat. Ihre raue Schale ist bräunlich, das Fleisch innen kann weißlich bis rosa oder violett gezeichnet aussehen.

ERNTE

12 bis 18 Monate nach dem Anbau zeigt sich an der Erdoberfläche ein Stück des Rhizoms, das ist der optimale Erntezeitpunkt. Die Wurzelknolle ist nur kurz haltbar (im Kühlschrank ca. 10 Tage). Ernte nur dann, wenn sie gleich verkocht wird. Die feinen Härchen wirken hautreizend, Handschuhe anziehen. Die Knolle kann leicht aus der Erde gezogen werden, danach abbürsten, waschen und verarbeiten.

Wurzel des Friedens

Der Anbau von Taro reicht vermutlich über 7000 Jahre zurück und dürfte seinen Ursprung auf der Malaiischen Halbinsel haben. Seit jeher gilt sie dort als eines der ältesten und bedeutendsten Grundnahrungsmittel. In Südostasien ist die nährstoffreiche Knolle seit über 1000 Jahren fest in der Landwirtschaft und Alltagsküche verwurzelt – als Nahrungsquelle ebenso wie als Heilpflanze.

Besondere spirituelle Bedeutung hat Taro in der polynesischen Kultur, insbesondere auf Hawaii, wo sie unter dem Namen Kalo bekannt ist. In der hawaiianischen Mythologie gilt sie als die Pflanze, die aus dem erstgeborenen Sohn der Götter, dem Urahnen Hāloa, hervorging. Hāloa, dessen jüngerer Bruder als erster Mensch gilt, steht symbolisch für die tiefe Verbindung zwischen Mensch, Natur und Spiritualität. Kalo ist somit nicht einfach nur eine Pflanze – sie ist ein heiliges Wesen, ein Symbol für Leben, Ahnenverbindung, Fruchtbarkeit und göttlichen Überfluss.

Entsprechend ehrfürchtig wird Kalo auch behandelt. Ihre Zubereitung erfolgt mit Dankbarkeit und ihre Speisen gelten als heilig. Besonders das traditionelle Gericht *Poi* – eine aus gekochter und zerstoßener Taroknolle hergestellte, bräunlich-violette Paste – nimmt in der hawaiianischen Kultur eine zentrale Rolle ein. Poi ist nicht nur ein Grundnahrungsmittel, sondern auch ein Symbol des Friedens, der Verbundenheit und des gemeinsamen Ursprungs.

Kam es innerhalb einer Familie oder zwischen verschiedenen Familien zum Streit, so wurde dieser durch das gemeinsame Essen von Poi beigelegt. Es galt: Wo Poi gegessen wird, darf nicht gestritten werden. Diese *Friedensspeise* erinnerte alle Beteiligten daran, dass sie von einem gemeinsamen Ahnen abstammen – von Hāloa – und somit untrennbar miteinander verbunden sind.

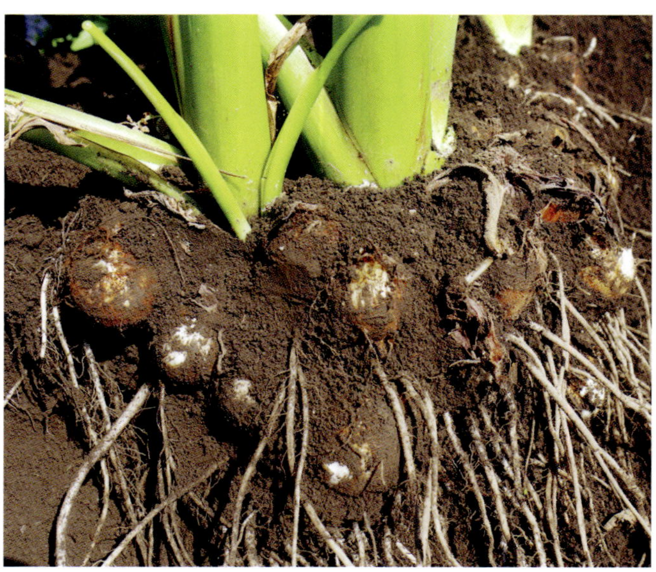

VOLKSHEILKUNDE

In Asien wird Taro bei Diabetes, Lebererkrankungen, Vergiftungen, gegen Pilzerkrankungen, Hauterkrankungen, Verdauungsbeschwerden und auch bei Metastasenbildung verwendet.

Bei Prellungen, Zerrungen oder bei Wunden bereitet man einen Brei, indem man die Wurzel reißt und auf die betroffene Körperstelle auflegt. Dieser Wurzelbrei wirkt kühlend, entzündungshemmend und schützt die Wunden vor unerwünschten Mikroorganismen.

Verbrennungen und Wunden werden mit einer Salbe aus der Wurzelknolle versorgt. Ein Wurzelauszug, mit Ziegenmilch vermischt, wird in Indien bei Diabetes getrunken.

Die dünne Schale der Wurzelknolle, in Wasser gekocht, wird gegen Durchfall eingenommen.

Die Wurzelpaste *Poi* erhalten Babys mit Nahrungsmittelallergien oder bei Allergien gegen Milchprodukte. Die Wurzelknolle wird aufgrund ihrer leicht verdaulichen Stärke generell in der Babynahrung verarbeitet.

Aus der Wurzelknolle werden Chips, Alkohol, Eiscreme sowie Mehl hergestellt. Für das Mehl kocht man die Wurzelknolle, schält sie und trocknet sie dann in der Sonne. Es ist Bestandteil der polynesischen Küche und in der Zwischenzeit auch bei uns ein glutenfreier Mehlersatz für Brot, Kuchen, Nudeln und Backwaren.

In Europa ist die wunderschöne Zierpflanze *Elefantenohr* (*Alocasia macrorrhiza*) als Zimmerpflanze beliebt. Sie ist eine enge Verwandte der Taro.

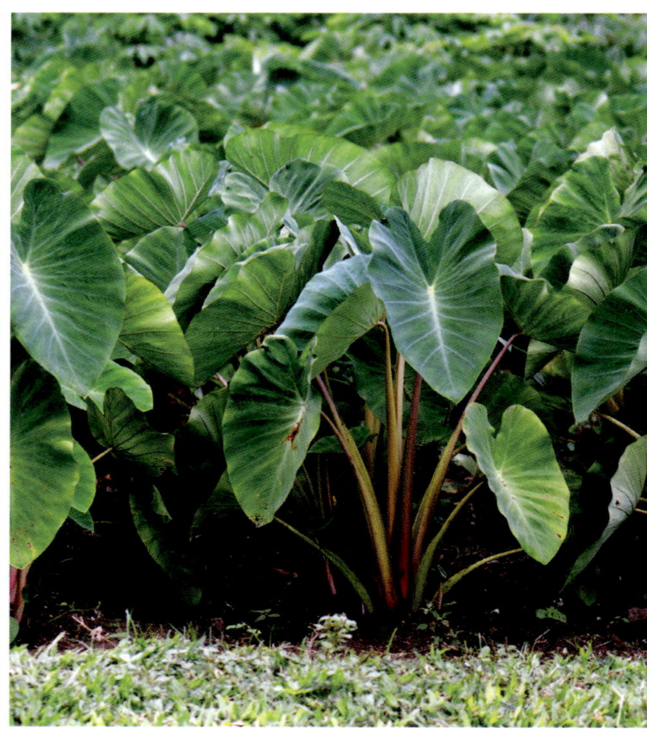

Poi

Diätnahrung, Babynahrung, für Lebensmittelallergiker

ZUTATEN

- 1 kg Tarowurzeln
- 2 l Wasser
- 1 TL Salz

ZUBEREITUNG

Knolle mit Handschuhen waschen und schälen. In einem Topf mit Wasser aufkochen, abseihen und erneut mit frischem Wasser aufkochen. Etwa 45 Minuten köcheln lassen.

Die Wurzeln mit einer Gabel anstechen, um zu sehen, ob sie weich sind. Danach abseihen und abkühlen lassen.

Nun mit einem Kartoffelstampfer zu Brei stoßen und so viel an Wasser zugeben, bis eine cremige Konsistenz entsteht. Mit Salz abschmecken.

Tarowurzel, gebraten

verdauungsregulierend

ZUTATEN

- Tarowurzeln
- Butter
- Wasser

ZUBEREITUNG

Nach dem Schälen in Wasser aufkochen, abseihen und in frischem Wasser erneut aufkochen, danach sieden lassen, bis die Wurzel weich ist.

Nach dem Abseihen in einer Pfanne mit Butter anbraten.

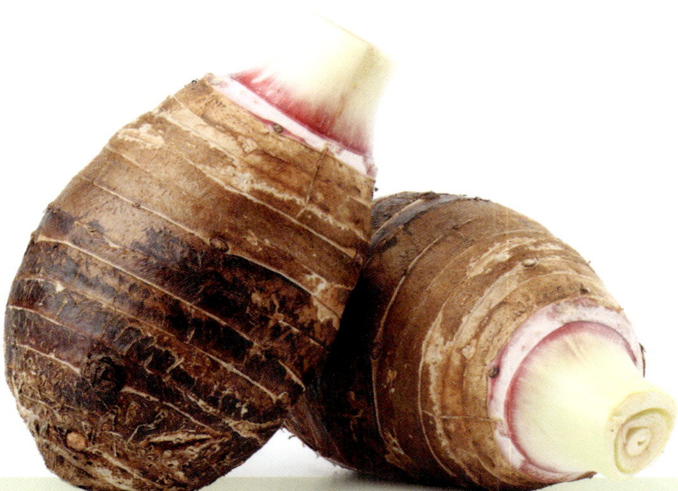

Tarowurzel-Brei

Diätnahrung, verdauungsregulierend

ZUTATEN

- 500 g Tarowurzeln
- Wasser
- 80 g Zucker
- 50 g Butter
- 50 ml Milch (auch Hafermilch, Mandelmilch)

ZUBEREITUNG

Knollen mit Handschuhen waschen und schälen. Mit Wasser aufkochen, abseihen und erneut mit frischem Wasser aufkochen. Nach 45 Minuten mit einer Gabel anstechen, um zu überprüfen, ob sie weich sind. Sobald sie weich sind, abseihen.

Die heißen Knollen in eine Schüssel geben, Butter, Milch, Zucker und Milch dazu und mit dem Kartoffelstampfer zu einer breiigen Masse stoßen.

Diese Masse in eine Pfanne geben und bei mittlerer Hitze leicht anbraten, damit die Feuchtigkeit entweicht.

Währenddessen kräftig umrühren, vom Herd nehmen und etwas abkühlen lassen. Danach daraus Kügelchen formen.

Tarowurzel-Mehl

als Mehlersatz

ZUTATEN

- Tarowurzeln

ZUBEREITUNG

Frische Taro-Knollen von den Schalen befreien. Dabei Handschuhe tragen, da rohe Taro Hautreizungen verursachen kann, sie enthält nadelförmige Kalziumoxalat-Kristalle. Die Knollen in dünne Scheiben oder Streifen schneiden oder raspeln, um die Trocknung zu erleichtern. Um Enzyme zu deaktivieren und die Haltbarkeit zu verbessern, kann Taro vor dem Trocknen kurz blanchiert werden (1–2 Minuten in heißem Wasser oder Dampf).

Die Stücke werden schonend getrocknet – traditionell in der Sonne (mehrere Tage) oder moderner in einem Dörrgerät bzw. Ofen bei ca. 50–60 Grad, bis sie vollständig durchgetrocknet sind. Dann in einer Mühle, einem Mixer oder einer Kaffeemühle zu feinem Pulver vermahlen. Das Pulver wird luftdicht in einem trockenen, dunklen Gefäß kühl gelagert. Es hält mehrere Monate.

ANWENDUNG

Zur schnellen Zubereitung von Poi, als glutenfreie Stärke- oder Mehlalternative. In Süßspeisen wie Kuchen, Eiscreme, Bubble-Tea (v. a. im asiatischen Raum beliebt), in Suppen, Breien oder Babynahrung. Als Bindemittel oder *Superfood-Zusatz* in Smoothies.

Taro-Mehl, obwohl aus rohen Knollen gemacht, ist ungiftig, weil durch Trocknung, Hitze und Vermahlung die giftigen Inhaltsstoffe entweder zerstört oder so weit reduziert werden, dass sie keine Gefahr mehr darstellen. Die Trocknung verändert die Struktur der Kalziumoxalat-Kristalle und zerstört Enzyme, die die Freisetzung von reizenden Stoffen fördern, gleichzeitig reduziert sich der Gehalt an freier Oxalsäure. Die mechanische Zerstörung der Zellstrukturen und Kristallansammlungen verringert ebenfalls das Reizpotenzial.

Tausendgüldenkraut *Centaurium erythraea*
– bei Blähungen, Völlegefühl, Parasiten

Erdgalle gehoben zur Morgen- und zur Abendröte, Ungeziefer in deinem Körper töte.

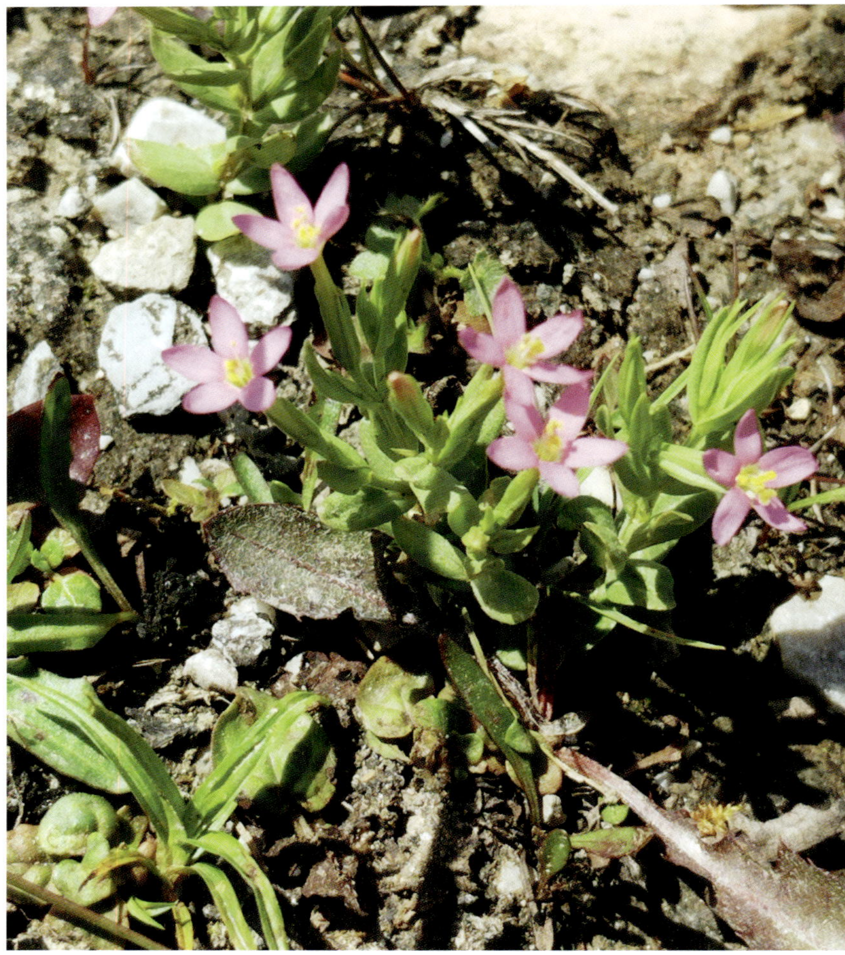

AUSSEHEN PFLANZE / WURZEL

Das zarte, eher unscheinbare Pflänzchen wird 15 bis 50 cm hoch, hat glatte, gegenständige Blätter und kleine sternförmige rosa bis purpurne Blüten.

Die Pfahlwurzel der ein-, manchmal auch zweijährigen Pflanze ist kurz und braun, mit wenigen Verästelungen.

ERNTE

Nur wenn man die Pflanze im Garten hat, kann die Wurzel gegraben werden. Sie steht mittlerweile auf der Roten Liste der bedrohten Arten.

Die günstigste Zeit ist die Morgen- oder Abenddämmerung von Oktober bis November.

Volksnamen	Fieberkraut, Apothekerblume, Erdgalle, Gottesgnadenkraut, Allerweltsheil
Pflanzenfamilie	Enziangewächse (*Gentianaceae*)
Standort	Das Tausendgüldenkraut wächst auf sonnigen Wiesen, in lichten Wäldern oder auf Weiden. Es liebt kalkhaltige, durchlässige Böden.
Inhaltsstoffe und Eigenschaften	Bitterstoffe (fördern Speichel- und Magensaftproduktion, fiebersenkend, stärken Abwehrkräfte)
Geschmack	ausgeprägt bitter
Verwechslungsmöglichkeiten	mit anderen Tausendgüldenkräutern, alle unbedenklich, keines darf aus der Natur entfernt werden!
Interessantes	-
Verwendungsart	Tee, Tinktur, Wurzelpulver, Wurzelwein

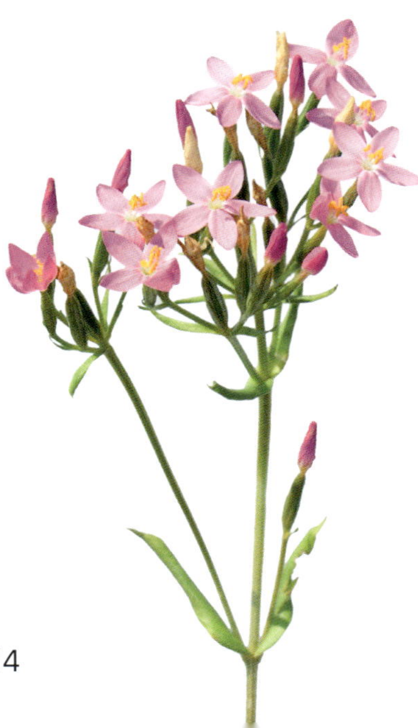

Die verschwundene Wurzel

Das liebliche Pflänzchen mit den zartrosa Blüten war unseren Voreltern ein treuer und helfender Wegbegleiter. Ihre Wurzel wurde gerade bei hoffnungslosen Erkrankungen von Leber, Bauchspeicheldrüse oder bei Gallensteinproblemen eingesetzt und konnten so manchen Menschen noch retten. Die Wirkung der Wurzel als Abtreibungsmittel wurde unter Wurzelkundigen und Engelmacherinnen nur mündlich und hinter vorgehaltener Hand weitergegeben. Bedenkt man, welche anderen Pflanzen als Abtreibungsmittel Einsatz fanden und wie oft Frauen den Tod fanden, ist die Wurzel des Tausendgüldenkrautes eines der harmloseren Mittel gewesen. Bei Parasitenbefall im Körper, vor allem bei hartnäckigen Parasiten, brachte ein Tee aus Tausendgüldenkrautwurzel und Wermut rasch Abhilfe.

Wir haben in diesem Kapitel absichtlich nur die Pflanze fotografiert und kein Foto der Wurzel gemacht, da Tausendgüldenkraut eine höchst gefährdete Pflanze ist. Sind die Pflanzen verschwunden, vergessen wir auch die Rezepturen, welche damit verbunden sind. Wenn jeder Mensch, der dieses Kapitel liest und einen Garten oder einen Balkon hat, sich Samen bestellt und Tausendgüldenkraut wachsen und absamen lässt, so können wir gemeinsam einen Beitrag zum Arterhalt leisten, gleichzeitig ihre Wirkung nutzen und ihre Rezepturen erhalten.

In der Homöopathie wird *Centaurium erythraea* bei akuten und chronischen Verdauungsbeschwerden eingesetzt.

VOLKSHEILKUNDE

Tausendgüldenkrautwurzel war eines der *unproblematischen* Abtreibungsmittel, wurde bei allen möglichen Verdauungsstörungen, von Magenschwäche bis Appetitlosigkeit, Völlegefühl, Bauchspeicheldrüsenproblemen, Unwohlsein, Blähungen bis hin zur Unterstützung, wenn verdorbenes Essen verspeist wurde, eingesetzt.

Bei Eiterungen im Mundraum oder Zahnschmerzen kaute man ein Wurzelstück oder steckte es zwischen schmerzende Zähne.

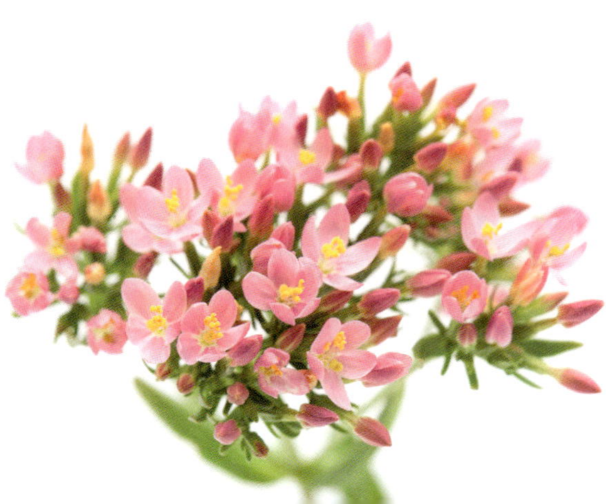

Tausendgüldenkrautwurzel-Tee

bei Appetitlosigkeit, Magenschwäche, Blähungen, Verdauungsproblemen

ZUTATEN

- 1 TL Wurzelstücke
- 250 ml Wasser

ZUBEREITUNG

Frische oder getrocknete Wurzelstücke mit kaltem Wasser übergießen und 8 bis 10 Stunden abgedeckt rasten lassen, danach abseihen.

ANWENDUNG

Bei Bedarf schluckweise trinken.

Tausendgüldenkrautwurzel-Tinktur

bei Problemen mit Leber, Galle, Bauchspeicheldrüse

ZUTATEN

- 2 EL Wurzelstücke
- 500 ml hochprozentiger Alkohol (Brand, Weingeist)

ZUBEREITUNG

Frische oder getrocknete, grob geschnittene Wurzelstücke mit dem Alkohol übergießen und zugedeckt für 4 Wochen kühl und dunkel rasten lassen, täglich 1 Mal schütteln.

Danach abseihen und in kleine Fläschchen mit Tropfer füllen.

ANWENDUNG

15 Tropfen in 250 ml Wasser oder Tee einnehmen.

Tausendgüldenkrautwurzel-Wein

verdauungsanregend, bei Parasiten im Körper

ZUTATEN

- 5 g getrocknete Wurzel
- 1 l Weißwein

ZUBEREITUNG

Wurzeln mit dem Weißwein 10 Minuten sieden lassen – dabei soll der Wein Bläschen bilden, aber nicht wallend kochen. Danach abseihen und in Flaschen füllen.

ANWENDUNG

Täglich 3 Esslöffel für 2 Wochen einnehmen.

Teufelskralle *Phyteuma spicatum* – *die entspannende Speisewurzel*

Rapunzelwurz gegessen als Brei, für gereizte Menschen beruhigend sei.

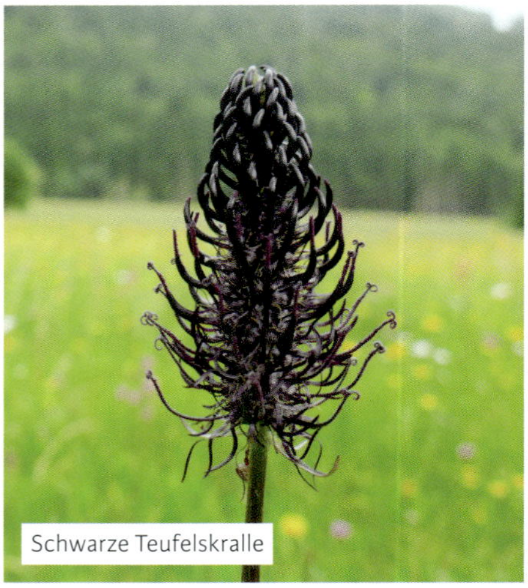
Schwarze Teufelskralle

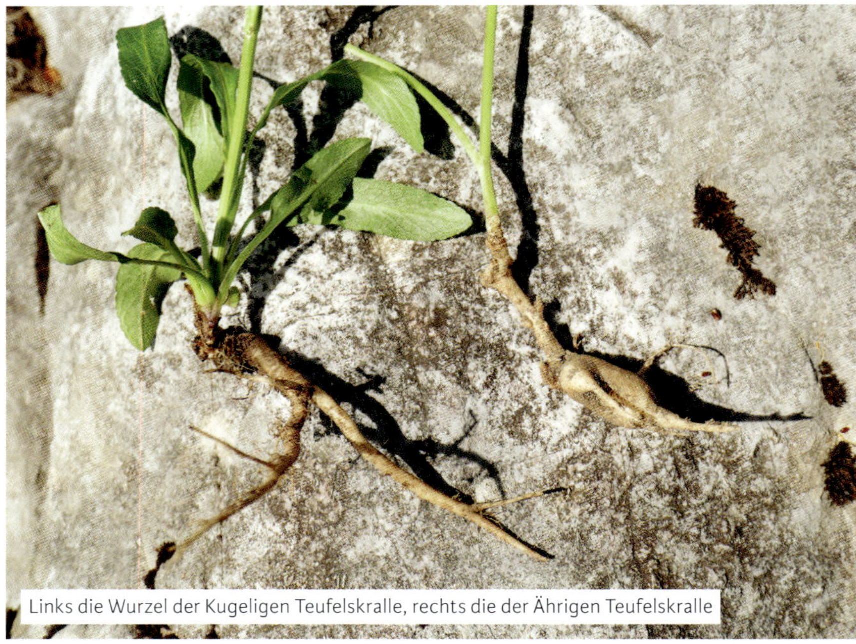
Links die Wurzel der Kugeligen Teufelskralle, rechts die der Ährigen Teufelskralle

Volksnamen	Ährige Teufelskralle, Weiße Teufelskralle, Ährige Rapunzel, Rapunzel
Pflanzenfamilie	Glockenblumengewächse (*Campanulaceae*)
Standort	Die Teufelskralle wächst auf Bergwiesen, an Waldrändern und in hellen Laubwäldern. Sie verträgt keinerlei Düngung und gedeiht nur an Plätzen, die selten gemäht werden.
Inhaltsstoffe und Eigenschaften	Kalium (reguliert Blutdruck, Wasserhaushalt und Säure-Basen-Haushalt, wichtig für Nerven- und Muskelfunktion), Magnesium (Stabilität für Knochen und Zähne, wichtig für Muskeln sowie für die Nervenentspannung), Eisen (wichtig für den Sauerstofftransport, für Krafthaushalt, Bildung roter Blutkörperchen). Die Inhaltsstoffe sind noch wenig erforscht.
Geschmack	Würzig-scharf, etwas nach Pfeffer – schält man die Wurzelrinde ab oder kocht sie in Salzwasser, schmeckt sie lieblich-würzig.
Verwechslungsmöglichkeiten	Schwarze Teufelskralle (*Phyteuma nigrum*), es gibt 26 heimische Teufelskrallenarten, es können alle verwendet werden
Interessantes	Neben der europäischen Teufelskralle gibt es auch die afrikanische Teufelskralle (*Harpagophytum procumbens*). Diese ist durch ihre Verwendung in schmerzlindernden Salben für uns bekannter als unsere heimische Teufelskralle. Bis vor ein paar Jahren war die afrikanische Teufelskralle Bestandteil vieler Schmerzsalben. Bei den wissenschaftlichen Untersuchungen ihrer Inhaltsstoffe konnte jedoch kein schmerzlindernder Wirkstoff festgestellt werden. So entschied die Europäische Arzneimittelagentur, dass ihre Verwendung zur Schmerzlinderung *zwar in langjähriger Praxis gezeigt wäre, jedoch wissenschaftlich nicht ausreichend genug belegt sei, dass sie die Verwendung befürworten könnte*. Die afrikanische Teufelskralle wurde als *Wurzel der Heilung* als Talisman getragen. Sie gilt bei den Einheimischen in Afrika seit jeher als Mittel gegen vielerlei Beschwerden. Ob bei Rheuma, Arthritis, Leber-, Gallenproblemen, Fieber oder Bluterkrankungen, Hauterkrankungen oder chronischen Gelenkerkrankungen wurde sie als entzündungshemmende, schmerzlindernde, abschwellende Wurzel eingesetzt.
Verwendungsart	Speisewurzel, Wurzelbrei, Salbe

Unerklärbare Wirkungsweisen

Wie bei der Teufelskralle lassen sich manche Wirkungen von Heilpflanzen aus wissenschaftlicher Sicht nicht allein durch ihre bekannten Inhaltsstoffe erklären. Wer sich intensiver mit Pflanzen und ihren Anwendungen beschäftigt, stößt immer wieder auf dieses Phänomen. So zeigen wissenschaftliche Untersuchungen etwa beim Huflattich, dass er zwar bedenkliche Inhaltsstoffe enthält – in der Volksheilkunde jedoch wird er seit jeher erfolgreich angewendet, ohne dass jene typischen Begleiterscheinungen auftreten, die die Inhaltsstoffe theoretisch verursachen müssten.

Solche Unterschiede ergeben sich vermutlich aus dem komplexen Zusammenspiel der Vielzahl an Stoffen, die in einer Pflanze enthalten sind. Eine Heilpflanze kann 20, 30, 40 oder noch mehr Einzelsubstanzen enthalten. Während die Wirkung vieler isolierter Inhaltsstoffe heute gut erforscht ist, bereitet uns gerade ihr Zusammenspiel erhebliche Schwierigkeiten im wissenschaftlichen Nachweis.

Ein Beispiel ist die Afrikanische Teufelskralle bei Arthrose: Aus der praktischen Erfahrung wissen wir, dass sie schmerzlindernd wirkt – doch es lässt sich kein einzelner Wirkstoff benennen, der diese Wirkung eindeutig erklären würde.

Hier stoßen wir an die Grenzen unserer naturwissenschaftlichen Methoden. Was uns fehlt, sind belastbare Belege für die Wirkmechanismen im Verbund der Stoffe. Doch hier kann das Vertrauen in die lange Geschichte menschlicher Erfahrung eine Brücke schlagen. Seit rund zwei Millionen Jahren greift der Mensch auf Pflanzenwissen zurück. Und über viele Generationen hinweg wurden nur jene Hausmittel weitergegeben, die tatsächlich geholfen haben.

Dieses überlieferte, *ausgesiebte* Wissen ist das wertvolle Kulturgut der Volksmedizin. Es darf von uns weitergetragen, behutsam verändert und an kommende Generationen weitergegeben werden. So wird die Afrikanische Teufelskralle seit vielen Generationen erfolgreich zur Linderung von Gelenkschmerzen bei Arthritis eingesetzt – auch wenn wir ihre genaue Wirkweise (noch) nicht erklären können. Und doch: Sie wirkt. Auch ohne Erklärung.

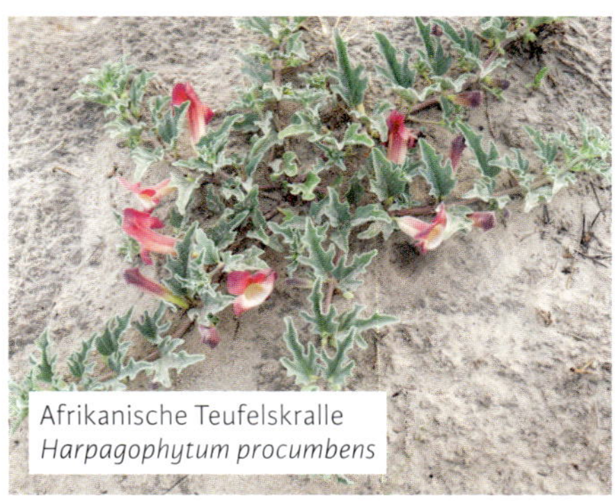

Afrikanische Teufelskralle
Harpagophytum procumbens

VOLKSHEILKUNDE

Die Teufelskralle wird bis heute manchmal als Nahrungsquelle genutzt – besonders ihre fleischige, sättigende Wurzel. Wandersleute gruben sie früher unterwegs aus, wischten die Erde ab, schälten die äußere Rinde und verzehrten sie frisch. Aufgrund ihres hohen Wassergehalts stillte sie nicht nur den Hunger, sondern auch den Durst.

Zur äußeren Anwendung bereitet man aus der frischen Wurzel mit etwas Wasser einen Brei, der bei Hautwucherungen oder trockenen, schuppenden Ausschlägen auf die betroffenen Stellen aufgetragen wird. Mancherorts stellte man eine Salbe mit Schweineschmalz daraus her. In einigen Gegenden wird die Wurzel zudem als schützendes Räuchermittel verwendet.

Danke an Christian Herold, FNL-Kräuterkollege und Pfanzenfreund, für die Bilder.

AUSSEHEN PFLANZE / WURZEL

Die Teufelskralle wird etwa 40 bis 80 cm hoch und ist eine mehrjährige Pflanze mit herzförmigen, manchmal dunkel gefleckten, gezähnten Grundblättern und länglichen Stängelblättern. Ihr Blütenstand ist ährig, ihre Blütenfarbe weiß, gelblich, selten bläulich.

Sie hat eine kräftige, fleischige, außen braune, innenseitig beige bis weißliche Pfahlwurzel. Durch die tiefen Wurzeln kann die Pflanze lange Trockenperioden gut überdauern.

ERNTE

September bis November

Mit einem Spaten *sticht* man zwischen September und November ein Stück der langen Pfahlwurzel heraus. So kann die im Erdreich verbleibende Wurzel wieder nachwachsen. Die Wurzel mit einer Bürste gründlich vom Erdreich reinigen.

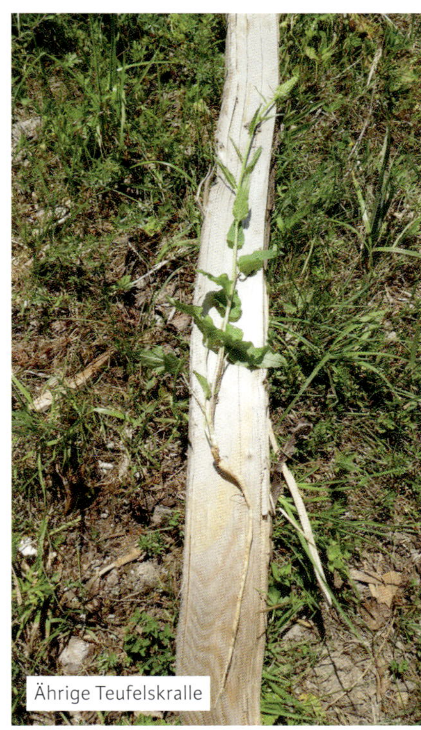

Ährige Teufelskralle

Teufelskrallenwurzel-Tee, Afrikanische

bei Blähungen, Gelenkschmerzen, Rheuma, Arthrose

ZUTATEN

- 1 TL Wurzeln (der Afrikanischen Teufelskralle)
- 250 ml Wasser

ZUBEREITUNG

Die getrockneten Wurzelstücke (aus der Apotheke) mit kaltem Wasser übergießen und aufkochen lassen, den Herd auf halbe Hitze zurückschalten und für 15 Minuten zugedeckt ziehen lassen, danach abseihen.

ANWENDUNG

Täglich 2 Tassen trinken.

Teufelskrallenwurzel-Ölwickel, Afrikanische

bei Rheuma, Arthritis, Gelenkschmerzen, Muskelkater, Muskelschmerzen

ZUTATEN

- 3 EL Wurzeln (der Afrikanischen Teufelskralle)
- 250 ml Olivenöl (oder Sonnenblumenöl, Leinöl)

ZUBEREITUNG

Die getrockneten Wurzelstücke mit dem Öl in einen Kochtopf geben und am Herd auf 40 bis 45 Grad erwärmen, für 20 Minuten auf dieser Temperatur halten (Thermometer), danach den Herd abschalten. Den Topf stehen lassen, bis die Herdplatte ausgekühlt ist. Das Öl abseihen und in Flaschen dunkel lagern.

ANWENDUNG

Ein Leinentuch im Backofen erwärmen, ein wenig vom Öl darauf geben und dies auf die betroffenen Gelenke legen.

Je nach Bedarf wiederholen.

Teufelskrallenwurzel-Suppe

kräftigend und beruhigend

ZUTATEN

- 30 g frisch geriebene Teufelskrallenwurzel
- 1 mittelgroße Zwiebel
- 1 EL milder Apfelessig
- ½ TL Zitronensaft
- 3 mittelgroße, mehlige Erdäpfel
- 1 l Gemüsesuppe
- 3 EL Sauerrahm
- Salz, Pfeffer, Muskat
- 1 Lorbeerblatt
- etwas Butter oder Öl

ZUBEREITUNG

Zwiebel und Kartoffeln schälen, kleinwürfelig schneiden. In einen Kochtopf etwas Butter oder Öl geben, die Zwiebelstücke leicht anschwitzen, die Kartoffelstücke zugeben, ebenfalls kurz anschwitzen und mit dem Essig ablöschen.

Suppenwasser aufgießen und Lorbeerblatt hinzugeben. Nun für 20 bis 25 Minuten leicht köcheln lassen, bis die Erdäpfel weich sind. Einstweilen die Teufelskrallenwurzel schälen (die braune Außenrinde der Wurzel ist fasriger und schärfer als ihr weißer Wurzelinnenteil). Die Wurzel mit der Küchenreibe fein reiben. Nach dem Reiben sofort ein wenig Zitronensaft darüber träufeln, damit die Wurzelstücke nicht braun werden.

Den Topf vom Herd nehmen, 3 bis 4 Minuten stehen lassen, damit die Suppe etwas abkühlt, danach Sauerrahm, Salz, Pfeffer und Muskat hinzugeben und mit dem Mixer fein pürieren.

Die Wurzelstücke hinzugeben, erneut pürieren, abschmecken und servieren.

ANWENDUNG

Bei körperlicher Ausgezehrtheit, Müdigkeit, bei Kraftlosigkeit hilft diese Suppe, wieder zu Kräften zu kommen.

Teufelskrallenwurzel-Püree

besänftigt das Gemüt

ZUTATEN

- 2 frische Wurzeln
- 450 g mehlige Kartoffeln
- 120 ml Milch
- 1 EL Butter,
- Salz, Pfeffer, Muskat

ZUBEREITUNG

Kartoffeln waschen, schälen, in grobe Stücke schneiden und in wenig Salzwasser zugedeckt aufkochen lassen.

Einstweilen die Teufelskrallenwurzel reinigen, schälen, in kleine Stücke schneiden und zu den Erdäpfeln hinzugeben. Für ca. 15 bis 20 Minuten abgedeckt kochen lassen.

Danach den Deckel abnehmen, Herd abschalten und weitere 10 Minuten auf der heißen Platte (Restwärme) stehen lassen.

Milch, Butter, Salz, Pfeffer und geriebene Muskatnuss in einem Topf am Herd aufkochen.

Kartoffeln und Teufelskralle mit dem Schneebesen zu einem Brei verrühren, die heiße Milchgewürzmischung unterrühren.

ANWENDUNG

Wirkt nervenberuhigend.

Gerade wenn Personen sehr angespannt sind, ist diese Speise eine gute Unterstützung.

Teufelskrallenwurzel-Räucherung

reinigend, schützend, stärkt Abwehrkräfte, hilft dem gekränkten, traurigen Inneren seine Gefühle zeigen zu können

ZUTATEN

- getrocknete Wurzelstücke

ANWENDUNG

Siehe Räucheranleitung auf Seite 23.

Topinambur *Helianthus tuberosus*
– die Knolle gegen Heißhunger, Diabetikerkartoffel

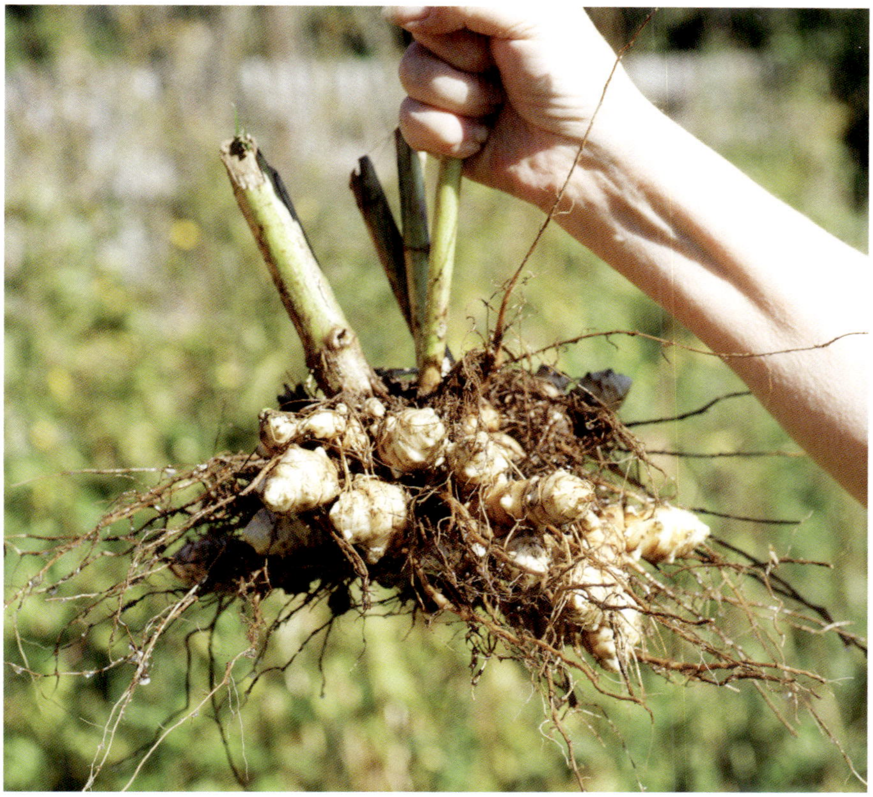

Erdbirn gehoben frisch,
sättigt alle Esser am Tisch.

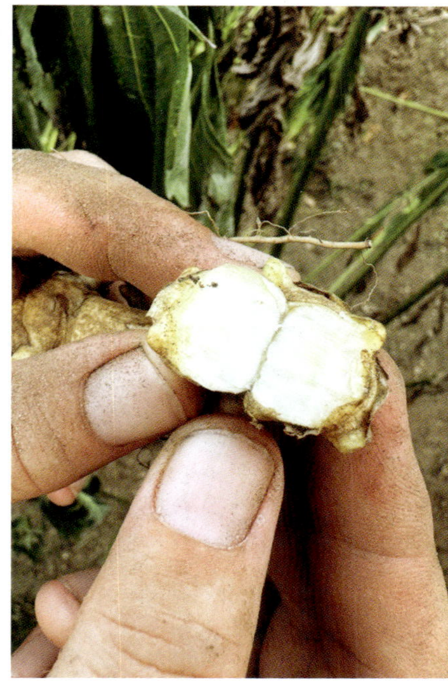

Volksnamen	Erdbirne, Erdartischocke, Sonnenblumenwurzel, Indianerkartoffel, Rosskartoffel, Kartüffel
Pflanzenfamilie	Korbblütler (*Asteraceae*)
Standort	Die Pflanze stammt ursprünglich aus Nordamerika und wächst in Europa auf Feldern oder in Gärten. Sie liebt Halbschatten, verträgt auch Sonne und braucht leicht sandige Böden. In nährstoffreichen Böden entwickelt sie eine größere Anzahl Knollen, in nährstoffarmen Böden eine geringere Menge und kleinere Exemplare. Sie verträgt Temperaturen bis –25 Grad, ist also absolut winterhart.
Inhaltsstoffe und Eigenschaften	Kalium (entwässernd, wichtig für Blutdruckregulierung, Herzfunktion, Transport von Nervenimpulsen, Säure-Basen-Haushalt), Polyphenole (krebshemmend), Inulin (eine Süße, die nicht verdaut wird und daher für Diabetiker geeignet ist, erhöht die Stuhlfrequenz, unterstützt Wachstum guter Darmkulturen, stärkt Immunsystem, blutzuckersenkend, Energielieferant), Kieselsäure (verbessert Elastizität von Haut und Blutgefäßen, wichtig für Haare, Haut, Nägel und Bindegewebe), Thiamin (Vitamin B1, ist Kohlenhydrattransporter für Nerven- und Gehirnzellen)
Geschmack	nussig, erdig, süß – wie eine Artischocke mit Nussaroma und Maroninote
Verwechslungsmöglichkeiten	Schlitzblättriger Sonnenhut (*Rudbeckia laciniata*) unbedenklich, Stauden-Sonnenblumen (*Helianthus*) unbedenklich
Interessantes	Wird die Wurzelknolle geröstet, schmeckt sie noch nussiger. Topinambur ist nach der Ernte nicht lange lagerfähig.
Verwendungsart	Wurzelpulver, als Speise, Tinktur

AUSSEHEN PFLANZE / WURZEL

Topinambur ist eine mehrjährige Staude, die sehr hoch werden kann. Sie hat eiförmige, rau behaarte Blätter und einen runden, rau behaarten Stängel, der sich im oberen Teil verzweigt. Die Blüte sieht der Sonnenblumenblüte ähnlich, mit sonnengelben Zungenblüten.

Im verzweigten Wurzelsystem entwickeln sich Wurzelknollen, das sind die essbaren Teile. Eine Pflanze kann bis 30 Wurzelknollen an ihren Wurzelverzweigungen haben. Die Wurzelknollen können äußerlich hellbraun, jedoch je nach Sorte auch violett, weißlich oder dunkelbraun sein. Das Innere der Knollen ist immer weiß. Die Form kann von oval, rundlich bis länglich-buckelig-gekrümmt sein.

ERNTE

Die Wurzeln könnten ganzjährig gegraben werden. Der Inulingehalt ist jedoch im Oktober und November höher. Sie ist schlecht lagerfähig, daher immer kleine Mengen ausgraben. Damit der Boden nicht zufriert und die Wurzelknolle auch im Winter gegraben werden kann, empfiehlt es sich, Stroh oder Laub auf die Erde rund um die Pflanze anzuhäufen. Sobald die Blätter braun werden, haben die Wurzeln einen guten Inulingehalt und die Ernte kann beginnen.

Die Knolle hat eine dünne Schale, wird diese beim Ausgraben verletzt, wird sie schnell braun. Rasch Zitronensaft darauf träufeln, dann bleibt sie weiß. Entweder zieht man die Topinamburpflanze zur Gänze vorsichtig aus der Erde, nimmt die Knollen aus dem Wurzelgeflecht oder man gräbt sie mit einer Grabegabel aus. Aus den verbleibenden Knollen entstehen neue Pflanzen.

Wie die Topinambur zu ihrem Namen kam

Es ist immer wieder spannend, wie Pflanzen zu ihren Namen kommen. Manchmal verrät er uns etwas über Geschmack oder Wirkung – wie beim Sauerklee, dessen säuerlicher Geschmack bereits im Namen steckt, oder beim Lungenkraut, das als Heilkraut für die Lunge bekannt ist. Es gibt auch Beispiele aus der Tierwelt, wie den kräftigen Laufkäfer *Agra schwarzeneggeri*, benannt nach Arnold Schwarzenegger. Oder das Frühlings-Adonisröschen, dessen Name schon auf die Jahreszeit seines Erscheinens hinweist.

Und dann gibt es Namen, deren Herkunft eher kurios anmutet – wie bei der Topinambur.

Im 17. Jahrhundert gelangte diese ungewöhnliche Knolle aus Nord- und Mittelamerika nach Europa. Französische Seefahrer brachten sie als neu entdeckte Pflanze nach Paris. Ihr Geschmack, der an Artischocken erinnert, und ihre exotische Herkunft machten sie in den Kreisen des Adels schnell zur Delikatesse. Zur gleichen Zeit brachte ein französischer Forscher eine Gruppe brasilianischer Ureinwohner vom Stamm der *Tupinambá* nach Paris. Diesem Volk wurde Kannibalismus nachgesagt und ihre auffälligen rituellen Tänze sorgten für Aufsehen in der Pariser Öffentlichkeit.

Die Zuschauer waren so beeindruckt von der Darbietung, dass sie kurzerhand den Namen des fremdartigen Stammes auf die ebenso fremdartige Knolle übertrugen – obwohl der Tupinambá-Stamm selbst keinerlei Verbindung zu dieser Pflanze hatte. Der Name Topinambur blieb dennoch bestehen – bis heute.

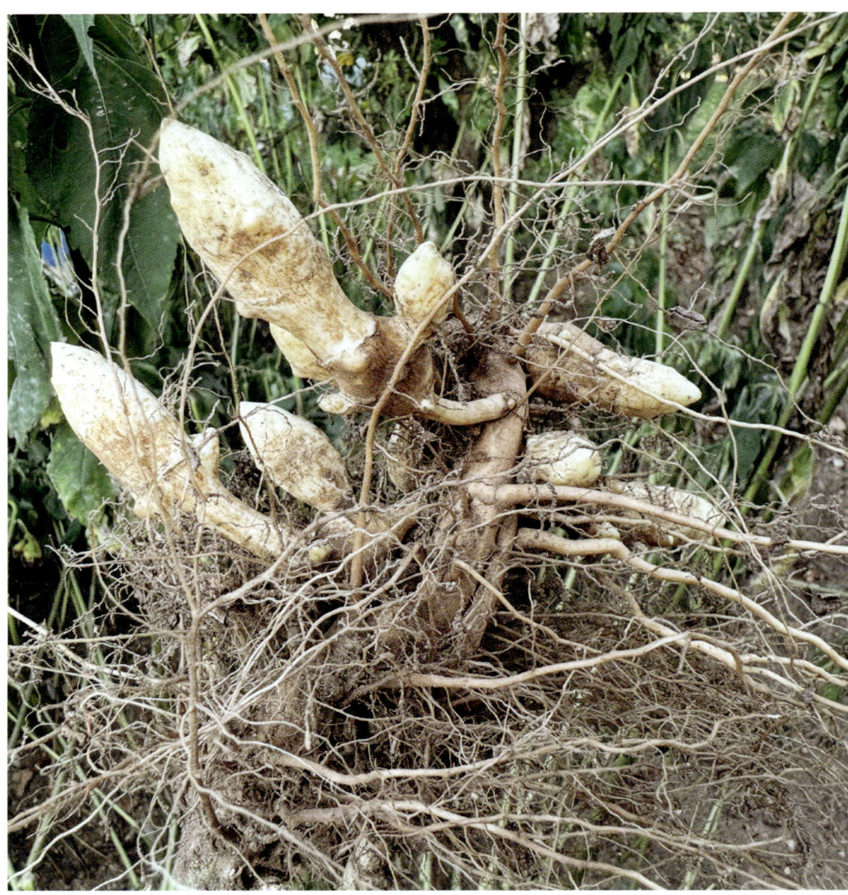

VOLKSHEILKUNDE

Die Topinambur ist nicht nur eine nahrhafte Wurzelpflanze, sondern auch von volksmedizinischem Interesse. In der Überlieferung nordamerikanischer Ureinwohner galten Topinamburknollen – sogenannte Erdbirnen – als Traumboten: Erschienen sie in Träumen, wiesen sie auf notwendige Veränderungen im Lebensumfeld hin. Eine üppige Blüte hingegen galt als schlechtes Omen. Denn eine starke Blüte bedeutete im Herbst meist kleinere und weniger Knollen – und damit eine magere Ernte. Daraus entstand der Glaube von der *üppigen Topinamburblüte als Unglücksbote*. Auch in Europa erzählte man sich, dass auf eine reiche Blüte ein strenger Winter folge.

Topinambur ist ein sättigendes Nahrungsmittel, kann aber bei empfindlichen Menschen Blähungen verursachen – was für das Umfeld mitunter weniger angenehm ist. Im 17. Jahrhundert trat sie ihren kulinarischen Siegeszug über Frankreich durch ganz Mitteleuropa an. 1726 berichtete der englische Botaniker William Townsend, die Knolle eigne sich hervorragend als Beilage zum Weihnachtsessen. Doch nur wenige Jahrzehnte später wurde sie von der besser lagerfähigen Kartoffel verdrängt, deren dickere Schale sie widerstandsfähiger machte.

Topinambur wurde fortan zunehmend als Tierfutter für Pferde und Schweine verwendet. In Notzeiten, Kriegen oder bei schlechten Ernten erinnerte man sich wieder an ihre Vorzüge – sie war nahrhaft, reichlich vorhanden und half vielen Menschen über schwere Zeiten hinweg. Dennoch blieb ihr in der Folgezeit der Ruf als *Notnahrung* erhalten, und sie verschwand weitgehend aus der menschlichen Ernährung.

Heute jedoch erlebt sie eine Renaissance – insbesondere bei Menschen mit Problemen der Bauchspeicheldrüse. Auch bei rheumatischen Beschwerden, Haut- und Verdauungsproblemen oder bei Erschöpfungszuständen wird sie als Nahrungsmittel oder in Form von Tinkturen geschätzt. Sie ist eine wertvolle Diätnahrung, kann getrocknet gekaut als Hungerstiller dienen und wurde von den Indianern roh gegessen, um Kälteempfinden zu lindern.

Medizinisch wirkt Topinambur cholesterinsenkend, harntreibend, appetithemmend und hilft, das Darmmilieu zu regulieren. Bei Altersdiabetes wurde früher ein verdünnter Saft aus der Wurzel getrunken.

In der deutschen Stadt Baden wird aus der Topinamburwurzel ein aromatischer Branntwein namens *Rossler* gebrannt – eine Erinnerung, dass sie einst Pferdefutter war. Kulinarisch ist sie vielseitig einsetzbar: als Püree, Rohkostsalat, Cremesuppe, Chips, Gemüseauflauf, Gratin, Sauce oder Wurzelpulver zum Binden und Süßen. Sie kann gekocht, gebraten, frittiert, gebacken, gegrillt oder roh verzehrt werden. Die Franzosen gewinnen aus ihr sogar Biotreibstoff.

Maximilian-Sonnenblume

Ein enger Verwandter von Sonnenblume (*Helianthus annuus*) und Topinambur (*Helianthus tuberosus*). Die Maximilian-Sonnenblume (*Helianthus maximiliani*) ist eine mehrjährige, nordamerikanische Wildpflanze aus der Gattung der Sonnenblumen. Während Topinambur als essbare Knolle Aufmerksamkeit erhält, sind viele ihrer *Geschwisterpflanzen* mit ähnlichen Eigenschaften in Vergessenheit geraten.

Die Maximilian-Sonnenblume bildet unterirdisch essbare Wurzelknollen, die früher in der nordamerikanischen Prärie – besonders bei indigenen Völkern – geschätzt wurden. Ihr Geschmack ist mild, leicht süßlich, mit einer blumig-nussigen Note. Im Gegensatz zur Kartoffel besitzen diese Knollen jedoch nur eine sehr dünne Schale, was sie weniger lagerfähig macht.

Blütezeit ist der Spätsommer bis Herbst, die Erntezeit der Knollen beginnt nach dem Abblühen. Die Knollen entstehen nicht wie bei Kartoffeln an den Wurzeln, sondern an unterirdischen Rhizomen, ähnlich wie bei Topinambur. Die Pflanze ist winterhart und treibt im Frühling wieder aus – ein idealer Kandidat für den essbaren Dauergarten. Die Inhaltsstoffe sind ähnlich wie bei Topinambur.

Volksheilkunde

Ist wie Topinambur blutzuckerregulierend, denn das Inulin wirkt blutzuckersenkend. Die Knollen unterstützen die Darmflora und fördern gesunde Bakterien (z. B. Bifidobakterien). Am besten frisch verwenden, da die Knollen nicht lange lagerfähig sind. Ideal für den späten Herbst und Winteranfang als Püree oder Gnocchi-Grundlage, in Suppen oder Eintöpfen, gekocht, gebraten oder im Ofen geröstet und roh geraspelt im Salat (leicht süßlich und knackig).

Die Maximilian-Sonnenblume ist nicht nur eine schöne und nützliche Gartenpflanze, sondern auch eine alte Nahrungspflanze mit medizinischem Potenzial – besonders bei Verdauungsbeschwerden und Stoffwechselproblemen.

Bei der einjährigen Sonnenblume, die bei uns feldmäßig angebaut wird, fehlen die essbaren Wurzelknollen der mehrjährigen Schwester. Aber auch sie ist ernährungsphysiologisch hochinteressant – vor allem durch ihre Samen, das Öl und ihre sekundären Pflanzenstoffe in Blättern und Blüten.

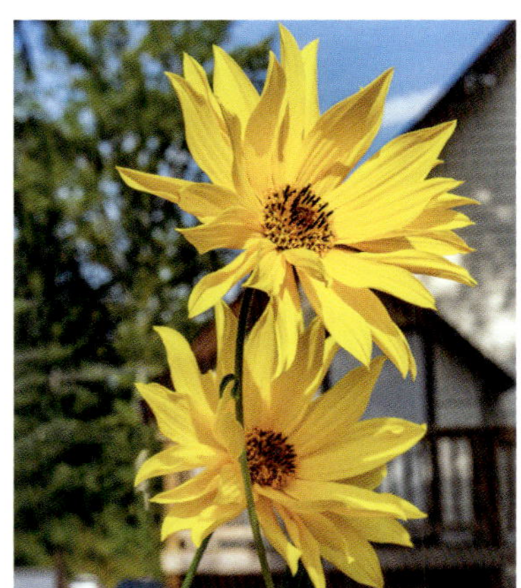

Topinamburwurzel-Salat

hungerstillend, verdauungsregulierend, bei Cholesterinproblemen

ZUTATEN

- 2 große Knollen
- 3 EL Sauerrahm
- Nüsse nach Wahl
- ½ Bio-Zitrone
- Salz, Pfeffer

ZUBEREITUNG

Schälen und in dünne Streifen schneiden oder hacken.

Die Zitrone auspressen, mit dem Saft die Streifen beträufeln, Sauerrahm und gehackte Nüsse hinzurühren.

Mit Salz und Pfeffer abschmecken.

ANWENDUNG

Dieser Rohkostsalat stillt den Hunger als Vorspeise oder zur Verdauungsregulierung.

Bei Cholesterinproblemen zur Hauptspeise essen.

Statt des Sauerrahms kann auch eine Marinade aus Essig, Öl und Wasser gemacht werden.

Topinamburwurzel-Pulver

appetithemmend, zum Soßenbinden, leichtes Süßungsmittel

ZUTATEN

- frische oder getrocknete Knollen

ZUBEREITUNG

Die Wurzelknolle möglichst klein schneiden und trocknen. Mit der Kaffeemühle, der Küchenmaschine oder einem Mörser zu feinem Pulver vermahlen.

ANWENDUNG

Das Pulver in der Küche verwenden. Zum Appetitzügeln vor der Mahlzeit 1 Teelöffel voll mit Wasser einnehmen.

Topinamburwurzel-Suppe

wärmende Suppe

ZUTATEN

- 300 g Knollen
- 200 g Kartoffeln
- 750 ml Wasser
- 1 TL Gemüsesuppenwürze (oder 750 ml Gemüsesuppe statt dem Wasser)
- Salz, Pfeffer, Muskat
- je nach Wunsch 1 EL Cognac

ZUBEREITUNG

Die Wurzelknollen schälen, klein schneiden und im Wasser aufkochen lassen.

Suppenwürze und Cognac hinzugeben und weich kochen.

Dann mit dem Pürierstab fein pürieren, mit Salz, Pfeffer, Muskat abschmecken.

ANWENDUNG

Ein wundervoll wärmendes Herbst und Wintergericht.

Topinamburwurzel-Snack

hungerstillende Knabberei

ZUTATEN

- 300 g Knollen

ZUBEREITUNG

Knollen schälen, in dünne Scheiben schneiden und im Backrohr bei 60 Grad Ober-Unterhitze oder im Dörrgerät trocknen.

ANWENDUNG

Gegen Hungergefühl einfach naschen.

Topinamburwurzel-Tinktur

bei Cholesterinproblemen, Gelenkentzündungen, Rheuma, Kraftlosigkeit

ZUTATEN

- 1 große frische Knolle
- 250 ml hochprozentiger Alkohol (Brand, Korn, Weingeist)

ZUBEREITUNG

Die Knolle mit einer Küchenreibe fein reiben, in ein Glas geben und den Alkohol darüber gießen, das Glas verschließen und für 4 Wochen dunkel stellen.

Danach durch ein möglichst feines Sieb filtern oder in das Sieb ein Tuch legen und durchseihen.

ANWENDUNG

2 bis 3 Mal täglich 15 Tropfen mit Wasser verdünnt einnehmen.

Bei Cholesterinproblemen 20 Minuten vor jeder Mahlzeit 15 Tropfen in Wasser einnehmen.

Topinamburwurzel-Brei

bei Frostbeulen, Ekzemen, Entzündungen

ZUTATEN

- 1 frische große Knolle

ZUBEREITUNG

Die Knolle schälen und in kleine Stücke schneiden, im Mörser (oder auch elektrisch) zu Brei drücken.

ANWENDUNG

Den Brei auf ein Tuch geben und die breiige Seite auf die betroffene Körperstelle legen. Ein weiteres Tuch darüber legen, 20 Minuten einwirken lassen, bei Bedarf wiederholen.

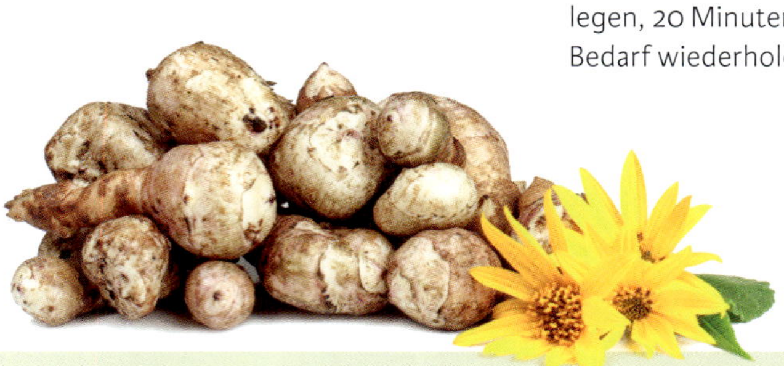

Traubensilberkerze *Cimicifuga racemosa, syn. Actaea racemosa L.* – *für die Wechseljahre, brustvergrößernd, gegen Bettwanzen*

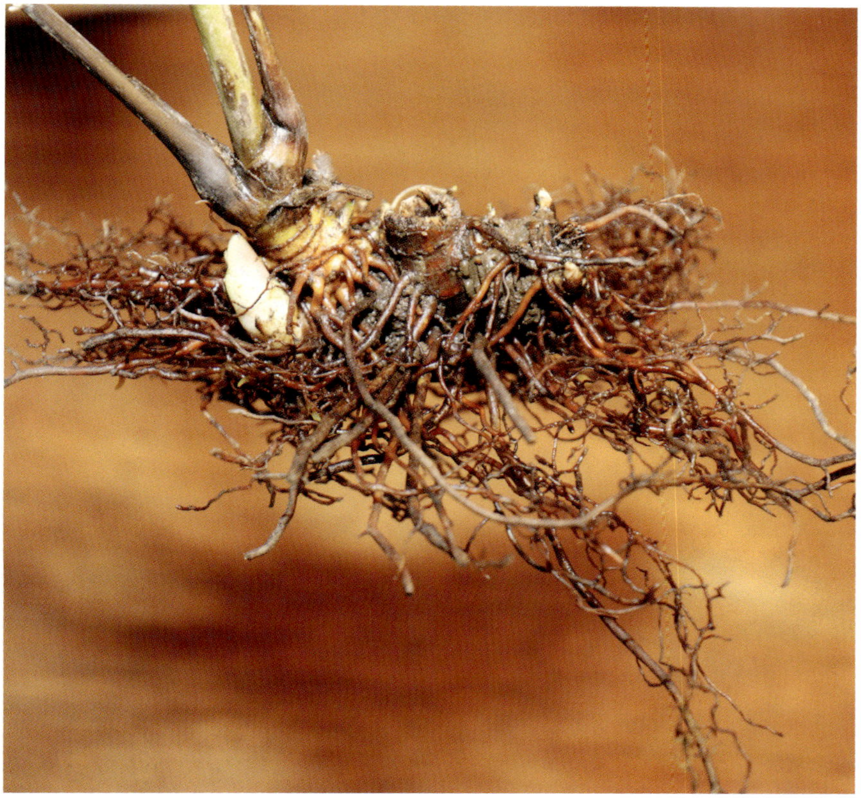

So Missmut überkommt das gebärend' Weib, Schlangenwurz erhellt ihren Leib.

AUSSEHEN PFLANZE / WURZEL

Die mehrjährige Traubensilberkerze wird zwischen 70 cm und 2 Meter hoch, ist eine *kerzenartig* wachsende Pflanze mit gezahnten Blättern und einem länglichen, rispenartigen Blütenstand mit weißen Blüten.

Der kräftige, knotige, zylindrischen Wurzelstock hat zahlreiche feine, kleine Seitenwurzeln. Die Wurzelrinde ist rötlich-braun, das Wurzelfleisch weiß bis gelblichweiß.

ERNTE

Sobald im Herbst die Samen abgefallen sind, beginnt die Ernte.

Man nimmt dazu eine Grabegabel oder eine Stichschaufel. Die Wurzeln mit einer Bürste von kleinen Steinen, Sand und Erdreich reinigen und die feinen Seitenwurzeln abschneiden.

Volksnamen	Wanzenkraut, Frauenwurzel, black snakeroot (schwarze Schlangenwurzel), Klapperschlangenkraut
Pflanzenfamilie	Hahnenfußgewächse (*Ranunculaceae*)
Standort	Wächst im östlichen bis zentralen Nordamerika in lichten Wäldern und auf Waldlichtungen wild, in Europa ist die Frauenwurz als Zierpflanze kultiviert in Gärten
Inhaltsstoffe und Eigenschaften	Cimicifugin (östrogenähnliche Wirkung), Actein (schleimlösend, zellschützend, stoffwechselanregend), Bitterstoffe (stoffwechselanregend, helfen Heißhunger zu reduzieren)
Geschmack	erdig, bitter, nussig, ein wenig pelzig
Verwechslungsmöglichkeiten	Eisenhut (*Aconitum*) tödlich giftig, Christophskraut (*Actaea*) schwach giftig, innerliche Einnahme führt zu Erbrechen
Interessantes	Frauen, die schwanger sind oder stillen, oder Personen, die an Bluthochdruck leiden, sollten bei Traubensilberkerze vorsichtig sein.
Verwendungsart	Urtinktur, Tinktur, Tee, Wurzelpulver, Globuli

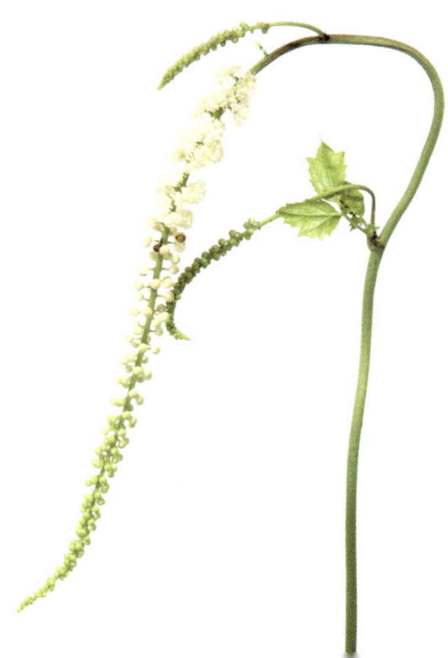

Von Schlangen bis Wanzen

Besonders volkstümliche Pflanzennamen geben oft Hinweise auf frühere Verwendungen oder besondere Eigenschaften. So wird die Traubensilberkerze (*Cimicifuga racemosa*) im Englischen auch *squaw root* oder *snakeroot* genannt – was so viel wie Schlangenwurzel bedeutet. Nach der Blütezeit entwickelt die Pflanze knorrige Fruchtkapseln, die im Wind gegeneinander schlagen und dabei ein klapperndes Geräusch erzeugen – ähnlich dem warnenden Rasseln einer Klapperschlange. Bei Schlangenbissen legten traditionelle Heilerinnen und Heiler Teile der Wurzel auf die Wunde – ein früher Versuch, Gegengiftwirkung durch Ähnlichkeit zu erzielen.

Auch der lateinische Name verrät eine interessante Anwendung: *Cimicifuga* setzt sich zusammen aus *cimex* (Wanze) und *fugare* (vertreiben) – also *Wanzenvertreiber*. Während viele Blüten mit betörenden Düften werben, verhält es sich bei der Traubensilberkerze anders: Ihr Geruch ist so eigenwillig und intensiv, dass selbst Bettwanzen das Weite suchen sollen.

VOLKSHEILKUNDE

In Europa wurde die Traubensilberkerze vor etwas mehr als 100 Jahren zur Behandlung von Lungenschwindsucht, rheumatischem Fieber und neurologischen Bewegungsstörungen eingesetzt. In Nordamerika nutzten indigene Völker den Wurzelstock bei einer Vielzahl von Beschwerden: Halsschmerzen, Rheuma, Nierenleiden, Malaria, Ödemen, sowie zur Linderung von Hysterie und nervlicher Erschöpfung.

Heute gilt die Pflanze als bewährtes Mittel bei Frauenleiden: Sie wird verwendet bei Zyklusschmerzen, Stimmungsschwankungen, Wochenbett- und Wechseljahrdepression, Hitzewallungen, Schlafstörungen und Scheidentrockenheit. Zudem wird ihr eine mild stimulierende Wirkung auf das Brustwachstum nachgesagt.

Obwohl die exakte Wirkungsweise im Gehirn noch nicht vollständig entschlüsselt ist, wird die Traubensilberkerze aufgrund überzeugender Erfahrungswerte von der Kommission E sowie der Weltgesundheitsorganisation (WHO) als Arzneipflanze anerkannt.

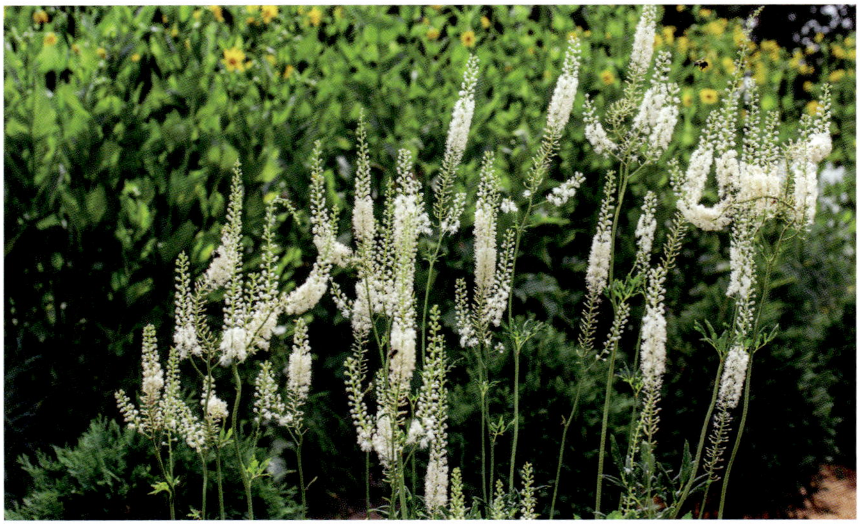

Traubensilberkerzenwurzel-Tee

bei Frauenleiden, Zyklusschmerzen, Depressionen, Scheidentrockenheit, Wechseljahrbeschwerden

ZUTATEN

- 1 TL Wurzel
- 250 ml Wasser

ZUBEREITUNG

Getrocknete Wurzelstücke mit dem heißen Wasser übergießen, zugedeckt 10 Minuten ziehen lassen, danach abseihen.

ANWENDUNG

Nicht länger als 3 Wochen trinken, dann eine Pause machen.

Frauentee

bei Frauenleiden, Depressionen

ZUTATEN

- 1 EL Traubensilberkerzen-Wurzel
- 1 EL Frauenmantelkraut (*Alchemilla vulgaris*)
- 1 EL Schafgarbenblüten (*Achillea millefolium*)
- 1 EL Salbeiblätter (*Salvia officinalis*)
- 1 EL Melissenkraut (*Melissa officinalis*)
- 250 ml Wasser

ZUBEREITUNG

Die getrockneten Pflanzenteile miteinander vermischen und für die weitere Verwendung aufbewahren.

1 Esslöffel dieser Mischung mit heißem Wasser übergießen, zugedeckt 6 Minuten ziehen lassen, danach abseihen.

Die Mischung kann ein zweites Mal mit Wasser übergossen werden und hat auch dann noch eine Wirkung.

ANWENDUNG

Diese Teemischung kann mindestens 3 Monate lang getrunken werden.

Veilchen *Viola odorata*
– *bei Mandelentzündung, Kopfschmerzen und Narben*

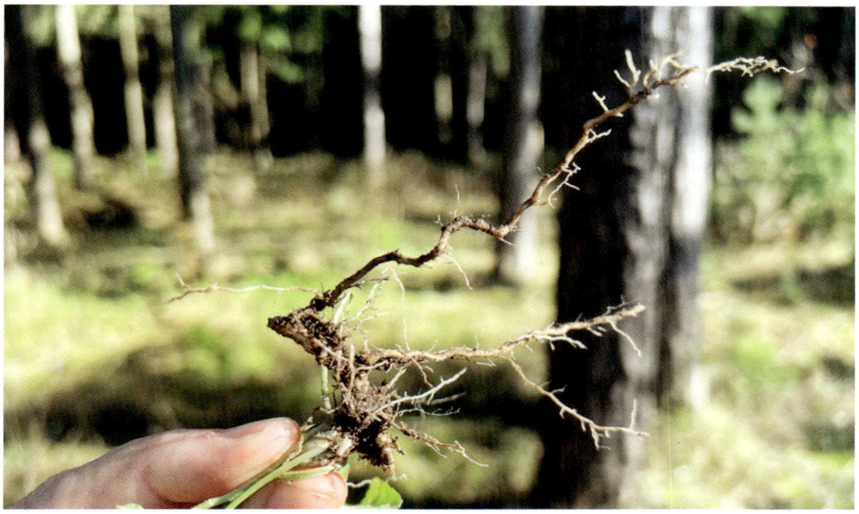

Im Gerstmonat (September), wenn die Blätter nichts mehr an den Bäumen hält, grabe die Brechwurz, ehe sie von den Blättern verdeckt wird.

Volksnamen	Jungfrauenblüte, Demutsblüte, Tagundnachtblümchen, Brechwurz
Pflanzenfamilie	Veilchengewächse (*Violaceae*)
Standort	Veilchen findet man in schattigen Wiesen, an alten Mauern, Waldrändern, unter Gebüschen oder Hecken und bevorzugt auf nährstoffreichen Böden.
Inhaltsstoffe und Eigenschaften	Bitterstoffe (verdauungsfördernd, leberanregend, gallenanregend, bauchspeicheldrüsenanregend), Flavonoide (entzündungshemmend, stärken Immunabwehr), Schleimstoffe (entzündungshemmend, bronchienerweiternd, reizlindernd, schleimlösend), Salicylsäure (entzündungshemmend), Eugenol (schmerzstillend, entzündungshemmend, antibakteriell)
Geschmack	süß, leicht blumig, erdig und schleimig
Verwechslungsmöglichkeiten	Hundsveilchen (*Viola canina*) wenig Heilwirkung, Immergrün (*Vinca minor*) giftig!
Interessantes	Veilchenwurzel ist nicht gleich Veilchenwurzel. Sowohl die Wurzel des Veilchens als auch die der Schwertlilie (*Iris germanica, Iris florentina, Iris pallida, Iris versicolor*) werden als *Veilchenwurzel* bezeichnet. Die Veilchenwurzel, die zahnende Kinder wie einen Beißring zum Kauen erhalten, stammt von der Schwertlilie! Sie ist weicher und wird durch den Speichel beim Kauen elastischer als die Wurzel des wohlriechenden Duftveilchens.
Verwendungsart	Tee, Salbe, Wurzelpulver, Wurzel kauen, Urtinktur, Wickel, Zugabe in Kräuterschnäpsen und Likören

AUSSEHEN PFLANZE / WURZEL

Das mehrjährig Veilchen hat eine Grundrosette aus nierenförmigen Blättern und im Frühling wundervoll duftende blau-violette bis manchmal auch weiße oder rötliche Blüten.

Der Wurzelstock ist kurz und dick. Er ist beige bis hellbraun und hat sehr viele fasrige, verzweigte Ausläufer.

ERNTE

Die Wurzel gräbt man von September bis November mit einer kleinen Schaufel, vorausgesetzt, der Pflanzenstandort ist eindeutig.

Man sticht einen Teil der Wurzel ab und setzt den verbleibenden Rest wieder in die Erde ein. Eine der Vermehrungsformen der Veilchen ist die Wurzelteilung.

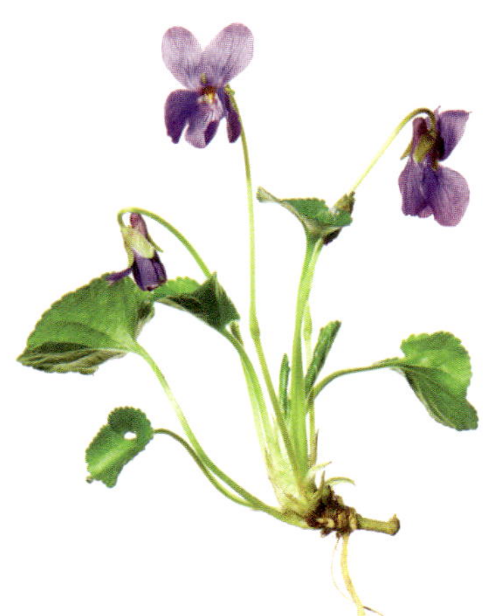

Onkel Wilhelms Wurz bei Kopfschmerzen

Der 94-jährige Alois erinnert sich gern an seinen geliebten Onkel Wilhelm. Der Vater war verstorben, als Alois noch ein kleines Kind war. Der Onkel war zwar verheiratet, aber kinderlos und nahm ihn bei sich auf, damit ein Hoferbe da war. Für Alois wurde der Onkel zu einem Vaterersatz – im Gegensatz zu dessen Frau, die mit ihrer Kinderlosigkeit nie zurechtkam und ihre Bitterkeit an dem Jungen ausließ.

An manchen Tagen litt der Onkel unter solch starken Kopfschmerzen, dass sein Gesicht kreidebleich war, ihn jeder Lichtstrahl in den Augen schmerzte und jedes Wort, das man ihm abverlangte, zur Qual wurde. Für diese Momente hatte er stets getrocknete Duftveilchenwurzel auf dem Nachtkästchen im Schlafzimmer liegen. Er ging wortlos in den Raum, zog die Vorhänge zu, legte sich aufs Bett, nahm ein Stück der Wurzel und begann langsam darauf zu kauen – denn selbst das Kauen bereitete ihm Schmerzen. Irgendwann ließen die Beschwerden nach und er schlief ein.

Als Kind wollte Alois auch einmal so gut einschlafen können wie sein Onkel. Heimlich nahm er sich einige Stücke der Wurzel, ging in sein Zimmer und kaute sie. In dem Glauben, dass mehrere Stücke schneller wirken würden, übertrieb er es – mit unerwarteter Folge: Nach wenigen Minuten wurde ihm so übel wie nie zuvor in seinem Leben. Eine Ewigkeit schien zu vergehen, bis er sich endlich übergeben konnte. Kaum wieder im Bett, kam die nächste Welle – und das Ganze begann von vorn. Niemandem sagte er ein Wort über seinen Versuch.

Viele Jahre später las Alois einen Bericht über die Duftveilchenwurzel, in dem sie auch als *Brechwurz* bezeichnet wurde – wegen ihrer Wirkung in hoher Dosierung: Übelkeit und Erbrechen.

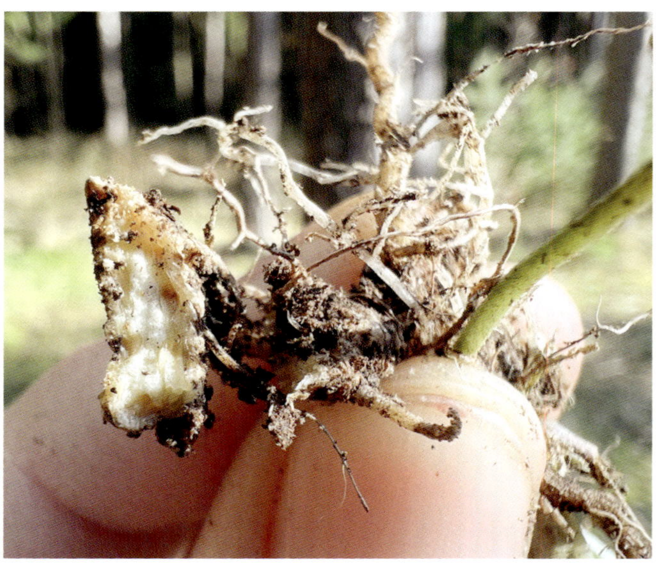

VOLKSHEILKUNDE

Den Namen *falsches Himmelschlüsserl* trägt die Veilchenwurzel wegen ihrer Wirkung, die jener der Schlüsselblumenwurzel ähnlich ist. Ihre Hauptanwendung findet sie in der Volksmedizin als Tee bei hartnäckigem, bellendem Husten, Bronchitis, Heiserkeit, Entzündungen im Mund- und Rachenraum sowie bei Mandelentzündung.

Gegen Fieber wird ein Teeauszug aus der Wurzel zubereitet, abgekühlt und für Wadenwickel verwendet, die halbstündlich erneuert werden.

Bei Krämpfen, Muskelverspannungen, Schwellungen, Geschwülsten, Blasen an Füßen oder Händen sowie bei Augenerkrankungen zerstößt man die Wurzel zu einem Brei und trägt ihn auf die betroffene Stelle auf. Mit einem Tuch abgedeckt, soll der Brei etwa 20 Minuten einwirken.

Wenn Frauen unter der Last des Alltags oder ihres Schicksals litten, kauten sie abends vor dem Zu-Bett-Gehen Veilchenwurzel – so fanden sie zur Ruhe und einen wohlverdienten Schlaf. Likören, Schnäpsen und Kräuterauszügen verleiht die Veilchenwurzel nicht nur ihre würzig-süßliche Note und einen besonderen Geschmack – sie bereichert diese Getränke auch mit ihrer entzündungshemmenden, verdauungsfördernden und schmerzlindernden Wirkung.

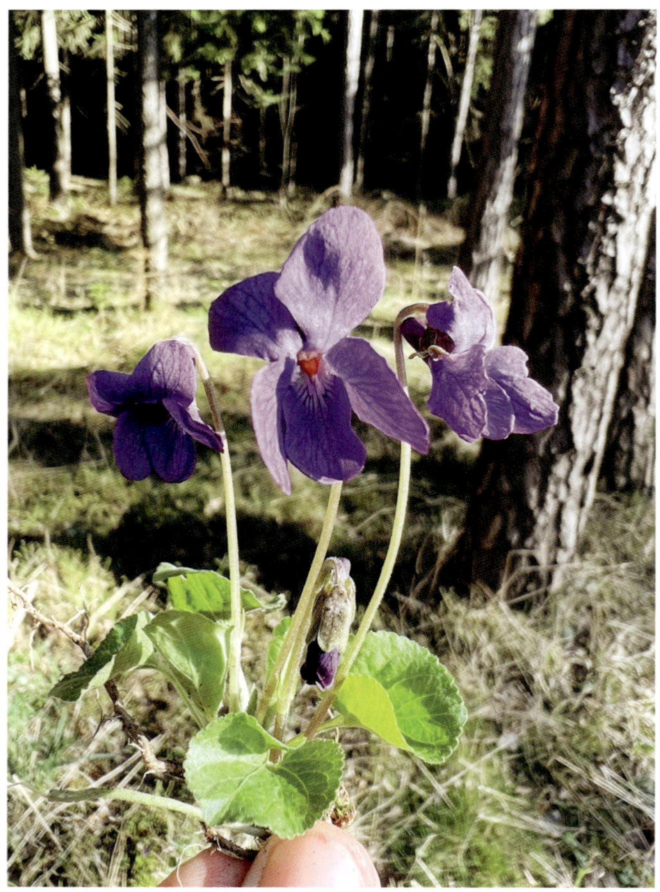

Veilchenwurzel-Teemischung

bei Nieren- und Blasenleiden, Nieren- und Blasenentzündungen

ZUTATEN

- 1 TL Wurzel
- 3 TL Johanniskraut (*Hypericum perforatum*)
- 3 TL Maisbart (*Zea mays*)
- 3 TL Spargelstücke (*Aspargus officinalis*)
- 1 l Wasser

ZUBEREITUNG

Frische oder getrocknete Wurzelstücke, Spargelstücke, das Johanniskraut und den Maisbart mit handwarmem Wasser übergießen und über Nacht ziehen lassen.

Am nächsten Tag erwärmen und abseihen.

ANWENDUNG

In der Früh nüchtern und abends vor dem Zu-Bett-Gehen schluckweise trinken.

Veilchenwurzel-Tee oder -Wickel

bei Mandelentzündung, Hals- und Rachenraum-Entzündungen

ZUTATEN

- 1 TL Wurzelstücke
- 250 ml Wasser

ZUBEREITUNG

Frische oder getrocknete Wurzeln mit dem Wasser aufkochen, 3 bis 4 Minuten am Herd köcheln lassen und abseihen.

ANWENDUNG

3 Tassen schluckweise über den Tag verteilt trinken.

Zur äußerlichen Behandlung ein Tuch in den warmen Tee eintauchen, in Nieren-Blasenhöhe auflegen, ein Handtuch und eine Decke darüber geben und für 20 Minuten liegen bleiben.

Veilchenwurzel-Tee

schleimlösend, bei hartem Husten, Erkältung, Heiserkeit

ZUTATEN

- 1 TL Wurzel
- 250 ml Wasser

ZUBEREITUNG

Frische oder getrocknete Wurzelstücke mit dem handwarmen Wasser übergießen, über Nacht ziehen lassen, am nächsten Tag abseihen und zum Trinken leicht erwärmen.

ANWENDUNG

Schluckweise mit etwas Honig gesüßt trinken.

Veilchenwurzel-Salbe

bei Narben, Quetschungen, Wunden, Schwellungen, Nebenhöhlenentzündungen, Muskel- oder Gliederschmerzen, Prellungen, Verstauchungen

ZUTATEN

- 1 ganze Veilchenpflanze
- 125 ml Obstbrand (Wodka, Cognac)
- 100 ml kalt gepresstes Öl
- 7 bis 10 g Bienenwachs

ZUBEREITUNG

Die Pflanze in grobe Stücke schneiden, mit dem Alkohol übergießen und – bei frischen Teilen 24 Stunden, bei getrockneten 1 Woche zugedeckt und dunkel stehen lassen.

Danach durch ein feines Sieb oder Tuch abseihen. Wasser erwärmen. Öl in eine feuerfeste Schüssel geben und in das warme Wasser stellen. Den Alkoholauszug einrühren, bis eine homogene Masse entsteht. Jetzt das Bienenwachs hinzugeben, weiterrühren, bis es aufgelöst ist, danach in Tiegel füllen.

ANWENDUNG

Mehrmals täglich auf die gewünschte Körperstelle einmassieren.

Veilchenwurzel-Urtinktur

bei Entzündungen, Schmerzen, Spannungskopfschmerzen

ZUTATEN

- frische oder getrocknete Wurzeln
- 80 %iger Alkohol (Brand, Weingeist)

ZUBEREITUNG

Wurzeln in ein verschließbares Glas geben und mit so viel Alkohol übergießen, bis alle Wurzelteile mit diesem bedeckt sind, das Glas verschließen und kühl, dunkel und trocken für 14 Tage stehen lassen. Danach abseihen und in kleine Fläschchen mit einem Tropfer füllen.

ANWENDUNG

10 Tropfen auf 1 Teelöffel Honig geben und einnehmen.

Veilchenwurzel-Duftpotpourri

beruhigend, entspannend

ZUTATEN

- je 5 EL von Veilchenwurzeln, Muskatblüte (*Myristica fragrans*), Ringelblumenblüten (*Calendula officinalis*), Salbei (*Salvia*), Thymian (*Thymus*), Schalen von 3 Orangen
- 15–20 Tropfen ätherisches Öl der Tonkabohne

ZUBEREITUNG

Die Wurzeln klein schneiden und trocknen. Alle Blüten, Blätter und Orangenschalen in grobe Stücke zerteilen und ebenfalls trocknen. Sobald alle Zutaten gut getrocknet sind, diese in ein verschließbares Glas geben, das ätherische Öl zugeben und für 3 bis 4 Wochen in dem Glas unter oftmaligem Umrühren rasten lassen.

ANWENDUNG

In einer Schale im Raum aufstellen.

Die Echte Veilchenwurzel duftet nicht so intensiv wie die Schwertlilienwurzel, die wegen ihres veilchenähnlichen Duftes ebenfalls Veilchenwurzel heißt.

Vogelmiere *Stellaria media*
– die Wurzel bei „wandernden Knochenschmerzen"

Die Wurzel vom Hühnerdarm soll seine offene Blüte nie sehen.

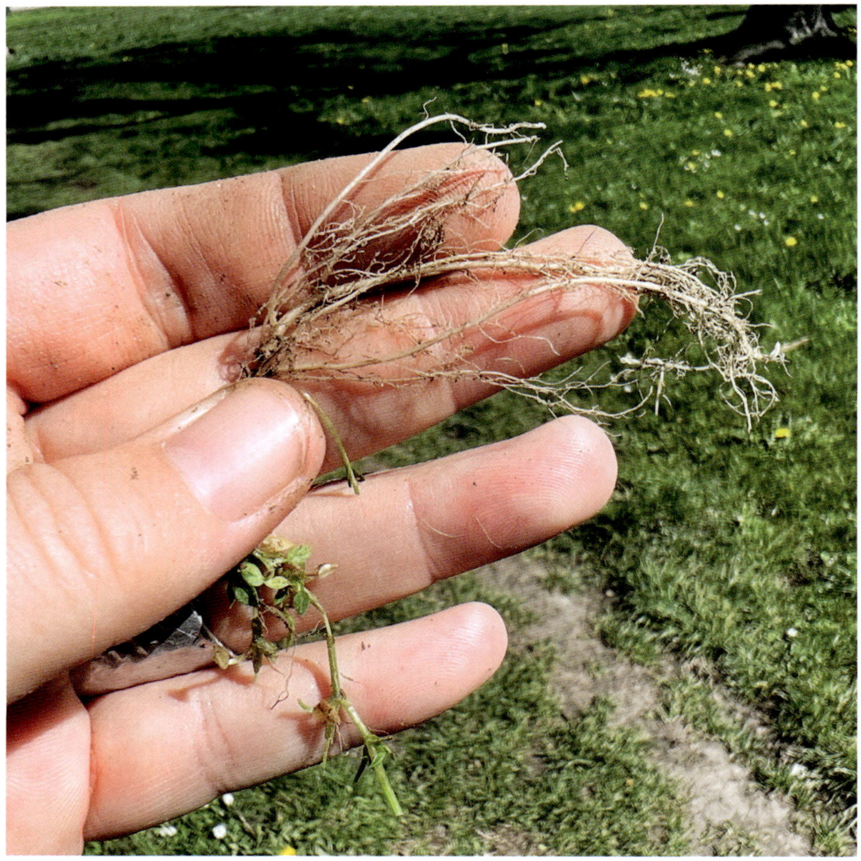

AUSSEHEN PFLANZE / WURZEL

Die einjährige, schnellwüchsige Vogelmiere wächst üppig, teppichartig, hat hellgrüne, längliche Blätter und kleine, weiße sternförmige Blüten.

Die Wurzeln sind fein, dünn, haarig und flach verzweigt. Sie sind weißlich und wachsen unmittelbar unter der Erdoberfläche.

ERNTE

Vogelmierewurzeln entweder vor oder nach der Blütezeit graben oder am frühen Morgen, ehe die Blüten sich öffnen. Ebenso gut ist der spätere Abend, wenn die Blüten wieder geschlossen sind. Februar bis April und September bis November sind die besten Sammelzeitpunkte.

Die Wurzeln sind so oberflächennah, dass man sie ohne Werkzeug einfach mit der Hand entnehmen kann.

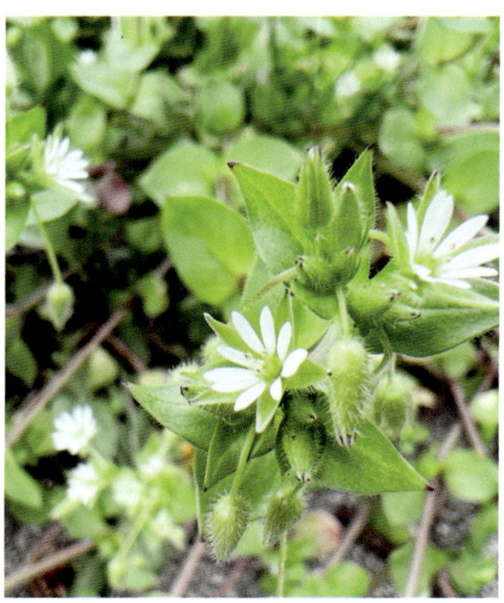

Volksnamen	Hühnerdarm, Vögelichrut, Mäusedarm, Hühnerscherbe
Pflanzenfamilie	Nelkengewächse (*Caryophyllaceae*)
Standort	Wo Erde umgegraben wird und brach liegt, siedelt sich Vogelmiere an. Sie liebt leicht feuchte Gartenböden, Felder oder Wiesen.
Inhaltsstoffe und Eigenschaften	Flavonoide (entzündungshemmend, stärken Immunabwehr), Schleimstoffe (entzündungshemmend, bronchienerweiternd, reizlindernd, schleimlösend)
Geschmack	saftig, süßlich, bitter
Verwechslungsmöglichkeiten	Ackergauchheil (*Anagallis arvensis*) leicht giftig, andere Mierenarten sind ungiftig
Interessantes	Die dichten Wurzelflächen der Vogelmiere schützen Schräglagen wie Hänge, Weingärten, Gärten vor Erosion, dem Austrocknen durch Hitzeperioden und vor Kälteschäden im Winter.
Verwendungsart	Abkochung, Tee, Wurzelpulver, Wurzelbrei

Die milde Abführwurz

Hanna aus dem Wiener Umland musste mit einem Arbeitskollegen klarkommen, der zugleich ihr Vorgesetzter war. Der eher unangenehme Zeitgenosse gab die Arbeit von Hanna und ihren Kolleginnen bei den Firmenbesitzern als seine eigene aus, um sich selbst in ein gutes Licht zu rücken und Bonuszahlungen zu kassieren, die eigentlich dem gesamten Team zustanden.

Immer wieder überlegten die Kolleginnen, wie sie diesem Verhalten ein Ende setzen könnten. Doch die Firmenbesitzer waren stets nur kurz anwesend – und das stets in Begleitung des Vorgesetzten.

Eines Tages dachte Hanna intensiv an ihre Großmutter. Diese litt oft unter Verstopfung, und wenn es wieder so weit war, trank sie einen Tee aus den Wurzeln der Vogelmiere. Kurze Zeit später, eingeleitet von einer kräftigen Flatulenz, entlud sich alles im Plumpsklo. Hanna erinnerte sich genau daran – und als sich der nächste Besuch der Firmenbesitzer ankündigte, witterte sie ihre Chance.

Bereits am Vortag mischte sie eine ordentliche Portion Vogelmierenwurzel in den Nachmittagstee ihres Kollegen. Sie war gerade im Begriff, nach Hause zu gehen und zog sich die Jacke an, als aus Richtung der Toilette deutliche Geräusche zu hören waren. Die Wurzel begann zu wirken.

Am nächsten Morgen erhielt der vom Vortag noch angeschlagene Vorgesetzte die nächste Ration. Bald darauf eilte er, den Bauch angespannt und mit kurzen Schritten, Richtung Toilette. Hanna nutzte die Gunst der Stunde und entschuldigte ihn bei der eintreffenden Firmenleitung.

Sie nutzte die Gelegenheit, um auf Projekte, Texte und Erfolge hinzuweisen, die im Team entstanden waren – für die aber bislang nur ein Einzelner die Bonuszahlungen erhalten hatte. Die Firmenbesitzer erhielten dadurch einen weitreichenden Einblick in die tatsächlichen Abläufe und beschlossen, künftige Bonuszahlungen gerecht auf alle Beteiligten aufzuteilen.

VOLKSHEILKUNDE

Zum Behandeln von Verbrennungen oder Abszessen wird die ganze Pflanze samt der Wurzel zerstoßen und auf die betroffene Körperstelle aufgelegt.

Mit Wasserauszügen lindert man Schuppenflechte oder andere Hauterkrankungen. Bei Verdauungsstörungen bereitet man einen Tee aus Vogelmierenwurzeln. Die Wurzel gekaut wirkt mild abführend.

Vogelmierenwurzel-Abkochung

bei *wandernden Knochenschmerzen*, für die Leber

ZUTATEN

- 2 EL frische Wurzeln
- 500 ml Wasser

ZUBEREITUNG

Wurzelstücke waschen, in grobe Stücke schneiden und in das kochende Wasser geben.

5 Minuten köcheln lassen, den Herd abschalten, mit geschlossenem Deckel 20 bis 30 Minuten rasten lassen, danach abseihen.

ANWENDUNG

1 Tasse in der Früh und 1 Tasse am Abend, 30 Minuten nach dem letzten Essen, trinken.

Vogelmierenwurzel-Tee

für Niere und Blase, bei Verschleimung, Verdauungsproblemen

ZUTATEN

- 3 ganze Pflanzen inkl. Wurzeln
- 1 l Wasser

ZUBEREITUNG

Pflanzenteile säubern und in kleine Stücke schneiden. Wasser mit den Wurzelstücken aufkochen, danach die Grünteile hinzugeben, vom Herd nehmen, 8 Minuten ziehen lassen und abseihen.

ANWENDUNG

Täglich 500 ml bis 1 Liter schluckweise trinken.

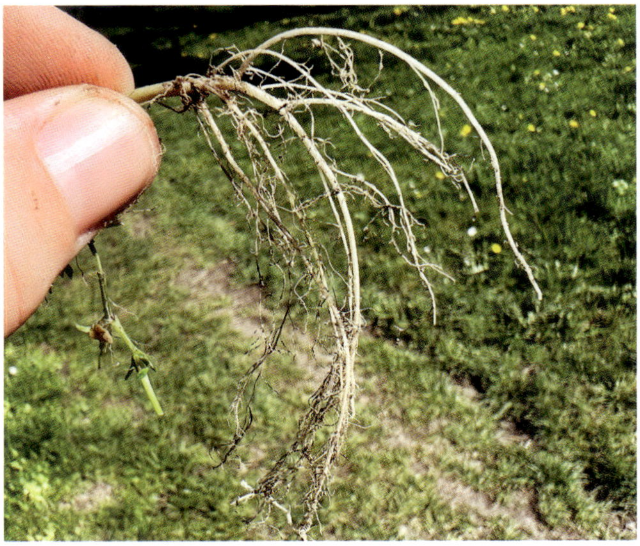

Walderdbeere *Fragaria vesca*
– *Erkältungsbad, bei Kreislaufproblemen, Erschöpfung*

Breslingwurz gehst graben, wenn der Holunder seine Früchte tut tragen.

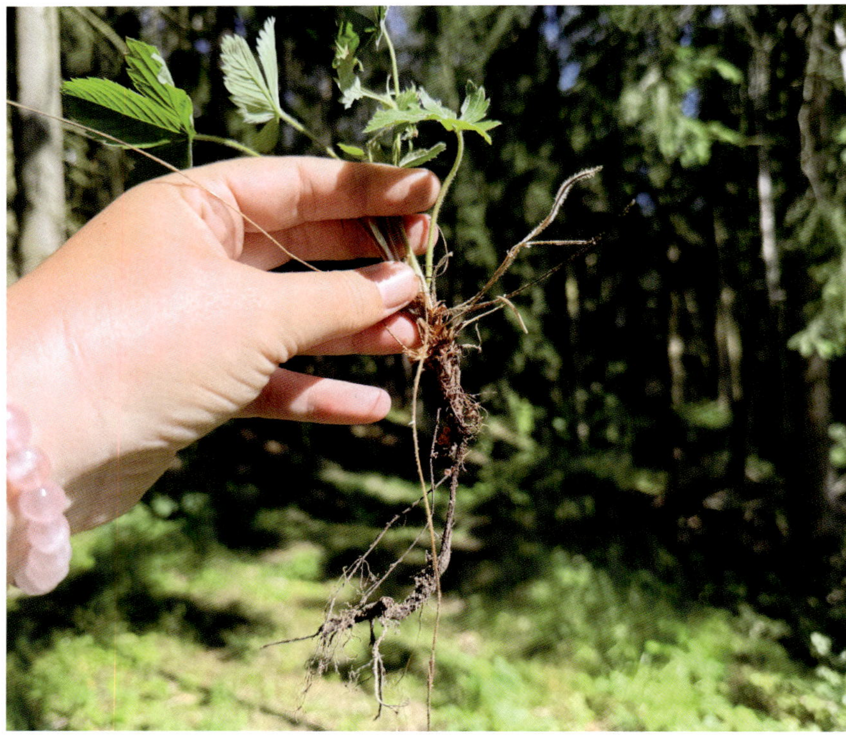

AUSSEHEN PFLANZE / WURZEL

Die mehrjährige Walderdbeere wird bis zu 20 cm hoch, hat dreiteilige gezahnte Blätter, weiße Blüten und rote *Sammelfrüchte*, wie unsere Gartenerdbeeren, nur viel kleiner.

Die dünnen, hellbraunen, fasrigen Wurzeln wachsen sehr verzweigt und nahe der Erdoberfläche. Sie halten die Pflanze sehr fest im Erdreich.

ERNTE

Die schwarzen Früchte des Holunders leiten den Frühherbst ein, dies ist auch die Zeit, wo die Walderdbeerwurzel gegraben wird. Man nimmt sie im Frühling vor der Blütezeit oder nach der Fruchtzeit zu Herbstbeginn, das heißt Februar bis Anfang April und Ende August bis Oktober.

Diese Wurzel wächst zwar scheinbar oberirdisch, ist jedoch im Boden fest verankert. Sie wird am besten mit einer kleinen Schaufel ausgegraben. Sie vermehrt sich zwar gut, dennoch darauf achten, nie mehr als 20 Prozent der Population zu verwenden.

Volksnamen	Buscherdbeere, Bresling, Flohbeere, Rotbeer
Pflanzenfamilie	Rosengewächse (*Rosaceae*)
Standort	Schattige bis halbschattige Waldränder, Waldwege, Waldlichtungen oder Wiesenränder sind ideale Gegenden. Walderdbeeren lieben durchlässige, feuchte, nährstoffreiche Böden.
Inhaltsstoffe und Eigenschaften	Ellag-Gerbstoffe (zusammenziehend, austrocknend, dämmen Halsentzündungen), Phenole (Schutz vor freien Radikalen), Flavonoide (stärken Immunabwehr, entzündungshemmend)
Geschmack	im Frühling weich, süßlich, im Herbst holzig und leicht herb
Verwechslungsmöglichkeiten	Indische Scheinerdbeere (*Duchesnea indica*), ungiftig jedoch bitter, Moschuserdbeere (*Fragaria moschata*) ungiftig
Interessantes	Ist keine Walderdbeere zur Verfügung, kann auch auf die unbehandelte Gartenerdbeere zurückgegriffen werden. In diesem Fall die 1,5-fache Menge der angegebenen Dosierung verwenden.
Verwendungsart	Wurzelpulver, Tee, Bad, Gesichtsmaske, Wurzelwasser

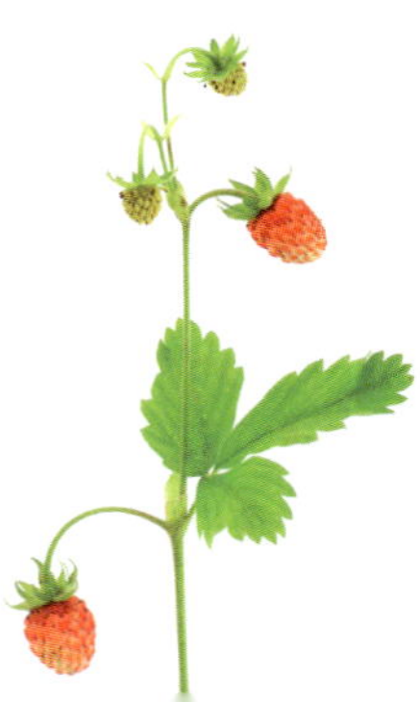

Drei Tischbecherlein voll trinken

„So einen Gallenanfall bei der eigenen Mama mitansehen zu müssen, ist alles andere als schön", erzählt Betty. Das Erlebnis brannte sich in ihr Gedächtnis ein. Zu Bettys Kindheitszeiten versuchte man zunächst, dem Kranken mit Hausmitteln zu helfen, bevor ein Arzt gerufen wurde.

Bei diesem Gallenanfall lief der Papa rasch in das nahegelegene Waldstück, um ein paar Walderdbeer-Pflanzen zu holen. Nach Omas Rezept *hat er sie in Wasser gesotten* – also in siedendes Wasser gegeben, ein paar Minuten darin ziehen gelassen und dann die Pflanzen samt Wurzeln wieder herausgenommen. Von diesem Tee sollte die Mutter drei *Tischbecherlein* – also kleine Kaffeehäferl – über den Tag verteilt trinken.

Die Mutter jedoch, vom Schmerz gequält, trank alle drei Tischbecherlein auf einmal aus. Dieser Walderdbeeren-Tee, bei dem sowohl Blätter als auch Wurzeln verwendet werden, hatte der Großmutter immer gut geholfen – und der Mutter ebenso.

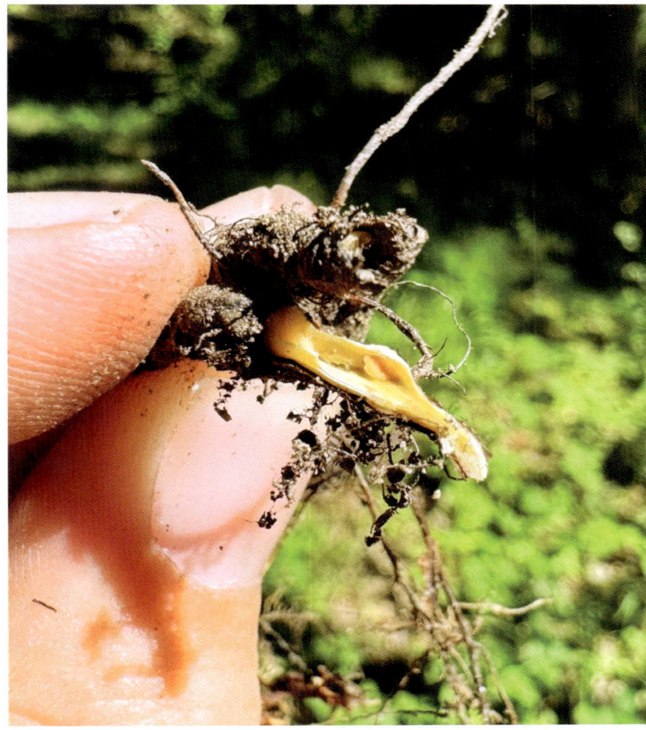

VOLKSHEILKUNDE

Bei Hauterkrankungen mit starken Rötungen wurden früher frische Walderdbeerwurzeln mit etwas Wasser zu einem Brei gestoßen und auf die betroffenen Hautstellen aufgetragen. Ein Tuch wurde darübergelegt, und die Anwendung wurde wiederholt, sobald der Wurzelbrei ausgetrocknet war.

Die Erdbeerwurzel wird – ebenso wie Brombeer- und Himbeerwurzel – bei Durchfallerkrankungen eingesetzt, zur Kräftigung *ausgezehrter* Personen, bei Erschöpfungszuständen sowie zur Anregung des Stoffwechsels. Sie galt und gilt als bewährtes und vielseitiges Heilmittel.

Der Einfachheit halber wurde die Wurzel in getrockneter Form als *Wurzelpulver* aufbewahrt und bei Bedarf mit Wasser vermischt, aufgekocht oder als Auszug angesetzt.

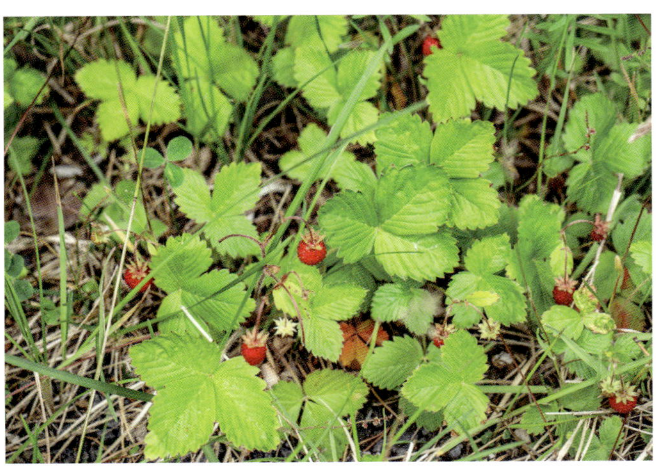

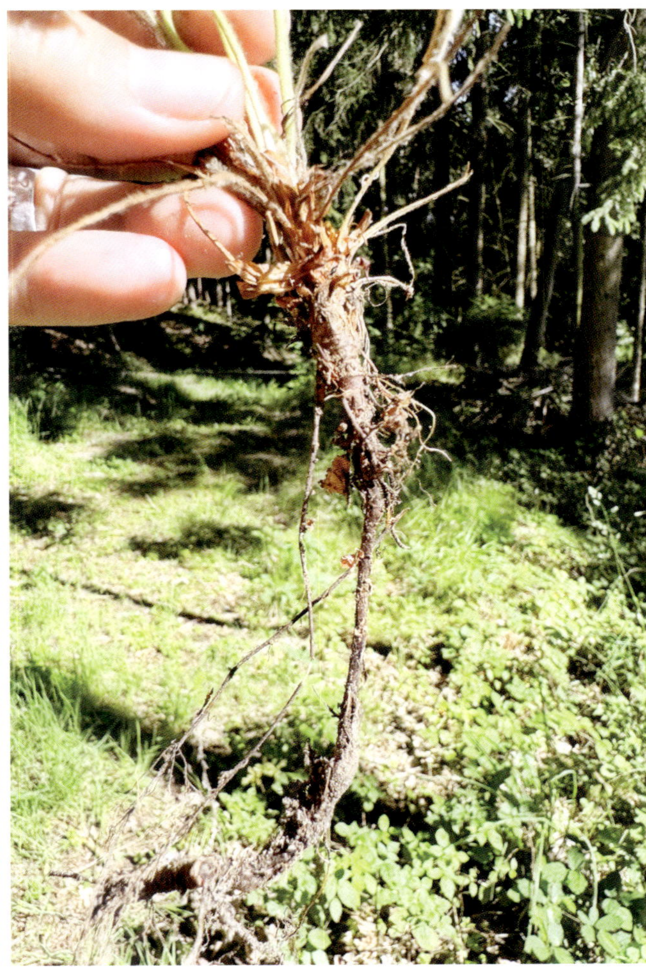

Walderdbeerwurzel-Wasser

bei Heiserkeit, rauer Stimme

ZUTATEN

- 1 Mokkatasse voll Wurzeln
- 500 ml Wasser

ZUBEREITUNG

Es können frische und getrocknete Wurzeln verwendet werden.

Das Wasser zum Kochen bringen, über die Wurzelstücke gießen und zugedeckt über Nacht bei Zimmertemperatur ziehen lassen.

Dann abseihen.

ANWENDUNG

Häufig mit dem Wasser gurgeln.

Walderdbeerwurzel-Bad

bei Hautproblemen kleiner Kinder, Erkältungsbad

ZUTATEN

- 1 EL Wurzeln (oder Gartenerdbeerwurzeln)
- 1 l Wasser

ZUBEREITUNG

Die frischen oder getrockneten Wurzeln mit heißem Wasser übergießen. Bei frischen Wurzeln 15 Minuten, bei getrockneten Wurzeln 25 Minuten ziehen lassen und abseihen.

ANWENDUNG

Bei Hustenerkrankungen, bei trockenem Husten sowie bei Hautproblemen gibt man diesen Wurzelabsud in das möglichst warme Badewasser und bleibt für 20 Minuten drinnen. Danach in eine warme Decke einwickeln und ruhen.

Walderdbeerwurzel-Maske

bei Entzündungen der Haut

ZUTATEN

- 1 TL Wurzelpulver
- 1 TL Leinöl (oder Jojobaöl, Mandelöl)

ZUBEREITUNG

Wurzelpulver mit dem Öl gut vermischen, bis sich eine streichfähige Masse ergibt.

ANWENDUNG

Auf das Gesicht auftragen, einwirken lassen, bis die Maske fest geworden ist, danach mit lauwarmem Wasser abwaschen.

Walderdbeerwurzel-Pulver

für den Darm, bei Durchfall, bei Nervosität

ZUTATEN

- 1 Handvoll frische Wurzeln
- 500 ml Wasser

ZUBEREITUNG

Wurzeln säubern und in kleine Stücke schneiden.

Dann entweder in der Küchenmaschine fein zerkleinern oder in der Kaffeemühle zu Pulver reiben, ein paar Tage trocknen lassen, in verschließbaren Gefäßen oder Leinensäckchen aufbewahren

ANWENDUNG

1 Esslöffel des Pulvers mit heißem Wasser übergießen, 12 bis 15 Minuten ziehen lassen und diesen Tee tagsüber schluckweise handwarm trinken.

Walderdbeerwurzel, gesotten

für Niere, Blase, Leber, Milz, bei Gelbsucht, bei Erschöpfung, Kreislaufproblemen

ZUTATEN

- 2 EL Wurzeln
- 2 EL Walderdbeerblätter
- 400 ml Wasser

ZUBEREITUNG

Frische oder getrocknete Wurzeln und Blätter mit dem Wasser für 10 Minuten bei frischen Pflanzenteilen und für 15 Minuten bei getrockneten Pflanzenteilen *sieden* lassen. Dabei soll das Wasser so warm sein, dass Bläschen zu sehen sind, es sich aber nicht wallend bewegt, danach abseihen.

ANWENDUNG

Vom *gesottenen* Wasser 3 Mal täglich 125 ml schluckweise trinken. Wer möchte, kann etwas Honig hinzugeben.

Bei Gelbsucht mehrmals 250 ml trinken.

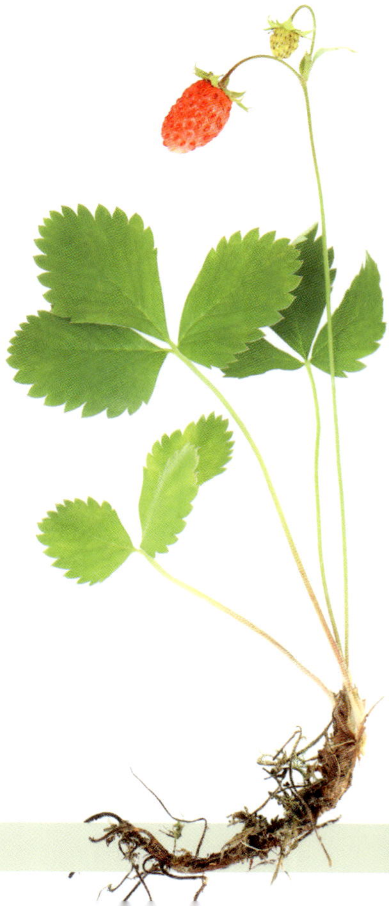

Wegwarte *Cichorium intybus*
– *für Milz, Bauchspeicheldrüse und als Kaffee-Ersatz*

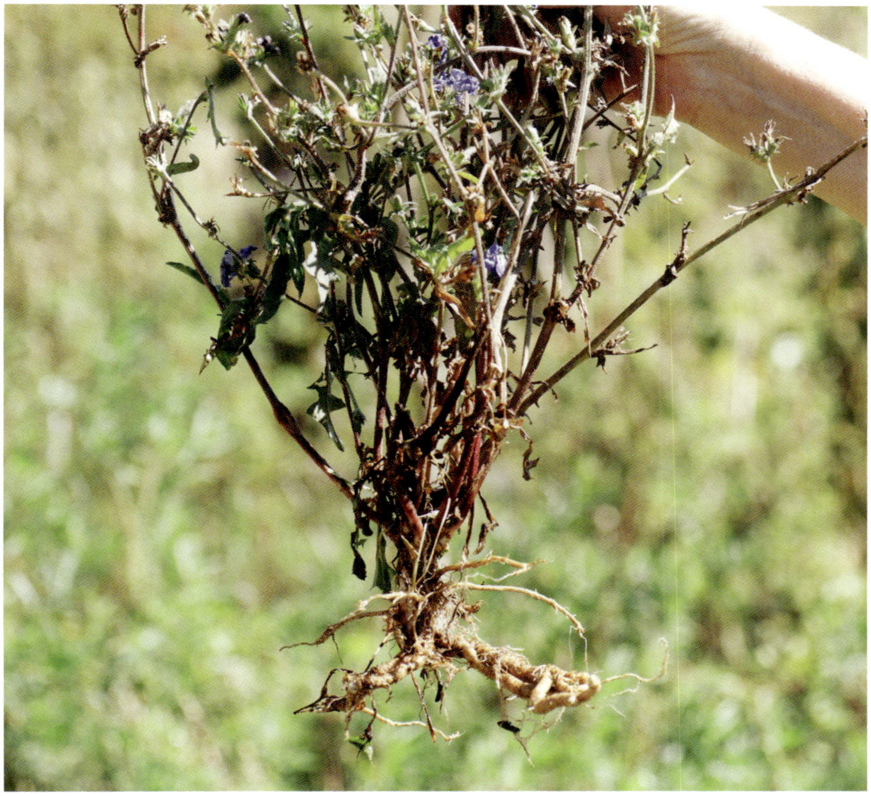

Wenn Morgenfröste über die Herbstlandschaft gleiten, ist es Zeit zum Ernten der Bitterwurz zu schreiten.

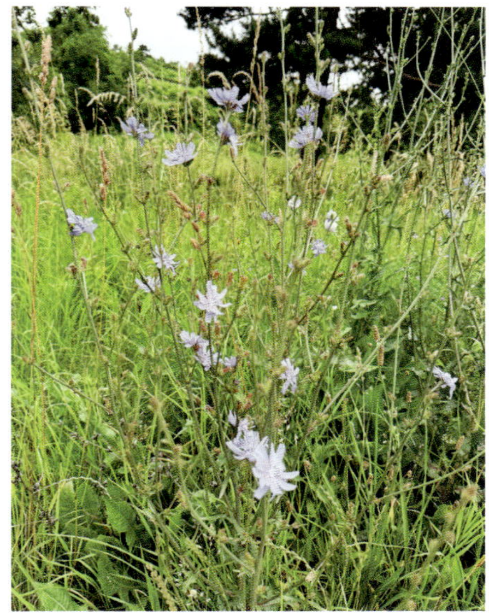

Volksnamen	Bitterwurz, Chicorée, Zichorie, Sonnenwedel, faule Gretel, Sonnenwirbel, Wegleuchte
Pflanzenfamilie	Korbblütler (*Asteraceae*)
Standort	Wegwarte wächst an Wegrändern, Straßenrändern, Äckern, Brachland, Wiesen, Bahn- oder Flussdämmen. Sie ist anspruchslos bezüglich Bodenqualität.
Inhaltsstoffe und Eigenschaften	Inulin (zuckerähnliche Substanz, präbiotische Eigenschaften), Bitterstoffe (unterstützen Verdauungsorgane) Anthocyane (entzündungshemmend, gefäßschützend), Cichoriin (zusammenziehend, entzündungshemmend), Folsäure (wichtig für Zellteilung, Zellbildung)
Geschmack	leicht bitter, die Wurzel geröstet und aufgekocht schmeckt wie Bohnenkaffee
Verwechslungsmöglichkeiten	Alpen-Milchlattich (*Cicerbita alpina*) essbar
Interessantes	Durch die Röstung der Wurzel, wie sie zur Herstellung eines Kaffee-Ersatzes nötig ist, kann der Stoff Acrylamid entstehen, dessen Wirkung auf den menschlichen Organismus problematisch sein kann. Dies geschieht aber nur dann, wenn die Wurzeln zu stark oder zu lange hohen Temperaturen ausgesetzt sind. Einige Quellen empfehlen deshalb, geröstete Wegwartenwurzel nicht über längere Zeiträume hinweg regelmäßig zu verwenden. Zudem ist bei Gallensteinen Vorsicht geboten: Die Wegwarte wirkt gallenflussanregend, was unter Umständen zu Koliken führen kann.
Verwendungsart	Tee, Tinktur, Essig, Einreibung, Wurzelsaft, Wurzelwasser, Wurzelpulver

AUSSEHEN PFLANZE / WURZEL

Die mehrjährige Wegwarte hat am Grund eine Blattrosette mit lanzettlichen Blättern, einen hohen verzweigten Stängel und kräftig blaue, radförmige Blüten.

Die Pfahlwurzel ist lang, dick, fleischig und spindelförmig. Ihre Farbe ist äußerlich leicht braun und innen weiß bis etwas gelblich.

ERNTE

Der beste Erntezeitpunkt für die Wurzel ist der Herbst nach den ersten Frosttagen. Dann erst wieder im Februar oder März. Es wird die Wurzel der mindestens zweijährigen Wegwarte genommen.

Sie wurzelt sehr tief, daher empfiehlt es sich, sie mit einem Spaten vorsichtig auszugraben. Seitenwurzeln, die eine Länge von mindestens 10 cm haben sticht man von der Hauptwurzel herunter und setzt sie wieder in die Erde ein, dann kann aus jeder eingesetzten Seitenwurzel eine neue Pflanze wachsen.

» Zubereitung von Wegwartenwurzel-Kaffee

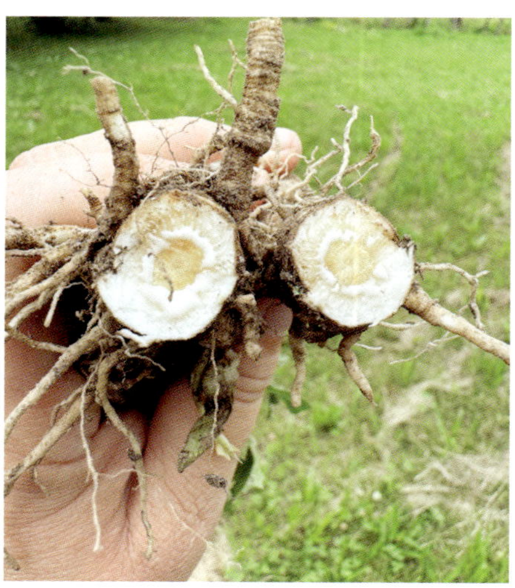

Der kreative Geschäftsmann

In der Nachkriegszeit reichte das Geld oft kaum für das Lebensnotwendigste. Die Wurzeln der Wegwarte wurden daher als günstiger Kaffee-Ersatz verwendet. Dies brachte einen jungen Burschen auf die Idee, eine Wegwarten-Plantage anzulegen. Ein Gutsherr stellte ihm dafür gegen Pacht ein Stück Land zur Verfügung. Liebevoll bewirtschaftete der junge Mann die Ackerflächen und bepflanzte sie mit zahlreichen Wegwarten. Im Herbst grub er die Wurzeln aus, verkaufte sie auf den Märkten und steckte frische Wurzelstücke für die nächste Ernte in die Erde.

Aus heutiger Sicht ist Wegwarten-Kaffee eine gesunde Alternative zu Bohnenkaffee. Wenn man beim Rösten ein paar Getreidekörner mit dazugibt, schmeckt er besonders rund. Die Wurzeln wirken verdauungs- und stoffwechselanregend, fördern die Leistungsfähigkeit – ganz ohne Koffein. Eigentlich ein sehr gesunder Muntermacher.

VOLKSHEILKUNDE

Eine Bäuerin erzählte mir, dass sie als Kind Wegwartenwurzeln in Milch gekocht zur Appetitanregung bekam. Sie war ein zierliches Mädchen und die bitter schmeckende Wurzel sollte ihr Essverhalten verbessern. Die Milch überdeckte dabei den bitteren Geschmack.

Um ihren Liebsten zu gewinnen, soll ein Mädchen – so sagt der Brauch – die ganze Pflanze samt Wurzel zu Sonnenaufgang mit einem Hirschgeweih vorsichtig ausgraben. Wenn der zur Hochzeit ersehnte Bursche die Pflanze später berührt, soll er dem Mädchen, das sie ausgegraben hat, verfallen sein.

Die bekannteste Verwendung, die bis heute im Handel erhältlich ist, bleibt die geröstete Wurzel als Ersatz für Bohnenkaffee. Sie regt Leber, Galle, Bauchspeicheldrüse und Milz an, kurbelt den Stoffwechsel an und wurde früher als Tee bei Gicht und Rheuma zur Linderung getrunken.

Im Mariazellerland berichteten Wurzelklauber, dass sie die Wegwartenwurzel bei Menschen mit *Zuckerproblemen* verwendeten: täglich eine kleine Menge als Tee – aber wirklich täglich –, um den Blutzucker zu senken.

Nach dem ersten Frost geerntet, schmeckt die Wurzel milder und eignet sich auch als Wurzelgemüse. Dünn geschält und zwei bis drei Stunden in Wasser eingelegt, wird sie anschließend in Salzwasser gekocht. Übergossen mit einer Senfmarinade und kombiniert mit gekochten Kartoffeln ergibt sich ein schmackhafter Wegwartenwurzel-Salat. So wird aus der unscheinbaren Wurzel ein feines Gericht mit Geschichte.

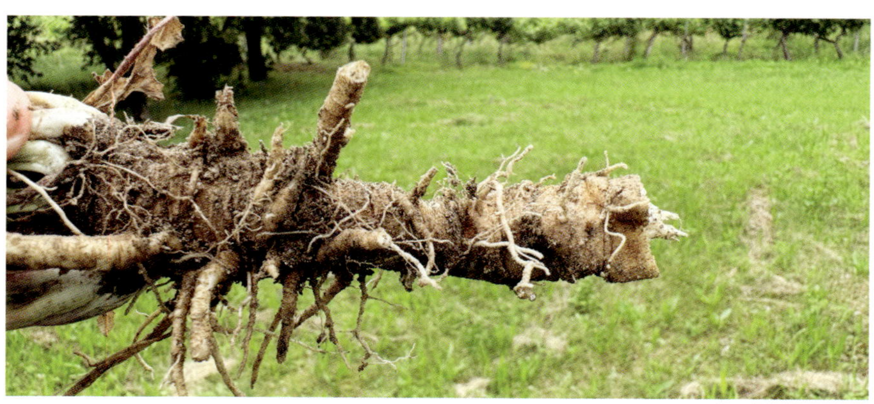

Wegwartenwurzel-Kaffee

für die Verdauung, steigert die Leistungsfähigkeit, regt die Magen- und Darmtätigkeit an.

ZUTATEN

- frische Wurzeln
- Wasser

ZUBEREITUNG

Wurzeln möglichst klein schneiden und 2 Tage bei Zimmertemperatur trocknen lassen. Im Backrohr oder Dörrgerät dauert der Trockenvorgang ca. 4 Stunden.

Man stellt eine Pfanne auf die eingeschaltete Herdplatte, sobald diese warm ist, gibt man die Wurzelstücke hinein und röstet sie OHNE Fettzugabe unter ständigem Umrühren goldbraun. Dies dauert je nach Menge nur wenige Minuten.

ANWENDUNG

Sobald die Wurzelstücke ausgekühlt sind, wird daraus wie mit Kaffeebohnen Kaffee zubereitet. In einer Kaffeemühle oder mit dem Mörser fein mahlen.

Pro Tasse nimmt man etwa 1 bis 2 Teelöffel des Pulvers und kocht mit 250 ml Wasser auf, abseihen und trinken.

Wegwartenwurzel-Wasser

entwässernd, leicht abführend

ZUTATEN

- 1 mittelgroße Wurzel
- 1 l Wasser

ZUBEREITUNG

Nach der Säuberung die Wurzel in Stücke schneiden und mit dem handwarmen Wasser übergießen. Zugedeckt mindestens 20 Stunden (1 ganzen Tag) ziehen lassen, abseihen.

ANWENDUNG

Über den Tag verteilt schluckweise trinken.

Wegwartenwurzel-Einreibung

für die Kopfhaut

ZUTATEN

- 2 EL frische Wurzeln
- 250 ml Alkohol mit 40 % (z. B. Obstbrand)

ZUBEREITUNG

Die groben Stücke in eine weithalsige Flasche füllen, Alkohol darüber gießen und 6 bis 8 Wochen reifen lassen.

Danach die Wurzelstücke abseihen und den Alkohol mit ca. 60 ml abgekochtem Wasser verdünnen.

ANWENDUNG

Zur Anregung des Haarwuchses, bei Haarausfall oder Kopfhautjucken täglich morgens und abends den Wurzelauszug in die Kopfhaut einmassieren.

Danach das Haar kräftig bürsten, so wird die Kopfhaut nochmals angeregt.

Wegwartenwurzel-Saft

Tonikum für die Bauchspeicheldrüse und Milz, stoffwechselanregend, Frühlingskur

ZUTATEN

- einige Wurzeln und Blätter

ZUBEREITUNG

Die Wurzeln mit einer Bürste säubern und gemeinsam mit den Blättern waschen, danach im elektrischen Entsafter entsaften.

Im Kühlschrank aufbewahren und zügig verbrauchen.

ANWENDUNG

Der Saft ist intensiv und schmeckt ausgeprägt bitter.

Jeweils 1 Mokkalöffel voll 10 Minuten vor einer Mahlzeit einnehmen (höchstens 3 kleine Löffel pro Tag).

Für die Frühjahrskur täglich nüchtern 1 Teelöffel einnehmen.

Wegwartenwurzel-Essig

bei Appetitlosigkeit, Lustlosigkeit, Antriebslosigkeit

ZUTATEN

- 3 EL Wurzeln
- 1 Kaffeetasse Apfelessig
- 1 größere Tasse Wasser

ZUBEREITUNG

Die getrockneten oder frischen Wurzelstücke mit dem Wasser aufkochen, die Herdplatte auf mittlere Hitze zurückdrehen und für weitere 20 Minuten ziehen lassen, danach abseihen. Den Essig hinzugeben und in Tropffläschchen füllen. Kühl lagern.

ANWENDUNG

20 Tropfen 1 bis 2 Mal / Tag einnehmen.

Wegwartenwurzel-Tee

bei Verdauungsbeschwerden, für Milz, Bauchspeicheldrüse, als Wickel bei unreiner Haut, Ekzemen, Augenentzündungen

ZUTATEN

- 1 EL Wurzeln
- 250 ml Wasser

ZUBEREITUNG

Die getrockneten oder frischen Wurzelstücke mit heißem Wasser übergießen und bei getrockneten Wurzeln 10 Minuten, bei frischen Wurzeln 5 bis 7 Minuten zugedeckt ziehen lassen, danach abseihen.

ANWENDUNG

Zur Anregung der Fettverdauung vor jeder Mahlzeit oder bei Bedarf einige Schlucke trinken.

Bei Haut- oder Leberproblemen auf dem betroffenen Körperteil warme Wickel mit dem Tee machen.

Bei Augenleiden einen Wattebausch mit dem abgekühlten Tee tränken, auspressen und auf die Augen auflegen.

Weidenröschen, Schmalblättriges *Epilobium angustifolium* – *Mehl, Soßenbindemittel*

Frauenhaarwurz gemahlen fein, gib deinem Manne in das Essen rein, es wird zu seinem Wohle sein.

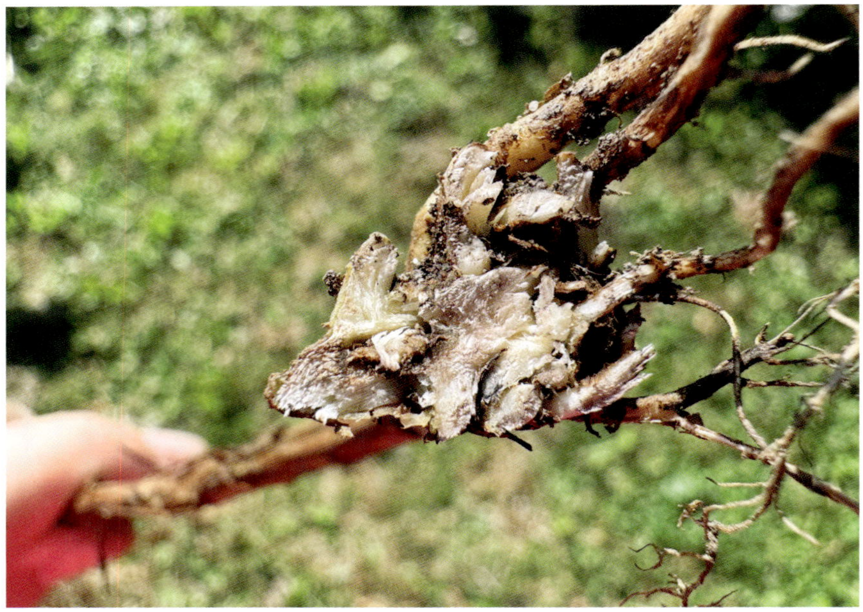

AUSSEHEN PFLANZE / WURZEL

Das Schmalblättrige Weidenröschen ist mehrjährig, wird bis zu 1 Meter hoch und hat einen aufrechten Stängel, der an der Spitze Purpur gefärbt ist. Es hat wechselständige, schmale Blätter und rosa Blüten in einem traubenförmigen Blütenstand.

Der kriechende Rhizomstock ist verzweigt, dadurch gibt es dichte Bestände. Das Rhizom reicht nicht allzu weit in die Erde und ist äußerlich dunkelbraun und innen weiß.

ERNTE

Die Wurzel wird gleich nach dem Austrieb, im April und Mai, geerntet. Naturgemäß ist sie bei jüngeren Pflanzen weniger verholzt.

Wegen der vielen Verzweigungen wird am besten eine Grabegabel zu Hilfe genommen. Seitenwurzeln werden wieder in die Erde eingegraben und die Hauptwurzel verwendet.

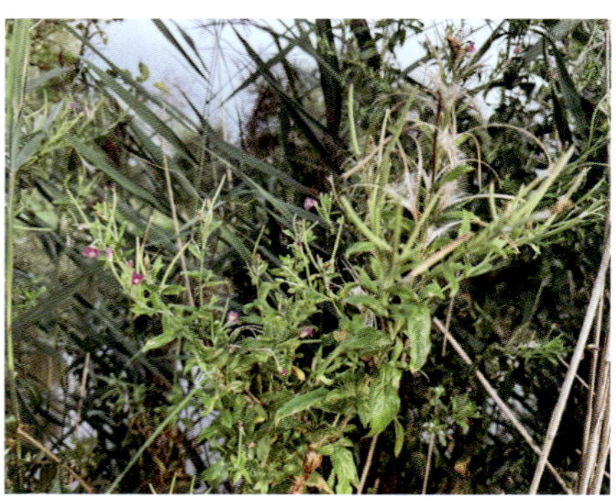

Volksnamen	Waldschlagweide, Feuerkraut, Waldröschen, Frauenhaar, Frauenhaarwurz
Pflanzenfamilie	Nachtkerzengewächse (*Onagraceae*)
Standort	Diese Pflanze ist ein Pioniergewächs, das sich auf Kahlschlägen und Brachland schnell ausbreitet. Wächst auch entlang von Waldwegen, Waldlichtungen, Hecken und Böschungen. Nährstoffreiche, lehmige Böden an sonnigen oder leicht schattigen Stellen werden bevorzugt.
Inhaltsstoffe und Eigenschaften	Schleimstoffe (schleimlösend, entzündungshemmend), Gerbstoffe (blutstillend, durchfallhemmend, zusammenziehend), Pektine (cholesterinsenkend), Ballaststoffe (beschleunigen Sättigungsgefühl)
Geschmack	süß, würzig, leicht scharf
Verwechslungsmöglichkeiten	Blutweiderich (*Lythrum salicaria*), Kleinblütiges Weidenröschen (*Epilobium parviflorum*), Quirlblättriges Weidenröschen (*Epilobium alpestre*), Mierenblättriges Weidenröschen (*Epilobium alsinifolium*), Gauchheilblättriges Weidenröschen (*Epilobium anagallidifolium*), alle unbedenklich
Interessantes	Es sind alle Weidenröschen-Arten verwendbar. Die Wurzeln wurden in der Volksanwendung nur vom Schmalblättrigen Weidenröschen verwendet.
Verwendungsart	Tee, Wurzelpulver, Wurzelgemüse, Ernährung

Weidenröschen für den Mann vom Dorf

Durch ein hügeliges, ehemaliges Pilgerdorf im Waldviertel fließt ein kleines Bächlein – ein *Rinnsal* –, an dessen Böschung vereinzelt Bäume stehen. Gleich daneben, sonnig gelegen und doch vom leichten Schatten der Bäume geschützt, thront das Weidenröschen.

In diesem Dorf lebte ein allseits beliebter Mann, der mit den Kindern spielte, für die Erwachsenen Scherze auf Lager hatte und stets ein aufmunterndes Wort parat hielt. Im Alter jedoch verlor er plötzlich und in kurzer Zeit stark an Gewicht. Eine betagte Kräuterfrau aus dem Ort erzählte mir: „Das war nicht schön mit anzusehen, wie so ein lebensfroher Mann auf einmal immer schwächer und stiller wurde."

Sie suchte ihn auf und fragte ihn nach dem Grund seines Leides. Nachdem er ihr sein Problem mit der Prostata offenbart hatte, riet sie ihm: Er solle dem Bachlauf folgen, sich das Weidenröschen holen, jetzt im Spätsommer die oberen Spitzen als Tee zubereiten, auch Vorrat für den Winter anlegen – und im Frühling dann die Wurzeln nutzen.

Der Tee müsse unbedingt 15 Minuten ziehen, täglich frisch aufgegossen und über den Tag verteilt schluckweise getrunken werden.

Die Weidenröschen – und wohl auch die täglichen Ausflüge, um sie zu ernten – haben dem Mann sichtbar geholfen. Er wurde wieder kräftiger, froher und lebendiger im Wesen.

Als er genesen war, machte er fortan jedes Jahr im Frühling eine Teekur aus den Wurzeln und im Spätsommer eine Kur aus der oberirdischen Pflanze – bis an sein Lebensende.

Die Kräuterfrau meinte zum Abschluss: „Der Mann ist wieder gesund geworden. Der hat sein Prostataleiden wieder hingebracht – und das nur mit dem Weidenröschen!"

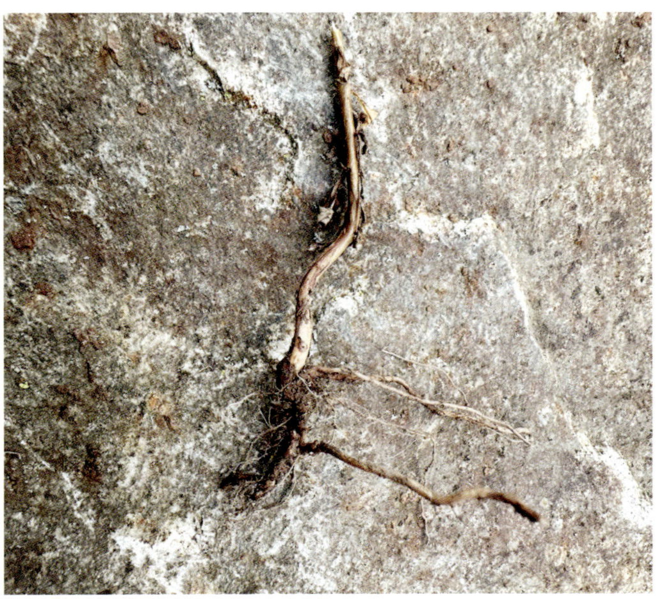

VOLKSHEILKUNDE

Weidenröschenwurzel wurde zeitig im Frühling ausgegraben, wenn die Wurzel noch weich und fleischig war. Hierzu schälte man die braune Wurzelrinde herunter und aß die geschälte Wurzel roh oder in Salzwasser gekocht als Wurzelgemüse.

Das Wurzelpulver war ein schmackhaftes Mehl, ein einfaches Soßenbindemittel und wurde bei Durchfall pur mit Wasser verabreicht.

Ein Tee aus der Wurzel wurde bei einem Gefühl der *inneren Spannungen der Prostata*, Prostatavergrößerungen, Wasseransammlungen im Körper, chronischen Schmerzen im Unterleib, Magen-Darm-Entzündungen und bei Harnwegsproblemen oder Blasenentzündungen getrunken. Bei diesen Beschwerden wurde im Frühling eher auf die Wurzel zurückgegriffen und im Sommer eher auf die oberirdischen Pflanzenteile.

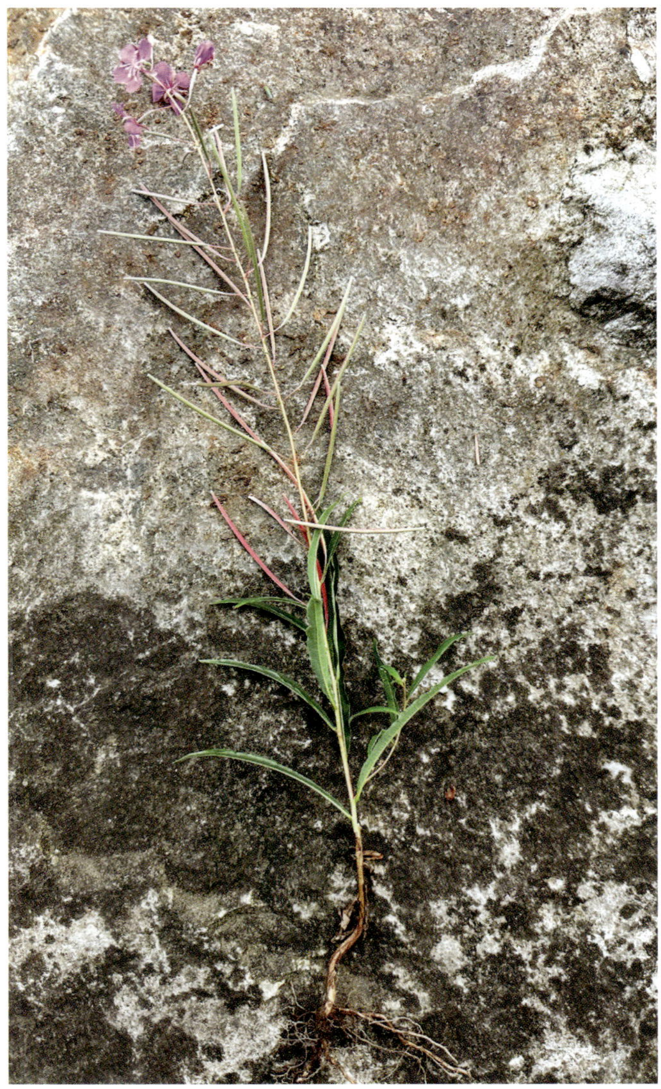

Weidenröschenwurzel-Tee

bei Prostatabeschwerden, Harnwegsproblemen, Blasenentzündungen, Wasseransammlungen im Körper, chronischen Unterleibsschmerzen

ZUTATEN

- 1 EL Wurzeln
- 250 ml Wasser

ZUBEREITUNG

Frische oder getrocknete Wurzelstücke mit siedendem Wasser übergießen und zugedeckt 10 Minuten bei frischen Wurzeln und 15 Minuten bei getrockneten Wurzeln ziehen lassen, danach abseihen.

ANWENDUNG

Zur Stärkung des Immunsystems morgens 1 Tasse schluckweise trinken.

Ansonsten 2 bis 3 Tassen über den Tag verteilt, warm, schluckweise trinken.

Weidenröschenwurzel-Wasser

bei Magen-Darm-Entzündungen

ZUTATEN

- 1 EL frische Wurzeln
- 250 ml Wasser

ZUBEREITUNG

Wurzeln mit lauwarmem Wasser übergießen und zugedeckt über Nacht stehen lassen.

Am nächsten Tag am Herd leicht erwärmen und abseihen.

ANWENDUNG

Den Kaltauszug schluckweise, langsam trinken.

Weidenröschenwurzel-Pulver

Mehlersatz, Soßenbindemittel, Küchengewürz, bei Durchfall, Magen-Darm-Problemen

ZUTATEN

- frische Wurzeln

ZUBEREITUNG

Die dunkelbraune Rinde abschälen, den weißen Innenteil der Wurzel möglichst klein schneiden und trocknen lassen.

Die getrockneten Wurzelstücke mit der Kaffeemühle oder der Küchenmaschine zu feinem Pulver vermahlen

ANWENDUNG

Mehl verwenden: Aufgrund des würzigen Geschmacks ist es empfehlenswert, Getreidemehl und Mehl aus Weidenröschenwurzel zu mischen. Eine Hälfte normales Mehl und eine Hälfte Wurzelmehl gibt vielen Rezepten eine spezielle Würze und dient der Gesundheit.

Zum Soßenbinden ein wenig des Pulvers in die heißen Gerichte mischen, bis die gewünschte Konsistenz erreicht ist.

Das Pulver ist ein Küchengewürz. Es schmeckt köstlich in Suppen, würzigen Soßen, Aufstrichen, Eintöpfen oder zu Fisch.

Bei Durchfall 1 Messerspitze mit ein wenig Wasser einnehmen.

Weidenröschenwurzel-Sticks

entwässernd

ZUTATEN

- frische Wurzeln
- Wasser, mit Salz gewürzt

ZUBEREITUNG

Backrohr auf 200 Grad Ober/Unterhitze vorheizen.

Die dunkelbraune Wurzelrinde entfernen und die verbleibenden, weißen Wurzelteile in Streifen schneiden.

In Salzwasser geben und kurz aufkochen lassen. Die Wurzelstücke herausnehmen und für 40 bis 45 Minuten bei 180 Grad Ober/Unterhitze ins Backrohr geben.

ANWENDUNG

Diese Wurzelsticks haben eine wundervoll würzige Geschmacksnote und sind eine Beilage zu Gemüse, Grillgut, Fisch oder Fleischspeisen. Man kann sie auch in Aufstriche eintauchen.

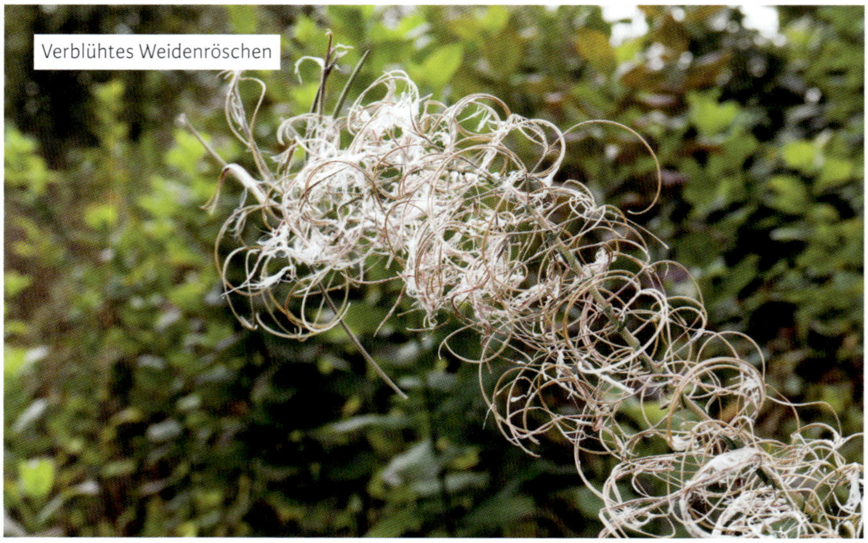

Verblühtes Weidenröschen

Weißdorn *Crataegus* – *für Herz, Kreislauf, Blutdruck*

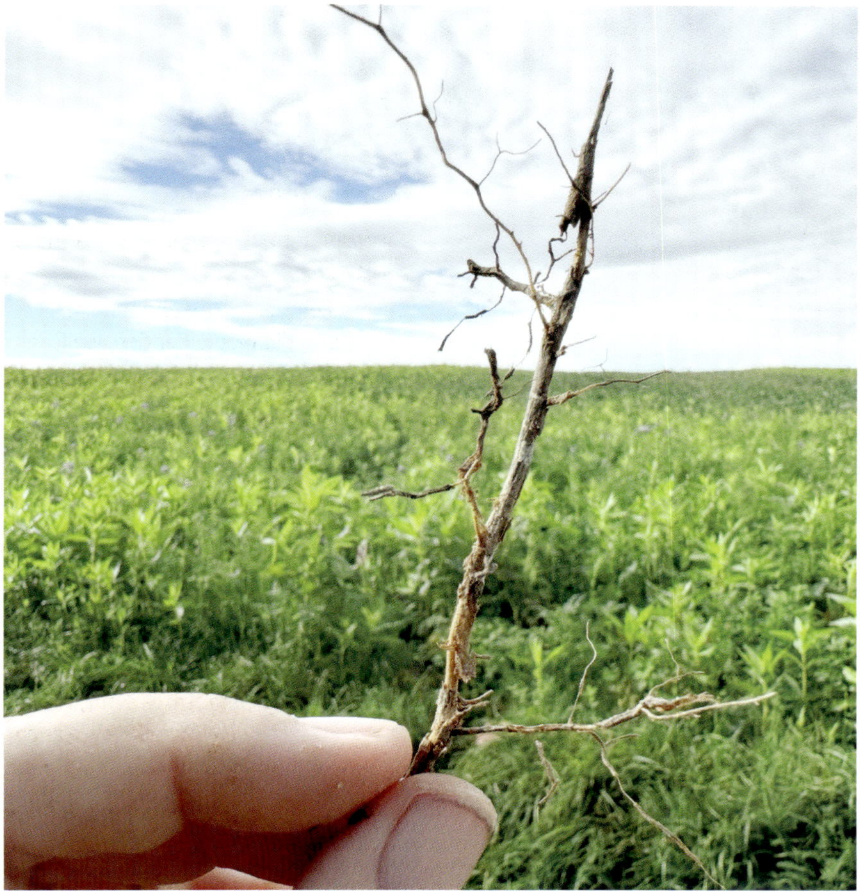

Weißdornwurzel noch so klein, gib sie in den Tee hinein, dein Herz wird dafür dankbar sein.

AUSSEHEN PFLANZE / WURZEL

Weißdorn ist in der Natur als dorniger Strauch oder auch als Baum mit gelappten Blättern und duftenden, weißlichen bis rosa Blüten zu sehen. Im Herbst trägt er kleine rote Früchte.

Die Wurzel ist kräftig, wobei sich ihr Aussehen je nach Standort und Alter des Strauchs oder Baums leicht unterscheiden kann. Weißdorn hat ein tiefreichendes Herzwurzelsystem mit einer senkrecht in die Tiefe wachsenden Hauptwurzel und weit verzweigten Seitenwurzeln. Die Farbe ist außen gelblich bis bräunlich, innen hell bis cremefarben. Ältere Wurzelstöcke sind knorrig und holzig, aber junge Seitenwurzeln sind noch biegsam und haben glatte Außenhaut.

ERNTE

Für die Entnahme einer Teilwurzel sticht man mit einem Spaten ein kleines Stück einer Seitenwurzel ab. Dafür sucht man eine Stelle, die etwas entfernt vom Stamm des Strauches liegt. Die richtige Zeit dafür beginnt im Februar und endet im April. Man entnimmt nur so viel, wie man wirklich braucht.

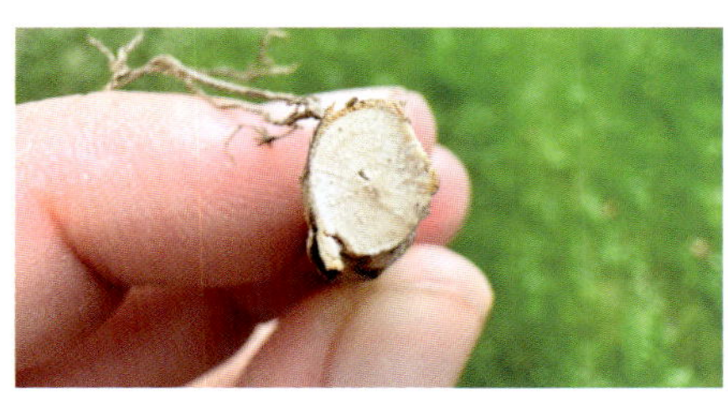

Volksnamen	Liebfrauenbirnchen, Heckenbirnchen, Hagapfel, Hagäpfle, Heckendorn
Pflanzenfamilie	Rosengewächse (*Rosaceae*)
Standort	Wächst in Hecken, in Gärten, in Parkanlagen oder an Waldrändern. Er liebt sonnige bis halbschattige Standorte und durchlässige Böden.
Inhaltsstoffe und Eigenschaften	Triterpensäuren (krebshemmend), Oligomere Proanthocyanidine (Zellschutz, schützen Blutgefäße, reduzieren Entzündungen, helfen beim Abnehmen), Flavonoide (cholesterinsenkend, blutdrucksenkend)
Geschmack	erdig, relativ geschmacksneutral
Verwechslungsmöglichkeiten	Echte Mehlbeere (*Sorbus aria s. str.*) leicht giftig, muss gekocht werden
Interessantes	Es gibt über 300 verschiedene Weißdornarten, die sich oft nur schwer unterscheiden lassen. Es können die Wurzeln von allen Weißdornarten verwendet werden.
Verwendungsart	Tee, Tinktur, Salbe, Wurzelbrei

Keine Wurzeln von kranken Pflanzen!

„Wie willst du gesund bleiben, wenn du kranke Pflanzen isst?" – Mit diesen Worten hielt mich Gerlinde, eine meiner Lehrerinnen, davon ab, Blätter eines Weißdorns zu pflücken, die stellenweise von einer weißlichen Schicht überzogen waren.

„Deine Lebensmittel sollen deine Heilmittel und deine Heilmittel deine Lebensmittel sein", zitierte sie in strengem Ton den Arzt Hippokrates.

Unser Körper kann nur gut funktionieren, wenn wir ihn mit hochwertiger Nahrung versorgen – mit sogenannten Funktionsstoffen.

Gerade beim Graben von Wurzeln ist es wichtig, auf die Gesundheit der Pflanze zu achten. Sind die oberirdischen Pflanzenteile von weißen Belägen oder braunen Flecken übersät, zeigen die Blätter auffällige Verfärbungen, sind untypisch eingerollt oder frühzeitig abgefallen, dann sind das klare Anzeichen einer Erkrankung – und auch die Wurzeln sollten nicht verwendet werden.

Nicht nur unserer eigenen Gesundheit zuliebe, sondern auch zum Wohl der Pflanze.

In Zeiten der Krankheit braucht sie all ihre Kräfte, um sich zu regenerieren. Über die Wurzeln nimmt sie Wasser und Nährstoffe auf – schneiden wir ihr gerade dann einen Teil davon ab, schwächen wir sie zusätzlich.

Wir würden uns also nicht nur selbst schaden, sondern auch der Pflanze ihre Chance zur Heilung nehmen.

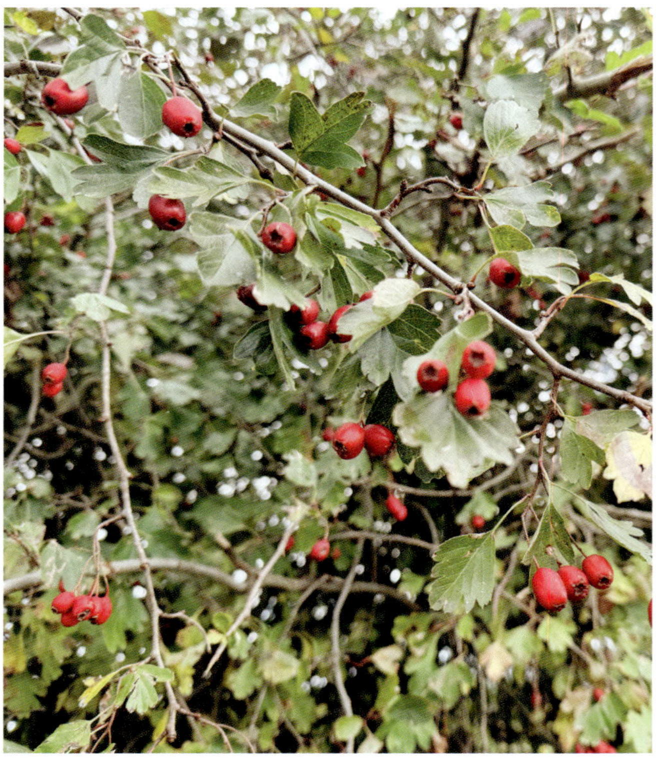

VOLKSHEILKUNDE

Die Wurzel des Weißdorns wurde in der Volksheilkunde eher selten allein verwendet, sondern meist in Kombination mit Blättern, Blüten und/oder Früchten – etwa für Tinkturen oder Teezubereitungen. Da die oberirdischen Pflanzenteile reichlich vorhanden waren, nahm man von der Wurzel meist nur eine kleine Menge hinzu.

Bei Kreislaufproblemen, nachlassender Herzleistung im Alter oder allgemeinen Herzschwächen verabreichte man einen Tee oder eine Tinktur aus Weißdorn, um das Herz zu stärken und die Belastbarkeit zu erhöhen.

Auch zur äußeren Anwendung fand die Wurzel ihren Platz:

Bei eitrigen Wunden und Entzündungen wurde sie von sogenannten Knochenrichtern gerne verwendet – entweder als Zutat in einer Salbe, frisch zerkaut oder getrocknet zu Pulver vermahlen. Dieses Pulver wurde im Bedarfsfall mit Wasser oder auch mit Speichel zu einem Brei verrührt und direkt auf die Wunde aufgetragen.

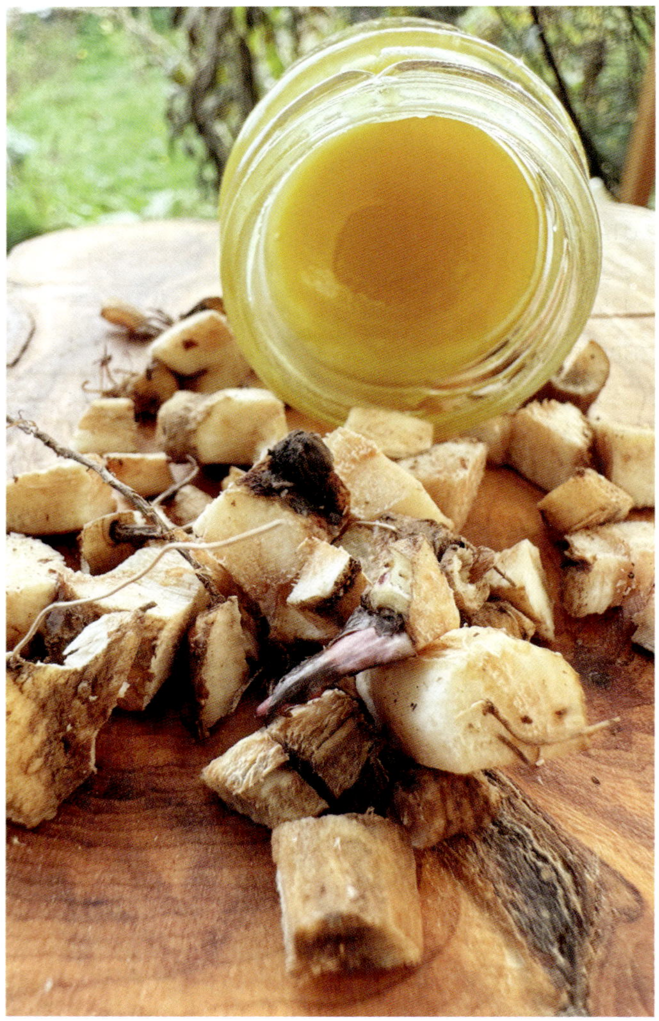

Weißdornwurzel-Tee

bei Herzschwäche, Altersherz, Blutdruckschwankungen

ZUTATEN

- 1 TL Wurzel
- 1 TL Weißdornblätter oder -früchte
- 250 ml Wasser

ZUBEREITUNG

Frische oder getrocknete Weißdornwurzeln mit dem Wasser übergießen und über Nacht stehen lassen.

Am nächsten Tag aufkochen, Topf vom Herd nehmen und Blätter oder Früchte hinzugeben. Zugedeckt 10 Minuten ziehen lassen und abseihen.

ANWENDUNG

Täglich 1 Tasse trinken.

Weißdornwurzel-Wickel

bei eitrigen Wunden und gegen Durchfall

ZUTATEN

- 2 EL getrocknete Wurzeln
- 125 ml Wasser

ZUBEREITUNG

Kleine Wurzelstücke mit abgekochtem Wasser vermengen und im Mörser (Küchenmaschine) quetschen, bis eine breiige Masse entstanden ist.

ANWENDUNG

Brei auf die betroffenen Körperstellen auftragen, mit einem Tuch befestigen und über Nacht wirken lassen, am nächsten Tag wiederholen.

Bei Durchfall kaut man kleine Stücke der Wurzel.

Weißdornwurzel-Tinktur

herzmuskelstärkend, blutdrucksenkend, kreislaufstabilisierend

ZUTATEN

- 1 EL Blüten
- 1 EL Beeren
- 20 Knospen
- 1 EL Blätter
- 1 EL Wurzelstücke
- daumengroßes Stück von einem Ast (Holzteil)
- 500 ml hochprozentiger Alkohol (Brand, Weingeist)

ZUBEREITUNG

Im Februar nimmt man ein großes, verschließbares Glas und gibt die Weißdornknospen, das Aststück und den Alkohol hinein.

Dann lässt man das Glas ruhen und gibt im März, sobald der Boden nicht mehr gefroren ist, ein Stück Wurzel dazu.

Sobald sich die Blüten und Blätter zeigen, gibt man auch von ihnen etwas hinzu und lässt das Glas bis in den Herbst hinein ruhen, bis die roten Früchte reif sind. Jetzt kommen auch die roten Früchte ins Glas.

4 Wochen kühl und verschlossen ziehen lassen, dann kann durch ein Sieb gegossen und in Tropffläschchen abgefüllt werden.

In dieser Tinktur steckt die geballte Kraft der ganzen Pflanze.

ANWENDUNG

10 Tropfen täglich in 250 ml Wasser einnehmen.

Die Langzeitanwendung ist wichtig, denn die Wirkung setzt erst nach 1 bis 2 Monaten Einnahme ein.

Weißdornwurzel-Salbe

Zugsalbe

ZUTATEN

- daumengroßes Stück frische Wurzel
- 100 ml Johanniskraut-Öl (*Hypericum perforatum*)
- 100 ml kalt gepresstes Speiseöl
- 2 EL Hagebutten (*Rosa*)
- 8 bis 10 g Bienenwachs

ZUBEREITUNG

Hagebutten halbieren, Weißdornwurzel in kleine Stücke schneiden, Speiseöl mit den Weißdornwurzeln und den Hagebutten 15 Minuten erwärmen (nicht kochen), dann durch ein Sieb seihen.

Mit dem Johanniskraut-Öl vermischen, erneut erwärmen (etwa 62 Grad – Thermometer nehmen), das Bienenwachs zugeben. Verrühren und sobald das Wachs geschmolzen ist, rasch in Tiegel abfüllen.

ANWENDUNG

Bei eitrigen Verletzungen, Schiefern (Holzsplitter in der Haut) oder eingewachsenen Zehennägeln, bei schlecht heilenden Wunden und zur Narbenbehandlung die Salbe dick auftragen, einen Verband darüber geben und einen Tag wirken lassen.

Danach bei Bedarf erneuern.

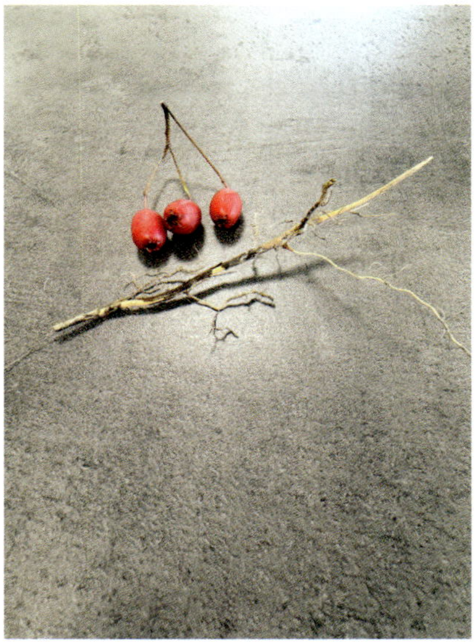

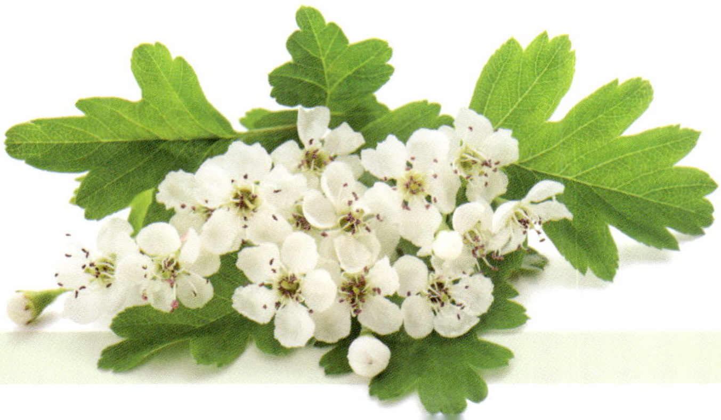

Wiesenklee *Trifolium pratense* – *für Wechseljahre und bei Durchfall*

So die Mutterblume (Gebärmutter) zu welken beginnt, trinke täglich Frauenbrodwurzel.

Mutterblume in der Not hilft Frauenbrod.

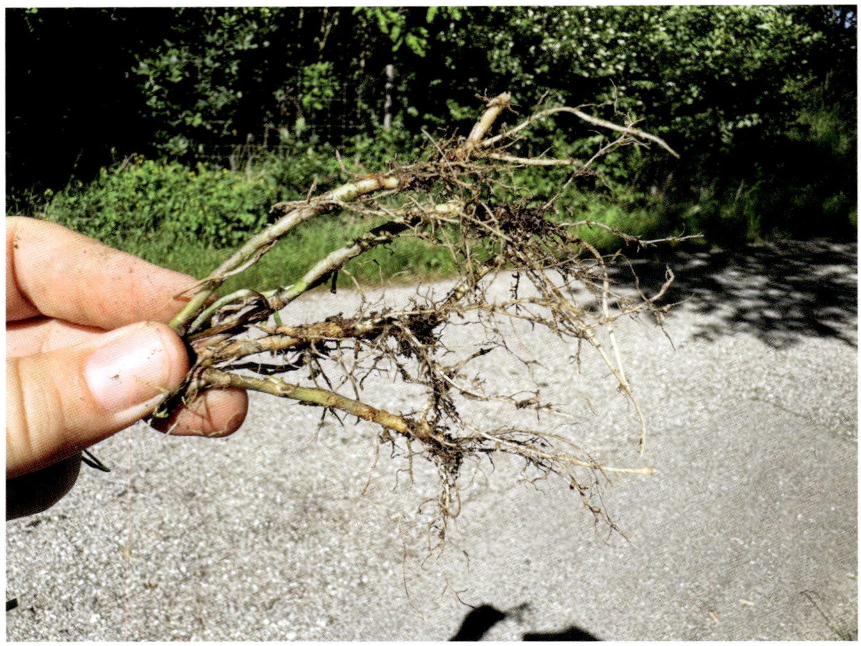

AUSSEHEN PFLANZE / WURZEL

Wiesenklee hat einen aufrechten, verzweigten Stängel, wechselständige, 3-fach-gegliederte Blätter und leuchtend rote bis rötliche oder weiße Schmetterlingsblüten. Seine Höhe passt sich an die Höhe der Vegetation um ihn herum an. Bei z. B. hohem Gras wächst auch er höher, um genügend Licht zu erhalten.

Die braune, spindelförmige Pfahlwurzel reicht bis zu 2 Meter tief in das Erdreich hinab und bildet kräftige Seitenwurzeln aus.

ERNTE

Von März bis Mai und September bis Dezember kann diese tief wurzelnde Pflanze ausgegraben werden.

Es empfiehlt sich, von der Wurzel mit einem Spaten etwas abzustechen.

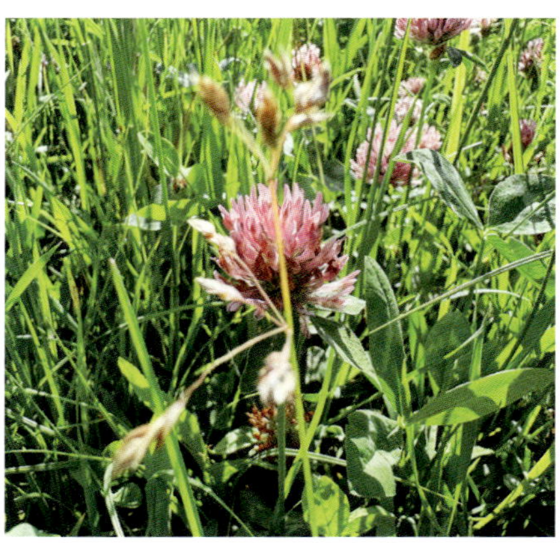

Volksnamen	Rotklee, Fleischklee, Zuckerblüemli, Zuckerbrot, Johannisbrod, Frauenbrod, Grasblume
Pflanzenfamilie	Hülsenfrüchtler (*Fabaceae*)
Standort	Die mehrjährige Kleeart wächst in Wiesen, Weiden, an Wegrändern oder auf Äckern als Futterpflanze. Nährstoffreiche, gut durchlässige Böden sind Voraussetzung.
Inhaltsstoffe und Eigenschaften	Isoflavone (sind ähnlich wie Östrogene), Tannine (zusammenziehend), Phytosterole (senken LDL-Cholesterin), Flavonoide (cholesterinsenkend, blutdrucksenkend), Gerbstoffe (blutstillend, entzündungshemmend)
Geschmack	mild, leicht süß, bei älteren Pflanzen verholzt die Wurzel
Verwechslungsmöglichkeiten	Mittlerer Klee (*Trifolium medium*) essbar
Interessantes	Wiesenklee erspart das mühsame Umstechen der Gartenbeete, denn zwischen den Gemüsepflanzen lockert er durch seine Wurzeln das Erdreich. Wenn man ihn regelmäßig schneidet, wird mehr Stickstoff produziert, was im Gemüsegarten mehr Ernteertrag bringt. In der Schwangerschaft und Stillzeit sollte auf die Einnahme von Wiesenklee verzichtet werden.
Verwendungsart	Tee, Tinktur, Wurzelpulver, Wickel, Wurzelgemüse, Wurzelhonig

Tee für die Wechseljahre

Birgit lebt in Kärnten. Mit ihrem sonnigen Gemüt erzählt sie gestenreich: „Eigentlich habe ich mir die Wechseljahre ganz anders vorgestellt. Die immer seltener werdende Monatsblutung zeigt mir, dass ich mitten drin bin."

Auch ihre Freundinnen befinden sich gerade in den Wechseljahren. Sie berichten von Stimmungsschwankungen, nächtlichen Hitzewallungen, wegen derer sie selbst bei Minusgraden die Fenster aufreißen, und von plötzlichem Appetit auf ganz andere Dinge, kaum steht das Essen auf dem Tisch.

„Bei mir ist das alles irgendwie anders", fährt Birgit lachend fort. Zwar steckt auch sie in den Wechseljahren, aber nachts ist es ihr Mann, der aufsteht, über Hitzewallungen klagt, das Fenster bei Eiseskälte öffnet – nur um es kurz darauf wieder zu schließen, weil ihm nun zu kalt ist. Kaum ist das Fenster ein paar Minuten zu, treibt ihn die innere Hitze erneut dazu, es wieder aufzureißen ... Birgits Schlaf wäre eigentlich tief und fest – würde nicht das ständige Fenster-Auf-und-Zu ihres Mannes ihn stören.

Sie selbst weiß genau, was sie will, ganz ohne wechselbedingte Willensschwankungen. Ihr Mann hingegen wünscht sich morgens sehnlichst, am Nachmittag Freunde zu besuchen – nur um sich mittags zu beklagen, dass er nie einen ruhigen Nachmittag verbringen könne und warum sie ausgerechnet heute jemanden treffen müssten.

Auch beim Essen hat Birgit keine Probleme: Wenn sie auf etwas Gusto hat und es kocht, dann bleibt der Appetit auch bis zur Mahlzeit bestehen. Fragt sie jedoch ihren Mann, was er gerne essen möchte, sagt er zum Beispiel: „Fleischknödel mit Sauerkraut." Kaum steht das Essen mittags auf dem Tisch, rümpft er die Nase.

„Ich habe mich wirklich gefragt, wer von uns beiden eigentlich die Wechseljahre hat", meint Birgit schmunzelnd. Also beschloss sie, den Tee aus Wiesenkleeblüten und -wurzeln, den sie ursprünglich für sich gekauft hatte, einfach ihm zu geben – und siehe da: Nach drei Wochen besserten sich seine Symptome deutlich ...

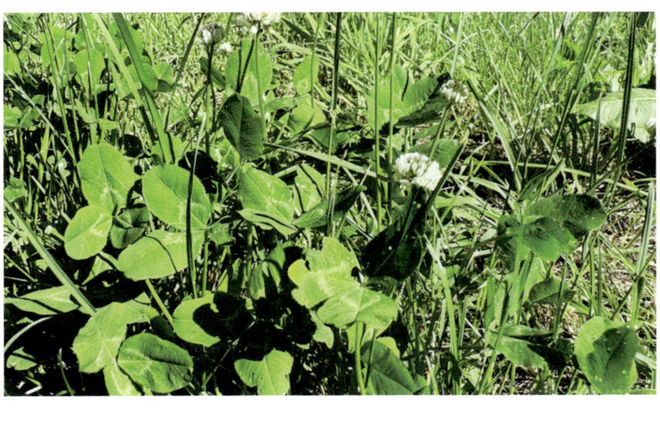

VOLKSHEILKUNDE

Ein wenig von der Wurzel kommt in Kräutertees, Öle, Tinkturen oder Salben – sie soll die Wirkung anderer Heilpflanzen verstärken. In Notzeiten wird die Wurzel zu Pulver vermahlen und als sogenanntes Streckmehl dem Getreidemehl beigemischt, um die Menge zu erhöhen.

Die Wiesenkleewurzel hat einen leicht süßlichen Geschmack und gilt als wohlschmeckendes Mehlstreckmittel. Das Pulver wird mit heißem Wasser als Tee aufgegossen oder als Grundlage für Salben bei Hautproblemen und Wunden verwendet.

Die Wurzel enthält eine höhere Konzentration an Isoflavonen – jenen sekundären Pflanzenstoffen, die bei Wechseljahresbeschwerden ausgleichend wirken – als die oberirdischen Pflanzenteile. Zeigen sich bei Frauen erste Anzeichen der Wechseljahre, erhalten sie täglich eine Messerspitze Pulver oder einen Teeauszug daraus.

Auch bei Durchfall ist das Pulver ein bewährtes Mittel. Es wirkt nicht nur eindickend, sondern auch krampflösend. Junge Wurzeln werden in Wasser gekocht als Wurzelgemüse gegessen oder in Suppen mitgekocht.

Der Klee lebt in einer Zweckgemeinschaft mit Knöllchenbakterien an seinen Wurzeln. Diese machen den Luftstickstoff für die Pflanze biologisch verfügbar und bereichern so auch den Boden.

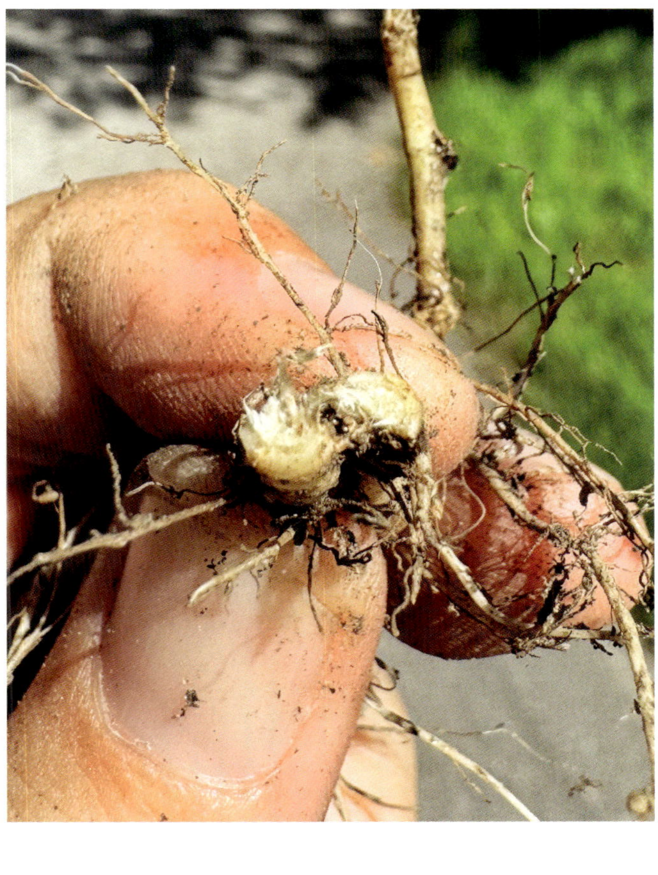

Wiesenkleewurzel-Pulver

bei Durchfall, zur Körperkräftigung

ZUTATEN

- frische Wurzeln

ZUBEREITUNG

Wurzeln mit einer Gemüsebürste vom Erdreich säubern, mit Wasser abspülen, mit einem Tuch trocken tupfen, in grobe Stücke schneiden und einen Tag bei Zimmertemperatur trocknen lassen.

Am nächsten Tag mit der Kaffeemühle fein mahlen.

ANWENDUNG

Menschen, die schwächlich oder kränklich waren, bekamen früher die Wurzel zu Pulver vermahlen in das Essen gemischt oder 1 Teelöffel davon mit Wasser zu trinken.

Bei Durchfall 2 bis 3 Mal täglich 1 Messerspitze Pulver mit etwas Wasser einnehmen.

Wiesenkleewurzel-Tee

bei Hautausschlägen, Wechseljahre, schwacher Monatsblutung

ZUTATEN

- 2 EL frische Wurzeln
- 1 l Wasser

ZUBEREITUNG

Junge Wiesenkleepflanze verwenden und nach der Reinigung in grobe Stücke schneiden. Mit dem Wasser aufkochen, für 15 bis 20 Minuten sieden lassen, danach abseihen.

ANWENDUNG

Täglich 1 bis 2 Tassen über den Tag verteilt trinken (Menge reicht ca. für 2 bis 3 Tage).

Bei schwacher Monatsblutung 2 Wochen vor der Regel beginnend bis zur Regel täglich 1 Tasse Tee trinken.

Für die Haut kann man mit dem Tee auch Wickel machen.

Wiesenkleewurzel-Tinktur

bei Husten, Wechseljahrbeschwerden, Hautirritationen

ZUTATEN

- 3 EL Wurzeln (frisch oder getrocknet
- 250 ml hochprozentiger Alkohol (Brand, Weingeist)

ZUBEREITUNG

Wurzelstücke in ein Glas geben, mit dem Alkohol übergießen, das Glas verschließen und für 4 Wochen dunkel stellen, danach durch ein feines Sieb filtern.

ANWENDUNG

Bei Bedarf morgens und abends 10 Tropfen entweder in 250 ml handwarmem Wasser, auf Würfelzucker oder in 1 Teelöffel Honig einnehmen.

Wiesenkleewurzel-Sirup

bei Husten und Heiserkeit

ZUTATEN

- 8 EL Wurzeln (frisch oder getrocknet)
- 8 EL Kleeblüten
- 1 kg Zucker
- 1 l Wasser

ZUBEREITUNG

Wurzeln und Blütenköpfe mit dem Wasser übergießen, in einem Topf zum Kochen bringen – wer möchte, kann auch eine Zitrone hinzugeben. Danach den Herd abschalten und alles zugedeckt bis zum nächsten Tag rasten lassen. Erst nach der langen Ziehzeit abseihen.

Den Saft mit dem Zucker vermischen und wiederum aufkochen lassen. Auf kleine Hitze zurückschalten und unter oftmaligem Rühren so lange *köcheln*, bis durch das Verdunsten des Wassers eine honigartige Konsistenz erreicht ist. Danach abfüllen und kühl lagern.

ANWENDUNG

Den Sirup teelöffelweise einnehmen.

Wiesenkleewurzel-Balsam

bei Ekzemen, Hautirritationen, kleinen Verletzungen

ZUTATEN

- 2 EL Wurzeln (frisch oder getrocknet
- 60 g Weizenkeimöl
- 40 g Olivenöl (Mandelöl)
- 7 g Bienenwachs

ZUBEREITUNG

Weizenkeimöl über die Wurzelstücke gießen. Abgedeckt 28 Tage bei Zimmertemperatur stehen lassen, danach durch ein feines Sieb seihen.

In einem Topf das Olivenöl erwärmen, das Bienenwachs hinzugeben, sobald dieses sich aufgelöst hat (ca. bei 62 Grad) vom Herd nehmen und rasch mit dem Kleeauszug verrühren.

Die nun fertige Salbe in kleine Tiegel füllen.

Weizenkeimöl soll nicht erhitzt werden, daher wird erst nach dem Schmelzen des Bienenwachses – nach einer kurzen Abkühlung – vermischt.

ANWENDUNG

Balsam auf die betroffenen Hautstellen auftragen.

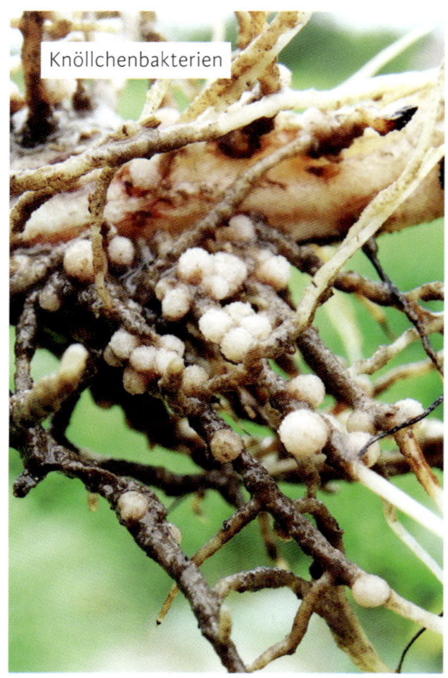
Knöllchenbakterien

Wiesenlauch *Allium vineale*
– *bei Bluthochdruck, Erkältungen und gegen Mehltau*

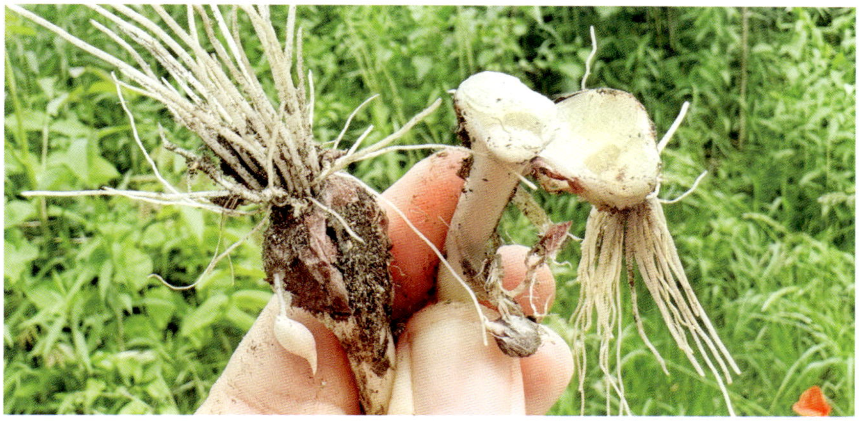

Hundsknoblauch ist gut für`n Bauch (verdauungsanregend).

Volksnamen	Hundsknoblauch, Hundslauch, Hundszwiebel, wilder Knoblauch, Wildlauch, Briesslauch
Pflanzenfamilie	Amaryllisgewächse (*Amaryllidaceae*)
Standort	In der Natur auf Wiesen, an Feldrändern, in Streuobstwiesen, Weinbergen und auf Hügeln. Sandige Böden in sonnigen Lagen und ohne Staunässe sind ideal. Er kommt mit nicht zu langer Trockenheit gut zurecht.
Inhaltsstoffe und Eigenschaften	Allicin (unterstützt gegen Viren, Bakterien, Pilze und Parasiten, cholesterinsenkend, macht Blut fließfähiger), Magnesium (für Energiestoffwechsel, Reizübertragung von Nerven auf Muskeln sowie Muskelkontraktion wichtig), Kalium (wichtig für Blutdruckregulierung, Herzfunktion, Transport der Nervenimpulse, Säure-Basen-Haushalt), Eisen (wichtig für Sauerstoffverteilung und Zellbildung)
Geschmack	dezent scharf, würzig, pfeffrig, leicht süß – würzig wie Zwiebel und Knoblauch
Verwechslungsmöglichkeiten	Zierlauch (*Allium giganteum*) unbedenklich, Schnittlauch (*Allium schoenoprasum*) unbedenklich
Interessantes	Die gängigsten Wildlaucharten bei uns sind: Ackerlauch (*Allium oleraceum*), Weinbergslauch (*Allium vineale*), Schlangenlauch (*Allium scorodoprasum*), Berglauch (*Allium lusitanicum*) und Bärlauch (*Allium ursinum*). In der Verwendung sind sie praktisch identisch und im Aussehen sehr ähnlich. Im Gegensatz zu Europa, wo der Wildlauch sowohl für die Gesundheit als auch für die Nahrung geschätzt ist, wurde er in Amerika als Einwandererpflanze mit vielen Anstrengungen bekämpft.
Verwendungsart	Tinktur, Kochzutat, Wurzelwein, Wurzelessig, Wurzelöl, Kochzutat

AUSSEHEN PFLANZE / WURZEL

Wildlauch hat hohle, röhrenförmige, bis zu 70 cm hohe Laubblätter, welche ein Stück den Stängel umfassen. Der Stängel wird bis zu 1 Meter hoch und hat an der Spitze einen doldigen Blütenstand mit rosa, roten, weißen, violett-schimmernden oder grünlichen Blüten und vielen kleinen Brutzwiebeln.

Wildlauch bildet unterirdisch eine äußerlich weiß bis hellbeige und innenseitig weiße zwiebelartige Wurzelknolle, welche meist kleine Brutzwiebel, trägt. Von der Wurzelknolle ragen feine, dünne Seitenwurzeln in die Erde.

ERNTE

Ende März bis Mai und im Herbst kann man die zwiebelartige Wurzelknolle ernten. Man darf allerdings während des Jahres von den oberirdischen Blättern kaum etwas entnehmen, dann bilden die Wurzelknollen mehr Brutzwiebeln zu Vermehrung aus. Sobald die oberirdischen Blätter zu welken beginnen, kann die Ernte erfolgen.

Die zwiebelartige Wurzel befindet sich nur wenige Zentimeter unter der Erde, sie kann auch mit den Händen oder einer kleinen Schaufel gegraben werden. Die Knolle vom Erdreich befreien und die kleinen Brutzwiebeln herunternehmen. Diese wieder in die Erde geben, damit neue Pflanzen wachsen können. Die Hauptwurzelknolle soll wegen der flüchtigen Inhaltsstoffe frisch verwendet werden.

Wiesenlauch-Knollenwein

„Meine Schwester Helga hat, glaub ich, wirklich jedes Abnehmmittel ausprobiert, das es am Markt gibt", lacht Gustav. In seiner Familie haben alle eine eher kräftige Statur. Gustav nennt das *einen soliden Knochenbau*.

„Die Frauen bei uns haben ein gebärfreudiges Becken – alle Geburten verliefen flott und ohne großes Aufheben", erzählt er weiter. Doch seine jüngste Schwester war unglücklich über diesen *familiären Körperbau*.

Woher sie die Idee mit dem Knoblauchwein hatte, weiß Gustav heute nicht mehr. Sicher ist nur: Eines Nachts schlich sich Helga heimlich in Vaters Weinversteck und holte sich eine Flasche. Auf der Wiese grub sie vom Wiesenlauch die kleinen Wurzelknollen aus, schälte und zerdrückte sie – und gab alles in den Wein. Nach einer Woche Ziehzeit war ihr selbst gemachter *Abnehmdrink* fertig.

Weil es besonders wirksam sein sollte, hielt Helga sich nicht an die Empfehlung, nur einen kleinen Schluck vor dem Essen zu nehmen. Nein – sie trank gleich ein ganzes Glas auf nüchternen Magen.

Alkohol regt bekanntlich den Appetit an. Noch bevor das Essen auf dem Tisch stand, war Helga nicht nur beschwingt, sondern hatte auch einen solchen Hunger, dass sie eine riesige Portion verschlang – um sich danach satt und zufrieden ins Bett zu legen und den restlichen Tag durchzuschlafen.

„Als Abnehmhilfe hat der Trunk bei Helga überhaupt nicht funktioniert", schmunzelt Gustav. „Das Einzige, was sie sich eingehandelt hat, war der Grant unseres Vaters – wegen der gestohlenen Weinflasche."

Jahre später stieß Gustav in einer Zeitschrift auf das Originalrezept. Dort stand, dass der Wein 10 bis 15 Minuten gekocht werden sollte – damit der Alkohol verdampft. Dann hätte das Ganze vielleicht auch funktioniert ...

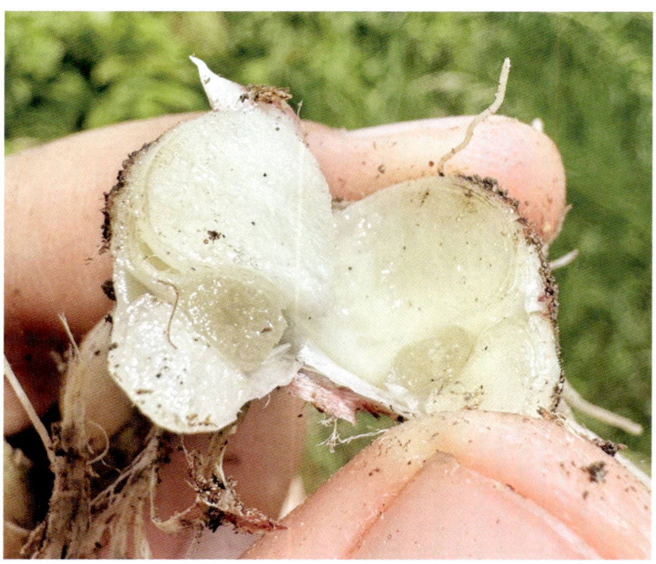

VOLKSHEILKUNDE

Die unscheinbaren Laucharten dienen in der Volksheilkunde sowohl als Nahrung als auch als Hausmittel – besonders auf langen Wanderungen oder bei körperlicher Anstrengung im Gelände. Werden die Beine müde und wollen nicht mehr weiter, reibt man die Waden kräftig mit der Wurzelknolle ein. Das regt die Durchblutung an und bringt die Beine wieder in Schwung.

Bei Insektenstichen, Schwellungen oder kleinen Wunden kommt die gequetschte Wurzelknolle zum Einsatz. Ihre entzündungshemmenden Inhaltsstoffe wirken desinfizierend – allerdings spürt man das deutlich durch ein starkes Brennen. Heute greifen wir in solchen Fällen lieber zu milderen Mitteln. Dennoch gilt die eingesteckte Knolle auf Wanderungen bis heute als schützender Begleiter.

Bei Abszessen wird die Wurzelknolle zu einem Brei zerdrückt und aufgelegt. Reibt man damit die Haut von Mensch oder Tier ein, hält sie lästige Insekten fern. Um Milch vor Insekten zu schützen, legt man dünne Scheiben der Knolle hinein – allerdings nimmt die Milch dann auch den typischen Lauchgeschmack an.

Für einen klaren Kopf und ein gutes Gedächtnis wird die Wurzelknolle – ebenso wie die oberirdischen Brutzwiebeln – roh gegessen.

Zu Zeiten, in denen Kleidung ausschließlich aus Naturfasern bestand, war der Schutz vor Kleidermotten ein ständiges Thema. Kleidung war wertvoll und wurde mit allerlei Mitteln geschützt – eines davon: aufgeschnittene Wildlauchknollen zwischen den Wäschestücken. Das musste regelmäßig wiederholt werden, die Wäsche verströmte einen deutlichen Lauchgeruch.

Wildlauch findet Anwendung bei Bluthochdruck, Durchblutungsstörungen, Erkältungen, Gelenkentzündungen und zur Anregung der Verdauung.

Auch kulinarisch werden die Wurzelknollen geschätzt – als Kochzutat, in Suppen, Aufstrichen, Soßen, als Würzmittel oder roh. Man sollte sie jedoch nicht zu lange erhitzen, damit die wertvollen Inhaltsstoffe erhalten bleiben.

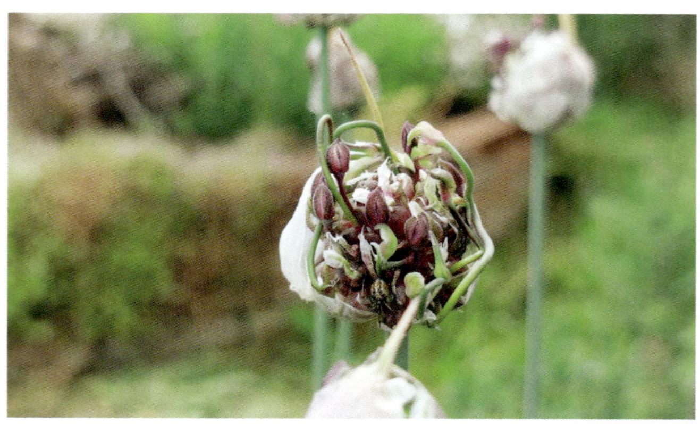

Wiesenlauchknollen-Milch

bei Husten, Parasiten, Infekten, Verdauungsproblemen

ZUTATEN

- 3 frische Knollen
- 300 ml Milch (auch Mandelmilch, oder Hafermilch)

ZUBEREITUNG

Die Wurzelknollen schälen, durch die Knoblauchpresse drücken, in einem Topf mit der Milch aufkochen und bei niedrigerer Temperatur 5 Minuten ziehen lassen. Danach abseihen.

ANWENDUNG

Die Milch sollte rasch und warm getrunken werden.

Wiesenlauchzwiebel-Wein

stoffwechselanregend, altes Mittel zum Abnehmen

ZUTATEN

- 3 frische Knollen
- 1 l Rotwein

ZUBEREITUNG

Knollen schälen, in grobe Stücke schneiden und in eine Flasche geben. Mit dem leicht angewärmten Wein übergießen und 1 Woche bei Zimmertemperatur ziehen lassen, danach abseihen.

ANWENDUNG

Vor jeder Mahlzeit ein kleines Stamperl (2 cl) trinken.

Wer nicht abnehmen möchte, kann mit etwas Honig verfeinern.

Wiesenlauchzwiebel-Tinktur

fiebersenkend, blutdrucksenkend, cholesterinsenkend, entzündungshemmend, zur Steigerung der Gedächtnisleistung

ZUTATEN

- 4 frische Knollen
- 150 ml hochprozentiger Alkohol (Brand, Korn)

ZUBEREITUNG

Knollen schälen, in grobe Stücke schneiden, in ein Glas geben, mit dem Alkohol übergießen, das Glas verschließen und für 2 bis 3 Wochen dunkel stellen.

Durch ein möglichst feines Sieb filtern, oder in das Sieb ein Tuch legen und durchseihen. In kleine Fläschchen mit Tropfer füllen.

ANWENDUNG

2 Mal täglich zwischen 10 und 20 Tropfen mit etwas Wasser verdünnt 30 Minuten vor einer Mahlzeit einnehmen.

Nicht nüchtern einnehmen, dies könnte für den Magen zu intensiv sein.

Wiesenlauchknollen-Absud

gegen Mehltau, Blattläuse und Pilzkrankheiten

ZUTATEN

- 6 frische Knollen
- 1 l Wasser

ZUBEREITUNG

Knollen in grobe Stücke schneiden, mit kochendem Wasser übergießen und zugedeckt 15 Minuten ziehen lassen. Nach dem Abkühlen in eine Sprühflasche füllen.

ANWENDUNG

Pflanzen besprühen.

Statt Wiesenlauch kann auch Kulturknoblauch verwendet werden.

Wiesenlauchknollen, eingelegt

für die Gedächtnisleistung, bei Erkältungskrankheiten, als köstliche Antipasti

ZUTATEN

- 100 g frische Knollen
- 100 ml Traubenessig
- 50 ml milder Apfelessig
- 50 ml Wasser
- 1 TL gelbe Senfkörner
- 50 ml Sonnenblumenöl
- ½ TL Zucker
- Salz, bunte Pfefferkörner
- Lorbeerblätter

ZUBEREITUNG

Knollen schälen. Wasser mit den Essigen und Salz erhitzen, es soll nicht aufkochen.

Einstweilen in kleine Gläser etwas Lorbeerblatt, ein paar Pfefferkörner und Senfkörner hineingeben, dann die Wurzelknollen dazulegen, bis 80 % der Glashöhe erreicht sind.

Danach das heiße Essigwasser darüber gießen, darauf ein wenig Öl geben, damit es sich gut hält, und mit dem Deckel verschließen.

ANWENDUNG

Nach einer Ruhezeit von etwa 6 Wochen sind die eingelegten Knollen köstlich.

Jeden Tag 1 Stückchen herausnehmen und gut kauen.

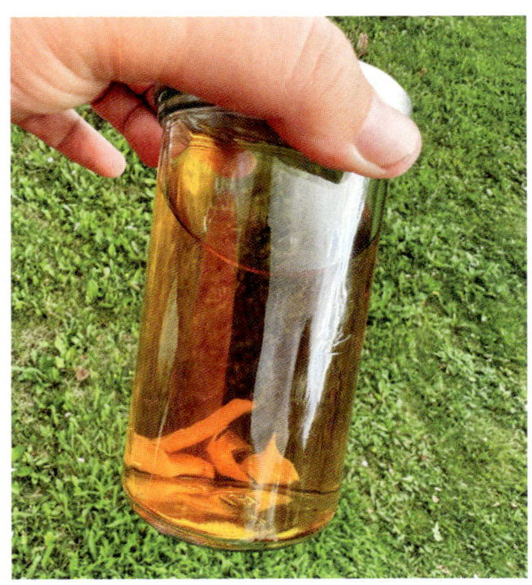

Wurzelpetersilie *Petroselinum crispum*
– die „Kraftwurz" der römischen Gladiatoren

Petersil bringt den Mann aufs Pferd und die Frau unter die Erd'.

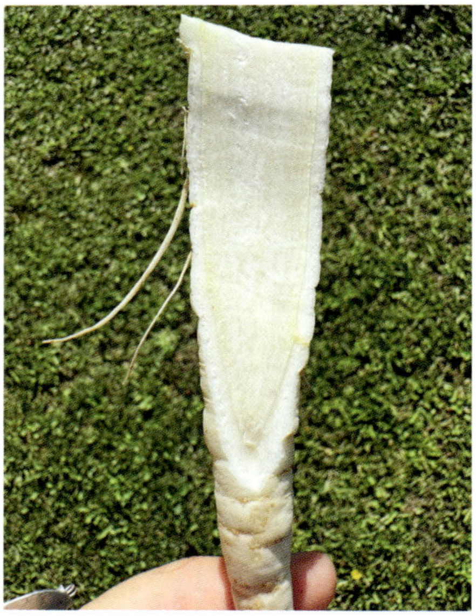

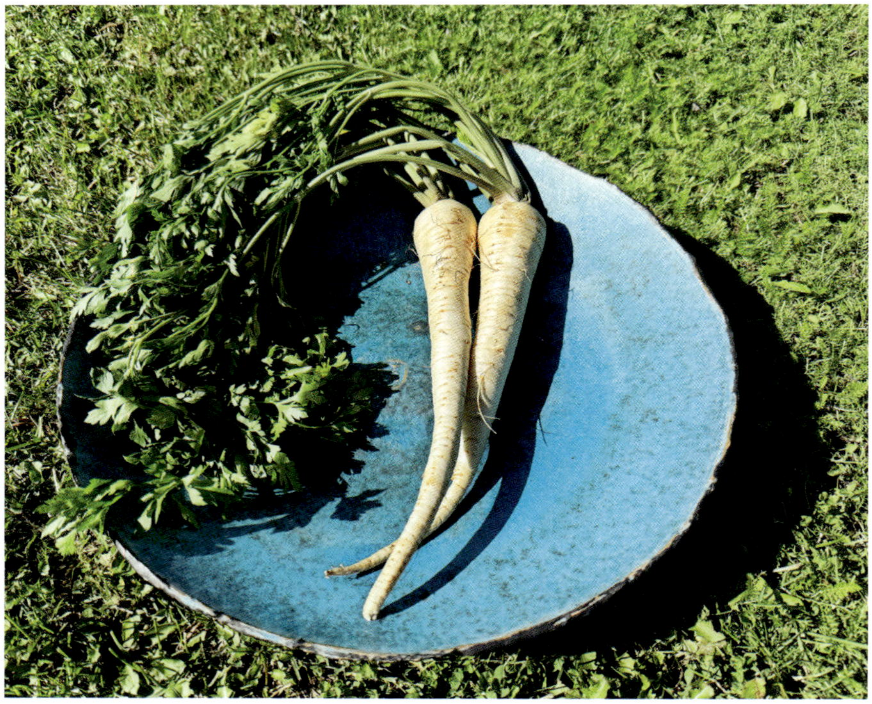

Volksnamen	Peterle bzw. Peterli, Peterling, Petergrün, Knollenpetersilie, Steinsellerie
Pflanzenfamilie	Doldenblütler (*Apiaceae*)
Standort	Als Kulturpflanze ist Petersilie in Gärten und auf Feldern zu finden. Sie liebt nährstoffreiche, durchlässige, gleichmäßig feuchte Böden und sonnige bis halbschattige Standorte.
Inhaltsstoffe und Eigenschaften	Apiol (leberanregend, menstruationsanregend, keimtötend, blutdrucksenkend, nierenanregend), Myristicin (stimmungsaufhellend, entzündungshemmend), Ballaststoffe (sättigend), Kalium (blutdrucksenkend), Eisen (wichtig für Blutbildung, unterstützt Sauerstoffaufnahme der Zellen)
Geschmack	süßlich, würzig, etwas scharf, leicht herb
Verwechslungsmöglichkeiten	Gefleckter Schierling (*Conium maculatum*) giftig, Hundspetersilie (*Aethusa cynapium*) giftig, Krausblättrige Petersilie (*Petroselinum crispum var. crispum*) unbedenklich, Glattblättrige Petersilie (*Petroselinum crispum var. Neapolitanum*) unbedenklich
Interessantes	Bei Nierenerkrankungen, Herzrhythmusstörungen oder Schwangerschaft sollte man alle Petersilienarten nur in geringen Mengen zu sich nehmen. Zur längeren Haltbarkeit die Wurzel in einen Kübel mit Sand stecken und kühl stellen oder in ein feuchtes Tuch einwickeln und in den Kühlschrank legen. Das Vitamin C in der Wurzel ist wärmeflüchtig, möchte man die Wurzel wegen dieses Vitamins essen, dann sollte sie in rohem Zustand konsumiert werden. Aus der *Mutterpetersilie*, die dem Mittelmeergebiet entstammt, wurden drei Kultursorten gezüchtet – Krausblättrige Petersilie (*Petroselinum crispum var. crispum*), Glattblättrige Petersilie (*Petroselinum crispum var. Neapolitanum*) und die Wurzelpetersilie. Von allen kann die Wurzel gegessen werden, von der Wurzelpetersilie ist die Wurzel fleischiger und ergiebiger.
Verwendungsart	Tee, Schnaps, Speisewurzel

Kraftwurz der römischen Gladiatoren

Die Gladiatorenkämpfe im antiken Rom entstanden ursprünglich aus kultischen Totenritualen. Einer Überlieferung zufolge soll Decimus Iunius Brutus Pera zu Ehren seines verstorbenen Vaters im Jahr 264 v. Chr. das erste Gladiatorenspiel veranstaltet haben – mit drei Sklaven, die gegeneinander antreten mussten. Ob man darin eine *zivilisierte* Form des Menschenopfers sehen will, bleibt Spekulation. Fakt ist: In den Arenen kämpften meist Sklaven, Kriegsgefangene oder zur Strafe verurteilte Menschen in grausamen Schaukämpfen um ihr Leben – zur Unterhaltung des römischen Publikums.

Um den Mut, die Ausdauer und Tatkraft aufzubringen, die solche Kämpfe verlangten, griffen Gladiatoren zu verschiedenen Mitteln. Sie galten als diszipliniert in Ernährung und Lebensweise. Antike Quellen bezeichnen sie als *hordearii* – *Gerstenfresser* – weil sie sich hauptsächlich pflanzlich ernährten, mit Hülsenfrüchten, Gerste, Hafer und Gemüse. Diese Kost war sättigend, kräftigend und half beim Aufbau von Muskelmasse.

Ein besonderes Augenmerk galt offenbar auch der Petersilie (*Petroselinum crispum*), einer Pflanze aus dem Mittelmeerraum, die in der Antike sowohl als Gewürz als auch als Heilpflanze geschätzt wurde. Schon in der griechischen Mythologie galt sie als heilige Pflanze: Der Sage nach wuchs sie aus dem Blut des gefallenen Helden Archemoros. In Griechenland wurde sie bei sportlichen Wettkämpfen als Siegerkranz verwendet – ein Symbol für Lebenskraft und Sieg.

Im römischen Glauben soll vor allem die Wurzel der Petersilie als besonders stärkend gegolten haben. Gladiatoren, so heißt es, kochten sich am Vorabend eines Kampfes eine Suppe aus Petersilienwurzel und -grün, in der Hoffnung, durch deren Kraft an Mut und Muskelstärke zu gewinnen. Die Vorstellung: Die Pflanze, die sich tief in die Erde gräbt, verleiht auch dem Menschen tiefe Kraft.

Ob Magie, Aberglaube oder frühe Pflanzenheilkunde – die Petersilie war mehr als bloßes Küchenkraut: Sie war eine *Kraftwurz*, eine grüne Verbündete im Kampf ums Überleben.

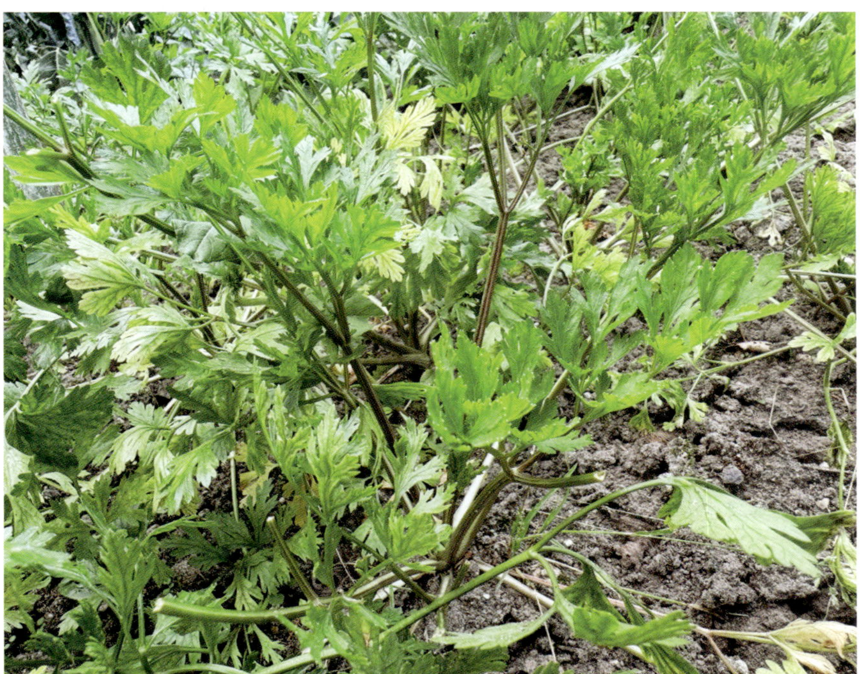

AUSSEHEN PFLANZE / WURZEL

Die Wurzelpetersilie ist eine zweijährige Pflanze, die im ersten Jahr eine Rosette mit dunkelgrünen Blättern bildet. Im zweiten Jahr bekommt sie einen hohlen leicht gerillten Blütenstängel mit einer Höhe bis zu einem Meter und eine grünlich-gelbe Doldenblüte.

Die Pfahlwurzel ist dick, fleischig, kegelförmig und spitz zusammenlaufend. Sie kann bis zu 30 Zentimeter tief in die Erde ragen. Äußerlich ist sie gelb-hellbraun mit brauner Wurzelrinde, innen weiß bis weiß-gelblich.

ERNTE

Wurzelpetersilie wird gegraben, sobald die oberirdischen Blätter sich herbstlich verfärben, das ist ab September der Fall. Sie kann den ganzen Winter hindurch, wenn der Boden nicht gefroren ist, aus der Erde geholt werden. Den besten Geschmack hat sie, wenn sie zeitig im Frühling gegraben wird, ehe der Blütenstängel zu wachsen beginnt, denn dann verholzt die Wurzel.

Man holt sie vorsichtig mit einer Grabegabel oder einer Stichschaufel aus dem Boden.

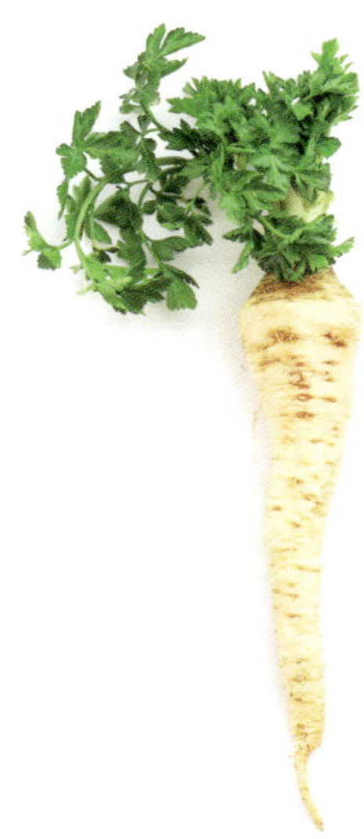

VOLKSHEILKUNDE

„Wo findet man in deutschen Landen eine Küche, in der Petersilie mit ihrer Wurzel nicht gebraucht wird?“, soll der berühmte Kräuterpfarrer Hieronymus Bock einst gefragt haben. Tatsächlich war die Petersilie über Jahrhunderte hinweg ein unverzichtbares Nahrungs- und Heilmittel, besonders für die einfache Bevölkerung. Die Wurzel war damals jedoch noch nicht so dick und fleischig gezüchtet wie heute – dennoch wurde sie vielseitig verwendet, sowohl in der Küche als auch in der Volksmedizin.

Der überlieferte Spruch *Petersil bringt den Mann aufs Pferd und die Frau unter die Erd‘* verweist auf das ambivalente Wesen dieser Pflanze: Sie galt zugleich als stärkend und gefährlich. In der Volksmedizin wurde Petersilie als aphrodisierend beschrieben und kam bei verschiedensten geschlechtsspezifischen Leiden zum Einsatz – von der Förderung der Zeugung über Unterstützung bei Geburten bis hin zur Abtreibung. Letzteres betraf vor allem die Samen und das frische Kraut, die in höherer Dosierung Uteruskontraktionen auslösen können. Die Wurzel allein müsste in sehr großen Mengen verzehrt werden, um diesen Effekt hervorzurufen – dennoch wird in der Schwangerschaft allgemein zur Vorsicht bei Petersilienkonsum geraten.

Karl der Große erkannte den Wert der Pflanze als Stärkungsmittel und ordnete in seiner *Capitulare de villis* den Anbau der Petersilie in den Kloster- und Bauerngärten seines Reiches an. Damit förderte er maßgeblich ihre Verbreitung in Mitteleuropa.

In der Volksheilkunde wird Petersilie roh gekaut oder als Tee verwendet bei Magenbeschwerden, Rheuma, Gicht, Arthritis, zur Förderung der Menstruation, bei Menstruationskrämpfen, Blähungen, Harnwegsinfekten, zur Anregung von Nieren und Blase sowie bei melancholischer Verstimmung.

Äußerlich findet sie Anwendung bei Hautproblemen und Insektenstichen, meist als Umschlag oder Wickel.

Die Petersilienwurzel wird wegen ihres hohen Ballaststoffgehalts besonders geschätzt: Sie sättigt schnell, was früher in Notzeiten oder für ärmere Bevölkerungsschichten von großem Wert war. In der Küche lässt sie sich vielfältig zubereiten – ob gekocht, gedünstet, gebraten, als Suppe, in Soßen oder im Ofen gebacken: Petersilienwurzeln sind nahrhaft, aromatisch und schnell zur Hand.

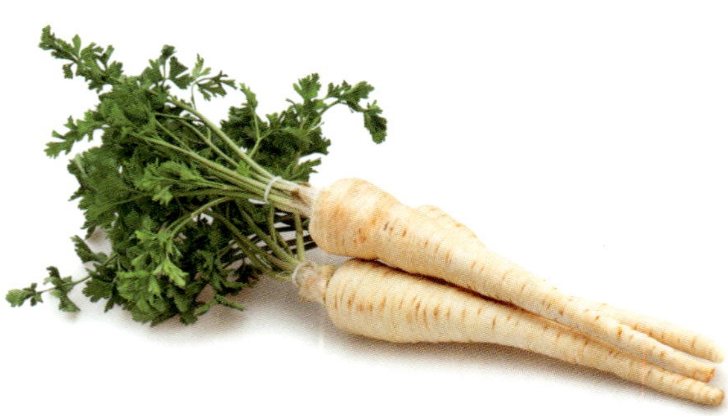

Wurzelpetersilien-Tee

nach Schwester Bernadine bei Leberproblemen

ZUTATEN

- 50 g frische Wurzel
- 1 l Wasser

ZUBEREITUNG

Wurzeln klein schneiden, mit dem Wasser aufkochen lassen und 1 Stunde bei mittlerer Herdwärme stehen lassen, danach abseihen.

ANWENDUNG

Täglich 3 Tassen langsam trinken.

Wurzelpetersilien-Tee – Frühjahrskur

bei Frühjahrsmüdigkeit, Blasen-, Nierenentzündungen, Verdauungsproblemen, Blähungen, menstruationsanregend, harnanregend

ZUTATEN

- 2 TL frische Wurzeln
- 500 ml Wasser

ZUBEREITUNG

Kleine Stücke mit kochendem Wasser übergießen und zugedeckt 15 Minuten ziehen lassen, danach abseihen.

ANWENDUNG

2 Tassen am Tag trinken.

Als Frühjahrskur über 2 Wochen täglich 3 Tassen trinken.

Wurzelpetersilien-Schnaps

zur Verdauungsanregung

ZUTATEN

- 1 frische mittelgroße Wurzel
- 1 l Schnaps (oder Korn, Wodka, Whisky)

ZUBEREITUNG

Die ganze Wurzel in eine Flasche oder ein Glas geben, mit dem Alkohol übergießen und 6 bis 8 Wochen ziehen lassen. Danach abseihen und den Schnaps in eine saubere Flasche füllen.

Wer möchte, kann 2 Esslöffel Honig einrühren, dies sorgt für einen lieblicheren Geschmack.

ANWENDUNG

Nach der Mahlzeit einen Schluck nehmen.

Wurzelpetersilien-Saft

magen-, darmberuhigend, unterstützt Abgang kleiner Gallen- oder Nierensteine

ZUTATEN

- 1 frische Wurzel

ZUBEREITUNG

Die äußerste Wurzelhaut entfernen, in grobe Stücke schneiden und mit der Zentrifuge (dem elektrischen Entsafter) entsaften. Diesen Saft täglich frisch machen.

ANWENDUNG

Bei Steinleiden morgens, mittags und abends 1 Esslöffel des Saftes zu sich nehmen und jeweils 1 Liter Wasser nachtrinken.

Will man Magen oder Darm beruhigen, entsaftet man zusätzlich 3 Karottenwurzeln, mischt die Säfte und trinkt täglich etwa 250 ml mit ein paar Tropfen Olivenöl.

Wurzelpetersilien-Wickel

bei Hautproblemen, Insektenstichen, Tierbissen, Leberwickel, Magenwickel

ZUTATEN

- 1 frische Wurzel
- 250 ml Wasser

ZUBEREITUNG

Wurzel klein schneiden, mit dem Wasser aufkochen, 15 Minuten zugedeckt ziehen lassen, abseihen und abkühlen lassen.

ANWENDUNG

In den Auszug ein Tuch tauchen, auswringen und auf die gewünschte Körperstelle auflegen.

Ein trockenes Tuch darüber legen und 20 Minuten wirken lassen.

Wurzelpetersilie mit Honig

Magen-, Darm-, Blasen-, Nierenentzündungen

ZUTATEN

- 300 g frische Wurzeln
- 400 g Karottenwurzeln
- ½ Zitrone
- 4 EL Olivenöl
- 2 EL Honig
- 1 Schöpflöffel Gemüsesuppe (Gemüsebrühe)
- Salz, Pfeffer

ZUBEREITUNG

Backrohr auf 200 Grad Ober/Unterhitze vorheizen. Die Wurzeln gründlich säubern und die dünne Wurzelrinde abbürsten (oder schälen).

In grobe Streifen schneiden, in eine hitzebeständige Auflaufform geben, die Zitrone auspressen, 2 Esslöffel des Saftes hinzugeben, Salz, Pfeffer, Olivenöl, Honig daruntermischen, mit der Gemüsesuppe übergießen und 30 Minuten im Backrohr garen lassen, eventuell 1 oder 2 Mal wenden.

Sollte die Flüssigkeit zu schnell verdampfen, etwas nachgießen.

ANWENDUNG

Wurzelgemüse als Heilnahrung.

Wurzelpetersilien-Püree

magenberuhigend

ZUTATEN

- 750 g Wurzeln
- ca. 250 ml Milch
- 3 EL Butter
- Salz, Muskat, Pfeffer, Petersiliengrün
- 1 l Wasser

ZUBEREITUNG

Wurzeln schälen und in grobe Stücke schneiden. Das Wasser aufkochen lassen, etwas Salz zufügen und die Wurzelstücke für etwa 20 Minuten kochen, dann sollten sie weich sein. Danach abseihen.

Wurzeln entweder mit einem Kartoffelstampfer stampfen oder durch die Kartoffelpresse drücken.

Die Butter leicht erwärmen und hinzugeben, so viel an Milch eingießen, bis die gewünschte Konsistenz erreicht ist.

Mit Salz, Pfeffer und geriebenem Muskat abschmecken, mit geschnittenem Petersiliengrün servieren.

ANWENDUNG

Leichte Schonkost, die vorzüglich schmeckt.

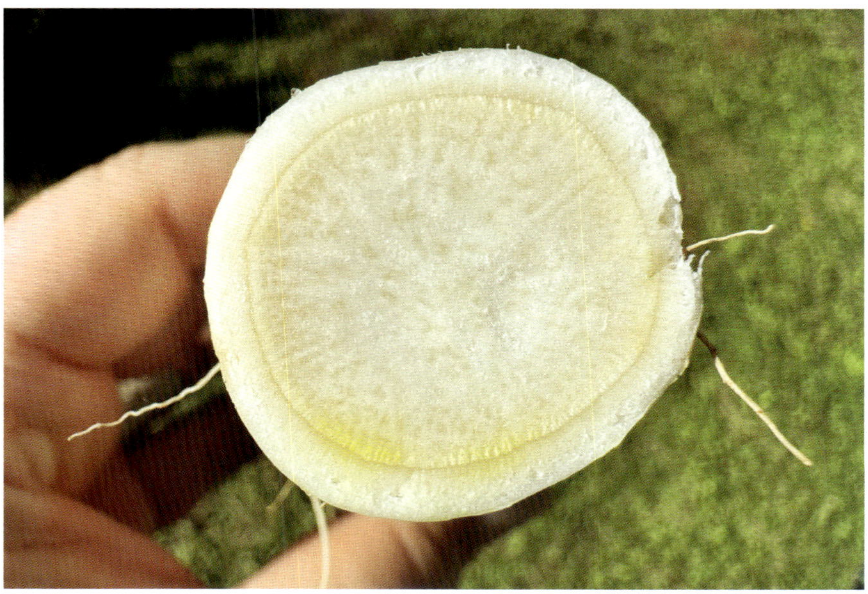

Yacon *Smallanthus sonchifolius* – *die Knolle mit dem Fruchtgeschmack*

Donnergrollen die Gedärme plagen, tu von Inkawurzel die Rinde abschaben, die Wurzel gegessen in Stücke klein, lässt das Grollen verflogen sein.

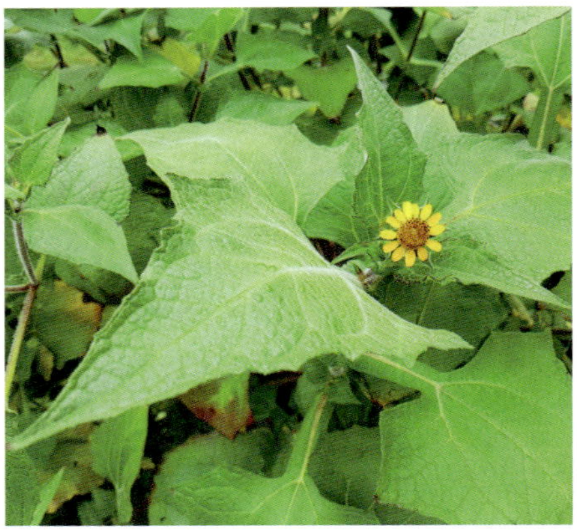

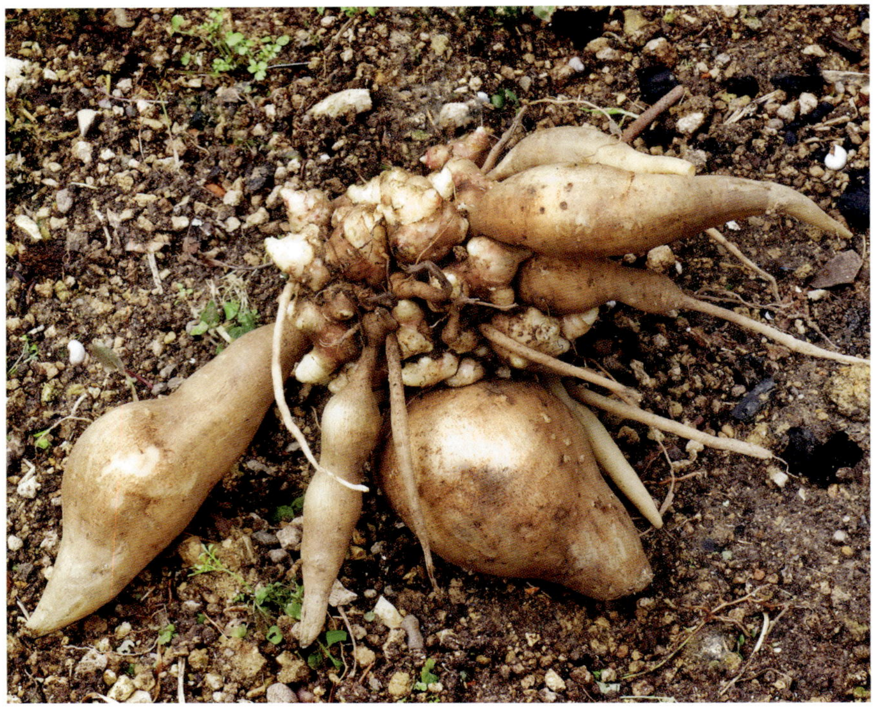

Volksnamen	Aricoma, Arboloco, Bodenapfel, Inkawurzel, Andenwurzel
Pflanzenfamilie	Korbblütler (*Asteraceae*)
Standort	Yacon stammt auch dem Hochland der Anden. Da die Knolle keinen Frost verträgt, darf sie erst Mitte Mai in den Garten. In Europa wächst sie als einjährige Pflanze, deren Wurzel ausgegraben und an einem dunklen, frostfreien Platz überwintert werden kann. Man sieht sie manchmal in Gemüsegärten. Yacon wird in Europa von einigen Landwirtschaftsbetrieben für den Handel angebaut und liebt sonnige, lockere, nährstoffreiche Böden. Staunässe kann sie gar nicht leiden.
Inhaltsstoffe und Eigenschaften	Inulin (erhöht die Stuhlfrequenz, unterstützt Wachstum guter Darmkulturen, stärkt Immunsystem, blutzuckersenkend, Energielieferant, für Diabetiker bekömmlich), Kalium (wichtig für Blutdruckregulierung, Herzfunktion, Transport von Nervenimpulsen, Säure-Basen-Haushalt), Vitamin C (immunsystemschützend, fördert Eisenaufnahme und Leber), Kaffeesäure (unterstützt in kleinen Mengen den Zellschutz, in größeren Mengen magenreizend)
Geschmack	lieblich-süß, leicht karamellig, saftig, fruchtig nach Melone und Birne
Verwechslungsmöglichkeiten	Sonnenblume (*Helianthus annuus*), essbar, Topinambur (*Helianthus tuberosus*) essbar
Interessantes	Wenn die Yaconwurzel einige Stunden im Tageslicht liegt, wird ihr süßer Geschmack intensiver. Zur längeren Aufbewahrung legt man sie am besten in einen Kübel mit feuchtem Sand und stellt diesen kühl. Um das Braunwerden von aufgeschnittenen Knollen zu verhindern, hilft ein Spritzer Zitronensaft oder Zitronenwasser. Yacon gibt es in vielen Sorten mit ebenso vielfältigen Wurzeln. Die Farben reichen von Weiß, Hellbraun und Orange über Rot bis hin zu tiefem Violett. Auch der Geschmack variiert je nach Sorte – besonders die Süße ist unterschiedlich ausgeprägt.
Verwendungsart	Wurzelsirup, Wurzelsaft, Wurzelpulver, Speisewurzel

Superfood mit Vorsicht

Yacon kam nach Europa, als die sogenannte Novel-Food-Verordnung in Kraft trat. Diese besagt, dass neuartige Lebensmittel erst nach einer Sicherheitsprüfung zugelassen werden dürfen. Die Bürokratie arbeitete langsam: Erst 2015 wurde Yacon in der EU offiziell zugelassen.

In den Anden gilt die Yaconwurzel seit jeher als *Lebenselixier*. Schwangere Frauen essen sie, stillende Mütter geben ihre Wirkstoffe über die Muttermilch weiter – so gewöhnt sich der Körper von klein auf an diese Pflanze. In Europa hingegen ist sie völlig neu. Unsere Körper kennen ihre Inhaltsstoffe nicht seit der Kindheit. Deshalb kann es bei übermäßigem oder häufigem Verzehr zu Problemen kommen – etwa zu Durchfall, Blähungen, Entzündungsreaktionen oder sogar Allergien. Diese Reaktionen sind Schutzmechanismen des Körpers gegenüber ungewohnten Stoffen.

Vor allem als Zuckerersatz wird Yacon derzeit beworben – was verlockend ist, aber Maßhalten bleibt wichtig. Wer Yacon vorsichtig und in kleinen Mengen ausprobiert, kann mögliche Überreaktionen vermeiden.

Es lohnt sich außerdem, sich daran zu erinnern: Auch unsere heimischen Pflanzen, Früchte und Wurzeln bieten ähnliche Wirkungen – oft ohne solche Risiken, weil unser Organismus mit ihnen seit Generationen vertraut ist.

VOLKSHEILKUNDE

Bei den Inkas ist die Yaconwurzel eine festliche Speise beim neuntägigen Sonnenfest *Inti Raymi*. In den Anden wird sie als sättigendes Grundnahrungsmittel verwendet und findet Anwendung bei Leber-, Nieren- und Verdauungsbeschwerden. Sie kann roh, gebraten, gebacken, gekocht, gegrillt, frittiert oder fermentiert gegessen werden – oder als frischer Salat, Marmelade oder Saft. Ihr Geschmack erinnert, vor allem nach dem Schälen, an einen fruchtigen Apfel mit exotischen Nuancen. In Kombination mit anderem Wurzelgemüse bringt sie eine dezente, süße Frische in das Gericht.

Besonders bei einem gestörten Darmmilieu unterstützt Yacon das Wachstum gesunder Darmbakterien und verdrängt schädliche Keime. Sie wirkt cholesterinsenkend, durch den hohen Kaliumgehalt herzunterstützend, und gilt als immunstärkend.

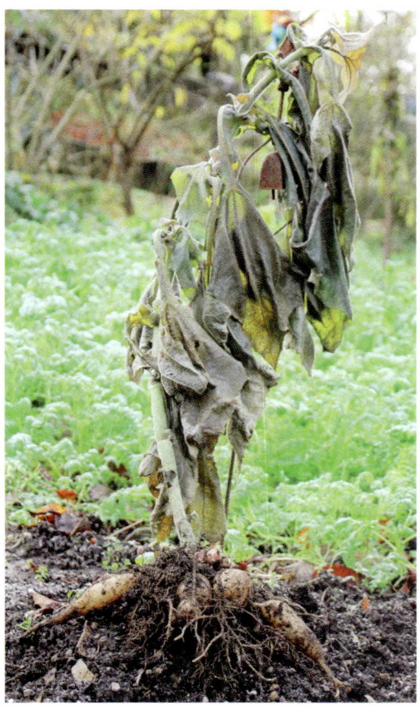

Da die Süße von Yacon aus Fructooligosacchariden besteht – einem Ballaststoff, den der Körper nicht vollständig verdaut – kann sie auch von Diabetikern verwendet werden. Damit ist sie eine attraktive Alternative für alle, die Zucker reduzieren wollen.

Ob in Smoothies, Kaffee, Tee, Mixgetränken oder als natürliche Süße in Desserts: Yacon ist vielseitig einsetzbar. In Südamerika wird sie sogar zu Schnaps, Bier und Schokoladenfüllungen verarbeitet.

AUSSEHEN PFLANZE / WURZEL

Yacon ist eine mehrjährige Pflanze, die der Sonnenblume sehr ähnlich sieht. Sie hat einen bis zu 2,5 Meter hohen, hohlen, dicht behaarten und verzweigten Stiel, bis zu 20 cm große, gegenständige Blätter. Ihre Blüte ist gelb und körbchenartig – sieht wie eine kleine Sonnenblume aus.

Die Knollenwurzel sieht rübenartig aus. Sie ist äußerlich rötlichbraun und innen gelblich-braun mit zahlreichen Seitenwurzeln. Eine Pflanze kann 4 bis 5 kg Wurzeln entwickeln, vorausgesetzt es gibt mindestens fünf frostfreie Monate. Die Seitenwurzeln werden von der rübenartigen Knollenwurzel getrennt, in einem Kübel mit Sand überwintert und im Frühling wieder in die Erde eingegraben, damit sich neue Pflanzen bilden.

ERNTE

Erntezeit ist im späten Oktober bis Anfang November, kurz vor dem ersten Frost. Dann sterben die oberirdischen Teile ab, und die Knollen sind bereit zur Ernte.

Die Wurzeln werden vorsichtig mit der Hand ausgegraben, damit man sie nicht verletzt.

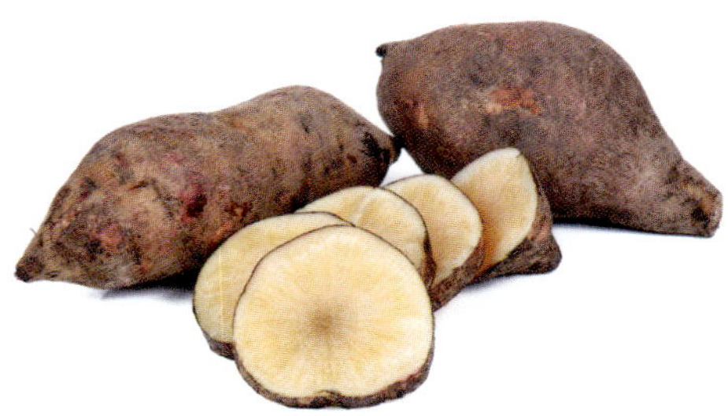

Yaconwurzel-Milchgetränk

erfrischendes, kühlendes Sommergetränk bei Darmproblemen, Verdauungsunregelmäßigkeiten

ZUTATEN

- 200 g frische Knollen
- 1 Becher Naturjoghurt
- 2 TL Mandelsplitter
- 100 ml Milch (oder Hafermilch, Mandelmilch)
- frische Minzblätter

ZUBEREITUNG

Wurzelknolle schälen und in kleine, würfelige Stücke schneiden. Joghurt, Milch und Knollenstücke im Mixer cremig mixen. Sollte die Konsistenz zu flüssig sein, etwas Joghurt hinzugeben, ist sie zu fest, etwas Milch dazutun.

Einstweilen die Mandelsplitter ohne Fett in der Pfanne anrösten.

Das Getränk in ein hohes Glas füllen, mit den Mandelsplittern und einem Minzblatt garnieren.

ANWENDUNG

Wer möchte, kann die Knollenstücke vor dem Mixen kurz in der Gefriertruhe anfrieren lassen, dann ist der Drink noch erfrischender.

Yaconwurzel-Waffel

Süßspeise auch für Diabetiker

ZUTATEN

- 2 bis 3 frische Wurzelknollen
- 1 Waffeleisen

ZUBEREITUNG

Geschälte Wurzelknollen mit einer Küchenreibe oder elektrischen Reibe fein reiben. Die Raspeln in das heiße Waffeleisen drücken und 2 bis 3 Minuten darin belassen, fertig ist die süße Wurzelwaffel.

Yaconwurzel-Hustensirup

für Diabetiker

ZUTATEN

- 3 frische Knollen
- 1 EL Thymian (*Thymus*)
- 2 EL Spitzwegerichblätter (*Plantago lanceolata*)
- 1 EL Majoran (*Origanum majorana*)

ZUBEREITUNG

Wurzelknollen in einer Zentrifuge (einem elektrischen Entsafter) entsaften oder durch eine Kartoffelpresse pressen. Den erhaltenen Saft aufkochen lassen und über die Kräuter gießen.

10 Minuten zugedeckt ziehen lassen, durch ein feines Sieb abseihen und bei mittlere Stufe so lange ohne Deckel sieden lassen, bis eine sirupartige Masse zurückbleibt, diese in Gläser füllen.

ANWENDUNG

Löffelweise einnehmen, auch bei Halsschmerzen oder Heiserkeit.

Yaconwurzelknollen-Pulver

Süßungsmittel, bei Verdauungsproblemen, Zuckeralternative für Diabetiker

ZUTATEN

- frische Wurzelknollen

ZUBEREITUNG

Wurzelknolle in möglichst kleine Stücke schneiden und im Backrohr bei 60 Grad Ober/Unterhitze trocknen lassen.

Die getrockneten Stücke zu feinem Pulver vermahlen.

ANWENDUNG

Dieses Pulver kann in Getränken oder Speisen wie Zucker verwendet werden. Die Menge hängt vom jeweiligen Süßgeschmack ab. Schmeckt sie weniger süß, braucht man die doppelte Menge, schmeckt sie süßer (kann jährlich variieren) ist die Menge 1:1 wie Zucker.

Yaconwurzelknollen-Sirup

Süßungsmittel, Zucker-, Honigalternative, verdauungsanregend, Zuckerersatz für Diabetiker

ZUTATEN

- 6 frische Knollen

ZUBEREITUNG

Knollen nach dem Reinigen in einer Zentrifuge (einem elektrischen Entsafter) entsaften oder durch eine Kartoffelpresse pressen.

Den erhaltenen Saft durch ein feines Sieb seihen, aufkochen lassen, den Herd auf mittlere Stufe zurückschalten und so lange ohne Deckel sanft sieden lassen, bis so viel Flüssigkeit verdampft ist, dass eine sirupartige Masse zurückbleibt. Den Sirup in kleine Gläschen füllen.

ANWENDUNG

Die beim Saftpressen anfallenden festen Teile können zu Knollenpulver verarbeitet werden.

Der Sirup kommt auf Palatschinken (Pfannkuchen), Kaiserschmarrn, Kompott oder diverse Desserts oder wird zum Süßen von Getränken wie Tee, Kaffee, Kakao verwendet.

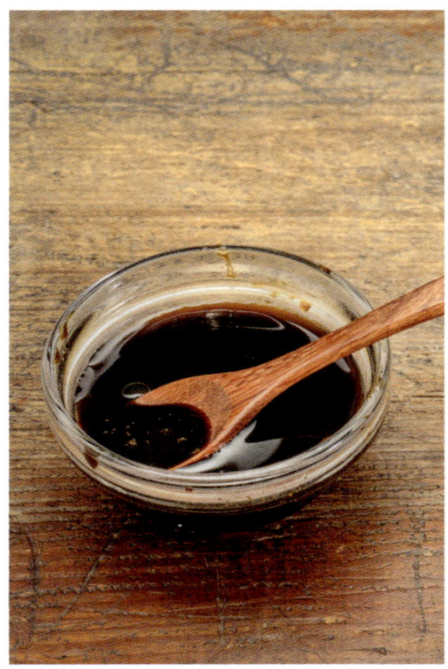

Yams *Dioscorea* – *Wechseljahre, Stimmungslaunen, brustvergrößernd*

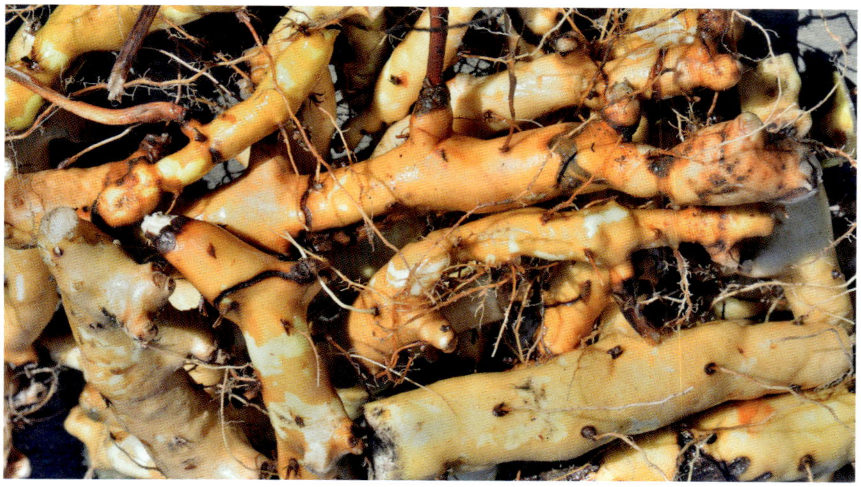

So wie Brot die Hitze beim Backen braucht, braucht sie auch die Brotwurz, um bekömmlich zu werden.

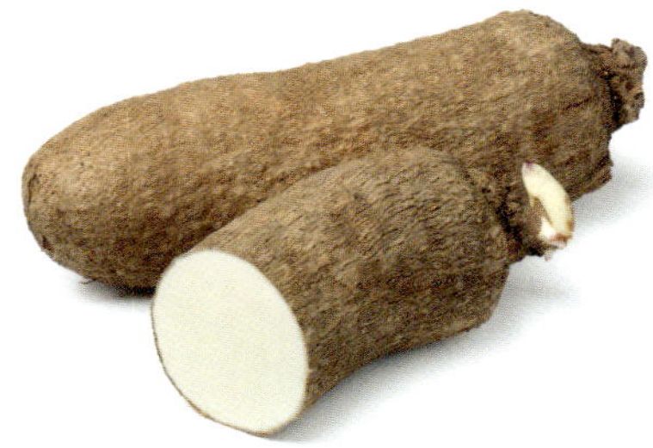

Volksnamen	Brotwurzel, Kolikwurz, Rheumawurz
Pflanzenfamilie	Schmerwurzgewächse (*Dioscoreaceae*)
Standort	Yamsarten wachsen vor allem in Afrika, Asien und Lateinamerika. Die Wilde Yamswurzel stammt aus Nordamerika. Nicht alle Yamsarten eignen sich für das kühle mitteleuropäische Klima, manche durchaus: Man kann sie im Garten oder Gewächshaus kultivieren.
Inhaltsstoffe und Eigenschaften	Diosgenin (natürlicher Hormonstoff, dem Gelbkörperhormon ähnlich), Antioxidantien (binden schädliche Sauerstoffverbindungen, entzündungshemmend, hautschützend, krebshemmend), Kalium (für Elektrolyt- und Säure-Basen-Haushalt wichtig), Magnesium (für Energiestoffwechsel, Reizübertragung von Nerven auf Muskeln sowie Muskelkontraktion wichtig)
Geschmack	mehlig, bitter
Verwechslungsmöglichkeiten	Süßkartoffel (*Ipomoea batatas*) unbedenklich
Interessantes	Die Gattung der Yamswurzeln (*Dioscorea*) umfasst über 200 Arten, von denen viele essbar sind, andere wiederum nur medizinisch genutzt werden. Die bekanntesten Speiseyams, wie *Dioscorea alata* (Wasser-Yams) oder *Dioscorea rotundata* (Weiße Yams), sind in tropischen Ländern Grundnahrungsmittel – etwa in Westafrika, Asien oder der Karibik. Dort gelten sie als *Brot der Tropen.* Im Gegensatz dazu steht die Wilde Yams (*Dioscorea villosa*), eine nordamerikanische Art, die in der Naturheilkunde geschätzt wird, aber nicht als Speisepflanze geeignet ist. Ihre Wurzel ist bitter und enthält Wirkstoffe, die gezielt therapeutisch eingesetzt werden. Viele Yamsarten, insbesondere tropische Speiseyams, sind roh giftig. Sie enthalten natürliche Bitterstoffe und antinutritive Substanzen wie Dioscorin oder Oxalate, die beim Kochen unschädlich gemacht werden. Das Kochwasser sollte immer weggeschüttet werden. In der Schwangerschaft, Stillzeit oder bei hormonabhängigen Erkrankungen wie Brustkrebs ist besondere Vorsicht geboten – hier sollte auf Yamsprodukte, insbesondere Nahrungsergänzungsmittel, verzichtet werden. Aus diesem Grund empfahl Rudolf Steiner die sogenannte Lichtwurzel (*Dioscorea batatas*) als Alternative. Diese chinesische Verwandte ist auch roh verträglich und wird in der anthroposophischen Ernährung als *lichtspeichernde Pflanze* besonders geschätzt. In Bioläden findet man Yamsknollen oft ganzjährig. Hauptsaison für die Ernte ist jedoch April bis Oktober. Außerhalb dieser Zeit ist auf Frische und Qualität zu achten.
Verwendungsart	Tee, Tinktur, Wurzelpulver, Speisewurz, Salben

AUSSEHEN PFLANZE / WURZEL

Yams ist eine mehrjährige, mehrere Meter hohe Rankpflanze mit schlanken Stielen und herzförmigen Blättern. Ihre unauffälligen Blüten sind gelblich-grün.

Yams bildet Wurzelknollen in verschiedensten Formen aus, sie können länglich, rund oder oval sein. Die Wurzelfarbe ist bräunlich bei manchen Yamsarten auch gelb, lila oder hautfarben und die Haut ist ein wenig behaart. Sie erscheint schlangenartig verdickt. Innen ist die Wurzelknolle weiß.

ERNTE

Sobald die Blätter der Pflanze vergilben und abzusterben beginnen wird mit der Ernte der Wurzelknolle begonnen. Von der Aussaat bis zur Ernte kann es zwischen 6 und 10 Monate dauern.

Die Wurzelknolle wird mit einer Grabegabel oder einer Schaufel vorsichtig aus dem Erdreich geholt.

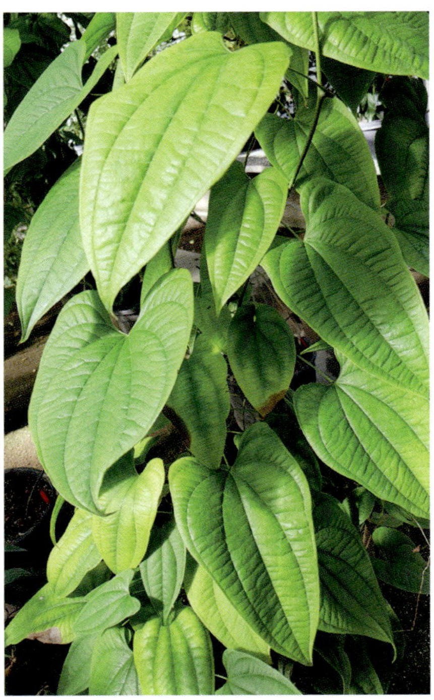

Die erste Anti-Baby-Pille

Die Wurzel der Wilden Yams (*Dioscorea villosa*) wurde in der traditionellen mexikanischen Heilkunde bei Männern und Frauen als natürliches Verhütungsmittel eingesetzt. Die Forschung wurde durch diese Anwendungen inspiriert: 1936 gelang es japanischen Wissenschaftlern erstmals, aus Yamswurzeln das pflanzliche Steroid Diosgenin zu isolieren – ein Ausgangsstoff für die industrielle Herstellung von Progesteron.

In den 1950er Jahren basierte eine der ersten Antibabypillen auf Yamswurzelauszügen, kombiniert mit Östrogenen (z. B. aus Stutenurin). Die Wilde Yams selbst hat keine direkte hormonelle Wirkung, doch Diosgenin kann im Labor zu hormonwirksamen Substanzen umgewandelt werden. Die US-Hebamme Willa Shaffer berichtete 1986 im Buch *Wild Yam: Birth Control without Fear* von ihrer Anwendungspraxis mit Wild-Yams-Pulver. Sie beobachtete 75 Frauen im Alter zwischen 17 und 47 Jahren, die das Pulver (bis zu 3000 mg täglich) regelmäßig einnahmen. 56 von ihnen blieben langfristig bei dieser Methode. Nur eine Frau wurde schwanger – auf ihre scherzhafte Erklärung hin: „Wenn mein Mann seine Hose an den Bettpfosten hängt, werde ich schon schwanger ...“

VOLKSHEILKUNDE

In Indien wird Yamswurzel (je nach Art) zu einem Brei zerstampft und bei Schwellungen oder Geschwülsten äußerlich aufgelegt. In Westafrika gilt sie traditionell als Frauenpflanze: Sie soll den Kinderwunsch unterstützen, bei Wehenschmerzen, hormonellen Dysbalancen und in den Wechseljahren ausgleichend wirken.

In der Naturheilkunde wird ihr eine progesteronähnliche Wirkung nachgesagt, die vor allem in den Wechseljahren gegen Beschwerden wie: Hitzewallungen, Müdigkeit und Reizbarkeit, Stimmungsschwankungen, Migräne oder Zwischenblutungen unterstützend wirken kann – sowohl bei Frauen als auch bei Männern (z. B. bei Libidoverlust oder hormonbedingter Unruhe).

Yams wird außerdem zur Förderung der Kalziumaufnahme, bei Osteoporose, Krämpfen, Durchblutungsstörungen und Alterssymptomen eingesetzt. Auch bei Hustenkrämpfen wurde sie traditionell verwendet.

Wild-Yams-Creme wird äußerlich bei trockener, fettiger oder schuppiger Haut, zur Hautstraffung oder zur Unterstützung des Brustgewebes eingesetzt. In der Kosmetik ist sie ein beliebter Bestandteil hormonfreundlicher Pflegeprodukte.

Speiseyams dagegen ist in vielen Ländern ein Grundnahrungsmittel. Das Wort *Yam* stammt aus dem Westafrikanischen und bedeutet so viel wie *essen* – daher auch *Esspflanz* oder *Brotwurz*. Zubereitungsmöglichkeiten: gekocht in Salzwasser, z. B. mit Butter, gegrillt, gebraten, frittiert oder gebacken, püriert, paniert, oder als Brei.

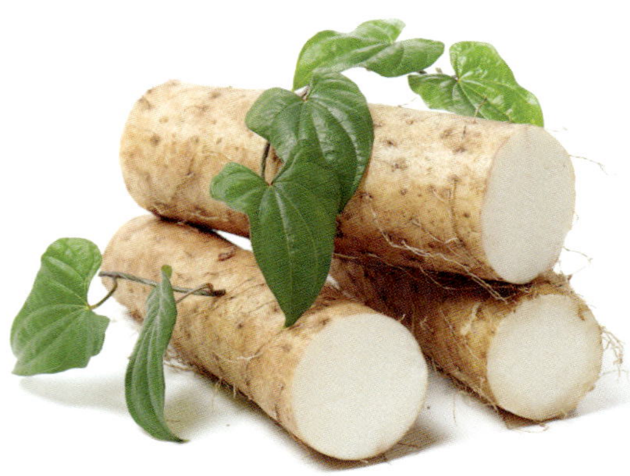

Yamswurzel-Tee

krampflösend, bei Wechseljahrbeschwerden, verdauungsanregend, entzündungshemmend, bei Husten, bei Durchblutungsstörungen in Armen und Beinen, für Wechseljahre, bei Rheuma, Gelenkentzündungen, Müdigkeit, Stimmungsschwankungen, schmerzlindernd bei Geburt

ZUTATEN

- 2 TL getrocknete Yamswurzel
- 250 ml Wasser

ZUBEREITUNG

Wurzelstücke mit kochendem Wasser übergießen, nach 2 Minuten abseihen, das Wasser wegleeren. Wurzelstücke erneut mit Wasser übergießen, aufkochen, danach 10 bis 15 Minuten auf der heißen Platte ziehen lassen und erneut abseihen.

Dies ist der trinkbare Tee. Wer möchte, kann mit Honig süßen.

ANWENDUNG

500 ml am Tag schluckweise trinken.

Yamswurzel-Pulver

Rheumabeschwerden, Gallenprobleme, Magen-Darm-Krämpfe, Senilität, Unfruchtbarkeit, Anregung des Samenflusses

ZUTATEN

- frische Yamswurzeln

ZUBEREITUNG

Die Wurzelknollen möglichst klein schneiden und im Backrohr bei 60 Grad Ober/Unterhitze oder im Dörrgerät trocknen lassen. Mit der Kaffeemühle, der Küchenmaschine oder dem Mörser zu feinem Pulver vermahlen.

ANWENDUNG

Das Pulver zum Würzen von Speisen verwenden oder 1 Messerspitze davon mit 250 ml Wasser einnehmen.

Yamswurzel-Tinktur

bei Wechseljahrbeschwerden, Launenhaftigkeit, vermindertem Haarwuchs (vor allem Bartwuchs), Stress, Migräne, Krämpfen

ZUTATEN

- 1 frische Yamswurzel
- 250 ml hochprozentiger Alkohol (Brand, Korn, Weingeist)

ZUBEREITUNG

Die Knolle mit einer Küchenreibe fein reiben, in ein Glas geben und den Alkohol darüber gießen.

Das Glas verschließen und für 4 Wochen dunkel stellen. Danach durch ein möglichst feines Sieb filtern.

ANWENDUNG

2 Mal täglich 15 Tropfen in 250 ml Wasser oder auf einen Würfelzucker geben und einnehmen.

Yamswurzel-Püree

essen für die gute Laune

ZUTATEN

- 250 g Yamswurzeln
- 100 g Kartoffeln
- 200 ml Milch (oder Kokosmilch)
- 3 EL Butter
- Salz, Pfeffer, Muskat
- 500 ml Wasser

ZUBEREITUNG

Knollen (auch Kartoffeln) säubern, die Schale abziehen, das Wasser aufkochen lassen, etwas Salz hineingeben und die Wurzelknollen für 15 bis 20 Minuten hineingeben, bis sie weich sind. Danach abseihen und Wasser wegschütten.

Entweder mit einem Kartoffelstampfer stampfen oder durch die Kartoffelpresse drücken.

Die Butter leicht erwärmen und hinzugeben, so viel an Milch eingießen, bis die gewünschte Konsistenz erreicht ist. Mit Salz, Pfeffer und geriebenem Muskat abschmecken.

Yamswurzel-Creme

Hautpflege bei Problemhaut, Anti-Aging, bruststraffend, bei Scheidentrockenheit

ZUTATEN

- 2 EL frische Wurzelstücke
- 100 ml Bio-Mandelöl
- 100 g Sheabutter

ZUBEREITUNG

Das Öl auf ca. 60 Grad erwärmen, die klein geschnittenen Wurzeln hinzugeben, den Topf vom Herd nehmen, einen Deckel daraufgeben und mindestens über Nacht ziehen lassen, es kann auch 2 bis 3 Tage ziehen. Danach durch ein feines Sieb seihen.

Die Sheabutter bei Zimmertemperatur stehen lassen, danach in einer Schüssel mit dem Öl per Handmixer cremig aufschlagen. Die Konsistenz soll etwa wie Schlagobers (Sahne) sein, danach in Tiegel füllen.

Die Creme kann bei Zimmertemperatur bis zu 6 Monate gelagert werden.

ANWENDUNG

Auf die gewünschten Körperstelle mehrmals täglich einmassieren.

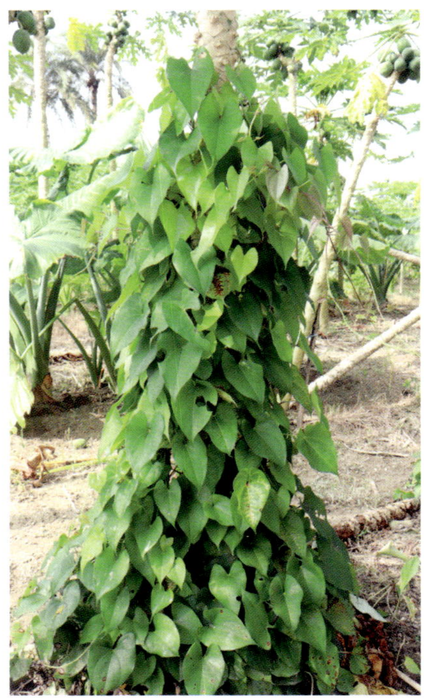

Ysop *Hyssopus officinalis* – *Räucherwurzel, Pflanzenschutz vor Läusen*

Josefskraut, dein duftend Rauch schütz` meine Familie und das Heim (Haus) auch.

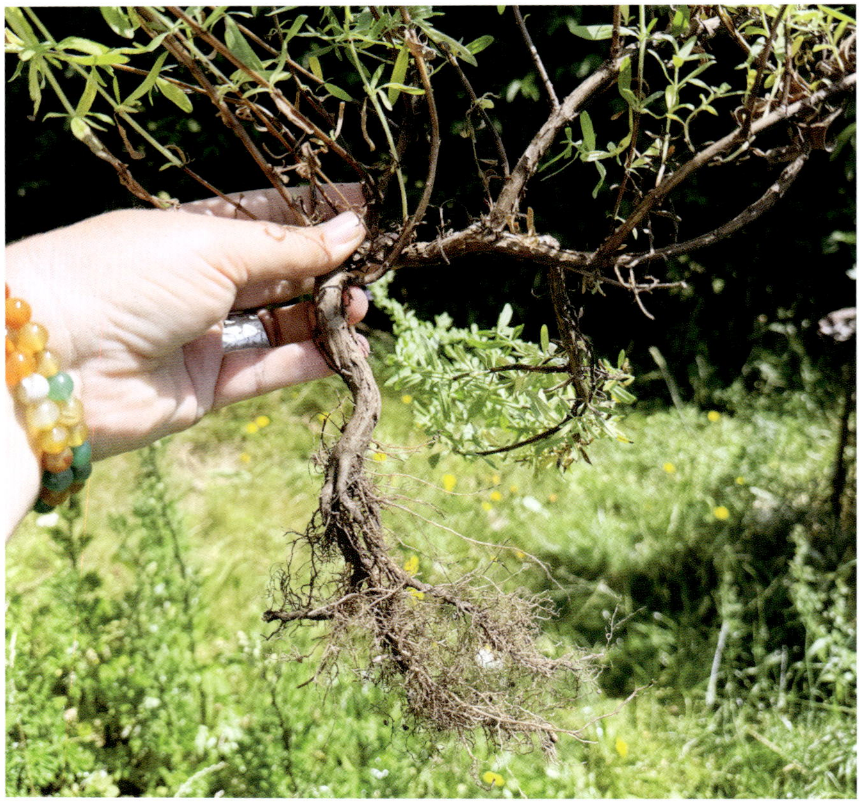

AUSSEHEN PFLANZE / WURZEL

Ysop ist ein mehrjähriger Halbstrauch, der bis zu 80 cm hoch wird und vierkantige, behaarte Stiele hat. Seine Blätter sind schlank, lanzettförmig, vorderseitig zugespitzt und haben einen intensiven Balsamgeruch. Die Blüten sind auffällige blau-violett.

Ysop ist ein Flachwurzler. Er hat kräftige, außen dunkelbraune, innen gelblich-hellbraune Wurzeln, mit vielen Seitenwurzeln.

ERNTE

Die Pflanze wird kräftiger, wenn ihr Wurzelstock alle 3 bis 4 Jahre ausgegraben und geteilt wird.

Dazu wird die Pflanze zwischen April und Mai oder September bis Oktober vorsichtig ausgegraben und der Wurzelballen mit einem scharfen Messer in zwei oder mehr Teile geteilt. Die Teile, die nicht verwendet werden, gräbt man in die Erde ein und erhält neue Pflanzen. Die Wurzel für die Verwendung wird gereinigt, klein geschnitten und bei Zimmertemperatur zum Trocknen aufgelegt.

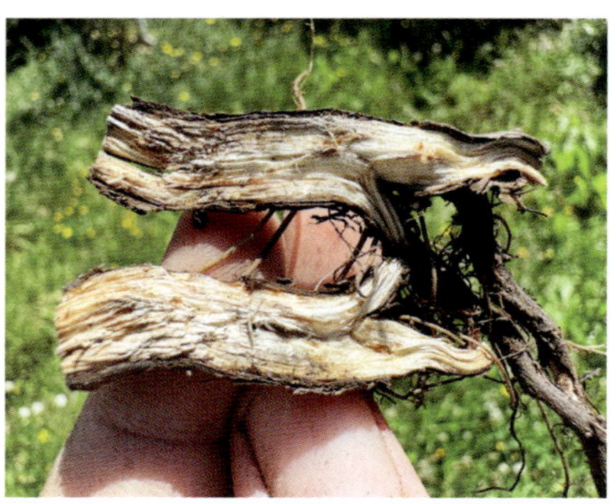

Volksnamen	Josefskraut, Eisop, Essigkraut, Bienenkraut, Eisenkraut
Pflanzenfamilie	Lippenblütler (*Lamiaceae*)
Standort	Die Pflanze wächst in Parkanlagen, Klostergärten, Gärten, Kräuterbeeten oder in Blumentöpfen. Sie liebt nährstoffreiche, kalkhaltige, durchlässige Böden in windgeschützten, sonnigen Lagen.
Inhaltsstoffe und Eigenschaften	Bitterstoffe (galleanregend, bauchspeicheldrüsenanregend, magensäureanregend), Tannine (zusammenziehend, herbe Note), Flavonoide (entzündungshemmend, stärken Immunabwehr)
Geschmack	würzig-bitter
Verwechslungsmöglichkeiten	Thymian (*Thymus vulgaris*) unbedenklich, Bohnenkraut (*Satureja hortensis*), Quendel (*Thymus serpyllum*) unbedenklich
Interessantes	Ysop enthält eine hohe Dosis Campher, dieser Stoff kann Krämpfe auslösen. Personen, die an Krämpfen leiden oder Schwangere oder stillende Frauen sollten von Ysop weder die Wurzeln noch die oberirdischen Teile innerlich verwenden.
Verwendungsart	Wurzelpulver, Räuchern, Balsam, Magenbitter

Großvaters Kunst der Diplomatie

Zum Leidwesen der Großmutter hatte Annas Großvater eine Schwäche für Schnaps – besonders für selbst gebrannten Obstbrand. „Die Oma kam aus einer Familie, in der der Vater regelmäßig über den Durst trank und dann Frau und Kinder schlug“, erzählt Anna. Diese Kindheitserfahrungen hatten tiefe Spuren hinterlassen, und so entbrannte zwischen den Eheleuten rasch ein handfester Streit, sobald der Großvater auch nur einen Hauch Alkohol genossen hatte.

„Mein Großvater war ein friedliebender Mensch“, fährt Anna fort. Um Konflikte zu vermeiden, versteckte er daher eine Flasche Obstbrand in einem Schrank seiner Holzwerkstatt und genehmigte sich dort heimlich ab und zu einen Schluck.

Doch Frauen haben bekanntlich einen feinen Geruchssinn – und so bemerkte die Großmutter den verräterischen Atemduft noch Stunden später. Nachts durchstöberte sie Hühnerstall, Geräteschuppen und Werkstatt, bis sie das geheime Schnapsversteck entdeckte – und es leerte. Zumindest teilweise. Denn anstatt den Inhalt zu vernichten, zweigte sie den Rest für nützliche Zwecke ab: Um die Tiere – insbesondere Mutterkuh und Kalb nach der Geburt – zu reinigen, verwendete sie den Alkohol. Ihrer Wut zum Trotz schüttete sie den Schnaps also nicht weg, sondern versteckte ihn ihrerseits in einem noch raffinierteren Versteck.

Der Großvater, weiterhin um Frieden und Harmonie bemüht, hatte schließlich eine geniale Eingebung: Pflanzen waren Omas große Leidenschaft. Also begann er, nach dem Essen über leichtes Unwohlsein zu klagen – natürlich ohne tatsächliche Beschwerden. Eines Sonntags kam er von der Kirche zurück und berichtete, er habe beim Frühschoppen im Gasthaus erfahren, dass ein Ansatz mit Josefskraut (Ysop) in Obstbrand bei Verdauungsproblemen wahre Wunder wirke.

Die Großmutter, stets um das Wohlergehen ihres Mannes besorgt, stellte daraufhin einen heilkräftigen Ansatz aus Obstbrand, Honig und Ysop her – und reichte ihm fortan jeden Tag ein Stamperl (2 cl) davon nach dem Essen. Der Großvater lobte sie überschwänglich für diese wohltuende Verdauungshilfe.

So wurde die Flasche sicher verwahrt – und der Großvater erhielt durch seinen kleinen Trick ganz offiziell, regelmäßig und ohne eheliche Spannungen seinen geliebten Schluck Alkohol.

VOLKSHEILKUNDE

Ysop wurde schon im Mittelalter in Klöstern sehr geschätzt. Zumeist wurde jedoch über die Verwendung der überirdischen Teile berichtet.

Anwendungen und Rezepturen über die Wurzelverwendung finden sich in Erzählungen von Wurzelkundigen und Wurzelklaubern, welche ihre selbst gesammelten Wildwurzeln oft gegen *besondere* Pflanzen und Wurzeln, die sie für ihre Rezepturen brauchten, eintauschten.

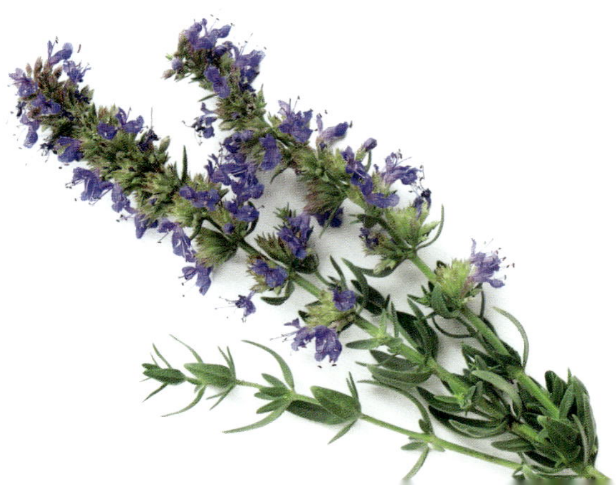

Ysopwurzel-Wein

verdauungsanregend, bei Stoffwechselproblemen

ZUTATEN

- 60 g Ysopwurzel
- 40 g Ysopkraut
- 20 g Brennnesselblätter (*Urtica*)
- 1 Stange Zimt
- 1 l Rotwein

ZUBEREITUNG

Die getrockneten oder frischen Zutaten mitsamt der Zimtstange mit dem Rotwein übergießen und für 1 Woche zugedeckt bei Zimmertemperatur ziehen lassen. Abseihen und in eine Flasche füllen.

ANWENDUNG

Vor jeder Mahlzeit ein Likörglas (2 cl) davon trinken.

Ysopwurzel-Pulver

verdauungsanregend, Mittel gegen Läuse, Raupen, Schnecken, Kohlweißlinge auf dem Gartengemüse

ZUTATEN

- getrocknete Ysopwurzeln
- ebenso viele getrocknete Ysopblüten

ZUBEREITUNG

Die getrockneten Wurzelstücke und die getrockneten Blüten mit der Kaffeemühle oder der Küchenmaschine zu feinem Pulver vermahlen.

ANWENDUNG

Dieses Pulver ist ein Küchengewürz.

Gegen unliebsame kleine Tiere auf dem Gemüse bereitet man daraus einen Teeauszug. Dazu werden 5 EL des Pulvers mit 250 ml heißem Wasser übergossen, über Nacht ziehen gelassen, am nächsten Tag abgeseiht und mit diesem Wasserauszug die Pflanzen besprüht.

Gegen Schnecken das Pulver um die Pflanzen streuen. Nach jedem Regen wiederholen.

Ysopwurzel-Magenbitter

verdauungsanregend, bei Blähungen, libidosteigernd, regt Leber, Bauchspeicheldrüse, Magensäfte an

ZUTATEN

- 10 g Ysopwurzel
- 5 g Ysopkraut
- 10 g Enzianwurzel (*Gentiana lutea*)
- 4 g Alantwurzel (*Inula helenium*)
- 4 g Tausendgüldenkraut (*Centaurium erythraea*)
- 3 Sternanis
- 1 Zimtstange
- 4 g Gewürznelken
- 1 Messerspitze geriebene Orangenschalen
- 250 g Zucker
- 1 l Rum (Brand, Wodka, Korn)

ZUBEREITUNG

Getrocknete oder frische Wurzeln mit dem Ysopkraut, dem Tausendgüldenkraut und den Gewürzen in den Alkohol geben und 4 bis 5 Wochen rasten lassen, danach abseihen.

Den Zucker in möglichst wenig Wasser auflösen und dies dem Ansatz beifügen. Gut verschütteln.

ANWENDUNG

Bei Bedarf 1 Stamperl (2 cl) trinken.

Ysopwurzel-Salbe

Brustbalsam bei Erkältungskrankheiten

ZUTATEN

- 3 EL Wurzeln
- 2 EL Kraut
- 2 EL Quendelkraut (*Thymus serpyllum*)
- 150 ml Traubenkernöl (Leindotter-, Mariendistelöl)
- 15 g Bienenwachs
- je 10 Tropfen ätherisches Öl von Thymian und Ysop

ZUBEREITUNG

Die frischen oder getrockneten Wurzeln, das Ysopkraut und das Quendelkraut mit dem Öl übergießen und auf ca. 60 Grad erhitzen. Für 15 Minuten am Herd belassen, danach über Nacht rasten lassen, am nächsten Tag abseihen. Das Öl erneut erwärmen und das Bienenwachs hinzugeben. So lange rühren, bis es geschmolzen ist. Danach vom Herd nehmen, die ätherischen Öle hinzufügen, erneut umrühren und rasch in Tiegel füllen.

ANWENDUNG

Bei Husten, Erkältungen und Halsschmerzen die betroffenen Körperstellen mit dem Balsam eincremen.

Ysopwurzel-Räucherung

unterstützt Ein- und Weitsicht, Schuld aufzuarbeiten, Wintersonnenwende, Raunächte

ZUTATEN

- 1 EL getrocknete Wurzelstücke, möglichst zur Johannisnacht (24. Juni) bei Sonnenaufgang gegraben

ANWENDUNG

Siehe Räucheranleitung auf Seite 23.

Mit Ysopwurzeln räuchert man zur Wintersonnenwende, sowie in den Raunächten oder wenn Schuldgefühle plagen. Wenn die Lebens- und Liebesfreude nicht mehr gefühlt wird, zum Schutz, wenn ein Kindlein geboren wird. Während des Räucherns wurden früher Räuchersprüche gesprochen: *Josefskraut – dein duftender Rauch schützt meine Familie und das Haus auch.* Oder: *Josefskraut ich bitt' dich, dein Rauch schütze mich, schütze meine Familie, schütze mein Heim, lass alles gesegnet sein.*

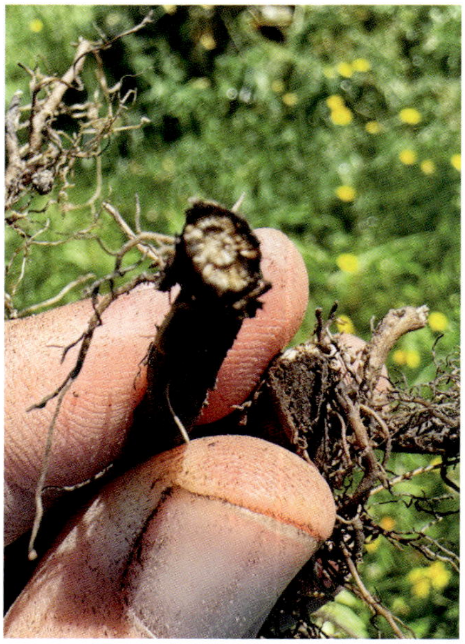

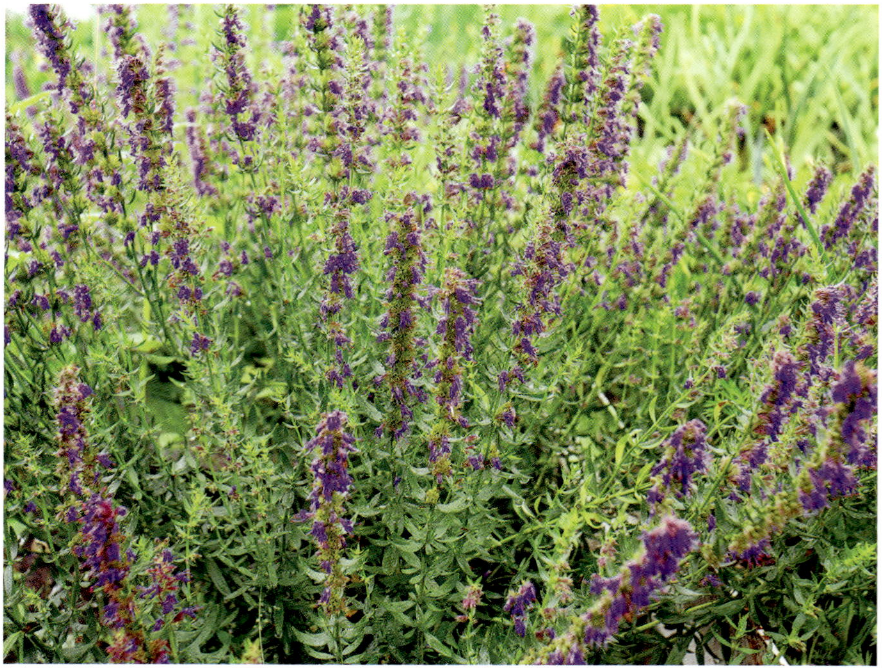

Zahnwurz *Cardamine enneaphyllos*
– *bei Schwangerschaftsstreifen, Leistenbruch*

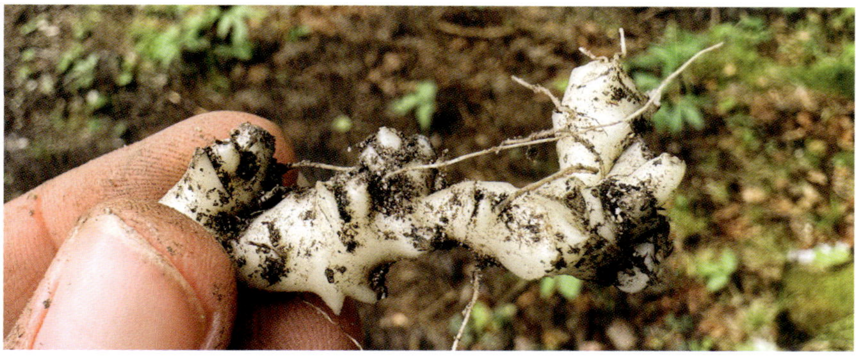

Sind Kirschenfrüchte rot und schön, ist es Zeit, Zahnwurz graben zu gehn.

Volksnamen	Wilder Sanikel, Weißer Sanigl, Weiße Zahnwurz, Grimmwurz, Donnerwurz, Windwurz
Pflanzenfamilie	Kreuzblütler (*Brassicaceae*)
Standort	Die mehrjährige Pflanze wächst an Waldrändern, unter Hecken, in schattigen Wiesen und Laubmischwäldern in den Gebirgsregionen. Sie liebt kalkhaltige, laubreiche Böden.
Inhaltsstoffe und Eigenschaften	Senfölglykoside (antibakteriell, magensaftfördernd, durchblutungsfördernd), Tannine (zusammenziehend, entzündungshemmend), Bitterstoffe (fördern Speichel- und Magensaftproduktion, fiebersenkend, stärken Abwehrkräfte)
Geschmack	Würzig, bitter – die Wurzel riecht nach Rettich.
Verwechslungsmöglichkeiten	Bitteres Schaumkraut (*Cardamine amara*) essbar
Interessantes	Die Neunblättrige Zahnwurz wurde im Volksmund und in alter Literatur oft als *Weißer Sanikel* oder *Wilder Sanikel* bezeichnet. Der Name Sanikel stammt vom lateinischen *sanicula*, abgeleitet von *sanare – heilen*. Mit dem Begriff Sanikel meinte man ursprünglich einfach eine Heilpflanze oder *die Heilerpflanze* schlechthin – eine Bezeichnung, die auf viele verschiedene Kräuter zutraf. Das erschwert die genaue Zuordnung in alten Rezepten, da damit mal der Echte Sanikel, mal die Zahnwurz gemeint sein kann. Ein feiner Unterschied bestand darin, dass unter *Sanikel* meist der Echte Sanikel verstanden wurde, während mit *Weißem* oder *Wildem Sanikel* häufig die Zahnwurz gemeint war. In den letzten Jahren ist die Population der Zahnwurz allerdings stark zurückgegangen – mancherorts steht sie bereits auf der Roten Liste gefährdeter Arten!
Verwendungsart	Tinktur, Wurzelessig, -brei, -pulver, Salbe, Wickel

AUSSEHEN PFLANZE / WURZEL

Die Neunblättrige Zahnwurz hat 3 x 3 gefiederte Blätter, ihre gelblichen bis weißen Blüten zeigen Richtung Erdboden hinab, als würde sie sich verbeugen.

Die dicke, fleischige Wurzel sieht nach dem Ausgraben ein wenig aus, als hätte man ein *falsches Gebiss*, eine Zahnreihe, in der Hand. Die dünne Außenschicht der Wurzel ist rötlich-braun, gleich darunter ist sie weiß. Die Wurzel hat dünne Seitenwurzeln.

ERNTE

Die optimale Zeit, eine Zahnwurz zu graben, ist dann, wenn die Kirschenernte in vollem Gange ist, also Ende Juni bis Mitte Juli.

Die Wurzel kann tief in die Erde ragen, daher braucht man eine kleine Schaufel, mit der die Wurzel vorsichtig freigelegt werden kann.

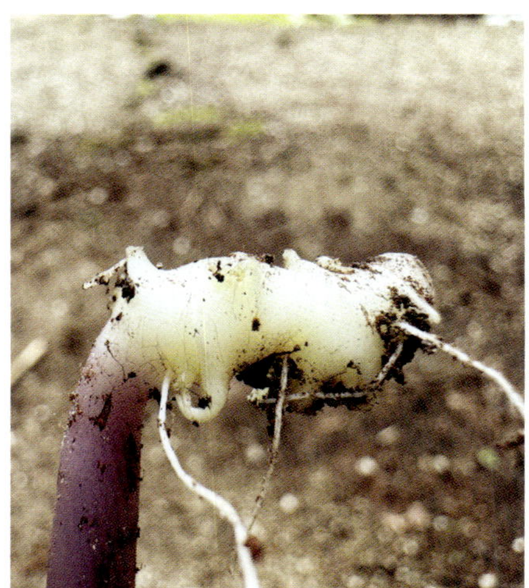

Antons Unterleibsbruch

„Es hat damit angefangen, dass ich beim Heben plötzlich stechende Schmerzen in der rechten Unterbauchhälfte gespürt hab", erzählt Anton. Die Beschwerden wurden zunehmend schlimmer. In seiner Familie war der weiße Sanigl – also die Zahnwurz – ein altbewährtes Mittel bei vielen Arten von Schmerzen, besonders bei Brüchen. Seine Großmutter vermutete einen Leistenbruch. Sie zerstieß frische Wurzelstücke der Zahnwurz mit etwas Essig zu einem Brei, den sie ihm auf die schmerzende Stelle legte und mit einem Tuch abdeckte. „Durch den Essig", erklärte sie, „ziehen die Wirkstoffe besser in den Körper ein."

„Diese Wickel hat sie mir dann über längere Zeit regelmäßig aufgelegt. Wennst das gleich bei den ersten Anzeichen machst, hilft es wirklich schnell", berichtet Anton weiter. Während der Behandlung sollte er möglichst wenig heben, damit sich der Bruch nicht verschlimmerte. Mit Hilfe der Zahnwurz-Wickel und viel Ruhe heilte alles gut ab – Anton konnte seine Arbeit bald wieder wie gewohnt aufnehmen.

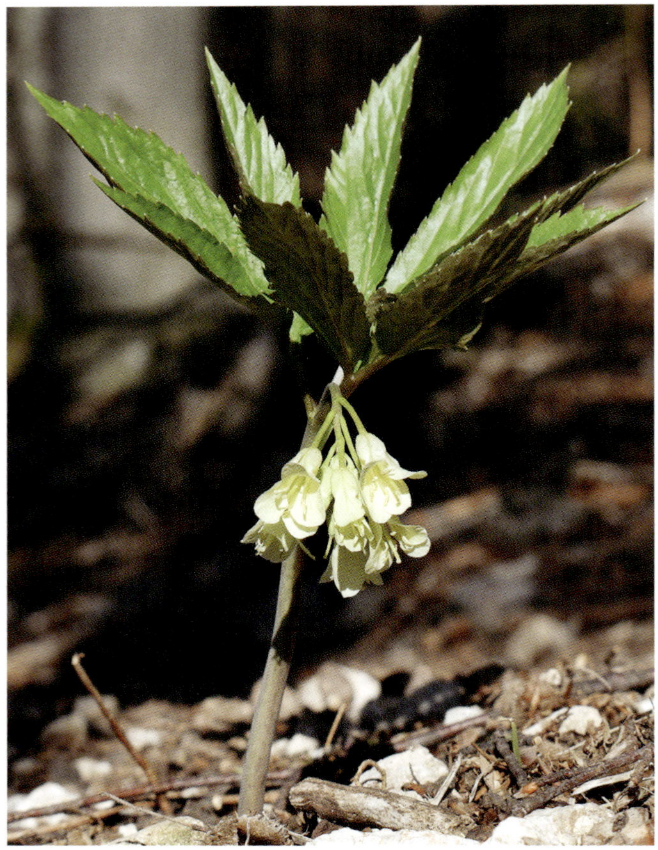

VOLKSHEILKUNDE

Getrocknet und als Amulett getragen, sollte die Wurzel vor Schmerzen schützen. Zahnenden Kindern legte man kleine Wurzelstücke unter das Kopfkissen. Der Name Zahnwurz ist dabei etwas irreführend – er bezieht sich nicht auf ihre Anwendung bei Zahnschmerzen, sondern auf die zahnähnliche Form der Wurzel.

In der Volksmedizin wurde die Zahnwurz vor allem bei Wunden eingesetzt. Bei Gewebebrüchen, Verletzungen, Zerrungen und Knochenbrüchen nutzte man sie innerlich zur Schmerzlinderung und gegen Entzündungen, äußerlich zur Wunddesinfektion und zur Unterstützung der Heilung. Die Salbe zur äußeren Anwendung wurde meist mit Schweine- oder Ziegenschmalz zubereitet.

Das Wurzelpulver, aus getrockneter und gemahlener Zahnwurz hergestellt, verwendete man bei Durchfall oder als Aufguss mit heißem Wasser für einen entzündungshemmenden, verdauungsregulierenden Tee. Oft wurde das Pulver auch anderen Arzneien beigefügt.

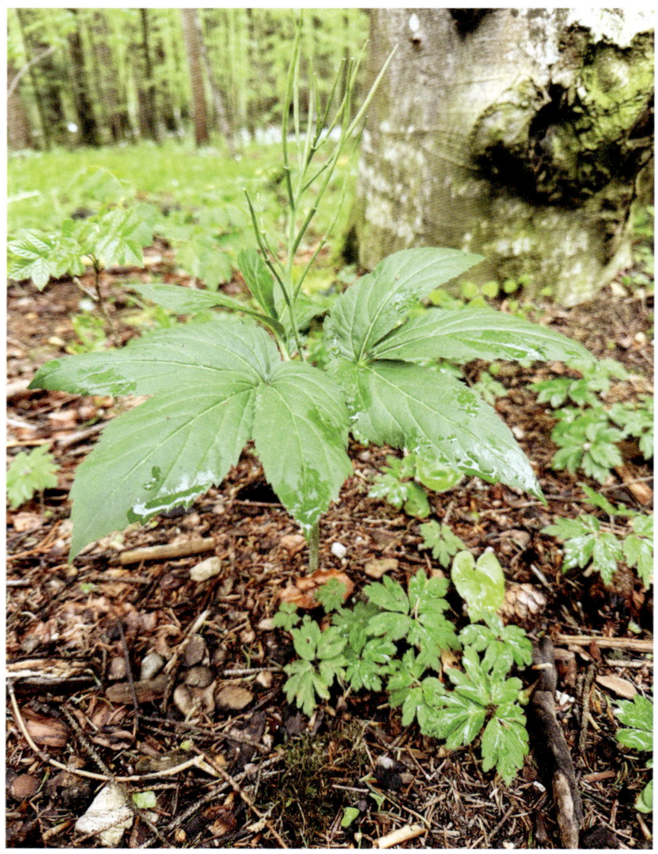

Bei schmerzhaften Hauterkrankungen – etwa mit Juckreiz, Brennen oder eitrigen Prozessen – kamen Wickel oder Breiauflagen aus frischen, zerstampften Wurzelstücken zum Einsatz.

Zahnwurzwurzel-Salbe

bei Leistenbruch, Knochenbruch, Nabelbruch, Verletzungen, Sehnenverletzungen, Muskelverletzungen, Verstauchungen, Zerrungen

ZUTATEN

- 1 EL von Wurzeln und Kraut
- 1 EL Salomonssiegelwurzel (*Polygonatum*)
- 1 EL Beinwellwurzel (*Symphytum officinale*)
- 125 ml Obstbrand (Wodka, Cognac)
- 100 ml Weizenkeimöl (oder Leinöl)
- 7 bis 10 g Bienenwachs

ZUBEREITUNG

Die frischen oder getrockneten Wurzeln und Pflanzenstücke mit dem Alkohol übergießen. Alle Pflanzenteile sollen gut davon bedeckt sein. 1 bis 2 Wochen verschlossen und dunkel stehen lassen, danach durch ein feines Sieb oder Tuch abseihen.

Einen Topf mit Wasser erwärmen. Das Öl in eine feuerfeste Schüssel geben und diese in das warme Wasser stellen. Wenn das Öl warm geworden ist, den Wurzelauszug kräftig einrühren. bis eine homogene Masse entsteht. Jetzt das Bienenwachs hinzugeben, weiterrühren, bis es sich aufgelöst hat. Danach in Tiegel füllen.

ANWENDUNG

Die Salbe auf die betroffenen Körperstellen mehrmals täglich sanft einmassieren.

Über Nacht die Salbe dicker auftragen und einen Verband darüber wickeln, tagsüber dünn auftragen und ohne Verband.

Die Salbe eignet sich auch zur Nachbehandlung von Brüchen.

Zahnwurzwurzel-Salbe – traditionell

bei Leistenbruch, Bauchdeckenrisse, Narbenbruch

ZUTATEN

- 2 ganze Wurzeln der Zahnwurz
- 250 g Schweineschmalz (oder Ziegenschmalz)

ZUBEREITUNG

Die frischen Wurzeln mit einer Bürste von der Erde befreien und in grobe Stücke schneiden.

Das Fett erwärmen und die Wurzelstücke hinzugeben. 7 bis 8 Minuten bei geringer Hitze ziehen lassen, danach die Herdplatte ausschalten.

Über Nacht stehen lassen, am nächsten Tag erneut erwärmen. Abseihen und in Gläser füllen.

ANWENDUNG

Salbe in die betroffenen Körperstellen sanft einmassieren.

Zahnwurzwurzel-Tinktur

bei Reiseübelkeit, Unruhe mit Übelkeit, schmerzstillend

ZUTATEN

- 1 EL Zahnwurzwurzeln
- 1 EL Blutwurzwurzeln (*Potentilla erecta*)
- 250 ml 80 %iger Alkohol

ZUBEREITUNG

Frische oder getrocknete Wurzeln mit dem Alkohol übergießen, 4 Wochen kühl und dunkel rasten lassen. Danach abseihen und in eine Flasche mit Tropfer füllen.

ANWENDUNG

2 bis 3 Tropfen auf die Zunge träufeln oder 10 Tropfen auf einem Zuckerwürfel oder einem Löffel mit Honig einnehmen. Man kann natürlich auch mit ein wenig Wasser verdünnen.

Zahnwurz-Beinwell-Wurzelsalbe

bei Schwangerschaftsstreifen, Geweberissen, Wachstumsstreifen

ZUTATEN

- 1 EL je von Wurzel und Kraut der Zahnwurz
- 1 EL je von Wurzel und Kraut des Beinwell (*Symphytum officinale*)
- 150 ml Weizenkeimöl (wirkt Hautalterung entgegen)
- 10 g Bienenwachs

ZUBEREITUNG

Frische oder getrocknete Pflanzenteile in Stückchen schneiden. Mit dem Öl übergießen und verschlossen bei Zimmertemperatur für 4 Wochen ziehen lassen, danach abseihen.

1/3 des Öles am Herd auf ca. 40 Grad erwärmen, das Bienenwachs zufügen. Sobald das Wachs geschmolzen ist, vom Herd nehmen, mit dem restlichen Öl vermischen, gut durchrühren und rasch in kleine Tiegel füllen.

Wer möchte, kann vor dem Abfüllen noch 10 Tropfen ätherisches Öl (z. B. Rose) hinzugeben.

ANWENDUNG

Bei Geweberissen jeglicher Art diese Salbe 2 bis 3 Mal täglich sanft auf die betroffenen Körperstellen einmassieren.

Zaunrübe *Bryonia dioica* – *die tödlich-giftige Schönheit*

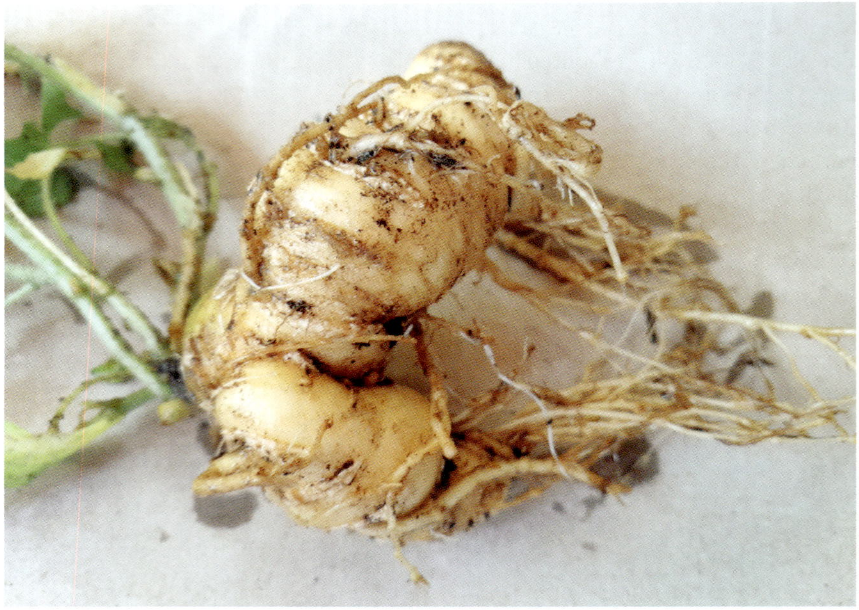

Teufelsrübe mit Früchten schwarz oder rot, bringt Heil und Tod.

AUSSEHEN PFLANZE / WURZEL

Die Zaunrübe ist eine rankende Kletterpflanze, die bis zu 4 Meter hoch wächst, herzförmige, gelappte, sehr große Blätter bildet und kleine, weiß-grünliche Blüten hat. Später bilden sich leuchtend rote Früchte.

Die Wurzel ist groß, fleischig und rübenartig – eher länglich als rund. Sie verzweigt sich stark und ragt tief in den Boden. Die Wurzelrinde ist hellbraun, innen ist die Wurzel weißlich bis gelblich.

ERNTE

Früher holte man die Wurzel zwischen Mai und Juni aus dem Boden, noch vor dem Blattaustrieb. Die Pflanze bildet einen Milchsaft, der auf der Haut allergische Reaktionen hervorrufen kann.

Die Wurzel ist sehr brüchig und muss behutsam mit einer Grabegabel oder dem Spaten gehoben werden. Heute gräbt man sie aufgrund der Giftigkeit nicht mehr. Es gibt sie aber in Feldkultur, denn es werden auch heute noch homöopathische Arzneimittel aus ihr hergestellt.

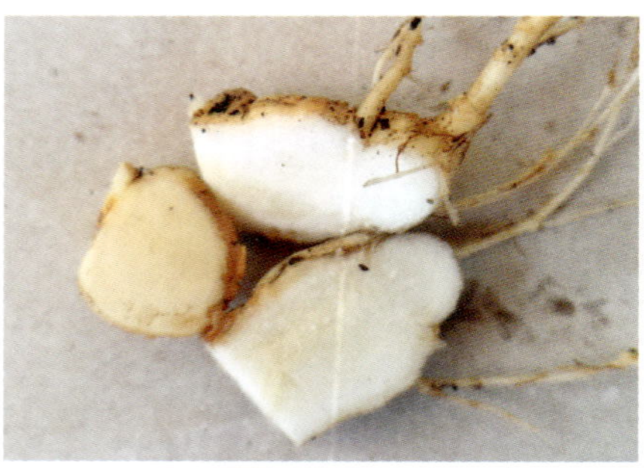

Volksnamen	Teufelsrübe, Wilde Hopfenrübe, Körfchenswurz, falsche Alraune, Tollrübe, Gichtrübe
Pflanzenfamilie	Kürbisgewächse (*Cucurbitaceae*)
Standort	An Waldrändern, Zäunen, in Gebüschen und Hecken kann man die Giftpflanze auch heute noch häufig finden. Sie liebt es sonnig bis halbschattig.
Inhaltsstoffe und Eigenschaften	Bryonin (stark abführend, brechreizfördernd), zahlreiche giftige Bitterstoffe und Saponine
Geschmack	Erdig, sehr bitter, scharf, riecht und schmeckt ekelhaft – wird wegen Giftigkeit nicht gegessen!
Verwechslungsmöglichkeiten	Weiße Zaunrübe (*Bryonia alba*) ebenfalls sehr giftig
Interessantes	*Bryonia dioica* ist die *Zweihäusige Zaunrübe,* männliche und weibliche Blüten befinden sich auf unterschiedlichen Pflanzen. Die Weiße Zaunrübe, *Bryoinia alba* hingegen, hat beide Geschlechter auf einer Pflanze vereint. Das wichtigste Unterscheidungsmerkmal sind die Beeren, die bei *B. dioica* rot sind, bei *B. alba* hingegen blau-violett. Die Beeren sind, ebenso wie Blätter und Wurzel, hochgiftig! Heute werden diese Pflanzen nur mehr in der Pharmazie für immunstimulierende Arzneien oder in homöopathischen Verdünnungen (*Bryonia*) bei Grippe, Kopf- und Halsschmerzen, Husten, Rheuma und Leberleiden eingesetzt.
Verwendungsart	Nur als homöopathisches Mittel, von Pharmazeuten zubereitet. Auch äußerlich mit Vorsicht zu behandeln.

Die Alraunenfälscher

Die Wurzel der Echten Alraune (*Mandragora officinarum*) besitzt eine auffallend menschenähnliche Form. Sie galt einst als eine der begehrtesten Zauberpflanzen Europas. Mit ihrer Hilfe sollten mächtige Liebeszauber gewirkt haben, Dämonen und Krankheiten vertrieben und selbst das Schicksal beeinflusst werden können. Aus dem Mittelmeerraum gelangte die seltene Pflanze durch mehr oder weniger ehrliche Händler nach Mitteleuropa. Ihre eigenartige, fast menschliche Gestalt machte sie so kostbar, dass man sie mit Gold aufwog.

Das rief bald Betrüger auf den Plan: Kaum jemand wusste, wie eine Echte Alraunwurzel tatsächlich aussah – bekannt war lediglich, dass sie menschenähnlich geformt sei. Listige Alraunenfälscher bedienten sich deshalb der heimischen Zaunrübe, die ebenfalls als magisch galt. Sie gruben deren Wurzel aus, schnitzten sie kunstvoll zurecht, um ihr ein menschenähnliches Aussehen zu verleihen, und verkauften die *präparierte Zaunrübenwurzel* zu überhöhten Preisen als Echte Alraune.

VOLKSHEILKUNDE

Um Haus und Hof vor Gewitter und Unwetter zu schützen, hängte man eine getrocknete Wurzel auf. Eine in Scheiben geschnittene und getrocknete Wurzel, als Amulett um den Hals getragen, sollte vor Hexerei bewahren. Junge Mädchen trugen solche Wurzelscheiben in den Schuhen, wenn sie einen Burschen für sich gewinnen wollten, tanzten mit ihm und sangen dabei: „Körfchenswurz in meinem Schuh, ihr Junggesellen, lauft mir zu."

Die Wurzel galt als magisch – doch war sie auch äußerst giftig. Wurde sie nicht exakt dosiert, wirkte sie eher tödlich als heilend. Immer wieder kam es zu schweren Vergiftungen und Todesfällen. Trotzdem wurde sie weiter verwendet.

In der Antike behandelte man mit äußerlich aufgelegtem Wurzelbrei Abszesse, Schwellungen, Ödeme und Gelenkentzündungen. Mit Öl und Wein zerstampft, galt die Wurzel als Heilmittel bei Lähmungen, Schlaganfall und Husten. Dioskurides warnte vor Überdosierung, empfahl sie aber dennoch bei Brandwunden und *Spruteln, Mackeln, Massen und den kleinen Knöfflin des Angesichts*.

Hildegard von Bingen äußerte sich kritischer: Ihrer Meinung nach trage die Zaunrübe viele *unwerte und unangenehme Säfte* in sich, die sowohl Menschen als auch *die schlimmen Würmer* töten könnten.

Hippokrates hingegen schätzte sie bei Wundstarrkrampf und Nicholas Culpeper empfahl sie bei Kurzatmigkeit und Husten.

Besonders gefährlich war die vaginale Anwendung: Als krampfauslösendes Abtreibungsmittel forderte die Wurzel nicht nur das Leben ungeborener Kinder, sondern auch vieler Frauen.

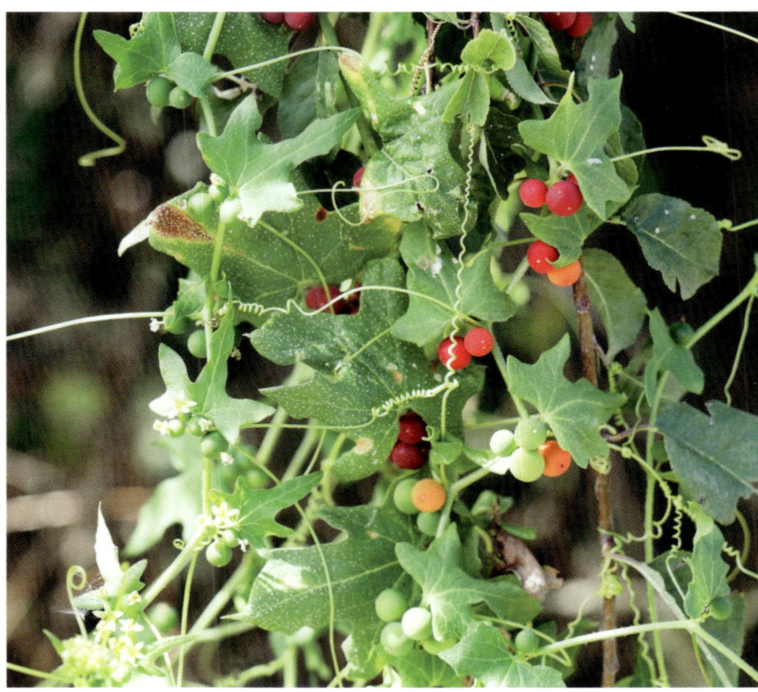

Zaunrüben-Einreibung

nach Schwester Bernadine bei Gelenkschmerzen, Arthrose

ZUTATEN

- 20 g rotbeerige Zaunrübenwurzeln
- 10 g Arnikablüten (*Arnica montana*)
- 10 g scharfer Paprika (*Capsicum*)
- 100 g hochprozentiger Alkohol (Brand, Weingeist, Korn)

ZUBEREITUNG

Frische Wurzel in grobe Stücke zerkleinern oder getrocknete Wurzel verwenden. Frische oder getrocknete Arnikablüten, getrocknetes Paprikapulver in ein Glas geben, mit dem Alkohol aufgießen, 8 Tage rasten lassen und danach abseihen. In eine Flasche füllen.

Die Flasche deutlich markieren, dass der Inhalt keinesfalls zum Trinken geeignet ist!

ANWENDUNG

1 Esslöffel dieses Ansatzes mit 2 Esslöffel Wasser vermischen und damit die Gelenke einreiben.

Heute gibt es harmlosere und wirksame Rezepturen bei Gelenkschmerzen.

Zuckerrübe *Beta vulgaris subsp. vulgaris* – *mehr als nur Süßungsmittel*

Zu dunklem, guten Bratensaft, hilft Dir ein Schuss Rübensaft (Zuckerrübensirup).

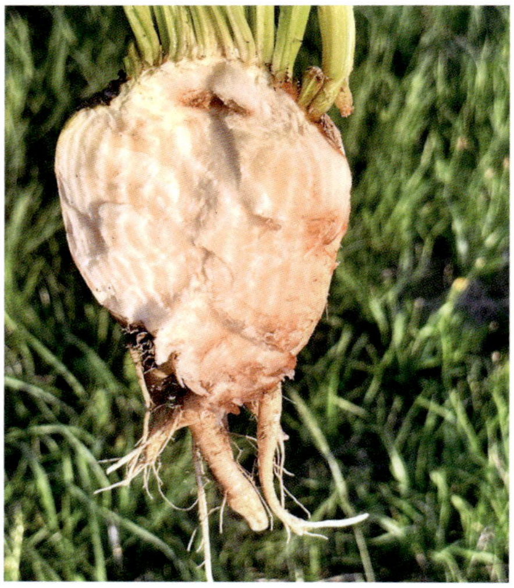

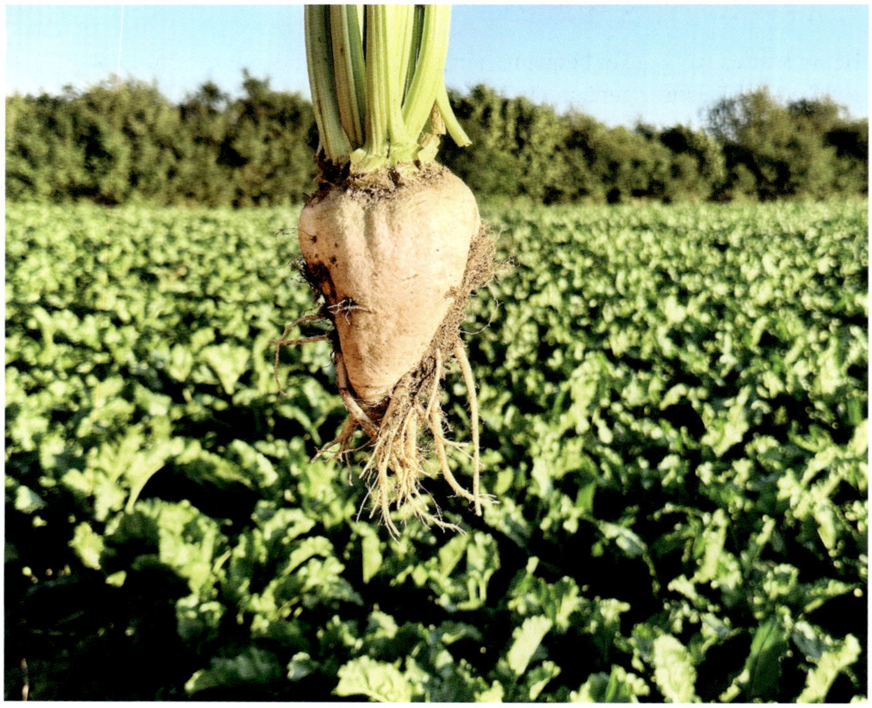

Volksnamen	Zuckerruam, Zuckerrunkel
Pflanzenfamilie	Fuchsschwanzgewächse (*Amaranthaceae*)
Standort	Die Zuckerrübe entstand durch gezielte Züchtung aus der Weißen Rübe (*Beta vulgaris*), einer nahen Verwandten der Roten Rübe und Mangold. Man findet diese Rübe auf Feldern, manchmal in Gärten. Sie liebt sonnige, warme, nährstoffreiche Standorte und braucht eine gute Wasserversorgung.
Inhaltsstoffe und Eigenschaften	Rübenzucker (Fruchtzucker und Traubenzucker – kurzfristiger Energielieferant, langfristig oder bei großen Mengen Auslöser von Wohlstandskrankheiten), Vitamin A (unterstützt Sehkraft, besonders Nachtsicht), Schwefel (unterstützt Selen, welches entzündungshemmend wirkt), Kalium (entwässernd, wichtig für Blutdruckregulierung, Herzfunktion, Transport von Nervenimpulsen, Säure-Basen-Haushalt), Eisen (wichtig für Krafthaushalt, Sauerstoffversorgung und Zellteilung), Magnesium (für Energiestoffwechsel, Reizübertragung von Nerven auf Muskel sowie Muskelkontraktion wichtig)
Geschmack	Süß, fleischig – wird sie länger gekaut, schmeckt man eine Bitternote.
Verwechslungsmöglichkeiten	Futterrübe (*Beta vulgaris*) unbedenklich, im Blattstadium auch mit Mangold (*Beta vulgaris subsp. vulgaris*) unbedenklich, aber unattraktiv zu essen
Interessantes	Die Zuckerrübe ist grundsätzlich in allen Formen essbar, doch aufgrund ihres hohen Zuckergehalts ist ein täglicher Verzehr nicht empfehlenswert. Für Diabetiker ist sie ungeeignet. Wird sie aufgeschnitten, verfärbt sich das Fruchtfleisch nach einiger Zeit leicht schwarz. Beträufelt man die Schnittflächen jedoch mit Zitronensaft, bleibt sie weiß. Früher wurde die Zuckerrübe der Pflanzenfamilie der Gänsefußgewächse (*Chenopodiaceae*) zugeordnet. Inzwischen zählt man sie zur Familie der Fuchsschwanzgewächse (*Amaranthaceae*), zu der auch Mangold und Spinat gehören.
Verwendungsart	Wurzelpulver, Speisewurzel, Wurzelbrei

Wie eine Verletzung zur Erfindung des Zuckerwürfels führte

Heute kaufen wir Zucker bequem, fein gemahlen und portionierbar im Handel – ein Griff zur Packung genügt, ob für Tee, Kaffee oder zum Backen.

Früher hingegen war Zucker ein sprödes, hartes Gut, das in unhandlichen Formen wie Zuckerkegeln, Zuckerhüten oder Zuckerbroten verkauft wurde. Wer damit backen wollte, musste zuerst mühsam mit einer Zuckerhacke Stücke davon abschlagen – eine kraftzehrende, mitunter gefährliche Arbeit.

Im Jahr 1841 kam es im heutigen Dačice (Tschechien) zu einem kleinen häuslichen Unglück, das weltgeschichtliche Folgen hatte: In der dortigen Zuckerfabrik, geleitet von Direktor Jakob Christoph Rad, bereitete dessen Frau Julianne Rad wie so oft das Mittagsmahl für ihren Mann und einige Angestellte zu. Um Zucker bereitzustellen, griff sie zur Zuckerhacke – doch anstatt den Zuckerhut zu spalten, rutschte dieser weg, und sie traf sich unglücklich an den Fingern. Blut tropfte, der Schmerz war groß – doch ihre Gedanken ebenso. Sobald die Wunde versorgt war, blickte sie ihren Mann und die Umstehenden an und fragte empört: „Warum muss Zucker so eine unpraktische Form haben? Wäre es denn nicht möglich, ihn in kleine Würfel zu pressen, die man einfach entnehmen kann?"

Die Idee war geboren – durch Schmerz, aber mit Weitblick. Noch am selben Abend machte sich Direktor Rad mit seiner Belegschaft an die Arbeit. Einige Monate später – gegen Ende des Jahres 1842 – überreichte er seiner Frau eine Schachtel mit weißen und roten Zuckerwürfeln. Der erste Würfelzucker der Welt war entstanden.

Eine Zuckerwürfelpresse wurde gebaut und am 23. Januar 1843 erteilte die Hofkammer in Wien das Privileg zur Herstellung des sogenannten *Thee-Zuckers*. Von Wien aus verbreitete sich die Innovation in alle Welt.

Die Zuckerfabrik in Dačice musste Jahre später ihre Pforten schließen – doch der Zuckerwürfel blieb.

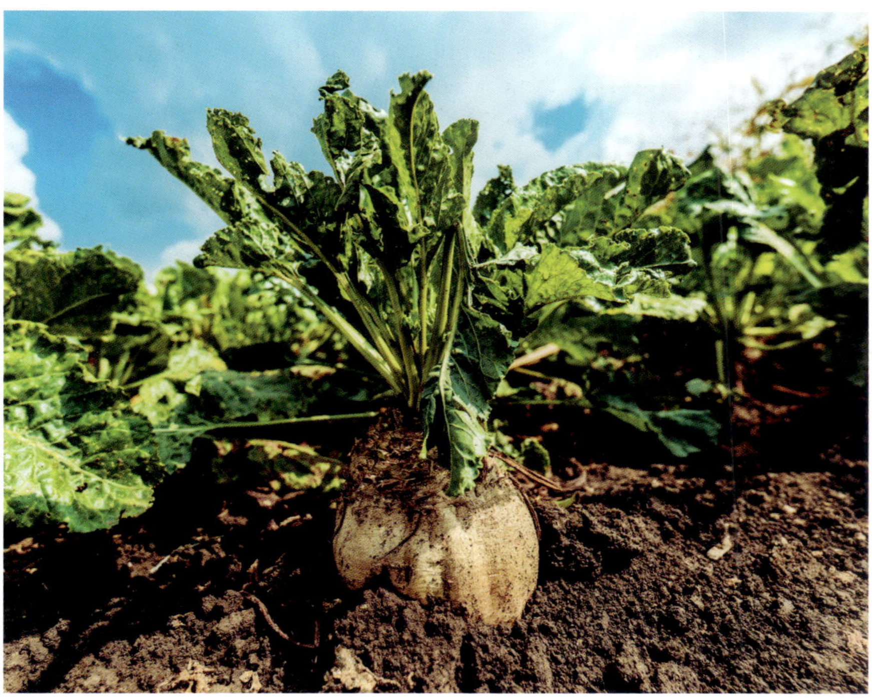

AUSSEHEN PFLANZE / WURZEL

Die zweijährige Zuckerrübe bildet im ersten Jahr eine Blattrosette aus mangoldartigen Blättern. Im zweiten Jahr wächst ein bis zu 2 Meter hoher Stängel mit unscheinbaren, kleinen gelb-weißen Blüten.

Das Speicherorgan mit dem reichlich enthaltenen Zucker hat eine äußerlich beige bis weiße und innenseitig weiße Pfahlwurzel, die sich im Laufe ihres Wachstums zu einer fleischigen, dicken Rübe formt. Sie bildet viele verzweigte, dünne Seitenwurzeln. In Einzelfällen kann sie bis zu 3 Meter tief in das Erdreich hinunter wurzeln.

ERNTE

Die Zuckerrübe wird im ersten Wachstumsjahr, sobald ihre Blätter zu Herbstbeginn welken, geerntet, das beginnt etwa Ende September und endet spätestens Mitte Dezember.

Die verdickte, rübenförmige Pfahlwurzel wächst an gut mit Wasser versorgten Standorten nicht so tief, steht sie an trockenen Stellen, kann sie bis 3 Meter tief wurzeln. Je nach Standort braucht man eine Stichschaufel oder Grabegabel.

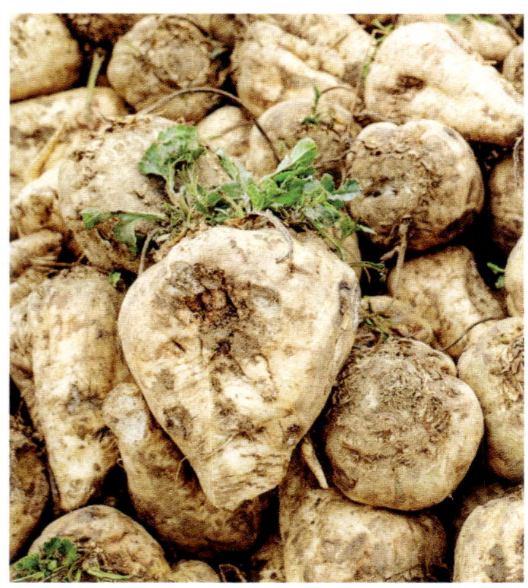

VOLKSHEILKUNDE

Aus der Zuckerrübe wurde früher ein dickflüssiger Sirup eingekocht, der zum Süßen, Backen und Kochen diente – ähnlich wie wir heute Ahornsirup verwenden.

In der Volksmedizin schnitt man die Zuckerrübe in kleine Stücke und zerstampfte sie zu einem Brei, der äußerlich bei der Wundversorgung sowie zur Behandlung von Brandwunden und Sonnenbrand aufgelegt wurde. In England kommt bis heute eine Zuckerpaste zum Einsatz, um eitrige Wunden oder Verletzungen mit Belägen zu behandeln. Ursprünglich wurde Honig für solche Zwecke verwendet – er war lange Zeit auch das wichtigste Süßungsmittel bei uns. Daneben gab es importierten Zucker aus Zuckerrohr, der jedoch teuer und schwer verfügbar war.

Im Jahr 1747 machte der Apotheker Andreas Sigismund Marggraf eine bahnbrechende Entdeckung: Die Runkelrübe (*Beta vulgaris*) enthält einen Zucker, der dem des Zuckerrohrs sehr ähnlich ist. Damals war der Zuckergehalt jedoch noch sehr gering. Sein Schüler Franz Carl Achard begann daraufhin, durch gezielte Züchtung aus der Gemeinen Rübe (*Beta vulgaris subsp. vulgaris*) und der Wilden Rübe (*Beta vulgaris subsp. maritima*) eine neue Rübenart mit höherem Zuckergehalt zu entwickeln – die heutige Zuckerrübe, die mittlerweile bis zu 20 % Zucker enthält.

Ihren wirtschaftlichen Durchbruch erlebte sie Anfang des 19. Jahrhunderts, als infolge von Napoleons Kontinentalsperre der Import von Rohrzucker erschwert und verteuert wurde. Damit begann der Siegeszug des europäischen Rübenzuckers.

Heute findet man die Zuckerrübe nicht nur als Grundlage für handelsübliches Zuckergranulat, das wir zum Kochen und Backen verwenden, sondern auch in zahlreichen verarbeiteten Lebensmitteln und Getränken als Geschmacksträger. Daneben wird sie industriell zur Herstellung von Tierfutter, Düngemitteln, Tensiden für Waschmittel, Biogas, Kunststoff und sogar Arzneimitteln genutzt.

Die Zuckerrübe kann auch roh gegessen oder wie ein Wurzelgemüse zubereitet werden.

Bei der Zuckergewinnung bleibt als Nebenprodukt die Melasse zurück – ein dunkelbrauner Sirup, der zur Herstellung von Backhefe, Nahrungsergänzungsmitteln und Medikamenten weiterverwendet wird.

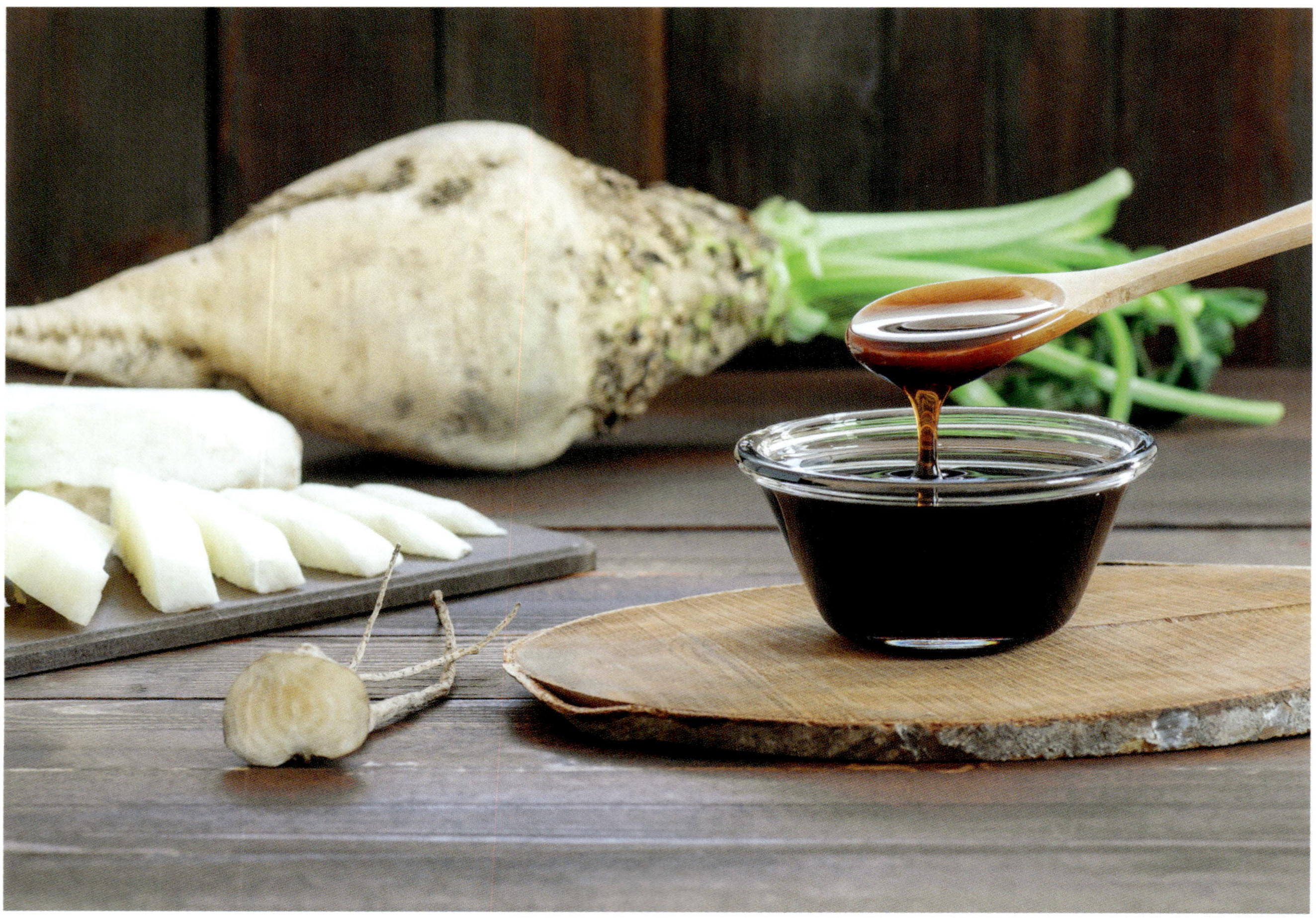

Zuckerrüben-Wurzelsalat

statt Zuckerzugabe, Mineralstofflieferant

ZUTATEN

- ¼ einer Zuckerrübe
- 2 bis 3 Karottenwurzeln (*Daucus carota subsp. sativus*)
- 1 Rettich (*Raphanus*)
- 1 Apfel (*Malus*)
- 1 Bio-Zitrone
- 1 Zwiebel
- 1–2 EL Essig
- 1–2 EL Öl
- Salz, Pfeffer
- 125 ml Wasser

ZUBEREITUNG

Den Saft der Zitrone auspressen. Zuckerrübe, Karottenwurzeln, Rettich schälen und mit einer Küchenreibe fein reiben. Den Zitronensaft über die Wurzelstücke gießen. Zwiebel schälen und nudelig schneiden, dazutun. Das Wasser in ein Glas geben, Essig, Öl, Salz und Pfeffer hinzugeben und gut miteinander verrühren, danach über den Wurzelsalat gießen.

ANWENDUNG

Erfrischende Mahlzeit, vor allem an intensiven Arbeitstagen.

Zuckerrübe, gebraten

köstliche Beilage

ZUTATEN

- 1 ganze Zuckerrübe
- etwas Bratöl

ZUBEREITUNG

Die frische Rübe schälen und in längliche, dünne Stücke schneiden.

Das Öl erhitzen und die Rübenstücke darin goldgelb braten lassen. Gut abtropfen lassen.

Zuckerrüben-Laibchen

Süßspeise

ZUTATEN

- ½ frische Zuckerrübe
- 1 TL Zitronensaft
- 3 Eier
- 5–6 EL Maisstärke
- 1 Messerspitze Muskat
- 1 Messerspitze Vanillepulver
- 1 Messerspitze Zimt
- Butter

ZUBEREITUNG

Rübe schälen und mit der Küchenreibe fein reiben, rasch den Zitronensaft darüber träufeln, damit nichts schwarz wird. Mit den Händen oder in einem Sieb gut auspressen, das abtropfende Rübenwasser in einer Schüssel auffangen.

Die Eier aufschlagen und hinzugeben und so viel an Stärkemehl hineinrühren, bis ein fester palatschinkenartiger Teig entsteht. Mit den Gewürzen abschmecken und gut verrühren. Die Rübenteile hinzugeben und unterheben.

Die Butter in einer Pfanne erhitzen, eine Portion Teig hineingeben, anbraten lassen und wenden. Sobald beide Seiten goldgelb sind, herausnehmen und die nächste Portion Teig herausbraten.

Zuckerrüben-Sirup

zum Süßen, Backen und Kochen

ZUTATEN

- 1 große Zuckerrübe
- 1 l Wasser

ZUBEREITUNG

Wichtig ist, dass die Zuckerrübe im ersten Jahr und nach den ersten Kälteeinbrüchen geerntet wurde.

Die frische Rübe schälen, in Stücke schneiden und mit der Küchenreibe oder einem elektrischen Gerät raspeln.

Alles in einen Kochtopf geben, Wasser hinzugießen und aufkochen lassen. Unter Rühren 1 bis 1 ½ Stunden köcheln lassen. Sollte es aufschäumen, kurz vom Herd nehmen und danach unter Rühren wieder auf den Herd stellen.

Nach der Kochzeit vom Herd nehmen und zugedeckt noch mindestens 3 Stunden rasten lassen, abseihen und die Zuckerrübenstücke fest auspressen – diesen Presssaft in einer gesonderten Schüssel auffangen.

Diesen Presssaft nun am Herd bei mittlerer Herdstufe einkochen lassen, bis so viel an Wasser verdunstet ist, dass eine sirupartige Flüssigkeit zurückbleibt – fertig ist der Zuckerrübensirup.

ANWENDUNG:

Wie Honig verwenden.

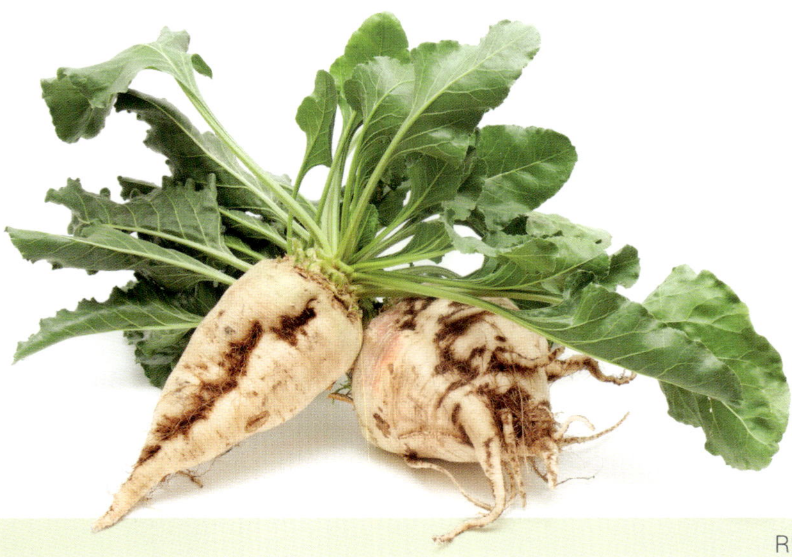

Zuckerwurzel *Sium sisarum*
– *Diabetikerwurzel, Wurz' fürs Sättigungsgefühl*

Die Zuckerwurzel ist eine stille Freundin im Winter, wo das frische Grün fehlt und der Leib matt wird vom langen Sitzen und schweren Essen.

Zuckerwurzel ist eine Wurzel für die leisen Wehwehchen, die niemand sieht – und dennoch schmerzen.

(Aus dem Kräuterbüchlein der Großmutter)

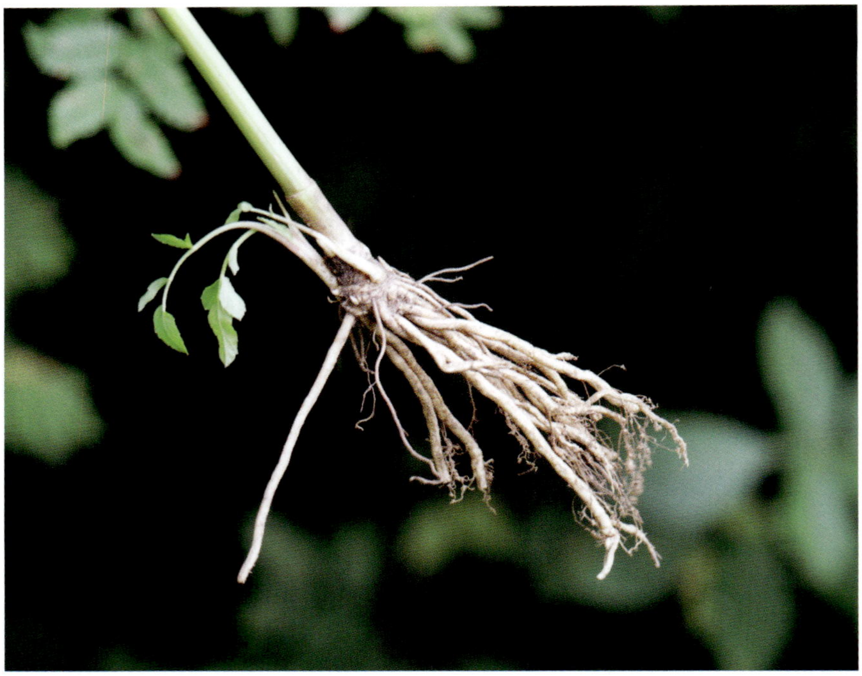

AUSSEHEN PFLANZE / WURZEL

Die mehrjährige Zuckerwurzel bildet im ersten Jahr eine Rosette mit gefiederten Blättern. Ab dem zweiten Jahr wächst sie bis zu 1,5 Meter hoch und zeigt Blütendolden mit zarten weißen Blüten.

Sie besitzt mehrere nebeneinander wachsende, walzenförmige, rübenartig verdickte Seitenwurzeln von 15 bis 30 cm Länge. Die Wurzelrinde ist bräunlich-beige, das Wurzelfleisch schneeweiß

ERNTE

Die Wurzeln werden im dritten oder vierten Wachstumsjahr vorsichtig mit dem Spaten ausgegraben.

Größere Wurzeln werden geerntet, kleinere wieder eingegraben, um weiterwachsen zu können. Die Ernte erfolgt ab September bis zu den ersten Bodenfrösten, danach wieder ab März, wenn die ersten Blätter erscheinen.

Volksnamen	Süßwurzel, Saarwurz, süße Wurzel, Zuckermöhre
Pflanzenfamilie	Doldenblütler (*Apiaceae*)
Standort	Die Pflanze stammt ursprünglich aus Asien und ist seit dem Mittelalter in Europa bekannt. Sie gedeiht auf tiefgründigen, nährstoffreichen Böden in sonnigen bis halbschattigen Lagen. Sie bevorzugt feuchte Böden, verträgt jedoch keine Staunässe.
Inhaltsstoffe und Eigenschaften	Inulin (präbiotisch, verbessert Kalziumaufnahme, unterstützt Leber, reguliert Blutzucker, sättigend), Schleimstoffe (entzündungshemmend, schleimlösend, beruhigend für Magen und Darm)
Geschmack	Nussig-süßlich, leicht würzig – eine Mischung aus Wilder Möhre und Maroni; gekocht erinnert die Konsistenz an leicht mehliges Gemüse.
Verwechslungsmöglichkeiten	Wiesenkümmel (*Carum carvi*), Wilde Möhre (*Daucus carota*), Anis (*Pimpinella anisum*): beide unbedenklich. Gefleckter Schierling (*Conium maculatum*), Hundspetersilie (*Aethusa cynapium*): beide giftig.
Interessantes	Auf Märkten erkennt man frische Zuckerwurzeln daran, dass das Wurzelfleisch noch weiß ist und nicht bräunlich oxidiert.
Verwendungsart	Speisewurzel, Tinktur, Öl, Wurzelpulver, Dekokt

Schlaftrunk für die Kleinen – Mittel gegen Opas Blähungen

Manchmal hat man das Glück, mit einem Mittelchen, das auch noch gut schmeckt, gleich mehrere kleine *Problemchen* in der Familie zu lösen.

Zu einer Zeit, als die Zuckerwurzel noch gebräuchlich war, hatte eine Großmutter eine geniale Idee: Ihr zweitjüngster Enkel Franz hatte Einschlafprobleme. Die Mutter war abends mit den Kühen beschäftigt, während der kleine Franz voller Energie und Fantasie seine fünf Geschwister vom Einschlafen abhielt.

Die Großmutter hörte von einem *Schlaf-Rezept* mit Zuckerwurzel, Apfel und Hafermilch. Am Abend bereitete sie diesen Trunk zu und gab ihn den Kindern. Auch der hungrige Großvater, gerade von der Feldarbeit zurück, kostete davon und war begeistert vom süßlichen Geschmack. Tatsächlich half der Trunk dem kleinen Franz beim Einschlafen – und nach gut zwei Wochen fiel der Großmutter auf, dass auch die nächtlichen, *kanonenartigen* Blähungen des Großvaters verschwunden waren. Endlich konnte auch sie wieder durchschlafen!

VOLKSHEILKUNDE

Bereits Leonhart Fuchs schrieb im 15. Jahrhundert, die Zuckerwurzel helfe nicht nur gegen das *Grimmen im Bauch*, sondern sei auch gut für das eheliche *Werken*. Die Wurzeln wurden geröstet und als Kaffee-Ersatz verwendet, waren aber auch Zutat für Sirupe und für die Herstellung von Branntwein. In Klostergärten galt sie als Schatz und war ein Nahrungsmittel für das *bessere Volk*.

In England wurde sie in der Renaissance für Kuchen und Süßspeisen verwendet. In einer Zeit ohne Zucker spendete sie eine natürliche, *honigsüße* Note – ganz ohne Glukose.

Zuckerwurzelpulver galt als stärkend, besonders für Kinder, Kranke und Alte. Bei Herzbeschwerden ohne erkennbare Ursache wurde eine Abkochung mit Zuckerwurzel und Schafgarbe verabreicht.

In Anatolien verkauften Frauen die Zuckerwurzel auf sogenannten *Frauenmärkten*. Erst im 19. Jahrhundert verlor sie durch die ertragreichere Zuckerrübe an Bedeutung.

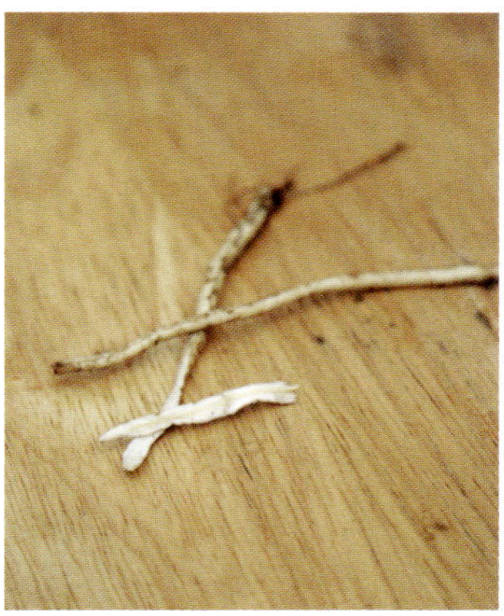

Zuckerwurzel-Suppe

Gesunde, sättigende Mahlzeit

ZUTATEN

- 300 g frische Wurzeln
- 1 mehligkochende Kartoffel
- 1 säuerlicher Apfel (z. B. Boskop)
- 1 kleine Zwiebel
- 500 ml Gemüsesuppe
- 1 EL Butter
- Muskatnuss
- Salz, weißer Pfeffer

ZUBEREITUNG

Wurzeln bürsten, waschen, in Scheiben schneiden. Falls die Rinde holzig ist, schälen. Kartoffel, Apfel und Zwiebel schälen, würfeln, in Butter anschwitzen. Mit Gemüsesuppe aufgießen, 20 Minuten köcheln. Fein pürieren. Bei Bedarf mit Wasser verdünnen und abschmecken.

ANWENDUNG

Mit gerösteten Walnüssen servieren. Sehr gesund!

Zuckerwurzel-Tinktur

verdauungsfördernd, bei Auszehrung, Blähungen, darmfreundlich, Reizdarm

ZUTATEN

- 1 Teil Zuckerwurzeln
- 3 bis 5 Teile 40–50 %iger Alkohol (z. B. Korn)

ZUBEREITUNG

Wurzeln reinigen, klein schneiden, in ein Gefäß geben. Mit Alkohol bedecken, 4 Wochen dunkel ziehen lassen. Abseihen.

ANWENDUNG

15 bis 20 Tropfen in handwarmem Wasser vor dem Essen.

Zuckerwurzel-Pulver

verdauungsunterstützend, verbessert Kalziumaufnahme, reguliert Zuckerhaushalt

ZUBEREITUNG

Wurzel klein schneiden, trocknen, in der Kaffeemühle fein mahlen.

ANWENDUNG

1 bis 2 Messerspitzen zum Würzen. Besonders für Kinder, Ältere und Genesende empfohlen.

Zwiebel *Allium cepa* – *Orakel, Hausapotheke und gesunde Nahrung*

Es ist das Weib ein süßes Übel, ein leichtes und ein schweres Joch. Es kommt mir vor wie eine Zwiebel, man weint dabei und isst sie doch.

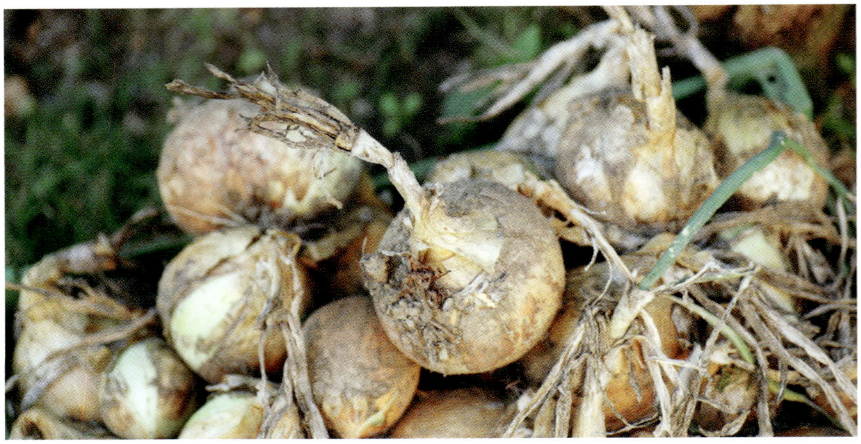

AUSSEHEN PFLANZE / WURZEL

Zwiebelblätter stehen dicht beieinander in einer bodennahen Rosette und umhüllen sich in Schichten – die Zwiebel selbst besteht aus verdickten Blattbasen. Die Blätter sind röhrenförmig. Im zweiten Jahr bildet sich ein hoher Stängel, an dessen Ende sich eine kugelförmige Scheindolde mit vielen, kleinen, weißlichen bis rosa oder lila Einzelblüten zeigt, woraus später die Samen entstehen.

Zwiebeln entwickeln eine große runde, manchmal auch ovale oder längliche, saftige Knolle in äußerlich weißer, bräunlicher, roter bis violetter Farbe. Auch die Farbe im Inneren kann von weiß bis rötlich, violett reichen. Die Zwiebelknolle zeigt am unteren Ende zahlreiche feine Wurzeln.

ERNTE

Winterzwiebeln erntet man ab Juli, sie sind im Vorjahr im September angebaut worden. Die Ernte der Sommerzwiebeln beginnt im August, diese Zwiebeln wurden z. B. im März gepflanzt. Zwiebeln sind botanisch gesehen zweijährig, werden aber immer im ersten Wachstumsjahr geerntet, sobald die Blätter sich verfärben und umfallen.

Die Knolle wird einfach mit der Hand aus der Erde gezogen.

Volksnamen	Bolle, Hauszwiebel, Küchenzwiebel, Speisezwiebel, Sommerzwiebel, Zwiebellauch
Pflanzenfamilie	Amaryllisgewächse (*Amaryllidaceae*)
Standort	Zwiebel ist eine Kulturpflanze und wächst als solche vor allem in Gärten oder als Feldfrucht. Sie liebt sandige Böden, die in voller Sonne liegen.
Inhaltsstoffe und Eigenschaften	Vitamin B6 (wichtig für Aminosäurestoffwechsel), Vitamin B7 (fördert Wachstum von Blutzellen, Haut, Haaren, Nervengewebe), Kalium (wichtig für Nerven, Muskeln), Alliin (verbessert Fließfähigkeit des Blutes, beugt Gefäßschäden vor), Quercetin (senkt Blutdruck, unterstützt gegen Entzündungen), Flavonoide (senken Blutzuckerspiegel, reduzieren Blutfette, unterstützen Insulinfreisetzung), weitere Schwefelverbindungen (unterstützen Leber, cholesterinsenkend, unterstützen Sauerstoffversorgung, beugen Thrombosen und Herz-Kreislauf-Problemen vor, fördern Blähungen)
Geschmack	scharf, mild süß, saftig und leicht schwefelig
Verwechslungsmöglichkeiten	Tulpenzwiebel (*Tulipa*) giftig
Interessantes	Die Hauszwiebel ist eine Kulturpflanze, deren *Zuchteltern* bis heute nicht eindeutig bestimmt werden konnten. Auch ihre genaue Herkunft liegt im Dunkeln. Eine alte Bauernregel besagt: *Benedikt macht Zwiebeln dick.* Demnach soll die Zwiebel am Benediktstag (21. März) gesteckt werden – allerdings nur, wenn dieser Tag nicht auf zunehmenden Mond fällt. Eine andere Überlieferung empfiehlt, Zwiebeln am Karfreitag zu pflanzen.
Verwendungsart	Wasserauszug, Honigauszug, Tinktur, Essigauszug, Fettauszug, Wickel, Speisezutat

Die unbeliebte Schwimmstunde

Jeder Mensch hat seine Vorlieben – und Dinge, auf die er gut verzichten könnte. Für Walter gehörte der Schwimmunterricht eindeutig zur zweiten Kategorie. Sobald er den Boden unter Wasser nicht mehr sehen konnte, wurde ihm das Ganze unheimlich. Und ausgerechnet in der allerersten Schwimmstunde sollte er gleich ins tiefe Wasser – das war ihm entschieden zu viel. Von diesem Moment an entwickelte er eine tiefe Abneigung gegen diese Unterrichtsstunde.

Fast kam es ihm gelegen, dass er anfällig für Mittelohrentzündungen war – denn mit einer solchen durfte er dem Schwimmen fernbleiben. Sobald die ersten Anzeichen auftauchten, bereitete seine Mutter einen Wickel: fein gehackte Zwiebelstücke in einem Waschlappen, leicht im Backrohr erwärmt. Walter legte sich ins Bett und die Mutter platzierte den warmen Wickel auf sein schmerzendes Ohr. Anfangs war das Gewicht des Wickels unangenehm, doch schon nach wenigen Minuten stellte sich ein wohltuendes Gefühl ein. In der Regel genügten zwei bis drei solcher Anwendungen und alles war wieder gut.

Doch diesmal hoffte Walter, dass die Entzündung nicht verschwand – denn die Schmerzen waren ihm lieber als das Schwimmbad. Am Tag vor dem monatlichen Schwimmunterricht begann er, über Ohrenschmerzen zu klagen. Die Mutter machte ihm wie gewohnt den Zwiebelwickel, und als sie am nächsten Morgen nach seinem Befinden fragte, sagte er schlicht: „Es ist unverändert." Daraufhin schrieb sie ihm eine Entschuldigung – und Walter konnte sich für eine Weile vor dem ungeliebten Schwimmen drücken. Erst ein, zwei Tage später *verschwanden* die Beschwerden.

Im darauffolgenden Schuljahr fand der Schwimmunterricht allerdings alle zwei Wochen statt – und Walters Mutter wurde zunehmend misstrauisch. Schließlich rückte er mit der Wahrheit heraus.

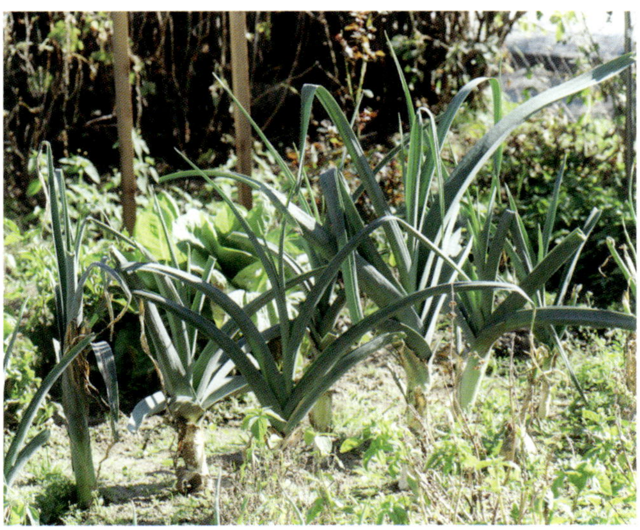

VOLKSHEILKUNDE

Zwiebeln – einzeln oder zu einem Zopf gebunden – wurden traditionell im Haus und im Stall aufgehängt, um Schutz zu bieten und Ungeziefer fernzuhalten.

Wer unsicher war, wer der richtige Ehepartner sei, konnte in der Weihnachtsnacht zu einer alten Orakelmethode greifen: In jede Ecke des Zimmers wurde eine Zwiebel gelegt, jeweils mit einem Zettel daneben oder darunter, auf dem ein Name stand. Am Morgen des Dreikönigstages prüfte man, welche der Zwiebeln ausgetrieben hatte – die Zwiebel mit dem kräftigsten Austrieb verriet den Namen des *Richtigen* für die Ehe.

In den Raunächten, insbesondere in der Neujahrsnacht, wurde mit Zwiebeln das Wetter des kommenden Jahres vorhergesagt. Dazu entfernte man vorsichtig zwölf Zwiebelschichten – jede stand symbolisch für einen Monat. Jede Schicht wurde in eine kleine Schale gelegt, mit dem Monatsnamen versehen und leicht gesalzen. Am nächsten Morgen schaute man nach, in welchen Schalen sich besonders viel Flüssigkeit gesammelt hatte – je mehr Feuchtigkeit, desto regenreicher sollte der entsprechende Monat werden.

Erschien einem eine Zwiebel im Traum, während man krank war, galt dies als gutes Zeichen und kündigte Heilung an.

Eine kleine Zwiebel, in die man Gewürznelken steckte und sie in der Hosentasche mitführte, sollte vor *Schwindlern* und *Gschichtldruckern* schützen. Trug man sie in Brusthöhe, sollte sie Krankheiten abwehren.

Das sogenannte *Zwiebelstupfen* – das Einsetzen kleiner Zwiebeln im Frühjahr – sollte laut volkstümlichem Brauch das jähzornigste und grantigste Familienmitglied übernehmen. So glaubte man, die Zwiebel würde im Herbst besonders scharf – ganz wie ihr Gärtner.

Schon Herodot berichtete, dass die Arbeiter beim Bau der Cheops-Pyramide reichlich Zwiebeln, Knoblauch und Rettich bekamen, um gesund und kräftig zu bleiben. Auch in der Bibel, im 4. Buch Mose, wird erwähnt, dass die Israeliten nach dem Auszug aus Ägypten die Zwiebeln und den Knoblauch vermissten.

In arabischen Ländern galt Zwiebel, mit Honig eingekocht, als Liebestrank. In Ägypten war sie so hochgeschätzt, dass sie den Verstorbenen als Grabbeigabe mitgegeben wurde – auch im Grab des Tutanchamun wurden Zwiebelreste gefunden.

Bereits in über 4000 Jahre alten sumerischen Texten wurden Brot- und Zwiebelrationen für die arme Bevölkerung festgelegt. Im alten Rom galt die Zwiebel als Nahrungsmittel der einfachen Leute, insbesondere für schwer arbeitende Menschen und Soldaten. Daher stammt auch das Schimpfwort *Zwiebelesser*. Römische Gladiatoren rieben sich vor

Kämpfen mit aufgeschnittener Zwiebel die Muskeln ein – zur Stärkung und Durchblutung.

Während der Pestzeiten wurde Zwiebel in Öl gekocht und als schweißtreibendes Mittel verabreicht. Bei Schwellungen, Insektenstichen, Verbrennungen, Prellungen, Furunkeln, Blutergüssen, Schürfwunden oder Bissen schnitt man eine Zwiebel durch und legte die saftige Innenseite direkt auf die betroffene Stelle.

Für Druckstellen an Füßen oder Händen wurde die Zwiebel klein gehackt, mit Hühnerschmalz vermischt, eine Stunde ruhen gelassen und dann als Salbe aufgetragen.

Die Zwiebel begleitet den Menschen seit Jahrtausenden – sie hilft bei Halsschmerzen, Erkältung, Husten, Asthma, wirkt blutverdünnend, harntreibend, entzündungshemmend, entwurmend, gefäßschützend und kreislaufstärkend. Selbst wenn das zwischenmenschliche Eheleben durch nervliche Belastung leidet, heißt es im Volksmund: *Gib mehr Zwiebel ins Essen.*

Bereits im 15. Jahrhundert begannen die Niederländer mit der gezielten Züchtung verschiedenster Zwiebelvarianten – in Farbe, Form und Geschmack. Daraus entstand die heute bekannte Kulturzwiebel: Hausmittel und gesunde, köstliche Küchenzutat in einem.

In den Mittelmeerländern werden zähe Fleischstücke, besonders von Schafböcken, über Nacht in Zwiebelsaft mit etwas Öl eingelegt – so werden sie wunderbar zart.

Zwiebeln verfeinern Suppen, Soßen, Aufstriche, Braten und Grillgerichte. Roh gegessen regen sie die Verdauung an und fördern den Appetit.

Selbst ihre Schalen haben Nutzen: Sie färben Wolle, Stoffe, Ostereier – und sogar Haare. Graues Haar bekommt mit Zwiebelwasser einen goldenen Braunschimmer.

- Dazu 200 g Zwiebelschalen in 4 Tassen Wasser aufkochen, 15 bis 20 Minuten köcheln lassen, abkühlen und in eine Sprühflasche füllen.
- Täglich ein wenig auf das Haar sprühen – ganz ohne Chemie.

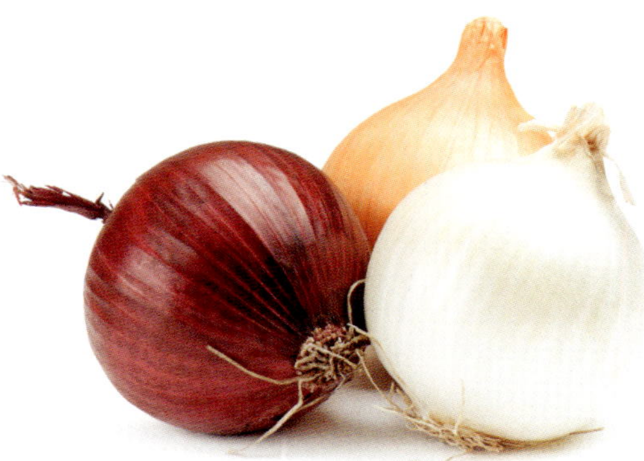

Zwiebelsoße

cholesterinsenkend, durchblutungsfördernd, bei Infektionen, Erkältungskrankheiten, Entzündungen im Körper

ZUTATEN

- 5 große Zwiebel
- 1 EL Apfelessig
- 1 EL Mehl
- 1 EL Honig oder Zucker
- 500 ml Gemüsesuppe
- etwas Butter
- Salz, Pfeffer

ZUBEREITUNG

Zwiebel schälen, in kleine Stücke schneiden und in der Butter glasig werden lassen. Zucker oder Honig darüber geben, kurz durchrühren, dann erst das Mehl einrühren, mit dem Essig ablöschen und mit dem Suppenwasser aufgießen. Noch ein paar Minuten am Herd stehen lassen, damit es ein wenig eindickt, danach ist die Soße fertig. Wer möchte, kann sie mit dem Pürierstab fein pürieren. Wenn ich sie koche, püriere ich nur ganz kurz, sodass sie sämiger ist, der überwiegende Teil der Zwiebeln jedoch noch ganz ist.

ANWENDUNG

Eine extrem gesunde Beilage z. B. zu gekochtem Rindfleisch, Grillgemüse, Gemüselaibchen etc.

Zwiebel, Gespickte

zum Aromatisieren von Gemüse

ZUTATEN

- 1 große Zwiebel
- 10 Gewürznelken
- 2 Lorbeerblätter

ZUBEREITUNG

Zwiebel schälen, halbieren und auf beide Schnittflächen zuerst jeweils ein Lorbeerblatt legen. Dieses mit den Gewürznelken fixieren.

ANWENDUNG

Die gespickte Zwiebel kommt in Gemüsegerichte und wird mitgekocht. Sie verstärkt den Geschmack.

Zwiebel-Schmalz-Wickel

bei Erkältungen, Lungenerkrankungen, Asthma, Bronchitis, Keuchhusten, Hustenerkrankungen

ZUTATEN

- 1 große Zwiebel
- 1 Waschhandschuh
- 2 EL Schweineschmalz

ZUBEREITUNG

Zwiebel schälen und in grobe Stücke schneiden. Schmalz erwärmen, bis es flüssig ist, Zwiebel hinzugeben und warten, bis es glänzt (er soll nicht braun werden und nicht geröstet sein), sie soll *glasig* aussehen. Vom Herd nehmen und Zwiebel mitsamt dem Schmalz noch heiß in den Waschhandschuh füllen. Zubinden oder das offene Ende umschlagen.

ANWENDUNG

So warm wie möglich (verträglich) auf die Brust oder den Hals legen, ein Handtuch darüber geben und so lange liegen lassen, bis das Zwiebelschmalz ausgekühlt ist – ca. 20 Minuten.

Zwiebelwasser

bei Harnproblemen, Harnverhalten

ZUTATEN:

- 1 mittelgroße Knolle
- 300 ml Wasser

ZUBEREITUNG

Zwiebel schälen, klein schneiden, in einem Topf mit dem Wasser aufkochen und bei niedriger Temperatur etwa 5 Minuten ziehen lassen. Danach abseihen.

ANWENDUNG:

Das Zwiebelwasser möglichst warm trinken.

Zwiebeltinktur

für Haarwuchs, entzündungshemmend, bei Husten

ZUTATEN

- 1 große Zwiebel
- 250 ml hochprozentiger Schnaps oder Branntwein

ZUBEREITUNG

Zwiebel schälen, in kleine Stücke schneiden, mit dem Messer etwas andrücken, in ein Glas geben und mit dem Alkohol übergießen.

7 bis 10 Tage bei Zimmertemperatur ziehen lassen, abseihen und in Fläschchen mit Tropfer füllen.

ANWENDUNG

Bei Husten oder Infektionskrankheiten 15 Tropfen auf einen Würfelzucker oder Honig geben und einnehmen.

Bei Haarwuchsproblemen damit täglich die Kopfhaut massieren.

Zwiebelsackerl

bei Erkältungen, auch für Babys

ZUTATEN

- 1 mittelgroße Zwiebel
- 1 Waschhandschuh

ZUBEREITUNG

Zwiebel schälen und in Scheiben schneiden. Den Waschhandschuh kurz im Backrohr anwärmen, Zwiebel in den heißen Waschhandschuh hineingeben, zubinden und beim Schlafplatz über Nacht liegen lassen.

ANWENDUNG

Die entzündungshemmenden Inhaltsstoffe gelangen in die Luft und diese atmen wir ein.

Zwiebelessig

bei Nasenbluten, verdauungsregulierend, entzündungshemmend

ZUTATEN

- 1 mittelgroße Zwiebel
- 300 ml milder Essig (5 % Säure)

ZUBEREITUNG

Zwiebel schälen, möglichst klein schneiden, mit dem Essig übergießen und verschlossen 1 Woche rasten lassen, danach abseihen

ANWENDUNG

Bei Nasenbluten ein wenig davon in die Nase geben.

Ansonsten ein wenig davon in Wasser einnehmen oder Salate und Speisen damit würzen.

Zwiebelhonig

bei Halsschmerzen, Husten, Heiserkeit, Grippe, Erkältungskrankheiten, Lungenproblemen, Darmparasiten, Bronchitis, schleimlösend

ZUTATEN

- 1 mittelgroße Zwiebel
- ca. 6 EL Honig

ZUBEREITUNG

Zwiebel schälen, kleinwürfelig schneiden, in ein Glas geben und so viel an Honig hinzugeben, bis alle Zwiebelstücke gut bedeckt sind.

Zugedeckt bei Zimmertemperatur über Nacht stehen lassen. Durch das Rasten wird der Zwiebelhonig flüssiger.

ANWENDUNG

Der Sirup kann auch mit Kandiszucker zubereitet werden.

Zwiebelstücke bleiben im Honig, man nimmt bei Bedarf teelöffelweise ein.

Irrwurz *Radices errantes* – *die Wurzel aus der Mythologie*

Es gibt eine mystische Wurzel, von der in alten Geschichten, Märchen und Legenden erzählt wird – besonders in den langen Winternächten, wenn man gemütlich beisammensitzt. In Regionen wie Tirol, der Steiermark, Kärnten, Salzburg, Oberösterreich, Bayern, Thüringen, der Oberpfalz und Böhmen finden sich viele solcher Erzählungen.

Der Überlieferung nach handelt es sich dabei um Wurzeln von Bäumen, die vom Blitz getroffen wurden und deren Wurzelwerk ein Andreaskreuz bildet. Andere Geschichten berichten von Wurzeln, die in der Nähe von *Marterln* wachsen – kleinen Flurdenkmälern, die an Menschen erinnern, die auf gewaltsame oder plötzliche Weise ums Leben kamen. Mancherorts werden auch Farnwurzeln, die Wurzel des Wasserschierlings (*Cicuta virosa*) oder die Wurzeln von Weinreben (*Vitis vinifera*) als Irrwurzen bezeichnet.

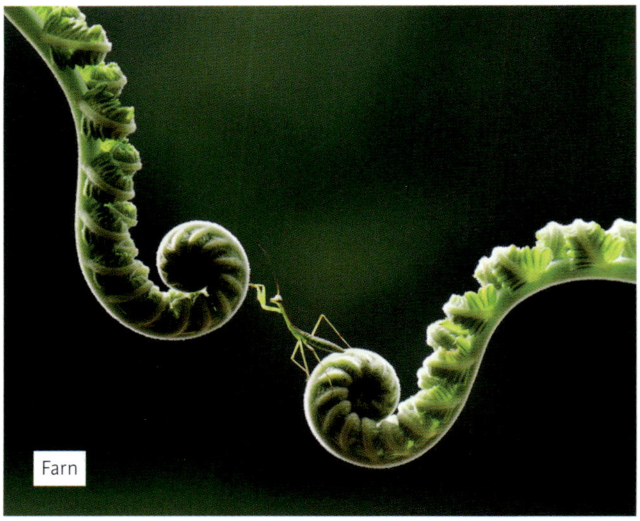

Farn

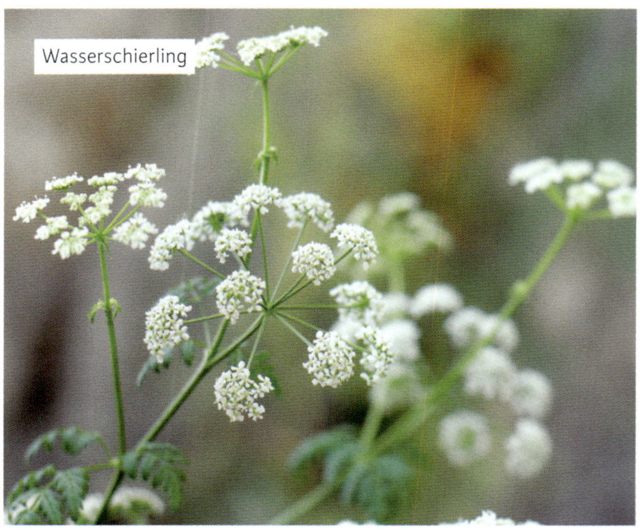

Wasserschierling

Wieder andere glauben, dass es Wurzeln sind, die umherwandern, mal hier, mal dort auftauchen – und dabei unsichtbar bleiben ...

Mal ist sie hier, mal ist sie dort,
doch trägt sie deinen Geist hinfort.
Gib Acht, mein lieber Wandersmann,
damit die Irrwurz dich nicht berühren kann.

Der Ausspruch *Bist wohl auf eine Irrwurz getreten* erinnert noch heute an diese alten Geschichten von unglücklich Verirrten. Der Tiroler Sagenforscher Johann von Alpenburg schrieb, dass es im Larchtal eine Wurzel gebe, die jeden, der auf sie tritt, tagelang in die Irre führe – als wäre er von Hexen oder finsteren Zauberern geblendet worden.

Vor allem Jäger berichteten, dass bestimmte Farnwurzeln diese Wirkung hätten. Wer sie betrat, sei dazu verdammt, verwirrt und orientierungslos umherzuirren – bis er entweder einen anderen Menschen trifft oder der Sonnenaufgang den Bann löst. Manchmal sehen die Verirrten sogar ihr eigenes Haus oder das Licht des Dorfes – und finden dennoch nicht dorthin zurück. Sie drehen sich im Kreis, bis die Verwirrung endet.

Um sich vor der Wirkung der Irrwurz zu schützen, sollte man die Schuhe verkehrt herum anziehen. Alternativ könne man warten, bis ein anderer Unglücklicher auf dieselbe Wurzel tritt – dann gehe die Verwirrung auf diesen über. In manchen Erzählungen hilft es auch, ein zweites Mal auf die Irrwurz zu steigen. Das Läuten der Kirchenglocken zum Gebet – das Angelusläuten – soll ebenfalls den Zauber brechen.

Besondere Vorsicht sei bei Wurzeln geboten, die einem Andreaskreuz ähneln und unter Bäumen wachsen, die vom Blitz getroffen wurden – das seien sichere Zeichen für eine Irrwurz. Auch Orte mit Marterln, Erinnerungssteinen oder Flurdenkmälern für Gewaltopfer oder unerwartet Verstorbene galten als verdächtig. Die Geister solcher Orte, so heißt es, würden gerne unsichtbare Irrwurzeln auslegen ...

Die Geschichten, das Wissen, die Märchen und Sagen rund um diese geheimnisvolle Wurzel sind ebenso rätselhaft wie die Wurzel selbst.

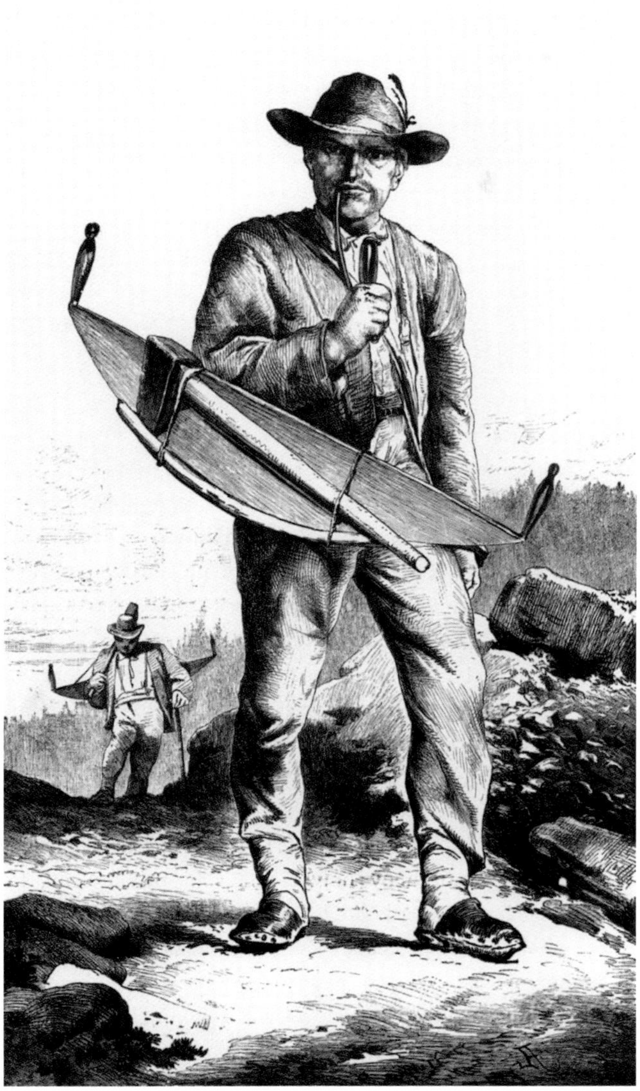

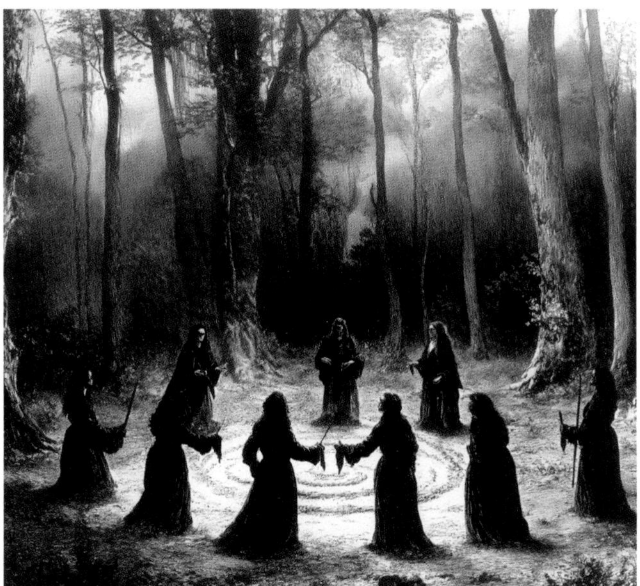

Der ungläubige Holzknecht

Im Winter, wenn die Kälte die Menschen um den großen Tisch in der warmen Stube versammelt, werden die Geschichten über die Irrwurz wieder lebendig.

Im Ausseerland erzählt man sich folgende Begebenheit: Ein junger Holzknecht liebte nichts mehr als Heidelbeeren. Nach der Arbeit ging er oft noch sammeln. An einem bestimmten Tag machte er sich wieder auf den Weg – obwohl die Saison bereits dem Ende zuging und die Beeren langsam rar wurden. Doch der Eifer hatte ihn gepackt: Kaum hatte er ein paar gefunden, lockte ihn ein nächster Busch, dann noch einer, und so verlor er völlig das Zeitgefühl. Der Weg führte ihn immer weiter den Hang hinauf.

Eigentlich kannte er das Gebiet wie seine Westentasche, doch plötzlich war ihm alles fremd. Die Bäume wirkten verschwommen, manche schienen sich sogar zu bewegen. Er fühlte sich völlig desorientiert.

Da erinnerte er sich an die Geschichten seiner Kollegen vom abendlichen Feuer – über die Irrwurz. Im selben Moment wurde ihm klar, dass er wohl auf eine solche getreten war. Er bereute, dass er nie betete, das Kreuzzeichen nur flüchtig machte und während der Messe oft abgelenkt war.

In seiner Not begann er, Kreuzzeichen zu schlagen, sprach den Johannitagssegen, versprach dem Herrgott Besserung – doch der Zauber wich nicht. Schließlich sank er erschöpft zu Boden und schlief ein.

Am nächsten Morgen fanden ihn seine Kollegen – keine zwanzig Meter vom Lagerplatz entfernt. Doch der junge Mann hatte ihn in seiner Verwirrung nicht mehr gefunden. Es dauerte eine Weile, bis er sich von dem Schrecken erholte. Seither achtete er die hohen Feiertage und betete jeden Abend zum Herrgott.

Die Tiroler Hexen

In Tirol erzählt man sich diese Geschichte: Das sogenannte *Hexenbödele* erhielt seinen Namen, weil man dort immer wieder schwarze Kreise im Gras fand – Spuren der tanzenden Hexen, die sich dort zur Nacht trafen. Sie tanzten ausgelassen zu betörender Musik und legten Irrwurzen aus, um ungebetene Gäste zu verwirren und fernzuhalten.

Eines Tages machte sich ein altes Weiblein auf den Weg in den Wald, um Brennholz zu sammeln. Sie war schwerhörig und bemerkte das Kichern und die Musik der Hexen nicht. Ohne es zu wissen, trat sie auf eine der unsichtbaren Irrwurzen. Obwohl sie den Weg gut kannte, fand sie plötzlich keinen Ausweg mehr. Alles kam ihr fremd vor. Erst als im Dorf die Kirchenglocken zum Gebet läuteten, löste sich der Bann – und das Weiblein eilte, so schnell es konnte, zurück in sein Dorf.

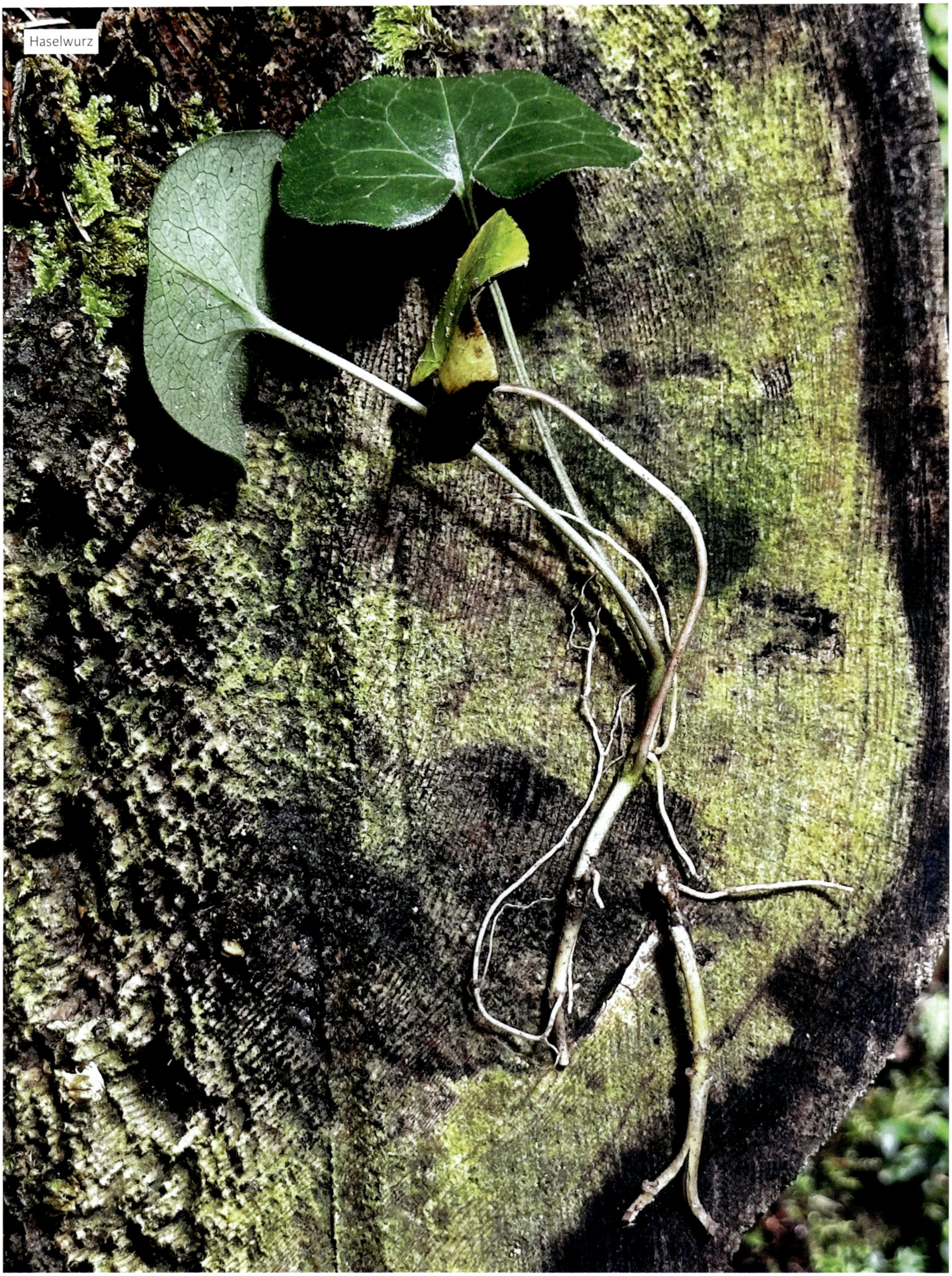
Haselwurz

Rezepte-Index

Index

A

C

D

E

F

G

H

I

J

K

L

M

N

S

LITERATUR

- Achmüller, Arnold; *Alpenmedizin*, Reatia Verlag
- Autorenkollektiv, *Steinzeitdiät: Der Ruf der Wildnis*, EU.L.E.N-Spiegel – Wissenschaftlicher Informationsdienst des Europäischen Institutes für Lebensmittel- und Ernährungswissenschaften e. V. 2005; 11: H. 5–6: S.1–33
- Bayton, Ross; *The gardener`s botanical*, RHS Verlag
- Beiser, Rudi; *Gesunde Knolle*, Trias Verlag
- Buhner, Stephen Harrod; *Pflanzliche Virenkiller*, Herbe Press Verlag
- Dauncey, Elisabeth; Larsson, Sonny; *Plants that Cure*, Princerton Verlag
- Dauncey, Elisabeth; Larsson, Sonny; *Plants that Kill*, Princerton Verlag
- Dr. med. Hobert, Ingfried; Zitzer, Svenja; *Die Ethno Health Apotheke*, Vianova Verlag
- Dr. Smola, Gertrud; *Volkstümliche Pflanzennamen der Steiermark*, Landesmuseum Graz
- Dr. Stumpf, Ursula; *Unsere Heilkräuter, bestimmen und anwenden*, Franckh Kosmos GmbH
- Dr. Thaler Rizzolli, Sigrid; *Kräuter-Wirkstoffe*, Raetia Verlag
- Dr. Zittlau, Jörg; *Gesundheit aus der Kraft der Wurzeln*, Südwest Verlag
- Fischer, Margot; *Rhabarber, kleine Gourmandisen*, Mandelbaum Verlag
- Fischer-Rizzi, Susanne; *Medizin der Erde*, Wilhelm Heyne Verlag
- Fröschl, Christine; *Kräuterwissen aus dem Lammertal*, Eigenverlag
- Genaust, Helmut; *Etymologisches Wörterbuch der botanischen Pflanzennamen*, Nicol Verlag
- Grahofer, Eunike; *Wildnisapotheke*, Freya Verlag
- Grahofer, Eunike; *Wildniswissen*, Freya Verlag
- Grimm, Jacob; *Deutsche Mythologie*, Marix Verlag
- Haslinger, Ingrid; *Spargel, kleine Gourmandise*, Mandelbaum Verlag
- Hirsch, Siegrid; *Antivirale Pflanzen*, Freya Verlag
- Hirsch, Siegrid; *Die Kräuter in meinem Garten*, Freya Verlag
- Hwoes, Melanie-Jayne; Irwing, Jason; *Medical Plants* Monique Simmonds, KEW Verlag
- Kölbl, Konrad; *Kölbl`s Kräuterfibel*, KG Reprint Verlag
- Körber-Grohne, Udelgard; *Nutzpflanzen in Deutschland*, Nicol Verlag
- Künzle, Johann; *Das große Kräuterheilbuch, Ratgeber für gesunde und kranke Tage*, Otto Walter AG
- Lemberger, Ines; *Wurzel- und Knollengemüse für den Hausgarten*, AB
- Leon, Christine; Yu-Lin Lin; *Chinese medical plants, herbal drugs and substitutes*, KEW Verlag
- Mayer, Christoph; Linke, Reinhard; Etzlsdorfer, Hannes; *Die Genüsse des Waldviertels – Erdäpfel*, Kral Verlag
- Mayer, Johannes Gottfried; Uehlke, Bernhard; *Das große Handbuch der Klosterheilkunde, Weltbild*
- Morscher, Wolfang; Mrugalska, Berit; *Die schönsten Sagen aus der Steiermark*, Haymon Verlag
- Morscher, Wolfang; Mrugalska, Berit; *Die schönsten Sagen aus Tirol*, Haymon Verlag
- Müller-Ebeling, Claudio; Rätsch, Christian; *Zauberpflanze Alraune*, Nachtschattenverlag
- Pahlow, Mannfried; *Das große Buch der Heilpflanzen*, Wilhelm Heyne Verlag
- Pauritsch, Robert; Adam, Norbert; *Brauchtum in der Steiermark*, Styria Verlag
- Schalk, Simone; *Kraft der Wurzeln*, Ulmer Verlag
- Schroll, Heinz; *Heilkräftige Wurzeln*, natürlich&heilen 11/2019
- Schwarz, Maria; *Rhabarber der kulinarische Frühlingsgenuss*, Eigenverlag
- Schwester Bernadine; *Schwester Bernadines große Naturapotheke*, Mosaik Verlag
- Steinberger, Bärbel; *Alte Gemüse*, BLV Verlag
- Steinschneider, Claudia und Stückler-Sattler, Ute; *Süßkartoffel, Yacon & Co, Das große Garten- und Kochbuch*, AT Verlag
- Storl, Wolf-Dieter; *Borreliose natürlich heilen*, AT Verlag
- Taurer, Roland; *Sellerie, kleine Gourmandisen*, Mandelbaum Verlag
- Wachtler, Ferro; *Gebt der Wildnis das wilde Zurück*, Kosmos Verlag
- Weger, Priska; *Nachtkerze, Engelwurz und Süßkartoffel*, Folio Verlag
- Wehmer, Carl; *Die Pflanzenstoffe*, Forgotten Books Verlag
- Wiegele, Miriam; *Die Kraft der Wurzeln*, Servus Verlag
- Wittmann, Helmut und Ursula; *Das Geschenk der 12 Monate*, Tyrolia Verlag

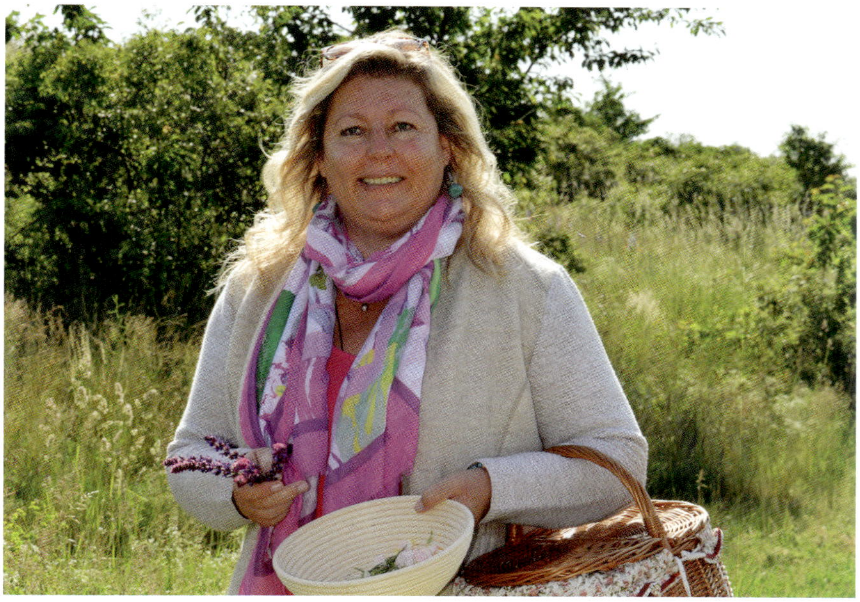

HOMEPAGE:
www.eunikegrahofer.at

BLOG:
www.facebook.com/kraeuterwissen

YOUTUBE-KANAL:
www.youtube.com/eunikegrahofer

SHOP:
Eunike Grahofer Naturladen –
Böhmgasse 2, 3830 Waidhofen

Über die Autorin

NATURPÄDAGOGIN MIT HERZ UND SEELE

Die Waldviertler Autorin Eunike Grahofer, geboren 1975, lebt und arbeitet im Waldviertel als Kräuterpädagogin und Autorin. Sie ist Leiterin des Lehrgangs *Diplomierter Wildkräutertrainer:in*, Obfrau Stv. des Vereins Naturvermittlung, ehemalige Gesundheitsstadträtin, Bürgermeisterin a.D. und hält Seminare und Vorträge im deutschsprachigen Raum. Sie schreibt für zahlreiche Medien Kolumnen, ist in Radio und TV zu Gast und Preisträgerin des *Preises des Universitätenverbundes Österreich 2015*.

Sie dokumentiert seit über 24 Jahren Lebensgeschichten, Lebenswissen und überlieferte Rezepte der Menschen in Österreich, Deutschland und Kroatien. Eunike Grahofer durfte mit einfachsten Hausmitteln aufwachsen, es ihr ein Herzensbedürfnis das Kulturgut der Volksheilkunde zu dokumentieren, zu bewahren, zu hinterfragen und weiterzugeben. *Das Natur- und Volksheilwissen unserer Vorfahren weiterzugeben st mit eine Ehre.* Im Freya Verlag erschienen von Eunike Grahofer bereits viele erfolgreiche Bücher *Die Leissinger Oma, Der Pepi Onkel, Omas geniale Wetterpflanzen, Wildnisapotheke, Rindenmedizin* sind einige dieser wertvolle Werke zum Erhalt des Wissens und der Rezepturen der einfachen Leut.

DANKESWORTE

Bei jedem Projekt, bei jedem Buch gibt es einige helfende, unterstützende und prägende Personen. Ich möchte mich besonders bedanken bei meinen Eltern, Miriam und Rebekka Kahl, meinem Partner Franz, meiner Tochter Denise Grahofer, Siegrid Hirsch, Inge Brader, Angelika Petscharnik, Martin Mikulitsch, Franz Geroldinger, Barbara Höbarth, Martin Beierl, Wolfgang Bachmayr, Nadja Pruckner, Uschi Nehrer und Inge Rosenauer.

Eunikes Vision

Das Pflanzenwissen von früheren Generationen wird von mir für das Wohlbefinden der Menschen eingesetzt und bewahrt.

Eunikes Mission

Durch das Führen von Interviews mit Kräuter- und Pflanzenkundigen dokumentiere ich das althergebrachte Wissen. In meinen Publikationen, Vorträgen, Workshops, Kräuterwanderungen etc. gebe ich dieses Wissen weiter.

Eunikes Leitbild

Das Wissen der einfachen Leut' nutzen und bewahren.

WEITERE freya BÜCHER VON EUNIKE GRAHOFER

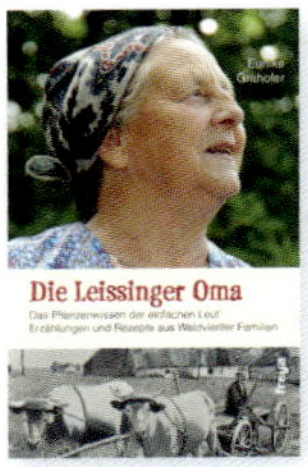

Eunike Grahofer
Die Leissinger Oma
Das Pflanzenwissen der einfachen Leut'
15 x 21 cm, 224 S., € 19,90
ISBN 978-3-99025-103-4

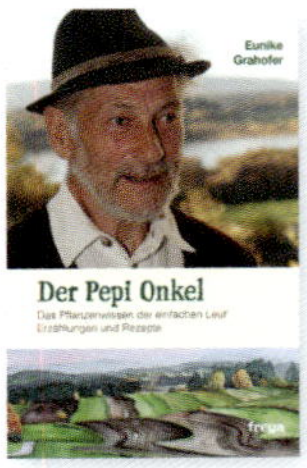

Eunike Grahofer
Der Pepi Onkel
Das Pflanzenwissen der einfachen Leut'
15 x 21 cm, 224 S., € 19,90
ISBN 978-3-99025-160-7

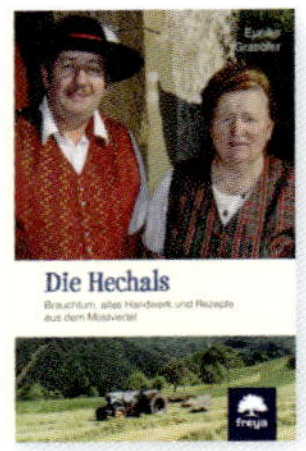

Eunike Grahofer
Die Hechals
Brauchtum, altes Handwerk und Rezepte aus dem Mostviertel
15 x 21 cm, 224 S., € 19,90
ISBN 978-3-99025-277-2

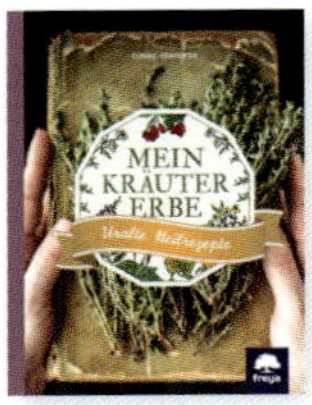

Eunike Grahofer
Mein Kräutererbe
Uralte Heilrezepte
17 x 22 cm, 128 S., € 14,90
ISBN 978-3-99025-304-5

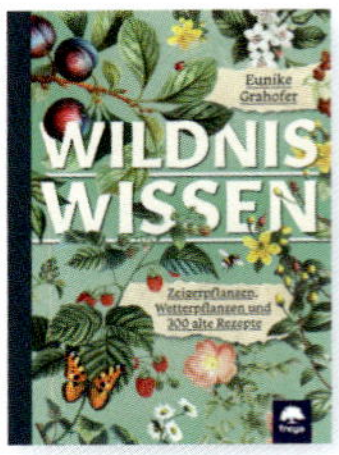

Eunike Grahofer
Wildniswissen
Zeigerpflanzen, Wetterpflanzen und 300 alte Rezepte
20 x 27 cm, 256 S., € 24,99
ISBN 978-3-99025-407-3

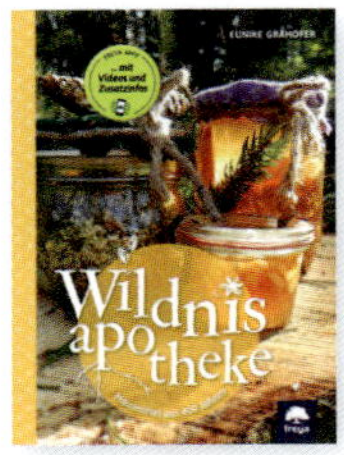

Eunike Grahofer
Wildnisapotheke
Hausmittel aus 400 Jahren
20 x 27 cm, 264 S., € 24,90
ISBN 978-3-99025-332-8

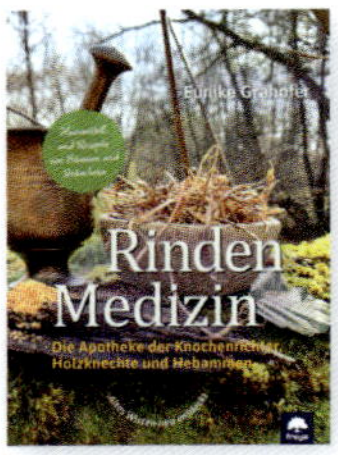

Eunike Grahofer
Rindenmedizin
Die Apotheke der Knochenrichter, Holzknechte und Hebammen
20 x 27 cm, 256 S., € 29,90
ISBN 978-3-99025-440-0

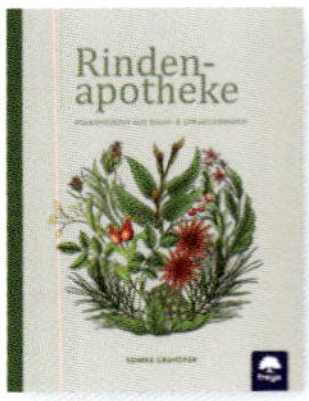

Eunike Grahofer
Rindenapotheke
Volksmedizin aus Baum- und Strauchrinden
17 x 22 cm, 176 S., € 19,90
ISBN 978-3-99025-456-1

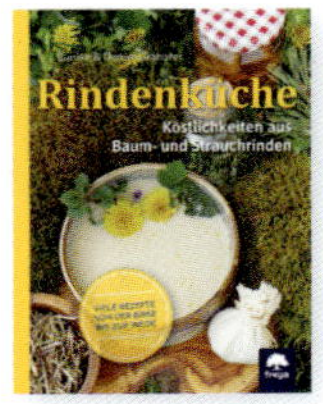

Eunike Grahofer
Rindenküche
Köstlichkeiten aus Baum- und Strauchrinden
17 x 22 cm, 160 S., € 19,90
ISBN 978-3-99025-457-8

FOTONACHWEISE: FloraFarm Seite 116–117 / Christian Herold Seite 316–317 / Seite 323 Ulirke Mitter (Traubensilberkerzenwurzel) / Seite 377 Wikipedia –Liebscher_A.,_Šumavský_dřevař (Holzknecht) // Adobe Stock ©: KERN – ICON: alekseyvanin (Süßigkeit, Sirup) / aiysha (Badewanne) / INN (Seife) / Indeed_stasi (Milchglas) / CBLF (Honig) / teracreonte (Bier) / ARTvektor (Pflanze) / Svitlana (Kette) / Paolo (Besteck, Teetasse, Kaffeetasse, Salzstreuer, Weinglas, Räuchern, Tinktur) / Ghori (Salbentiegel, Stamperl) / Seite 22 Dmitriy Sechin / Seite 24 марина васильева (Illustration Alraune) / Robert / Seite 25 vainillaychile (Alraune) / Seite 26 PIXATERRA (Illustration Alraune) / Seite 27 ihorhvozdetskiy / Seite 30 ihorhvozdetskiy / Seite 33 jbphotographylt / Seite 37unpict / Seite 42 Karin Jähne (Augentrost Hochformat) / Seite 43 mimi@TOKYO (Helmkrautblüte) / Seite 44 kazakovmaksim (Freisteller) / Seite 48–49 Marina Lohrbach / Seite 52 spline_x (Freisteller) / Seite 55 teine (Bärlauchpflanze) / Seite 56 Joachim / Seite 57 nadin333 (Freisteller) / Seite 59 PIXATERRA (Illustration) / Seite 63 emberiza (Freisteller) / Seite 69 Lichtmalerei (Bertramblüten) / Seite 77 dabjola (Freisteller) / Seite 84 Picture Partners (Freisteller) / Seite 85 unpict (Freisteller) / Seite 86 Amalia Gruber (Pflanze) / Seite 89 Marc / Seite 91 Robert Biedermann (Freisteller) / Seite 94 Guntar Feldmann / seite 95 Robert Biedermann / Seite 97 Ionescu Bogdan / Seite 100 Ruckszio (Freisteller) / Seite 106 Sendo (Freisteller) / Seite 107 vandycandy / Seite 109Tatyana / Seite 111 9gifts / akepong srichaichana (Freisteller) / Seite 115 Marina Lohrbach (Freisteller) / Seite 119 Anna (Pflanze) / SEite 121 unpict (Freisteller) / Seite 123 Emma / Seite 124 Ewa / LaSu (Blüte) / Seite 125 joanna wnuk / Seite 130 emilio100 (Freisteller) / Seite 137 Alchemist / Seite 139 AGfoto (Freisteller) / Seite 140 Joanna Sokolowska (links unten) / Seite 141 vaitekune / ausra (Freisteller) / Seite 143 christianevolg (Freisteller Karde) / Seite 148geshas (Freisteller) / Seite 150 lena_zajchikova (Freisteller) / Seite 153 cynoclub (Freisteller) / Seite 155 Jantira (aufgeschnitten), Dark Caramel (Pflanze) / Seite 156 joanna wnuk / Seite 157 Yusei / MATT (Illustration) // Seite 160 Valerii Zan (Freisteller Blüte) / pum659(Freisteller Wurzel) / Seite 162 Julie Clopper (Knoblauch mit Hand) / Seite 164 Milan / Seite 165 Maria Brzostowska (Freisteller) / Seite 168 dabjola (Freisteller) / Seite 171 Dmytro (Freisteller) / Seite 173 Virtexie (Freisteller) / Seite 174 Fredstock51 (Wurzeln) / Seite 175 bergamont / Seite 176 M. Schuppich (Kohlrabiblüte) / Seite 177 Melica (Freisteller Kohlrabi) / Seite 178 jovinko (Kurkumawurzel) / ECO LENS (Kurkumablüte) / Seite 180 gitusik (Freisteller) / Seite 183 Nao (Chinesischer Lerchensporn) / teddiviscious (Hohler Lerchensporn) / Seite 184 EvaMira (Freisteller) / Seite 186 CL-Medien (Pflanze) / Seite 192 Eugene (Blüte) / Seite 194 unpict (Freisteller Mädesüß) / Seite 199 svehlik (Pflanze) / Seite 200 New Africa/ Seite 206 Melastmohican / Seite 211 Karin Jähne / Seiet 218 Marek Durajczyk / Seite 219 Olivier-Tuffé / Seite 220 photohampster / Seite 221 Ruckszio (Ocapflanze) / cynoclub (Ocaknollen) / seite 222 Scisetti Alfio (Freisteller) / Seite 223 Deyan Georgiev / Seite 224 FomaA (Freisteller) / Seite 226 petrsalinger (Freisteller) / DiFU / Seite 230 Mushy (Freisteller) / seite 231 egorxfi (Freisteller) / Seite 236 womue (Freisteller) / Seite 239 Mikhail Makarenko / Seite 241 Aleksandr (Kolben) / Seite 242 hcast (Freisteller) / Seite 247 teleginatania (aufgeschnitten) / Seite 248 bergamont (Freisteller) / Seite 250 Picture Partners (Freisteller) / Seite 252 koromelena / Seite 253 summersum (Salomonssiegelfrüchte) / Seite 254 Scisetti Alfio (freisteller Weißwurz) / Seite 256 orestligetka (Blüte) / Seite 262 barmalini / Seite 265 H. Brauer (Freisteller) / Seite 268 freila (Freisteller) / Seite 271 iMarzi / Seite 275 hcast / Seite 276 kazakovmaksim (Blüte) / Seite 278 spline_x (Freisteller) / Seite 279 Scisetti Alfio (Freisteller) / Seite 282 Elenathewise (Freisteller) / Seite 289 skymoon13 (Spitzwegerich) / SEite 292 Julitt (Stiefmütterchen) / Seite 297 womue (Freisteller Stoppelrübe) / Seite 298 photohampster (Stinkender Storchschnabel) / Seite 300 Christian Krammer (Freisteller) / Seite 303 Orlando Bellini (Lakritze) / Seite 304 Dionisvera / Seite 305 kazoka303030 (großes Foto) / Gottchin Nao (Süßkartoffelblüte) / Seite 307 mates (Freisteller) Seite 308 Valeriy Kirsanov (Taigawurzel) / svehlik (Freisteller) / Seite 309 Flower_Garden (Beere) / Yulia / Seite 310 Valeriy Kirsanov / Seite 311 Poetra RH / Seite 312 carrottomato (links) / Rafael Ben-Ari (rechts) / Seite 313 Paitoon / Seite 314 Robert Biedermann (Freisteller) / Seite 315 Tamara Kulikova (Freisteller) / Seite 317 Roger de la Harpe (Afrikanische Teufelskralle) / S. 321 Elena_Alex / Seite 322 Alexander (Freisteller) / Seite 323 Ruckszio (Traubensilberkerze Freisteller) / Seite 324 Cynthia / Seite 325 petrsalinger (Freisteller) / Seite 330 pulia (Walderdbeere Freisteller) / Seite 331 Jani (Walderdbeere) / Seite 332 Popova Olga (Freisteller) / Seite 338 Schlesier / Seite 341 Scisetti Alfio (Weißdornblüten Freisteller) / Seite 344 Alla / Seite 349 cristi180884 (Freisteller) / Seite 350 bergamont (Freisteller) / Seite 352 vainillaychile (Wurzel) / Ruckszio (Blüte) / Seite 353 TwilightArtPictures (Pflanze) / nakornchaiyajina (Freisteller) / Seite 354 MarekPhotoDesign.com / Seite 355 Valeriy Kirsanov / Picture Partners (Freisteller) / Seite 356 zcy (Freisteller) / Ruckszio / Seite 357 CMYK MAKER / Seite 359 emberiza / Seite 360 pesenka77 (Ysopblüten) / Seite 362 EvaRuth (Zahnwurzblüte) / Seite 365 Marc / Seite 367 Bits and Splits (Rübe am Feld) / Guntar Feldmann (geerntete Rüben) / Seite 368 mescioglu / Seite 369 Luis Carlos Jiménez (Freitsteller) / Seite 374 Iaroslava / Seite 376 Cristobal Lopez Ph (Wasserschierling) / Wel (Farn) / Seite 377 Andrii Fanta (Hexenkreis)

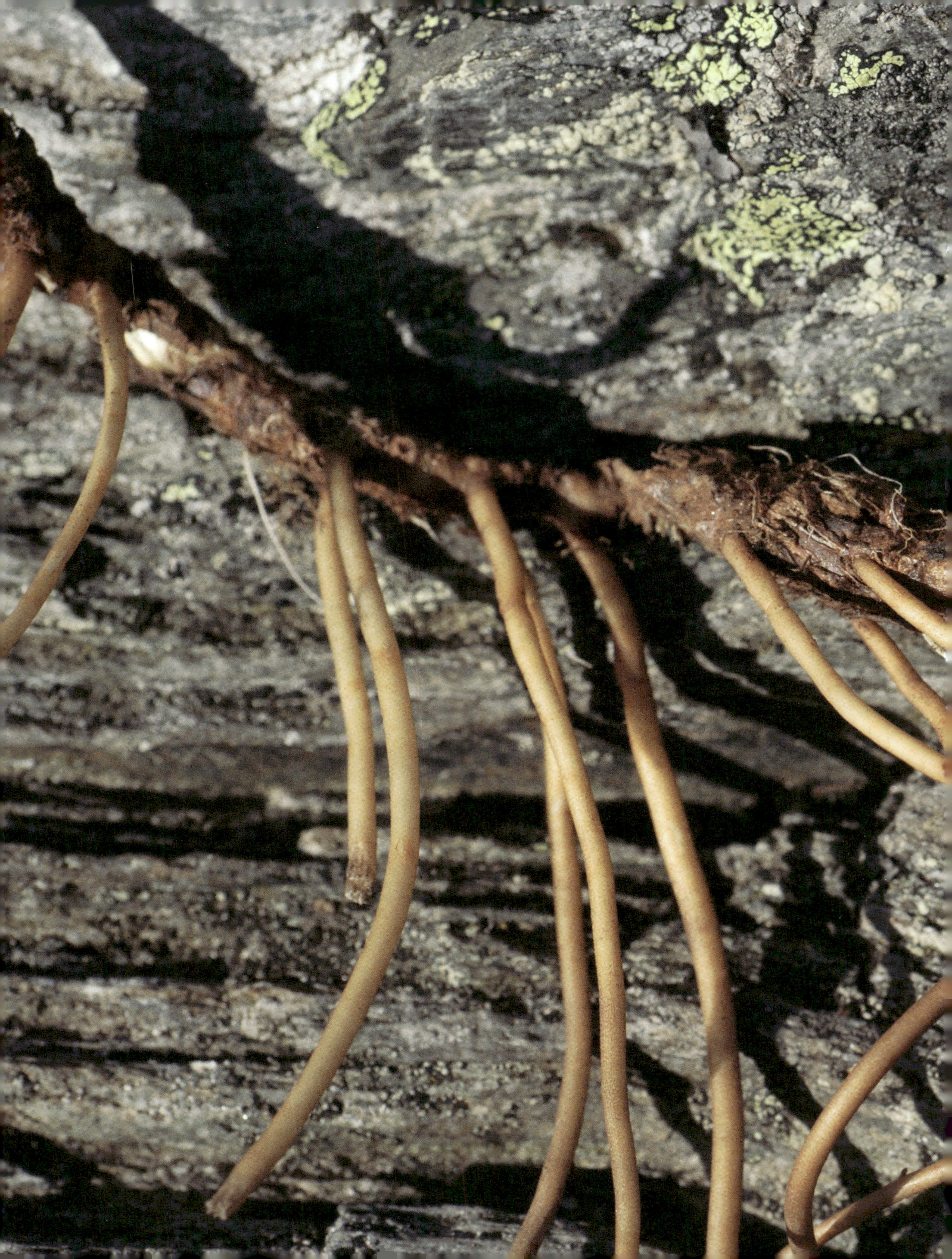